HANDBUCH DER INNEREN MEDIZIN

BEGRÜNDET VON

L. MOHR UND R. STAEHELIN

VIERTE AUFLAGE

HERAUSGEGEBEN VON

G. v. BERGMANN † — W. FREY — H. SCHWIEGK

MÜNCHEN — BERN — MÜNCHEN

NEUNTER BAND

HERZ UND KREISLAUF

SECHSTER TEIL

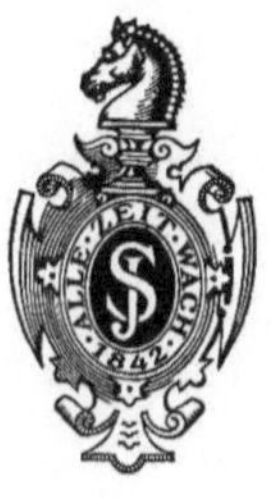

SPRINGER-VERLAG BERLIN HEIDELBERG GMBH 1960

KRANKHEITEN DER GEFÄSSE

BEARBEITET VON

ERNST WOLLHEIM
DR. MED. O. Ö. PROFESSOR
DIREKTOR DER
MEDIZINISCHEN UNIV.-KLINIK
WÜRZBURG

JOSEF ZISSLER
DR. MED PRIVATDOZENT
OBERARZT DER
MEDIZINISCHEN UNIV.-KLINIK
WÜRZBURG

MIT 79 ABBILDUNGEN

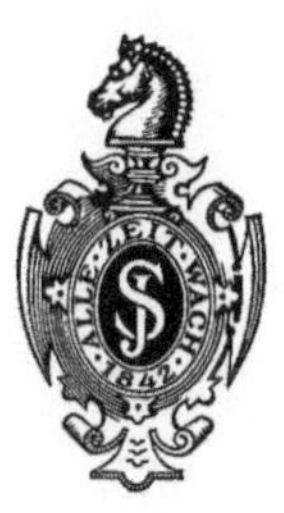

SPRINGER-VERLAG BERLIN HEIDELBERG GMBH 1960

ISBN 978-3-662-35714-9 ISBN 978-3-662-36544-1 (eBook)
DOI 10.1007/978-3-662-36544-1

Ursprünglich erschienen bei Springer-Verlag OHG / Berlin · Göttingen · Heidelberg 1960
Softcover reprint of the hardcover 4th edition 1960

Inhaltsübersicht.

Erster Teil.

Pathophysiologie der Herzinsuffizienz. Von Professor Dr. H. SCHWIEGK und Dr. G. RIECKER München. Mit 107 Abbildungen.

Therapie der Herzinsuffizienz. Von Professor Dr. H. SCHWIEGK und Dr. H. JAHRMÄRKER-München. Mit 31 Abbildungen.

Wirkung und Indikation der Bäderbehandlung bei Herzkranken. Von Professor Dr. R. KNEBEL-Bad Nauheim. Mit 24 Abbildungen.

Die pathologische Anatomie der Herzinsuffizienz. Von Professor Dr. A. J. LINZBACH-Göttingen. Mit 37 Abbildungen.

Physiologische und pathophysiologische Grundlagen der Größen- und Formänderungen des Herzens. Von Professor Dr. H. REINDELL, Dozent Dr. K. MUSSHOFF-Freiburg i. Br. und Dozent Dr. H. KLEPZIG-Königstein (Taunus). Mit 37 Abbildungen.

Das Sportherz. Von Professor Dr. H. REINDELL-Freiburg i. Br., Dozent Dr. H. KLEPZIG-Königstein (Taunus) und Dozent Dr. K. MUSSHOFF-Freiburg i. Br. Mit 21 Abbildungen.

Schock und Kollaps. Von Dozent Dr. E. BUCHBORN-München. Mit 24 Abbildungen.

Zweiter Teil.

Die Rhythmusstörungen des Herzens (einschließlich der intramuralen Leitungsstörungen und des Alternans). Von Professor Dr. M. HOLZMANN-Zürich. Mit 168 Abbildungen.

Herzschädigung durch stumpfe Gewalteinwirkung. Von Professor Dr. F. GROSSE-BROCKHOFF und Dozent Dr. K. KAISER-Düsseldorf. Mit 33 Abbildungen.

Erkrankungen des Endokard. Von Professor Dr. P. SCHÖLMERICH-Marburg. Mit 78 Abbildungen.

Myokarditis und weitere Myokardiopathien. Von Professor Dr. P. SCHÖLMERICH-Marburg. Mit 33 Abbildungen.

Erkrankungen des Perikard. Von Professor Dr. P. SCHÖLMERICH-Marburg. Mit 71 Abbildungen.

Herz- und Perikardtumoren. Von Professor Dr. P. SCHÖLMERICH-Marburg. Mit 18 Abbildungen.

Spezielle Untersuchungsmethoden bei angeborenen und erworbenen Herzfehlern. Von Professor Dr. F. GROSSE-BROCKHOFF, Dozent Dr. F. LOOGEN-Düsseldorf und Professor Dr. A. SCHAEDE-Bonn. Mit 18 Abbildungen.

Erworbene Herzklappenfehler. Von Professor Dr. F. GROSSE-BROCKHOFF, Dozent Dr. K. KAISER und Dozent Dr. F. LOOGEN-Düsseldorf. Mit 115 Abbildungen.

Dritter Teil.

Pathologische Anatomie der angeborenen Herzfehler. Von Professor Dr. W. DOERR-Kiel. Mit 20 Abbildungen.

Angeborene Herz- und Gefäßmißbildungen. Von Professor Dr. F. GROSSE-BROCKHOFF, Dozent Dr. F. LOOGEN-Düsseldorf und Professor Dr. A. SCHAEDE-Bonn. Mit 233 Abbildungen.

Die Coronarerkrankungen (Coronarinsuffizienz, Angina pectoris und Herzinfarkt). Von Professor Dr. G. SCHIMERT, Dr. W. SCHIMMLER, Dr. H. SCHWALB und Dr. J. EBERL-München. Mit 122 Abbildungen.

Vierter Teil.

Herz und Kreislauf bei atmosphärischem Unterdruck und Überdruck. Von Professor Dr. K. MATTHES-Heidelberg.

Cor pulmonale. Von Professor Dr. K. MATTHES-Heidelberg, Privatdozent Dr. W. ULMER-Bochum und Privatdozent Dr. D. WITTEKIND-Heidelberg. Mit 14 Abbildungen.

Herz und Kreislauf bei chronischer Unterernährung. Von Dr. K.-D. BOCK-Basel und Professor Dr. K. MATTHES-Heidelberg.

Herz und Kreislauf bei Störungen der Schilddrüsenfunktion. Von Professor Dr. K. MATTHES-Heidelberg.

Herz und Kreislauf bei Hypophysenvorderlappeninsuffizienz und nach Hypophysektomie. Von Privatdozent Dr. D. WITTEKIND-Heidelberg.

Herz und Kreislauf bei Erkrankungen des Stoffwechsels. Von Privatdozent Dr. H.-G. LASCH und Professor Dr. K. MATTHES-Heidelberg. Mit 1 Abbildung.

Mineralstoffwechsel und Kreislauf. Von Dr. A. GRUNDNER-CULEMANN-Heidelberg. Mit 10 Abbildungen.

Herz- und Kreislaufstörungen in der Schwangerschaft. Von Professor Dr. O. H. ARNOLD-Essen.

Herz- und Kreislaufstörungen bei Infektionskrankheiten. Von Professor Dr. O. H. ARNOLD-Essen. Mit 7 Abbildungen.

Herz und Kreislauf bei Operationen. Von Professor Dr. H. HARTERT und Professor Dr. K. MATTHES-Heidelberg. Mit 1 Abbildung.

Herz und Kreislauf bei Erkrankungen des Blutes und der blutbildenden Organe. Von Professor Dr. A. LINKE und Professor Dr. K. MATTHES-Heidelberg. Mit 1 Abbildung.

Vegetative Herz- und Kreislaufstörungen. Von Professor Dr. K. MECHELKE und Professor Dr. P. CHRISTIAN-Heidelberg. Mit 41 Abbildungen.

Fünfter Teil.

Hypertonie. Von Professor Dr. E. WOLLHEIM-Würzburg und Professor Dr. J. MOELLER-Würzburg, jetzt Hildesheim. Mit 299 Abbildungen.

Hypotonie. Von Professor Dr. E. WOLLHEIM-Würzburg und Professor Dr. J. MOELLER-Würzburg, jetzt Hildesheim. Mit 20 Abbildungen.

Sechster Teil.

Krankheiten der Gefäße. Von Professor Dr. E. WOLLHEIM und Privatdozent Dr. J. ZISSLER-Würzburg. Mit 79 Abbildungen.

Sachverzeichnis für Teil 1—6.

Inhaltsverzeichnis.

Sechster Teil.

Seite

Krankheiten der Gefäße. Von Professor Dr. ERNST WOLLHEIM und Privatdozent Dr. JOSEF ZISSLER-Würzburg. Mit 79 Abbildungen 1

A. Allgemeine Angiologie 1
I. Anatomische und physiologische Vorbemerkungen (Bau und Funktion der Gefäße) 1
1. Blutgefäße 1
a) Arterien 1
b) Venen 3
c) Arteriovenöse Anastomosen 5
α) Nachweis 5
β) Morphologische Varianten 6
γ) Funktion 7
d) Capillaren 9
e) Terminale Strombahn 13
2. Lymphgefäße 20

II. Allgemeine Ätiologie 22
1. Endogene Faktoren 22
a) Stoffwechsel 22
b) Blutveränderungen 23
c) Kreislaufveränderungen 23
d) Neurogene Faktoren 23
e) Psychoneurotische Faktoren 24
f) Vegetative Faktoren 24
2. Exogene Faktoren 24
a) Physikalische Einwirkungen 24
α) Mechanische Faktoren 24
β) Thermische Einwirkungen 25
αα) Unterkühlung 25
ββ) Überwärmung 26
γ) Strahlenwirkungen 26
δ) Elektrische Ströme 26
b) Chemische Einwirkungen 27
c) Infekte und Allergien 29
d) Ernährung 30
Anhang: Begutachtung 30

III. Allgemeine Symptomatologie 32
1. Subjektive Wahrnehmungen 32
a) Schmerz 32
b) Parästhesien 34
c) Hyperästhesie 35
d) Hypästhesie 35
e) Kältegefühl 35
2. Objektive Inspektions-, Palpations- und Auskultationsbefunde 36
a) Hautfarbe 36
b) Hauttemperatur 38
c) Dermographie 38
d) Reflektorisches Hauterythem 42
e) Die dreifache Reaktion (EBBECKE 1923; LEWIS 1927) 43
f) Reflektorische Hautblässe 43

Seite
g) Schweißsekretion . . . 43
h) Atrophie . . . 44
i) Sklerosierungen . . . 44
k) Hautinfektionen . . . 45
l) Thrombophlebitis superficialis migrans . . . 45
m) Gangrän . . . 45
n) Deformitäten . . . 46
o) Störungen des Haarwachstums . . . 47
p) Störungen des Fingernagelwachstums . . . 47
q) Veränderungen der Knochenstruktur . . . 48
r) Arterienpalpation . . . 48
s) Auskultation der Gefäße . . . 50
α) Allgemeines . . . 50
β) Vorwiegend strömungsbedingte Gefäßgeräusche . . . 50
γ) Vorwiegend wandabhängige Gefäßgeräusche . . . 52
δ) Spezielle klinische Beobachtungen . . . 53
αα) Arteriengeräusche . . . 53
ββ) Venengeräusche . . . 54
t) Reflexausfälle . . . 54
u) Muskelfibrillieren . . . 55
3. Prüfungen der Anpassungsbreite der Durchblutung . . . 55
a) Körperliche Belastung . . . 55
b) Lagerungsprobe . . . 55
c) Reaktive Hyperämie . . . 57
α) Historisches . . . 57
β) Theorie der reaktiven Hyperämie . . . 57
αα) Metabolische Wirkungen . . . 57
ββ) Druckwirkungen . . . 58
γ) Untersuchungstechnik . . . 59
d) Weitere Hyperämieteste . . . 61
α) Erwärmungsverfahren . . . 61
β) Abkühlungsverfahren . . . 62
γ) Eingriffe an der nervösen Versorgung . . . 63
δ) Mechanische arterielle Drosselung . . . 64
e) Spezielle Teste am Venensystem . . . 65
4. Apparative Untersuchungsmethoden . . . 67
a) Arterieller Druck . . . 67
b) Venendruck . . . 68
Methodik . . . 69
c) Volumenregistrierung (Plethysmographie) . . . 69
d) Rheographie . . . 74
Technik . . . 74
e) Oscillographie und Oscillometrie . . . 76
Technik . . . 76
Auswertung von Oscillogrammen . . . 78
Oscillographische Befunde bei pathologischen Zuständen . . . 80
f) Piezographie . . . 80
g) Pulswellengeschwindigkeitsmessung . . . 81
h) Ballistokardiographie . . . 83
i) Hautoberflächenthermometrie . . . 83
Verhalten der Hauttemperatur . . . 85
Anwendung der Hautthermometrie am Krankenbett . . . 86
k) Calorimetrie . . . 87
α) Calorimetrie im stehenden Medium . . . 89
β) Strömungscalorimetrie . . . 90
γ) Gradientencalorimetrie . . . 91
δ) Gewebscalorimetrie mit Sonden . . . 92
ε) Messung der Scheinleitfähigkeit der Haut . . . 93
l) Elektrodermatographie . . . 93
m) Messung der Dehnbarkeit der Haut . . . 94
n) Bestimmung des Hb-Gehalts der Haut . . . 95
o) Untersuchung der Empfindlichkeit für Schwingungen (Vibrometrie) . . . 95
p) Elektromyographie . . . 95
q) Untersuchungen am Capillarsystem . . . 96

Seite

α) Capillarmikroskopie . . . 96
αα) Untersuchungen an Tieren . . . 96
ββ) Untersuchungen am Menschen . . . 96
β) Capillardruckmessung . . . 98
γ) Capillarresistenz . . . 102
αα) Stauungsmethoden . . . 102
ββ) Saugmethoden . . . 102
γγ) Stoßverfahren . . . 103
δ) Capillarpermeabilität . . . 105
ε) Capillarplethysmographie . . . 108
ζ) Cantharidenblasen-Methode . . . 109
r) Bestimmung der Kreislaufzeit . . . 110
s) Stromvolumen-Bestimmungen . . . 111
t) Untersuchungen im extravasalen Grenzgebiet . . . 113
α) Gewebsclearance mit radioaktiven Substanzen . . . 113
β) Histaminquaddelprobe . . . 114
γ) Kochsalzquaddeltest . . . 114
δ)Messung des Gewebsinnendruckes . . . 115
ε) Untersuchungen der Lymphzirkulation . . . 115
u) Photographie . . . 116
v) Röntgenuntersuchungen . . . 117
α) Allgemeines über Angiographie . . . 117
β) Arteriographie . . . 121
αα) Untersuchungen an Leichen und Amputationspräparaten . . . 121
ββ) Untersuchungen am Patienten . . . 122
γγ) Technik der Extremitäten-Arteriographie . . . 122
δδ) Ergebnisse der Arteriographie . . . 126
γ) Aortographie . . . 130
αα) Technik . . . 131
ββ) Indikation . . . 133
γγ) Komplikationen . . . 134
δδ) Kontraindikationen . . . 135
εε) Untersuchungsergebnisse . . . 136
δ) Phlebographie . . . 138
αα) Phlebographie im Bereich der oberen Extremitäten . . . 139
ββ) Phlebographie im Bereich der unteren Extremitäten . . . 139
γγ) Ergebnisse der Extremitäten-Phlebographie . . . 141
δδ) Becken-Phlebographie . . . 141
εε) Komplikationen . . . 145
ε) Angiographie der terminalen Strombahn . . . 146

IV. Allgemeine Therapie . . . 147
1. Behandlung der arteriellen Insuffizienz . . . 147
a) Allgemeinmaßnahmen . . . 148
α) Körperliche Ruhe . . . 148
β) Aktive Bewegungs-Therapie . . . 148
b) Physikalische Therapie . . . 149
α) Intermittierender Venenverschluß . . . 149
β) Synkardiale Massage . . . 150
γ) Alternierende Saug-Druckbehandlung . . . 154
δ) Oscillationsbett . . . 155
ε) Wärmeanwendung (allgemein) . . . 155
ζ) Bäderbehandlung . . . 156
η) Anderweitige Wärmeanwendungen . . . 158
ϑ) Röntgenbestrahlung . . . 159
ι) Elektrotherapie . . . 160
ϰ) Iontophorese . . . 160
λ) Massage . . . 160
μ) Aktive Übungsbehandlung . . . 161
ν) Kryotherapie . . . 162
c) Medikamentöse Behandlung . . . 162
α) Sympathicomimetica . . . 162
Butylsympatol (Vasculat) . . . 163
Phenyl-iso-butyl-nor-Suprifen (Dilatol) . . . 165

Seite
Arlidin 166
β) Sympathicolytica 166
αα) Mutterkornalkaloide 166
ββ) Imidazole 169
Benzylimidazolin (Priscol) 169
Phentolamin (Regitin) 170
γγ) β-Halo-Alkylamine 171
Dibenamin 171
Phenoxybenzamin (Dibenzylin) 171
δδ) Azapetin (Ilidar) 172
γ) Ganglienblockierende Substanzen 173
αα) Methoniumsalze 173
Tetraäthylammonium (Etamon) 173
Pentamethonium (C 5) 174
Hexamethonium (C 6) 174
ββ) Pendiomid 175
γγ) Antrenyl (Oxyphenoniumbromid) 176
δ) Parasympathicomimetica 176
ε) Histamin und Antihistaminica 176
αα) Histamin 176
ββ) Kombinierte Anwendung von Histidin und Ascorbinsäure . . . 177
γγ) Antihistaminica 177
ζ) Andere gefäßerweiternde Substanzen 177
αα) Papaverin und andere Alkaloide der Benzylisochinolinreihe . . 177
ββ) Cyclospasmol 178
γγ) Khelline 178
δδ) Nitroverbindungen 178
εε) Nicotinsäure 179
ζζ) Gallensäuren 181
ηη) Äther 181
ϑϑ) Alkohol 181
ιι) Phenylessigsaures Natrium 182
κκ) Zucker 182
λλ) Hydralazine 183
μμ) Theophyllin-Präparate 184
η) Organextrakte 184
αα) Adenylverbindungen 184
ββ) Weitere Organextrakte 185
γγ) Kallikrein (Padutin) 186
δδ) Therapie mit Gewebszellen 186
ϑ) Anderweitige medikamentöse Therapie 186
αα) Jod 186
ββ) Kobalt 187
γγ) Magnesium 187
δδ) Schwefelverbindungen 187
εε) Glycin, Glykokoll 188
ζζ) Cocarboxylase 188
ηη) Strychnin 188
ϑϑ) Piperidin 189
ιι) Roßkastanienextrakte 189
κκ) Rauwolfiaalkaloide 189
ι) Hormone und Vitamine 189
αα) Sexualhormone 189
ββ) ACTH 190
γγ) Cortison 190
δδ) Tocopherol 191
εε) Vitamin A 192
κ) Antikoagulantien 192
αα) Lokale Therapie 192
ββ) Allgemeine Antikoagulantienbehandlung 193
Heparin S. 193. — Heparinoide S. 195. — Cumarine S. 195. — Weitere gerinnungshemmende Stoffe S. 197. — Routinemäßige Therapie S. 197.
λ) Fibrinolyse 199

Seite

μ) Neuraltherapie . . . 201
αα) Chlorpromazin . . . 201
ββ) Novocain . . . 201
γγ) Segmenttherapie . . . 202
δδ) Blockade sympathischer Nerven . . . 202
ν) Intraarterielle Therapie . . . 203
αα) Intraarterielle Applikation von Flüssigkeiten . . . 203
ββ) Intraarterielle Gasinsufflation . . . 208
ξ) Einbringung von Gasen in die Gewebe . . . 212

d) Chirurgische Therapie . . . 213
α) Umschneidung und Scarifikation . . . 213
β) Periarterielle Sympathektomie . . . 213
γ) Splanchnicotomie . . . 213
δ) Eingriffe an den Ganglien und Verbindungen des sympathischen Grenzstranges . . . 213
ε) Embolektomie . . . 216
ζ) Arterienresektion . . . 216
η) Desobstruktion von Arterien . . . 216
ϑ) Arterienplastik . . . 217
ι) Anlegung künstlicher arteriovenöser Fisteln . . . 218
κ) Amputation . . . 219
λ) Weitere chirurgische Methoden . . . 220

2. Therapie bei Venenkrankheiten . . . 220
a) Allgemeinmaßnahmen . . . 220
b) Physikalische Therapie . . . 221
c) Medikamentöse Therapie . . . 221
d) Percutane Therapie . . . 222
e) Operative Therapie . . . 222

3. Therapie bei Capillaropathien . . . 223

B. Spezielle Angiologie . . . 223

I. Krankheiten der Arterien . . . 223

1. Spastische Arteriopathien . . . 223

a) Morbus Raynaud . . . 223
α) Historisches . . . 223
β) Definition und Nomenklatur . . . 223
γ) Vorkommen . . . 224
δ) Symptomatologie . . . 224
ε) Diagnose . . . 226
ζ) Differentialdiagnose . . . 227
η) Ätiologie . . . 227
ϑ) Pathophysiologie . . . 228
ι) Morphologie . . . 230
κ) Prognose . . . 231
λ) Therapie . . . 231

b) Sekundäre arteriospastische Zustände . . . 234
α) Arterienspasmen bei organischen Gefäßkrankheiten . . . 235
β) Arterienspasmen nach traumatischen Gefäßschädigungen . . . 235
αα) Arterienspasmen nach Verletzungen . . . 235
ββ) Arterienspasmen nach Operationen . . . 236
γγ) Arterienspasmen nach Einwirkung vibrierender Werkzeuge und Kälte . . . 237
γ) Arterienspasmen bei neuralen Störungen . . . 239
αα) Neuromuskuläre Schultergürtelsyndrome . . . 239
ββ) Organische Nervenaffektionen . . . 242
δ) Arterienspasmen nach toxischen Einwirkungen . . . 243
αα) Bleiintoxikation . . . 243
ββ) Arsenintoxikation . . . 244
γγ) Einwirkungen von Phenol und Oxalsäure . . . 244
δδ) Ergotaminintoxikation . . . 245
ε) Arterienspasmen bei Blutveränderungen . . . 246
αα) Kältehämagglutinine . . . 246
ββ) Kryoproteine . . . 247

Seite
ζ) Arterienspasmen bei Gewebsveränderungen 248
αα) Diffuse Sklerodermie 248
ββ) Akrosklerose 249
Anhang: Vasomotorische Kopfschmerzen 249

2. Entzündliche Arteriopathien 254
a) Endangitis obliterans 254
α) Historisches 254
β) Nomenklatur 255
γ) Definition 256
δ) Vorkommen 256
Häufigkeit S. 256. — Geschlechtsverteilung S. 256. — Verteilung bei verschiedenen Völkern und Rassen S. 257. — Geographische Verteilung S. 258. — Beruf S. 258.
ε) Ätiologie 258
Vererbung S. 258. — Konstitution S. 259. — Endokrine Störungen S. 259. — Allergie S. 262. — Infektionen S. 263. — Blutgerinnungsstörungen S. 265. — Toxische Einwirkungen S. 265. — Physikalische Schädigungen S. 268. — Jod S. 268 — Neurogene Einwirkungen S. 271.
ζ) Morphologie 271
η) Pathogenese 277
ϑ) Anamnese 278
ι) Symptomatologie 279
Blutveränderungen S. 279. — Gefäß- und Organveränderungen S. 281.
κ) Diagnose 295
λ) Differentialdiagnose 295
μ) Verlauf 296
ν) Prognose 297
ξ) Therapie 298
Allgemeine Behandlung S. 298. — Physikalische Therapie S. 299. — Medikamentöse Therapie S. 300. — Chirurgische Behandlung S. 303.
b) Periarteriitis nodosa (Panangitis) 305
α) Historisches 305
β) Nomenklatur 305
γ) Definition 305
δ) Vorkommen 306
Alter S. 306. — Einflüsse der Zivilisation S. 307. — Häufigkeit S. 307.
ε) Ätiologie 307
ζ) Morphologie 311
η) Pathogenese 312
ϑ) Anamnese 313
ι) Symptomatologie 313
Allgemeines S. 313. — Organveränderungen S. 315.
κ) Diagnose 330
λ) Differentialdiagnose 331
μ) Verlauf und Prognose 332
ν) Therapie 332
c) Riesenzellenarteriitis 335
α) Historisches 335
β) Definition 335
γ) Vorkommen 335
δ) Ätiologie 336
ε) Morphologie 337
ζ) Symptomatologie 338
Allgemeinsymptome S. 338. — Lokalsymptome S. 339.
η) Diagnose 341
ϑ) Verlauf 341
ι) Therapie 342
d) Disseminierte Arteriitis 343
e) Arteriitis bei Lupus erythematodes disseminatus 344
f) Arteriitis bei Rheumatismus 345

Seite
g) Arteriitis bei Allgemeininfektionen 346
h) Tuberkulose der Arterien 347
i) Syphilis der Arterien 347
k) Aortitis syphilitica 348
α) Historisches 348
β) Vorkommen 349
γ) Morphologie 351
Makroskopischer Befund S. 352. — Mikroskopischer Befund S. 352.
δ) Pathogenese 353
ε) Symptomatologie 354
Allgemeinsymptome S. 354. — Lokalsymptome S. 355.
ζ) Therapie 357
3. Thromboembolische Arteriopathien 361
a) Akuter Arterienverschluß 361
α) Ätiologie 361
β) Symptomatologie 363
γ) Diagnose 364
δ) Therapie 365
ε) Prognose 368
b) Arterielle Thrombose 369
α) Thrombosen der Digitalarterien 370
β) Thrombosen im Beinbereich 370
γ) Beckenarterienthrombosen 370
δ) Thrombosen der Bauchaorta 371
ε) Aortenbogensyndrom 375
4. Deformierende Arteriopathien 380
a) Ulcus cruris ischaemicum bei Hypertonie 380
α) Historisches 380
β) Morphologie und Pathogenese 380
γ) Symptomatologie 380
δ) Therapie 381
b) Arteriosklerose 381
α) Historisches 381
β) Nomenklatur und Definition 382
γ) Morphologie und Pathogenese 383
δ) Verlaufsformen 387
ε) Ätiologie 387
Alter S. 388. — Geschlecht S. 390. — Konstitution S. 390. — Geographische Faktoren S. 391. — Lebensweise S. 392. — Mechanische Einwirkungen S. 396. — Thermische Einwirkungen S. 396. — Zirkulationsstörungen S. 397. — Toxische Einwirkungen S. 400. — Stoffwechselfaktoren S. 403. — Hormonale Faktoren S. 412. — Arterioskleroseförderndeoder -hemmende Krankheiten S. 415.
ζ) Allgemeine Diagnostik 418
η) Prophylaxe und Therapie 420
Symptomatische Therapie S. 420. — Diät S. 420. — Medikamentöse Behandlung S. 422.
ϑ) Arteriosclerosis obliterans 429
Vorkommen S. 430. — Pathophysiologie der Arteriosclerosis obliterans S. 430. — Symptomatologie S. 431. — Diagnostik S. 432. — Komplikationen S. 434. — Therapie S. 435. — Prognose S. 437.
ι) Arteriosklerose bei Diabetes mellitus 437
Morphologie S. 437. — Pathogenese S. 438. — Symptomatologie S. 439. — Therapie S. 440. — Prognose S. 441.
κ) Die Mediasklerose (Mönckeberg 1903) 441
c) Arterielle Aneurysmen 441
Morphologie S. 442. — Ätiologie S. 442.
α) Aneurysmen der Aorta 444
αα) Aneurysmen der Aorta thoracica 444
ββ) Bauchaortenaneurysmen 451
γγ) Intramurales Aortenhämatom 453

Seite
β) Arterielle Aneurysmen der kranialen Körperbereiche 462
γ) Arterielle Aneurysmen der Hirnbasis 463
δ) Miliare Hirnarterienaneurysmen 465
ε) Aneurysmen der Arteria pulmonalis 465
ζ) Arterielle Aneurysmen im Abdominalbereich 467
η) Arterielle Aneurysmen im caudalen Körperbereich 468
d) Arteriovenöse Fistel 469
α) Angeborene arteriovenöse Fistel 469
Pathologie S. 469. — Lokalisation S. 469. — Symptomatologie S. 470. — Diagnose S. 471. — Therapie S. 472. — Arteriovenöse Fistel im Schädelbereich S. 472.
β) Erworbene arteriovenöse Fistel 473
Pathologie S. 473. — Pathophysiologie und Symptomatologie S. 474. — Diagnose S. 478. — Differentialdiagnose S. 479. — Therapie S. 479. — Arteriovenöse Fisteln im Carotis cavernosus-Bereich S. 480.
II. Krankheiten der Venen 481
1. Thrombophlebitis und Phlebothrombose 481
a) Historisches 481
b) Definition und Nomenklatur 482
c) Morphologie 482
α) Thrombose 482
β) Phlebitis 483
d) Ätiologie 483
α) Örtliche Schädigung der Venenwand 483
β) Veränderungen des Blutes 485
γ) Änderungen der Hämodynamik 486
e) Pathophysiologie 488
f) Klinik 490
α) Thrombophlebitis im Bereich der Extremitäten 491
αα) Thrombophlebitis superficialis 491
ββ) Thrombophlebitis profunda 491
γγ) Überlastungsthrombosen im Beinbereich 494
δδ) Thrombophlebitis im Axillaris-Subclavia-Bereich 494
β) Thrombosen im Bereich von Abdomen und Thorax 496
αα) Thrombosen und Stenosen der Vena cava caudalis und ihrer Zuflußgebiete 496
ββ) Thrombosen der Vena portae und ihrer Zuflußgebiete 497
γγ) Thrombosen und Stenosen im Gebiet der Vena cava cranialis . . 499
γ) Thrombosen im Kopfbereich 500
αα) Thrombosen der venösen Sinus durae matris 500
ββ) Thrombosen der Vena jugularis 501
γγ) Thrombosen der Vena centralis retinae 501
g) Diagnostik 501
h) Therapie 503
α) Thrombophlebitis superficialis der Extremitäten 503
β) Thrombophlebitis profunda der Extremitäten 504
γ) Überlastungsthrombosen 506
δ) Thrombosen im Bereich der Vena axillaris, der Vena subclavia und im Gebiet der Vena cava caudalis 506
ε) Thrombosen im Pfortaderbereich 506
ζ) Thrombosen im Kopfbereich 506
i) Prophylaxe 506
k) Komplikationen der Thrombophlebitiden 507
α) Lungenembolie 507
Vorkommen S. 507. — Therapie S. 509. — Embolieprophylaxe S. 509.
β) Chronische venöse Insuffizienz (postthrombotisches Syndrom) . . . 509
Vorkommen S. 509. — Klinik S. 510. — Diagnose und Differentialdiagnose S. 512. — Therapie S. 513.
2. Phlebektasien und Varicen 515
a) Ätiologie 515
α) Endogene Faktoren 515
β) Exogene Faktoren 516

Seite

b) Morphologie . . . 517
c) Vorkommen . . . 518
d) Pathophysiologie . . . 518
e) Klinik . . . 519
f) Therapie . . . 521

III. Krankheiten der Capillaren . . . 524

1. Lumenveränderungen der Capillaren . . . 524

a) Vorwiegend funktionell bedingte Lumenveränderungen . . . 524
α) Erweiterungen der Capillaren . . . 525
αα) Erythromelalgie (Erythermalgie) . . . 525
ββ) Erythralgien . . . 527
γγ) Sekundäre Erythromelalgie . . . 528
δδ) Andersartige Capillarerweiterungen . . . 528
εε) Cyanosen . . . 530
β) Verengerungen der Capillaren . . . 536
αα) Kälteeinwirkung . . . 536
ββ) Mechanische Einwirkungen . . . 536
γγ) Hormonale Einwirkungen . . . 537
δδ) Toxische Einwirkungen . . . 537
εε) Neurogene Einflüsse . . . 537
ζζ) „Weiße Flecken“ (BIER 1898) . . . 538
ηη) Anderweitige Einflüsse . . . 538

b) Vorwiegend organisch fixierte Lumenveränderungen . . . 538
α) Erweiterungen . . . 538
αα) Teleangiektasien . . . 538
ββ) Gefäßspinnen . . . 543
γγ) Andere capilläre Aneurysmen . . . 545
β) Verengerungen . . . 545

2. Wandveränderungen der Capillaren . . . 546

a) Änderungen der Durchlässigkeit der Capillarwand für Wasser und gelöste Stoffe (Änderungen der Capillarpermeabilität) . . . 546
α) Urticaria, Oedema Quincke . . . 546
β) Capilläre Permeabilitätsstörungen bei Entzündungen . . . 547
γ) Steigerung der Capillarpermeabilität bei Diabetes mellitus . . . 548
Retinopathia diabetica S. 550. — Nephropathia diabetica S. 550.
δ) Zirkulatorisch bedingte Permeabilitätsstörungen . . . 551
ε) Permeabilitätsstörungen im Bereich von Endstrombahn und Capillaren durch thermische Einwirkungen . . . 553
αα) Unterkühlung . . . 553
Kälteurticaria und Kälteüberempfindlichkeit S. 553. — Der örtliche Unterkühlungsschaden S. 554. — Perniosis S. 558. — Schützengrabenfuß und Eintauchfuß S. 560.
ββ) Überwärmung . . . 561
Wärmeurticaria und Wärmeüberempfindlichkeit S. 561. — Örtliche Überwärmungsschäden (Verbrennung) S. 562.

b) Änderungen der Durchlässigkeit der Capillarwand für corpusculäre Elemente (erhöhte Capillarfragilität; verminderte Capillarresistenz; Gruppe der vasogenen Purpuraformen) . . . 563
α) Purpura rheumatica (SCHÖNLEIN) . . . 564
β) Purpura bei Infektionskrankheiten . . . 567
αα) Bakterielle Infektionen . . . 567
ββ) Rickettsiosen . . . 568
γγ) Spirochätosen . . . 568
δδ) Virusinfektionen . . . 568
εε) Pilzinfektionen . . . 569
γ) Purpura fulminans . . . 569
δ) Purpura bei Blutkrankheiten . . . 570
ε) Thrombotische Mikroangiopathie . . . 570
ζ) Purpura bei Hautkrankheiten . . . 574
η) Capillarresistenzabnahme bei Stoffwechselkrankheiten . . . 574
ϑ) Purpura bei anderweitigen Krankheiten . . . 575
ι) Purpura bei Kreislaufkrankheiten . . . 576

Seite
κ) Neurogene Purpuraformen 576
λ) Verminderung der Capillarresistenz bei Avitaminosen 577
μ) Purpura senilis 580
ν) Einfache hereditäre familiäre Purpura 581
c) Änderungen der Durchlässigkeit der Capillarwand unter der Einwirkung von Giften 581
α) Tierische Gifte 583
β) Pflanzliche Gifte 584
d) Therapeutische Beeinflussung der Durchlässigkeit der Capillarwand . . 585
α) Maßnahmen zur Verminderung der Durchlässigkeit 585
β) Maßnahmen zur Steigerung der Durchlässigkeit 587
IV. Mißbildungen und Fehlbildungen der Blutgefäße 587
1. Kongenitale Angiektasien mit dystrophischen Veränderungen 587
a) Klippel-Trénaunay-Syndrom 587
b) Maffucci-Syndrom 589
c) Progressive Osteolyse bei Angiomatosis 589
d) Sturge-Weber-Syndrom 590
e) v. Hippel-Lindau-Syndrom (Angiomatosis cerebri et retinae) 590
2. Pathologische Veränderungen der arteriovenösen Anastomosen 591
a) Angeborene Fehlbildungen der arteriovenösen Anastomosen 591
b) Regressive Veränderungen im Bereich der Glomusorgane 591
c) Arteriovenöse Anastomosen in Verbindung mit Gefäßspinnen 592
d) Glomustumoren 592
3. Tumoren der Blutgefäße 595
a) Hämangiome 596
b) Hämangioendotheliome 600
c) Hämangiosarkome 601
d) Kaposi-Sarkom 602
V. Krankheiten der Lymphgefäße 603
1. Lymphangitis 603
2. Lymphgefäßinsuffizienz 605
a) Lymphoedema simplex 608
b) Lymphoedema praecox 609
c) Kongenitales Lymphödem 610
α) Familiäres kongenitales Lymphödem 610
β) Einfaches kongenitales Lymphödem 610
d) Sekundäres Lymphödem 611
α) Lymphödem bei Malignomen 611
β) Lymphödem nach chirurgischen Eingriffen 612
γ) Lymphödem bei Entzündung (primär entzündliches Lymphödem) . 612
δ) Sekundär entzündliches Lymphödem 613
3. Tumoren der Lymphgefäße 616
a) Lymphangioma simplex 616
b) Lymphangioma cavernosum 616
c) Lymphangioma cysticum (Hygroma) 617
d) Lymphangioblastoma malignum 617
C. Schluß 618
Literatur 618
A. Allgemeine Angiologie. I. Anatomische und physiologische Vorbemerkungen. II. Allgemeine Ätiologie. III. Allgemeine Symptomatologie 618
IV. Allgemeine Therapie 668
B. Spezielle Angiologie. I. Krankheiten der Arterien 701
1. Spastische Arteriopathien S. 701. — 2. Entzündliche Arteriopathien S. 714. — Endangitis obliterans S. 714. — Periarteriitis S. 740. — Andere Arterienentzündungen S. 755. — 3. Thromboembolische Arteriopathien S. 767. — 4. Deformierende Arteriopathien S. 776. — Ulcus cruris ischaemicum bei Hypertonie S. 776. — Arteriosklerose S. 777. — Arterielle Aneurysmen S. 811. — Arteriovenöse Fistel S. 827.
II. Krankheiten der Venen 833
III. Krankheiten der Capillaren 858
IV. Mißbildungen und Fehlbildungen der Blutgefäße 882
V. Krankheiten der Lymphgefäße 890
Sachverzeichnis für Teil 1—6 896

Krankheiten der Gefäße.

Von

E. Wollheim und **J. Zissler.**

Mit 79 Abbildungen.

A. Allgemeine Angiologie.

I. Anatomische und physiologische Vorbemerkungen (Bau und Funktion der Gefäße).

1. Blutgefäße.

Die Blutgefäße entwickeln sich aus der primitiven mesodermalen Gefäßanlage durch fortschreitende Sprossung und Differenzierung der Zellen.

Arterien, Venen und Capillaren gemeinsam ist ein inneres, der Gefäßlichtung zugekehrtes Endothelrohr aus platten Zellen. Es ist nach außen umgeben von der sogenannten Accessoria (SCHIEFFERDECKER 1896), die bei großen Gefäßen die Hauptmasse des Gefäßwandgewebes ausmacht und sich aus glatter Muskulatur, elastischen Fasern und Membranen, kollagenem Bindegewebe und einem alles umspannenden Gitterfasernetz zusammensetzt. Das Bindegewebe der Accessoria ist vielfach, und zwar auch im Normalzustand, mit mucoider Substanz durchtränkt (STÖHR 1951).

a) Arterien.

Die Arterien bestehen aus dem Endothelrohr und aus einer mächtigen Accessoria. Zwischen Endothel und Lamina elastica interna befindet sich eine aus Fibrocyten — mit eingelagerten Histiocyten — bestehende Intima, die im Laufe des Individuallebens beträchtlichen physiologischen Veränderungen unterworfen ist.

Besonders in der Aorta, wo starke, längsverlaufende Bindegewebszüge mit eingelagerter Grundsubstanz vorliegen, sind Hinweise auf Anpassungsvorgänge mit erheblicher individueller Variation (LEWIN 1935), entsprechend der funktionellen Beanspruchung (KROMPECHER 1941), festzustellen. Zwischen Lamina elastica interna und Lamina elastica externa, also in der Tunica media der Arterien, sind, je nachdem ob es sich um Arterien vom elastischen oder vom muskulären Typ handelt, radiär und zirkulär angeordnete elastische Fasern, manchmal von spiraliger Struktur, zum Zwecke der Erreichung einer Längs- und Radiärspannung, oder zirkuläre parallel verlaufende Schichten von glatter Muskulatur anzutreffen. Große und mittelgroße Arterien haben neben einer ausgeprägten Intimaschicht vornehmlich elastische Fasern im Mediabereich, kleinere Arterien (Abb. 1) nur eine hauptsächlich aus Ringmuskulatur zusammengesetzte Media. Die Adventitia oder Tunica externa aus faserreichem zellhaltigem Bindegewebe verbindet die Arterien mit dem jeweiligen Standortgewebe. In der Adventitia werden die ernährenden Gefäße der Arterienwand (Vasa vasorum; BREMER 1931) und die versorgenden Nerven an das Gefäß herangeführt. Der Nachweis der Vasa vasorum gelingt durch Injektionsmethoden bei einem Überdruck von 100 bis 300 mm Hg (WINTERNITZ 1954). Die Existenz von Lymphgefäßen in Blutgefäßscheiden ist nach den Untersuchungen von BARTELS (1909) und HOMANS (1912) anzunehmen (ALLEN u. GHORMLEY 1935/36).

Die Blutversorgung dicker Blutgefäßwände, besonders von Arterien, soll nicht nur über die Vasa vasorum, sondern teilweise direkt vom Lumen her erfolgen.

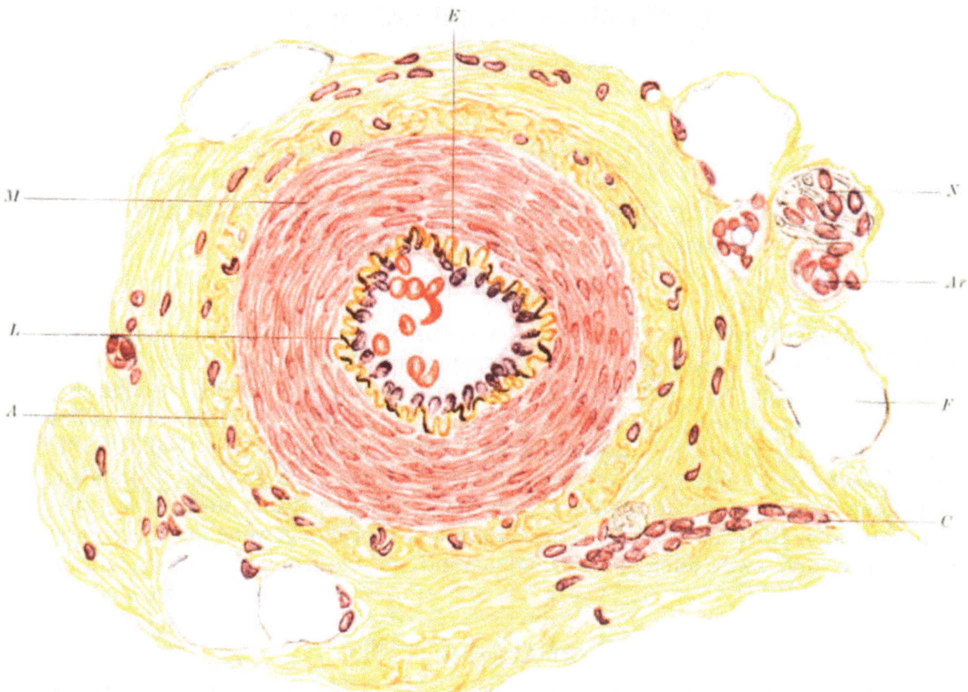

Abb. 1. Kleine Arterie aus der Fingerhaut. Mensch. *E* Endothelkerne; *L* Lamina elastica interna; *M* Media oder Muscularis; *A* Adventitia oder Externa; *N* Nerv; *Ar* Arteriole; *C* Capillare; *F* Fettzelle. Sublimat-Pikrinsäure. 600mal vergrößert, auf $^5/_6$ verkleinert. (Nach STÖHR 1951.)

Im inneren Mediadrittel sind ernährende Gefäße nicht mehr nachweisbar, so daß dieser Wandbereich vorwiegend vom Lumen her ernährt werden dürfte, während die äußeren zwei Drittel durch ernährende Gefäße aus der Adventitia versorgt werden.

Das periadventitielle Nervennetz bezieht Fasern aus Hirn- und Rückenmarksnerven, Sympathicus und Parasympathicus. Eine histologische Unterscheidung dieser Nervenfasern hinsichtlich ihrer Herkunft ist bisher nicht möglich. Das nervöse „Terminalreticulum" (REISER 1933; FEYRTER 1940; BOEKE 1940; STÖHR 1951) besitzt sogenannte interstitielle oder interkalare Zellen; FEYRTER (1940/1949) spricht von einem Angioneurium, das sich als gefäßeigenes neurales Beigewebe normalerweise nicht färberisch darstellen läßt, jedoch als Substrat für Wucherungsvorgänge, z. B. bei Neurofibromatosis, Bedeutung gewinnen kann. In der Adventitia größerer Arterien sind Vater-Pacinische Körperchen sowie Krausesche Endkolben als nervöse Endapparate afferenter Fasern nachgewiesen. Gehäuft finden sich sensible Endapparate im Sinus caroticus (zum IX. Hirnnerven; HERING 1931) und im Anfangsteil der Aorta (zum X. Hirnnerven). Diesen

Receptorenfeldern entsprechen das Paraganglion caroticum und das Ganglion aorticum supracardiale mit Vagus- und Sympathicusfasern.

Die kleinen Arterien oder Arteriolen repräsentieren den Hauptströmungswiderstand der Gefäßperipherie. SCHÖNBACH (1956) wies auf die funktionelle Variabilität dieses Gefäßbereiches anhand von Untersuchungen des sogenannten Kennquerschnitts $Q = i/P$ (WEZLER und SINN 1954) und seine Bedeutung für die Blutdruckregulation und den peripheren Gefäßwiderstand hin.

b) Venen.

Die Venen unterscheiden sich von den Arterien im allgemeinen durch geringere Stärke der Muscularis (Abb. 2). Die Adventitia mittlerer und kleinerer Venen enthält, mit fortschreitendem Alter zunehmend, auch längsverlaufende Muskel-

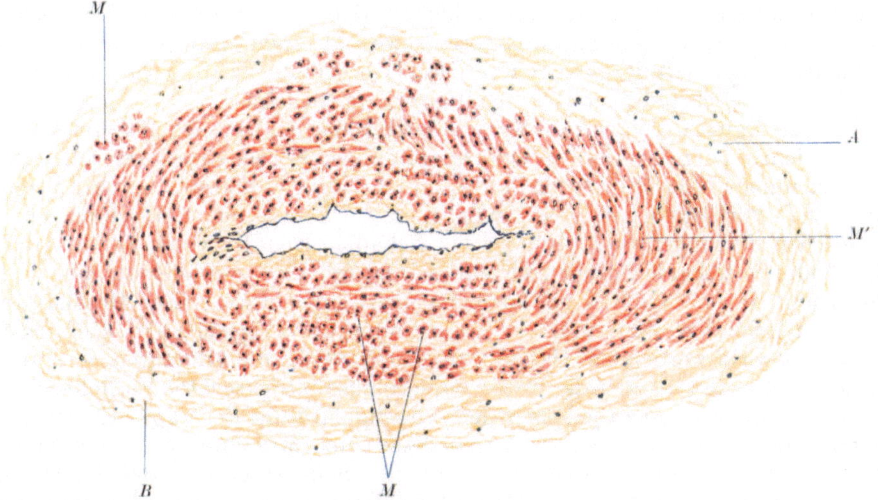

Abb. 2. Vene aus der Fingerhaut. Mensch. *M* Längs oder in steilen Spiralen verlaufende Muskelfasern; *M'* in flachen Spiralen verlaufende Muskelfasern; *A* Adventitia; *B* Bindegewebe. ZENKER. Hämatoxylin-Eosin. 180mal vergrößert. (Nach STÖHR 1951.)

fasern. Die Stärke der Mediamuskulatur schwankt in weiten Bereichen; während die Knochen-, Dura- und Piavenen fast muskelfrei sind, weisen andere Venen, besonders die im Bereich der caudalen Extremitäten, z. B. die Venae popliteae, bemerkenswert starke Muskulatur auf (HOCHREIN u. SINGER 1927). Sonst sind die Extremitätenvenen meist relativ dünnwandige Röhren, die zu erheblichen Veränderungen von Länge und Querschnitt fähig sind.

Venenklappen stellen bindegewebige endothelüberkleidete Intimavorsprünge ins Lumen dar. Sie finden sich meist zu zweien auf gleicher Höhe, vornehmlich distal der Einmündung von Nebenästen und besonders an den caudalen Extremitätenvenen. Sie können den hämostatisch bedingten Rückstrom von Blut in abhängige Körperpartien verhindern (KAUFFMANN 1927). Nach DZIALLAS (1949) können Klappen nicht nur in großen, sondern bereits in kleinsten Venen von 20μ Durchmesser vorkommen, was sich besonders für die Haut nachweisen läßt. Vena cava cranialis, Vena cava caudalis und Venae ilicae communes sind klappenlos. Dagegen sind in den kurzen und langen Darmvenen Klappen nachgewiesen (KOEPPE 1890). Die Venenklappen verhindern hydrostatisch bedingte Überdehnungen der peripheren Venen und beteiligen sich außerdem am Rücktransport des Blutes zum Herzen durch die sogenannte arteriovenöse Koppelung (SCHADE u. Mitarb. 1933, 1936). Die Fortleitung der arteriellen Pulswelle in der gemeinsamen Gefäßscheide von Arterien und Venen wirkt als Pumpmechanismus herzwärts. Ferner wird durch Muskelkontraktionen (Wadenmuskulatur) das Venenlumen verengt („Venensystole"), durch Erschlaffung erweitert („Venendiastole") und dadurch das Venenblut von Klappe zu Klappe herzwärts weiter bewegt, durch Klappenwirkung aber am Zurückströmen in die Peripherie verhindert. Außer diesen Mechanismen erachtet HALSE (1958) noch als bedeutsam für die Blutbewegung in den Venen das arteriovenöse Druckgefälle als vis a tergo. den Unterdruck im Thoraxraum und die ansaugende Diastole im rechten Vorhof. sowie Saugwirkungen auf den Veneninhalt von seiten der bindegewebigen Verspannungen zwischen der Adventitia der Venen und den umgebenden Geweben (Fascien, Bindegewebe).

Die Venen der Extremitätenperipherie sind untereinander durch zahlreiche Anastomosen verbunden, die in der Regel im Falle venöser Verschlüsse in Funktion treten. Die Widerstandsfähigkeit der Venenwände ist erheblichen, erblich bedingten Varianten unterworfen, was aus den unterschiedlichen Auswirkungen langdauernder intravenöser Drucküberhöhung, z. B. bei arteriovenösen Fisteln oder bei chronischer Herzinsuffizienz, ersichtlich ist.

Die Versorgung der Venen mit Nerven, sowie Blut- und Lymphgefäßen entspricht etwa derjenigen der Arterien. Schmerzempfindliche Nervenstrukturen sollen nach Untersuchungen von MONIZ, DE CARVALLO und LIMA (1931) nur in den Extremitätenvenen vorhanden sein; sie ermöglichen die Perzeption von Schmerzen bei chemischen Reizungen und mechanischen Schädigungen der Venenwand. An den Einmündungsstellen der großen Venen ins Herz werden sensible Endorgane in der Venenwand angenommen, durch die beim Anstieg des intravenösen Druckes über eine neurogene Verminderung des Vagustonus die Steigerung der Herzschlagfrequenz bewirkt werden soll (BAINBRIDGE 1915, 1916); die afferenten Receptoren befinden sich in den Wänden der Vena cava cranialis und des rechten Vorhofes (SASSA und MIYAZAKI 1920), nicht jedoch in der Vena jugularis und der Vena cava caudalis. Zentripetale Fasern verlaufen im Vagus (SASSA und MIYAZAKI 1920; ANREP und SEGALL 1926). Diese Einrichtung dient der Selbststeuerung des Kreislaufes (HESS 1930; KOCH 1933; REIN 1941). Die Annahme eines eigenen Venomotorenzentrums in der Medulla oblongata, getrennt vom Vasomotorenzentrum, gilt nach GROSSE-BROCKHOFF (1950) als nicht eindeutig erwiesen.

Die Venen des Menschen zeigen eine periodische Spontantätigkeit in Form von Kontraktionen; dies läßt sich am überlebenden Venenstreifen und am abgesperrten Venensegment in situ, etwa atmungssynchron, nachweisen (POGANY 1931). Darüber hinaus gibt es nach GOLLWITZER-MEIER (1929, 1932) zentral induzierte Venenkontraktionen von geringerer Frequenz (1—2 pro min). Bei Erhöhung der CO_2-Spannung im Blut kommt es zur Kontraktion der Venen (HENDERSON 1913, HENDERSON u. HARVEY 1918).

Durch mechanische Reize, z. B. Beklopfen, läßt sich eine Steigerung der rhythmischen Venenkontraktionen nach Stärke und Frequenz erreichen (POGANY 1931). Dagegen tritt nach Ausschaltung der constrictorischen Venennerven auf mechanische Reize nur mehr Venendilatation in Erscheinung (HORIUCHI 1924). Nach GROSS (1955) ist anzunehmen, daß perivasale und intramurale Nervenfasern mit der Arterie in die Peripherie gelangen und von dort mit der Vene wieder zentripetalwärts verlaufen, so daß ein neuraler Verbindungsbogen zwischen Arterie und Vene besteht. Dies erklärt den Befund, daß an der Arterie durch nervale Blockade die zentral ausgelösten Reize nicht weiter peripherwärts geleitet werden, andererseits bei Blockade des Venenweges die zentripetal gerichteten Reaktionen unterbleiben, wie aus Vereisungs- und Anaesthesieversuchen am Kaninchenohr hervorgeht. Sonst wirken schwache und schwächste Reize häufig dilatierend, stärkere hingegen kontrahierend (HEIMBERGER 1925). Unter Einwirkung von Kälte erfolgt in der Regel Kontraktion, bei Wärmeanwendung Dilatation der Hautvenen (H. L. WHITE 1924; BRANDT und KATZ 1931). Auf Adrenalin in Dosis von 0,001—0,002 mg i. v. (DONEGAN 1921; POGANY 1931) sowie auch nach Dosen von 0,0001—0,0005 mg (BRANDT u. KATZ 1931) erfolgt Venenkontraktion. Dagegen kommt es nach Coffein (ANITSCHKOW 1924), Nitriten (SETO 1926), Urethan (FRANKLIN 1926), Glykokoll (BROUHA 1925) und Eupaverin (BRANDT und KATZ 1931) zu Dilatation der Venen. Durch elektrische Reizungen lassen sich Venenkontraktionen erzielen (KÖLLIKER zit. nach FRANKLIN 1926); desgleichen durch Reizungen des Halssympathicus (v. BASCH 1875).

Die Venolen verhalten sich nach Einwirkung von Pharmaka nicht immer gleichsinnig den großen Venen; auf Histamin erweitern sie sich, auf Pituitrin kontrahieren sie sich, vielleicht als Folge abweichender nervaler Strukturen (HOOKER 1921; POGANY 1931).

Die durch den Innendruck der Vene gegebene Dehnungskraft bildet für die Venenwand den adäquaten Reiz zum Zustandekommen des autonom gesteigerten Venentonus. Der Venentonus ist für die Volumenkapazität des Venensystems bestimmend, das nach REIN (1931) teilweise zu den Blutreservoiren zu rechnen ist. Durch die Tätigkeit der Venomotoren (FLEISCH 1931) vollzieht sich ein wesentlicher Teil der Kreislaufregulation (GOLLWITZER-MEIER 1932). Die Füllung des Venensystems ist nach BRANDT (1931) von verschiedenen Faktoren abhängig, jedoch geht eine wichtige Beziehung der aktiven Blutmenge zum zentralen Venendruck aus pharmakodynamisch und physikalisch bewirkten Blutmengenveränderungen hervor (WOLLHEIM 1931; BRANDT 1931).

Unter bestimmten Bedingungen, z. B. körperlicher Belastung, orthostatischer Lageänderung, Valsalvaversuch, Kälteeinwirkung oder Hyperventilation kommt es zu einer Kontraktion der Arm- und Beinvenen. Die Aufhebung dieser Bedingungen führt zu einem kurzfristigen Anstieg des zentralen Venendruckes (PAGE u. Mitarb. 1955), was auf einen zentral beeinflußten Venomotorentonus hinweist. Phlebomanometrische Untersuchungen von BURCH und MURTADHA (1956) am intakten Vorderarmvenensegment zeigten Druckanstieg bei psychischen Emotionen und Druckabfall im natürlichen Schlaf. Wie WOLLHEIM (1931) zeigte, kommt es unter diesen Bedingungen entsprechend zum Anstieg bzw. zur Abnahme der aktiven Blutmenge. Auch diese tonusbedingten Venendruckschwankungen werden durch einen zentral zumindest beeinflußten, wenn nicht gesteuerten Venomotorentonus erklärt (Venendruckmessung s. S. 68).

c) Arteriovenöse Anastomosen.

Bei den arteriovenösen Anastomosen handelt es sich um Gebilde, die dem Capillarkreislauf vorgeschaltet sind, also eine direkte Verbindung zwischen arteriellem und venösem Schenkel der Gefäßbahn darstellen. Im Gegensatz zu den ins Gebiet der Pathologie gehörigen arteriovenösen Fisteln handelt es sich bei den arteriovenösen Anastomosen um normale Gefäße, denen zweifellos eine funktionelle Bedeutung bei der peripheren Durchblutungsregelung zukommt. Bei Öffnung arteriovenöser Anastomosen läßt sich mitunter die Weiterleitung arterieller Pulsationen ins Venensystem oder die hellrote Verfärbung des abführenden Venenblutes beobachten.

α) Nachweis.

Die zum Nachweis arteriovenöser Anastomosen benutzten Methoden sind:

a) arterielle Injektion von kalibrierten winzigen Glaskugeln (STEINACH 1884; Einwände s. LUCKNER 1955);

b) physikalische Rückschlüsse aus dem Verhältnis zwischen Oberflächenspannung, Gefäßdurchmesser und dem zur Bewegung einer Flüssigkeit in einem mit einer anderen Flüssigkeit gefüllten Rohr erforderlichen Druck (Gordon u. Mitarb. 1953);

c) manometrische Methoden, mit denen der bei Öffnung arteriovenöser Anastomosen ansteigende Venendruck faßbar ist, vorwiegend mit Hilfe plethysmographischer Technik (Schroeder 1952);

d) im Bereiche von Lungen oder Nieren läßt sich der Durchfluß durch die Peripherie und der durch arteriovenöse Kurzschlüsse abgezweigte Stromvolumenanteil mit Hilfe eines arteriovenösen Konzentrationsvergleiches von Stoffen feststellen, die in der einschlägigen Konzentration beim Durchgang durch die Endstrombahn völlig eliminiert werden;

e) mit angiographischer Technik durch Erfassung von Summationserscheinungen arteriovenöser Überdrucke (Vogler 1953) oder durch mikroradiographische Technik (Röhrl 1952).

Die Weite der arteriovenösen Kurzschlüsse wird je nach Species und Organsystem unterschiedlich angegeben. An der Lunge fanden Tobin u. Mitarb. (1950) Durchmesser der Kurzschlußbahnen bis 500 μ; am Magen wurden von Walder (1952) 160 μ gemessen. Prinzmetal u. Mitarb. (1947, 1948, 1949) fanden in Hunde- und Kaninchenversuchen Anastomosenkaliber von 350 μ in der Milz, 250 μ in der Lunge und 180 μ in der Leber. Gegenüber diesen durch Glaskugelexperimente ermittelten Werten liegen die an Kaninchen und Ratten mit der Oberflächenspannungseffekt-Methode gewonnenen Anastomosendurchmesser erheblich tiefer, nach Gordon u. Mitarb. (1953) in der Leber um 35 μ. Mit Hilfe von Karnaubawachs-Kugeln fanden Piiper und Schoedel (1954), sowie Piiper, Schneider und Schoedel (1954) ähnliche Werte (Rattenpfote).

β) Morphologische Varianten.

Mit Clara (1956) lassen sich folgende morphologische Varianten der arteriovenösen Anastomosen unterscheiden:

1. Direkte Anastomosen von Wodzicki (1929), Bucciante (1949), Hayek (1952), die den arteriovenösen Anastomosen vom Typ I nach Conti (1950) entsprechen. Es handelt sich um seitlich aus denA rterien abgehende kleine venenähnliche Gefäße von über 50 μ Durchmesser, die in Venen einmünden. Dieselben sind nachgewiesen in der Magensubmucosa (Spanner 1932; Watzka 1942), im Myocard (Conti 1945), im Uterus (Gasparini 1945) sowie in der Haut der Regio axillaris und der Regio analis (Cavazzana 1945/1946). An der Abgangsstelle dieser Gebilde aus den Arterien finden sich sphincterartige Muskelringe.

2. Arteriovenöse Anastomosen vom Typ 2a nach Bucciante (1949) in Form einfacher, kurzer arteriovenöser Querbügel. Nach Clara (1956) kommen sie hauptsächlich im Bereich der Speicheldrüsen, der Submucosa des Magendarmtraktes, der Schilddrüse sowie im Mesostenium und Mesocolon vor, als etwas längere arteriovenöse Querverbindungen auch im Bereich von Schilddrüse und Nierenkapsel. Als Sperreinrichtung dieser Anastomosen dienen stark contractile Züge von Längsmuskulatur. Diese Gebilde sollen auch als venöse Drosselvorrichtungen mit der Funktion der Absperrung von Blutspeichern betraut sein (Clara 1956).

3. Arteriovenöse Verbindungen mit geschlängeltem Verlauf (Staubesand 1949; 1950, 1954), fehlender Elastica interna und mit epitheloiden Wandzellen. Sie werden in der Nasenspitze, den Nasenmuscheln, der Prostatakapsel sowie in den Rankenarterien des Corpus cavernosum penis gefunden.

4. Glomusorgane (STAUBESAND 1951), die als abgegrenzte knäuelartige Gefäßgebilde mit einer gemeinsamen Gefäßscheide bindegewebig in ihre Umgebung eingebaut sind. Charakteristisch ist ihr organoider Aufbau und der Gehalt an Epithelzellen. Sie kommen hauptsächlich im Bereich des Nagelbettes, ferner als Glomus coccygicum und als Glomera caudalia vor. Besonders reichlich nervös versorgt stehen sie in inniger Verbindung zu den perivasalen Nervengeflechten (MASSON 1935, 1936, 1937); MARLEY und SOLDATI (1951) konnten bei Glomusorganen im Ovar der Katze die Beteiligung sowohl markhaltiger Nervenfasern als auch markloser Verästelungen aus dem Sympathicus zeigen.

Neben diesen nur histologisch nachgewiesenen arteriovenösen Anastomosen gibt es nach SUNDER-PLASSMANN (1943), VOGLER (1953), WEIS (1951) noch größere arteriovenöse Verbindungen, die sich im Röntgenbild (Serienvasographie) mit freiem Auge erkennen lassen und die besonders bei peripherwärts vom Nachweisort lokalisierten Strömungsbehinderungen gefunden werden. RÖHRL (1951) zeigte, daß serienangiographisch arteriovenöse Verbindungen bis zu einer Kleinheit von 60—80 μ Durchmesser herab erkennbar sein können (Mikroradiographie).

Uneinheitlich ist die Auffassung über die zeitliche Morphogenese arteriovenöser Anastomosen. Während POPOFF (1935) die Entwicklung dieser Gebilde erst im postfetalen Leben annimmt, vermuten andere Autoren, daß sie bereits im fetalen Leben in zwar geringer Zahl und unfertiger Ausprägung angelegt werden (MASSON 1937; CLARA 1956). Befunde über die funktionellen Veränderungen der arteriovenösen Anastomosen stützen die Auffassung, daß ihre Bildung als funktioneller Anpassungsvorgang zu gelten hat. Damit kann nicht nur ihre Entwicklung sondern auch ihre unter bestimmten biologischen Voraussetzungen erkennbare Regressionstendenz erklärt werden. KUCSKO (1949) beschrieb z. B. bei angeborenen Herzklappenfehlern ein gehäuftes Auftreten glomusartiger Gebilde an arteriovenösen Anastomosen der Lunge als sogenannte ,,Anastomositis". RUTISHAUSER und BLANC (1950) konnten in der Lunge eines 2jährigen Kindes mit Rechtsinsuffizienz und Cyanose ebenfalls glomusartige Gebilde finden, desgleichen JUNG (1953). Zu erwähnen sind ferner die von MARTINI und STAUBESAND (1953) beschriebenen Brückenanastomosen im Bereich der Gefäßspinnen. Das Auftreten arteriovenöser Verbindungen bei peripheren Durchblutungsstörungen wird von SUNDER-PLASSMANN (1950) sowie VOGLER (1953) erwähnt.

Nach LUCKNER und STAUBESAND (1951) wird in den Glomera coccygica Acetylcholin in hohen Konzentrationen gebildet, wodurch die Rolle der epitheloiden Zellen als Acetylcholinbildner zum Zwecke der Entfaltung einer örtlich beschränkten Gefäßwirkung verständlich wird (LUCKNER 1955).

γ) Funktion.

In funktioneller Hinsicht ist zu beachten, daß über die Anastomosen ein arteriovenöser Übertritt stattfindet, durch den der Stoffaustausch mit dem extravasalen Raum, wie er bei der Durchströmung der Endstrombahn obligat ist, umgangen wird. Welchen übergeordneten Prinzipien die durch den Funktionswechsel der arteriovenösen Anastomosen bewirkten Änderungen zugeordnet sind, ist noch umstritten. Den zahlreichen Verfechtern einer wärmeregulatorischen Funktion (KROGH 1929; HESS 1938; CLARA 1937, 1956; STAUBESAND 1950) gegenüber werden von SCHROEDER (1952) Bedenken geäußert. CURRI und TISCHENDORF (1956) stellten fest, daß bei venösen Abflußbehinderungen eine Öffnung arteriovenöser Verbindungen auch von der venösen Seite her möglich ist. Das wichtigste Kriterium einer weitläufigen Öffnung arteriovenöser Anastomosen bildet der Anstieg der Sauerstoffspannung im venösen Blut.

Der quantitative Anteil der arteriovenösen Anastomosen am Stromvolumen beträgt an der Niere nach Untersuchungen mit der PAH-Clearance weniger als 8% (SMITH 1951), an der Lunge nach Untersuchungen mit Herzkatheter weniger als 6% (RILEY und COURNAND 1949; BARTELS und RODEWALD 1953). Über die Verhältnisse der Extremitätendurchblutung herrscht noch keine hinreichende Klarheit. Nach LUCKNER (1955) sind in der Muskulatur wahrscheinlich überhaupt keine arteriovenösen Anastomosen vorhanden, eine Beobachtung, die gegen eine stoffwechselregulierende Funktion dieser Gefäße spricht. SCHOEDEL (1956) führte zur Bestimmung des Anastomosenanteils am peripheren Stromvolumen der Hundeextremität Glaskugelexperimente durch. Bei Entnervung war die arteriovenöse Passage der 20 μ-Teilchen stärker als an der nicht entnervten Extremität, ebenso wurde ein derartiger Unterschied bei Verwendung von 32 μ-Kugeln festgestellt. Die Übertragung dieser Resultate von Tierversuchen auf die menschliche Physiologie ist jedoch durchaus problematisch (STEIN und SCHROEDER 1954). Bei Öffnung arteriovenöser Anastomosen kommt es zum Anstieg des Venendruckes, eventuell auch des Capillardruckes, wobei Stromrichtungsumkehr im Capillarbereich (HEIMBERGER 1930) und Steigerung der capillaren Filtration (HOLZLÖHNER 1938) vorkommen können. Vielleicht sind die Kurzschlußgefäße sogar an der Vasomotion beteiligt (CLARK 1938; SCHROEDER 1952).

WOLLHEIM (1952) wies darauf hin, daß parallel zu den von SCHROEDER (1952) beschriebenen Wirkungen auf die arteriovenösen Anastomosen, die durch Histamin, Schlaf, Muskelarbeit u. a. ausgelöst werden, sich die aktive Blutmenge entsprechend verändert. Damit ergibt sich die Frage, ob diese Anastomosen nicht eine wesentliche Bedeutung für die Regulierung des Rückflußvolumens des Blutes haben und für die Füllung und Entleerung der Blutdepots im Nebenschluß zur Hauptstrombahn entscheidend sind.

Von physikalischen Einwirkungen scheint ein Reiben der Haut zur Öffnung, ein Stechen oder ein operativer Eingriff zum Verschluß der arteriovenösen Anastomosen zu führen. Erwärmung des Ganztieres (Kaninchen) bewirkt Öffnung, Abkühlung die Schließung der Anastomosen. Die Reizschwelle für örtliche Wärme liegt nach GRANT (1930, 1935) und LUCKNER (1955) bei 40° C, also wesentlich höher als der bei 33° liegende Reiz für Arteriolendilatation. Bei Abkühlung des Kaninchenohres (15° C) sind alle Gefäße früher als die erweiterten Kurzschlußgefäße verengt (GRANT 1930, 1935). Die Extremität des nicht narkotisierten Hundes reagiert zwischen 15 und 35° C nicht einheitlich auf geringere Temperaturreize (SCHROEDER und STEIN 1954).

Die Reaktionen auf Sauerstoffmangel sind insofern quantitativ abgestuft, als im allgemeinen der Anteil der arteriovenösen Anastomosen am Stromvolumen unter O_2-Mangel gedrosselt zu werden pflegt (SCHROEDER und STEIN 1954).

Bei Ultraviolett-Bestrahlung wird eine Öffnung der Anastomosen beobachtet (CLARA 1956). Reize am Halssympathicus bewirken Schließung der Anastomosen, Sympathicusausschaltung öffnet die Anastomosen (SCHNEIDER 1953). Bei Vagotomie werden die Anastomosen geöffnet, bei Ausschaltung des Carotissinus hingegen gedrosselt (BOSTROEM und SCHNEIDER 1953).

Atropin bewirkt Schließung, Milchsäure Öffnung der arteriovenösen Anastomosen (WODZICKI 1929; SPANNER 1952). Auch bei Padutin-Zufuhr öffnen sich nach ANSCHÜTZ und SCHROEDER (1950; 1951) die Kurzschlüsse. Die nach Adrenalin auftretende Kontraktion scheint dosisabhängig zu sein, indem Capillaren und Arteriolen empfindlicher reagieren als die Anastomosen (CLARA 1956). LUCKNER (1954) gibt aber an, daß die Kurzschlußgefäße am empfindlichsten gegen Adrenalin sind. Arterenol hat nach SCHROEDER und ANSCHÜTZ (1950, 1951), ebenso wie Veritol (BOSTROEM und SCHOEDEL 1953) ähnliche Wirkungen. Durch Ergotamin und Gynergen werden die Anastomosen kontrahiert (STOLZENBURG 1937), in schwächerem Maße auch durch Hypophysin. Hydergin bewirkt nach VOGLER (1953) Schließung der Anastomosen zu Gunsten einer vermehrten Durchströmung der Endstrombahn. Umstritten ist die Wirkung von Acetylcholin. Bei intravenöser Infusion beobachteten ANSCHÜTZ und SCHROEDER (1950; 1951) eine Öffnung der Anastomosen. Bei intraarterieller Injektion registrierten BOSTROEM und SCHOEDEL (1953) eine Zunahme der Gesamtdurchblutung ohne selektive Wirkung an den Anastomosen. Histamin sowie Euphyllin bewirken nach SCHROEDER und ANSCHÜTZ (1950; 1951) eine Schließung von arteriovenösen Anastomosen; das Gegenteil stellten GRANT (1930) sowie TISCHENDORF und CURRI (1954) (Erweiterung der Anastomosen) fest. Serotonin läßt die Spontanrhythmik mit jeweiliger Schließung und Öffnung der Anastomosen verschwinden (CURTILLET 1939). Morphin subcutan bewirkt im Gegensatz zur fehlenden Wirkung am Kaninchen beim Menschen eine Schließung der Anastomosen (HAVLICEK 1934). Diese Einzelbefunde widersprechen sich zum Teil diametral, möglicherweise je nach der für die Untersuchung gewählten Tierart, Körperregion oder Methodik.

SCHROEDER (1952) vermutet, daß die Hämodynamik in allen Körperbereichen durch die arteriovenösen Anastomosen beeinflußbar ist. LUCKNER (1954) möchte die theoretischen Erwägungen über den Anteil der arteriovenösen Anastomosen an der Kreislaufregulation streng auf den Bereich des bisher Nachgewiesenen einschränken. In Anbetracht der widersprechenden Befunde erscheinen uns allgemeine Folgerungen, welche Spezialaufgaben den arteriovenösen Anastomosen in den einzelnen Körperteilen zukommen, noch verfrüht.

d) Capillaren.

Die Capillaren haben einen Durchmesser von 7—10 μ. Sie bestehen lediglich aus einer Schicht länglich platter syncytial angeordneter transparenter Endothelzellen, verbunden durch dünne Schichten von argyrophiler Kittsubstanz. Durch Änderungen des Aggregatzustandes der Intercellularsubstanz kann es zu gröberen Veränderungen der Capillarwanddurchlässigkeit kommen (HUECK 1936). Gewöhnliche Endothelzellen sind zur Speicherung nicht befähigt. In bestimmten Capillarbereichen gibt es aber zwischen den meist kernhaltigen Endothelzellen noch histiocytäre Uferzellen mit ausgesprochener Speicherfähigkeit, die dem RES zugeordnet werden. Das Endothelrohr wird nach STÖHR (1951) von einem hochelastischen Grundhäutchen, der Basalmembran, umschlossen, sowie stellenweise von sogenannten Pericyten (ZIMMERMANN 1923); MARCHAND (1923, 1924) spricht von Adventitiazellen, TANNENBERG (1926) von Pförtnerzellen; sie werden auch als Rouget-Zellen bezeichnet, jedoch von BENNINGHOFF (1930) und MARCHAND (1923) zunächst nicht als muskuläre Elemente angesehen. Trotz des fehlenden Nachweises von Myofibrillen wurden diese Zellen vielfach mit der Kontraktilität in Zusammenhang gebracht.

Neuartige Einblicke in den ultramikroskopischen Bau der Capillaren wurden durch Anwendung des Elektronenmikroskops erschlossen (v. BORRIES 1955, 1956). Hierher gehört der Nachweis von Spalten in der Capillarwand, die durch Überlappung der Endothelzellen zustande kommen, sowie die Sichtbarmachung von Plasmosomen in den Endothelzellen. Das Lumen der Capillaren hat man sich nicht glattwandig begrenzt, sondern durch zottenförmige Endothelausläufer wellig vorzustellen (KISCH 1957).

Das komplexe Problem der Capillarmotilität umfaßt nicht nur die Frage einer Kontraktilität der Capillaren im Sinne einer reversiblen aktiven Verkürzung der Zellen, sondern auch die aktive Einengung ihres Lumens durch Schwellung und Abschwellung der wandständigen Zellen. In der Literatur finden sich erhebliche Widersprüche. Einerseits wurde seit STRICKER (1865, 1876, 1879) immer wieder eine aktive Kontraktionsfähigkeit der Capillaren angenommen. Sie wurde andererseits seit COHNHEIM (1867) auch immer wieder bestritten. Die wesentliche Voraussetzung für eine Beurteilung dieser Fragen bildet eine hinreichende Definition des Capillarbegriffes. Der histologische Capillarbegriff umfaßt nur solche Gefäßstrecken, deren Wand aus dem einfachen Endothelrohr mit Basalmembran und Pericyten besteht (BARGMANN 1955, 1956). Hiernach würde die histologische Grenze zwischen Metarteriolen und Capillaren dem Ende der begleitenden Gefäßmuskulatur und dem Beginn des völlig muskelfreien Capillarrohres entsprechen. Diese Definition stimmt mit den Angaben überein, die auf Grund capillarmikroskopischer Beobachtungen am lebenden Menschen von WOLLHEIM (1927, 1928) mit photographischer Objektivierung gemacht wurden. Er unterschied in der menschlichen Haut zwei funktionell differente Capillargebiete, die Endcapillaren in den Papillen und die subpapillären Capillarplexus, die bis dahin in zahlreichen Lehrbüchern als subpapillärer venöser Plexus dargestellt wurden. Für dieses Gefäßnetz hatten aber bereits TOMSA (1869), VIMTRUP (1922) und BETTMANN (1926) das funktionelle Verhalten von Capillaren wahrscheinlich gemacht, und SPALTEHOLZ (1927) sowie ZIMMERMANN (1923) zeigten, daß den subpapillären Plexus Muskelfasern fehlen. Die neuerdings von ILLIG (1957) gegebene Definition, nach der die Capillaren als Gefäße geringsten Durchmessers und dünnster Wand bezeichnet werden, die die letzten Aufzweigungen der Arteriolen mit den ersten Sammelvenen verbinden, entspricht vollkommen der älteren Anschauung. Die von dem gleichen Autor gemachte Angabe, daß ein arterieller und venöser Anteil des Capillargebietes morphologisch nicht abgrenzbar ist, deckt sich gleichfalls vollkommen mit der älteren Auffassung.

Das Problem der Kontraktilität der Capillaren wurde von ILLIG (1957) erneut zur Diskussion gestellt. Er lehnte eine aktive Veränderung der Capillarweite ebenso wie bereits vorher ZWEIFACH und Mitarbeiter (1948, 1949) ab und nahm an, daß die mikroskopisch zu beobachtenden Veränderungen der Blutfüllung der Capillaren ausschließlich passiv, bzw. unter dem Einfluß präcapillär gelegener Sphincteren erfolgen. Demgegenüber muß aber auf die schwerwiegenden Argumente hingewiesen werden, die für die Möglichkeit der aktiven Capillarkontraktion bzw. Dilatation sprechen. So konnten STEINACH und KAHN (1903) an der Nickhaut des Frosches und der Netzhaut junger Katzen bei faradischer Reizung von Capillaren, die aus dem Gewebszusammenhang getrennt waren, echte Kontraktionen beobachten. Auch die in diese Richtung weisenden Versuche von TANNENBERG (1925; 1926) unter Benutzung einer von RICKER und REGENDANZ (1921) ausgearbeiteten Versuchsanordnung am Pankreas der Katze scheinen bisher unwiderlegt zu sein. Fraglich ist nur, in welcher Form die Kontraktion der Capillarwand zustande kommt. Nach der ursprünglich von STRICKER (1876, 1879) entwickelten Auffassung sollte sich die Verengerung des Lumens durch eine Imbibition der Endothelzellen entwickeln. Demgegenüber hielten ROUGET (1873) und nach ihm S. MAYER (1889, 1893) die von ihnen beobachteten, dem Capillarendothel aufliegenden Pericyten für echte kontraktile Elemente. Aus intravitalen Beobachtungen am Menschen können selbstverständlich zu dieser Frage keine entscheidenden Argumente gewonnen werden. Bei der Capillarmikroskopie läßt sich nur eine stärkere oder geringere Blutfüllung der Gefäße konstatieren, und mit Recht wies KROGH (1929) darauf hin, daß auch das völlige Verschwinden einzelner Capillaren nicht unbedingt auf eine maximale Kontraktion hinzuweisen braucht, da es sich möglicherweise nur um ein Leerwaschen handelt, wenn die Erythrocyten in einzelnen Capillaren durch Plasma verdrängt werden.

Für die menschliche Pathologie scheint die Erkenntnis wichtig, daß die Capillaren zwei wesentliche Funktionen haben:

1. In ihnen findet der Stoffaustausch zwischen Blut und Gewebe statt.

2. Bei sehr wechselnder Weite und dementsprechender variabler Kapazität kann die Strömungsgeschwindigkeit des Blutes in ihnen allgemein oder lokal weitgehend variiert werden. Auf diese Weise können wechselnde Mengen von Blut der raschen, aktiven Zirkulation entzogen werden. Damit ist diese Capillarfunktion in die allgemeine Regulierung der Hämodynamik einbezogen (WOLLHEIM 1927, 1928, 1931).

Die Capillarwand selbst wird vom Lumen her ernährt. Eine direkte Innervation der Capillaren ist bisher nicht sicher nachgewiesen (STÖHR 1951), obgleich Beziehungen zu dem nervösen Terminalreticulum diskutabel erscheinen.

Durch die Aufzweigung der Zirkulation in feinste Capillaräste ist die Möglichkeit gegeben, eine außerordentlich große Berührungsfläche des Blutstromes mit den zu versorgenden Geweben herzustellen. Nach KROGH (1929) ist die capilläre Oberfläche in der Muskulatur des Menschen auf 6300 qm zu schätzen. Je nach der Organfunktion sind charakteristische Unterschiede in der Anordnung der Capillaren zu konstatieren.

Nach Beobachtungen an der Froschschwimmhaut unterschieden NICOLAI (1909) und JACOBJ (1920) einerseits Stromcapillaren mit gestrecktem Verlauf zwischen Arteriolen und Venolen und mit spitzwinkeliger Abzweigung aus den Arteriolen, und andererseits Netzcapillaren, die ein unregelmäßiges Netzwerk von Gefäßen bilden und von den Verbindungen zwischen Arteriolen und Stromcapillaren rechtwinkelig abgehen. An der menschlichen Haut konnte WOLLHEIM (1927; 1928) mikroskopisch und photographisch in ähnlicher Weise die Endcapillaren in den Papillen dem subpapillären Capillarnetz gegenüberstellen. In Beobachtungen an der lebenden menschlichen Haut ließ sich zeigen, daß die Weite dieser beiden Capillargebiete unabhängig voneinander variabel ist. Durch gleichzeitige Untersuchung der aktiven Blutmenge konnte WOLLHEIM (1927; 1928) ferner zeigen, daß die mikroskopisch beobachtete und photographisch objektivierte Erweiterung der subpapillären Capillarnetze, makroskopisch als Cyanose imponierend, mit einer vorübergehenden Verkleinerung der aktiven Blutmenge einhergeht. Damit konnte die Auffassung begründet werden, daß die Endcapillaren in den Papillen (den Stromcapillaren des Frosches entsprechend) mit rasch fließendem aktivem Blut gefüllt sind, während die wechselnde Füllung der Capillarplexus auf ihre Reservoirfunktion zurückzuführen ist. Insbesondere konnte WOLLHEIM (1927; 1928) auch zeigen, daß die Strömungsgeschwindigkeit des Blutes in diesen subpapillären Capillarnetzen etwa 5—20mal langsamer ist als in den Endcapillaren. Unter Benutzung der CO-Methode wurde diese Beobachtung später von BARCROFT, BENATT, GREESON und NISIMARU (1931) bestätigt. Ferner konnte mikroskopisch gezeigt werden, daß die Strömung innerhalb des subpapillären Capillarplexus, offenbar abhängig von lokalen Druckschwankungen, spontane Richtungsumkehr erkennen läßt (s. Abb. 3).

Als weiteres Ergebnis dieser Capillarbeobachtungen ergaben sich charakteristische Capillarbilder für verschiedene Hautfarben (s. Abb. 4).

Für die Wärmeregulation scheint nach den bisherigen Erfahrungen den Capillaren in der Haut nur eine passive Rolle zuzukommen, da für diesen Funktionszusammenhang die Weite der Arterien und Arteriolen von entscheidender Bedeutung ist.

Capillarwände sind normalerweise durchlässig für aktiv emigrierende Leukocyten; Erythrocyten können die Gefäßwand nur unter pathologischen Bedingungen passieren (Diapedesis und Rhexis). Wasser und gelöste Stoffe diffundieren gleichmäßig; die Durchlässigkeit für Kolloide, insbesondere Proteine, ist örtlich verschieden, maximal im Leber- und Intestinalbereich. Der Austritt von Plasmabestandteilen aus den Capillaren erfolgt durch Filtration, wenn der hydrostatische Druck den intravasalen kolloidosmotischen Druck in eiweißdurchlässigen Capillaren übersteigt. Je geringer die Durchlässigkeit für Eiweiße, um so höher ist der

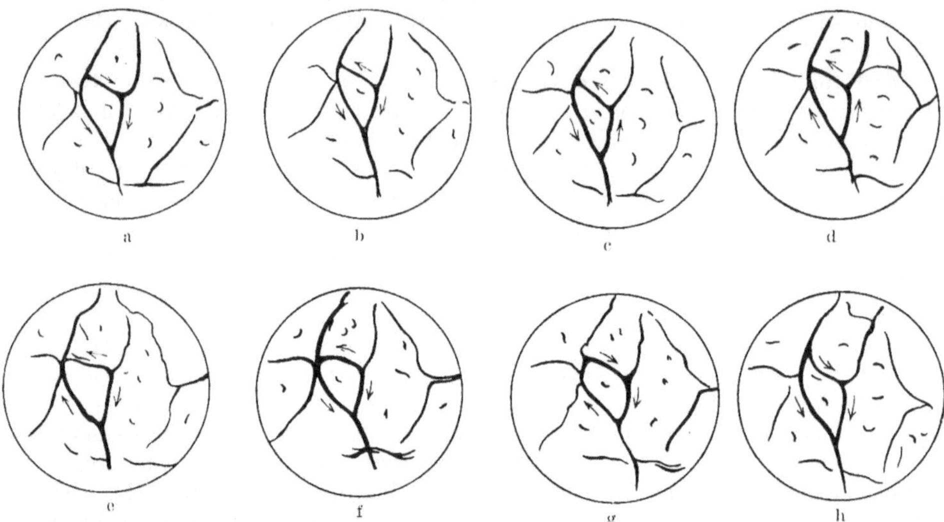

Abb. 3a—h. Zeichnungen nach Mikrophotogramm (auf $^7/_9$ verkleinert). Cyanose. Unterschenkel eines Falles von „Vasoneurose". Beobachtungszeit 30 min. Die eingezeichneten Pfeile zeigen den spontan während dieser Zeit erfolgenden Wechsel der Strömungsrichtung in erweiterten Netzcapillaren. (Nach WOLLHEIM 1928.)

erforderliche hydrostatische Druck für die Herbeiführung der Filtration. O_2-Mangel, CO_2-Anhäufung, Histamin und gewisse toxische Substanzen steigern die Eiweißdurchlässigkeit von Capillaren. Ein Teil der aus dem Blut ins Interstitium

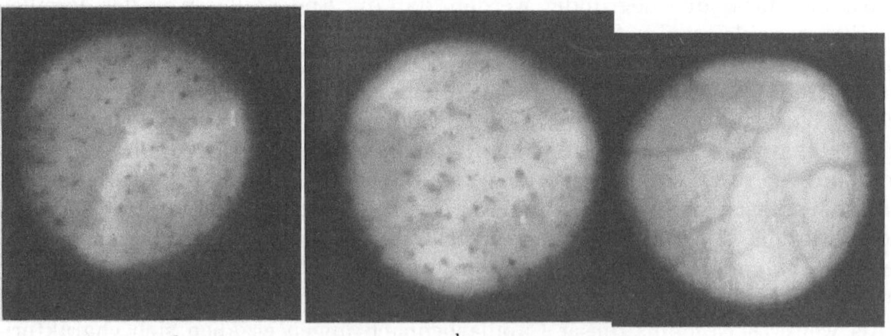

Abb. 4a—c. a Blasse Haut. Handrücken. Enge Endcapillaren. Keine subpapillären Plexusgefäße sichtbar. b Rote Haut. Handrücken des gleichen Patienten wie Abb. a nach warmem Handbad. Zahlreiche weite Endcapillaren, keine subpapillären Netze sichtbar. c Starke Cyanose. Handrücken eines Falles von angeborener Pulmonalstenose. Stark erweiterte subpapilläre Plexus. (Nach WOLLHEIM 1928.)

entsandten Plasmabestandteile wird wieder in die Blutcapillaren zurückgenommen, wofür der höhere kolloidosmotische Druck im Blutgefäß mitbestimmend ist. So dient das Capillarsystem dem Stoffaustausch zwischen Blut und Gewebe, dem Transport von Hormonen, der Wärmeregulation und der Blutspeicherung, wobei je nach Bedarf des Organismus die Durchblutung variiert wird.

Die nutritive Funktion der Durchblutung hängt nicht nur von der Durchströmung sondern auch von der Capillarfiltration ab. Letztere wird quantitativ definiert durch die Gleichung nach HEIDENHAIN (1891) und STARLING (1894)

$$\frac{dS}{dt} = k \cdot F \cdot \Delta p .$$

In dieser Gleichung fungiert dS/dt als Geschwindigkeit des Stoffaustausches, k als Permeabilitätskonstante, F als wirksame Capillarfläche und Δp als hydrostatische oder osmotische Druckdifferenz zwischen beiden Seiten der Capillarwand.

In diesem Zusammenhang kann auf das sogenannte orthostatische Ödem hingewiesen werden, das bei mechanischer Überlastung der Capillarmembranen in statisch erweiterten Extremitätengefäßen entsteht. Wie WOLLHEIM (1927; 1928) zeigte, nimmt bei manchen Menschen beim Herabhängen der Beine die Füllung der subpapillären Plexus erheblich zu, makroskopisch an der Ausbildung einer orthostatischen Cyanose erkennbar. Mit dieser Blutüberfüllung der subpapillären Plexus geht bei mehrstündigem Sitzen oder Stehen häufig ein Austritt von Flüssigkeit aus den erweiterten Capillarnetzen ins Gewebe einher (orthostatische Wasserretention).

Die Frage weiterer pathologischer Veränderungen der Capillarpermeabilität, sowie der orthostatisch bedingten Durchblutungsstörungen wird später (Kapitel „Krankheiten der Capillaren") eingehender besprochen.

e) Terminale Strombahn.

Die Arteriolen, die Metarteriolen oder Präcapillaren, die Capillaren im engeren Sinne, die Postcapillaren und die Venolen bilden die sogenannte terminale Strombahn, ein örtlich neural und humoral gesteuertes Gefäßgebiet, das allerdings in verschiedenen Körperbereichen divergente Reaktionen aufweisen kann. Die terminale Strombahn wird von protoplasmareichen Nervenfasern umsponnen, die gegen chemische Überträgerstoffe empfindlich sind und für die efferente Innervation verantwortlich gemacht werden (JABONERO 1951).

Die Endstrombahn dient der Steuerung der peripheren Durchblutung. Sie funktioniert nicht nach dem Prinzip möglichster Konstanthaltung der Durchströmung sondern bezweckt die Konstanz übergeordneter Funktionen durch Variation der örtlichen Stromvolumina (HENSEL 1954). Vor allem steht die Durchblutungssteuerung der terminalen Strombahn im Dienste des Stoffwechsels sowie der Temperaturregulation, in geringerem Maße auch der Blutdruckregulation. Dabei unterliegt die Gefäßweite als gemeinsames „Stellglied" komplizierten Interferenzen der verschiedenen Regelkreise (HENSEL 1955). Doch kommt der Stoffwechselregulation die führende Rolle zu, wie aus dem Beispiel des Überwiegens thermoregulatorischer Hautdurchblutungsänderungen im Hitzekollaps über die pressoregulatorischen Vorgänge hervorgeht (REIN 1941; SPRINGORUM 1938).

Das örtliche Stromvolumen kann nach FLEISCH (1931) in zwei entgegengesetzten Richtungen verändert werden. Vasoconstrictorische Impulse vom Vasomotorenzentrum vermindern Gefäßquerschnitt und lokales Stromvolumen. Vasodilatatorische Wirkungen kommen durch Katabolite, über lokale Axon-Reflexe oder über spinal aus den Hinterwurzeln des Rückenmarks weitergeleitete Reflexe zustande, wobei eine lokale Determination der Reaktionen vorherrscht; Gefäßquerschnitt und lokales Stromvolumen werden über diese Vorgänge vergrößert. Die Durchblutung der Endstrombahn wird außerdem durch sympathische Fasern aus dem nervösen Eigenapparat der Gefäße sowie durch Reize aus Ganglienzellen der Adventitia (FOERSTER 1929) beeinflußt. Je nach den quantitativen Überlagerungen von constrictorischen und dilatatorischen Effekten ergibt sich die jeweilige Entfaltung des präcapillären Gefäßquerschnitts (Fleisch 1931); sie paßt sich weitgehend dem stoffwechselbedingten Bedarf an. Durch Einbeziehung weiterer, höherer Reflexe können darüber hinaus Steigerungen des örtlichen Stromvolumens durch kollaterale Vasokonstriktion infolge Steigerung des zentralen Vasomotorentonus, ferner durch Adrenalin- und Arterenolausschüttung, durch Entleeren von Blut aus funktionell verfügbaren Depots im Bereiche der Hautcapillaren (subpapilläre Plexus, Wollheim 1927) sowie aus den Splanchnicuscapillaren, aus der Leber und Milz und schließlich durch Steigerung des Kreislaufminutenvolumens bewirkt werden (Hess 1930; Fleisch 1931).

Bei der lokalen Durchblutungssteuerung ist nach Hensel (1955) zunächst zwischen der Muskel- und der Hautdurchblutung, weiterhin zwischen den bei verschiedenen physiologischen Voraussetzungen eintretenden Änderungen dieser Größen zu unterscheiden.

In muskelreichen Extremitätenteilen (Wade, Unterarm) beträgt nach seinen Angaben die Ruhedurchblutung 2—3 cm^3/100 cm^3/min, wobei unter indifferenten Temperaturverhältnissen Haut und Muskulatur ungefähr gleich stark durchblutet werden. Die Muskelruhedurchblutung liegt bedeutend höher als die Stoffwechselbedürfnisse es erfordern. Schroeder (1952) nimmt an, daß 50% der Durchblutung des ruhenden Muskels über arteriovenöse Anastomosen laufen; Bostroem und Schoedel (1953) halten diesen Anteil für niedriger. Die Durchblutung kann im Muskel in wesentlich höherem Maße gesteigert werden als in der Haut (Lanier u. Mitarb. 1953). Mit einer alleinigen Durchblutungssteigerung braucht noch keine Verbesserung der nutritiven Funktion verknüpft zu sein, wenn nicht gleichzeitig auch die Capillarfiltration verbessert wird.

Nach mechanischer Durchblutungsdrosselung des ruhenden Muskels über 3 min kommt es zu einer etwa fünffachen Erhöhung der Durchblutung, der sogenannten reaktiven Hyperämie, die sich in geringerem Maße auch in den einschlägigen Hautbezirken auswirkt. Längere Drosselungsdauer bewirkt Verlängerung und Intensivierung der reaktiven Hyperämie, wobei die eingegangene „Blutschuld" überschießend ausgeglichen wird. Nach den Untersuchungen von Dornhorst und Whelan (1953) ist die reaktive Hyperämie nicht vom O_2-Mangel oder von der Entstehung von Kataboliten quantitativ abhängig. Nähere Angaben im Kapitel „reaktive Hyperämie" (S. 57).

Bei Muskelarbeit kommt es mit steigender Muskelspannung zunächst zur Zunahme der Durchblutung, die dann bei Spannungen über 1,5 kg/cm^2, wie sie etwa beim Stehen auf beiden Fußspitzen erreicht werden, wieder rückläufig wird. Bei rhythmischer Betätigung der Muskulatur können Durchblutungssteigerungen bis zum 10fachen des Ruhewertes erreicht werden (Barcroft und Dornhorst 1949).

Bemerkenswerterweise kann unter diesen Umständen der Venendruck in der belasteten Extremität nahezu auf die Höhe des arteriellen Druckes steigen, z. B. im Unterschenkelbereich während des Gehens. Hochgradige periphere Durchblutungssteigerungen werden durch Öffnung der Arteriolen bewirkt; bei alleiniger Öffnung der Capillaren soll die Durchblutung nur um 50% des Ruhewertes gesteigert werden (Hensel 1955). Auch die Arteriolendilatation wird von lokalen Katabolitwirkungen gesteuert (Fleisch 1931, 1938). Im Gegensatz zu den an der Endstrombahn örtlich angreifenden Kataboliten scheint die Wirkung der vasomotorischen Nerven auf die Arteriolen beschränkt zu sein.

Die Hautdurchblutung (Abb. 5; Schema der Gefäßversorgung der Haut nach Spalteholz) steht hauptsächlich unter dem Einfluß der Vasomotoren, während nutritive Steuerungsvorgänge weniger als in der Muskulatur wirksam sind. Durch Sympathicusausschaltung kann die Durchblutung über das 10fache des

Ruhewertes gesteigert werden, z. B. an der Haut auf Werte von 50—60cm³/100 cm³/min. Chirurgische Sympathektomie wird nach 14 Tagen wieder wirkungslos.

Die Muskeldurchblutung kann durch Vasoconstrictorenausschaltung nur um 80% des Ruhewertes gesteigert werden (GOLENHOFEN, HENSEL und RUEF 1955). ELIASSOHN, FOLKOW, LINDGREN und UVNÄS (1951), ELIASSOHN, LINDGREN und UVNÄS (1952), FOLKOW, FROST, HAEGER und UVNÄS (1948), FOLKOW und GERNANDT (1952), FOLKOW, HAEGER und UVNÄS (1948), FOLKOW und UVNÄS (1948) sowie FOLKOW u. UVNÄS (1950) konnten im Katzenversuch nachweisen, daß nur der Muskel vasodilatatorische Fasern besitzt, die Hautgefäße jedoch durch Verminderung des Konstriktorentonus erweitert werden. Auch DÖRNER und KUSCHKE

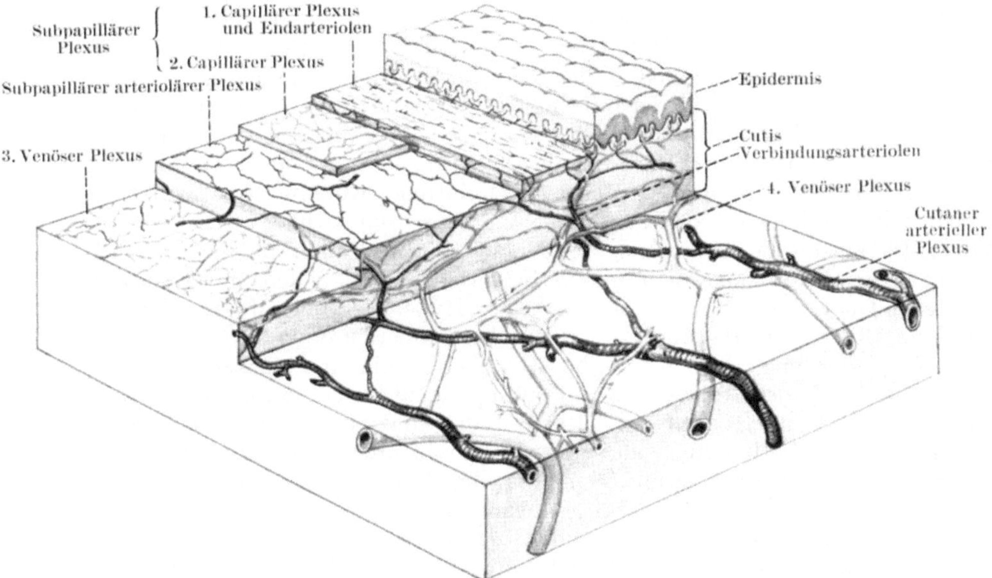

Abb. 5. Die Gefäßversorgung der Haut; schematisch. Die Angaben „subpapillärer venöser Plexus" wurde auf Grund einer persönlichen Mitteilung von SPALTEHOLZ an WOLLHEIM abgeändert in „subpapillärer Plexus". (Nach SPALTEHOLZ 1893.)

(1954) fanden Anhaltspunkte für die Mitwirkung vasodilatatorischer Nervenfasern an der Skeletmuskulatur des Hundes. Wie die Konstriktoren verlaufen die Vasodilatatoren im Grenzstrang des Sympathicus und erreichen mit den gemischten Nerven den Muskel; sie sind cholinerg und durch Atropin lähmbar. Die zentrale Verarbeitung der aus diesen Fasern kommenden Reize soll im Hypothalamus erfolgen (ELIASSOHN, LINDGREN und UVNÄS 1952; FOLKOW und GERNANDT 1952; BARTORELLI 1955). Durch plethysmographische Untersuchungen beim vasovagalen Syndrom sicherten BARCROFT, EDHOLM, MCMICHAEL und SHARPEY-SCHAFER (1944) auch für die menschliche Muskulatur vasodilatatorische Nerveneinflüsse. Diese könnten auch bei der initialen Mehrdurchblutung zu Beginn der Muskelarbeit eine Rolle spielen (FOLKOW und GERNANDT 1952).

Für die humorale, hormonale Steuerung der peripheren Endstrombahn scheinen folgende Regeln zu gelten: Geringe Adrenalindosen, die noch nicht zur Blutdrucksteigerung führen, also etwa 2—50 γ i.v. als Injektion oder 5—20 γ/min als intravenöse Infusion, bewirken schwache Konstriktion der Hautgefäße bei Dilatation der Muskelgefäße, wie übereinstimmend durch venöse Verschlußplethysmographie (ALLEN, BARCROFT und EDHOLM 1946), durch elektromagnetische Durchströmungsmessung (LANIER u. Mitarb. 1953) sowie durch

Untersuchungen mit der Calorimetersonde (HENSEL 1955) festgestellt wurde; das Verhalten ist auch nach Sympathektomie, Nervenblockade und Installation von Ganglienblockern reproduzierbar (GOLENHOFEN, HENSEL und RUEF 1955). Bei höherer Adrenalindosierung kommt es auch in der Muskulatur zu Vasoconstriction (HENSEL 1954). Noradrenalin (v. EULER 1946; HOLTZ 1953) bewirkt starke Kontraktion der Muskelgefäße mit Drosselung der Ruhedurchblutung auf 20% des Ausgangswertes (HENSEL 1954). Am Hund fanden GRUHZIT und MOE (1952) sowie DÖRNER (1954) eine auf nervalem Wege vermittelte Gefäßdilatation. Der arterielle Mitteldruck steigt nach Noradrenalin an.

Unter den pharmakodynamischen Beeinflussungsmöglichkeiten der terminalen Strombahn sind zu nennen: Piperoxan (Regitin) blockiert nur die constrictorischen Komponenten von Adrenalin und Arterenol, nicht die dilatatorischen (GOLENHOFEN, HENSEL und RUEF 1955; HENSEL, RUEF und GOLENHOFEN 1954). Nach LANIER u. Mitarb. (1953) sollen bei höherer Regitindosierung auch die dilatatorischen Muskelwirkungen aufgehoben werden. Priscol führt bei Gaben von 30 mg i. v. zur Mehrdurchblutung der Haut bei Durchblutungsdrosselung des Muskels auf 60% des Ruhewertes für die Dauer etwa einer Stunde. Gegenteilige Befunde, nämlich Anstieg der Muskeldurchblutung, wurden von LANIER u. Mitarb. (1953) erhoben. Nach Verabreichung von Sympathicolyticis (Regitin; Priscol; Ilidar) soll die Anwendung von Metacholin, Adrenalin und ischämischen Reizen an der Haut keine oder nur geringe Dilatation, an den Muskelgefäßen eine starke Dilatation im Sinne einer reaktiven Hyperämie herbeiführen (LANIER u. Mitarb. 1953). Ein abgeändertes Sympathicomimeticum, Phenylisobutylnorsuprifen, in Dosierung von 5 mg i. v. bewirkt über 50 min eine Muskelmehrdurchblutung um 200% des Ruhewertes und läßt die Hautdurchblutung unbeeinflußt (HENSEL, RUEF und GOLENHOFEN 1954). KÜLZ und SCHNEIDER (1950) sowie WIEMERS (1951) hatten aber auch Hautdurchblutungssteigerung beobachtet. Pendiomid soll bei Dosierung mit 50 mg i. v. die Haut- und Muskeldurchblutung über 1 Std lang auf 170—180% des Ausgangswertes steigern. Padutin blieb in den Untersuchungen von HENSEL, RUEF und GOLENHOFEN (1954) bei Dosierung von 10 E. i. v. am Menschen ohne durchblutungsverändernden Effekt, hingegen fanden FREY, HARTENBACH und SCHULZ (1953) Zunahme der Hautdurchblutung, Erhöhung des Blutgehalts der Haut sowie der Gewebstemperatur. Reserpin soll in Mengen von 15—30 γ/kg i. v. eine leichte Mehrdurchblutung der Haut bei gleichzeitiger Abnahme des Durchströmungswiderstandes hervorrufen (BOCK und MÜLLER 1956); die Muskeldurchblutung soll dabei an Normotonikern und Hypertonikern gleichbleiben, unabhängig von einer etwaigen Blutdrucksenkung; auch soll es nicht zu adrenolytischen oder noradrenolytischen Wirkungen kommen. Rauchen von Zigaretten führt zwar zur Durchblutungsverminderung der Acren; doch konnten RUEF, BOCK und HENSEL (1955) bei 85% der untersuchten Personen eine Zunahme der Muskeldurchblutung um 40% feststellen. Unter der Wirkung von Atropin (2 mg Atropinsulfat i. m.) kommt es durch Ganglienblockade zu einer atonisch bedingten Blutablagerung in die terminale Strombahn, hauptsächlich in den Bein- und Splanchnicusgefäßen, welche bei Orthostase zur Gefäßinsuffizienz führt und sich durch Bandagierung von Beinen und Abdomen verhindern läßt; beim flachen Liegen wird die Wirkung der Ganglienblockade überdeckt durch zentrale Enthemmung mit Vagusblockierung (MILLER, KAISER, CALSEN, FRYE und GORDON 1954).

Entblutungen mit folgender leichter Blutdrucksenkung führen über zentrogene neurale und humorale Mechanismen zu starker peripherer Vasoconstriction (A. E. HERING 1931), die nach Durchschneidung der Blutdruckzügler unterbleibt. Diese Vasoconstriction kann bei intensiver und rascher Entblutung fehlen, was vielleicht durch zentrale Schädigung oder durch ischämische Wirkungen zu erklären ist. Vermehrung der zirkulierenden Blutmenge führt nach BINET und BURSTEIN (1947) zu Vasodilatation.

Eine abnorme Erschlaffung der Hautgefäße bei capillärer Betriebsstörung kann sich andererseits cardiovasculär durch unzureichendes diastolisches Angebot an das Herz ungünstig auswirken; dies wurde am Beispiel der capillären Cyanose (vermehrte Füllung der subpapillären Plexus in der Haut mit Abnahme der aktiven Blutmenge) durch WOLLHEIM (1927; 1928) gezeigt.

Sowohl Haut- als auch Muskeldurchblutung erweisen sich als abhängig von Temperatureinflüssen. Temperaturabhängige Änderungen der Hautdurchblutung sind nach HENSEL (1955) erklärbar:

1. durch direkte Wirkung auf die Gefäße;
2. durch örtliche Bildung vasoaktiver Stoffe;
3. über örtliche Reflexe aus den Hautnervenenden;
4. über spinale oder höhere Reflexe aus den Hautreceptoren sowie
5. durch Wirkungen der Bluttemperatur am Hypothalamus.

Wichtig ist, daß auch an der denervierten und sympathektomierten Extremität noch Temperaturreize wirksam auf die Durchblutung sind; so kann an derartigen Extremitäten ein Wärmeerythem erzeugt werden.

Die capilläre Filtration wird bei Temperaturen von 34 bis 45°C wenig verändert, erfährt jedoch bei Temperaturen unter 34° eine erhebliche Verstärkung, was die hierbei auftretende Ödemneigung erklärt (BROWN, WISE und WHEELER 1947). Die Hautdurchblutung wird grundsätzlich durch örtlich einwirkende Kälte gedrosselt, durch Wärme gesteigert. Ausnahmen hiervon sind nach HENSEL (1955):

1. die Lewissche Reaktion (LEWIS 1929), oder Hunting reaction; sie äußert sich in einer Durchbrechung der beim Eintauchen der Finger in kaltes Wasser bewirkten Vasokonstriktion durch periodische Dilatationen (ASCHOFF 1944). Der Eintritt dieser Reaktion auch am denervierten und novocaininfiltrierten Finger (GREENFIELD, SHEPHERD und WHELAN 1951) spricht gegen ihre Auslösung durch spinale Reflexe.

2. Die sogenannte „Gänsehaut" bei Beginn eines heißen Bades; sie kommt wahrscheinlich durch spinale Reflexe zustande, zumal sie auch an Stellen ohne direkte Erwärmung beobachtet wird.

Die Hautdurchblutungssteuerung dient der Temperaturregelung im Dienste des Gesamtorganismus. Am stärksten lassen sich die acralen Durchblutungswerte verändern vermöge der in diesen Körperbereichen reichlich vorhandenen arteriovenösen Anastomosen und der besonders intensiv variierbaren Arteriolenquerschnitte. Bei indifferenten Temperaturen unterliegt die Hautdurchblutung periodischen Änderungen zwischen Konstriktion und Dilatation, der sogenannten „Vasomotion" mit individuell verschiedener Periodendauer, die vom zentralen Vasomotorentonus abhängig ist (MALMÉJAC u. CHARDON 1953) und bilateral symmetrisch synchron über verschiedene Körperbereiche sich erstreckt; sie erweist sich im Beinbereich stärker ausgeprägt als an den Armen (VÖLKER 1949) und ist von psychischen Faktoren mitbeeinflußt. ASCHOFF (1944) sowie STEIN (1951) nehmen eine normale Periodendauer von 1 min an. Nach VÖLKER (1949) spielt für die Spontanrhythmik der Hautdurchblutung die vegetative Ausgangslage eine Rolle, indem die Durchblutungsschwankungen bei cholinerger Lage (im Schlaf oder unter der Wirkung von Prostigmin und von Gynergen) abgeschwächt, bei adrenerger Situation (Atropinwirkung) verstärkt sind. Bei Trägern von Mitralvitien scheinen die Spontanschwankungen zu fehlen (BETZ und MAULER 1956); STEIN (1951) mißt den arteriovenösen Anastomosen keinen Einfluß auf die spontane Vasomotion bei.

Unter diffusen thermischen Reizen werden die Schwankungen der Spontanrhythmik geringer. Durch Kältereize bewirkte Vasokonstriktionen pflegen für die Dauer der Reizwirkung anzuhalten, ohne daß eine Adaptation beobachtet wird, da die Thermoreceptoren in stetiger Tätigkeit sind (HENSEL 1952). VÖLKER (1941) fand fingerplethysmographisch, daß bei hochgradiger Ermüdung die normalerweise unterschiedlichen Reaktionen auf Wärmereize einer intensiven Vasodilatation Platz machen.

Bei extremen thermischen Reizen werden über afferente sympathische Bahnen die vasomotorischen Zentren erregt. Bei Rückenmarksdurchtrennung können vom sensibel innervierten Fuß aus noch vasomotorische Reaktionen im Bereich der Hand ausgelöst werden (FOERSTER 1936). Hingegen fanden COOPER und KERSLAKE (1953) bei Hitzestrahlung auf sympathektomierte Extremitäten keine konsensuellen Reflexe.

Temperaturabhängige Einflüsse der Muskeldurchblutung kommen vor allem in Form einer Mehrdurchblutung bei örtlicher Erwärmung zustande (BARCROFT und EDHOLM 1943). Aufheizung muskelreicher Extremitätenteile im warmen Bad steigert die Durchblutung um das Zwei- bis Dreifache (BARCROFT, BOCK, HENSEL und KITCHIN 1955). Bei getrennter Registrierung von Haut- und Muskeldurchblutung an Unterarm und Wade bewirkt Aufheizung des Körpers im warmen Bad auf 38—38,5° C eine Abnahme der Muskeldurchblutung um 30% bei gesteigerter Hautdurchblutung (REESE, CULLEN u. BEYER 1952; HENSEL 1955); dagegen steigert Abkühlen des Körpers nach REIN (1931) die Muskeldurchblutung, wobei der Muskeltonus erhöht wird und das sogenannte „Kältezittern" eintritt. Wichtige Erkenntnisse über die Steuerung der menschlichen Hautdurchblutung lieferten die Untersuchungen von GRAYSON (1951). Danach ist das Ansprechen der Vasokonstriktoren auf Kältereize von der Kerntemperatur des Organismus abhängig. So hatten Kältereize bei Rectaltemperaturen von 36,9° C starke Wirkungen, bei 37,2° C schwache und bei 37,8° C überhaupt keine vasokonstriktorischen Effekte. Wärmereize hatten bei 37,1° C deutliche, bei 38,5° C jedoch keine Vasokonstriktion zur Folge. Bezeichnenderweise hatten kälteüberempfindliche Personen bei den Untersuchungen von GRAYSON (1951) eine durchschnittliche Rectaltemperatur von 36,2° C gegenüber 37,1° C bei gesunden Normalpersonen. Bei kälteüberempfindlichen Personen genügte eine Erhöhung der Rectaltemperatur auf 36,9° C zur Normalisierung, eine Steigerung auf 37,4° C zur Aufhebung der nach Kältereiz zustande kommenden Vasokonstriktion. Bei Steigerung der Umgebungstemperatur von 28 auf 36° C kommt es durch allmähliche Verringerung der Kältereize zur sukzessiven Zunahme der Hautdurchblutung. Erwärmung des Körpers über 36° C vermindert dann reflektorisch die Hautdurchblutung. Längeres Einwirkenlassen von Temperaturen über 40° C führt zum Anstieg der Kerntemperatur, zu Schweißausbruch und zur Steigerung der Hautdurchblutung durch zentrale Wirkungen des überwärmten Blutes (GRAYSON 1951). Das Einströmen von erwärmtem Blut aus einer von außen erwärmten Extremität in den Körper führt über eine Wirkung am Hypothalamus zu allgemeiner peripherer Vasodilatation, ohne daß die hierbei auftretenden sehr geringen Änderungen der Kerntemperatur mit den üblichen Meßmethoden faßbar sind (PICKERING und HESS 1933/34; GOETZ und AMES 1949).

Unter der Wirkung von Kohlendioxyd wird eine periphere Vasokonstriktion, bei Hypokapnie eine periphere Vasodilatation im Tierexperiment beobachtet (BINET und BURSTEIN 1947). Der Einfluß psychischer Faktoren auf die periphere Durchblutung wurde durch plethysmographische Untersuchungen von TREUTING (1954) bestätigt.

Eine Abhängigkeit der örtlichen Durchblutung vom Grundumsatz und von der basalen Wärmeproduktion konnten ROTH und SHEARD (1950) nachweisen.

GASKELL und BURTON (1953) fanden die Extremitätendurchblutung der Haut bei Digitoplethysmographie dann maximal, wenn die Extremitäten etwa in Herzhöhe gehalten wurden. Beim Höherheben auftretende Durchblutungsabnahmen wurden durch Querschnittsveränderungen infolge Abfalls des hydrostatischen Füllungsdruckes erklärt; die bei Tieflagerung in Erscheinung tretende Arteriolenkonstriktion deuteten die Autoren als Folge von Reflexen, die von den gedehnten Venenwänden ihren Ausgang nehmen sollen. Diese Annahme

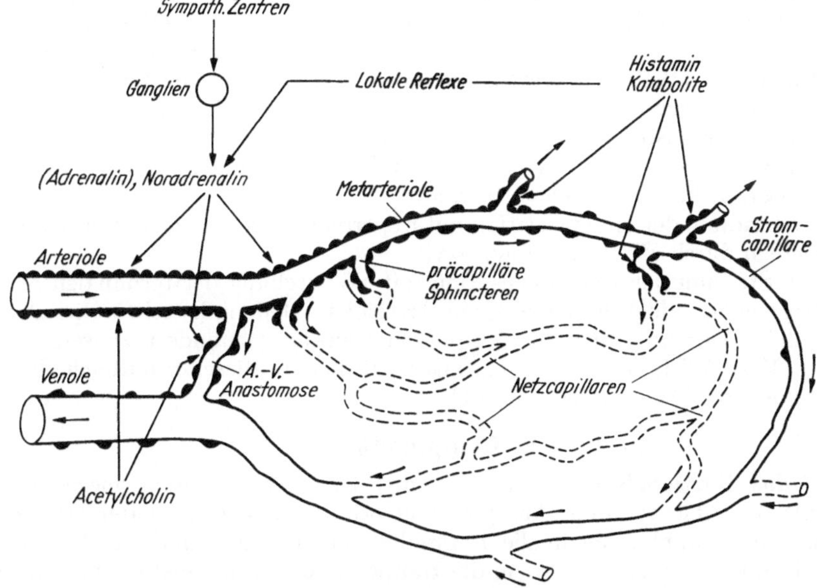

Abb. 6. Schema der Endstrombahn nach ZWEIFACH (1949); SCHROEDER (1952); HENSEL (1955). Die Gefäßmuskulatur ist schematisch angedeutet. Die Stromcapillaren entsprechen den Endcapillaren, die Netzcapillaren den subpapillären Plexus.

wurde allerdings von ALLWOOD (1956) bestritten, der den Durchblutungsabfall bei Tieflagerung auf mechanische Einflüsse zurückführt.

FOLKOW (1949) zeigte an Hunden, Katzen und Kaninchen, daß durch örtliche Durchblutungsdrosselung Vasodilatationen, durch örtliche Arteriendrucksteigerungen Vasokonstriktionen in die Wege geleitet werden.

Wie bereits erörtert, nehmen ZWEIFACH (1949) sowie ILLIG (1957) an, daß muskelfreie Capillaren sich weder aktiv kontrahieren noch dilatieren können. Doch sind den echten muskelfreien Capillaren in gewissen Bezirken muskularisierte kleinste Gefäße, die sogenannten Metarteriolen, Zentralkanäle oder „arteriovenous bridges" vorgeschaltet. Aus diesen scheinen die muskelfreien Capillaren seitlich abzugehen (vgl. Abb. 6).

Danach würde sich die Capillarmotorik ausschließlich auf die Anteile an glatter Muskulatur im Bereiche der Metarteriolen beschränken. ILLIG (1957) kommt auf Grund seines Literaturüberblickes und eigener Untersuchungen zur Annahme, daß die bisher uneinheitlichen Beurteilungen verschiedener Autoren hinsichtlich der Capillarmotilität dadurch erklärbar sind, daß die Befunde über fehlende Capillarkontraktionsfähigkeit an muskelfreien Capillaren, die Resultate mit Nachweis von Capillarkontraktionen an Metarteriolen erhoben wurden. Sogenannte Pförtnerzellen (TANNENBERG 1926) konnte ILLIG in eigenen Untersuchungsreihen nicht nachweisen. Muskelhaltige Zentralkanäle konnte er aber im Mesenterium der Ratte finden. Nach seinen Erhebungen befindet sich am Abgang der Capillare aus der Metarteriole ein Verschlußsphincter, sichtbar nur bei Zusatz von Gelatine zur Berieselungsflüssigkeit am Lebendpräparat; dieser scheint nur solchen Capillarabzweigungen eigen zu sein, die aus Metarteriolen entweder rechtwinkelig seitwärts oder spitzwinkelig retrograd zur Durchströmungsrichtung abgehen. Den Mechanismus der Durchströmungsunterbrechung an der Abgangsstelle sieht ILLIG (1957) in einer Leukocyteneinklemmung durch den muskulären Sphincter.

Beiträge zur funktionellen Pathologie der Endstrombahndurchblutung wurden durch die Forschungen von ZWEIFACH (1949) erbracht. Durchströmungsmessungen an größeren Gefäßen werden von ZWEIFACH (1952) überhaupt nicht für repräsentativ für die Beurteilung der Endstrombahndurchblutung angesehen. Nach CHAMBERS (1948) und ZWEIFACH (1952) vollzieht sich die Veränderung der Endstrombahndurchblutung im Schockzustand hauptsächlich an den glattmuskeligen präcapillaren Sphincteren. Diese sollen durch Katabolite beeinflußt werden, die beim Schock in Leber, Nieren und Nebennieren gebildet werden. ZWEIFACH (1952) unterscheidet beim Schockzustand:

a) ein Stadium der Kompensation mit hyperreaktiven kontrahierten Arteriolen und Venolen durch VEM Wirkung, sowie

b) ein Stadium der Dekompensation mit Weitstellung der terminalen Strombahn bei engen, jedoch hyporeaktiven Arteriolen. Jedenfalls scheint im Schock die capilläre Durchblutung der peripheren Gewebe vermindert zu sein. Über VDM u. VEM-Wirkungen s. WOLLHEIM u. MOELLER, dieses Handbuch, Beitrag Hypertonie, Bd. IX/5, S. 190 und 202.

2. Lymphgefäße.

Wie das Blutgefäßsystem ist auch das Lymphgefäßsystem mesodermaler Herkunft; es entsteht durch Aussprossung primitiver Venen; später erfolgt der Einbau von Lymphknoten in die Lymphbahnen; der Anschluß an das Venensystem bleibt stets erhalten, indem die Hauptäste der Lymphbahn, und zwar der Ductus thoracicus zwischen Vena jugularis interna und Vena subclavia sinistra, der Truncus brachiocephalicus dexter zwischen V. jugularis und V. subclavia dextra, ins Venensystem einmünden.

Die *Lymphgefäßcapillaren* liegen gewöhnlich tiefer als die Blutcapillaren und bestehen im wesentlichen aus Endothelrohren; ihr Kaliber zeigt stärkere Schwankungen; sie sind mit zahlreichen Ausbuchtungen und Blindsäcken versehen. Lymphcapillaren besitzen keine Pericyten, werden aber von einem Grundhäutchen umschlossen. Kleinere und größere Lymphgefäße sind stets reichlich mit Klappen versehen (Abb. 7), die für die Konstanz der Stromrichtung sorgen. Größere Lymphgänge und der Ductus thoracicus bestehen aus einer Tunica externa mit Längsmuskulatur, einer Tunica media mit spiral- und ringförmig angeordneter Muskulatur sowie einer Tunica intima mit schwachen Längsmuskelfasern. Lymphgefäße kommen, mit Ausnahme des ZNS, des Knorpelgewebes, des Knochenmarks und der Augenhäute, in allen Organen vor. Neubildungen von Lymphgefäßen können, analog dem Vorgang der Blutcapillaren, durch Endothelaussprossung erfolgen. Die Innervation der Lymphgefäße entspricht prinzipiell derjenigen der Blutgefäße.

Die nach Form und Größe sehr variabel angelegten *Lymphknoten* setzen sich zusammen aus einer fetthaltigen, bindegewebigen Kapsel mit kollagenen und elastischen Fasern, glatten Muskelzellen, aus einer Rindenschicht, bestehend aus dem syncytialen Reticulum mit dem Reaktionszentrum (früher einseitig als „Kernzentren" gedeutet) und einer Markschicht. Am Hilus liegt der Anschluß von

Blutgefäßen (Arterien und Venen); die Lymphe wird den Lymphknoten durch die an der Konvexität des Knotens befindlichen Vasa afferentia zugeleitet und zirkuliert dann durch das von Reticulum durchsetzte Hohlraumsystem der Rand- oder Marginal-Sinus, der Intermediärsinus und der im Mark gelegenen Zentralsinus zu den hilär gelegenen Vasa efferentia, um den Lymphknoten zu verlassen. Das Trabekelgerüst der Lymphknoten steht mit dem Bindegewebe der Kapsel und des Hilus in innigem Zusammenhang.

Die nervale Versorgung der Binnenräume des Lymphknotens erfolgt durch am Hilus eintretende, sich in einem überaus feinen Netz verzweigende Nervenfasern.

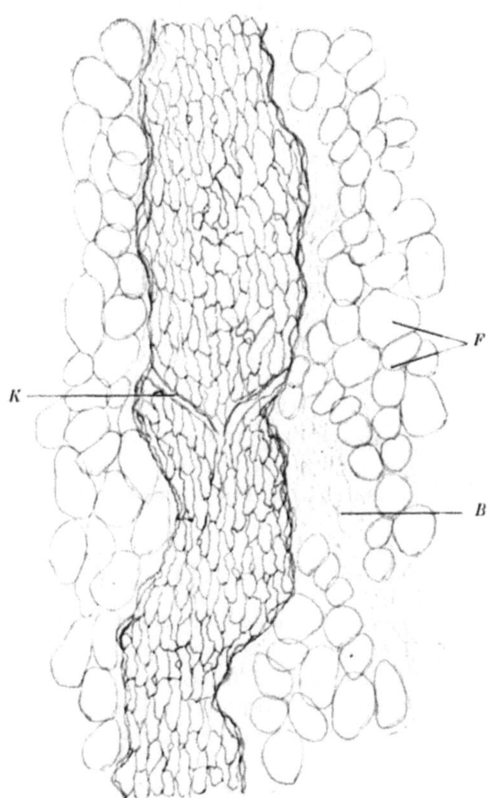

Abb. 7. Kleines Lymphgefäß aus dem Mesostenium. Zellgrenzen des Endothels mit Silber durchschwärzt. *F* Fettzellen; *B* Bindegewebe; *K* Klappe. Versilberung. 130mal vergrößert, auf $^{4}/_{5}$ verkleinert. (Nach STÖHR 1951.)

Die Lymphknoten sorgen für die Bildung von Lymphocyten, die über das Vas efferens schließlich dem Blute zugeführt werden, und für die Reinigung der langsam strömenden Lymphe von Fremdkörpern (Erythrocyten, Leukocyten, Plasmareste, Fett, Pigment, Ruß, Farbstoffe, Bakterien); die Möglichkeit der Bildung chemischer Schutzstoffe wird diskutiert.

Die Lymphe wird aus der jenseits der Lymphcapillaren befindlichen Intercellular-Flüssigkeit gebildet und gesammelt; sie stammt letztlich aus dem Blut. Die Gewebslymphe unterscheidet sich von der Darmlymphe durch die verschiedene chemische Zusammensetzung. In der Darmlymphe kann der Fettgehalt nach Nahrungsaufnahme bis über das 20fache des Nüchternwertes (0,22%) zunehmen. Im übrigen ist das Plasma bedeutend eiweißreicher als die Lymphe mit Ausnahme der Leberlymphe (STARLING 1909). Der Gehalt an Mineralien weist nur geringe Unterschiede auf (LEHNARTZ 1940). Unter Luftzutritt gerinnt Lymphe innerhalb von 10—20 min, obwohl keinerlei Thrombocyten in ihr enthalten sind. Bei Kontakt mit lebenden Bakterien oder nekrotischen Zellen tritt die Gerinnung beschleunigt ein (OPIE 1913).

Die Fortbewegung der Lymphe innerhalb der Lymphbahnen erfolgt durch Filtrationsdruck (vis a tergo), Bewegungen der glatten Muskulatur (Darm) und der Skeletmuskulatur (FUNAOKA 1930) sowie durch Druckwirkungen bei der Atmung und bei Arterienpulsationen. Dabei übernehmen die Lymphgefäßklappen (FUNAOKA 1930) die Konstanthaltung der Lymphstromrichtung.

An den Beinen existiert ein oberflächlich und ein in der Tiefe verlaufendes Lymphgefäßsystem. Beide Systeme stehen allein über die poplitealen und inguinalen Lymphknoten miteinander in Verbindung (TROUT 1929). Als regionale Lymphknoten sind für den Armbereich die Lymphonodi axillares, supraclaviculares und deltoideopectorales, für die Beine die Lymphonodi inguinales, ilici et lumbales anzusehen. Das Vorhandensein cubitaler Lymphknoten, die eventuell eine Verbindung zwischen oberflächlichen und tiefen Armlymphbahnen herstellen können (BARTELS 1909), ist nicht obligat. Auf enge Beziehungen des Lymphgefäßsystems zu den Gefäßscheiden größerer Arterien und Venen hat HOMANS (1932) hingewiesen. Im Bereich der Finger ist der anatomische Verlauf der dorsalen Lymphgefäße bemerkenswert; vom Daumen und Zeigefinger verlaufen sie um die radiale Unterarmkante, vom 3., 4. und 5. Finger aus um die ulnare Unterarmkante auf die Unterarmbeugeseite zum gemeinsamen proximalwärts führenden Lymphstrang. Über die Regio cubitalis streckseitig verlaufende Lymphbahnen gelten als seltene Varianten.

Beim Ausfall von Lymphgefäßen werden deren Funktionen durch kollaterale Lymphstränge übernommen. Nicht selten soll der ursprüngliche Weg innerhalb von 4—8 Tagen regeneriert (REICHERT 1930) und der Umweg wieder überflüssig werden (FUNAOKA und SKIRAKAWA 1930).

Im Gegensatz zum Blutgefäßendothel ist das Endothel der Lymphgefäße fähig, auch mikroskopische Teilchen in das geschlossene Lymphgefäßsystem einzulassen. Auf solche Weise wird der Transport von Fremdkörpern (Ruß, Staub, Mineralien u. a.) im Körper bewerkstelligt. Diese Aufnahme von Teilchen ins Lymphgefäßsystem scheint weniger durch Verletzungen (HUDACK und MCMASTER 1932, 1933) als durch funktionelle Strukturveränderungen ermöglicht zu werden (FIELD und DRINKER 1931; 1931).

Der Druck im Lymphgefäßsystem ist niedrig und beträgt nur einige mm H_2O. Bei Anstrengungen, anderen funktionellen Belastungen sowie bei mechanischer Verlegung der Abflußbahnen steigt er an. Über Lymphgefäßinsuffizienz s. S. 605ff.

II. Allgemeine Ätiologie.

Einer Vielzahl körpereigener und umweltabhängiger Faktoren steht im Gefäßsystem ein organisches Substrat gegenüber, dessen Reaktionsmöglichkeiten nach Richtung und Ausmaß individuell beschränkt sind. Von zahlreichen Einteilungsmöglichkeiten der ätiologischen Faktoren wird hier die Unterscheidung zwischen endogen und exogen angreifenden Faktoren gewählt.

1. Endogene Faktoren.

a) Stoffwechsel.

Experimentelle und klinische Erfahrungen sprechen für die Wirksamkeit stoffwechselabhängiger Einflüsse auf die Entstehung von Gefäßkrankheiten und Durchblutungsstörungen. Störungen des Lipidstoffwechsels machen sich besonders an den stoffwechselmäßig benachteiligten Geweben, speziell an den bradytrophen Arterienwänden bemerkbar. Das Musterbeispiel einer teilweise stoffwechselbedingten Gefäßschädigung ist die Arteriosklerose. Besonders bei der essentiellen familiären Hypercholesterinämie, bei der essentiellen Hyperlipämie und bei anderen mit Störungen des Lipidstoffwechsels einhergehenden Krankheiten, wie Diabetes mellitus, Nephrose und Hypothyreose, entwickeln sich eindrucksvolle Arteriosklerosen, worauf im Abschnitt Stoffwechselkrankheiten dieses Handbuchs Bd. VII/2 (SCHETTLER 1955) eingegangen ist.

Auch der Polysaccharidstoffwechsel scheint unter bestimmten Voraussetzungen bei Störungen der peripheren Zirkulation bedeutungsvoll zu sein, worauf neuerdings durch KEINING (1955), KEINING und BRAUN-FALCO (1956) nach Untersuchungen beim Skleromyxödem hingewiesen wurde.

Daß zwischen dem Stoffwechsel und der allergischen Verankerung angiopathischer Reaktionen direkte Beziehungen bestehen, erhellt aus der letztlich immer stoffwechselbedingten Genese aller geweblichen Veränderungen, wenn bisher auch diese Veränderungen in den wenigsten Fällen speziell faßbar sind. Soweit Ernährungsfaktoren als Ursache von Gefäßkrankheiten diskutabel sind, werden sie unter den exogenen Faktoren oder in den einschlägigen Spezialabschnitten besprochen.

b) Blutveränderungen

als Ursachen von Gefäßkrankheiten müssen schon wegen der gemeinsamen Phylogenese von Blut- und Gefäßsystem naheliegen und sind angesichts der innigen Beziehungen der beiden Systeme verständlich.

Abgesehen von den Veränderungen im Gerinnungssystem mit den Beziehungen zur intravasalen Thrombenbildung und zur örtlichen Unterbrechung der Blutströmung spielen sich im Blut wesentliche Teile der allergischen Vorgänge ab, die mit den örtlichen Reaktionen der Gefäßwand zusammenhängen.

Speziell erwähnt sei das Auftreten von Capillarschäden bei thrombocytopenischer Purpura, bei aplastischen Anämien, Morbus Biermer, leukämischen Erkrankungen, Makroglobulinämie und Plasmocytom; die Bildung von Kälteagglutininen bei Blutkrankheiten; die gesteigerte Capillardurchlässigkeit bei Anämien und Hypoxämien (LANDIS 1927, 1928), die sich auch in verstärkter Ödemneigung bei Erniedrigung der venösen O_2-Sättigung äußert (DI PASQUALE und SCHILLER 1952).

c) Kreislaufveränderungen.

Bei unzureichender peripherer Sauerstoffversorgung z. B. im Schockzustand, kommt es zu vermehrter Eiweißpassage durch die Capillarwände (FINE und SELIGMAN 1943; 1944), darüber hinaus zu Schädigung der bradytrophen Arterienwandstrukturen (MEESSEN 1939; POLLAK 1952). Die Bedeutung der arteriellen Hypertonie für die Entstehung von Gefäßwandschäden (Arteriosklerose) steht außer Frage. Schließlich sei an die kreislaufabhängigen Veränderungen im Venensystem erinnert, sei es, daß sie durch fehlgesteuerte Überleitung der arteriellen Blutströmung ins Venensystem (a-v-Fistel) oder statisch bedingt sind.

d) Neurogene Faktoren

als Ursache von Gefäßkrankheiten sind von jeher umstritten gewesen. Daß auf neurogenem Wege Durchblutungsstörungen zustande kommen, ist für Fälle von Discushernien (LOVE und HINES; zit. nach ALLEN, BARKER und HINES 1955), Rückenmarkstumoren (ALLEN und CRAIG 1938) sowie für anderweitige neurologische Ausfälle (LEWIS und PICKERING 1936) bewiesen. Strittig ist immer noch die Frage, ob eine ohne erweisbare primäre Nervenstörung auftretende Vasospastik, etwa bei Morbus Raynaud, auf neurogenem Wege zustande kommt, wie ursprünglich von RAYNAUD (1862), später von ADSON und BROWN (1929) angenommen wurde, oder allein aus dem örtlichen abnormen Verhalten der Gefäße erklärt werden muß, wie LEWIS (1929) annahm. Auch jetzt wird vielfach ein durch neurogene Störungen, sei es an den Ganglienzellen oder am nervösen Terminalreticulum, eingeleitetes Initialstadium vasospastischer Zustände angenommen (SUNDER-PLASSMANN 1943; BLOCK 1951). Andererseits findet bei Gefäßkrankheiten nicht selten eine sekundäre Einbeziehung neuraler Elemente in den Allgemeinprozeß statt (PANCENKO 1940; 1941).

e) Psychoneurotische Faktoren

dürften, soweit sie klinisch faßbar sind, in der Überzahl auf funktionelle Durchblutungsstörungen beschränkt sein. An ihrem Übergreifen in organische Bereiche läßt sich bei den „Stigmatisierten“ (KRAEPELIN 1915) nicht zweifeln (vgl. S. 576/577).

f) Vegetative Faktoren

stehen in besonders vielfacher Wechselwirkung mit dem Gefäßsystem (H. KRAUSS 1914; O. MÜLLER 1937). Die Vielfalt dieser Beziehungen läßt sich nicht durch die Einführung des Begriffes der Sympathicotonie simplifizieren. Sofern hierunter nervöse, kälteempfindliche Personen mit Neigung zu acralen Gefäßspasmen — vorwiegend hormonal fehlgesteuerte junge Frauen — zu verstehen sind, hilft diese Klassifizierung weder pathogenetisch noch therapeutisch weiter.

Allerdings läßt sich eine individuell verschiedenartig ausgeprägte Disposition sowohl für Gefäßkrankheiten als auch für verschiedene Typen von Durchblutungsstörungen nicht leugnen, woran sämtliche endogenen Faktoren beteiligt sein können. Teilweise stehen dabei die stoffwechselabhängigen (Arteriosklerose), teilweise neurale oder humorale Komponenten im Vordergrund. Sie bilden in ihrer Gesamtheit das Substrat, auf das die anschließend zu besprechenden exogenen Wirkfaktoren treffen. Obwohl an ihrer determinierenden Rolle in der Pathogenese der Gefäßkrankheiten nicht zu zweifeln ist, darf ihnen keine alleinige Geltung beigemessen werden, die die wesentliche Mitwirkung auch exogener Faktoren a limine ausschließen würde.

2. Exogene Faktoren.

a) Physikalische Einwirkungen.

α) Mechanische Faktoren.

In erster Linie reagieren die Gefäße auf traumatische Reize. Dabei kommt es zu konstriktorischen Reaktionen z. B. in traumatisierten Arteriensegmenten (KROH 1917; von KÜTTNER und BARUCH 1920), die für das weitere Schicksal der betroffenen Extremität bedeutsam sein können, insbesondere für die Aussichten der Kollateralversorgung. Auch in späteren posttraumatischen und postoperativen Stadien sind spastische Gefäßveränderungen mit entsprechenden Reaktionen an den nachgeschalteten Geweben (Sudeck-Atrophie) bekannt.

Durch mechanische Druckwirkungen auf periphere Gefäße und Nerven werden die sogenannten neurovasculären Schultergürtelsyndrome erklärt, die beim sekundären Raynaud-Syndrom näher besprochen werden (S. 239—242).

Durch geringere mechanische Einwirkungen wie Streichen, Reiben und Kratzen kommt es zu individuell verschieden ausgeprägten Reaktionen, angefangen von den verschiedenen Arten der Dermographie bis zur nekrotischen Reaktion (RENAUT 1911). Dehnungsreize an der Haut erweisen sich dagegen von nur geringer Wirkung auf das Gefäßsystem (O. MÜLLER 1937).

Durch Summationen stumpfer mechanischer gehäufter Insulte entstehen die gewerblichen Schäden der Schuhanklopfer und Preßlufthammer-Arbeiter, und zwar sowohl im Bereich der feinsten Blutgefäße (MEYER-BRODNITZ und WOLLHEIM 1929) als auch am arteriellen Gefäßschenkel (vergl. sekundäres Raynaud-Syndrom S. 237). Auch die vasospastischen Erscheinungen bei Pianisten und Stenotypistinnen werden neben individueller Disposition auf mechanische Faktoren zurückgeführt. Über traumatische Arteriitis s. S. 270, über traumatische Phlebothrombosen s. S. 483; 494ff., über traumatische Capillarschädigungen s. S. 536.

β) Thermische Einwirkungen.

αα) *Unterkühlung.*

Die ätiologische Rolle der Kälte für die Genese von Gefäßwandschäden konnte angesichts der besonders seit LEWIS (1927) immer reproduzierten Befunde von kälteinduzierten Vasospasmen und in Anbetracht der morphologischen Befunde bei Kälteschäden (SIEGMUND 1942; STAEMMLER 1944) nie bezweifelt werden, wenn auch eine endogene Komponente (RATSCHOW 1953) dabei vielfach vorausgesetzt werden muß. Den Faktor der Kälteeinwirkung läßt RATSCHOW (1953) nur als Lokalisatoreffekt gelten. Seine Rolle als Noxe bei Erfrierungen läßt sich jedoch kaum widerlegen; denn als umweltunabhängige, ausschließlich endogen bedingte Geschehnisse lassen sich die nach Kälteeinwirkung zustande kommenden Durchblutungsschäden doch nicht erklären. Die als Beweis der Unerheblichkeit der Kältewirkung angeführten Untersuchungen von RATSCHOW (1936) an Arbeitern in Fischerei- und Fischverarbeitungsbetrieben sind zur Widerlegung des fraglichen Kausalzusammenhangs nicht geeignet, da der Einfluß der Selbstauslese (zu Durchblutungsstörungen neigende Personen meiden derartige Berufe!) eine nicht zu unterschätzende Rolle spielt.

Die kausale Bedeutung der Kälte für Gefäßschädigungen ist zumindest für solche Fälle von höhergradigen oder länger dauernden Kälteexpositionen anzunehmen, bei denen ein bisher gesunder Organismus durch die Kälteeinwirkung in den Zustand der Krankheit versetzt wurde. Es geht nicht an, solche Kranke retrospektiv mit der Diagnose einer präexistenten Gefäßkrankheit abzustempeln, obwohl sie bislang objektiv und subjektiv gesund waren. Aber auch wenn die abnorme Kälteempfindlichkeit eines Menschen vorher medizinisch festgestellt war, ließe sich damit an der gutachtlich in Frage stehenden Rechtserheblichkeit der Kälteeinwirkung nicht rütteln; in diesem Falle hätte nämlich der Patient nicht einer abnorm starken und langen Kälteeinwirkung ausgesetzt werden dürfen. Auch bei noch so strenger Beurteilung des Sachverhaltes muß die Schädigung versorgungsrechtlich anerkannt werden. Der Einwand von RATSCHOW (1953), die Kälteempfindlichkeit sei nicht Ursache des Leidens, sondern ein Symptom der bereits vorhandenen Krankheit als Folge schlechter Zirkulation, ist nicht geeignet, die Rechtserheblichkeit der Kälteeinwirkung zu widerlegen, die zumindest in der Anerkennung einer richtungmäßigen Verschlimmerung ihren Ausdruck finden müßte. Außerdem ist durch die Untersuchung von HEIDELMANN (1952, 1953) die individuell stark unterschiedliche Empfindlichkeit gegen Kälte sichergestellt.

Eine eingehende Besprechung der lokalen Kälteschäden findet sich bei GROSSE-BROCKHOFF (1954) (dieses Handbuch, Bd. VI/Teil 2). Spezielle angiopathologische und klinische Themen der Gefäßschädigungen nach Kälteeinwirkung werden in den einschlägigen Kapiteln abgehandelt; teilweise erfolgt dies bei den arteriospastischen Zuständen (S. 239); dort sind auch Kälteagglutinine und Kryoglobuline erwähnt (S. 246—248). Diese Einordnung bedeutet keine Vorwegnahme der Tatsache, daß hier neben den Arterien erhebliche Teile der Endstrombahn in das pathologische Geschehen einbezogen sind. Ähnlich willkürlich könnte die Einordnung der Kälteurticaria, der örtlichen Unterkühlungsschäden und der Perniosis im Kapitel „Krankheiten der Capillaren und der Endstrombahn“ (S. 553ff.) erscheinen, da doch Arterien und Venen am Krankheitsprozeß beteiligt sind. Andererseits spielt dabei die durch Unterkühlung hervorgerufene Permeabilitätsstörung die entscheidende pathogenetische Rolle. Soweit entzündliche Arterienveränderungen im Gefolge von Unterkühlungsschäden vorliegen, werden sie im Kapitel der Endangitis obliterans (S. 268) besprochen.

ββ) *Überwärmung.*

Durch Einwirkung unphysiologisch hoher Temperaturen können Gefäßschädigungen hervorgerufen werden. Die Klinik der Hitzeüberempfindlichkeit und Wärmeüberempfindlichkeit wird im Abschnitt über Capillarpermeabilitätsstörungen (S. 561) besprochen. Hinweise auf Arteritiden durch Hitzeeinwirkung finden sich S. 269. Das Problem der durch unrichtige therapeutische Wärmeanwendung hervorgerufenen Schädigungen ist S. 155 erwähnt.

γ) Strahlenwirkungen.

Als gefäßwirksam erweisen sich vor allem 2 Arten von Strahlen:

1. die Lichtstrahlen und hier vor allem der ultraviolette Teil des Spektrums.
2. die Röntgenstrahlen.

Gründliche Untersuchungen des Einflusses des Lichtes auf die Haut wurden bereits 1900 von FINSEN durchgeführt. Spätere Untersucher hatten seinen Erkenntnissen nur wenig hinzuzufügen.

Als 1. Phase der Wirkung sind dabei Erweiterung der Endcapillaren, verbunden mit einer Dilatation der Arteriolen der Haut festzustellen, die von KROGH (1929) mit einem glücklichen Vergleich als „roter Sonnenschirm" bezeichnet sind. In der 2. Phase kommt es dann zu stärkerer Pigmentierung der Haut (dem „braunen Sonnenschirm"), durch den die aktinische Tiefenwirkung verhindert wird.

Die Capillarveränderungen durch ultraviolette Strahlen (FINSEN 1900), angefangen von der einfachen Capillarerweiterung bis zum aktinischen Ödem (O. MÜLLER 1937) werden durch LEWIS (1928) als Wirkungen von H-Substanzen, durch KROGH (1929) als Wirkungen von mindestens 2 Substanzen, nämlich einer capillarpermeablen und einer nicht permeablen erklärt (sogenannte „langsame Reaktion" [KROGH 1929]).

Bei der Wirkung der Röntgenstrahlen wie überhaupt radioaktiver Substanzen auf die Gefäße der Haut sind grundsätzlich akute und chronische Schädigungen zu unterscheiden. SCHUBERT und HÖHNE sind auf diese Wirkungen in diesem Handbuch, Bd. VI/2, S. 219 ausführlich eingegangen. Nach LEWIS (1926) unterscheiden sich die Wirkungen der Röntgenstrahlen nicht grundsätzlich von denen des ultravioletten Lichts. Er führt die für das Röntgenerythem wesentliche primäre Erweiterung der Endcapillaren und subpapillären Plexus ebenfalls auf die Freisetzung von histaminähnlichen Substanzen zurück.

δ) Elektrische Ströme.

Trotz teilweise abweichender Beurteilung (KOEPPEN und PANSE 1955) scheint durch elektrische Ströme eine Verengerung der Gefäße bewirkt werden zu können. Dabei muß unterschieden werden zwischen den eigentlichen Stromverletzungen, für die der Nachweis von Arterienwandnekrosen und Kernveränderungen in der Media geführt wird (JELLINEK 1902; 1908; 1932; HUBER 1936 u. a.), sowie den Veränderungen spastischer Art im Einwirkungsbereich der Ströme (PANSE 1930) und im Endstromgebiet der betroffenen Extremitäten (GROSSE-BROCKHOFF 1954). Inwieweit daran Wirkungen der Gewebsverbrennungen beteiligt sind, steht zur Diskussion.

Wie GROSSE-BROCKHOFF in diesem Handbuch, Bd. VI/2, S. 119 ausführlich darstellt, muß zumindest als wahrscheinlich angesehen werden, daß durch elektrische Reizung Vasoconstricition ausgelöst werden kann. Die Entstehung direkter Gefäßschäden durch Stromeinwirkung wird zwar noch diskutiert, erscheint aber möglich.

b) Chemische Einwirkungen.

Durch örtliche Gewebsreizung können bei intravenöser oder paravenöser Applikation different wirkender Stoffe die Gefäße geschädigt werden; außer der Gefäßwandschädigung kann auch eine Gerinnung des Gefäßinhaltes eintreten.

Schwermetallsalze. Die Wirkung der Schwermetallsalze auf die Gefäße ist zweifacher Art. Zunächst kommt es, wie die Versuche mit Goldsalzen von HEUBNER (1907) gezeigt haben, zu einer direkten Gewebsreizung mit entsprechender toxischer Capillaratonie („Verblutung in die eigenen Capillaren"). Darüber hinaus können Schwermetalle je nach ihrer Eigenart eine spezifische Wirkung auf die Gefäße verursachen. Vom Blei, das auf neurogenem Wege über die Vasomotoren (Porphyrinstoffwechsel) eine Engstellung der Gefäßperipherie verursacht (SCHREUS und CARRIÉ 1933) und wahrscheinlich nicht über das Endothel wirksam wird (LESCHKE 1933), ist bekannt, daß es zu atypischer Schlingenbildung an den Endcapillaren mit Spasmus des arteriellen Schenkels führt, Veränderungen, die nach anfangs reversiblem Verhalten später in eine arteriocapilläre Fibrose (PFEIL 1936) übergehen (OTTO und HAHN 1939); hierauf weisen das Bleikolorit und die ophthalmoskopisch nachweisbaren, mitunter mit passageren Amaurosen und Amblyopien verbundenen Veränderungen hin (ELSCHNIG, zit. nach MOESCHLIN 1952).

Bakterientoxine. Bekannt sind die Wirkungen von Bakterientoxinen auf die Gefäße. Soweit eine direkte Beeinflussung der Gefäßwand erfolgt, wie beim Diphtherietoxin (STRÖDER 1942), handelt es sich um eine Steigerung der Permeabität und um eine Erweiterung im Sinne einer Capillaratonie. Neben diesen hauptsächlich an den kleinsten Gefäßen wirksamen Eigenschaften läßt sich bei manchen Infekten das Auftreten von Thrombosen größerer Extremitätengefäße beobachten, an denen neben einer allgemeinen Rückwirkung der bakteriellen Noxen auf den Organismus noch andere Faktoren beteiligt sind. Solche Thrombosen können bei Fleckfieber (DAWYDOWSKI 1923; HORTOPANU 1948), Typhus abdomalis, Grippe und Diphtherie vorkommen.

Histamin. Schließlich ist die Eigensteuerung der Gewebsdurchblutung mit dem ortsständig anfallenden Histamin zu nennen, das in höheren Dosen, ähnlich den Allylverbindungen, zu Störungen der Permeabilität führt.

Mutterkornalkaloide. Die Gefäßwirkungen der Mutterkornalkaloide werden im Kapitel „sekundäre Arteriospasmen" (s. S. 245) besprochen.

Nicotin. Die ätiologische Rolle des Nicotins für die Entstehung vasaler Thromben, insbesondere von Coronarthromben, ist noch unbewiesen (GOODMAN und GILMAN 1955). Im Kapitel über Coronarkreislauf (SCHIMERT, SCHIMMLER, SCHWALB und EBERL, Bd. IX/3 dieses Handb.) ist auf diese Zusammenhänge näher eingegangen.

Hier ist vor allem die ätiologische Rolle von Nicotin bei der Entstehung arterieller Insuffizienzen und bei der Verschlimmerung solcher Zustände abzuhandeln. Außerdem ist die Frage zu erörtern, ob die Endangitis obliterans als Folge einer Nicotinallergie anzusehen ist.

Nach Rauchen von nicotinhaltigen Tabakprodukten kommt es bei der Mehrzahl der Menschen zu peripherer Vasoconstriction im Hautbereich, im wesentlichen unabhängig von der Nicotingewöhnung (MADDOCK und COLLER 1932; BARKER 1933; WRIGHT und MOFFAT 1934; SCHEURER und RIEMERSCHMIDT 1940; ALTENBURGER und PETZOLD 1941; WRIGHT 1948). Der gleichzeitige Abfall der Hauttemperatur ist die Regel. An der sympathektomierten Extremität unterbleibt die Reaktion. Die Muskeldurchblutung scheint nicht in gleicher Weise herabgesetzt zu werden. RUEF, BOCK und HENSEL (1955) konnten in vergleichenden Untersuchungen der Hautdurchblutung (Strömungscalorimeter) und der

Muskeldurchblutung (Calorimetersonde) bei 27 Gesunden feststellen, daß der stets nachweisbaren Verminderung der Hautdurchblutung nach Rauchen einer Zigarette in 80% der Fälle eine Steigerung der Muskeldurchblutung um durchschnittlich 40% der Ruhedurchblutung entsprach, ein Vorgang, der von den Autoren mit einer Adrenalinausschüttung erklärt wird. Synchron mit der nicotinabhängigen Hauttemperatursenkung kommt es zum Anstieg des Blutzuckers und des systolischen und diastolischen Blutdrucks.

Beim Inhalieren von Zigarettenrauch kommt es, abhängig von der individuellen Rauchtechnik, von den vegetativen Voraussetzungen — rasch bei Hyperthyreoten, langsam bei Myxödematösen — und bei Frauen stärker als bei Männern (FRIEDELL 1953), zu einer Durchblutungsdrosselung der Haut von etwa halbstündiger Dauer. In der Fersengegend und bei Probanden über 40 Jahren findet man die nicotininduzierte Hautdurchblutungsdrosselung nur in geringer Ausprägung; im Bereich der Wange ist sie kaum meßbar. Strömungscalorimetrische Untersuchungen zeigten synchron mit der $9^1/_2$ min nach Rauchbeginn maximalen Durchblutungsdrosselung der acralen Haut eine Durchblutungszunahme im Rectum (FRANKE und SCHROEDER 1955). Beim Filterrauchen (FRIEDELL u. Mitarb. 1953) und beim Kaltrauchen (HEIDELMANN, PETZOLD und TASCHEN 1952) fehlt die cutane Durchblutungsdrosselung. Andererseits kommt es bereits bei tiefem Inspirium zu einer meßbaren Abnahme der acralen Hautdurchblutung (ASCHOFF 1947), die beim Zigarettenrauchen, insbesondere bei forciertem Rauchen (alle 20 sec 1 Inhalationszug) verstärkt wird.

Die Wirkung des Inhalierens von Zigarettenrauch läßt sich teilweise durch die von STROOMANN (1925) nachgewiesene Adrenalinausschüttung erklären, die je nach individueller Empfindlichkeit gefäßverengernd wirkt. Dieser Effekt trägt nach HEGGLIN (1956) auch zur Begünstigung von Fetteinlagerungen in die Gefäßwände bei (vgl. Kap. Arteriosklerose); außerdem wird eine Erhöhung der Lipoproteide im Serum beobachtet (MARDER u. Mitarb. 1952; SCHETTLER 1956).

Bei Zusatz von 10 mg Nicotinsäureamid zu einer Standardzigarette werden die typischen Reaktionen an den Gefäßen nicht verändert (WENGER, WICK und KUHN 1955). Ein wesentlicher Effekt des Nicotingenusses ist die Verminderung der Arteriolenöffnungsgeschwindigkeit über Zeiten von 60 min und länger (HEIDELMANN, PETZOLD und TASCHEN 1952).

Durch die Untersuchungen von HARKAVY u. Mitarb. (1932), die nach intracutaner Injektion von Tabakextrakten verschiedener Provenienzen Überempfindlichkeitsteste bei Patienten mit Endangiitis obliterans und Kontrollpersonen durchführten, wobei die Reaktion dann als positiv bezeichnet wurde, wenn sich Blasen mit Inhalt von eosinophilen Leukocyten ausbildeten, erschien es zunächst auf Grund der größeren Häufigkeit positiver Ergebnisse bei Endangitikern (70%) gegenüber Kontrollpersonen (38%) wahrscheinlich, daß zumindest bei einem Teil der Patienten mit Endangitis obliterans eine Tabakallergie ätiologisch wirksam sei. Jedoch geht aus den Arbeiten von CHOBOT (1935) (hohe Prozentsätze von Tabakallergien bei asthmatischen Kindern) sowie TRASOFF, BLUMSTEIN und MARKS (1936) (geringere Prozentsätze von Tabakallergien bei Endangitikern als bei Kontrollpersonen) sowie von WESTCOTT und WRIGHT (1938) (etwa gleiche Häufigkeit von Tabakallergien bei Endangitikern und Kontrollpersonen) hervor, daß die Befunde von HARKAVY u. Mitarb. (1932) wahrscheinlich zu einseitig ausgewertet wurden. Eine Allergie als Grundlage der Endangitis obliterans ist jedenfalls bis heute unbewiesen.

Wenn dem Nicotin auch keine direkte ursächliche Wirkung auf die Entstehung von Endangitis obliterans und von anderen Gefäßkrankheiten, insbesondere Arteriosklerose (Adrenalinschaden der Gefäßwand) nachgewiesen werden kann, so ist der seit langem behauptete verschlimmernde Einfluß auf die periphere Durchblutung insbesondere bei Patienten mit Gefäßkrankheiten unverkennbar (ERB 1904; MEYER 1918, 1919, 1920; BUERGER 1924; WRIGHT 1948; HAMMOND und HORN 1954; HEGGLIN 1956). Dies geht auch daraus hervor, daß die strikte Einstellung des Rauchens bei Patienten mit Endangitis obliterans zu erstaunlich langdauernden Remissionen führen kann (GIFFORD und HINES 1951).

Die sogenannten Nicotinolytica, die im wesentlichen den Antiparkinson-Effekt verursachen, z. B. Parpanit und Diparcol, sind zur Verminderung der schädlichen Nicotinwirkungen bedeutungslos geblieben, zumal der beim Zigarettenrauchen eintretende subjektive Genuß wahrscheinlich auf einer nach dem ersten Zug auftretenden Adrenalinausschüttung beruht. Auch mit Pendiomid, Tetraäthylammoniumsalzen und Buscopan läßt sich gegen das Gewohnheitsgift Nicotin nicht vorgehen. Das Rauchen von Tabakprodukten mittels Spezialfiltern, die zu einer relativen Einschränkung der Nicotinaufnahme führt, ist ebenfalls zwecklos, da es gerade bei Gefäßkranken auf völlige Nicotinkarenz ankommt.

c) Infekte und Allergien.

Das zeitliche Zusammentreffen und die gemeinsame Eigenart der Gewebsreaktionen bei gewissen Gefäßkrankheiten legen einen kausalen Zusammenhang mit Infekten nahe. Das gemeinsame pathische Geschehen dieser Gefäßentzündungen beginnt mit Störungen an den Zellgrenzflächen der Intima (Endothelschaden). Ihre Ursache ist in einem Zusammentreffen mit körperfremden Eiweißen oder anderen allergisierenden Stoffen und einer dadurch bedingten Veränderung der Plasmaeiweißkörper zu sehen. Die Rolle des Antigens kann dabei von den verschiedensten Substanzen übernommen werden, wie die Beispiele von Periarteritis nodosa nach Gebrauch von Antibioticis und anderen Heilmitteln zeigen. Unter unspezifischer Reiztherapie (DOCA) konnten HEINTZ u. Mitarb. (1955) die entsprechenden Plasmaeiweißveränderungen mitsamt dem histologischen Bild der Panarteriitis erzeugen. RATSCHOW (1953) nimmt an, daß es am Orte einer folgenden beliebigen Schädlichkeitseinwirkung zur Manifestation eines Gefäßschadens kommt und bezeichnet die (unspezifische) Zweitnoxe als Lokalisatoreffekt. Nach seiner Ansicht können körpereigene Gewebe durch Einwirkung von Krankheitserregern, Toxinen u. a. („Autoimmunisierung") Antigencharakter erhalten, wobei ein Zusammenhang zwischen der speciesmäßigen Herkunft des Antigens und der Organwahl der Erscheinungen häufig erkennbar ist. Bei der Sensibilisierung des Organismus sind die charakteristischen Veränderungen der Plasmaeiweißkörper wie bei Entzündungen anderer Organsysteme nachzuweisen. Gegenüber dieser aus exogenen und endogenen Faktoren resultierenden Erkrankungsbereitschaft des Gefäßsystems mißt RATSCHOW (1953) den exogenen „auslösenden Faktoren" (Lokalisatoreffekt) nur mindere Bedeutung bei. Doch muß auch ihre Zugehörigkeit zum Ursachenkomplex von Gefäßkrankheiten anerkannt werden. Von der Endangitis obliterans langsamer Verlaufsform bis zu den akut verlaufenden Angitiden mit hochgradig ausgeprägter Überempfindlichkeitsreaktion vom Typ der Periarteriitis nodosa scheinen fließende Übergänge zu bestehen (ROSSIER 1955). Je nach Heftigkeit der allergischen Reaktion werden größere oder geringere Teile der Gefäßwand in den entzündlichen, bisweilen nekrotisierenden Prozeß eingezogen.

Der Versuch die den allergischen Gefäßentzündungen zu Grunde liegenden stofflichen Vorgänge zu analysieren, ist wohl prinzipiell (LETTERER 1953) gemacht worden, läßt sich aber in der Praxis leider nicht verwirklichen (BOCK 1954). Insbesondere konnten die in den Nachweis von Autoantikörpern gesetzten

Erwartungen nicht erfüllt werden (Scheiffarth 1952; Bock 1954; Sarre 1954).

Bei dieser Sachlage dürften die Forderungen kritisch eingestellter Pathologen (Randerath 1954), die allergische Genese von Gefäßentzündungen serologisch zu sichern, vorerst noch nicht erfüllbar sein (Sarre 1954).

Der wesentliche Antigeneffekt wurde bei der Masugi-Nephritis nicht an den Endothelien, sondern an der Basalmembran der Capillaren festgestellt (Pressman u. Mitarb. 1949).

d) Ernährung.

Der Einfluß von Ernährungsfaktoren auf das Auftreten von Gefäßkrankheiten ist heute Gegenstand breitester Erörterungen. Zweifelsfrei ist die Ernährung einer der Hauptfaktoren, durch welche die individuell determinierte Reaktionsbreite des Individuums für Gefäßerkrankungen beeinflußt wird.

Unter Eiweißmangel entwickeln sich Permeabilitätsstörungen am gesamten Endothel. Der Prototyp dafür ist das Hungerödem mit Hypoproteinämie und abnormer Capillardurchlässigkeit.

Überangebot an tierischem Eiweiß kann ebenfalls Gefäßveränderungen bewirken. Gänsslen (1927) untersuchte an Normalen die Wirkung einer Fleischüberernährung (10 Tage lang täglich $1^1/_2$ kg Fleisch) und fand neben Verengerung der Arteriolen eine stellenweise aneurysmatische Capillarenerweiterung mit gesteigerter Capillarpermeabilität (Verkürzung der Cantharidenblasenzeit) bei verminderter Capillarresistenz (Rumpel-Leede-Versuch). O. Müller (1937) machte auf das Zusammentreffen der Befunde mit der Gesichtsrubeose der Metzger und die Ähnlichkeit mit leichtem Skorbut aufmerksam.

Überangebot an Fett führt langfristig zur Begünstigung der Atherogenese, wie durch statistische Erhebungen während der Kriegsjahre mit fett- und eiweißarmer Ernährung in den skandinavischen Ländern sichergestellt werden konnte (vergl. Kap. Arteriosklerose). Einzelne Fettmahlzeiten führen über Stunden zu capillären Durchblutungsstörungen, wie Harders (1956) an Untersuchungen der Augenbindehautgefäße eindrucksvoll nachwies.

Obwohl ein Parallelismus zwischen Capillarbrüchigkeit und Höhe des Vitamin C-Spiegels nicht nachzuweisen ist (Bürger 1944) bewirkt eine dauernde Vitamin C-Armut der Ernährung an den feinsten Blutgefäßen eine Verminderung der Capillarresistenz (Tendenz zu Skorbut).

Avitaminose B_1 und B_2 soll nach McCarrison (1944) die Atherogenese fördern. Andererseits soll bei Alkoholikern die Arteriosklerose seltener sein als bei Nichtalkoholikern. Der sklerogene Effekt der Hypervitaminose E läßt sich einwandfrei beweisen.

Anhang: Begutachtung.

Obgleich manche für die Begutachtung interessierenden ätiologischen Fragen bei den einzelnen Gefäßkrankheiten im Abschnitt über spezielle Angiopathologie aufgeführt werden, bedarf der Standpunkt des begutachtenden Arztes einer kurzen Beleuchtung.

Bei der Erstattung von Gutachten durch ärztliche Sachverständige für gerichtliche Instanzen handelt es sich entweder um die einfache Fixierung von Befund und Diagnose mit entsprechender Bewertung der schadensabhängigen Funktionsausfälle oder um die nicht immer einfache Beurteilung von Kausalzusammenhängen, die vor allem für die Unfallrechtsprechung und für die Anerkennung von Kriegsdienstbeschädigungen als Hilfsmittel zum Entscheid juristischer Fragen benötigt werden. Nach den geltenden Gesetzen werden Störungen der körperlichen Gesundheit dann als Schädigungsfolgen mit den daraus resultierenden rechtlichen Konsequenzen anerkannt, wenn ihr ursächlicher Zusammenhang mit der angeschuldigten Einwirkung (Unfall; berufliche Schädigung, Wirkungen von Wehrdienst oder Gefangenschaft) wahrscheinlich ist. Es steht im Ermessen der Gerichte, ob die im ärztlichen Sachverständigengutachten ausgesprochenen Ansichten im Urteil berücksichtigt werden oder nicht. Der Gutachter sollte also bedenken, daß er weder Gesetzgeber noch Richter ist, sondern als medizinischer Sachverständiger einen juristischen Zusammenhang klären helfen soll. Er muß, will er seine Rolle recht verstehen, seine wissenschaftlich fundierte Meinung zu den ihm vorgelegten Fragen äußern, ohne an irgendwelche Direktiven gebunden zu sein. Insbesondere ist eine Einengung der wissenschaftlichen Meinungsäußerung durch sogenannte „Richtlinien" zurückzuweisen, die von Versicherungsträgern oder anderen einseitig interessierten Parteien herausgegeben sind.

Der Satz von RATSCHOW (1953): „Die Erkenntnis, daß alle peripheren Durchblutungsstörungen eine abnorme Reaktionsbereitschaft der Blutgefäße zur Voraussetzung haben, gibt der Begutachtung eine von vornherein festgesetzte Basis" wurde vielfach mißverständlich ausgelegt, indem die ursächliche Rolle jeder exogenen Noxe a priori bestritten wurde. Gestützt wurde diese Auffassung vielfach durch (unbegründetes) Verweisen auf die Tatsache, daß doch bei zahlreichen Menschen unter vergleichbaren äußeren Einwirkungen die fragliche Krankheit nicht zustande käme. Solche Argumente sind für juristische Fragen dann irrelevant, wenn auch unter Zugrundelegung einer abnormen Reaktionsbereitschaft die bislang gesunden Individuen ohne die angeschuldigten Einwirkungen wahrscheinlich nicht erkrankt wären. Es darf darauf verwiesen werden, daß konstitutionelle Erkrankungsbereitschaft noch keine Erkrankung in versorgungsrechtlichem Sinne darstellt. Werden aber Personen mit abnormer Reaktionsbereitschaft den schädigenden Einwirkungen ausgesetzt, indem ihre dienstlichen Verpflichtungen es nicht anders zulassen, so übernimmt der Versicherungsträger auch das Risiko für die daraus resultierenden Gesundheitsschäden. Die enorme Bedeutung einer ausreichenden funktionell orientierten Einstellungsuntersuchung (Wehrdienst; bestimmte Berufsgruppen) wird aus der Konsequenz dieser Zusammenhänge ersichtlich. Bei vielen Krankheiten, die unter Mitwirkung konstitutioneller Faktoren zustande kommen, handelt es sich um ein Zusammenwirken von anlagebedingten oder erworbenen inneren mit exogenen Faktoren. Zweifellos wäre es da eine grobe und sachlich nicht zu rechtfertigende Vereinfachung, wenn bei Mitwirkung konstitutioneller Faktoren jedweder Entschädigungsanspruch a priori entfiele. Trotz Berücksichtigung auch der konditionalen Faktoren sollte es Aufgabe des Gutachters sein, die kausale Rolle der äußeren Faktoren bei der Schädigung zu untersuchen. Ihr Einfluß als Krankheitsursache darf vor allem dann als wahrscheinlich gelten, wenn angenommen werden muß, daß ohne die fragliche äußere Einwirkung nicht die identische Krankheit aufgetreten wäre, das heißt: die gleiche Krankheit in gleicher Stärke zum gleichen Zeitpunkt. Eine solche Wahrscheinlichkeit der Verursachung läßt sich mit einer bloßen Möglichkeit einer anderen Kausalität (Konstitution) nicht ausschalten. In diesem Zusammenhang darf auf die juristischen Hinweise von SIDO (1955) in der Diskussion mit HERRMANSDORFER (1955) verwiesen werden. Selbstverständlich darf sich der Gutachter nicht bei jeder Angabe banaler, vielleicht nur die Möglichkeit von Schädigungen beinhaltender Voraussetzungen dazu verleiten lassen, den behaupteten ursächlichen Zusammenhang als wahrscheinlich zu erklären. Er muß vielmehr, so gut es seine Sachkenntnis und seine speziellen Erhebungen am Patienten gestatten, positive Argumente für die Wahrscheinlichkeit oder für die Unwahrscheinlichkeit eines Zusammenhanges mit der angeschuldigten Schädigung beibringen und begründen.

III. Allgemeine Symptomatologie.

1. Subjektive Wahrnehmungen.

a) Schmerz.

Schmerzen bilden das häufigste klinische Symptom bei Durchblutungsstörungen und bei Gefäßkrankheiten. Sie stehen im Vordergrund der anamnestisch faßbaren Beschwerden und bestimmen in der Regel den Patienten, ärztliche Behandlung in Anspruch zu nehmen. Verständlicherweise kommt der Patient bei schmerzhaften Krankheiten im allgemeinen früher in ärztliche Behandlung als bei nicht schmerzenden Störungen.

Die Einteilungsmöglichkeiten des Schmerzes bei Gefäßkrankheiten sind mannigfach. Man könnte klinisch hinsichtlich der Dauer der Schmerzsensationen, des Schmerzcharakters und der Schmerzentstehung Einteilungen finden. Als Orte der Schmerzentstehung nennt Ratschow

α) die Gefäße selbst, die, nach den ärztlichen Erfahrungen beim Anstechen, nach Dehnung durch intravasale Injektionen sowie nach chemischer Reizung und bei Entzündungen, schmerzempfindliche Fasern führen müssen. Letztlich unklar ist noch die Schmerzauslösung durch Spasmen. Insbesondere ist es unentschieden, ob bei schmerzhaften Veneninjektionen der Schmerz unabhängig von dem Spasmus entsteht oder durch den Spasmus zustandekommt (Linke 1959), sofern er in der Gefäßwand selbst lokalisiert ist. In dieser Hinsicht ist die Trennung von

β) ischämisch verursachten Schmerzen im Gewebe vielfach unmöglich. Während den bisher genannten Schmerztypen die Eigenschaft zukommt, sich durch Unterbrechung der zentralwärts führenden Nervenbahnen ausschalten zu lassen, gilt

γ) der thalamische, also im zentralen Nervensystem durch Überreizung subcorticaler Zentren infolge Summation der von peripher kommenden Schmerzreize entstehende Schmerz als Novocain-unempfindlich. Dieser zentrale Schmerz (Kroetz 1935; Ratschow 1953) läßt sich charakteristischerweise durch Emotionen und Einwirkungen auf die Sinnesorgane steigern.

Die einwandfreie Trennung der unter α) bis γ) genannten Schmerzen hinsichtlich ihrer Entstehung wird im Einzelfall nicht immer möglich sein; die Kenntnis der verschiedenen Komponenten vermittelt jedoch Vorteile hinsichtlich der einzuschlagenden Therapie.

Vom klinischen Standpunkt aus kann folgende Einteilung der Schmerzen vorgeschlagen werden:

α) Der Belastungsschmerz (dysbatischer Schmerz; Dyspraxia intermittens), der seit Charcot (1887) und Erb (1904) („Claudicatio intermittens") bekannt ist und nur als Symptom, nicht etwa als Krankheitsbezeichnung verwendet werden darf. Dieser Schmerz tritt nie in Ruhe, sondern ausschließlich bei ununterbrochener Dauerbelastung auf; die Zeitdauer vom Beginn der muskulären Inanspruchnahme bis zum Schmerzeintritt ist umgekehrt proportional dem Grad der arteriellen Insuffizienz. Der Patient verspürt selten von Anfang an voll ausgeprägte Schmerzen, sondern es stellen sich zunächst örtlich begrenzte Müdigkeit, später lokalisiertes Gefühl von Wundsein und endlich Schmerzen ein. Charakteristisch ist das rasche Nachlassen der Beschwerden bei Unterbrechung der Muskelarbeit. Dagegen wird die Extremität bei Fortsetzung der Muskelarbeit in kurzer Zeit durch Steigerung der Schmerzen, Steifheit und Verkrampfung der Muskulatur bewegungsunfähig. Lokalisiert sind die dysbatischen Schmerzen meist am Bein, und zwar hauptsächlich distal des Knies, da dort die Kollateralen weniger günstig als proximal des Kniees angeordnet sind. Auch in der Lumbalgegend und in der

Gesäßmuskulatur (Aorten- und Ilica-Stenosen), im Bereich der Abdominalorgane (Angina abdominalis ORTNER 1902) sowie im Bereich der oberen Extremitäten, etwa als Schreibkrampf bei ununterbrochenem Schreiben, kommen derartige Schmerzen vor.

Als quantitatives Kriterium der Dysbasia intermittens gilt die „Claudicationtime", wobei der Proband mit vorgeschriebenem Schritt-Tempo bis zum Eintritt der Beschwerden zu gehen hat (BARKER, BROWN und ROTH 1933). Man sollte die Aussagefähigkeit dieses einfachen Testes nicht überschätzen, zumal von ALLEN, BARKER und HINES (1955) nur solche Resultate als stichhaltig angesehen werden, die bei 10facher Bestimmung und Einschaltung doppelter Blindversuche mit Placebo-Kontrollen ermittelt sind. Bei ergometrischer Bestimmung (Bein-Ergometer) mit quantitativer Erfassung der Arbeit pro Zeit bis zum Eintritt der Beschwerden dürfte der Grad der arteriellen Insuffizienz objektiver zu ermitteln sein.

Differentialdiagnostisch ist die Abgrenzung gegenüber neuritischen Schmerzen und gegenüber statischen Beinschmerzen meist möglich, wenn man anamnestisch und durch Untersuchung das Kriterium des Belastungsschmerzes sichert.

Ursächlich scheint das Syndrom noch nicht befriedigend geklärt zu sein; vielleicht ist auch die Genese nicht einheitlich. Nachdem angeblich (REICHERT 1933) Sympathektomien die dysbatischen Beschwerden bessern sollen, erscheint der Gedanke an eine spastische Genese nicht von vornherein verwerflich. Jedoch sollte gerade bei Muskeltätigkeit das Freiwerden örtlich durchblutungssteigernder Substanzen näherliegen als die Freisetzung spasmogener Impulse. Der Befund, daß, wie bei arterieller Insuffizienz im allgemeinen, auch bei Dysbasia intermittens der venöse O_2-Gehalt des Blutes der betroffenen Extremität höher ist als bei nicht gefäßkranken und nicht unter dysbatischen Beschwerden leidenden Personen (VEAL und McCORD 1938) weist auf die vasogene Gewebsischämie als Schmerzursache hin. LEWIS, PICKERING und ROTHSCHILD (1931) sowie LEWIS (1932) vermuten, daß in der ischämischen Muskulatur sich ein schmerzerzeugender Stoff ansammelt — Substanz (S) —, der nach KATZ, LINDNER und LANDT (1935) sauren Charakter hat und nicht flüchtig ist.

Das Symptom der Dysbasia intermittens beweist selbstverständlich nicht eine arterielle Insuffizienz schlechthin, sondern nur eine Gewebsischämie, die auch anderweitig, so durch schwere Anämie, unzureichendes Stromvolumen bei Cardiopathien, Aortenisthmusstenose u. a. zustande kommen kann, was für die Diagnose zu berücksichtigen ist.

β) Spontaner Dauerschmerz (neuroischämischer Schmerz), auch Ruheschmerz genannt. Sein Auftreten ist prognostisch ungünstiger zu bewerten als die Dysbasia intermittens, kann jedoch nicht als obligates Zeichen jeder stärkeren arteriellen Insuffizienz erwartet werden. Es handelt sich um besonders schwere, teils in der Tiefe, teils oberflächlich lokalisierte, teils hinsichtlich der Ausbreitung kaum definierbare Schmerzen. Beim Hochheben der Extremität und bei Kälte pflegt Verschlimmerung, bei Wärme und bei Tieferlagerung der Extremität leichte Milderung einzutreten. Deshalb versuchen solche Patienten nachts die Extremitäten aus dem Bett heraushängen zu lassen oder sie verbringen, durch Schmerzen schlaflos, die Nacht im Schneidersitz. Sie versuchen sich durch Nicotingenuß abzulenken; durch dauernde Essensverweigerung und durch Gebrauch und Mißbrauch von Schmerzlinderungs- und Betäubungsmitteln gehen sie einem allgemeinen Abbau ihrer körperlichen Substanz entgegen. Der Schmerz treibt sie schließlich dazu, die Amputation zu verlangen.

Diese Schmerzart entsteht durch Ischämie der peripheren Nerven und wird besonders bei trophischen Störungen und beginnender Nekrose durch Gefäßverschlüsse angetroffen. Solche prätrophischen Schmerzen von besonders quälendem Charakter werden bei Arteriosclerosis obliterans und bei Endangitis obliterans beobachtet.

Uneinheitlich sind die Schmerzsensationen nach akuten arteriellen Verschlüssen: teilweise stellt sich ein schwerer Sofortschmerz, teilweise ein im Laufe von 15—60 min stärker werdender neuroischämischer Schmerz ein, verbunden mit Taubheit, Kältegefühl und Kribbeln, selten mit völliger Parese der Extremitätennerven. Sensationen von Steifheit werden auf Ischämie motorischer Nervenfasern bezogen (Collens und Wilensky 1953). Den Nachweis für die ischämische Bedingtheit der bei Periarteriitis nodosa auftretenden Extremitätenschmerzen erbrachten Lovshin und Kernohan (1948).

γ) Entzündungsschmerz. Die bei Arteritiden und Phlebitiden ebenso wie bei anderweitigen Cellulitiden auftretenden Schmerzen, bei denen keine Ischämie vorliegt, sind bedeutend leichter als die ischämisch bedingten. Diese Schmerzart kommt hauptsächlich bei Lymphangitis, Thrombophlebitis und deren Folgezuständen vor; es bestehen fließende Übergänge zur bloßen Druckschmerzhaftigkeit.

δ) Spastischer Schmerz. Krampfartig drückende Schmerzen im Bereich der Finger werden bisweilen von Patienten mit Morbus Raynaud oder Raynaud-Syndrom angegeben; sie sind meist nicht übermäßig heftig. Allerdings kann bei Vorliegen einer organischen Gefäßkrankheit, z. B. Endangitis obliterans, der Schmerz intensiver sein und sich mit neuroischämischen Schmerzen kombinieren. Als Hinweis auf spastische Schmerzen werden die Zeichen von Taubheit, Steifheit, Blässe und Cyanose angesehen, die in der hyperämischen Nachphase von Rötung, Kribbeln und Stechen abgelöst werden.

b) Parästhesien.

Zum Unterschied von normalen Empfindungen sind unter der Bezeichnung „Parästhesien" Fehlempfindungen zu verstehen, durch die im Zentralnervensystem Eindrücke verzeichnet werden, die dem objektiven Sachverhalt, insbesondere der Reizstärke nicht entsprechen. Es handelt sich um Empfindungen von Seiten des „Getasts" (Rein 1941), also eines für die Bewußtmachung der Beziehungen des Organismus zur Umwelt zuständigen Sinnesorgans. Die normalen, durch allgemeine und individuelle Erfahrung gebahnten Wahrnehmungen (Druck und Berührung; Kälte; Wärme; Schmerz; Empfindung für Muskel und Lagesinn) des „Getasts" können bei Parästhesien gestört sein; außerdem werden abnorme Empfindungsqualitäten verzeichnet. So gilt das Jucken als unterschwellige Empfindung der Schmerzreceptoren; ähnlich ist Kitzeln, Kribbeln und Prickeln nach unterschwelliger Reizung (oder Erhöhung der Reizschwelle) der einschlägigen Receptoren zu erklären.

Brennende Empfindungen, die sich bis zum Schmerz steigern können, werden bei den meisten klinischen Beobachtungen dann nicht als Parästhesien gewertet, wenn die betroffenen Bezirke auch objektiv über der Normaltemperatur liegen, so bei Erythermalgie. Diese willkürliche Abgrenzung kann jedoch nicht überzeugen, zumal auch bei der Erythermalgie glaubhaft schmerzhafte Hitzeempfindungen angegeben werden, die weit über die Eindrücke hinausgehen, die bei der gleichen Hauttemperatur von Normalen empfunden werden.

Der Brennschmerz bei der Erythermalgie stellt sich nur über dem individuell gültigen kritischen Temperaturpunkt ein (Lewis 1933) und läßt sich durch Abkühlung oder mechanischen Druck (Entleerung der Endstrombahn durch Gegendruck von außen) temporär beseitigen. Demgegenüber ist beim Brennschmerz, der durch eine arterielle Insuffizienz, z. B. bei Arteriosclerosis obliterans bedingt ist, die Hauttemperatur objektiv erniedrigt.

Schmerzhafte brennende Parästhesien findet man schließlich beim Ergotismus („St. Antoniusfeuer") sowie bei Fällen von peripheren Nervenverletzungen als Kausalgie. Die bei Anwendung von Isonicotinsäurehydrazid beobachteten brennenden Parästhesien („burning feet") ähnlich wie bei Ergotismus können trotz anfänglicher Bedenken (Fisher u. Mitarb. 1952) kaum mit Durchblutungsstörungen erklärt werden (Klüken 1955), was differentialdiagnostisch von Bedeutung ist.

Kälteparästhesien bei objektiv nicht kalten Extremitäten scheinen nicht vorzukommen; diesbezüglichen Behauptungen wäre mit Skepsis zu begegnen.

Andersartige Parästhesien mit kribbelnden, perlenden („Selterwasser", „Sekt"), prickelnden oder stechenden Sensationen oder das sogenannte „Ameisenlaufen" können bei akuten und bei chronischen Durchblutungsstörungen vorkommen. Nach Merrington und Nathan (1949) ist die Eigentemperatur des ischämischen Gewebes bestimmend für den Wechsel der Empfindungsqualität an der gleichen Stelle. Als eindrucksvolles klinisches Diagnosticum wurden von Schrader (1955) belastungsabhängige Parästhesien für die Höhendiagnose von Beckenarterienstenosen nachgewiesen. Stellen sich unter Belastung bei Patienten mit Claudicatio intermittens Parästhesien an den beiden Gesäßhälften ein, so spricht dies für eine Stenose im Bereich der Arteria ilica communis und interna. Freilich erzeugt nicht jede derartige Stenose obligatermaßen solche Parästhesien.

Bei Stauungsdermatosen infolge chronischer venöser Insuffizienz stellt sich bisweilen ein sehr quälender Juckreiz ein, der ebenfalls als Parästhesie zu werten ist.

Kombinationen von verschiedenartigen Parästhesien mit Gefühlen von Schwäche, Kälte und Unruhe mit charakteristischem Zurücktreten oder Verschwinden aller Beschwerden, sobald der Patient aufsteht oder herumgeht, werden von Ekbom (1950) als „restless legs" bezeichnet. Dabei liegt keine arterielle Insuffizienz vor. Weitere parästhetische Empfindungen gibt es bei neurovasculären Schultergürtelbeschwerden und bei der Brachialgia paraesthetica nocturna.

Die Leitung der Reize erfolgt bei Parästhesien wie bei der normalen sinnlichen Wahrnehmung über spinocorticale Nervenbahnen. Selbstverständlich stellen periphere Durchblutungsstörungen nur eine der zahlreichen möglichen Parästhesien dar. Man wird jedoch bei Anamnesen den Hinweis auf mögliche zirkulatorische Störungen, der sich aus den Angaben von Parästhesien ergibt, niemals überhören. Trotz zahlreicher charakteristischer parästhetischer Erscheinungen, läßt sich aus der Art der Fehlempfindung keine Krankheitsdiagnose stellen. Hingegen sind Aussagen über die Lokalisation von Durchblutungsstörungen durchaus möglich.

c) Hyperästhesie.

Manche Patienten mit arterieller Insuffizienz sind überempfindlich auf mechanische Hautreize. Bereits bei leichtem Reiben mit dem Finger entsteht ein unverhältnismäßig intensiver Schmerz. Vornehmlich soll dieses Verhalten in Bezirken vorkommen, deren Nerven ischämisch geschädigt sind.

d) Hypästhesie.

Unter nicht eindeutig definierten Voraussetzungen kann es bei akuten arteriellen Insuffizienzen, z. B. unmittelbar nach akutem arteriellem Verschluß oder bei andersartigen Zuständen von Ischämie, zu totaler Gefühllosigkeit der von der Durchblutung ausgeschalteten Gewebsbezirke kommen.

e) Kältegefühl.

Daß sich bei arteriellen Insuffizienzen häufig ein abnormes Kältegefühl einstellt, beruht keineswegs in der Mehrzahl der Fälle auf Parästhesien, sondern ist eine Folge der unter solchen Umständen leichter vor sich gehenden Wärmeverluste und ihres unzureichenden Ausgleichs. Bei akutem arteriellem Verschluß durch Thrombose oder Embolie konnten Allen, Barker und Hines (1955) das Kältegefühl in 37% der Fälle verzeichnen. Bei manchen Durchblutungsstörungen besteht zudem eine gesteigerte Empfindlichkeit gegen Kälte, zum Beispiel bei Erfrierungen.

Auf die Hitzesensation wurde im Abschnitt über Parästhesien eingegangen.

2. Objektive Inspektions-, Palpations- und Auskultationsbefunde.

a) Hautfarbe.

Da mit Ausnahme der stufenphotometrischen Bestimmung des Hämoglobingehalts der Haut, der Capillarmikroskopie und der klinisch systematisch erstmals von Wollheim (1927; 1928) angewendeten Capillarphotographie keine objektiven Methoden zur Erfassung der Hautfarbe zur Verfügung stehen, muß sich der Kliniker meist auf subjektive Beobachtungen beschränken. Die visuelle Beurteilung der Hautfarbe ist dadurch erschwert, daß mehrere Komponenten beteiligt sind, von denen allerdings der Blutgehalt die Hauptrolle spielt.

Die normale Haut von Menschen weißer Rasse ist blaßrosa gefärbt. Die Umgebungstemperatur kann diese Färbung beeinflussen: Temperaturen unmittelbar unterhalb der Behaglichkeits- oder Indifferenzgrenze verursachen Abblassung, Temperaturen darüber verursachen eine Rötung der Haut.

Die *Intensität* der Hautröte ist abhängig von der in der Haut jeweils vorhandenen Blutmenge und deren Verteilung, je nachdem sich diese mehr in den Endcapillaren oder in den subpapillären Plexus befindet (vgl. Abb. 4). Daneben spielt die individuell unterschiedliche Hautdicke und der anatomische Gehalt an Blutgefäßen eine Rolle. Aus der Intensität der Hautröte ist kein direkter Rückschluß auf die Durchblutung möglich. Es braucht also die Hautfarbe nicht zu wechseln, wenn sich bei gleichem Querschnitt der Endstrombahn das Stromvolumen ändert.

Die Farbtönung (hellrot bis blaß) der Haut ist abhängig einmal von der Zusammensetzung des in der Haut vorhandenen Blutes. Sauerstoffreiches Blut wird eher zu hellroter, sauerstoffarmes Blut zu blasser oder cyanotischer Hautfarbe führen. Daneben ist aber wesentlich für die Farbtönung die Zahl der geöffneten und mit Blut gefüllten Capillaren und die Verteilung des Blutes auf Endcapillaren und subpapilläre Plexus (Wollheim 1927; 1928; 1931). Bei starker Füllung der Endcapillaren mit sauerstoffreichem Blut erscheint die Haut hellrot. Ansammlung von Blut in den subpapillären Plexus ist die Ursache einer capillären Cyanose. Bei längerem Verweilen des Blutes in diesen erweiterten Gefäßnetzen nimmt gleichzeitig der Sauerstoffgehalt des Blutes ab. Auch ohne Erweiterung der subpapillären Plexus wird die Haut cyanotisch, wenn von den Arterien bereits ungenügend mit Sauerstoff gesättigtes Blut einströmt (arterielle Cyanose). Bei völligem Sistieren des arteriellen Zuflusses (Spasmus, Embolie, Thrombose) kann sich nach anfänglicher Blässe eine permanente Cyanose entwickeln. Die Unterscheidung, ob die Farbtönung mehr durch Füllung der Endcapillaren oder der subpapillären Plexus bedingt ist, ist durch einfachen Fingerdruck möglich. Erzielt man durch Druck mit dem Finger eine örtliche Blässe, in die nach Aufhören des Druckes von der Umgebung das Blut konzentrisch, nach Art einer Irisblende, wieder einströmt, so waren hauptsächlich die subpapillären Plexus gefüllt. Verschwindet die örtliche Blässe gleichmäßig im gesamten Gebiet des vorher ausgeübten Druckes, so ist die Farbänderung durch Füllung der Endcapillaren verursacht. Auf die Unterschiede zwischen arterieller und capillärer Cyanose wird andernorts noch näher eingegangen (S. 530ff).

Blasse Haut erklärt sich durch verminderten Gehalt an Blutfarbstoff; bei der sogenannten Wachsblässe oder Leichenblässe sind die Endstrombahngefäße fast ganz blutleer.

Bei chronischen oder länger dauernden akuten peripheren Durchblutungsstörungen kann es durch Übertritt von Blut oder Blutfarbstoff zur Imbibition und Anfärbung der geschädigten Gewebe, auch der Haut kommen. Entsprechend erklärt sich die braune Verfärbung der Haut dadurch, daß stauungsbedingte Blutextravasate im Gewebe als Hämosiderin gespeichert werden.

Abweichungen von der Normalfärbung der Haut können diffus oder zirkumskript auftreten. Bei Umstellungen am Gesamtkreislauf sowie bei Störungen der Blutverteilung sind die über den Gesamtkörper ausgebreiteten Farbabweichungen schwerer zu beurteilen, da die ganze Körperoberfläche die gleiche Farbe hat. Hingegen sind die bei umschriebenen Veränderungen der Hautfarbe faßbaren Unterschiede leichter aufzufassen, so daß dem Untersucher bei Berücksichtigung von Allgemeinzustand, Kreislaufsituation und Blutstatus eine Vorstellung vom Blutgehalt der Haut möglich wird. Die Lokalisation umschriebener Farbabweichungen der Haut vermittelt Hinweise auf die zugrundeliegenden Störungen. Verschlüsse größerer Arterien bewirken großfleckige, manchmal über ganze Extremitätenteile reichende Farbveränderungen, die allerdings nicht unmittelbar distal vom Durchblutungshindernis, sondern weiter peripherwärts beginnt (infolge einer kollateralen Durchblutung eines Teiles des ischämischen Bereiches). Bei Verschlüssen kleinerer Arterien ist die Verfärbung fleckförmig verteilt. Schließlich können bei der Livedo reticularis (Cutis marmorata) Farbveränderungen im Bereich des Aufteilungsgebietes von Hautarteriolen beobachtet werden (O. Müller 1922; Feldaker u. Mitarb. 1955; 1956).

Entstehungsdauer und Verweildauer von Hautfarbveränderungen vermitteln bei akuten arteriellen Verschlüssen und bei diagnostischen Zirkulationsprüfungen wichtige Aufschlüsse, besonders wenn man den Einfluß von Bedingungsänderungen prüft, wie etwa bei den verschiedenen Hyperämietesten, bei der Lagerungsprobe u. a. Uniforme Färbung gilt bei Hyperämietesten als Zeichen fehlender Anpassungsfähigkeit, während prompter Farbwechsel die zirkulatorische Intaktheit und Funktionstüchtigkeit des untersuchten Gebietes bestätigt. Andererseits ist bei der Roll- und Lagerungsprobe Farbwechsel mit Auftreten von ischämischer Blässe ungünstig zu bewerten. Das bei schweren arteriellen Ischämien im Beinbereich nicht seltene Bestehenbleiben stärkster Rötungsgrade auch bei Elevation der Extremität, eine Folge von Gewebsimbibition mit Blut und Blutbestandteilen, gilt, besonders in der Nachbarschaft ischämischer Bereiche, als sehr ungünstiges Zeichen.

Einige Krankheitsbilder sind durch charakteristische Aufeinanderfolge von Hautfarbveränderungen ausgezeichnet, wie das Raynaud-Syndrom, bei welchem Blässe, Cyanose und hyperämische Nachröte unmittelbar aufeinanderfolgen. Auch bei der Erythermalgie können durch Variation der Umgebungstemperatur entsprechende Farbveränderungen erzielt werden. Im allgemeinen ist bei Abblassung vorher geröteter Hautbezirke eine Engerstellung der peripheren Strombahn anzunehmen, die nicht unbedingt mit einer Verminderung der lokalen Hautdurchblutung einherzugehen braucht. Prompter und ausgiebiger Ausgleich einer artefiziell erzeugten Hautischämie durch Nachröte ist ein Kriterium ausreichender peripherer Durchblutung. Kurzfristige Hautrötungen lassen sich auf reflektorischem Wege durch Wärmeanwendung und Ausschaltung des neuralen Vasoconstrictorentonus, außerdem als Reaktion auf künstliche

Drosselung der Durchblutung provozieren. Auch unter psychischen Einwirkungen kann es zu passageren Erythemen kommen (Erythema e pudore). Gewebsentzündungen verursachen länger dauernde Erytheme. Schließlich kann es bei chronischen arteriellen Insuffizienzen für lange Zeit zu einer kompensatorischen Erweiterung der im Grenzbereich liegenden Arteriolen kommen, die gleichfalls eine Dauerrötung herbeiführt.

b) Hauttemperatur.

Wesentliche Ergänzung der Hautfarbenbeobachtung kann sich der Untersucher durch Berücksichtigung der begleitenden Hautoberflächentemperatur verschaffen, die palpatorisch annähernd zu beurteilen ist. Für die zahlreichen Konstellationsmöglichkeiten zwischen verschiedenen Typen der Hauttemperatur und verschiedenen Hautfarben gilt die Regel, daß für die Farbintensität der Haut vorwiegend der Blutgehalt, für die Oberflächenwärmeabgabe vorwiegend die Durchblutungsgröße bestimmend ist. Daher berechtigt die Feststellung von geröteter Haut mit wärmerer Oberfläche als die Umgebung zum Rückschluß auf starke Durchblutung. Abb. 8 zeigt ein häufig benutztes Schema (IPSEN 1936; SCHEURER 1940; RATSCHOW 1953) über die verschiedenen Konstellationen von Hautfarbe und Oberflächentemperatur.

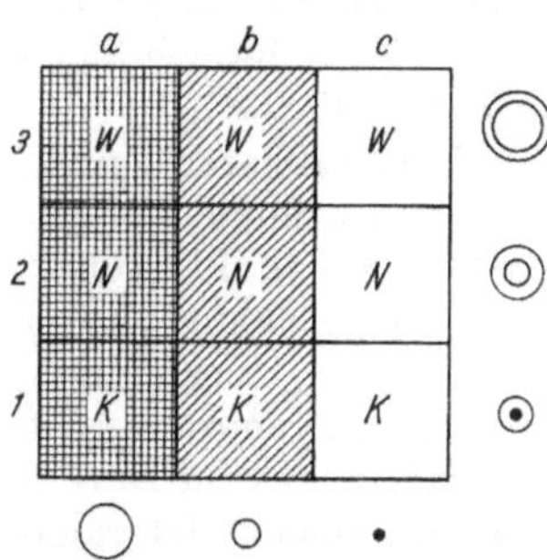

Abb. 8. Hautoberflächentemperatur und Hautfarbe in Abhängigkeit von der Eng- oder Weitstellung von Arteriolen und Capillaren. *a* erweiterte; *b* normale; *c* enge Capillaren. *1* enge; *2* normale; *3* erweiterte Arteriolen. *W* warme; *N* indifferente; *K* kalte Hautoberfläche. Kariert stark gefärbte; schraffiert normale; unbezeichnet blasse Haut. Die Hautoberflächentemperatur ist abhängig von der arteriolären Durchblutung, die Hautfarbe vom Blutgehalt der Endstrombahn (Capillaren). (Nach IPSEN 1936, SCHEURER 1940, RATSCHOW 1953.) Das Verhältnis der Füllungsanteile von Endcapillaren und subpapillaren Plexus ist hier nicht berücksichtigt.

Hautfarbe und Oberflächentemperatur ermöglichen bei Kenntnis der Grenzen ihrer Aussagefähigkeit mitunter beschränkte Beurteilungen der peripheren Durchblutung. Kurzfristige Stromvolumenänderungen können, müssen aber nicht, mit Hautfarbveränderungen einhergehen. Tatsächlich eintretende Änderungen der Hautfarbe machen eine Änderung der Durchblutung wahrscheinlich und beweisen eine Änderung des Blutgehaltes der Haut. Hautfarbe und cutane Wärmeabgabe gestatten nur Rückschlüsse auf das Integument, nicht auf die tieferliegenden Gewebe. Die adäquate Methode zur Erfassung der quantitativen Hautwärmeabgabe ist die Calorimetrie (ASCHOFF 1944, 1947, 1948; HENSEL 1951, 1952) (vgl. S. 87ff.).

c) Dermographie.

Als Dermographie (FÉRÉ und LAMY 1889) definiert GÜNTHER (1917) jede sichtbare Reaktion der Haut auf mechanische, innerhalb des physiologischen Bereiches liegende Einwirkungen. Wenn man sich nicht auf grobe, lediglich orientierende Feststellungen beschränkt, sondern darüber hinaus den physiologischen und pathologischen Voraussetzungen der mechanischen Erregbarkeit der Hautgefäße durch vergleichende Untersuchungen nachgeht, so erhält man nur bei Verwendung zweckmäßiger Apparaturen zur Dosierung und Gleichhaltung der anzuwendenden Reizwirkungen verwertbare Aufschlüsse (PRENGOWSKI 1906; STAEDTLER 1907; MAUTNER 1913; GÜNTHER 1917; NOTHHAAS 1938; MEIER 1954). Wesentlich für die Auslösung des Hautschriftphänomens ist nach POLONSKY (1911), daß ein Reibungsreiz auf das Integument ausgeübt wird. Die Anwendung eines mechanischen Reibereizes, wie er etwa durch Bestreichen der Haut mit einem stumpfen Gegenstand von kleiner Einwirkungsfläche hervorgerufen wird, bewirkt bei positivem Ausfall der Reaktion charakteristische Hautveränderungen verschiedener Art. Vermißt werden diese Reaktionen bei Patienten mit Myxödem (STURSBERG 1905; MARXER 1915) sowie Kranken mit Diabetes insipidus (GÜNTHER 1917). Die pathogenetischen Zusammenhänge und Bedingtheiten der Hautschrift sollen hier nicht näher erörtert werden. Es interessiert lediglich die Abhängigkeit der mechanischen Erregbarkeit der Hautgefäße. Auf die fragliche Koinzidenz der Hautschrift mit bestimmten Krankheitsbildern wird später eingegangen werden.

Die Erscheinungen der Dermographie treten nach einer meßbaren Latenzzeit, der sog. dermographischen Latenzzeit (DLZ) (MAREY 1858) auf und halten eine gewisse Zeit lang bis zu ihrem Abklingen an (dermographische Verweildauer). Je nach der Hautfärbung bei der Ausgangssituation ist die Erkennbarkeit der Reaktionen verschieden; so ist auf blasser Haut die weiße Hautschrift und auf roter Haut die rote Hautschrift schwerer feststellbar (GÜNTHER 1917).

Die dermographische Latenzzeit ist im allgemeinen unabhängig von der Reizstärke. Allerdings läßt sich durch Summation mechanischer Oberflächenreizungen im gleichen Hautareal eindeutig eine Verkürzung der Latenzzeit erwirken (MEIER 1954). Eine Abhängigkeit der Latenzzeit vom vegetativ gesteuerten Tonus der Endstrombahn wird angenommen, wobei bei weiten, niedrig tonisierten Gefäßen die Reaktion bereits kürzere Zeit nach der Reizeinwirkung erkennbar ist als bei verengten hochtonisierten Gefäßen. Aus diesem Blickwinkel ist wohl die Mehrzahl der dermographischen Beobachtungen hinsichtlich des Verhaltens der dermographischen Latenzzeit (Tabelle 1) verständlich.

Die dermographische Verweildauer ist am kürzesten bei der weißen Hautschrift; NIKOLSKY (1908) gibt Werte unter 15 min an. Bei der roten Hautschrift wird eine Verweildauer bis 60 min angegeben (L. R. MÜLLER 1913); STURSBERG (1905) beobachtete sogar eine Dauer bis zu 120 min. Am längsten ist die Verweildauer bei der Quaddelleiste, nämlich bis 24 Std (BARTHÉLEMY 1900). Entgegen andersartigen Erwartungen läßt sich bei inneren Krankheiten meist keine Verlängerung erkennen (REINÄCKER 1939). Lediglich bei Gastroenteritiden sowie bei vegetativen Dystonien werden Verlängerungen beobachtet (MEIER 1954). Seitenunterschiede im Zusammenhang mit Krankheiten innerer Organe konnte REINÄCKER 1939 nicht feststellen, desgleichen keine Verlängerung nach Histamingabe. Dagegen fand MEIER (1954) die Verweildauer in Kälte verlängert. BARTHÉLEMY (1900) bezeichnet eine Verweildauer über 15 min bei der Dermographia rubra als krankhaft.

Ohne näher auf die historische Entwicklung einzugehen, lassen sich folgende Arten von Hautschrift unterscheiden:

α) Dermographia alba (L. R. MÜLLER 1930); negativer Dermographismus (BLASCHKO 1899); perverse Reaktion (HESS und KÖNIGSTEIN 1911); vasoconstrictorische Reaktion (GÜNTHER 1917). Der weiße Dermographismus entsteht durch Kontraktion der Endcapillaren auf mechanische Reize, die beim Normalen keine Wirkung auf die Gefäßweite ausübt oder eventuell sogar eine Erweiterung (rote Dermographie) hervorrufen. Die weiße Dermographie ist also Ausdruck einer abnormen Kontraktionsbereitschaft insbesondere der Endcapillaren. Das Phänomen, das bereits von MAREY (1858) beschrieben wurde, imponiert als eine meist innerhalb von 10—20 sec nach mechanischer Reizung beginnende, bei etwa 30 sec kulminierende und meist nicht über 3 min dauernde Abblassungszone in der unmittelbaren Umgebung der Reizeinwirkung. Die nicht immer leicht erkennbare Reaktion ist unabhängig von der Reizintensität. Die Reizschwelle liegt bei der Dermographia alba im allgemeinen niedriger als bei der Dermographia

Tabelle 1. *Verhalten der dermographischen Latenzzeit.*

	Verkürzend	Verlängernd	Autor
Umgebungstemperatur	Wärme	Kälte	EBBECKE (1917) HOFF (1931)
Lebensalter	niedrig	hoch	SPICKMANN (1936)
Kost	alkalisch, Rohkost	sauer	HOFF (1931)
Blutdruck	Steigerung		
Grundumsatz	niedrig	erhöht	HOFF (1933) NOTHHAAS (1938)
	Beginn der Menstruationsblutung		GEBERT (1936); bestritten MEIER (1954)
		Ovarialinsuffizienz vor der Menopause	NOTHHAAS (1939)
	Parasympathicotone Phase	Sympathicotone Phase des Fieberanstiegs	SZONELL (1936)
	körperliche Belastung bei vegetativer Dystonie		MEIER (1954)
		Ulcera ventriculi (überwiegend)	MEIER (1954)
Stoffe und Substanzen	Histamin (capillare Lähmung)	Adrenalin	REINÄCKER (1939)
	Acetylcholin	Sympatol	NOTHHAAS (1938)
	Doryl	Cardiazol	HOFF (1933)
		Atropin	ESSEN u. CAPPELL (1939)
		Sympatol bei adrenergischer Ausgangslage	ESSEN u. CAPPELL (1939)
	Coffein, Sympatol bei vegetativ Stigmat.++		++nicht bestätigt REINÄCKER (1939)
Krankheiten		Rückenmarksläsionen auf der Herdseite	HOFF (1933)
	Hypertonie		NOTHHAAS (1929, 1932, 1938)
		Hypertonie	LIPPERT (1935), nach MEIER (1954)

rubra. Im Bereich von Rumpf (BAUER 1912), Oberschenkelstreckseite (GÜNTHER 1917) und Unterschenkel (MEIER 1954) ist sie besonders deutlich auslösbar, entsprechend einer gesteigerten Vasokonstriktionsneigung. Die Konstriktion der Endstrombahn wird durch die contractilen Gefäße hervorgerufen, bei Berücksichtigung der Definitionen von CHAMBERS und ZWEIFACH (1947) sowie von ILLIG (1957) durch die präcapillaren Sphincteren. Die weiße Dermographie kommt vor bei Infektionskrankheiten, und zwar im Anfangsstadium (L. R. MÜLLER 1913; SZONELL 1936), bei Dermatosen (REUTER 1933), bei paroxysmaler Hämoglobinurie (GÜNTHER 1917) sowie bei Rückenmarksaffektionen (L. R. MÜLLER 1913). Sie hat keine diagnostische oder differential-diagnostische Bedeutung.

β) Dermographia rubra; positiver Dermographismus (BLASCHKO 1899); hyperämisches Reizphänomen (PINKUS 1902); vasodilatatorische Reaktion (GÜNTHER 1917). Die Reizschwelle zur roten Hautschrift soll höher liegen als bei der weißen Dermographie. Im unmittelbaren Bereich der Reizeinwirkung entsteht ein deutlich sich abhebender, dunkel- oder hellroter Streifen nach einer Latenzzeit von 10—30 sec, der über längere Zeit anhält. Bis zu einem gewissen

Grad scheint die Intensität der Reaktion von der peripheren Durchblutungssituation (HEIN 1937) und von der Reizstärke (NOTHHAAS 1938) abhängig zu sein. Gleichzeitiges Auftreten mit der Dermographia alba, wobei der gerötete Streifen mit blassen Konturen versehen ist, kommen vor; man spricht von Dermographia mixta (MAREY 1858; VULPIAN 1875). Die Reaktion der roten Hautschrift kommt auch nach Denervation zustande (L. R. MÜLLER 1913). MEIER (1954) konnte sie bei 88% seiner Probanden auslösen.

Nach LEWIS (1928) ist die rote Hautschrift eine Vasodilatation, die durch das Freiwerden von H-Substanzen im Bereiche der unmittelbaren Reizeinwirkung entsteht. Neben stofflichen Faktoren dürften auch neurogene Momente an der Reaktion beteiligt sein (HOFF 1927; L. R. MÜLLER 1913; EBBECKE 1917; KROGH 1924; NOTHHAAS 1938; BILECKI und SCHILF 1951). Eine vorwiegend neurogene Auslösung der Erscheinungen wurde von REINHARDT und RICKER (1933), HEIMBERGER (1930) und STÖHR (1933; 1938; 1939) angenommen.

Durch HESS und KÖNIGSTEIN (1911) wurde auf rote Hautschrift bei Meningitiden aufmerksam gemacht, durch SYLLA und PANKOW (1943) bei Fleckfieber; letztere Beobachtung konnte von v. STOCKERT (1943) nicht bestätigt werden. Vorkommen von roter Hautschrift bei Saturnismus wird von FRIEDRICH (zit. nach SCHWIMMER 1898) sowie von EPPINGER und HESS (1910) bei Patienten mit nervösen Störungen angegeben. Durch BARTHÉLEMY (1900) ist das Zeichen des „dermographisme pulsatile“ bei Kranken mit Aorteninsuffizienz als diagnostisches Kriterium angegeben worden.

Divergent sind die Beobachtungen der dermographischen Latenzzeit von roter Hautschrift bei vegetativen Dystonikern. STURSBERG (1905) sowie SCHELLONG (1914) stellten verkürzte Latenzzeiten fest, während ESSEN und CAPPELL (1939) verlängerte Werte fanden und die Resultate von SCHOLZ (1951) nicht eindeutig waren. Im Bereiche viscerocutaner Reflexzonen (HANSEN und v. STAA 1938) ließen sich keine eindeutig korrelativen Resultate im Zusammenhang mit Erkrankungen innerer Organe finden (REINÄCKER 1939).

γ) Dermographia elevata (L. R. MÜLLER 1913) Urticaria factitia[1] (GULL 1859); ödematöse Reaktion (GÜNTHER 1917); Quaddelleiste. Diese Reaktion wird ziemlich selten beobachtet, wenigstens solange nur mittlere Reizstärken angewandt werden (FALK 1901; STURSBERG 1905); bei stärkeren Reizen tritt die Reaktion häufiger auf (NOTHHAAS 1938). Hauttemperatur und Hautwärmeabgabe sollen nach HEUSINGER (1867) und CHAMBARD (1889) gesteigert sein. Bei der Quaddelleiste dürften den im Gewebe anfallenden H-Substanzen die überwiegende Rolle zuzuerkennen sein, während das Nervensystem nur zum geringeren Teil beteiligt ist (LEWIS 1928; HOLZAPFEL 1930). Neben der einfachen Latenzzeit unterscheidet GÜNTHER (1917) eine sog. Latenzzeit für die Zeitspanne von der Reizeinwirkung bis zur Quaddelbildung, die meist 2 min beträgt; sie soll von der Gewebsspannung und nicht vom Außendruck abhängig sein. Die früher vielfach diskutierten Rückschlüsse auf Nervenkrankheiten sind nach L. R. MÜLLER (1913) sowie GOLDSCHEIDER und HAHN (1925) unzureichend begründet.

δ) Blaue Dermographie. Nach KOSCHEWNIKOW (1935) ist diese sehr seltene (ESSEN und CAPPELL 1939), 5—10 sec nach Reizeinwirkung auftretende und über Minuten anhaltende Reaktion vasospastisch bedingt. Sie scheint ähnlich wie die Cyanose beim Raynaud-Syndrom zustande zu kommen (vgl. S. 228).

ε) Urticaria pigmentosa (SANGSTER 1878) bei kleinen Kindern wird im Zusammenhang mit der Hautschrift von GÜNTHER (1917) erwähnt. Nach JARISCH (1900)

---

[1] Richtiger: Urticaria facticia (MICHELSON 1884).

liegt ein vermehrter Pigmentgehalt der Rete-Zellen vor. Jadassohn (1894) konnte an den von der Urticaria pigmentosa früher befallenen Stellen noch lange Zeit eine ödematöse Reaktion auslösen.

Über meteorologische Bedingtheiten der Hautschrift vgl. die Arbeiten von Kestner (1935), Brüning (1939), Zink und Kuhnke (1951) sowie einige bei Meier (1954) zitierte Dissertationen.

d) Reflektorisches Hauterythem.

Das reflektorische Hauterythem (action vasomotrice reflexe nach Vulpian 1875; Reflex-Erythem nach Ebbecke 1914; reactio reflexiva nach Günther 1917; „roter Hof" nach Lewis 1928) beschränkt sich nicht streng auf den Ort der Reizeinwirkung, wie die Dermographie. Vielmehr kommt es nach einer Latenzzeit von 5—30 sec zu einer 1—10 min dauernden hellroten Verfärbung von unregelmäßiger, flammig-zackiger Begrenzung (L. R. Müller 1913; Lewis 1927); die Reaktion ist ventral stärker als dorsal ausgeprägt, am geringsten im Bereiche von Unterarm, Unterschenkel und Nates (Günther 1917). Sie ist auch bei nervengesunden Individuen anzutreffen (Stursberg 1905), wenn auch bei Personen mit Neigung zu Schamröte häufiger zu finden (Bauer 1912). Simultan mit der Dermographia rubra und elevata lassen sich gleichfalls Reflexerytheme finden (Ebbecke 1914). Kennzeichnend für das Reflexerythem ist seine unregelmäßige zackenförmige Begrenzung und seine Ausdehnung über den eigentlichen Reizort hinaus. Während die scharf begrenzte Dermographie durch Erweiterung bzw. Verengung von Capillaren hervorgerufen wird, je nachdem ob sie rot oder weiß ist, ist das Reflexerythem durch gleichzeitige Dilatation auch der Arteriolen bedingt. Es ist stets abhängig von der Innervation und kann demnach durch lokale oder zentrale Unterbrechung nervöser Bahnen aufgehoben werden (Breslauer 1918/19). Nach Krogh (1924) entsteht das Reflexerythem durch Axonreflexe. Daß für das Reflexerythem die Beteiligung der Arteriolen wesentlich ist, zeigt sich auch an der Steigerung der örtlichen Hauttemperatur, die unter Umständen 2°C betragen kann. Ausgelöst werden Reflexerytheme ebenso wie die Dermographie durch einen mechanischen Reiz. Während aber bei der Dermographie die Capillarerweiterung bzw. -verengung auf den Ort der Reizeinwirkung beschränkt ist, zeigt das Reflexerythem als roter Hof die oben beschriebene Ausdehnung. Auch die Dauer der am Reizort entstehenden Capillarreaktion ist wesentlich kürzer als die des Reflexerythems, so daß gelegentlich der Anschein erweckt wird, als ob nur ein Reflexerythem aufgetreten wäre. So beschrieben Marchand (1912) und Günther (1917) mechanische, insbesondere schmerzerzeugende Reize als Ursache von Reflexerythemen. Reflexerytheme wurden nach L. R. Müller (1912) bei Rückenmarksverletzungen, bei Neuropathen und Basedowikern (Jamin 1924) und bei Meningitis tuberculosa beobachtet (Ibrahim 1944). Sie können bei altersatrophischer und ödematöser Haut, bei kachektischen und trophischen Störungen sowie bei Anästhesien fehlen (Spiess 1906; L. R. Müller 1913). Die Tatsache, daß das Reflexerythem ausnahmsweise auch bei Denervierung erhalten bleibt (Kohler und Weth 1924), wenn der periphere Anteil des betroffenen sensiblen Nerven nicht degeneriert, führt zu der oben erwähnten Annahme kurzer peripherer Axonreflexe. Wie E. Müller (1949) zeigte, wird in solchen Fällen auch die sonst in der anästhetischen Zone 1—2 Wochen nach Denervierung anhaltende Herabsetzung der Hautdurchblutung vermißt. In jedem Fall bedarf das Phänomen der Mitwirkung neuraler Strukturen, möglicherweise aber nicht in allen Fällen von Ganglienzellen (Bruce 1910; Krogh 1924).

e) Die dreifache Reaktion (EBBECKE 1923; LEWIS 1927).

Als dreifache Reaktion wird ein Syndrom bezeichnet, bei dem es unter den verschiedensten physikalischen oder chemischen Reizen zu einer scharf begrenzten Erweiterung der Endcapillaren, mit zentraler Röte und einem umgebenden, unscharf begrenzten roten Hof durch Erweiterung von Arteriolen kommt (s. Reflexerythem). Unmittelbar anschließend kommt es durch Austritt von Flüssigkeit im Bezirk der erweiterten Capillaren zur Quaddelbildung. LEWIS (1927) führte das Phänomen auf die Freisetzung histaminähnlicher Substanzen zurück. Im speziellen Teil wird auf die dreifache Reaktion nochmals näher eingegangen.

f) Reflektorische Hautblässe.

GÜNTHER (1917) erwähnt das Vorkommen von örtlicher „reflektorischer Anämie“ nach Stichreizen, besonders im Extremitätenbereich (distalwärts gesteigerter Vasomotorentonus); die Erscheinung ist häufig nur schwer erkennbar. Mit Hilfe objektiver Hautfarbmessungen fand ADAMS-RAY (1953) bei Normalen und bereits bei gesunden Neugeborenen im Bereiche der C_4-Segmente eine gesteigerte Vasokonstriktion nach Hautreiz, wenn man die Reaktion mit den benachbarten Hautsegmenten verglich. Der Autor erklärte die Erscheinung durch anatomische Unterschiede der vasomotorischen Innervation. Eine besondere Bedeutung wird in diesem Zusammenhang der Beobachtung von ADAMS-RAY (1953) beigemessen, wonach bei Patienten mit Erkrankungen zwerchfellnaher Organe sowie von Herz und Lungen ein in den C_4-Dermatomen lokalisierter auffälliger Hautblässereflex entsteht. Der zugrunde liegende gesteigerte Vasomotorentonus, der für die gegenüber der Umgebung verstärkte Abblassung verantwortlich gemacht wird, konnte auch durch Hyperämisierungs-Versuche mit Senföl nachgewiesen werden; nach Sympathicusausschaltung war eine Verminderung der C_4-Hautblässe zu verzeichnen. Bei Gallenblasenkranken wird auf die reflektorische viscerocutane vasoconstrictorische Blässe der Haut, bedingt durch Engstellung von Capillaren, von ADAMS-RAY (1951) aufmerksam gemacht.

g) Schweißsekretion.

Bei einigen Arten von peripheren Durchblutungsstörungen, insbesondere nach Unterkühlungs- und Erfrierungsschäden, ist ein besonders intensives Schwitzen der betroffenen Extremität zu verzeichnen, das aber nicht quantitativ der arteriellen Insuffizienz entspricht. Diese abnorme Schweißsekretion, durch Sympathektomie günstig beeinflußbar, dürfte von der arteriellen Durchblutung unabhängig sein. Überhaupt sollte die Schweißsekretion, da sie psychogenen Einflüssen besonders unterliegt, im Zusammenhang mit Durchblutungsstörungen nicht überwertet werden. Andererseits kann bei Erkrankungen des Zentralnervensystems (multipe Sklerose, Syringomyelie, Poliomyelitis, Rückenmarkstumoren) ein Fehlen der Schweißsekretion beobachtet werden.

Schwitzprozeduren geben für angiologische Fragen keinen direkten Aufschluß.

BENJAMIN und BAILEY (1956) wiesen nach, daß sowohl durch vermehrtes Schwitzen (Acetylcholin) als bei Ausschaltung der Schweißsekretion (Atropin) die cutane Wärmeabstrahlung gesteigert werden kann. Die zugrundeliegenden Durchblutungsänderungen und der cutane Blutgehalt verhalten sich dabei recht uneinheitlich. BETZ (1955) erfaßte die Hautwasserabgabe mittels eines Kristallhygrometers, wobei die Oberflächenleitfähigkeit eines Kaliumbromidkristalles durch den mit der Hautwasserabgabe schwankenden Feuchtigkeitsgehalt eines flach über die Hautoberfläche geleiteten Luftstromes verändert und elektrisch registriert wird. Synchrone Messungen der peripheren Durchblutung mit Strömungscalorimeter ergaben, daß bei niedrigen und bisweilen bei mittleren Umgebungstemperaturen Hautwasserabgabe und periphere Durchblutung gleichsinnigen Veränderungen unterworfen sind, bei hohen Raumtemperaturen dagegen in verschiedenartigem Sinne schwanken. Bei niederen und hohen Raumtemperaturen schien die Hautwasserabgabe am schnellsten auf Fußbäder zu reagieren. Trinken heißer Flüssigkeiten bewirkte nach kurzfristigem Abfall der Hautwasserabgabe eine erhebliche Zunahme.

Bei Akrocyanose wird häufig eine stark ausgeprägte Schweißsekretion angetroffen. Sie muß nicht notwendig als Folge der acralen Durchblutungsstörung betrachtet werden, sondern läßt sich auch so verstehen, daß sie mit dieser eine gemeinsame Ursache hat.

Bei arterieller Insuffizienz wird im Bereich der Durchblutungsstörung manchmal ein umschriebener Ausfall der Schweißsekretion beobachtet, der als Frühsymptom einer Durchblutungsstörung Beachtung verdient (RATSCHOW 1953; HASSE 1955).

Die einseitige Steigerung der Schweißsekretion soll sich häufig im Bereich von arteriovenösen Fisteln der Extremitäten nachweisen lassen (ALLEN, BARKER und HINES 1955).

h) Atrophie.

Bei länger dauernder arterieller Insuffizienz kommt es zur allgemeinen Atrophie der befallenen Extremität oder der jeweiligen Extremitätenteile. Diese Atrophie, die sich auch an der Haut auswirkt, kann erklärt werden durch die bei verminderter oder fehlender Inanspruchnahme unzureichende vasale Gewebsversorgung. Sogenannte Trophoneurosen im Sinne direkter trophischer Benachteiligung unzureichend blutversorgter Teile lehnt LEWIS (1938) ab, mit dem Hinweis, es handele sich um die gleichen Störungen, wie sie auch bei anderen Arten von Inaktivitätsatrophie vorhanden sind. Ob bei ischämischer Neuropathie, also bei Zuständen wobei der Nerv selbst unter der Minderdurchblutung leidet, tatsächlich keine zusätzlichen trophischen Störungen zustande kommen (RATSCHOW 1953), erscheint zweifelhaft. Für eine solche Möglichkeit sprechen die Beobachtungen von Gewebsnekrosen (mal perforant) bei gestörter nervaler Versorgung (vgl. auch HAUSER 1958).

i) Sklerosierungen.

Erscheinungen von Sklerodermie, speziell als Sklerodaktylie, kommen bei Durchblutungsstörungen und Gefäßkrankheiten nur im Zusammenhang mit Raynaud-Syndrom vor. Während GARLOCK (1936) und ebenso PRINZMETAL (1936) annehmen, daß der Sklerodermie das Raynaud-Syndrom vorausgehe, vermutet HUNT (1936), daß das Raynaud-Syndrom eine Auswirkung sklerodermischer Veränderungen der Haut ist. Diskutiert wird ferner für beide Arten von Veränderungen eine übergeordnete Ursache (etwa Hyperparathyreoidismus: GARLOCK 1936; SUNDER-PLASSMANN 1937 und MÜLLER 1937).

Dem Skleroderm geht stets ein Sklerödem voraus. EMMRICH (1951) nimmt an, daß es sich um eine allgemeine dyskrasische Störung handelt, die letztlich zur Hyalinose führt.

KEINING und BRAUN-FALCO (1956) beschrieben das Auftreten des sogenannten Skleromyxödems, das nach GOTTRON (1954) sich bei Gefäßveränderungen durch Transsudation abwegiger Serumproteine (Leberschaden) in Verbindung mit den Mucopolysacchariden des Bindegewebes ausbildet.

Das sekundäre Auftreten von Sklerosierungen im Bereiche chronisch-minderdurchbluteter Gewebe ist keine Seltenheit.

k) Hautinfektionen.

Unzureichend durchblutetes Gewebe ist vermehrt gegen Infektionen anfällig. Dementsprechend werden bei Patienten mit arterieller Insuffizienz gehäuft örtliche Infektionen der durchblutungsgestörten Gewebe verzeichnet. Gesellt sich zur zirkulatorischen noch eine stoffwechselmäßige Benachteiligung, etwa durch Diabetes mellitus, so resultiert daraus ein besonders hohes Infektionsrisiko, was peinliche Sorgfalt bei der Körperpflege erforderlich macht. Aus banalen Verletzungen bei der Nagelpflege entwickeln sich dann leicht Paronychien, von denen aus die Infektion fortschreitet und eine Zellgewebsentzündung (Cellulitis) benachbarter Bezirke, schließlich eine Lymphangitis und eventuell der Restzustand eines Lymphödems sich entwickeln kann. Differentialdiagnostisch darf der Zustand einer Cellulitis nicht mit Erysipel oder Phlebitiden verwechselt werden.

Keining (1955) betont die jahreszeitliche — mit schlechterer Durchblutung der Endstrombahn bei niedrigerer Umgebungstemperatur erklärbare — Bedingtheit verschiedener Hautinfektionen, sowohl von Viruskrankheiten, z. B. Warzen als auch von bakteriellen Dermatosen, etwa Tuberkuliden nach Art des Erythema induratum Bazin, weiterhin Mykosen der Nägel sowie Pernionen. Wahrscheinlich sind manche Pilzaffektionen nicht die Ursachen, sondern die Folgen der acralen Minderdurchblutung (Ratschow 1955). Bei macerationsempfindlichem, minderdurchblutetem Gewebe können die sonst saprophytären Pilze eine nosoparasitäre Rolle übernehmen. Als Beispiel hierfür erwähnt Keining (1955) das Auftreten von Mykosen bei Patienten mit 8tägiger Dauerbad-Behandlung.

l) Thrombophlebitis superficialis migrans.

Als Frühsymptom oder Erstsymptom, aber auch als eine während des ganzen Krankheitsverlaufes mögliche Komplikation ist die Thrombophlebitis superficialis migrans bei entzündlichen Arterienkrankheiten zu werten. Nicht nur, daß ihr Vorkommen den Verdacht auf eine zugrunde liegende Arteriitis lenken sollte; ihr Fehlen während eines längeren Verlaufes von Gefäßkrankheiten läßt sich differentialdiagnostisch gegen die Diagnose einer Endangitis obliterans anführen.

m) Gangrän.

Die Bezeichnung Gangrän wird in unterschiedlichem Sinn verwendet. Im allgemeinen bezeichnet sie die Nekrose von Körperteilen; Ratschow (1953) reserviert die Bezeichnung Gangrän für den sogenannten feuchten Brand und unterscheidet davon die Nekrose als trockenen Brand. Andere Autoren sprechen von trockener oder von feuchter Gangrän. Trockene Gewebsnekrosen unterliegen einer Schrumpfung, schwärzlichen Verfärbung und werden schließlich als mumifizierte Teile abgestoßen. Bei der feuchten Gangrän kommt es durch Ansiedlung von Infektions- und Fäulniserregern im Gewebe zu dessen Erweichung, wobei sich eine septische Allgemeininfektion als Komplikation entwickeln kann.

Histologisch ist die Nekrose durch das Fehlen der Färbbarkeit der Zellkerne erkennbar.

Ursachen der Nekrose sind meistens mehrere Faktoren. Für angiologische Fragen interessiert neben äußerlich auf das Gewebe einwirkenden Schädigungen hauptsächlich der Faktor der Durchblutung. Gewebsischämie wird dann ceteris paribus eher zu Nekrose führen, wenn noch andere Faktoren schädigend einwirken oder wenn, z. B. durch unzweckmäßige Temperatursteigerung, das stoffwechselabhängige Durchblutungsdefizit größer wird. Ratschow (1953) erwähnt in diesem Zusammenhang die Decubitalnekrosen bettlägeriger Schwerkranker, zu deren Zustandekommen ein ununterbrochener Druck von 50—60 mm Hg auf die äußere Haut ausreicht, wenn er nur lange genug ohne Unterbrechung einwirkt.

Die Lokalisation von Gewebsnekrosen gibt Hinweise auf die Art des zugrunde liegenden Gefäßschadens, bisweilen auch auf die Grundkrankheit. Das Brandigwerden ganzer Extremitäten oder erheblicher Teile derselben kommt nicht häufig vor; es handelt sich um Patienten im höheren Alter mit Arteriosclerosis obliterans oder mit Vitien und massiven Embolien und Thrombosen im Beckenbereich. Auf die distalwärts gerückte Demarkationszone wurde bereits bei der Besprechung der Hautverfärbungen durch Gefäßverschluß hingewiesen. Kleinere Extremitätenbereiche, etwa Teile des Fußes, werden nekrotisch bei Verschlüssen im Bereich der Arteria poplitea, meist ebenfalls bei Arteriosclerosis obliterans, selten bei Endangitis obliterans. Digitale und supradigitale Gewebsnekrosen, vornehmlich im Bereich der Grundphalangen oder in Nagelfalznähe der Endphalangen kommen bevorzugt bei der Endangitis obliterans vor. Ein Kennzeichen der Gangrän bei diabetischer Arteriopathie ist der von distal nach proximal fortschreitende Zelltod. Das Raynaud-Syndrom zeigt, sofern es überhaupt in fortgeschrittenen Fällen zu Nekrosen kommt, das Auftreten kleinster acraler Herde, die nach Abheilung charakteristische eingezogene Fingerkuppennarben hinterlassen. Die Neigung zu Gewebsnekrosen bei der akut zentralen, meist an der Basis der Zehen lokalisierten und bei der akut peripheren Form, die direkt an der Fingerspitze auftritt, charakterisiert die akuten Formen der Arteriitis gegenüber den subakuten und chronischen Verlaufsformen bei Arteriosen (DENECKE 1941).

Im allgemeinen sind die Umrisse arteriell bedingter Nekrosen mehr keilförmig, während die auf venösen Zirkulationsstörungen beruhenden Hautdefekte mehr rundliche Form aufweisen.

Die Nekrosen bei chronischer venöser Insuffizienz durch Gewebsischämie (vgl. S. 509) bevorzugen die tibialen Unterschenkelbereiche und die supramalleolären tibialen Bezirke. Im proximalen Unterschenkeldrittel und weiter zentral kommen sie fast nie vor. Dagegen wird angenommen, daß das Ulcus cruris ischaemicum auf der Basis einer arteriellen Hypertonie mehr die fibulare Knöchelgegend bevorzugt.

Gemeinsames Auftreten von Unterschenkelulcera und Unterschenkelvaricen sollten an die Möglichkeit einer arteriovenösen Fistel denken lassen.

Fingernekrosen kommen nicht nur bei Endangitis obliterans sowie acral bei Raynaud-Syndrom vor, sondern, allerdings sehr selten, auch bei Armarterien-Aneurysmen und bei neurovasculärem Schultergürtelsyndrom.

n) Deformitäten.

Neben Atrophien, entzündlichen Schwellungen und Ödembildungen kann es bei einer beschränkten Anzahl von Gefäßkrankheiten zur Verunstaltung kleinerer oder größerer Körperbereiche kommen.

Abnormes Längenwachstum einer Extremität, insbesondere wenn es bei Kindern einseitig ausgeprägt in Kombination mit anderen Fehlbildungen und mit Varicen auftritt, weist auf eine oder mehrere arteriovenöse Fisteln hin. Man hüte sich dabei vor dem Irrtum, das kürzere Bein für das krankhaft veränderte zu halten, da bekannt ist, daß nur in ganz seltenen Fällen eine Extremitätenverkürzung durch a-v Fistel zustande kommt. HORTON (1932) beschreibt Hypertrophie einer ganzen Körperhälfte bei multiplen arteriovenösen Fisteln.

Weitere angiopathisch bedingte Verunstaltungen, etwa durch Tumoren, Fehlbildungen sowie durch chronische Lymphödeme (Elephantiasis), bieten kaum differentialdiagnostische Probleme.

Trommelschlegelfinger können nicht nur bei chronischen Lungenerkrankungen, sondern auch bei anderen pathologischen Zuständen vorkommen (MENDLOWITZ 1938; 1941/42). Im Gegensatz zu früheren Angaben (LICHTMAN 1949) fanden MARTINI und HAGEMANN (1956) bei sämtlichen Spielarten von Lebercirrhose diese Fingeranomalie recht häufig, vorzugsweise in Kombination mit Uhrglasfingernägeln (s. unten). Eine der pathogenetischen Voraussetzungen ihres Auftretens ist die vermehrte digitale Durchblutung (HERZ, zit. nach BEUTTENMÜLLER 1908; MENDLOWITZ 1941/42; MARTINI und HAGEMANN 1956); entsprechend läßt sich bei Rückbildung der Störung eine Abnahme der peripheren Durchblutung nachweisen (WILSON 1952). Die ätiologische Rolle von Dysproteinämien, der Einfluß der zirkulatorisch mehrbeanspruchten arteriovenösen Anastomosen (MAUER 1947) und hypoxische Einwirkungen werden diskutiert, zumal die Störung bei kongenitalen Kardiopathien und bei pulmonalen Zirkulationsstörungen (MENDLOWITZ 1954) gehäuft vorkommt.

o) Störungen des Haarwachstums.

Wiederholt wurde auf das Verdachtszeichen „Haarausfall bei arterieller Insuffizienz" hingewiesen, unlängst (Darmstadt 1955) durch LINZBACH, HASSE, sowie KEINING („fibularer Unterschenkelhaarausfall"), ohne daß Übereinstimmung der Meinungen zu verzeichnen gewesen wäre.

Im Bereich von arteriovenösen Fisteln soll nicht selten ein gesteigerter Haarwuchs zu beobachten sein.

p) Störungen des Fingernagelwachstums.

Das Wachstum der Nägel unterliegt einem allgemeinen, zentral gesteuerten trophischen Einfluß und wird von kurzdauernden Durchblutungsänderungen wahrscheinlich weniger beeinflußt (BEAN 1953). Bei gelähmten Extremitäten ist das Wachstum vermindert (MITCHELL 1872; HEAD und SHERRAN 1908), desgleichen bei Unbeweglichkeit. Dagegen scheint es durch tägliche Fingermassage gefördert zu werden. Auch spielt die Ernährung eine gewisse Rolle (GILCHRIST und BUXTON 1939), wie an Schulkindern gezeigt wurde. Das Nagelwachstum liegt im Sommer durchschnittlich bei 0,105—0,125, im Winter bei 0,085—0,105 mm/pro Tag, für die Daumennägel beträgt es durchschnittlich 0,095—0,115. Bei chronischer arterieller Insuffizienz ist das Wachstum der Nägel hochgradig eingeschränkt, kann sogar, wie WRIGHT (1948) bei Endangitis obliterans beobachtete, fehlen. Verdickungen, Auftreibungen, Verbiegungen und Verfärbungen kommen vor. Unter 52 Fällen mit Dysbasie war das Zehennägelwachstum nur in 8 Fällen normal (BÜCHSEL, DUMSCHAT und MEIER 1953).

Untersuchungsmethoden (BEAN 1953):

1. Farbmarkierungen (Salpetersäure) mit Verfolgung der Progression der Marke über das ganze Nagelbett,
2. Scarifizierung (Rasiermesser, Ampullenfeile),
3. Wägung und Messung der Nagelschnitte.

Nach MARTINI und HAGEMANN (1956) können „*Uhrglasnägel*" in Kombination mit Trommelschlegelfingern bei allen Arten der Lebercirrhose vorkommen; dieser Störung liegt eine verstärkte Durchblutung der Fingerendglieder zugrunde.

Die sog. „*Weißnägel*" (TERRY 1954; MARTINI und HAGEMANN 1956), die ebenfalls nicht selten bei Lebercirrhotikern gefunden werden, sind blasse, glatte Nägel, die ihr helles Aussehen durch die mattweiß durchscheinenden subungualen Gewebe bekommen und häufig Uhrglasform aufweisen. Sie dürfen nicht mit den hellweiß gefleckten Nägeln, bedingt durch Lufteinlagerung, verwechselt werden.

MARTINI und HAGEMANN (1956) fassen sie als Folgezustände einer Dysproteinämie auf mit Zunahme des Bindegewebes zwischen Nagel und Knochen, wobei es zu einer Kompression dieser hypertrophierten Gewebe kommt. TERRY (1954) erklärt sie durch Steroidveränderungen.

Als „*Flachnägel*“ werden abgeflachte oder nach dorsal leicht konkave Nägel bezeichnet; sie sind nach MARTINI und HAGEMANN (1956) bei verminderter Fingerdurchblutung zu finden, z. B. bei vasospastischen Zuständen. Nennenswerte Serumeiweißveränderungen wurden dabei nicht beobachtet.

Von *Onychogryposis* spricht man bei krallenförmiger Deformierung der Nägel; sie stellt sich im Gefolge von chronischen arteriellen Insuffizienzen ein.

q) Veränderungen der Knochenstruktur.

Außer dem typischen Sudeck-Syndrom (s. S. 236) läßt sich bei Verschlußkrankheiten der Aorta und der großen Gliedmaßenarterien ein röntgenologisch erkennbarer Umbau von Fuß- und Handskelet relativ häufig nachweisen, wie HEIDELMANN (1958) an Hand von Untersuchungen an 1481 Kranken zeigte. Aus diesem Material ließen sich 211 Patienten mit ungenügender arterieller Blutversorgung (Stadium III und IV nach FONTAINE) abtrennen, von denen 48 Kranke Störungen der Knochenstruktur wie beim Sudeck-Syndrom aufwiesen. Bei den übrigen 1270 Patienten mit zufriedenstellendem Kollateralkreislauf war ein derartiger Befund in keinem Falle zu erheben.

r) Arterienpalpation.

Da Arterien mit palpablen Pulsationen ein durchgängiges Lumen haben, gewann die Palpation der Arterienpulse erhebliche Bedeutung für die Diagnostik arterieller Zirkulationsstörungen. Neben der Alternativ-Feststellung der Anwesenheit oder des Fehlens arterieller Pulsationen empfehlen ALLEN, BARKER und HINES (1955) die Schätzung der Pulsationsintensität mit Einstufen in die Intensitätsgrade 0—4. Eine nicht zu übersehende Fehlerquelle ergibt sich aus der Möglichkeit, daß der Untersucher die Arterienpulsationen in der eigenen palpierenden Hand mit den Pulsationen am untersuchten Objekt verwechselt; durch gleichzeitige Kontrolle der Herzschlagfrequenz, die sich bei körperlicher Belastung leicht beschleunigen läßt, kann Klarheit geschaffen werden. Als diagnostisches Hilfsmittel der Unterscheidung spastischer Arterienkontraktionen von organischen Arterienverschlüssen gilt die orale Verabreichung von 0,4 mg Nitroglycerin; unveränderte Pulslosigkeit in diesem Test spricht für organischen Verschluß. Die Probe ist nicht zuverlässig.

Wertvoll ist die vergleichende Untersuchung symmetrischer Arterienpulsationen. Palpatorische Befunde werden durch Ödeme und Indurationen des zwischen der Hautoberfläche und der Arterie liegenden Gewebes erschwert, bisweilen unmöglich.

Die *Aorta* läßt sich, besonders bei mageren Patienten, im Epigastrium und im ganzen Mittelbauch palpieren; im Exspirium und bei angezogenen Knien ist die Palpation erleichtert. Wichtig ist die Palpation der Aorta für die Lokalisationsdiagnose von Bauchaortenaneurysmen.

Ungünstig zu palpieren sind die *Arteriae ilicae communes* und ihre Aufteilungsäste, weshalb die Palpation bei der Diagnostik von Beckenarterienstenosen zumindest nicht immer direkte Aufschlüsse liefert.

Erst distal des Leistenbandes ergeben sich an den *Arteriae femorales* wieder wertvolle Palpationsmöglichkeiten; bei nichtadipösen Personen läßt sich die Arteria femoralis noch weiter distalwärts in den canalis arteriae femoralis hinein verfolgen. Die an der Dorsalseite des Beines verlaufende *Arteria poplitea* ist nicht immer leicht zu tasten; ihre Pulsationen werden bei gebeugtem Knie, also entspannten Weichteilen der Kniekehle untersucht, und zwar entweder bei Bauchlage des Patienten oder im Sitzen. — Die *Arteria tibialis posterior* soll bei möglichst entspannter Unterschenkelmuskulatur im Sitzen an typischer Stelle, tibial retromalleolär, aufgesucht werden, die *Arteria tibialis anterior* in der distalen Peronaeusgegend. Häufig palpiert wegen ihrer leichten Zugänglichkeit wird die *Arteria dorsalis pedis*. Dem positiven Nachweis ihrer Palpation ist mehr Beachtung zu schenken als dem Fehlen der Pulsation. Sie kann als anatomische Variante nicht nur bisweilen fehlen, sondern auch weiter fibular verlaufen. Läwen (1942) konnte bei einem Drittel der von ihm Untersuchten keine Pulsation der Arteria dorsalis pedis finden; ein Teil hiervon zeigte verstärkte Pulsationen der Arteria tibialis posterior. Die Pulsationsanomalien konnte Läwen (1942) auffälligerweise bei Gesunden häufiger feststellen als bei Soldaten mit Fußerfrierungen.

Bei Verschlüssen im Gebiet der Aortengabel ergeben sich diverse Möglichkeiten der Palpationsbefunde, die von Schrader (1955) näher untersucht wurden. Bei Arterienverschlüssen proximal des Leistenbandes fehlen die Pulsationen der Arteria femoralis und fast immer auch die Fußarterienpulsationen; Verschlüsse distal des Leistenbandes lassen die Leistenpulse unverändert und heben nur die Fußpulsationen auf. Die Extremitätenpulse, nämlich in der Leistenbeuge und am Fuß, können sich somit gleichsinnig (wenn beide palpabel sind oder beide fehlen) oder dissoziiert (wenn entweder nur die Fußpulse oder nur die Leistenpulse tastbar sind) verhalten. Ein gleichsinniges Verhalten kann bei hochsitzenden Verschlüssen durch Fehlen aller Extremitätenpulse oder bei intakter Zirkulation durch Vorhandensein aller Extremitätenpulse festgestellt werden. Dissoziiert sind die Pulse, wenn bei pulsierender Arteria femoralis die Fußpulse fehlen. Zum Unterschied von dieser „normalen“ Dissoziation, die bei 70—80% der im Bein lokalisierten Durchblutungsstörungen angetroffen wird, spricht Schrader (1955) von „paradoxer“ Dissoziation bei fehlenden Femoralispulsen und vorhandenen Fußpulsen; die letztgenannte Konstellation ist sehr selten; Leriche und Kunlin (zit. nach Schrader 1955) schätzen sie auf unter 1%; Schrader konnte unter 400 distal des Leistenbandes lokalisierten Thrombosen nur 3 derartige Fälle ermitteln. Die Fußpulsation kann nur bei ungewöhnlich kräftiger Anastomosenbildung zwischen A. profunda femoris und distaler A. femoralis sowie bei distalwärts der Stenose völlig unbehinderter Arteriendurchgängigkeit zustande kommen, am ehesten noch bei Verschluß der Arteria ilica externa, die nach Olovson (1941) über gute Kollateralenbildungsmöglichkeiten verfügt; unerklärt muß Schrader (1955) ihr Zustandekommen bei Verschluß der Arteria ilica communis lassen.

In den kranialen Körperbereichen ist die *A. carotis communis* am leichtesten zu palpieren. Einigermaßen zugänglich ist auch die *A. subclavia. Die A. axillaris* kann bei auswärts gerolltem, um 90° abduziertem Arm in der Axilla palpatorisch erreicht werden. Die *A. brachialis* wird an der distalen Oberarmseite palpiert, indem man handschlagartig den Arm des Probanden fixiert und mit der anderen Hand die Palpation ausführt. Mit gleichem handschlagartigen Griff wird die zu untersuchende Extremität festgehalten bei der Palpation der *Arteria radialis*, wobei die palpierende Hand von oben her den Unterarm umgreift, sowie bei der Palpation der A. ulnaris, wobei die Betastung von unten her auszuführen ist. *Die Fingerarterien* sind meist schwierig zu palpieren; sie können mit leisem Druck von Daumen und Zeigefinger nahe der Fingerbasis getastet werden.

Im Allgemeinen ist bei pulsierenden Vorwölbungen entlang dem Arterienverlauf an arterielle Aneurysmen zu denken. Eventuell erfaßbare systolische

Arteriengeräusche oder palpables Schwirren bekräftigen die Wahrscheinlichkeit hierfür. Hauptausbreitungsgebiet der peripheren Aneurysmen sind die A. femoralis und die A. poplitea. Dagegen werden an den oberen Extremitäten und am Schultergürtel kaum angeborene sondern fast nur traumatische Arterienaneurysmen angetroffen.

Bedeutungsvoll für die Erfassung von Aortenbogenanomalien kann die symmetrische vergleichende Palpation der Schultergürtel, Kopf- und Armarterien sein.

s) Auskultation der Gefäße.

α) Allgemeines.

Durch die Blutbewegung können in den Blutgefäßen unter verschiedenen Voraussetzungen „vibrationsbildende Turbulenzen" entstehen (EDWARDS und LEVINE 1952)[1]. Auch durch Veränderungen der Gefäßwände können derartige Turbulenzen hervorgerufen werden. Unter der Voraussetzung, daß die Turbulenzen und die von ihnen bewirkten Vibrationen in ausreichendem Maße durch die einschlägigen Medien fortgeleitet werden, können sie mit dem Ohr oder mit Hilfe des Stethoskops gehört werden, oder die entstandenen akustischen Schwingungen können optisch registriert werden (Phonographie).

Zur Auskultation eignen sich Stethoskope von nicht zu großer Apertur; für die Phonographie werden elektrisch gesteuerte Geräte von ausreichender Frequenz mit entsprechenden Verstärkersystemen, etwa in Form von EKG-Verstärkern verwendet; zweckmäßig erfolgt simultane Registrierung der Schallphänomene mit den Pulswellen an der gleichen oder gegenseitigen Extremität. Auf ausreichende Papiergeschwindigkeiten etwa 15—30 mm/sec oder höher ist dabei zu achten.

Unter normalen Verhältnissen entstehen in den menschlichen Gefäßen keine Geräusche mit Ausnahme eines kurzen, leisen Arteriengeräusches unmittelbar am Beginn der Systole. Fast alle auskultatorisch und phonographisch faßbaren Gefäßgeräusche kommen demnach durch abnorme Strömungsverhältnisse zustande. Hinsichtlich ihrer pathologischen Bedeutung sind sie freilich äußerst verschieden zu beurteilen. Nach SAHLI (1928), BONDI (1936) sowie EDWARDS und LEVINE (1952) können strömungsbedingte und wandabhängige Gefäßgeräusche unterschieden werden (siehe Abb. 9: nach EDWARDS u. LEVINE 1952).

β) Vorwiegend strömungsbedingte Gefäßgeräusche.

LEWIS und HEWLETT (1923) nahmen für die Entstehung dieser Geräusche druckabhängige Geschwindigkeitssteigerungen der Blutströmung an, besonders für die unter Adrenalinwirkung oder bei körperlicher Belastung auftretenden systolischen Geräusche. Es steht fest, daß durch Einengung des Gefäßlumens die örtliche Strömungsgeschwindigkeit verändert wird und zu Turbulenzen führt. Auf diese Weise sind die sogenannten Korotkoff-Geräusche bei der Arterienauskultation sowie die Geräusche im Bereiche der arteriosklerotisch bedingten Stenosen zu erklären, ebenso das durch Kollateralen bei lumbaler Aortenthrombose hörbare Geräusch über den Dornfortsätzen der Lendenwirbelkörper (STABER und SUTTON 1958). Die Geräuschintensität braucht dabei keinesfalls der Einengung proportional zu sein; nach GUPTA und WIGGERS (1951) treten

[1] Nach BONDI (1936) spricht man vom Übergang aus der laminären in die turbulente Strömung bei einer „Reynold-Zahl" über 3000, von völlig turbulenten Strömungsverhältnissen bei einer Reynold Zahl über 6000. Die Reynold-Zahl R ist definiert als $R = \frac{Dv}{\nu}$, wobei v die mittlere Strömungsgeschwindigkeit, D den Rohrdurchmesser und ν die kinematische Zähigkeit oder das Verhältnis von Viscosität zur Dichte bezeichnet.

bei Aortenisthmusstenosen mit einer Querschnittsabnahme von 60% Geräusche auf; sie haben bei 73% Querschnittseinengung ein Maximum der Intensität und

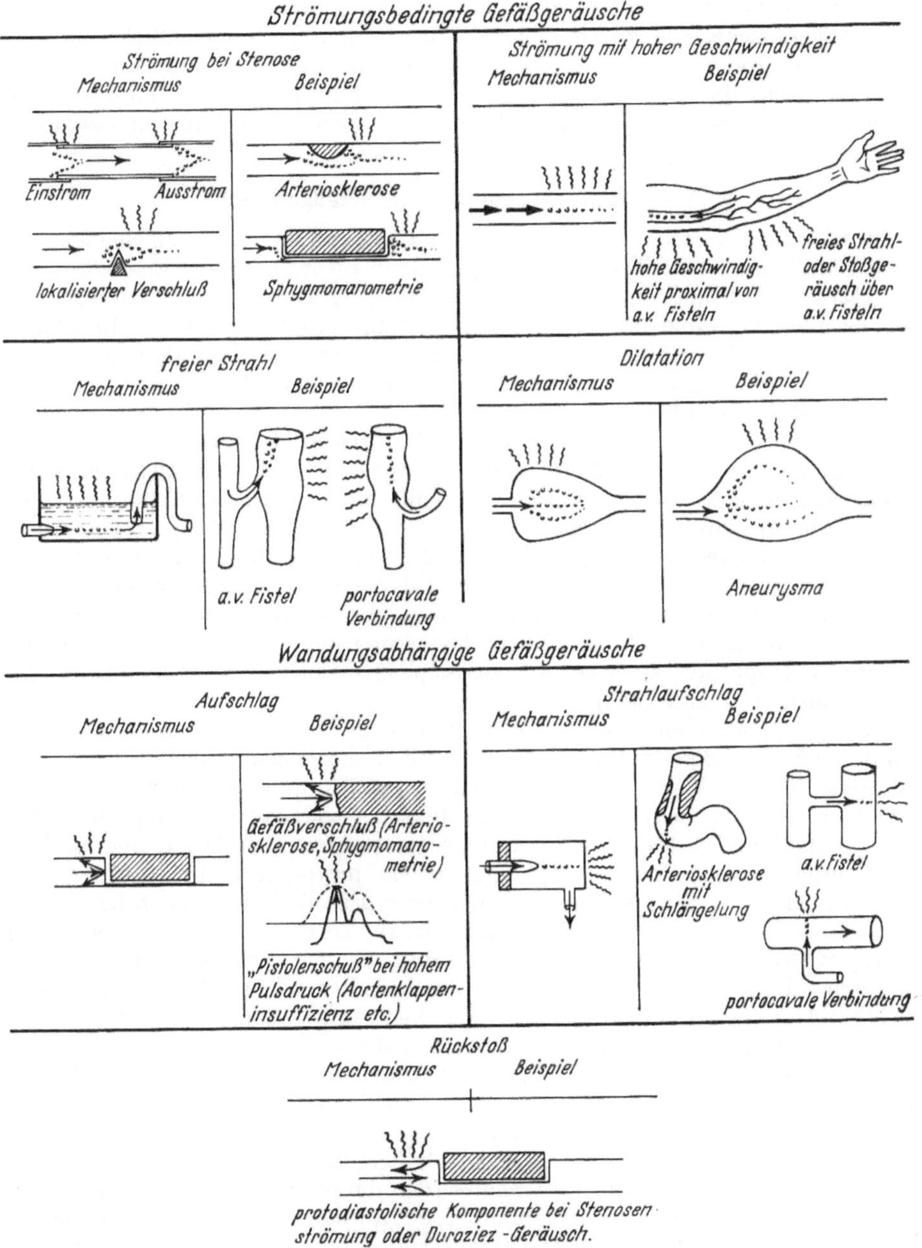

Abb. 9. (Nach EDWARDS u. LEVINE 1952.)

pflegen bei 78% wieder zu verschwinden. Während geringgradige Querschnittseinengungen dem Arteriengeräusch einen spätsystolischen Crescendocharakter verleihen, werden bei stärkeren Stenosierungen die Geräusche bereits in früheren

Phasen der Systole hörbar, können sich aber mit Decrescendocharakter bis in die Diastole fortsetzen (Edwards und Levine 1952). Eine gewisse Proportionalität zwischen Intensität und Dauer des Arteriengeräusches einerseits und der Stärke der Stenosierung wird von Edwards und Levine (1952) angenommen.

Gefäßgeräusche, die durch abnorm hohe Strömungsgeschwindigkeiten verursacht sind, weisen in der Regel kontinuierlichen Charakter auf, ähnlich etwa dem Geräusch, das in Venen proximal der Einmündung von arteriovenösen Fisteln, oder im Bereiche von arteriellen Kollateralen bei Aortenisthmusstenosen hörbar ist.

γ) Vorwiegend wandabhängige Gefäßgeräusche.

Nicht immer kommt es bei Arterienwandverdickungen mit Lumeneinengung zur Ausbildung von Geräuschen, vor allem dann nicht, wenn die Einengung aus herzwärtiger Richtung sanft zunimmt und peripherwärts abrupt abbricht, wie dies vor allem bei wandständigen Abscheidungsthromben der Fall ist. In solchen Fällen sind die Wirbelbildungen gering und führen erst bei Veränderung weiterer Faktoren (Strömungsgeschwindigkeit, Lageveränderung, Blutdruck) zu vibrationsbildenden Turbulenzen.

Die Arterienwände können durch pulsatorische Druckschwankungen in Schwingungen versetzt werden; solche Vibrationen sind normalerweise nicht hörbar, sondern erst bei bestimmten Akzidentien. An der Aortenklappe können protosystolische Stoß-Geräusche sowie protodiastolische Rückprall-Geräusche entstehen (Rappaport und Sprague 1942); erstere während des systolischen Aortendruckanstiegs, letztere beim Aortenklappenschluß. Ferner kann es zu Vibrationen mit fakultativer Geräuschbildung beim Stromrichtungswechsel zu Beginn des Abfalls der dikroten Nachschwankung kommen, besonders in Fällen mit großer Amplitude, etwa bei Aortenklappeninsuffizienz, und bei eingeengtem Aortenlumen (Luisada 1943).

Beim Auftreffen einer schnellen Strömung aus einem verengten Gefäßabschnitt auf eine distale Wandstelle entstehen die sogenannten „Strahl-Stoßgeräusche". Wie Edwards und Levine (1952) durch aufschlußreiche Experimente zeigten, lassen sich durch Manschettendruck wandungsabhängige Gefäßgeräusche nach Art der Korotkoff-Geräusche erzeugen. Distal einer partiellen Arterienquerschnittseinengung entsteht ein protosystolisches Stoßgeräusch mit anschließendem Stenosengeräusch und protodiastolischem Rückprallgeräusch. Direkt über der Kompressionsstelle (Manschette) hört man ein langes, auch bei niedrigem Druck lautes, im Phonogramm rautenförmiges Crescendo-Decrescendo-Geräusch, ähnlich den Schallerscheinungen bei Aorten- und Pulmonalstenosen sowie bei Aortenisthmusstenosen. Proximal der Kompressionsstelle sind protodiastolische Stoßgeräusche und protodiastolische Rückprallgeräusche zu verzeichnen, die aber normalerweise von geringer Intensität (Amplitude) sind. Aus Untersuchungen von Rodbard und Margolis (1956) an 7 Patienten mit Vorhofflimmern geht hervor, daß Dauer und Intensität der Arteriengeräusche von der Länge der vorausgegangenen Herzperiode abhängig sind. Bei sehr kurzen Perioden, oder gar bei frustranen Kontraktionen werden die peripheren Arteriengeräusche schwächer oder sie kommen in Fortfall. Die Abstände zwischen der Q-Zacke im EKG und den folgenden Arteriengeräuschen erfahren bei vorausgegangener langer Herzperiode eine Verkürzung, nach kurzen Perioden eine Verlängerung.

In allen Fällen von Arteriengeräuschen darf vorausgesetzt werden, daß das Arterienlumen am Entstehungsort des Geräusches mindestens noch teilweise durchgängig ist (Crevasse u. Logue 1958). Das Verschwinden eines vorher nachgewiesenen Arteriengeräusches kann daher, wenn die übrigen Symptome gleichsinnig verändert werden, zur Feststellung eines Lumenverschlusses nützlich sein (EDWARDS und LEVINE 1952).

Venengeräusche pflegen nur an Stellen aufzutreten, an denen eine hohe örtliche Strömungsgeschwindigkeit herrscht. Sie sind meistens wenig intensiv.

δ) Spezielle klinische Beobachtungen.

αα) *Arteriengeräusche.*

a) Durch Lumeneinengung infolge Kompression von außen: Die A. subclavia kann durch Halsrippen an der Entfaltung ihres größtmöglichen Querschnittes behindert sein, sodaß systolische Geräusche nach Art der Korotkoff-Töne entstehen (EDWARDS und LEVINE 1952). Bisweilen läßt sich durch das sogenannte Scalenus-Manöver (vgl. Abschnitt über Scalenus-Syndrom S. 239) ein solches Arteriengeräusch provozieren: Der Untersucher drückt den Arm des Patienten nach caudal, während der Untersuchte tief einatmet; eventuell (d. h. bei Auftreten eines Geräusches) ist gleichzeitig eine Minderung des Radialispulses festzustellen.

Bei leukämischen oder anderweitig bedingten Lymphknotenvergrößerungen kann es zur Kompression der A. ilica externa kommen und damit zu systolischen Arteriengeräuschen. In seltenen Fällen können auch durch dislozierte Beckenknochen nach Frakturen Geräusche auftreten (EDWARDS und LEVINE 1952).

b) Bei Lumeneinengung durch intravasale Prozesse. Besonders bei arteriosklerotischen Gefäßeinengungen sind zahlreiche Möglichkeiten der Entstehung systolischer Arteriengeräusche gegeben (SAHLI 1908; HIESTRAND und MORRIS 1932; POPKIN 1950; EDWARDS und LEVINE 1950; MYERS u. Mitarb. 1956). Am häufigsten ist die Arteria femoralis befallen; auch über der Aorta (Auskultation links vom Nabel) und der Aorta terminalis (Auskultation bisweilen dorsal möglich) finden sich in solchen Fällen rauhe systolische Geräusche mit einem Maximum an Intensität über der stenosierten Stelle.

Lumenverschluß durch embolisierte Thromben bewirkt die Entstehung von kurzen Stoßgeräuschen, die durch akzidentelle Spasmen an Intensität gewinnen können.

Bei einem Fall von Aortenbogensyndrom mit komplettem Verschluß der A. subclavia links, der A. carotis communis rechts, der A. carotis interna rechts sowie mit Einengung des Truncus brachiocephalicus, bei dem die oberen Extremitäten pulslos waren und cerebrale Symptome beobachtet wurden, hörten MYERS u. Mitarb. (1956) kontinuierliche systolische und diastolische Geräusche über der ventralseitigen Halsbasis, ähnlich den Geräuschen über großen arteriovenösen Fisteln. Die Geräusche ließen sich im Tierversuch (Hund) reproduzieren. Ein Patient mit ähnlichem, zunächst nur systolischem Geräusch an der Arteria femoralis wies unter körperlicher Belastung an gleicher Stelle ein kontinuierliches systolisch-diastolisches Geräusch auf; letzteres entsteht nach MYERS u. Mitarb. (1956) dann, wenn die kollaterale Zirkulation bei arterieller Stenose zur Herstellung eines adäquaten diastolischen Druckes in dem distal der Verengung liegenden ischämischen Arterienbereich nicht ausreicht.

c) Durch segmentale Arterienspasmen lassen sich nach ALLEN, BARKER und HINES (1955) ebenfalls systolische Arteriengeräusche erklären. Dagegen sollen nach Ansicht der meisten Autoren (vergl. EDWARDS und LEVINE 1952) in endangitisch veränderten oder thrombosierten Arterien keine Geräusche entstehen. Gegenteiliger Meinung sind STRANO und MONACO (1953).

d) Die kurzen systolischen, selten systolisch-diastolischen Geräusche über arteriellen Aneurysmen (bei weiter peripher gelegener Lokalisation) können von äußerst unterschiedlicher Intensität sein. Bei Hinzukommen von Thrombosierungen darf in der Regel eine Abschwächung erwartet werden (EDWARDS und LEVINE 1952).

e) Bei intramuralem Aortenhämatom (Aneurysma dissecans) sind die Geräusche meist systolisch; Hinzukommen diastolischer Geräusche über der Aorta weist in solchen Fällen auf Aortenklappeninsuffizienz hin, zumindest aber auf erhebliche Stenosierung der kranialen Aortenbogenabgänge (MYERS 1956).

f) Arteriovenöse Fisteln verursachen in der Regel laute kontinuierliche, oft vorwiegend systolisch imponierende Geräusche, während die diastolischen Anteile meist leise sind. Bei Kompression der abführenden, proximalen Venen werden die vorher mehr kontinuierlichen systolisch-diastolischen Arteriengeräusche vorwiegend oder ganz systolisch (ALLEN, BARKER und HINES 1955), ohne daß die Intensität von der Größe der Fistel abhängt. Übrigens ist das Geräusch auch entlang der abführenden Venen noch weithin hörbar, oft bis zum Herzen, je herznäher, desto kontinuierlicher und mit desto weniger akzentuiertem systolischem Anteil. Dies ist besonders für die Untersuchung von angeborenen arteriovenösen Fisteln wichtig, weil hier vermieden werden muß, weiter peripherwärts liegende Fisteln zu übersehen (EDWARDS und LEVINE 1952).

ββ) Venengeräusche.

Bei Kindern wird bisweilen über dem Sternoclaviculargelenk ein als Venengeräusch anzusprechendes Summen registriert; es kann infolge Lumeneinengung durch Lymphknoten, aber auch ohne pathologisches Substrat zustande kommen. Bei Erwachsenen wird über der Vena jugularis, meist rechts, bisweilen ein Venensummen gehört, das besonders im Sitzen und im Exspirium deutlich ist, im Liegen aber verschwindet (LANDIS und KAUFMAN 1912), ebenso bei Kompression der Vena jugularis proximal der Auskultationsstelle; es braucht keine pathologische Bedeutung zu haben.

Wie bereits erwähnt, entstehen über fast allen arteriovenösen Fisteln und über portocavalen Anastomosen auch Venengeräusche.

Bei Behinderung des venösen Abflusses lassen sich über erweiterten Bauchwandvenen manchmal hochfrequente Geräusche auskultieren, die bei Strömungsunterbrechung (Kompression mittels Finger) verschwinden (BLOOM 1950).

PÉGOT (1833) sowie CRUVEILHIER (1835) beschrieben Venengeräusche über portocavalen Fisteln. Von diesem sogenannten Cruveilhier-Baumgarten-Syndrom konnten ARMSTRONG und Mitarbeiter bis 1942 insgesamt 55 in der Literatur niedergelegte Fälle ermitteln. Hierbei lassen sich ebenfalls über erweiterten Bauchwandvenen, besonders im Epigastrium, hochfrequente kontinuierliche, kaum an die Respirationsphasen gekoppelte und von der arteriellen Pulsation völlig unabhängige Venengeräusche feststellen (EDWARDS und LEVINE 1952).

t) Reflexausfälle.

Bei peripheren Durchblutungsstörungen kann es zu Veränderungen an den peripheren Nerven kommen, hauptsächlich zur Degeneration von Markscheiden mit folgender Atrophie (PANČENKO 1940, 1941). Mit derartigen Veränderungen erklären ZEMAN und FINKEMEYER (1951) sowie REWERTS (1952) das Fehlen oder die Abschwächung von Sehnenreflexen an den Extremitäten. Der letztgenannte Autor ordnet den Reflexausfällen bei Patienten mit Dysbasia intermittens jedoch nicht unbedingt eine infauste Prognose zu, sondern sah in diesem Stadium mitunter noch Besserung der dysbatischen Beschwerden.

u) Muskelfibrillieren.

Klinghardt (1950) nahm an, daß dem sogenannten Muskelfibrillieren, (Slaucksches Zeichen) bei Herdinfekten eine Durchblutungsstörung der peripheren Nerven zugrunde liege. Diesbezügliche Untersuchungen von Büchsel u. Mitarb. (1953) mit einer laufenden Schreibung der an Waden und Fußsohlen auftretenden unwillkürlichen Fibrillationen von Muskelfasern (mittels einer Marey-Kapsel nach Dumschat 1952) ergaben jedoch keinerlei Parallelität mit Durchblutungsänderungen, lediglich bisweilen eine Abnahme der Erscheinungen nach Kurzwellendurchflutung; damit ist die Annahme von Klinghardt (1950) unbewiesen.

3. Prüfungen der Anpassungsbreite der Durchblutung.

a) Körperliche Belastung.

Zur Feststellung der bei intermittierenden Dyspraxien infolge arterieller Insuffizienz gegebenen Leistungsgrenze wurden zahlreiche Untersuchungsverfahren angegeben.

Bereits erwähnt wurde der Gehstreckentest, bei dem unter einer Schrittgeschwindigkeit von 120/min die bis zum Auftreten der dysbatischen Schmerzen vergehende Zeit gemessen wird (claudication time). Collens und Wilensky (1936, 1953) geben einen Tretmühlen-Test an, bei dem sich am Menschen die Leistung beim Gehstreckentest nicht nur als Maß der Schritte pro Zeit, sondern in zurückgelegten Metern pro Zeit feststellen läßt. Weitere Methoden sind der Zweistufen-Test (Kissin u. Mitarb. 1950), bei dem der Proband so lange eine zweistufige Treppe auf- und abwärts steigt, bis sich Wadenschmerzen einstellen. Die Zahl der bei vorgeschriebenem Schrittempo möglichen Stufen dient als Maß der Leistungsbewertung. Ähnliche Übungsteste wurden von McDonald und Semple (1952) angegeben. Stein (1956) verwendete als Test das Aufrichten aus dem Stehen in den Zehenstand einmal pro sec; normalerweise tritt nach 10—25 sec ein mäßiger, nach 35—40 sec ein unerträglicher Wadenschmerz auf; bei arterieller Insuffizienz finden sich erhebliche Einschränkungen auf 8 bis 10 bis 15 Zehenstände hintereinander. Als Objektivierung der dysbatischen Beschwerden ist das Vorgehen von Edwards u. Zimmermann (1956) zu werten, bei sukzessiver elektrischer Reizung der Wadenmuskulatur das Nachlassen der Muskelkontraktionen festzustellen.

Objektivere Rückschlüsse lassen sich aus ergographischen Untersuchungen bei körperlicher Belastung ableiten (Lewis 1931; Katz u. Mitarb. 1935; Simmons 1936; Ratschow 1937). Die bei den für Belastungsversuche an den unteren Extremitäten üblichen ergometrischen Apparate sollten, wenn möglich, nicht einseitig auf die Plantarflexion oder die Dorsalflexion des Fußgelenkes beschränkt sein, sondern die Unterschenkelmuskulatur gleichmäßig belasten. Vollautomatische Fahrradergometer erscheinen zu diesem Zweck vorteilhaft.

Daß beim sogenannten Rollversuch ein grober klinischer Anhaltspunkt für den Grad der intermittierenden Dysbasie zu erhalten ist, wird später besprochen (s. S. 56). Der Versuch kann auch ohne Kombination mit der Lagerungsprobe, d. h. ohne Erheben des Beines ausgeführt werden.

b) Lagerungsprobe.

Bereits Buerger (1924) beschrieb eine Funktionsprüfung zur Feststellung arterieller Insuffizienzen im Beinbereich am liegenden Patienten mit Beugung der Hüftgelenke (Hochheben der Beine) im Winkel von 60 Grad. Die Beobachtung der Venenfüllungsphase am vorher ischämisch gemachten Bein wurde 1936 von COLLENS und WILENSKY beschrieben. Es ist das Verdienst von RATSCHOW (1937), die sogenannte Lagerungsprobe als wichtigste und ergiebigste einfache angiologische Untersuchungsmethode allgemein durchgesetzt zu haben.

Der Kranke erhebt im Liegen beide Beine durch Beugung im Hüftgelenk bis zur Senkrechten, eventuell mit Unterstützung durch Gegenhalten des Unterarmes des Untersuchers an die Waden des Probanden. Dabei sollen im Fußgelenk intensive Roll- und Streck-Beugebewegungen ausgeführt werden. Arteriell suffiziente Probanden können diese Prozedur länger als 10 min beschwerdefrei vollführen. Bei arterieller Insuffizienz werden die befallenen Glieder leichenblaß und es kommt zum Auftreten von Schmerzen in der Wadenmuskulatur (dysbatischer Schmerz), wobei auch vorher tastbare periphere Arterienpulse verschwinden können. Die Zeit bis zum Eintreten von Blässe und Schmerz ist umgekehrt proportional dem Grad der arteriellen Insuffizienz. Wird der Proband durch die Schmerzen zur Unterbrechung der Fußbewegung gezwungen, so veranlaßt man ihn, sitzend die Unterschenkel passiv herabhängen zu lassen. Während beim arteriell Suffizienten nun die Hautröte bereits 1—2 sec später beginnt und nach 8,8—17,5 sec kulminiert (BÜCHSEL und SCHMIDT 1951), verzögert sich bei arterieller Insuffizienz die Nachrötung. Nach 5 sec (RATSCHOW 1953), oder 6—10 sec (BÜCHSEL und SCHMIDT 1951) läßt sich normalerweise die Venenfüllung beobachten, wenn keine Durchblutungsstörungen vorliegen; auch diese unterbleibt oder verzögert sich bei arterieller Insuffizienz. Tritt die Nachröte verzögert, eventuell erst nach der Venenfüllung, in Erscheinung — normalerweise geht sie ihr einige Sekunden voraus —, oder kommt es zu einer cyanotischen Verfärbung, so spricht dies ebenfalls für arterielle Insuffizienz. Dem pathologischen Ausfall der Lagerungsprobe, insbesondere der sinnvollen Kombination von Lagerungs- und Belastungsprobe mit anschließendem Hängenlassen kommt Beweiskraft für die Diagnose der arteriellen Insuffizienz zu; auch über die Lokalisation der Durchblutungsstörung lassen sich häufig Aussagen machen. Der negative Ausfall der Lagerungsprobe schließt jedoch eine arterielle Insuffizienz nicht unbedingt aus.

Zu achten ist auf eine ausreichende Vorbereitung: RATSCHOW (1953) empfiehlt besonders für die kalte Jahreszeit ein längeres vorheriges Liegen im gleichmäßig durchwärmten Raum.

Durch Anlegen von Histaminquaddeln (0,1 cm^3 i. c.) in verschiedenen Extremitätenbereichen bewirkte Erytheme gestatten eine Anwendung der Probe für spezielle Fragen (LAUDAHN 1953).

Der sogenannte „aktive Hyperämie"-Test nach MOSZKOWICZ (1907) ist ein Vorläufer der Lagerungsprobe. Am elevierten Bein des liegenden Patienten wird mittels Esmarch-Binde (Schlauch) eine arterielle Ischämie erzeugt. 5 min später wird in waagerechter Lage die Drosselung freigegeben, worauf die hyperämische Rötung als Maß der arteriellen Blutversorgung beobachtet wird.

MATAS (1914) modifizierte den Test dergestalt, daß die reaktive Hyperämie unter Kompression einzelner Hauptarterien des Beines (A. femoralis, A. poplitea) erfolgt und nach Freigabe der Drosselung Geschwindigkeit und Ausdehnung der Nachrötung als Maß der Kollateralzirkulation untersucht wurde.

Der Allen-Test (1929) beruht ebenfalls auf Beobachtung der unter mechanischer Durchblutungs-Drosselung einzelner Arterien zustande kommenden Veränderung der Hautfarbe, speziell im Bereich der Hand. Der Proband führt knetende Faustschlußbewegungen aus, während vom Untersucher durch energischen Daumendruck entweder die A. radialis oder die A. ulnaris proximal des Handgelenkes komprimiert wird. Läßt man alsdann die Hand des Probanden ausstrecken, so erfolgt bei intakter Durchgängigkeit der nicht komprimiert gehaltenen Arterie eine rasche gleichmäßige Rötung der Vola manus, während bei Undurchgängigkeit der nicht komprimierten Arterie die Rötung unterbleibt oder sich verzögert. Der Ausfall der Probe richtet sich also nach dem normalerweise gut anastomosierenden Kollateralkreislauf zwischen dem Radialis- und Ulnarisversorgungsgebiet der Hand. Trotz kritischer Einwände (BAUMANN 1954) und der Beteiligung der Capillaren am Ausmaß der Hautrötung erscheint der Test nützlich.

c) Reaktive Hyperämie.

α) Historisches.

Daß nach passagerer Unterbrechung der Muskeldurchblutung eine überschießende Hautdurchblutung stattfindet, hatten u. a. bereits COHNHEIM (1872), BIER (1897, 1898) sowie BAYLISS (1902) beobachtet. LEWIS und GRANT (1925), GOLDBLATT (1926), sowie LEWIS (1927) stellten darüber spezielle Untersuchungen an. Bereits 1907 hatte MOSZKOWICZ die nach Lösung einer mit Esmarch-Schlauch angelegten Blutleere auftretende „active Hyperaemie" als Diagnostikum zur Abgrenzung von Gefäßschäden angegeben. PICKERING (1933) sorgte für die Standardisierung der reaktiven Hyperämie als Test; das Verfahren wurde allerdings in der Folgezeit noch wesentlich geändert (GROSSE-BROCKHOFF und VORLAENDER 1949; RATSCHOW 1953 u. a).

β) Theorie der reaktiven Hyperämie.

αα) *Metabolische Wirkungen.*

BIER (1897; 1898; 1905) war der Ansicht, daß sogenannte „Zersetzungsstoffe" für die — auch bei unterbrochener nervaler Versorgung zustande kommenden — Mehrdurchblutungen nach Gefäßsperre verantwortlich seien. LEWIS (1927), der den Zusammenhängen von Stoffwechselprodukten mit der reaktiven Hyperämie nachging, vermutete, daß im abgesperrten Gewebe ein gefäßdilatierender, nicht flüchtiger Stoff von histaminähnlicher Wirkung entstehe. Histamin selbst konnte indes wegen seiner nur geringen Menge im Venenblut der gedrosselten Extremität (LEWIS und GRANT 1925) kaum in Frage kommen. Die Befunde von BARSOUM und SMIRK (1936), die einen der Drosselungsdauer proportionalen Histamin-Konzentrationsanstieg im Venenblut der gedrosselten Extremität beschrieben, konnten von KWIATKOWSKI (1941) nicht bestätigt werden. Zudem läßt sich die reaktive Hyperämie durch Antihistaminica nicht abschwächen (EMMELIN und EMMELIN 1947; LANDOWNE u. Mitarb. 1948), obgleich die Gefäßwirkungen von exogen zugeführtem Histamin durch diese Stoffe ausgeschaltet werden. FOLKOW u. Mitarb. (1948) stellten fest, daß auch Desensibilisierungsversuche gegen Histamin die reaktive Hyperämie nicht abschwächen. Ferner waren als Effektoren der reaktiven Hyperämie Kohlehydratmetabolite in Betracht zu ziehen, in erster Linie Adenosintriphosphat (DALE 1914; HUNT 1918; FLEISCH u. WEGER 1937). Nach Drosselung über 30 min fanden STONER und GREEN (1945) im abfließenden Venenblut eine nur geringe Zunahme der Adenosintriphosphorsäure-Konzentration, die nach FOLKOW u. Mitarb. (1948) zur Vasodilatation im Tierexperiment eben ausreichen würde. Weitere für die Steuerung der Muskeldurchblutung diskutierte Stoffe wie das Acetylcholin (DALE und RICHARDS 1918), die Kohlensäure und die H-Ionen Konzentration im Blut (FLEISCH 1918, 1931) fanden keine Bestätigung. REIN (1941) glaubte, daß dem O_2-Mangel und der CO_2-Anreicherung keine wesentliche Bedeutung für die unterstellte nutritive Mehrdurchblutung zuzumessen sei. Als Angriffspunkt der für die reaktive Hyperämie bestimmenden

Katabolite kommen die Sphincteren der Netzcapillaren oder die Stromcapillaren nach Wollheim (1927/28) bzw. die arteriovenösen Capillaren nach Zweifach (1940, 1949) in Frage.

Das Ausmaß der reaktiven Hyperämie steht innerhalb eines Temperaturbereiches von 14—32°C in Abhängigkeit von der Stoffwechselaktivität. Bei höheren Temperaturen ist es niedriger als die hiernach errechneten Werte (Abramson u. Mitarb. 1941). Im Bereiche der Haut liegt das durch die reaktive Hyperämie zustandegebrachte Stromvolumen über dem Nachholbedarf, wie plethysmographische Untersuchungen von Gaskell (1956) ergaben. Bei längerer Drosselungsdauer scheinen die vasodilatatorischen Stoffwechselprodukte im gesperrten Gebiet durch Einschaltung kurzer Perioden von gesteigertem (Arbeits-) Stoffwechsel stark vermehrt zu werden. Wie Wilkins u. Mitarb. (1946) feststellten, wird dabei Adrenalin nicht ausgeschüttet und der intravasale Druck ist niedrig; jedoch steigt arbeitsabhängig der Gewebsdruck erheblich an und die reaktive Hyperämie wird bedeutend stärker. Zu gleichen Ergebnissen kam auch Josenhans (1956). Das Quantum der für die reaktive Hyperämie maßgeblichen Katabolite kann keine Funktion der während der Durchblutungssperre geleisteten Arbeit sein, da die Reaktion auch bei Drosselung von ruhender Muskulatur produzierbar ist. Wood, Litter und Wilkins (1955) halten es für wahrscheinlich, daß die reaktive Hyperämie überwiegend durch Muskelmetabolite zustande kommt, die auch im ruhenden Muskel, allerdings langsamer als im arbeitenden, gebildet werden.

ββ) Druckwirkungen.

Nachdem Bayliss (1902) erkannte, daß die oft nur sehr kurze (bis 5 sec) Dauer der Durchblutungssperre bereits zum Zustandekommen einer reaktiven Hyperämie ausreicht, daß aber in dieser kurzen Zeitspanne die Ansammlung gefäßerweiternder Substanzen aus dem Muskelstoffwechsel noch kaum zu unterstellen sei, war er geneigt, die Erscheinung der reaktiven Hyperämie auf die schnelle Wegnahme des arteriellen Druckes und eine daraus resultierende Vasodilatation zurückzuführen. Bekanntlich können durch Wegnahme mechanischer Stimuli die glattmuskeligen Gefäße ihren Tonus vermindern oder verlieren, umgekehrt durch Steigerung dieser Stimuli, z. B. bei Blutdruckanstieg nach Ischias- oder Splanchnicus-Reizung, ihren Tonus blutdruckabhängig steigern.

Die Verminderung des arteriellen Binnendruckes scheint ceteris paribus die reaktive Hyperämie verstärken zu können, während die Herabsetzung des intravenösen Druckes hierzu nicht ausreicht (Folkow u. Mitarb. 1948). Steigert man nämlich während der Drosselung den intraarteriellen Druck, so nimmt die resultierende reaktive Hyperämie um 21—51% ab, wobei sich der erhöhte Blutgehalt der gedrosselten Extremität (Vorderarm des gesunden Menschen) nicht wesentlich auswirkt (Wood, Litter und Wilkins 1955). Analog hierzu ließ sich durch Anlegung eines Unterdruckes (Saugwirkung) von 100 mm Hg an den mit 240 mm Hg Überdruck arteriell gestauten Vorderarm bei stark vermehrter Blutfülle das Ausmaß der reaktiven Hyperämie erheblich herabsetzen, und zwar stärker, als nach dem durch Unterdruck bedingten Mehrgehalt der Extremität an Blut zu erwarten war (Patterson 1956); der intraarterielle Druck war im besaugten, aber arteriell gedrosselten Arm höher als im nichtbesaugten Arm, woraus die Verminderung der reaktiven Hyperämie bei Steigerung des intraarteriellen Druckes im obengenannten Sinne von Bayliss (1902) einleuchtet. Diese intraarteriellen Druckeinflüsse gelten bisher nur für den ruhenden, nicht für den arbeitenden Muskel. Es steht jedenfalls fest, daß neben metabolischen Einflüssen auch die intraarteriellen Druckverhältnisse bei der reaktiven Hyperämie eine Rolle spielen.

γ) Untersuchungstechnik.

Die im Gefolge der Freigabe einer vorher gedrosselten arteriellen Zirkulation auftretende reaktive Hyperämie zeigt sich an der Haut in einer Rötung und Erwärmung der Oberfläche. Dabei geht die Rötung der Erwärmung zeitlich voraus (Ratschow 1934; Hintze 1921; 1931). Die Erwärmung und ihr zeitlicher Abstand von der Durchblutungsfreigabe ist am besten hautthermometrisch erfaßbar, während die Hautrötung zwar eindrucksmäßig leicht erkennbar, aber weniger quantitativ definierbar ist.

Nach Pickering (1933) ist die zu prüfende Extremität zwecks Herbeiführung einer maximalen Arteriolendilatation 10 min lang in Wasser von 35—40° C einzutauchen. Anschließend wird durch Hochheben der Extremität für Entleerung der Venen gesorgt und innerhalb von 1—2 sec der arterielle Zustrom durch Manschettenüberdruck von der Extremität ferngehalten. Hierauf wird die Extremität wieder $4^1/_2$ min lang in Wasser von 35—40°C gebracht. Nach Ablauf dieser Zeit wird die Extremität aus dem Wasser genommen und flach gelagert; $^1/_2$ min später wird die Druckmanschette entfernt, anschließend werden Hautrötung und Hautoberflächentemperatur beobachtet.

Grosse-Brockhoff und Vorlaender (1949) sowie Ratschow (1953) verzichten im Gegensatz zu Lewis (1927) und Pickering (1933) auf das Eintauchen in warmes Wasser, da hiervon Störungen der zu messenden Größen zu erwarten sind. Krautwald und Kolmar (1950) wenden das Bad bei spastischen Diathesen an und empfehlen das Erheben des Beines für 1 min vor Anlegung der arteriellen Stauung. Ratschow (1953) bedient sich mit Vorteil einer 50 Liter fassenden Druckspeicherflasche, mit der die gewünschten Manschettendrucke für die arterielle Stauung schlagartig realisierbar sind. Er läßt die Blutsperre nur für 2—3 min einwirken und empfiehlt während dieser Zeit die Extremität vor äußerer Abkühlung zu bewahren (Bettdecke). Das Auftreten kleiner rosaroter Fleckchen nach 4—5 minütiger arterieller Drosselung kommt zustande durch Bluteinstrom in das abgesperrte Gebiet über Knochenarterien (Ratschow 1953). 2—3 min nach Anlage der Drosselung kommt es zu Parästhesien, wie Kribbeln, Pelzigwerden und Stechen; nach über 6 min können sich Schmerzerscheinungen einstellen (Eckl und Jarisch 1945, 1947; Josenhans 1956). Das Extremitätenvolumen während der Drosselung fand Josenhans (1956) bei 27,6% seiner Versuche ansteigend, bei 10,6% abnehmend und bei 61,8% gleichbleibend.

1—5 sec nach Freigabe der Drosselung setzt bei Normalen die reaktive Hautrötung ein; sie erreicht nach 15 sec ihr Maximum um dann langsam abzuklingen. Bei arterieller Insuffizienz erfolgt die Hautrötung weniger schnell, weniger vollständig und weniger intensiv innerhalb von 5—60 sec; sie kann sogar gänzlich vermißt werden.

Ratschow (1953) meint aus dem verschiedenen Auftreten der Hautrötung, diffus verzögert, abgeschwächt oder prompt, differentialdiagnostische Schlüsse ziehen zu können. Insbesondere sollen sich totale Verschlüsse großer Extremitätengefäße mit ausreichender Kollateralversorgung von mehr lokalisierten Ischämien und spastischen Durchblutungsstörungen unterscheiden lassen.

Daß die Befunde auf keinen einfachen Generalnenner zu bringen sind, beweisen die Resultate von Judmaier (1952), der bei 30% von 85 untersuchten Patienten trotz erheblicher organischer Gefäßveränderungen die Hautrötung bei der reaktiven Hyperämie nicht signifikant verändert fand; er erklärte dies durch gute Kollateralversorgung. Wie Breitner (1944) folgerte er, daß der Ausfall der Probe für die Schwere der im ganzen Bein vorhandenen arteriellen Insuffizienz irrelevant ist, insbesondere bei Berücksichtigung des oft unterschiedlichen Verhaltens der Blutversorgung der Haut und der tieferen Gewebe.

Mittels capillarmikroskopischer Betrachtung läßt sich die nach Durchblutungsdrosselung vom Moment der Drosselungsfreigabe bis zum sichtbaren Beginn der Erythrocytenbewegung in den Capillaren verstreichende Zeit als „Einströmzeit" ermitteln; unter „Nachströmzeit" oder „Strömungszeit" (WEISS 1918; 1921) (durchschnittlich 9 sec bei normaler Umgebungstemperatur) versteht man die vom Moment der Blutsperrung am Oberarm bis zum Stillstand der Erythrocyten in den Capillaren verstreichende Zeit (F. LANGE 1937). Die Streubreite der gemessenen Zeitwerte ist erheblich. WOLLHEIM und MORAL (1926) bedienten sich der capillarmikroskopischen Beobachtung am Nagelfalz unter Verwendung von mechanischer Drosselung, kalten Handbädern (3 min bei 16°C), sowie heißen Handbädern (3 min bei 42°C). Sie maßen der Druckdifferenz zum Zeitpunkt des

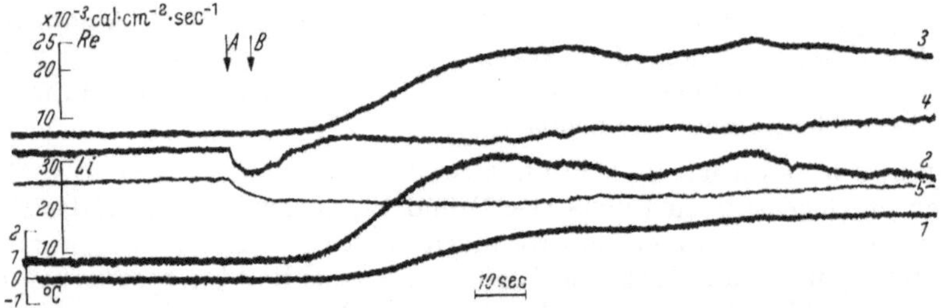

Abb. 10. Zeitliche Reihenfolge der reaktiven Hyperämie. Bei *A* Lösen der Sperre, bei *B* Hautröte sichtbar. *1* Hauttemperatur des linken Mittelfingers; *2* Wärmestrom des linken Zeigefinger; *3* Wärmestrom rechter Zeigefinger; *4* Volumen; *5* Sauerstoffsättigung rechter Mittelfinger. Ein Ausschlag nach unten bedeutet eine Zunahme des Volumens. Papiergeschwindigkeit 2 mm/sec, Zeitschreibung 2 sec, Saugspannung 90 V. (Nach JOSENHANS 1956.)

Wiederbeginns der Strömung einerseits nach kaltem andererseits nach heißem Handbad Bedeutung bei, fanden aber beträchtliche individuelle Unterschiede hinsichtlich der Temperaturanpassung des Capillarkreislaufes.

Bei Einschaltung voll objektiver Verfahren wird die Ausbeute von Untersuchungen der reaktiven Hyperämie verbessert. Die auftretende Wiedererwärmung wird am geeignetsten hautthermometrisch objektiviert (GROSSE-BROCKHOFF und VORLAENDER 1949; BLAICH und GERLACH 1952; BUGÁR-MÉSZÁROS und OKOS 1954). Nach Freigabe der Drosselung tritt beim Gesunden nach 15 sec ein Anstieg der Oberflächentemperatur in Erscheinung; die Steigerung des Wärmestromes ist nach 9 sec deutlich; das erste Auftreten von Hautsensationen wird von den Untersuchten nach 4,5 sec angegeben; die erste Volumenzunahme im gedrosselten Bereich ist schon nach 0,05 sec erfaßbar (JOSENHANS 1956) (vergl. Abb. 10).

Die Erwärmungszeit beträgt normalerweise etwa 30—75 sec (BUGÁR-MÉSZÁROS und OKOS 1954; JOSENHANS 1956).

In der Initialphase der reaktiven Hyperämie fanden MARX und SCHOOP (1955) verkleinerte arterielle Volumenpulse bei bereits in den ersten Sekunden nach Freigabe der Sperre stark überhöhten Capillar- und Venendrucken. Sie deuten dies so, daß es bei initial noch verengten (dem Sperrbezirk vorgeschalteten) Arterien rasch zur Arteriolendilatation kommt und daß initial wahrscheinlich auch arteriovenöse Anastomosen geöffnet sind. In eingehenden Untersuchungen mittels Volumenplethysmographie und Strömungskalorimetrie versuchte JOSENHANS (1956) die Voraussetzungen für Ausmaß und Dauer der reaktiven Hyperämie zu bestimmen. Wie bereits ROTHLIN, BLUNTSCHLI und CERLETTI (1945), MATTHES (1951) sowie PATTERSON und WHELAN (1955) festgestellt hatten, erwies sich die Dauer der Blutsperre, soweit sie zwischen 30 sec und 9 min variiert wurde, meist als maßgeblich für Intensität und Dauer der Reaktion. Nach den Untersuchungen von WOOD, LITTER und WILKINS (1955) sowie PATTERSON und WHELAN (1955) führt aber die reaktive Hyperämie zu erheblich höheren Durchblutungsgrößen, als aus der errechneten Durchblutungsschuld anzunehmen wäre. ABRAMSON, KATZENSTEIN und FERRIS (1941) hatten in Drosselungsversuchen von 3—12 min Dauer die reaktive Hyperämie am Vorderarm plethysmographisch nur etwa adäquat der Durchblutungsschuld gefunden.

Unter körperlicher Belastung fand JOSENHANS (1956) stärkere Hyperämie, ebenso wie REIN und LOOSE (1941) bei allgemeiner Hypoxie. Vasodilatatorisch wirkende Substanzen verändern die reaktive Hyperämie nicht signifikant; lediglich unter Priscol sah JOSENHANS (1956) stärkere und längerdauernde Amplituden bei unveränderter Latenzdauer. Warme Teilbäder ließen die Amplitude unbeeinflußt, verkürzten aber die Latenz bei unveränderter Hyperämiedauer (vgl. WOLLHEIM u. MORAL 1926). Kalte Fußbäder und elektrisch gesetzte Schmerzreize verminderten die reaktive Hyperämie. Von relativ geringem Einfluß war die Umgebungstemperatur, indem die Reaktion bei feuchtwarmem Klima schneller, bei Kälte verzögert eintrat. Ohne Einfluß war die Tageszeit auf den Ausfall der Reaktionen.

Interessante Aufschlüsse lieferten thermometrische Hautuntersuchungen bei dermatologischen Krankheitsbildern, von denen ein Zusammenhang mit Durchblutungsveränderungen naheliegt. BLAICH und GERLACH (1953) fanden die reaktive Hyperämie bei Patienten mit Endangitis obliterans sowie — trotz höherer Ausgangstemperaturen — bei Acrodermatitis atrophicans verzögert; auch bei Perniosis fehlte die reaktive Wiedererwärmung. 50% der Patienten mit Dermophytia cyanotica cruris und Stauungskatarrh boten verzögerte und eingeschränkte, die überwiegende Zahl der Patienten mit Erythema induratum fehlende reaktive Wiedererwärmung.

Anzufügen sind kritische Beobachtungen von LAMBERT und NEVEN (1950), die am Menschen aufgrund plethysmographischer Untersuchungen feststellten, daß die Vasodilatation der Muskulatur bei der reaktiven Hyperämie nur sehr kurz und von einer langdauernden Vasokonstriktion gefolgt ist; lediglich im Hautbereich sei sie stärker und länger ausgeprägt. Allerdings läßt die verwendete Methode insofern Bedenken offen, als eine Volumenzunahme nicht ohne weiteres mit einer Durchblutungssteigerung identifizierbar ist.

Bei Kenntnis der Grenzen des Verfahrens bildet die Untersuchung der reaktiven Hyperämie für die Klinik eine wertvolle Methode zur Objektivierung von Durchblutungsstörungen.

d) Weitere Hyperämieteste.

α) Erwärmungsverfahren.

Wird eine Extremität in warmes Wasser getaucht, so kommt es nicht nur im eingetauchten Bereich, sondern auch im entsprechenden Bezirk der Gegenseite zu starker Vasodilatation (SEWALL und SANFORD 1890; FATHERREE und ALLEN 1938; ALLEN, BARKER und HINES 1946; WRIGHT 1948). Dabei wurde angenommen, daß diese altbekannte konsensuelle Vasodilatation durch efferente Wirkungen des sympathischen Nervensystems zustande kommt und daß das durch die gewärmte Extremität fließende Blut die Rolle des afferenten Reflexbogens übernähme. WRIGHT (1948) empfiehlt folgendes Vorgehen: dem Probanden, der 30—60 min lang in einem Raum von 21°C in flacher Lage geruht hatte, wird ein einseitiges Extremitätenbad mit Wasser von 42—44°C verabreicht, wobei der Körper zugedeckt ist. Dabei soll die Hauttemperatur der entgegengesetzten Extremität innerhalb von 35 min auf 34°C ansteigen; Verminderung oder Unterbleiben der Reaktion spricht für arterielle Insuffizienz. Das Verfahren konnte sich wegen seiner Umständlichkeit klinisch nicht durchsetzen und ist heute fast durchweg durch das hot-box-Verfahren verdrängt. Hierbei wird der Rumpf des liegenden Probanden mittels Heizkasten (60°C) erwärmt und der Hautoberflächentemperaturanstieg an den außerhalb des Heizkastens befindlichen Extremitäten in Abständen von 1 min untersucht. Innerhalb von 30 min kommt es zu gleichmäßiger Erwärmung der Extremitäten. Bei arterieller Insuffizienz ist der Temperaturanstieg im Extremitätenbereich vermindert. In manchen Fällen kann auch bei Fokalinfekten und Rheumatismus die Erwärmung ungleichmäßig sein (Ratschow und Ahrens 1939). Obwohl die hot box-Hautdifferenz kein absolut sicheres Zeichen für einseitige arterielle Stenosen ist (Hamm und Metz 1955), dürfte doch in weitaus den meisten Fällen die Erkennung organischer Gefäßverschlüsse möglich sein (Ratschow 1953). Übrigens ist die Erwärmung bei der reflektorischen Vasodilatation im Warmbad und in der hot box auf die Extremitäten beschränkt (Ratschow, Heidelmann u. Klüken 1945). Nur bei einer Minderzahl von Patienten, und zwar bei Personen vom Arteriolenkonstriktionstyp IV (s. unten), ist die reflektorische Vasodilatation völlig wirkungslos (Heidelmann 1953). Ähnlich dem Effekt von hot box und warmem Vollbad ist die Wirkung von heißen Sitzbädern und Unterarmbädern (Temperatur 40—45°C) über 20 min (Bartmann u. Mitarb. 1949; 1949) oder von Armbädern mit Wasser von 35°C über 25 min (Bartmann, Krautwald und Kolmar (1950) zu erklären.

Gibbon und Landis haben 1932 das Verfahren modifiziert: Beide Arme werden 30 min lang in Wasser von 46°C verbracht. Dabei steigt normalerweise die Zehentemperatur um 8,5°C an. Unzureichende Temperaturanstiege wurden auf organische Gefäßverschlüsse bezogen, während erniedrigte Zehentemperaturen vor dem Armbad sowohl organisch als auch vasospastisch hervorgerufen sein können.

Günstige Erfahrungen als Vasodilatationstest ergab die Verabreichung eines heißen Getränkes (W. Schulze 1951). Die hiernach unterscheidbaren peripheren Durchblutungsverhältnisse ließen sich in 4 Qualitätsstufen einteilen. Die Wirkung des Getränkes erwies sich zahlreichen pharmakodynamischen Effekten überlegen. Sie war z. B. stärker als Priscol, Hydergin, Ronicol, Vasculat und Dilatol. Der Proband muß innerhalb von 6—8 min 500 cm³ eines leichtgezuckerten, auf eine Temperatur von 65°C gebrachten Wassers in kleinen Schlucken austrinken. Die Einstufung der Probanden in die 4 Kategorien der Durchblutung erfolgte jeweils unter Berücksichtigung von acralen Hauttemperaturmessungen in der Luft sowie in Wasser von 20°C. Bei Reaktionstyp I wurde die Hauttemperatur nach der Trinkprozedur sowohl in Luft als auch in Wasser um etwa 25°C gehalten und lag vor der Prozedur bei 35°C (optimale Durchblutung). Reaktionstyp II zeigte bei hoher Ausgangstemperatur nach initialem Temperaturabfall des Fingers im Wasserbad auf das heiße Getränk hin einen individuell unterschiedlichen Temperaturanstieg (normale Durchblutung). Bei Reaktionstyp III bestanden niedrige Ausgangswerte der Fingertemperatur, wobei der Finger im Wasser nach der Prozedur unbeeinflußt blieb, der außerhalb des Wassers befindliche Finger jedoch Temperaturanstiege zeigte (schlechte Durchblutung). Reaktionstyp IV zeigte bei der Prozedur unbeeinflußbare niedrige Temperaturen (hochgradig gestörte Durchblutung).

β) Abkühlungsverfahren.

Durch Eintauchen der Hand in *kaltes Wasser* von 10° C läßt sich normalerweise ein rhythmischer Wechsel von Vasokonstriktion und Vasodilatation auslösen, die sogenannte „hunting-reaction“. Sie ist aber nicht an jedem Individuum reproduzierbar und scheint bei höherem Alter entsprechend der individuellen Disposition statistisch seltener zu werden (SPURR, HUTT und HORVARTH 1955). Die Reaktion fehlt bei Arteriopathien. MAGOS und OKOS (1955) konnten das Fehlen dieser Kältedilatation auch bei fortlaufender kalorimetrischer Bestimmung der cutanen Wärmeabgabe am Finger bestätigen (Methode von GREENFIELD und SHEPHERD 1950). Eine bereits vorher in kalter Umgebung befindliche Extremität kann jedoch bei zusätzlichem Kältereiz nicht mehr zusätzlich vasospastisch reagieren, wie überhaupt die Wirkung der Umgebungstemperatur (Milieu) gegenüber der Wirkung lokal an umschriebener Stelle applizierter Temperaturreize dominiert (STEIN und LAMMERT 1955). ZONDEK (1919—1922) brachte zur Erzeugung einer „reaktiven Hyperämie" bei seinen tiefenthermometrischen Untersuchungen den Chloräthyl-Spray in Anwendung.

Von verschiedenen Autoren wird zur Funktionsprüfung der peripheren Durchblutung ein Handbad von 15° C und 5 min Dauer empfohlen (KAINDL und PÄRTAN 1955; HEIDELMANN 1952 u. a.). Die Beobachtung der anschließend zu messenden mittleren acralen Wiedererwärmungszeit (HEIDELMANN 1952, 1953) gestattete Einblicke in die periphere Gefäßversorgung. HEIDELMANN unterscheidet a) einen Arteriolen-Dilatations-Typ mit einer Wiedererwärmungszeit unter 9 min, b) einen Normaltyp mit einer Erwärmungszeit von 10—19 min, sowie c) einen Arteriolenkonstriktionstyp I mit einer Erwärmungszeit von 20—29 min und schließlich d) Arteriolenkonstriktionstypen II—IV, bei denen die Erwärmungszeit über 30 min liegt und die sich untereinander durch heißes Getränk, hot box und pharmakodynamische Wirkungen differenzieren lassen. Mit fortschreitendem Alter läßt sich ein statistischer Anstieg der Konstriktionstypen feststellen; Ulcuskranke rekrutieren sich großenteils (90%) aus Konstriktionstypen; auch unter emotionaler Belastung, bei organischen Veränderungen des Nervensystems (z. B. Rückenmarkserkrankungen; SCHINDLER-BAUMANN 1950) sowie bei Polyarthritis rheumatica soll die mittlere acrale Wiedererwärmungszeit charakteristisch verändert sein. HEIDELMANN und ZUR HORST-MEYER (1952) konnten mit Hilfe des Verfahrens bei hypophysären Überfunktionen (nach Kastration und bei Pubertätsfettsucht) überwiegend Arteriolendilatationstypen, bei hypophysären Unterfunktionen (zentrale Ödeme, Magersucht, Fettsucht) vorwiegend Arteriolenkonstriktionstypen feststellen. Durch den Effekt einer entsprechenden Therapie (Substitution von Hypophysensubstanz oder mit Hypophysenstimulierung [Tocopherol]) wurde wahrscheinlich gemacht, daß diese Durchblutungsänderungen auf hormonalen Störungen beruhen. In späteren Untersuchungen an 65 Patienten, bei denen verschiedene Gefäßreaktionen am Körperstamm und an den Acren simultan unter dem Blickwinkel vegetativer Dystonien und angiopathischer Reaktionslage geprüft wurden, kamen HEIDELMANN und SCHMIDT (1957) zur Aufstellung von 5 Reaktionsgruppen; eine von diesen, bei der eine mittelschwere Störung im Sinne einer Arteriolenconstriction vorliegt und die bei vegetativen Dystonien bevorzugt angetroffen wird, bezeichnen die Autoren als „dissoziierte angiopathische Reaktionslage", weil bei diesen Probanden kalte und cyanotische sowie abgeschwächt vasomotorisch reagierende Acren in Verbindung mit einer verstärkten Vasomotorik des Körperstammes feststellbar sind.

γ) Eingriffe an der nervösen Versorgung.

Unter Spinalanästhesie oder nach Injektion von 10 cm³ einer 1%igen Procainlösung in den Nervus tib. post. kommt es innerhalb von 10—15 min zum Anstieg der Hauttemperatur im Versorgungsgebiet auf über 31°C, die aber nach LINDQVIST (1949) kein hinreichend zuverlässiges Kriterium für eine normale Vasodilatationswirkung darstellt.

Aethernarkose sowie Lachgasanästhesie bewirken nach 10—20 min zuverlässige maximale Dilatation der Hautgefäße, von der nur arteriell unzureichend durchblutete Bezirke ausgeschlossen bleiben.

Auch bei Sympathicusausschaltung kommt es regelmäßig zum Anstieg der Hauttemperatur, besonders wenn diese vorher durch vasospastische Impulse herabgesetzt war. ENRIA (1952) gab einen in 3 Tagen auszuführenden Test an: Am ersten Tage wird eine lumbale Procainblockade angelegt und die Hauttemperatur 1 Std lang in 10minütigen Abständen, später noch nach 6 und nach 24 Std, gemessen. Am zweiten Tage wird die Hauttemperatur in gleicher Weise unter Tubocurarin i. a. verfolgt; am dritten Tage wird die Prozedur des ersten Tages wiederholt. Verf. stellt nach dem Ausfall des Tests Indikationen zu chirurgischen Eingriffen am Sympathicus. Über die Wirkung der chirurgischen Sympathektomie im Sinne einer Hauttemperatursteigerung bei Muskeldurchblutungsverminderung berichteten OUDOT u. Mitarb. (1953).

Auch die Wirkungen der sogenannten gefäßerweiternden Substanzen wurden zur Feststellung der Anpassungsbreite der arteriellen Blutversorgung herangezogen. Ihr praktischer Wert sollte in erster Linie darin bestehen, daß funktionelle Durchblutungsstörungen ausgeschaltet werden, während organische unbeeinflußt bleiben. FISCHER und FELDT (1954) verwendeten die unter 10—20 mg Priscol i. v. auftretende Hauttemperatursteigerung als Kriterium von Therapieerfolgen. In Untersuchungen von AXHAUSEN (1951) stellte sich heraus, daß der sogenannte Priscol-Test (HABELMANN 1948) individuell sehr unterschiedlich ausfällt; besonders vor einer Überdosierung mit eventuell eintretender paradoxer Wirkung wird gewarnt. Die zur Herbeiführung einer Vasodilatation für zweckmäßig erachtete Dosierung wird von GROSSE-BROCKHOFF und VORLAENDER (1949) mit 20 mg i. v. von DOUPE und CHERNIACK (1950) mit 75 mg i. m. und von FLASHER u. Mitarb. (1951) mit 50 mg i. a. angegeben. KÜHNS (1950) sah in seinen Untersuchungen nur geringe hautthermometrische Veränderungen nach parenteraler Anwendung von Niconacid, Ronicol und Trafuril, während das Präparat „7337 CIBA“ (Hydrochlorid des 2-(N, p-Tolyl-N (m-oxy-phenyl)-aminomethyl-imidazolin) die Wiedererwärmungszeit bei dem Wärme-Kälte-Test nach BURCKHARDT (1950) deutlich verkürzte. Das Tetraäthylammonium-Chlorid, von dem eine intravenöse Injektion von über 300 mg gegeben werden muß, erwies sich in Untersuchungen von NOCITO (1950) weniger wirksam als die Spinalanästhesie.

Auch nach Gabe von Typhusvaccine in extremen Dosen kommt es (BROWN 1926) zum Anstieg der Hauttemperatur.

δ) Mechanische arterielle Drosselung.

Während nach mechanischer Sperrung der arteriellen Zufuhr im Muskelgebiet sich die reaktive Hyperämie einstellt, die auch auf die Hautdurchblutung wirksam ist, läßt sich durch isolierte Drosselung der cutanen Arterienversorgung ebenfalls eine charakteristische hyperämische Nachschwankung erzeugen und als Funktionsprüfung verwenden. Die bekanntlich muskelfreien Finger können durch Anlegung eines Gummirings an der Fingerbasis für 2 min von der Zirkulation ausgeschaltet werden. Neben der Ausgangstemperatur vor der Prozedur läßt sich nach Lösung der Sperre die Wiedererwärmungszeit hautthermometrisch am Mittelglied verfolgen. Sie beträgt normalerweise 30—75 sec; nach $4^1/_2$ min stellt sich ein Überwärmungsmaximum ein. Verlangsamte Erwärmung oder völlig fehlende Erwärmung läßt sich diagnostisch im Sinne einer arteriellen Durchblutungsstörung auswerten (BUGÁR-MÉSZÁROS und OKOS 1954).

e) Spezielle Teste am Venensystem.

Die Bestimmung der Wiederauffüllungszeit der Venen, die in waagerechter Lage 5—10 sec betragen soll, ist auch für die Beurteilung von arteriellen Durchblutungsstörungen mitunter aufschlußreich (SCHNEEWIND u. Mitarb. 1955).

Die Beurteilung der Venenleerlaufzeit, wobei die nach Erheben der Extremität bis zum sichtbaren Leerlaufen der Venen erforderliche Zeit gemessen wird (normal 2—5 sec) ist für die Erkennung von Thrombosen und Phlebitiden ohne ausreichende Kollateralenbildung anwendbar, soweit keine kardial oder mechanisch bedingte Venendruckerhöhung vorliegt.

Die Beurteilung der Venenleerlaufzeit sowie der Wiederauffüllungszeit erfolgt meist im Rahmen der Lagerungsprobe, die zur Erfassung arterieller Insuffizienzen üblich ist. Daß bei der Venenfüllungszeit durch Rückflüsse über Varicen Fehlschlüsse möglich sind und gelegentlich durch Vasospasmen die Methode gestört wird, betont WRIGHT (1948). Vasospastische Einflüsse lassen sich durch Liegen in einem warmen Raum über eine Zeit von 30 min in der Regel ausschalten.

Für Störungen der peripheren Zirkulation erwiesen sich Venendruckuntersuchungen im Stehen und im Gehen als aufschlußreich. Während aus hydrostatischer Ursache der Venendruck im Stehen im Beinbereich beträchtlich ansteigt, wird, sobald der Proband geht, normalerweise ein beträchtlicher Venendruckabfall registriert (52 cm H_2O nach WARREN u. Mitarb. 1949). Dieser Abfall beim Gehen ist bei Patienten mit Varicen geringer, insbesondere auch bei Venenklappeninsuffizienz nach Thrombophlebitis. Andererseits dient die Schnelligkeit des beim Stehen zu beobachtenden Venendruckanstieges insofern als Maß für eine arterielle Insuffizienz, als unter der Annahme, daß keine Venenkrankheiten vorliegen, der Venendruckanstieg beim Stehen nach Gehen verlangsamt ist, wenn die arterielle Zirkulation unzureichend ist. Diese Methode dient auch zur therapeutischen Erfolgsbeurteilung (SCHNEEWIND 1955).

Besonders wichtig für die Indikation chirurgischer und halbchirurgischer Maßnahmen (Verödungstherapie) bei venöser Insuffizienz des Beinbereiches ist die Beurteilung der Zustände und Stadien von Saphena-Insuffizienz. Hier sind verschiedene Arten von Funktionsproben eingeführt.

α) *Verhalten der Venen beim Test nach* BRODIE (1846)—TRENDELENBURG (1890).

Am liegenden Probanden wird durch Hochlagerung des fraglichen Beins eine Entleerung der Venen herbeigeführt. Sodann wird durch Kompression mit der Hand die Durchgängigkeit der Vena saphena magna im proximalen Oberschenkelbereich unterbunden und der Patient stellt sich auf.

αα) Bei Insuffizienz der Klappen der Vena saphena magna und funktionsfähigen Klappen der kommunizierenden Venen kommt es zur raschen Varicenfüllung nach Freigabe der Kompression. Unter Beibehaltung der Kompression erfolgt die Füllung nur langsam und es ist nach 35 sec Stehen noch keine Prallfüllung der Varicen erreicht (einfach positiver Trendelenburg-Test).

ββ) Bei suffizienten Klappen der Vena saphena magna, jedoch insuffizienten Verbindungsvenen zu den tiefliegenden Venensystemen, kommt es unter Beibehaltung der Kompression zur langsamen Füllung von distal her; die Varicen sind nach 35 sec komplett gefüllt; bei Freigabe des Druckes tritt die Füllung auch nicht schneller ein (negativer Test nach TRENDELENBURG). COLLENS und WILENSKY (1953) bezeichnen diesen Ausfall als niedrig positiven Test, da dabei Klappeninsuffizienzen bestehen können.

γγ) Sind sowohl Vena saphena magna als auch die Verbindungsvenen insuffizient, so tritt nach Entfernung der Kompression eine schnelle Füllung ein, desgleichen auch unter Beibehaltung der Kompression (doppelt positiver Test nach Trendelenburg).

δδ) Bei funktionstüchtigen Klappen im Bereich der Vena saphena magna sowie der kommunizierenden Venen füllen sich die Varicen bei Beibehaltung der Kompression langsam, desgleichen auch ohne Kompression.

Die Tabelle 2 gibt Aufschluß über die Funktionen der Venen beim Trendelenburg-Test.

Tabelle 2. *Test nach* Trendelenburg *(1890).*

Verhalten der Varicen im Stehen mit und ohne Stauung der Vena saphena magna nach vorheriger Entleerung der Beinvenen (nach Collens und Wilensky 1953, sowie Allen, Barker und Hines 1955.)

Befund		Bezeichnung	Erklärung
Stehen			
mit Staubinde	ohne Staubinde		
sehr langsame Füllung		∅ oder normal	kompetentes oberflächliches und tiefes Venensystem
langsame Füllung von *distal her,* meist innerhalb von 35 sec Prallfüllung		— „negativ" oder (+) „niedrig positiv"	Suffiziente Vena saphena magna bei insuffizienten Verbindungsvenen zum tiefen Venensystem. Klappeninsuffizienz tiefer Venen nicht auszuschließen.
langsame Füllung innerhalb 35—60 sec	schnelle Füllung innerhalb 1—10 sec	+ „einfach positiv"	Insuffizienz der Vena saphena magna bei Kompetenz der kommunizierenden Verbindungen zum tiefen Venensystem.
sehr rasche Füllung		++ „doppelt positiv"	Insuffizienz der Vena saphena magna und der Verbindungen zum tiefen Venensystem.

β) *Verhalten der Venen beim Test nach* Perthes (1895).

Hierbei wird der Einfluß der Muskeltätigkeit hinsichtlich der Entlastung oberflächlicher Venensysteme durch Abfluß in die tiefen Systeme geprüft.

Am Oberschenkel wird eine Staubinde angelegt, die den Abfluß aus der Vena saphena magna verhindert, desgleichen die Füllung kleiner Verbindungsvenen proximal der Staubinde. Alsbald treten die Varicen stark hervor. Der bislang stehende Patient wird aufgefordert energisch zu gehen; dabei werden die Varicen beobachtet. Es bestehen folgende Möglichkeiten:

αα) Die Varicen verschwinden beim Gehen schnell, wenn die Vena saphena magna insuffizient ist, jedoch die Klappen der Verbindungsvenen mit den tieferen Systemen intakt sind.

ββ) Wenn die Varicen nicht zurücktreten, sind die Klappen der Vena saphena magna und der tieferen Venensysteme insuffizient.

γγ) Wenn beim Gehen mit Staubinde die Varicen noch stärker hervortreten als im Stehen und dazu Schmerzen auftreten, sind die tieferen Venen obliteriert, die Klappen der kommunizierenden Venen, der Vena saphena magna und parva insuffizient.

Ochsner und Mahorner (1939) unterscheiden 3 Modifikationen des Perthes-Testes zur besseren Lokalisation der zugrundeliegenden Klappeninsuffizienzen; einmal wird die Staubinde am proximalen Oberschenkel, dann am mittleren Oberschenkel und schließlich unmittelbar distal des Knies angelegt.

Eine weitere Verbesserung der funktionellen Beurteilung ermöglicht der Test nach PRATT (1941). Das fragliche Bein des liegenden Patienten wird hochgehoben, die Venen werden entleert. Mit einer Staubinde am Oberschenkel wird der Abfluß aus der Vena saphena magna alsdann unterbunden. Dann wird von distal nach proximal eine Rollbinden-Bandage angelegt und der Patient stellt sich auf. Sodann wird die Staubinde langsam von oben nach unten abgewickelt, wobei der Reflux aus der Vena femoralis in die Vena saphena durch die noch liegende proximale Staubinde verhindert wird. Kommt es nun plötzlich während des Abwickelns der Binde zu einer Vorwölbung der Venen, so liegt dort eine Kommunikation mit einer insuffizienten Verbindungsvene zum tiefen System vor und der betreffende Punkt wird markiert. Unmittelbar distal hiervon ist bei weiterer Durchführung der Untersuchung eine zusätzliche Staubinde anzulegen und dies ist bei weiterem Auftreten venöser Shunts entsprechend zu wiederholen. An der gleichen Extremität können insuffiziente Verbindungsvenen in der Mehrzahl vorkommen. Die exakte Lokalisation insuffizienter Venenkommunikationen wird erleichtert, wenn man entsprechend der von proximal nach distal abgewickelten Binde eine von proximal nach distal unmittelbar folgende Binde anlegt. Für die Abgrenzung operativer Eingriffe erweist sich das Verfahren als wertvoll.

Versäumt man die Diagnose und operative Ausschaltung insuffizienter Venenverbindungen, treten postoperative Rezidive auf. Hinzuzufügen ist, daß der Pratt-Test eine durchgängige Vena femoralis profunda zur Voraussetzung hat, weil durch die Staubinde der Abfluß aus der Vena saphena magna verhindert ist und dadurch schwere Schmerzen und Anschwellungen des Beines im Falle eines Verschlusses der Vena femoralis profunda unvermeidlich wären.

Eine Klappeninsuffizienz der Beinvenen läßt sich mit der Perkussions-Methode nach SCHWARTZ (zit. nach SCHERF und BOYD 1955) dadurch nachweisen, daß mit der einen Hand die Vena saphena magna im Bereich der Fossa ovalis direkt perkutiert wird, mit der anderen an den fraglichen Unterschenkelvaricen die Fortleitung der Perkussionsstöße palpiert wird. Bei Klappeninsuffizienz der dazwischen liegenden Venen pflanzen sich die Perkussionsstöße in die Varicen fort.

Über die Varicographie wird unter Röntgenuntersuchungen berichtet.

4. Apparative Untersuchungsmethoden.

a) Arterieller Druck.

Physiologie und Pathologie des arteriellen Druckes sind ausführlich im Abschnitt „Hypertonie und Hypotonie“ dieses Handbuches (WOLLHEIM und MOELLER Bd. IX/5) abgehandelt.

Für Gefäßkrankheiten gewinnt die Blutdruckmessung besonders dann entscheidendes Gewicht, wenn in verschiedenen Teilen des arteriellen Systems unterschiedliche Drucke gemessen werden, z. B. Seitenunterschiede an den oberen Extremitäten oder differierende Blutdruckwerte an Armen und Beinen. Auf die Bedeutung dieser Abweichungen wird im Kapitel über Arteritiden, arterielle Aneurysmen, arterielle Thrombosen hingewiesen; abnorm hohe Amplituden der arteriellen Drucke können nicht nur bei Aortenklappeninsuffizienzen und Thyreotoxikosen, sondern zusammen mit entsprechenden Geräuscherscheinungen (siehe Phonographie, S. 53) bei arteriovenösen Fisteln diagnostische Hinweise geben.

Für die fortlaufende Kontrolle der arteriellen Blutdrucke haben die Apparaturen von LANGE (1943) und WAGNER (1942) Bedeutung gewonnen, wenn sie sich auch für die klinische Routineanwendung nicht allgemein eingebürgert haben.

b) Venendruck.

In den zusammenfassenden Untersuchungen von KROETZ (1922), VILLARET und JUSTIN-BESANCON (1930) und POGANY (1931) sind die wesentlichen Kenntnisse über Physiologie und Pathologie des Venendruckes beschrieben. Der Venendruck erfaßt nur jenen Teil des effektiven Füllungsdruckes, der aus dem „Tal des negativen Dondersschen Druckes herausragt" (KROETZ 1922). Der intrathorakale Druck sinkt gewöhnlich im Inspirium ab (POGANY 1931); infolge Einklemmung der Vena axillaris zwischen Costa I und Clavicula kann jedoch eine Verfälschung oder Umkehrung dieser respiratorischen Venendruckveränderung in der Cubitalvene bewirkt werden (BRANDT u. KATZ 1931). Wie KNEBEL und WICK (1958) mittels Herzkatheteruntersuchungen am liegenden Probanden feststellten, sind bei normalem Kreislauf zwischen dem zentralen und dem peripheren Venendruck insofern Unterschiede faßbar, als der negative Thoraxdruck (DONDERS 1859) eine Saugwirkung auf die thorakalen Venen ausübt. Dabei verhalten sich die atmungsabhängigen Druckschwankungen der extrathorakalen und der endothorakalen Venen entgegengesetzt. Rückschlüsse auf die Blutbewegung in den Venen wurden von KNEBEL und WICK (1958) vermieden.

Während hämodynamische Veränderungen des Gesamtkreislaufes zu simultanen Veränderungen des Venendruckes in allen Körperbereichen führen (vgl. WOLLHEIM 1931; BRANDT 1931), erfolgt bei örtlichen Gefäßkrankheiten meist nur eine lokale Behinderung des venösen Abstroms, wodurch die Möglichkeit örtlicher Venendruckveränderungen gegeben ist. Bei Thrombosen im Subclaviabereich (BROWN 1918; POGANY 1931), bei schwieligen posterysipelatösen Hautverhärtungen am Ellbogengelenk (von BASCH 1904) und bei Schwielen nach Unterschenkelgeschwüren (VILLARET und SALASC 1925), bei Kompression abführender Venen durch Lymphknoten (VILLARET und JUSTIN-BESANCON 1930), durch Halsrippen (RICALDONI und PLA 1896), bei abdominalen Abflußhindernissen (VILLARET und JUSTIN-BESANCON 1930; POGANY 1931), und bei Gravidität (RUNGE 1924) finden sich lokale Erhöungen des Venendrucks.

Bei Varicen ist der Venendruck gewöhnlich nur dann erhöht, wenn es sich um symptomatische Varicen handelt (VILLARET und SALASC 1925), nicht aber bei idiopathischen Varicen („asystolie veineuse") (vgl. S. 518). Bei arteriovenösen Fisteln wird im Zustand der kardiovasculären Kompensation nur an der betroffenen Extremität ein erhöhter Venendruck gefunden (ELLIS und WEISS 1930), während die Steigerung des universalen Venendruckes erst im Stadium der kardiovasculären Plusdekompensation eintritt (WOLLHEIM 1931; BRANDT 1931).

Nach POGANY (1931) geht die Auffüllung des Venensystems bis zur Grenze des Fassungsvermögens mit ziemlich geringem Druckanstieg einher; jedoch wird das bereits prall gefüllte Venensystem nur bei relativ hohen Drucken noch weiter gedehnt. Hauptsächlich wird aber die Kapazität des Venensystems von seinem Kontraktionszustand bestimmt.

Auf die Beziehungen zwischen Venendruck und aktiver Blutmenge haben WOLLHEIM (1928; 1931) sowie BRANDT (1931) an Hand klinischer Untersuchungen bei Plusdekompensation und Minusdekompensation hingewiesen. Bei der Gefäßinsuffizienz in ihren verschiedenen Formen (WOLLHEIM 1952; 1955) kommt es im allgemeinen zu einer Abnahme des Venendruckes. Dies ist die Folge des Versackens von Blut in die erweiterten subpapillären Capillarplexus der Haut und in die Splanchnicusgefäße. Auch durch artefizielle Hypovolämien läßt sich eine vorübergehende Venendruckabnahme erzielen (EYSTER und MIDDLETON 1924).

Zur Messung des bei Druck auf die Regio hepatica von Herzinsuffizienten ansteigenden Venendruckes (Leberdruckversuch nach WOLLHEIM 1928, 1931 u.

BRANDT 1931) wurde von BURCH (1957) ein „Hepatojugularometer" angegeben. Ein mit einem Blutdruckmeßapparat (Hg-Säule) verbundener Gummibalg wird auf die Regio hepatica des liegenden Patienten gelegt und leicht (1 mm Hg) aufgepumpt; dann wird der Balg von oben manuell gegen die Leber des Patienten gedrückt, wobei der ausgeübte Druck, gemessen am angeschlossenen Hg-Manometer, bis 40 mm Hg betragen soll. Unter dieser Belastung kommt es bei Herzinsuffizienz zu einem am linken Arm meßbaren Venendruckanstieg, während bei Kompensierten und Kreislaufnormalen der Venendruck niedrig bzw. unverändert bleibt (WOLLHEIM 1928, 1931; BRANDT 1931; DE PASQUALE und BURCH 1958).

Methodik.

a) Blutig. Nach dem von HALES (1769) angegebenen Prinzip wird der zum Ausgleich des aus der angestochenen Vene dringenden Blutes notwendige Druck bestimmt. Die zuverlässigste und einfachste Methode ist die nach MORITZ und v. TABORA (1910), von der sich manche Modifikationen ableiten (TAYLOR u. Mitarb. 1930; COHEN 1936; BURCH und WINSOR 1943; SODEMAN 1952). Die Messungen erfolgen routinemäßig in der Vena cubitalis, erforderlichenfalls in der Vena femoralis 2 cm distal vom Ligamentum inguinale. Auf die Fehlerquellen wurde von KROETZ (1922), POGANY (1931) und DEGKWITZ (1952) eingegangen.

b) Unblutig. Auf die für die Routine äußerst brauchbare Methode von GAERTNER (1903, 1904), den Venendruck aus der Beobachtung des Leerlaufens der Venen bei Erheben des Armes über die Herzhöhe zu schätzen, hat WOLLHEIM immer wieder hingewiesen (1928, 1931, 1933, 1950, 1955, 1959). Auch die Inspektion des Füllungszustandes der Vena jugularis (WOLLHEIM 1928, 1931, 1933; EPPINGER, KISCH und SCHWARZ 1927; LEWIS 1930) oder der Venen der Zungenunterseite (MAY 1943) erlaubt Rückschlüsse auf die Höhe des Venendruckes sowie den Füllungszustand des Kreislaufes. Die Fehlerquellen der unblutigen Methoden sind die gleichen wie bei den blutigen Messungen, z.B. erhöhter Blutzustrom und Druckanstieg bei Arbeit der Armmuskulatur (MEINERTZ 1908; 1909), sowie Abflußhindernisse auf dem Wege zum Herzen (PRYM 1904). Die unblutige Messung nach BEECHER u. Mitarb. (1936), bei welcher der zum Kollaps einer Vene nötige Außendruck bestimmt wird, führt nur bei erhöhten Venendrucken zu brauchbaren Resultaten. Eine Methode zur Bestimmung des digitalen Venendruckes wurde von BURCH (1954) angegeben. Die plethysmographische Venendruckbestimmung (SCHROEDER 1950) kommt hauptsächlich an der Hundeextremität in Anwendung und soll sich als Ergänzung der sphygmographischen Stromvolumenuntersuchung (FRANK 1930; BROEMSER und RANKE 1933; WEZLER und BÖGER 1939) bewährt haben.

c) Volumenregistrierung.

(Plethysmokymographie, Plethysmographie.)

Das Prinzip der Plethysmographie ist die quantitative Erfassung von Volumenänderungen biologischer Objekte unter Zuhilfenahme eines starrwandigen Behälters, der einen Extremitätenteil einschließt und mit Hilfe einer Meßvorrichtung, die vom biologischen Objekt dem umschlossenen System mitgeteilte Volumenänderungen quantitativ erfaßt (vgl. Schema nach CERLETTI, Abb. 11). Die Übertragung der Volumenänderungen kann durch verschiedene Medien erfolgen, meistens durch Luft oder Wasser (MOSSO 1895), je nach den speziellen Voraussetzungen und Erfordernissen.

KAPPERT (1956) unterscheidet folgende prinzipiellen Anwendungsmöglichkeiten der klinischen Plethysmographie:

α) *Die morphologische Plethysmographie;* hierbei werden die pulsatorisch hervorgerufenen Volumenschwankungen kurvenmäßig aufgezeichnet und aus der Gestalt der Kurven Rückschlüsse auf die zuständigen Gefäße abgeleitet. Bedeutungsvoll für die Beurteilung der Gestalt dieser Kurven sind die sogenannte Gipfelzeit oder „crest-time" (DILLON und HERTZMAN 1941) und die Inklinationszeit (LUND 1949), weil sie bei Gefäßkrankheiten in charakteristischer Weise verändert sein können. Diese Art der Plethysmographie wird hauptsächlich an Fingern und Zehen angewendet und zwar mit Lufttransmission, die mit geringerer Trägheit behaftet ist als die Wassertransmission und auch weniger thermische Störungen mit sich bringt. Speziell für die bei der Finger- und Zehenplethysmographie wirksamen geringen Kräfte bei relativ hoher Geschwindigkeit hat sich dieses Verfahren allgemein durchgesetzt.

β) *Funktionelle Plethysmographie;* hierbei werden formale Veränderungen der pulsatorischen Volumenschwankungen und der Amplitude unter pharmakodynamischen, physikalischen und nervalen Einwirkungen ausgewertet. WINSOR (1953) beurteilt verschiedenartige Reaktionsweisen gleichkalibriger Zehen- und Fingervolumina unter diversen vasoaktiven Einflüssen. Die Methode eignet sich auch zum Nachweis feinerer Unterschiede der Durchblutung, zur Unterscheidung spastischer und organischer Durchblutungsbehinderungen und zu vergleichenden Untersuchungen an verschiedenen Körperstellen der gleichen Person.

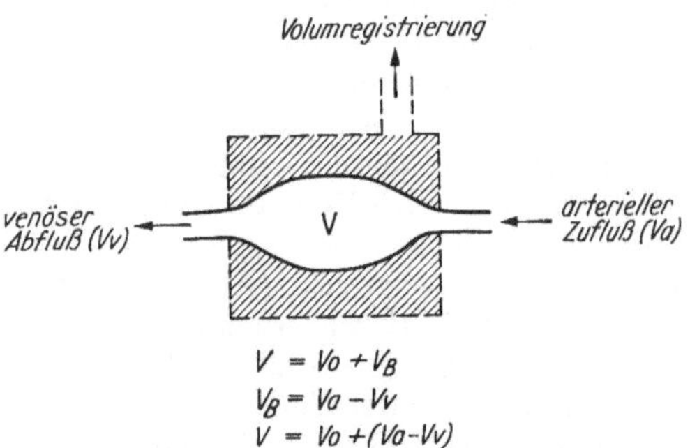

Abb. 11. Methodisches Prinzip der Plethysmographie. (Nach CERLETTI 1956.) V Volumen des vom Plethysmographen umschlossenen Raumes; V_0 Gesamtmasse des blutfreien Gewebes; V_a arterieller Zufluß; V_B totaler Blutgehalt; V_v venöser Abfluß (durch Drosselung bei der Venenverschlußplethysmographie kurzfristig ausschaltbar).

γ) *Quantitative Plethysmographie;* hierbei wird das Verfahren einer selektiven venösen Stauung angewandt. Unter venöser Stauung steigert sich das vom Plethysmographen umschlossene Volumen um den Betrag des arteriellen Zustroms, der sich somit pro Zeiteinheit messen läßt (BRODIE und RUSSEL 1905; HEWLETT und VAN ZWALUWENBURG 1909). Das bei der venösen Stauungsplethysmographie erfaßbare Stromvolumen interessiert vor allem bei arteriellen Durchblutungsstörungen hinsichtlich des funktionellen Anteils. Wesentlich für die Methode ist, daß der angewandte Staudruck während der ganzen Messung unter dem diastolischen arteriellen Blutdruck bleibt; daher ist es erforderlich, unmittelbar nach Anlage der venösen Stauung, das heißt innerhalb der ersten 10 Pulsperioden zu messen.

δ) *Spezielle plethysmographische Methoden;* sie bezwecken die Feststellung des Blutdruckgefälles zwischen verschiedenen Körperstellen, das unter pathologischen Voraussetzungen, etwa Stenosen oder Obliterationen der Aorta oder großer Arterien, von der Norm abweichen kann. Bei der sogenannten Rheoplethysmographie (BURCH 1954, 1956; BROWN u. LEARNER 1957) werden aus den Volumenkurven Rückschlüsse auf den arteriellen Zustrom und den venösen Abstrom mit Hilfe von Differentialquotienten gewonnen.

Durch die simultane Anwendung plethysmographischer Untersuchungen mit anderen (sphygmographischen, ballistokardiographischen, rheographischen oder hautthermometrischen) Methoden, eventuell in Kombination mit der Calorimetrie, können vertiefte Einblicke in den Ablauf der peripheren Durchblutung gewonnen werden.

Technisch müssen die zur Volumenregistrierung dienenden Geräte den speziell beabsichtigten Zwecken und den gegebenen Voraussetzungen Rechnung tragen (CERLETTI 1956). Die Größe der zu untersuchenden Extremitätenteile bestimmt das möglichst kleinzuhaltende Volumen des Plethysmographen. Erhebliche Schwierigkeiten bereitet die Herstellung tauglicher Abflüsse, durch die weder die venöse Zirkulation noch das zu messende Volumen beeinflußt werden soll. In der Regel werden Abschlüsse aus Gummi und Metall, teilweise mit Verwendung von Schaum- oder Schwammgummi in Kombination mit Kitt oder Vakuumfett (WRIGHT und PHELPS 1940) verwendet. Auch die Konstanz der Innentemperatur läßt sich teilweise nur bei Verwendung von Thermostaten sicherstellen. Womöglich soll außerdem das untersuchte Objekt sichtbar bleiben, was die Verwendung von Glas erforderlich macht. Besonderer Wert ist schließlich

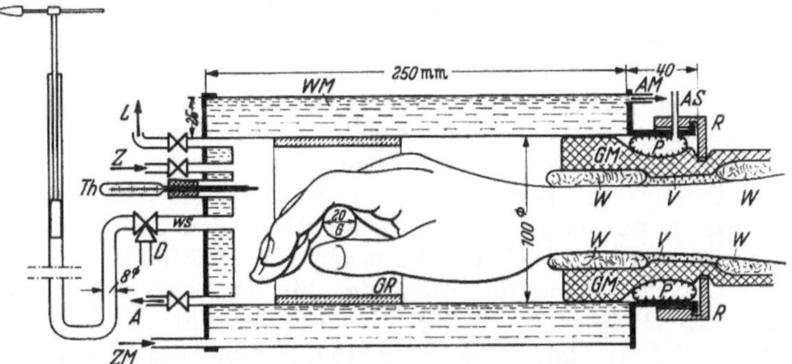

Abb. 12. Handplethysmograph. Maße in Millimeter. *WM* äußerer Wärmezylinder; *ZM* Zu-, *AM* Abfluß des Thermostatenwassers. Ansätze der Vorderwand: *L* Entlüftung; *Z* H_2O-Füllung; *Th* Thermometer; *WS* Verbindung zum Volumschreiber; *D* Dreiwegehahn; *A* H_2O-Entleerung; *G* drehbarer Handgriff mit (*GR*) fixierbarem Griffring; *W-V-W* Watte-Fett-Watte-Polster; *GM* Gipsmanschette; *P* Gummischlauch mit (*AS*) Ansatzstutzen; *R* Abschlußring. (Nach CERLETTI 1956.)

auf die Einhaltung einer bequemen, ohne Rückwirkungen auf die Meßergebnisse bleibenden Lagerung und Haltung des Probanden sowie der zu untersuchenden Körperteile zu legen (vgl. Abb. 12). Die Transmission der Volumenänderungen durch Wasser eignet sich mehr für größere Systeme, Luft aus den bereits erwähnten Gründen besser für digitale Plethysmographie. Die am Meßinstrument wirksamen (durch Volumenzugabe eichbaren) Volumenänderungen werden unter Wahrung des Prinzips möglichster Gleichhaltung der Drucke mittels geeigneter Registriervorrichtungen fortlaufend aufgezeichnet, sei es durch mechanische Registrierung, Lichtschreibung oder mittels kondensermanometrischer oder piezoelektrischer Drucknehmer, eventuell mit geeigneten Verstärkern nach Art von EKG-Apparaturen (LUND 1956).

Durch unbeabsichtigte Bewegungen des Objekts können Volumenänderungen vorgetäuscht werden, was sich insbesondere bei der Plethysmographie größerer Körperteile auswirkt. Für Normalverhältnisse ist die Lagerung der untersuchten Gefäßbereiche in Herzhöhe empfehlenswert. GASKELL und BURTON (1953) glauben, daß bei quantitativen Messungen die Resultate verfälscht werden, wenn diese Regel nicht beachtet wird, was von ALLWOOD (1956) bestritten wird.

Im einzelnen enthalten die fortlaufend geschriebenen Volumenschwankungen der Extremitäten unter Normalverhältnissen (Behaglichkeitstemperatur) folgende Wellen (CERLETTI 1956):

α) Wellen erster Ordnung, die sog. Volumenpulse der Extremitäten, die den durch Pulswellen bedingten Volumenschwankungen des arteriellen Gefäßschenkels entsprechen. Ihre Amplitude kann als gleichsinnig zur Durchblutungsgröße betrachtet werden (HERTZMANN 1938; BURTON 1939).

β) Wellen zweiter Ordnung in Form atmungssynchroner und von den atmungsabhängigen Füllungszuständen des Herzens beeinflußter Schwankungen (Goetz 1934; Bolton u. Mitarb. 1936; Matthes 1940; 1951).

γ) Wellen dritter Ordnung, die sog. „vasomotorischen" Wellen mit einer Frequenz von 1—4/min; nach Betz und Mauler (1956) werden sie bei Mitralvitienträgern häufig vermißt.

δ) Wellen vierter Ordnung, ähnlich wie γ, jedoch von einer Frequenz zwischen 1,5 und 3/min.

Die leichte Beeinflußbarkeit des Plethysmogramms durch banale Einwirkungen auf die Probanden, insbesondere auf psychischem Wege (Bigelow u. Mitarb. 1955; Pokorny 1956) durch eine Vasokonstriktion, scheint bei Hautplethysmogrammen, also speziell bei digitalen Plethysmogrammen augenfällig zu sein. Es bedarf kaum des Hinweises, daß Änderungen der Hautdurchblutung keinesfalls auch für die Muskeldurchblutung repräsentativ sein können. Außerdem braucht die acrale Hautdurchblutung nicht a priori dem Verhalten der übrigen Haut gleichgeordnet zu sein. Für gerichtete Fragestellungen ist es nötig, ein gegensätzliches funktionelles Verhalten verschiedener Gefäßbereiche durch selektive Untersuchung einzelner Hautbezirke auszuschließen (Goetz 1934; 1935).

Für die morphologische Plethysmographie sind verschiedene Voraussetzungen zu beachten. Sie ist nur sinnvoll bei einer ausreichenden peripheren Pulsation und wird umso schwieriger, je kleiner die peripheren Durchblutungsgrößen sind (Metz 1955). Um die Standardisierung der für dieses Verfahren geltenden Termini war Lund (1949; 1950; 1956) besonders bemüht. Er schlug vor, zu Erreichung optimaler Ergebnisse die Patienten 45 min lang in einem warmen Raum flach zu lagern und 50 cm^3 eines 50%igen Äthylalkohols trinken zu lassen, eventuell zusätzlich 2 cm^3 Priscol i. v. zu spritzen.

Für die Formanalyse sind folgende Werte zu beachten: die Periodendauer der Pulse; die Pulswellengeschwindigkeit und die hierzu reziproke propagation-time, die das Zeitintervall zwischen der R-Zacke des EKG und dem Anstiegsbeginn des Plethysmogramms umfaßt. Die propagation-time ist im Alter und bei Hypertonie verkürzt, bei arterieller Obliteration jedoch verlängert, entsprechend dem längeren Weg über die Kollateralen bei Unterbrechung des kürzesten Direktweges. Bei Isthmusstenose ist die propagation-time distal der Stenose beiderseits gleichmäßig, in anderen Fällen von arteriellen Durchblutungsstörungen in der Regel ungleichmäßig verlängert. Die inclination-time (Lund 1949) umfaßt das Zeitintervall vom Tangentenschnittpunkt mit der Basis (0-Linie) bis zum Tangentenschnittpunkt mit der Gipfelhorizontalen (Simonson u. Mitarb. 1955). Sie ist in pathologischen Fällen von Arterienobliteration stets über 0,13 sec verlängert, während sie im normalen Digitogramm unter diesem Wert liegt (Lund 1956). Pulsfrequenz, Herzminutenvolumen und Blutdruck scheinen keinen direkten Einfluß auf diesen Wert auszuüben. Unter crest-time (Dillon und Hertzmann 1941) versteht man das Zeitintervall vom beginnenden Anstieg bis zum Gipfel des Plethysmogramms; sie ist weniger scharf definierbar als die inclination-time. Weitere Kriterien liefert der abfallende Kurvenast von Plethysmogrammen, speziell Digitogrammen. Normalerweise zeigen periphere Pulsationen eine angedeutete Dikrotie; der abfallende Ast ist fast immer nach oben konkav und verläuft höchstens gestreckt; nach oben konvexe Abfalllinien sowie solche mit fehlender Dikrotie sind als pathologisch zu bezeichnen.

Lund berichtete 1956 über seine Erfahrungen bei arterieller Insuffizienz sowie bei Fällen von Isthmusstenose im prä- und postoperativen Stadium. Hiernach steht die Verlängerung der Inklinations-Zeit in direkter Beziehung zum Grad der arteriellen Insuffizienz. In einigen Fällen konnte er am Knöchel noch

Oscillogramme erhalten, während Digitogramme keine verwertbaren Ausschläge mehr zeigten; Erklärung: Fußarterienverschlüsse. Zu gleichsinnigen Resultaten kamen SIMONSON und Mitarbeiter (1955).

Brauchbare Messungen der Ruhedurchblutung und der pharmakodynamischen Änderungen dieser Werte liefert die Venenstauungsplethysmographie (vgl. Abb. 13). HESS (1956) fand beim Normalen eine Durchblutung von 1,0—3,5 cm^3/100 ml Gewebe/min. Bei Patienten mit arteriellen Durchblutungsstörungen sank dieser Wert nur selten unter 1,0 cm^3 ab, lag sogar manchmal über 3,5 cm^3, was gegen eine wesentliche Beteiligung von Spasmen spricht. In der Phase der reaktiven Hyperämie sah HESS (1956) Anstiege bis 30 cm^3/100 ml Gewebe/min; in Fällen von arterieller Insuffizienz fehlte allerdings die reaktive Mehrdurchblutung oder sie war sehr viel weniger stark.

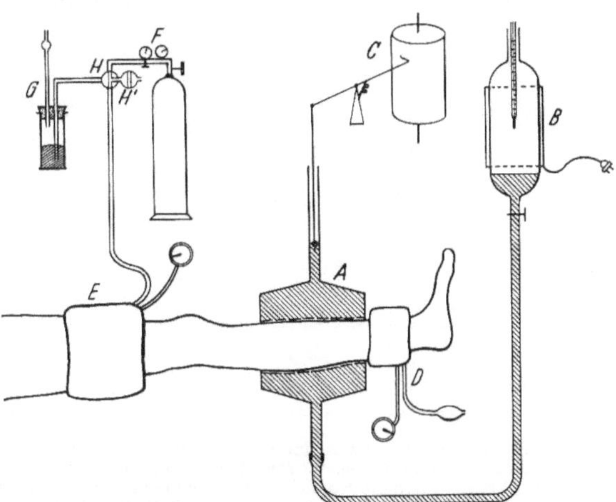

Abb. 13. Schematische Darstellung eines Plethysmographen. *A* Plethysmographenrohr; *B* graduierter Glaszylinder mit Heizmanschette und Thermometer; *C* Kymograph; *D* Blutdruckapparat; *E* Oberschenkelblutdruckmanschette mit Manometer und Verbindung zu *F* Sauerstoffgerät; *G* Glaszylinder mit Quecksilber, in das ein Rohr 60 mm eintaucht und das über den Dreiwegehahn *H* mit Blutdruckmanschette *E* verbunden werden kann; *H'* Hahn, über den bei entsprechender Einstellung von *H* Druckausgleich in *E* mit der Außenluft hergestellt werden kann. (Nach HESS 1954).

Für Messungen der Hautdurchblutung gewann die photoelektrische Plethysmographie in der letzten Zeit zunehmende Bedeutung. Das Verfahren bedient sich der oxymetrischen Registrierung (MATTHES 1935; 1951; MATTHES u. GROSS 1938; MATTHES, GROSS und GÖPFERT 1940), ist aber wegen der starken Lichtabsorption der Muskulatur nicht für dieses Gefäßgebiet zu verwenden. Durch die pulsatorischen Schwankungen, bedingt hauptsächlich durch Querschnittsänderungen der Arterien, Arteriolen sowie der subpapillären und subcutanen präcapillaren Gefäßanteile, wird die Lichtdurchlässigkeit der Haut verändert. Durch geeignete Methoden läßt sich dieser Vorgang registrieren und quantitativ auswerten. Um die Abklärung normaler und pathologischer Kurvenkriterien waren bereits DILLON und HERTZMANN (1941) bemüht. MATTHES, GROSS und GÖPFERT (1940) stellten bei arteriellen Verschlüssen eine irreversible Deformation der acralen Hautvolumenpulse im Photoplethysmogramm fest. Die Unterscheidung vasomotorisch bedingter und organischer Durchblutungsstörungen ist bereits aus der Kurvenform möglich, so daß nur in Einzelfällen ergänzende Untersuchungen, sei es durch körperliche Belastung, Temperaturreize oder Pharmaka, notwendig sind. Der Hauptvorteil des Verfahrens liegt neben der hohen Empfindlichkeit in der Vermeidung mechanischer Insulte auf die untersuchten Objekte. Dagegen haftet dem Verfahren der Nachteil an, daß keine direkte Eichungsmöglichkeit besteht, wie etwa bei der einfachen Plethysmographie durch Volumenaddition.

Gegenüber der Technik mit durchfallendem Licht (MATTHES 1951) führte HERTZMANN 1937 das Verfahren mit reflektiertem Licht — „Reflexverfahren" — ein, das zuletzt METZ (1955) mit Erfolg verwendete (Abb. 14). Es ist empfindlicher als das „Durchleuchtverfahren". Lediglich an Orten mit manifesten Gewebsschäden fehlen hierbei die Pulsationen. METZ kombinierte das Verfahren mit der Anwendung von gefiltertem Licht von 750—900 mμ, dessen sich bereits

MATTHES und GROSS (1938) zur Ausschaltung von Einflüssen der Blutfarbe bedient hatten. Mit dieser Methode sind auch plane Hautstellen untersuchbar, nicht nur digitale Acren. Die Eichung erfolgt mit Hilfe von geeichten Glasfiltern im Vergleichsverfahren (HERTZMANN u. Mitarb. 1947). Sogar zur Erfassung von Volumenänderungen fand es METZ (1955) hinreichend. Günstige Erfahrungen mit der Methode sammelten auch ROSSELLO-SERVELLO (1953).

Diesen indirekten plethysmographischen Verfahren sind hinzuzufügen: die Impedanz-Plethysmographie, die den Gewebswiderstand, wie er mit den Pulsationen zeitlich schwankt, mißt (NYBOER u. Mitarb. 1950; BONJER, VAN DEN BERG und DIRKEN 1952; VAN DEN BERG und ALBERTS 1954; FEJFAR und ZAJIC 1954, 1956), die elektrische Gewebsdehnungsmessung (WHITHNEY 1953) sowie die

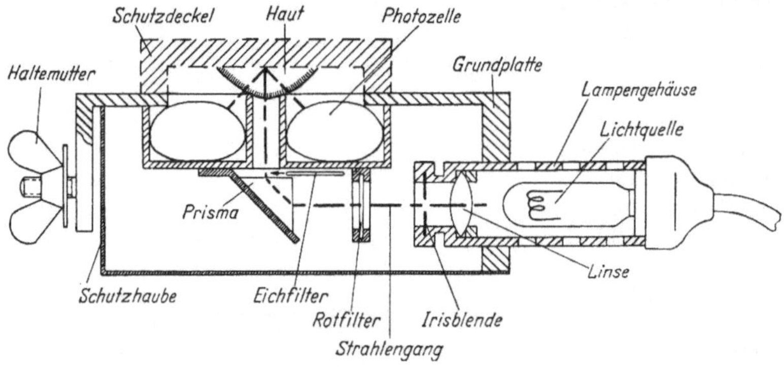

Abb. 14. Schematischer Schnitt durch einen Photoplethysmographen. Abmessungen: 15 × 5, 5 × 6 cm, ohne Lampengehäuse. Der Strahlengang für Eichung mit Schutzdeckel („Schwarzreflexion") ist eingezeichnet. Die Lage des untersuchten Hautbezirkes bei abgenommenem Deckel ist ebenfalls skizziert. Erklärung s. Text. (Nach METZ 1955.)

Verfahren der Capillardruckmessung von STEIN (1951), SCHROEDER (1951) und METZ (1955), die in der plethysmographischen Bestimmung des maximalen Blutdrucks von UHLENBRUCK (1924) ihren Vorgänger hatten.

d) Rheographie.

POLZER und SCHUHFRIED (1951) regten an, die Technik der Rheokardiographie (HOLZER, POLZER und MARKO 1945) zur Untersuchung der Arterienpulsationen zu verwenden. Das Verfahren wird von JANTSCH (1950, als Rheosphygmographie, von KERSCHNER (1950) als Rheoangiographie und von KAINDL (1954) als Rheographie bezeichnet.

Aus den durch zeitlich veränderte Füllung der großen Gefäße, hauptsächlich der Arterien, bewirkten Änderungen der elektrischen Leitfähigkeit wird dabei auf Durchblutung und Durchgängigkeit der Arterien geschlossen. Nach KAINDL (1954) ergibt sich die Hauptform des Rheogramms durch Änderungen im Bereiche der großen und mittelgroßen Arterien, eine Annahme, die durch operative Erfahrungen und durch Arterienabklemmversuche gesichert ist; auch typische Veränderungen rheographischer Kurven nach dilatierenden Maßnahmen beweisen dies.

Technik.

Mit hochfrequenten Wechselströmen (20000—30000 Hz), die den Hautwiderstand günstig überwinden lassen, wird der Gewebswiderstand bei einer Stromstärke von 10—20 mA gemessen. In einem Zweig der dabei verwendeten Wheatstone-Brücke ist das zu untersuchende Objekt eingeschaltet. Die mit der verwendeten Apparatur (vergleiche KAINDL 1954; POLZER und SCHUHFRIED 1955; KAINDL, POLZER und SCHUHFRIED 1959) abgeleiteten Spannungsschwankungen werden mit einem Verstärkersystem (EKG-Apparatur) als Amplitudenschwankungen registriert. Als Elektroden dienen

α) Ringelektroden von 2 cm Breite in Form von Metallbändern, mit Leinenüberzügen, welche in 20%ige Kochsalzlösung getaucht sind; die Elektroden lassen sich dem Extremitätenumfang anpassen und sind mit Ableitbuchsen versehen;

β) stabförmige Elektroden, die an Stativen befestigt sind und ebenfalls kochsalzgetränkte Leinenüberzüge besitzen, in Verbindung mit einer indifferenten Sammelelektrode von einer Fläche 4mal 10 cm;

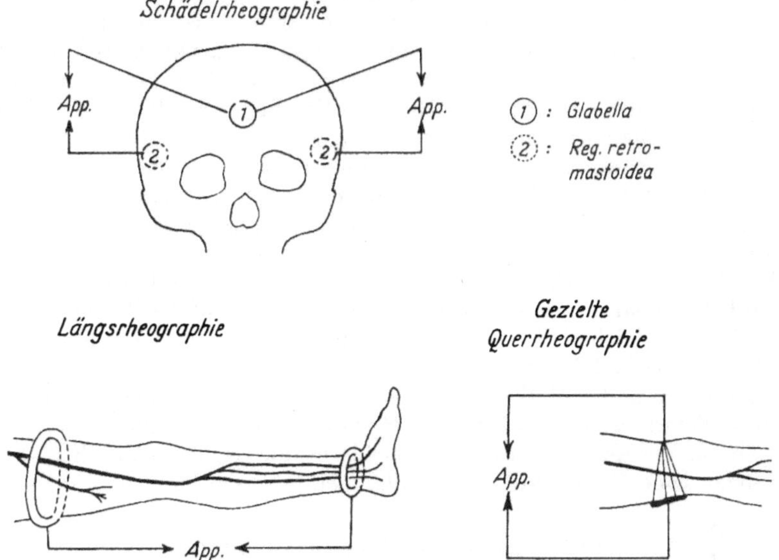

Abb. 15. Schema der Rheographie an Schädel und Extremitäten. (Nach KAINDL 1954.)

γ) metallene Rundelektroden von variabler Weite für die Schädelrheographie, ebenfalls mit Leinenumwicklung, die sich mittels Gummiband am Schädel befestigen lassen.

Die Ringelektroden dienen zu Längsableitungen, die stabförmigen Elektroden zu den Querableitungen (vgl. Abb. 15). Das Verfahren besticht durch seine vollautomatische Funktion, arbeitet nahezu trägheitslos, ist vielfach modifizierbar und speziellen Erfordernissen anpaßbar; es kann mit Vorteil auch für Schädeluntersuchungen verwendet werden. Nachteilig ist nach KAINDL (1954) nur der Umstand, daß die Basislinie sich mit der Atmung erheblich verändert, was eine Registrierung bei Atemstillstand erforderlich macht sowie die Schwierigkeit der quantitativen Auswertung. KAINDL (1954) rät zu äußerster Kritik und Zurückhaltung hinsichtlich quantitativer Aussagen für das örtliche Stromvolumen.

Das Rheogramm zeigt in normalen Fällen die typischen Formen der peripheren Arterienpulse. Die Kurven sind auswertbar hinsichtlich der Amplituden, die sich nach Ω eichen lassen (Einschaltung bekannter Vergleichswiderstände) sowie hinsichtlich des planimetrisch ermittelbaren Flächenintegrals. Eine Abhängigkeit von Pulsfrequenz, Schlagvolumen, Blutdruck und Arterientonus nimmt KAINDL (1954) an.

Für den klinischen Gebrauch muß man wissen, daß die rheographischen Amplituden an der proximalen Extremität geringer sind als weiter distal, etwa im

Finger- oder Zehenbereich, weil dort der Volumenelastizitätsmodul des arteriellen Systems abnimmt. Amplitudenverluste sind bei obliterierenden Arterienveränderungen jeder Art zu erwarten; sie sind auch bei Stenosen der Aortenbogenabgänge faßbar. Nach Unterbindung von Arterien werden die Hauptwellen stärkstens abgeschwächt und erst im Laufe einer oft langfristigen Kollateralenbildung (sogenannte „Kollateralenkurve") wieder teilweise ausgeglichen. Wie bei anderen Untersuchungsmethoden können auch arterielle Spasmen durch die Reversibilität pathologischer Veränderungen nach Anwendung vasodilatierender Maßnahmen erkannt werden. Gegenüber dieser Längsrheographie läßt sich bei der Quer-Rheographie ein Einblick in die Pulswellengeschwindigkeit durch Ableitung von verschiedenen Punkten synchron mit dem EKG gewinnen. Auch lassen sich Stenosen an Stellen, die den Nachweis erschweren, z. B. im Bereiche narbiger Weichteilveränderungen, einwandfrei lokalisieren. Charakteristisch ist, daß der Stop in der Arterie in der Regel 1—2 cm weiter distal als es der Wirklichkeit entspricht, gefunden wird, wofür Eigenarten der Strahlenbündelung ausschlaggebend sind. Mit der Schädelrheographie lassen sich nicht nur Seitenunterschiede des arteriellen Verhaltens, sondern auch Formanomalien des Rheogramms herausarbeiten, die durch Gefäßveränderungen hervorgerufen sind. Endangitische, arteriosklerotische und embolische Verschlüsse können unter Berücksichtigung des Verhaltens der Gegenseite erfaßt werden; bei anderweitigen Apoplexien wird kein charakteristischer Befund erhoben. Sympathicusausschaltung im Schädelbereich führt zu charakteristischer Kurvenüberhöhung infolge Tonusabnahme der Hirnarterien, desgleichen die Gabe von 200 mg Ronicol i. v. Über Eigenarten und Beurteilung des Schädelrheogramms s. KAINDL (1954).

Zweifellos kann die Methode in der Hand erfahrener Sachkenner wertvolle Aufschlüsse liefern, was angesichts ihrer Harmlosigkeit hervorzuheben ist. JANTSCH (1950) hält das Verfahren für aufschlußreicher als die Oscillometrie; KAINDL (1954) erhofft sogar seine Einführung in die Allgemeinpraxis.

e) Oscillographie und Oscillometrie.

Die durch arterielle Pulsationen bewirkten Änderungen des Extremitätenkalibers lassen sich mit Hilfe einer luftgefüllten Gummimanschette, die an ein Registriergerät angeschlossen ist, aufzeichnen (Oscillographie) und auswerten (Oscillometrie). Gegenüber dem Verfahren der Plethysmographie, bei dem das Volumen abgeschlossener Extremitätenteile quantitativ gemessen wird, kann bei der Oscillographie prinzipiell jeder Extremitätenbereich auf pulsatorische Kaliberschwankungen untersucht werden.

Ein absolutes Maß für die festgestellten Oscillationen und für ihr biologisches Durchblutungsäquivalent gibt es nicht; man ist vielmehr auf Vergleiche mit der kontralateralen Seite angewiesen.

Technik.

Neben den mechanisch wirkenden Oscillographen, wie sie früher üblich waren (VON BERNDT 1906; PACHON 1909; PLESCH 1922; 1929; K. KELLER [vgl. VON RECKLINGHAUSEN 1940]) u. a. und den Geräten, die nach dem Prinzip des oscillierenden Flüssigkeitstropfens funktionieren (PAL 1906; NOGUÈS 1935; BUCHBINDER 1936; SERKIN 1950), werden in neuerer Zeit vorwiegend elektrische Systeme benutzt.

In jedem Fall wird bei stufenweise (20 mm Hg) abfallendem oder stufenweise ansteigendem Manschettendruck die Oscillation, die durch die pulsatorisch bewirkten Kaliberschwankungen der in der Manschette eingeschlossenen Luft mitgeteilt wird, graphisch registriert. Die aufsteigende Oscillographie ergibt ceteris paribus nachweislich höhere Oscillationen als die bei stufenweise gesenktem Manschettendruck erfolgende Registrierung (Bock, Gruner und Seybold 1951; Amann 1956). Die Überhöhung bei aufsteigender Registrierung wird meist durch Stauüberdruck erklärt. Obwohl die Methode grundsätzlich an jedem interessierenden Extremitätenbereich vorgenommen werden kann, ja vielfach vergleichende Untersuchungen von proximal nach distal zwecks Ortung von Arterienverschlüssen üblich sind, hat sich für Routineuntersuchungen nur die Oscillographie an Oberarm und Unterarm sowie am Oberschenkel, im Kniebereich und am Unterschenkel eingebürgert. Als Maß für die vergleichende Beurteilung oscillographischer Befunde bedient man sich mangels anderer Bestimmungsgrößen der sogenannten „oscillometrischen Indices" und der daraus abzuleitenden „oscillometrischen Quotienten".

Der oscillometrische Index bezeichnet die bei der stufenweisen Oscillographie feststellbare maximale Amplitude einer Meßstelle. Der oscillometrische Quotient repräsentiert das Verhältnis des an der linken Extremität gewonnenen oscillometrischen Index zu dem entsprechenden an der rechten Extremität gewonnenen Wert (sog. I. oscillometrischer Quotient); Gross und Riedel (1953) definierten für dieses Verhältnis eine Schwankungsbreite zwischen 0,85 und 1,15 als Norm; nach Gehrke und Schulz-Fincke (1954) sind aber die Normalschwankungen beträchtlich größer; sie fanden an Gefäßgesunden am Oberarm wie am Unterschenkel in mehr als 90% eine Schwankungsbreite zwischen etwa 0,6 und 1,7. wobei die Oscillationen bei männlichen Probanden stärker seitenverschieden waren als bei weiblichen. Gleichfalls scheinen die rechtsseitigen Oscillationen über die linksseitigen zu überwiegen (Bock, Gruner und Seybold 1951; Gehrke und Schulz-Finke 1954). Hanke und Hildebrandt (1955) befaßten sich darüber hinaus mit dem sogenannten II. oscillometrischen Quotienten, der das Verhältnis der Oscillationen der oberen zu denen der unteren Extremität symbolisiert und normalerweise 0,5 bis 2,5 beträgt. Als sogenannten „oscillographischen Mangeldurchblutungsindex" bezeichnet Wicke (1954) das Verhältnis von Amplitude der kranken Extremität zur Amplitude der gesunden Extremität, berechnet nach den im Oscillogramm nach mV (EKG-Verstärker) gemessenen Amplituden.

Von den apparativen Voraussetzungen verdient in erster Linie die Breite der Gummimanschette Beachtung. Breite Manschetten von 12 cm bieten den Vorteil, daß die erzielten Oscillationen größer sind. Mit schmalen Manschetten (4 cm) lassen sich hingegen die Lokalisationen arterieller Verschlüsse exakter bestimmen. Sie sind dafür mit dem Nachteil kleinerer Ausschläge behaftet; außerdem sind die Oscillationsamplituden in Richtung der höheren Drucke verschoben. Amann (1956) empfiehlt die Verwendung von Manschetten mit dünner innerer Gummischicht und mit nur dünnem Stoffüberzug der Innenseite. Für die Untersuchung digitaler Oscillationen wurden spezielle Kleinmanschetten entwickelt (Friedman u. Mitarb. 1938; Guzzetti 1951; Boucke u. Brecht 1952). Die Länge der abführenden Schläuche, die die Lufttransmission zum Registrierapparat besorgen, sollte 50 cm nicht überschreiten (Amann 1956). Beim Anlegen der Manschetten muß auf straffen Sitz geachtet werden, da ein zu lockerer Sitz zu Amplitudenminderung führt. Eine Eichung zur Ausschaltung von Ungleichheiten des Sitzes wird von Amann (1956) angeraten; man bedient sich dabei der Einbringung gleicher Volumina von Luft in das Manschettensystem oder direkt in die Registriermaschine, womit aber nur eine Kontrolle symmetrischer Registrierverhältnisse, nicht etwa eine quantitative Eichung auf Kreislaufgrößen erreicht wird.

Die wichtigste Maßnahme ist die symmetrische Lagerung der Extremitäten bei der Oscillometrie. Die für Ruheverhältnisse vorgezogene waagerechte Lage macht die Lagerung des untersuchten Gliedes in Herzhöhe zweckmäßig, da bei Tieferlagerung einer zu untersuchenden Extremität Verschiebungen der Oscillogramme nach der Richtung höherer Manschettendrucke, wohl infolge hydrostatischer Änderungen, zu erwarten sind (NETZER 1953). AMANN (1956) stellte fest, daß bei Adduktion des Oberarmes an den Körper die Oscillationsamplituden um 30% vermindert werden können; er empfiehlt, die Arme während der Oscillographie mäßig und bequem abduziert zu lagern. Außerdem fand er, daß Pronation des Unterarmes die Amplituden vergrößert, Supination sie vermindert. Nach peripherwärts werden die Oscillationen geringer; dies ist bei sogenannten Längsschnitt-Oscillogrammen zu beachten, bei denen stenosebedingte Arterienstenosen lokalisiert werden; HILDEBRANDT und HANKE (1955) messen diesem Verfahren auch einen Wert für die Beurteilung funktioneller Kreislaufveränderungen bei. Selbst bei Berücksichtigung dieser Kautelen ist eine Symmetrie der erzielten Ausschläge unter Normalverhältnissen schwer zu erreichen (HILDEBRANDT und HANKE 1955; AMANN 1956). Berücksichtigt man, daß die Beurteilung oscillometrischer Indices mit der Vergleichbarkeit der Seiten steht und fällt, so wird man die Mühe der möglichsten Ausschaltung dieser Fehlerquellen gern in Kauf nehmen. Im Stehen werden an den Beinen häufig höhere Ausschläge erzielt als im Liegen (MECHELKE 1953; EJRUP 1955). Im Inspirium werden am liegenden Menschen kleinere Oscillationen als im Exspirium gefunden (AMANN 1956), weshalb tunlichst mehrere Diagramme, sowohl der in- wie der exspiratorischen Phase zu schreiben sind und der Mittelwert zu bestimmen ist. HILDEBRANDT (1952), HILDEBRANDT und HANKE (1955) sowie HANKE und HILDEBRANDT (1955) stellten fest, daß die oscillometrischen Ausschläge tageszeitlichen Schwankungen im Sinne eines 12-Stunden-Rhythmus unterliegen; diese tageszeitlichen auch nicht mit dem Verhalten der Hauttemperatur koordinierten Schwankungen sollen sich beim zweiten oscillometrischen Quotienten weniger stark auswirken als beim ersten oscillometrischen Quotienten. Die Autoren empfehlen mehrfach wiederholte Oscillographien unter Berücksichtigung der tageszeitlichen Schwankungen.

Auswertung von Oscillogrammen.

Die quantitative Aussage der formalen Kriterien des Oscillogramms bleibt weit hinter der des Plethysmogramms zurück. Aus technisch guten Ableitungen läßt sich eventuell ein verzögerter Anstieg des peripheren Pulses, analog der verlängerten crest-time und inclination-time des Plethysmogramms, erkennen, der bereits als Hinweis auf eine Behinderung der arteriellen Zirkulation genügt. Bei schwereren Durchblutungsstörungen werden die Oscillogramme undeutlicher, die Amplituden kleiner. In solchen Fällen macht sich meist ein störendes Muskelzittern, auch bei ruhiger Lagerung bemerkbar, das schließlich die ohnehin geringen Oscillationen völlig überdeckt. Die Oscillographie liefert wertvolle Hinweise auf die Lokalisation von palpatorisch nicht erkennbaren Stenosierungen größerer Arterien; der einschlägige Befund besteht in einem abrupten Amplitudenverlust im Längs-Oscillogramm. Bei Ödemen, bei Adipositas und bei anderweitigen Extremitätenanomalien ist eine Erniedrigung der Oscillationen zu erwarten; Asymmetrien erübrigen die Errechnung oscillometrischer Quotienten vollends.

Über die formalen Kriterien des einfachen Oscillogrammes hinaus läßt sich eine Erweiterung der Aussagefähigkeit der Methode erzielen:

α) Durch vergleichende Untersuchungen symmetrisch erhobener Extremitätenoscillogramme unter Verwendung oscillometrischer Indices. Dies Verfahren bietet Vorteile bei der Auffindung palpatorisch unzugänglicher asymmetrischer, bisweilen auch symmetrisch angeordneter Arterienstenosierungen. Außerdem lassen sich klinisch bereits richtig erfaßte Befunde eindrucksvoll objektivieren und dokumentieren. Dabei ist die bilateral synchrone Untersuchung unbedingt erforderlich (GESENIUS 1946; GROSS 1955; WICKE 1954).

β) Durch Einschaltung der Oscillographie und Oscillometrie bei der Beurteilung funktioneller Arterienveränderungen. Bei der *Belastungs-Oscillographie* (EJRUP 1948; 1950) werden Veränderungen des arteriellen Verhaltens unter muskulärer Belastung erfaßt. Statt der „Nylin-Treppe" (EJRUP) kann auch ein geeignetes Ergometer mit Beanspruchung der Unterschenkelmuskulatur (RATSCHOW 1953; AMANN 1956) zur Verwendung kommen. Unter Muskelarbeit erfahren die einschlägigen Arterien einen Anstieg der Oscillationen, der im Laufe von 20—30 min wieder zum Ausgangswert zurückkehrt. Der Anstieg des oscillometrischen Index kann auch unter normalen Verhältnissen verzögert sein; er kann sogar erst nach einem kurzen initialen Abfall von maximal 60 sec Dauer auftreten (sog. Inversion des Index nach BATTEZZATI 1940). Dauert indes der initiale Abfall des oscillometrischen Index über 1 min, oder unterbleibt der Anstieg überhaupt, so besteht eine arterielle Insuffizienz (EJRUP 1948; 1950). Das Prinzip der Belastungsoscillographie wurde in zahlreichen Modifikationen angewandt (u. a. ROSSELLI und MICHELI-PELLEGRINI 1949; SHEPHERD 1950; KAPPERT 1952; McDONALD 1952; WINDUS und MERTENS 1953; ROTZLER 1954).

Veränderungen des Oscillogramms unter *Einwirkung von äußerer Wärme* sind in proximalen Extremitätenteilen wegen gegenseitiger Überlagerung von Haut- und Muskulaturreaktionen schwer zu beurteilen und hatten mit Ausnahme der Untersuchungen von WINDUS und MERTENS (1953) vielfach negative Resultate. Diese Erfahrungen lassen sich dadurch erklären, daß bei der Oscillographie hauptsächlich die großen Arterien erfaßt werden, während die kleinen, speziell für die Hautversorgung zuständigen Arteriolen ohne Einfluß bleiben. Allerdings konnte AMANN (1956) auch bei oscillometrischer Untersuchung der reaktiven Hyperämie keinen Anstieg der Amplituden verzeichnen. Kälteeinwirkungen können am Normalen zur Verminderung der Oscillationen führen (ALLWOOD und BURRY 1954; WINDUS und MERTENS 1953), besonders bei Neigung zu Arteriospasmen.

Unter pharmakodynamischen Einflüssen wurden von zahlreichen Autoren oscillographische Befunde mitgeteilt. Die Beweiskraft derartiger Untersuchungen hinsichtlich der Rückschlußmöglichkeiten auf die erzielten Effekte wird von HESS (1956) sowie VISCHER und STAUB (1953) grundsätzlich angezweifelt. Die Argumente dieser Untersucher werden aus Vergleichen von Oscillogrammen mit Hauttemperaturmessungen und Plethysmogrammen abgeleitet, obwohl bekannt ist, daß Haut und Muskulatur nicht gleichsinnig gesteuert sind, also vorwiegend hautdurchblutungsabhängige Meßgrößen (Thermometrie, digitale Plethysmographie) mit vorwiegend muskeldurchblutungsabhängigen Werten (oscillometrische Indices) nicht gleichsinnig reagieren müssen. So sind durch die Behauptungen von VISCHER und STAUB (1953) die Befunde keineswegs entwertet, die allenthalben über pharmakodynamische Effekte erhoben werden. Obgleich der Angriffspunkt von spasmolytischen Substanzen weiter peripherwärts zu erwarten ist, konnten KETTNER u. a. (1955) unter der Wirkung von Nitroglycerin, BATTEZZATI (1950) mit Eupaverin, GASPERONI (1950) mit Papaverin, Natriumnitrit und Priscol steigende Oscillationen beobachten; zu ähnlichen Schlußfolgerungen kamen HILLER (1953) mit dem Theophyllinpräparat DHT, TAGLIAFERRO (1952) mit Peroxyphenylaethanolamin und NOCETI (1954) mit sympathicomimetisch wirksamen Substanzen. Über Oscillometrie unter Ganglienblockereinwirkung bei Hypertonikern berichteten BETZ und PROLL (1957).

Unter synkardialer Massage beobachtete HOLLE (1951) eine Verstärkung der Oscillationen im Laufe der ersten 5 min, die manchmal über Stunden anhielt.

Daß die lumbale Sympathektomie die Oscillationen nicht vergrößert, wurde von Ejrup (1948; 1950) bewiesen und später von Timmer (1951) sowie von Burgár-Meszáros und Okos (1953) bestätigt. Timmer (1951) sah allerdings bei Gesunden eine Verschiebung des oscillometrischen Index zu den niedrigen Druckwerten, die er als Zeichen einer verbesserten Durchblutung deutet; bei Endangitikern vermißte er Hinweise auf verbesserte Durchblutung.

Oscillographische Befunde bei pathologischen Zuständen.

Über die oscillographisch faßbaren Veränderungen bei Obliteration von Arterien wurde bereits oben berichtet. Die Feststellung von Verschlüssen großer Arterien ist die Hauptdomäne des Verfahrens, und gestattet die Indikationsstellung von Amputationen (Perlow u. Roth 1949). Bei Arteriosklerose ohne Gefäßobliteration werden die oscillographischen Schwankungen häufig verstärkt gefunden (Atlas 1939; Ratschow 1953). Handelt es sich jedoch um Fälle von Arteriosclerosis obliterans so können je nach Lokalisation der Arterienstenosen charakteristische Ausfälle im Oscillogramm erwartet werden (Chiaverini 1954; Shepherd 1950). Bei peripher lokalisierter Arteriosclerosis obliterans können trotz beträchtlicher Grade von arterieller Insuffizienz die Pulsationen bis zum Knöchel erhalten sein (Fontaine u. Mitarb. 1949).

Bei Mitralstenosen fand Bottiglioni (1948) charakteristische Abweichungen in den Oscillogrammen; sie bestanden meist in einer Verminderung der Maximaldrucke und in einer Steigerung der Minimaldrucke, also in verminderten Amplituden, außerdem in oft auffälligen Seitendifferenzen und in einem besonders ausgeprägten nach distal zunehmendem Amplitudenverlust, der um 92% über der Norm lag. Bock, Gruner und Seybold (1951) geben an, embolische Arterienverschlüsse bei Endocarditis lenta dadurch feststellen zu können, daß die Oscillationen unmittelbar proximal davon erhöht sind. Ähnlich ist die Feststellung von Gesenius (1946) sowie von Rodbard und Jannotta (1953), wonach unmittelbar proximal von großen Arterienverschlüssen die Oscillation durch Stauüberdruck paradoxerweise vergrößert wird.

Arterielle Spasmen nach Injektionsbehandlung von Varicen konnten nach Balas (1950) oscillometrisch erfaßt werden.

Verhilft die Oscillographie auch nicht zu quantitativer Bestimmung von Durchblutungsgrößen, was ihren wissenschaftlichen Wert erheblich einschränkt, so erscheint sie doch wegen ihrer einfachen Technik als brauchbare Methode für Klinik und Praxis. Zur Lokalisation von Arterienstenosen und Objektivierung arterieller Insuffizienzen etwa bei Unmöglichkeit von Arteriographien wird sie trotz ungünstiger Bewertung durch namhafte Forscher (Collens und Wilensky 1953; Allen, Barker und Hines 1955) ihre Berechtigung behalten, vor allem zur Ermittlung hautferner Arterienstenosen. Das Verfahren erfaßt allerdings nur die größeren Arterien und ist keineswegs repräsentativ für die periphere Gewebsernährung (Kühn 1954; Lindquist und Sigroth 1952).

f) Piezographie.

Das aus der Technik bereits bekannte Verfahren wurde von Langevin und Gomez (1933) für den medizinischen Gebrauch adaptiert. Drucke und Druckänderungen der zu untersuchenden Flüssigkeit wirken mechanisch auf einen Quarzkristall ein, wodurch dessen meßbare elektrostatische Ladung druckproportionale Veränderungen erfährt (Abb. 16). Die sehr hohe Eigenfrequenz des aufnehmenden Kristallsystems von 100000/sec liegt weit über der nach O. Frank (1926) zu fordernden „Güte“ von Registrierinstrumenten. Außer für die blutige

Druckmessung am eröffneten Gefäß (Bugnard, Gley und Nouguès 1934) wurde das Verfahren auch zur unblutigen Druckregistrierung herangezogen (Jaquet 1950) (Abb. 17). Ein Vorteil ist die elektrische Weiterleitung zum Verstärker mit graphischer Registrierung zeitlicher Druckabläufe, ein Nachteil die Kostspieligkeit (von Recklinghausen 1940).

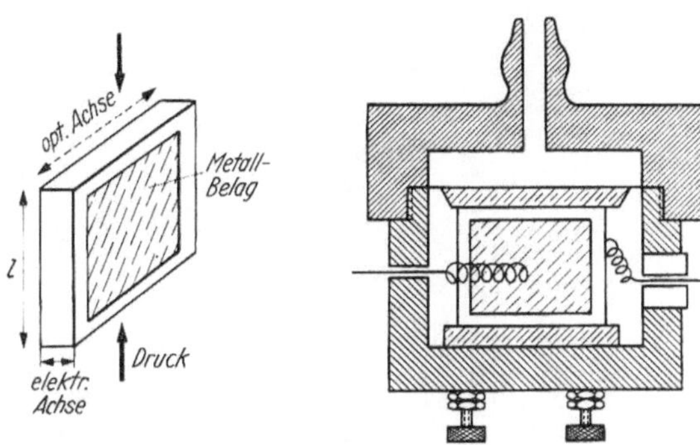

Abb. 16. Piezoelektrischer Kristall; links zugeschnitten und mit Metallfolie belegt, rechts in Kasten eingesetzt und für die Aufnahme des Flüssigkeitsdruckes vorbereitet. (Nach Bugnard, Gley u. Nouguès 1934 und v. Recklinghausen 1940.)

g) Pulswellengeschwindigkeitsmessung.

Die Ermittlung der Pulswellengeschwindigkeit beansprucht nicht nur physiologisches Interesse, sondern hat auch für die Klinik der Gefäßkrankheiten Bedeutung. Gegenüber der im zentralen Aortenrohr relativ geringen Pulswellengeschwindigkeit ist nach peripherwärts ein Anstieg zu beobachten (Schmitt 1943; Gauer 1936; Kroeker und Wood 1955). Unter Abkühlung von außen (Kälte-Test) kommt es zum Anstieg, unter Erwärmung (ansteigende Teilbäder, hot box) zur Abnahme der Pulswellengeschwindigkeit. Zipp (1956) fand diese Veränderungen der Pulswellengeschwindigkeit nicht auf eine druckpassive Regulation beschränkt, sondern als Resultate aktiver Änderung des Gefäßwandtonus in Abhängigkeit von der Ausgangslage der muskulären Arterien gemäß den Dehnungstypen nach Wezler und Sinn (1953).

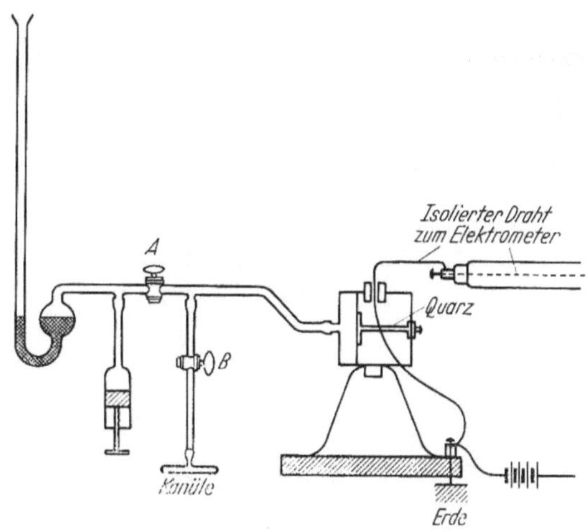

Abb. 17. Piezoelektrische Blutdruckmessung aus der eröffneten Arterie. (Nach Bugnard, Gley u. Nouguès 1934 und v. Recklinghausen 1940.)

Die Abnahme der Pulswellengeschwindigkeit bei Arterienstenosen läßt sich mit dem für die Pulswellengeschwindigkeit meist üblichen sphygmographischen Verfahren diagnostisch verwerten (Fuchs 1949; 1952; 1955; Lottenbach u. Stucki 1950; Maul 1952), was besonders für Fälle von Kombinationen arterieller Stenosen mit anderweitigen Extremitätenveränderungen, z. B. Krankheiten der Venen und Lymphgefäße, ins Gewicht fällt. Die relative Pulswellengeschwindigkeitsabnahme beschränkt sich auf die peripher der Arterienstenose gelegenen Anteile, während proximal davon die Pulswellengeschwindigkeit etwa symmetrisch zur gesunden Extremität bleibt. Sie beträgt nach Fuchs (1955) aufgrund von Messungen an 1370 Fällen 10—40%.

Das für sphygmographische Untersuchungen seit Frank (1905; 1925; 1926) eingeführte Verfahren der Pulsabnahme mit Frankschen Kapseln, Luftübertragung und Lichtschreibung wird für klinische Zwecke neuerdings von dem von

Brecht und Boucke (1952; 1953) angegebenen elektrostatisch wirksamen Infratonverfahren abgelöst (vgl. Abb. 18 u. 19), bei dem die Registrierung über einen

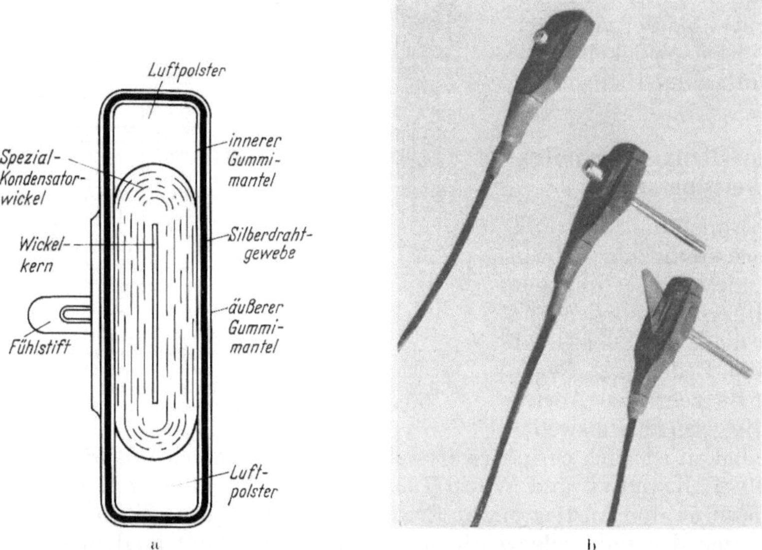

Abb. 18a u. b. a Grundriß des „Infraton"-Pulsabnehmers (schematisch). b Der „Infraton"-Pulsabnehmer in seinen 3 Ausführungen: Links: Doppelseitig empfindlich zur wahlweise gezielten oder ungezielten Arterienpulsabnahme, Fühlerstift auswechselbar. Mitte: Zur gezielten Arterienpulsabnahme mit rückseitigem Halfter zum Einsetzen in spezielle Befestigungsbandagen oder Stative. Rechts: Zur Venenpulsabnahme mittels hebelförmigem Schwammgummifühler und rückseitigem Haltestab zum Einsetzen in ein Stativ. (Nach Brecht u. Boucke 1952.)

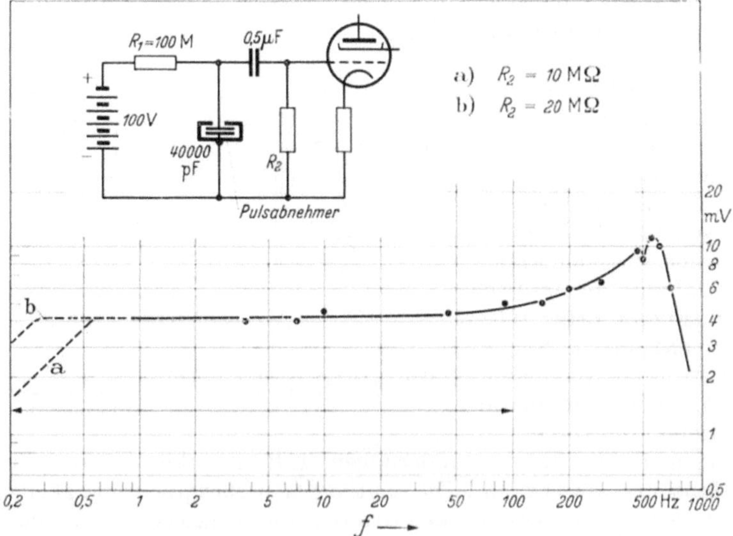

Abb. 19. Frequenzkurve des „Infraton"-Mikrophons mit Meßschaltung. Abszisse: Frequenz in Hertz (logarithmisch), Ordinate: Amplitude mV (logarithmisch), für verschiedene Bemessungen der Vor- und Gitterwiderstände aufgenommen (a u. b). Der Doppelpfeil gibt den für die Pulsregistrierung in Betracht kommenden Frequenzbereich an. (Nach Brecht u. Boucke 1952.)

EKG-Verstärker erfolgt. Bei geeichter Zeitschreibung ist das von der laufenden Pulswelle benötigte Zeitintervall pro Wegstrecke direkt in die Pulswellengeschwindigkeit umzurechnen. Bei Abnahme der Pulswellen durch Manschetten ist zu berücksichtigen, daß die Laufzeiten der Pulswelle unter niedrigem Gegendruck etwas länger sind als unter höherem Gegendruck (FUCHS 1955).

h) Ballistokardiographie.

Für die Untersuchung und Objektivierung von peripher gelegenen Durchblutungsstörungen darf man sich auf Grund der Erfahrungen von MASTER u. Mitarb. (1953) keine stichhaltigen Befunde versprechen. Lediglich bei Verschlüssen oder thrombotischen Verengerungen der Aorta können Veränderungen im Ballistokardiogramm erwartet werden. MURPHY (1950) konnte bei 8 Kranken mit Isthmusstenosen und bei 10 Patienten mit Thrombosierungen der terminalen Aorta Veränderungen der K-Schwankung im Ballistokardiogramm verzeichnen; die K-Schwankung, die durch Bremsung der Blutsäule in der Aorta entsteht, verläuft normalerweise steil und ist bei Aorteneinengung stufenförmig deformiert oder flach.

i) Hautoberflächenthermometrie.

Temperaturmessungen der Haut können zunächst im Gewebe selbst ausgeführt werden; diesbezügliche Verfahren sind von ZONDEK (1919—1922), DECKER (1935) sowie von LIPPROSS (1940) beschrieben worden. Mit Hilfe der Thermonadel der Firma Hartmann & Braun konnte LIPPROSS (1941; 1942) am klinischen Objekt pharmakodynamische Wirkungen untersuchen. Die periphere Gewebstemperatur wurde unter der Wirkung von sympathicomimetischen Stoffen wie Adrenalin und Sympatol nicht, unter Pervitin nur ganz vorübergehend etwas gesteigert; unter Gynergen kam es an den Acren zu leichter Temperaturerhöhung. Eupaverin vermochte die acrale Gewebstemperatur bei Patienten mit peripheren Zirkulationsstörungen nicht zu verändern, ebensowenig wie Pantopon und Novocain. Unter parasympathicomimetischen Stoffen wie Acetylcholin, Prostigmin und Doryl wurde in der kranialen Körperhälfte, jedoch nicht in der caudalen, eine Steigerung der Gewebstemperatur beobachtet. Hingegen stieg nach Priscol besonders die Zehengewebstemperatur an (vgl. Therapie). Allerdings konnten diese Untersuchungen wegen starker Belästigung der Probanden und schwieriger Technik, aber auch wegen der zu beobachtenden Rückwirkungen auf das untersuchte Objekt, sich für den klinischen Gebrauch nicht durchsetzen.

Die Oberflächentemperaturmessung dagegen konnte für die Klinik einige Bedeutung gewinnen. Sie mag zunächst technisch einfacher erscheinen als die intracutane Temperaturmessung. Die Oberflächentemperatur der menschlichen Haut kommt durch sehr komplexe Einzelfaktoren zustande, die bei theoretischen Erwägungen und bei der Auswertung praktischer Meßresultate berücksichtigt werden müssen. Sie ist abhängig

α) vom Verhalten der umgebenden Medien, das heißt der nach außen an die Haut angrenzenden Materie. Im allgemeinen handelt es sich um Luft, die je nach Dichte, Druck, Temperatur, Feuchte und relativer Bewegung gegenüber der Körperoberfläche auf die Hauttemperatur einen Einfluß hat;

β) vom Verhalten der Grenzfläche (Hautoberfläche) hinsichtlich Feuchtigkeit, Oberflächenstruktur und Temperatur;

γ) vom Verhalten des unter der Hautoberfläche liegenden Gewebes, das durch zahlreiche Faktoren bestimmt ist; hierbei spielen Schichtdicke, Gewebsaufbau, Wasser- und Mineralgehalt, Eigentemperatur sowie die Gefäßversorgung und Durchblutung eine Rolle; die Blutversorgung kann organisch verändert sein oder in weiten Bereichen funktionell variiert werden.

Daraus geht hervor, daß Oberflächentemperaturmessungen der Haut keinesfalls direkte Rückschlüsse auf die in der Angiologie hauptsächlich interessierende Durchblutungsgröße gestatten. Die Durchblutung ist lediglich ein Faktor der sehr komplexen Größe der Hauttemperatur. Die Berücksichtigung dieser Einschränkung dürfte geeignet sein, vor manchen Fehldeutungen hautthermometrischer Ergebnisse zu schützen. Trotzdem bleibt es alte ärztliche Erfahrung, daß zahlreiche Durchblutungsstörungen zu charakteristischen Veränderungen der Oberflächentemperatur der Haut führen.

Rationelle Messungen der Oberflächentemperatur der Haut setzen die Kenntnis des natürlichen, unter Normalbedingungen in Luft beim Menschen vorhandenen Temperaturgefälles zwischen Körper und Umgebungsluft voraus. Nach K. BÜTTNER (1934) und R. BÜTTNER (1936) (Abb. 20) nimmt die Gewebstemperatur nach der Oberfläche hin zunächst nur mäßig ab, weil die Oberhaut relativ schlecht Wärme leitet. Erst gegen die Grenzfläche zu wird der Temperaturabfall steiler in Richtung der (kälteren) Umgebungstemperatur verändert, und zwar hauptsächlich im Bereiche einer dünnen, unmittelbar der Haut anliegenden, normalerweise fast unbewegten „Grenzschicht" von Luft. Im Abstand von 5 mm von der Hautoberfläche wird dann durch stärker bewegte Luft ein nahezu völliger Ausgleich mit der Umgebungstemperatur erreicht.

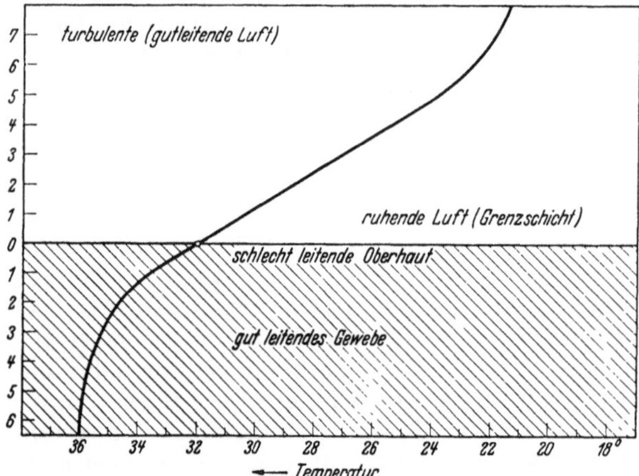

Abb. 20. Verlauf der Temperatur von der Unterhaut bis zur Luft. Abszisse: Temperatur; Ordinate: Abstände in Millimeter. (Nach PFLEIDERER u. BÜTTNER 1937.)

Gegenüber der manuellen Palpation, die beachtlich geringe Temperaturdifferenzen wahrzunehmen gestattet, besitzt das thermometrische Verfahren bei sachkundiger Anwendung volle Objektivität; auch lassen sich die Temperaturwerte durch geeignete Vorrichtungen graphisch in ihrem zeitlichen Ablauf aufzeichnen und dokumentarisch festhalten.

Der nächstliegende Gedanke, einfach die Hautoberflächentemperatur mit glasgefaßten Quecksilberthermometern zu messen, läßt wegen der langen Einstellzeit keine voll objektiven Resultate erwarten. Die mit Hilfe der Abdeckung der zu untersuchenden Hautstelle mit einem Filzläppchen von 5×5 cm Fläche nach 15 min Kontaktzeit ablesbare Haut-Filz-Temperatur (IPSEN 1936) liefert wertvolle Befunde. Auch die Messung im spatium interdigitale (HINTZE 1921) wurde mit Erfolg verwendet (RATSCHOW 1953). Störend und nachteilig bei diesen Methoden ist der starke Zeitaufwand.

Bezüglich der historischen Entwicklung der Hautthermometrie sei auf SCHEURER (1940) verwiesen. Seit 1931 wurden zur Oberflächentemperaturmessung der Haut Thermoelemente verwendet (SHEARD u. Mitarb. 1931; 1937; 1939; 1940; BÜTTNER 1932; PFLEIDERER und BÜTTNER 1935; 1937). BÜTTNER und PFLEIDERER (1937) fordern bei der Hautthermometrie möglichste Vermeidung von Kompressionen der Haut und Ausschaltung von Einflüssen der Lufttemperatur auf das Meßinstrument. Andererseits empfehlen sie sehr kurze

Meßzeiten und Einstellzeiten der verwendeten Instrumente (unter 3 sec Meßzeit), weil auch bei Fernhaltung von Bestrahlung und Wind sich die Hautoberflächentemperatur bereits innerhalb einiger Sekunden ändern kann (PFLEIDERER und BÜTTNER 1935). Das Verfahren ist für den klinischen Gebrauch geeignet, für Routineuntersuchungen allerdings anspruchsvoll und zeitraubend. In der Folgezeit wurden auf der Basis der von BÜTTNER angegebenen Thermoelemente verschiedene Apparaturen konstruiert, so ein Instrument mit Gleitelement (PFLEIDERER u. BÜTTNER 1935), sowie ein Doppelpunkt- und ein Doppel-Gleitelement (BÜTTNER 1937; 1939).

Ein Fortschritt war die Einführung von Thermistoren-Instrumenten (WINSOR 1954), die vom Auflagedruck des Meßinstrumentes kaum abhängig sind, wenig Eichungsschwierigkeiten bieten und Möglichkeiten zur graphischen Registrierung der Messungen geben. Für den praktischen Gebrauch in der Routinediagnostik lassen sich mit einem handlichen, netzunabhängigen Thermistorengerät „Meditherm" (Fa. Henke, Tuttlingen) brauchbare Befunde erheben.

Für die Gewebsthermometrie erwähnt RATSCHOW (1953) die sogenannten „Bügelelemente" in Verbindung mit entsprechenden Meßinstrumenten (Hersteller: Hartmann und Braun).

Messungen der Wärmestrahlung der Haut (COBET 1926; COBET u. BRAMIGH 1924) dürften vorwiegend theoretisches Interesse haben; für klinische und praktische Zwecke sind sie ohne Bedeutung.

Verhalten der Hauttemperatur.

Im allgemeinen darf angenommen werden, daß die Oberflächentemperatur der Haut in symmetrischen Bereichen gleich ist (HAMM und METZ 1955); doch kommen Asymmetrien auch ohne zugrundeliegende Gefäßkrankheiten vor. Die kalte Oberflächentemperatur schwitzender Hände braucht durchaus nicht mit ungenügender Durchblutung zusammenzuhängen, sondern ist durch einen stärkeren Verdunstungseffekt mit Entstehung von Verdunstungskälte erklärbar. Erwärmungen der Hautoberfläche über die Norm kommen an den Extremitäten bei der Erythermalgie vor, aber auch bei örtlichen Entzündungen; in letzterem Falle sind auch andere allgemeine Entzündungszeichen feststellbar. Daß die Hauttemperatur keineswegs für die Gesamtdurchblutung des überdeckten Gewebsbereiches repräsentativ ist, wurde 1938 von FRIEDLANDER, SILBERT, BIERMAN und LASKEY gezeigt; diese Autoren wiesen auch nach, daß die Hauttemperatur sich nicht gleichsinnig mit der Gewebstemperatur der Muskulatur (Wade) ändert.

Bei Umgebungstemperaturen um 25° C und einer Luftfeuchte von 40% beträgt die Oberflächentemperatur der Haut eines ruhenden flachliegenden Menschen 24—35° C. Die Hauttemperatur im Fußbereich kann etwas niedriger sein. Oft wird im Bereiche von Gesicht, Thorax und in der Oberschenkelgegend die Hautoberflächentemperatur 7—10° C wärmer als an den Zehen gemessen. Die Fingertemperatur kann auf Werte von 32—35° C ansteigen. Wird die Umgebungstemperatur erhöht, so steigt zunächst die Temperatur im Zehenbereich an, während die Fingertemperatur weniger reagiert. Umgebungstemperaturen über 31° C führen zu maximaler Dilatation der Hautgefäße.

Gesteigert wird die Hauttemperatur nach Nahrungsaufnahme sowie bei der reaktiven Hyperämie und bei der reflektorischen Vasodilatation, außerdem im Fieber. Bei psychischen Emotionen, nach Nicotingenuß sowie bei Erhebungen über die Horizontale oder bei herabhängenden Extremitäten kommt es in der Regel zu einem Temperaturabfall. Die Luftfeuchtigkeit hat nur geringen Einfluß auf die Hautoberflächentemperatur.

Wird der Körper aus behaglicher Umgebungstemperatur in eine niedrigere Temperatur von etwa 18°C verbracht, erfolgt eine deutliche Abkühlung hauptsächlich im Bereiche von Extremitäten und in besonderem Maße an Füßen und Zehen, entsprechend dem umgekehrten Verhalten bei Erhöhung der Temperatur (SHEARD, WILLIAMS und HORTON 1937).

Bei arterieller Insuffizienz wird die Hauttemperatur vielfach erniedrigt gefunden, was besonders für Seitendifferenzen wichtig ist. Andererseits können arteriell insuffiziente Gewebsbezirke unter gewissen Umständen auch eine gegenüber der Norm gesteigerte Temperatur aufweisen. Bei organischen Arteriopathien ist die Erwärmungsfähigkeit und die Erwärmungsgeschwindigkeit auf entsprechende Reize vermindert (SHEARD, ROTH und HORTON 1939; GROSSE-BROCKHOFF und VORLAENDER 1949). Häufig ist die Hauttemperatur herabgesetzt, wie dies bei der Endangitis obliterans BLAICH und GERLACH (1953) sowie CASTRO (1954) fanden. Bei spastischen Arteriopathien oder bei Arteriopathien mit sekundärer spastischer Komponente führt die Steigerung der Umgebungstemperatur manchmal zu erheblichem Anstieg der Hauttemperatur. Die Änderungsbreite der Hauttemperatur scheint nicht nur unter normalen Verhältnissen sondern auch in Fällen von arterieller Insuffizienz von der Richtung und Stärke der individuell unterschiedlichen vasomotorischen Reaktionsbereitschaft auf den jeweiligen Testreiz abhängig zu sein (HAMM und METZ 1955).

Beziehungen des Verhaltens der Hauttemperatur zum Grundumsatz wurden in den Untersuchungen von BURCKHARDT (1950) ermittelt. Bei Patienten mit Hypothyreose, Morbus Cushing und bei 10 Kastraten erwies sich die Hauttemperatur erniedrigt und die nach kaltem Teilbad auftretende Wiedererwärmung vermindert, ebenso wie in den Untersuchungen von HEIDELMANN (1953) bei Kranken mit Myxödem und Kranken mit kalzipriver Tetanie. Andererseits zeigten Patienten mit Hyperthyreosen in den Untersuchungen von BURCKHARDT (1950) hohe Ausgangstemperaturen der Haut und eine rasche Wiedererwärmung nach Abkühlung. Ähnlich den Patienten mit Hyperthyreosen verhalten sich gravide Frauen, wie BURT (1949) feststellte.

Unterschiedliches Verhalten der Hauttemperatur zu verschiedenen Tageszeiten, etwa im Sinne einer 24-Stunden-Rhythmik, glaubt KLÜKEN (1954) ablehnen zu können.

Die von KLÜKEN (1955) vertretene Einordnung verschiedener hautthermometrischer Syndrome in ein System hautthermometrischer Reaktionstypen erscheint heuristisch interessant, bringt aber letztlich statt einer Erklärung für das unterschiedliche Verhalten nur eine Verschiebung der Fragestellung in andere Bereiche. KLÜKEN unterscheidet

α) Acrohomoiothermie bei deutlicher Anpassungsneigung der Hauttemperatur an die Kerntemperatur;

β) Acropioikilothermie bei Anpassungstendenz der Hauttemperatur an die Umgebungstemperatur;

γ) Acroamphithermie bei unentschieden beurteilter Reaktionsweise.

Anwendung der Hautthermometrie am Krankenbett.

Stets sollte zwecks Erhalt vergleichbarer Resultate nur unter festgelegten Bedingungen untersucht werden. Die sogenannte basale Hauttemperatur wird bei Grundumsatzbedingungen nach 1—2stündigem Liegen in normaler Zimmeratmosphäre (26°C bei 40% Feuchte) unter Fernhaltung störender Emotionen gemessen.

In vielen Fällen läßt sich schon bei der einfachen Untersuchung symmetrischer Körperstellen ein örtlicher Hauttemperaturabfall feststellen. Dabei können unter günstigen Bedingungen bereits Asymmetrien von 1—2° C signifikant sein (ALLEN, BARKER und HINES 1955). Auch ein einseitiger Temperaturabfall im spatium interdigitale von über 2° C spricht für arterielle Durchblutungsstörungen. Jedoch ist eine niedrige Hauttemperatur allein noch kein Beweis für das Vorliegen einer arteriellen Insuffizienz. Besonders schwer nachweisbar werden Durchblutungsstörungen bei doppelseitiger symmetrischer Anordnung der Störung (HAMM und METZ 1955); hierbei sind funktionelle Prüfungen der Hauttemperatur zweckmäßig. Neben den genannten oben beschriebenen Methoden wird bisweilen noch die Hauttemperatur bei künstlichem Fieber nach Typhusvaccineanwendung untersucht. Das Verschwinden von Asymmetrien der Hauttemperatur unter vasodilatierenden Maßnahmen spricht grundsätzlich für die spastische Genese der Störung. Unterbleibt bei einer Außentemperatur über 30° C am flachliegenden Probanden die digitale Hauterwärmung, so dürfte in der überwiegenden Zahl der Fälle (mit Ausnahme bestimmter Personen mit Arteriolenkonstriktionstyp) ein organisches Zirkulationshindernis im Arterienbereich vorliegen (PICKERING und HESS 1933; 1934; FATHERREE und ALLEN 1938), ebenso wenn bei hohem Fieber die Hauttemperatur unter 34° C bleibt. Wird die nach Kälteexposition eintretende Vasokonstriktion nicht oder verzögert ausgeglichen, so spricht dies zwar für eine arterielle Durchblutungsstörung (FERABOLI 1953), jedoch läßt sich hieraus noch kein Rückschluß ableiten, ob organische oder funktionelle Faktoren dafür bestimmend sind. Der Nachweis des unmotivierten Absinkens der Hauttemperatur, besonders asymmetrisch, deutet auf die Entstehung eines arteriellen Verschlußes hin; er ist aber nicht das einzige Symptom hierfür. Nicht selten läßt sich bei organischen Durchblutungsstörungen eine vermehrte Abnahme der Hauttemperatur von proximal nach distal finden, wie CASTRO 1954 an Beispielen mit Endangitis obliterans zeigen konnte.

Wegen der individuell unterschiedlichen Reaktionsweise der Probanden und der uneinheitlichen Untersuchungstechnik ist es verständlich, daß verschiedene Autoren divergente Befunde über das Verhalten der Hauttemperatur erhoben. Andererseits steht es fest, daß aus dem Verhalten der Arteriolen zahlreiche Änderungen der Hautoberflächentemperatur erklärlich sind und daß diesem Faktor unter den an der Hauttemperatur mitwirkenden Komponenten die größte Bedeutung zukommt. Die im Organismus selbst auf die Arteriolenweite und damit auf die Hautdurchblutung einwirkenden Faktoren sind in Abb. 21 (KLÜKEN 1955) dargestellt. Letztlich ist bei Berücksichtigung der physikalischen und physiologischen Voraussetzungen gar nicht zu erwarten, daß die einfache Hautthermometrie für die zahlreichen pathologischen Situationen der cutanen Durchblutung erschöpfend Auskunft gibt. Kombiniert man aber die Temperaturmessung mit funktionellen Belastungsproben, wie sie oben angegeben sind, so liefert das Verfahren manche wichtigen Aufschlüsse.

k) Calorimetrie.

Versuche, aus der Wärmeabgabe von Körperteilen Rückschlüsse auf deren Durchblutung abzuleiten, gehen zurück auf STEWART (1911; 1913). Das ursprünglich geübte Verfahren, die Wärmeabgabe im stehenden Wasser zu messen, war unzureichend und stand lange Zeit in Mißkredit (SHEARD 1926), woran auch gewisse Verbesserungen (KEGEREIS 1926), sowie die Ergebnisse von ADSON und BROWN (1925) über die Wärmeabgabe nach Sympathektomie, insbesondere bei vasospastischen Krankheiten, nichts änderten (BROWN 1926). Das Verfahren mit dem Prinzip der Messung im stehenden Wasser kam auch später noch zur Anwendung, z. B. bei der Digitalcalorimetrie von MENDLOWITZ (1938; 1941),

Mendlowitz und Abel (1950), sowie in den Untersuchungen von Greenfield, Shepherd und Whelan (1950). Demgegenüber bietet die Calorimetrie im strömenden Medium wesentliche Vorteile (Aschoff 1947), vor allem deshalb, weil die für biologische Fragen wesentlichen Bedingungen bei Beobachtungen in konstanter Temperatur einigermaßen gewährleistet sind. Den Nachteil, daß damit nur an bestimmten Körperteilen Messungen möglich sind, versuchte Hensel (1951) durch das Strömungscalorimeter „Vasograph", bei dem die

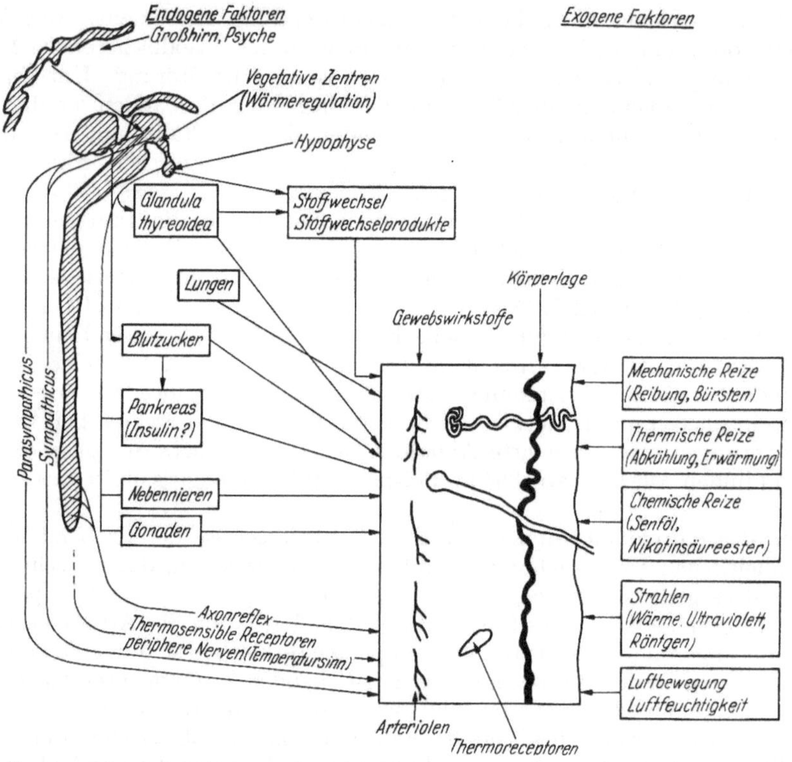

Abb. 21. Exogene und endogene Faktoren, die die Hauttemperatur beeinflussen können. (Nach Klüken 1955.)

transcutane Wärmeabgabe über einen Meßkopf aus Metall registriert wird, auszugleichen; das Instrument ist an beliebigen Körperstellen der äußeren Haut und mit einem speziellen Meßkopf auch am Rectum verwendbar (Franke und Schröder 1955). Seit 1950 (Hatfield) wird die Wärmeabgabe auch mit einem Thermoelement aus Tellur und Kupfer in Scheibenform gemessen (Bonney u. Mitarb. 1952; Catchapole und Jepson 1954). Einen wesentlichen Fortschritt bedeutete die Einführung der Calorimetrie zur Erfassung der Wärmeabgabe tiefer liegender Gewebe. Ausgehend von Erfahrungen von Gibbs (1933) konnte die Technik erheblich verbessert werden (Grayson 1952; Linzell 1953; Hensel u. Mitarb. 1957).

Die cutane Wärmeabgabe ist abhängig von der Wärmekapazität und der Wärmeleitfähigkeit der Haut sowie von der vasalen Durchblutung. Die calorimetrisch zu ermittelnde Wärmeleitzahl dürfte überwiegend von der Durchblutung beeinflußt sein und wird in diesem Sinne vielfach als Funktion der Durchblutung angesehen. Für die Muskulatur trifft diese Voraussetzung mehr zu als für das Hautorgan (Hensel 1955). Die bei der Calorimetrie zur Diskussion stehenden, den Wärmefluß bestimmenden physikalischen Vorgänge sind auch abhängig von den Temperaturverhältnissen im System Gewebe—Blut—Meßinstrument. Auf die Problematik der Methode einzugehen, würde hier zu weit führen (vgl. ASCHOFF 1948; HENSEL 1952).

Da sich am Menschen eine globale Calorimetrie kaum durchführen läßt, ist man auf die Erfassung der Wärmeabgabe von Teilbereichen angewiesen. Diese Beschränkung bedeutet für physiologische Fragen mitunter einen Vorteil, weil sich physiologische und pathologische Einzelheiten dabei feststellen lassen, die bei globaler Untersuchung nicht erfaßbar sind.

α) Calorimetrie im stehenden Medium.

Auch heute noch findet die Calorimetrie im stehenden Medium trotz ihrer Problematik (COLLENS und WILENSKY 1953; ALLEN, BARKER und HINES 1955) klinische Verwendung (GREENFIELD und SCARBOROUGH 1949; BARNETT und WIGLEY 1953). In den wassergefüllten Thermosbehälter ragt das Meßthermometer, ein Rührwerk und ein kleiner Heizkörper (Abb. 22). Sobald das in Betrieb gesetzte mit Wasser beschickte System im Temperaturgleichgewicht ist, wird die zu untersuchende Hand etc. hineingetaucht und die Messungen beginnen. Die Wärmeabgabe des untersuchten Objektes beträgt:

$$\frac{t \cdot \text{Wasseräquivalent des Apparates}}{V}$$

in Cal/min/100 cm³ Gewebe, wobei V das Volumen des eingetauchten Körperteils in Einheiten von 100 ml bedeutet (BARNETT und WIGLEY 1953). Als Normalwert gilt eine Wärmeabgabe von 10—30 Cal/100 cm³/min für Umgebungstemperaturen zwischen 18 und 20°C; im Stadium der reaktiven Hyperämie kann die Wärmeabgabe auf 50 bis 100 Calorien/min steigen. Nach 15 min Versuchsdauer kann der Effekt eines Handbades von 44°C untersucht werden, bei dem die Wärmeabgabe erheblich ansteigt. Bei arterieller Insuffizienz unterbleibt oder vermindert sich der Anstieg der Wärmeabgabe. Der Verzicht einiger Autoren (BARNETT und FRASER 1955) auf Angabe von Durchströmungsäquivalenten der Wärmeabgabe ist der Methode keinesfalls abträglich.

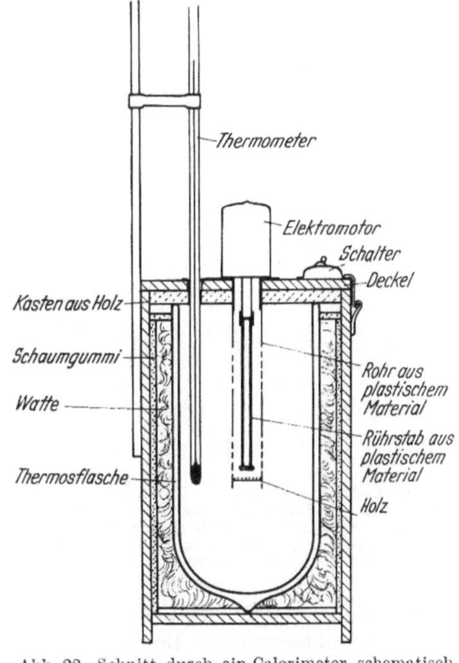

Abb. 22. Schnitt durch ein Calorimeter, schematisch. (Nach A. J. BARNETT und G. R. WIGLEY 1953.)

Für Messungen an der Großzehe verwendeten MENDLOWITZ und ABEL (1950) ein isoliertes wassergefülltes Calorimetergefäß von 200 cm³ Inhalt. Die Berechnung des Durchblutungsäquivalents der Wärmeabgabe erfolgte formelmäßig. Mit dem Verfahren sollen Durchblutungsschäden im Gefolge von Unterkühlungen objektiv erfaßbar sein.

WILSON (1952) konnte mit der Methode nach GREENFIELD und SCARBOROUGH (1949) bei Patienten mit Trommelschlegelfingern eine vom Nervensystem unabhängige Steigerung der acralen Durchblutung nachweisen.

β) Strömungscalorimetrie.

Zweifellos bedeutete die Einführung des Prinzips der Strömungscalorimetrie in biologischer und apparativer Hinsicht einen Fortschritt. Aschoff (1944) begründet dies durch die besseren Meßbedingungen und durch die Möglichkeit, das Milieu konstant zu halten. Abb. 23 zeigt ein Strömungscalorimeter. Die Anwendbarkeit der Methode ist beschränkt, hauptsächlich infolge der Notwendigkeit, die für das Calorimetergefäß passende Körperlage herbeizuführen und einzuhalten, so daß hauptsächlich physiologische Fragestellungen damit bearbeitet sind.

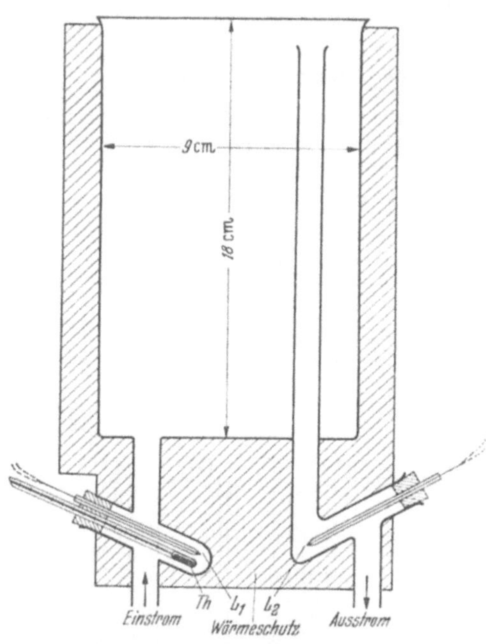

Abb. 23. Strömungscalorimeter. L_1 und L_2 Thermoelement zur Messung der Temperaturdifferenz zwischen ein- und ausströmendem Wasser. *Th* Quecksilberthermometer zur Überprüfung der Einstromtemperatur. Gefäßinhalt 950 cm³. (Nach Aschoff 1944.)

Gegenüber der Strömungscalorimetrie im flüssigen Milieu bedeutete die Einführung der Strömungscalorimetrie mit festen Meßköpfen (Abb. 24 u. 25) einen weiteren Fortschritt in der Bestimmung der Hautwärmeabgabe. Das Verfahren läßt sich an jeder beliebigen Hautstelle des Körpers anwenden und gestattet fortlaufende Registrierung. Mit Hilfe eines rectalen Meßkopfes lassen sich Wärmeabgaben im Rectum messen. Beim Vasograph (Hensel 1951) sind die Voraussetzungen für richtige Messungen der Wärmeabgabe weitgehend erfüllt; das Gerät ist einfach zu handhaben, besitzt geringe Trägheit bei hoher Einstellgeschwindigkeit. Die gemessene Wärmedurchgangszahl wird als proportional zur Durchblutung angesehen; sie wird berechnet aus der Wärmeabgabe pro Zeiteinheit in stationärem Zustand, aus der wärmeabgebenden Fläche und aus der Temperaturdifferenz zwischen Körperkern und Calorimeterwasser. Bei Einhaltung stets gleicher Calorimetertemperatur gilt

$$k = \frac{Q}{t \cdot F} \cdot \text{const.},$$

wobei Q/t der Wärmestrom (Cal/sec) durch die Schicht n, F die durchströmte Fläche (cm³) bedeutet. Technische und physikalische Angaben über das Gerät s. Hensel (1951). Das Verfahren gestattet die Erfassung geringer Schwankungen der Hautwärmeabgabe. Hinsichtlich der Aussagen über die Richtung von Veränderungen sind die Messungen zuverlässig. Hingegen wird die Genauigkeit der errechneten Durchströmungswerte vielfach in Zweifel gezogen, weil eigentlich eine Eichung durch Vergleich mit Venenverschlußplethysmographie erfolgen muß. Bei zahlreichen Untersuchungen von pharmakodynamischen Wirkungen (Hensel u. Mitarb. 1954) erwies sich der Vasograph als sehr brauchbar. Weitere pharmakodynamische Untersuchungen wurden mit der Apparatur vorgenommen von Benstz (1955); Franke und Schröder (1955); Friedrich (1956). Die Wirkung physikalischer Maßnahmen, z. B. von Bädern, wurde von Betz (1955) untersucht. Betz (1955) konnte mit dem Instrument das Fehlen der Vasomotionswellen bei

Patienten mit Rheumatismus feststellen. Nach HENSEL (1956) ist zu bedenken, daß bei der Messung der Wärmestromdichte Q der Haut (Leitung oder Strahlung) folgende Variablen in die Meßgröße eingehen: Die Wärmedurchgangszahl k_i, die von Hautdurchblutung, Geometrie des Körpers, Vorkühlung des Arterienblutes, Wärmebildung im Gewebe und seitlicher Wärmeisolation abhängig ist; ferner die Wärmeübergangszahl k_u sowie die Körpertemperatur und die Umgebungstemperatur. Nach ASCHOFF und WEVER (1956) wird die Proportionalität der Meßgrößen hauptsächlich dadurch fragwürdig, daß beim Strömungscalorimeter das Temperaturfeld innerhalb des Körpers in der Nachbarschaft des Meßortes verändert wird.

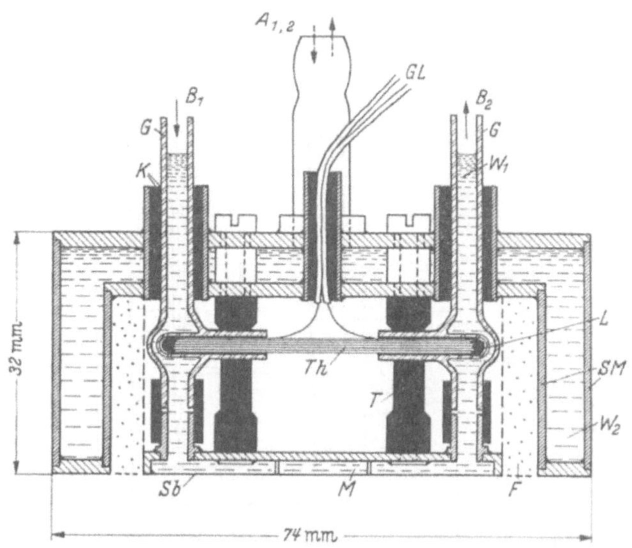

Abb. 24. Strömungscalorimeter im Schnitt. *M* Meßkammer; *Sb* Silberboden; *SM* Schutzmantel; A_1, A_2 Ein- und Ausfluß des Schutzmantels; B_1, B_2 Ein- und Ausfluß der Meßkammer; *G* Glasröhrchen; *K* Korkisolation; W_1 Calorimeterwasser; W_2 Wasser im Schutzmantel; *Th* Thermosäule; *L* Lötstellen; *GL* Galvanometerleitung; *T* Hartgummiträger; *F* Filzring. (Nach HENSEL 1951.)

Die von ASCHOFF und WEVER (1956) angegebene „Calorimeterpille" gestattet die Erfassung der Wärmestromdichte bei nahezu unbeeinflußter Hauttemperatur; dieser Vorteil wird durch Verwendung eines Meßkörpers von geringstmöglicher Wärmekapazität erreicht. Durch Aufsetzen eines kleinen Isolierkörpers von konstanter Wärmeleitzahl, kleiner Fläche und geringster Kapazität läßt sich aus der Differenz zwischen den Temperaturen an Unter- und Oberseite des Isolierkörpers die Wärmestromdichte erfassen (Gradientencalorimetrie nach SCHMIDT 1923 und HATFIELD 1950). Aus der Wärmestromdichte Q und dem Temperaturgefälle innerhalb des Körpers zwischen Körperinnerem und Haut (zweite Meßstelle im Mund) läßt sich die Wärmedurchgangszahl ermitteln. HENSEL (1956) verweist gegenüber den Vorteilen dieser Methode auf die oben genannten Variablen der Wärmedurchgangszahl.

γ) Gradientencalorimetrie.

HATFIELD (1950) sowie BONNEY u. Mitarb. (1952) führten Messungen der transcutanen Wärmeabgabe mit der sogenannten „Kupfer-Tellur-Scheibentechnik" durch. Es handelt sich dabei um allseitig von Kupfer umschlossene Tellurplatten von 0,5—1 cm Durchmesser und 2—3 mm Dicke. Der Kupfermantel der Tellurscheibe ist mit einem Spiegelgalvanometer von 450 Ω Widerstand verbunden. Die cutane Wärmeabgabe verhält sich proportional zum Galvanometerausschlag. Hält man eine Kupferplattenfläche bei konstanter Temperatur, so läßt sich die vom Körper auf die andere Kupferplatte übergeleitete Wärme quantitativ bestimmen (HATFIELD 1950). Bei Untersuchungen der reaktiven Hyperämie (JEPSON 1954) sowie von pharmakodynamischen Wirkungen (CATCHPOLE und JEPSON 1954) verhalf das Verfahren zu brauchbaren Resultaten.

δ) Gewebscalorimetrie mit Sonden.

Für calorimetrische Untersuchungen im Gewebe wurden von GIBBS (1933) heizbare Thermoelemente verwendet; GRAYSON (1952), LINZELL (1953) sowie HENSEL (1954) sorgten für die Wiederaufnahme und technische Vervollkommnung des Verfahrens. Die Calorimetersonde von HENSEL hat die Gestalt einer 6 cm langen, 0,9 mm starken, an der Spitze geschlossenen (zugelöteten) Nadel; im Lumen der Hohlnadel ist ein Thermoelement sowie ein Heizkörper eingebaut. Hierdurch ist es möglich, die Temperaturdifferenz zwischen Sondenspitze und einer 10 mm davon entfernten Stelle im Sondenschacht zu messen (vgl. Abb. 26). Das Prinzip der Anwendung basiert auf der Gewinnung der Wärmeleitzahl λ, die der Durchblutung proportional ist. Es gilt

$$\lambda = k \frac{I^2}{\vartheta},$$

wobei I die Heizstromstärke des Sondenheizkörpers während seiner Lage im Gewebe, ϑ die Übertemperatur des Heizkörpers (meist 2—3° C) gegenüber dem umliegenden Gewebe und k die Eichkonstante ist. Das von der Sonde erfaßte Gewebsstück entspricht etwa 1 cm³ (GRAYSON 1952). Jedesmalige Eichung der Sonde in situ, auch bei jeder Änderung ihrer Lage, ist erforderlich, da sonst nur relative Werte erhalten werden, die nach Lage der Sondenspitze sehr verschieden sein können, je nachdem gut oder weniger gut durchblutete Gewebe angestochen bzw. aufgesucht sind. Die Eichung erfolgt durch die bei Venenverschlußplethysmographie gewonnenen Durchflußwerte. Die Angabe einer direkten, festen Relation zwischen mittlerer Durchblutung und lokal gemessener Wärmeleitzahl (GRAYSON 1952) wird von LINZELL (1953), HENSEL und RUEF (1954) sowie HENSEL, RUEF und GOLENHOFEN (1954) nachdrücklich abgelehnt.

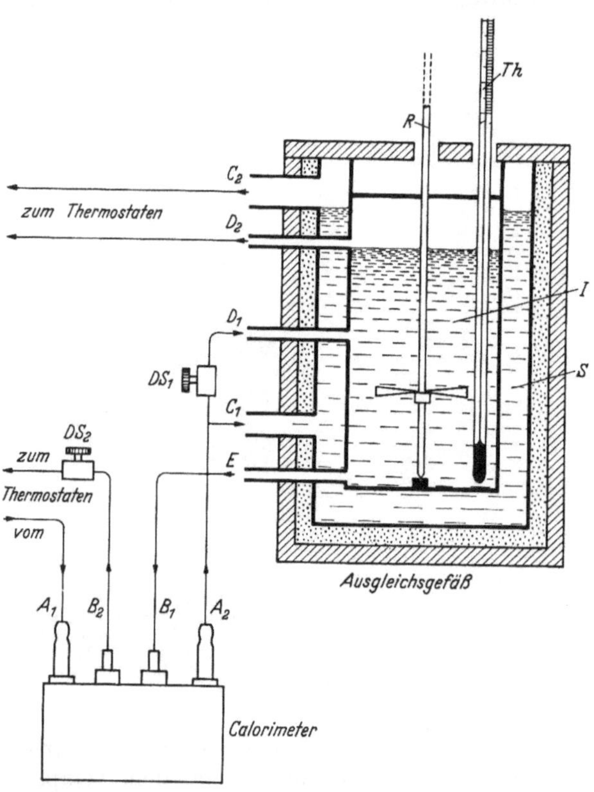

Abb. 25. Gesamtaufbau der Durchströmungsanordnung. I Innengefäß; S Mantel; R Rührwerk; Th Thermometer; A_1, A_2 Ein- und Ausfluß des Schutzmantels; B_1, B_2 Ein- und Ausfluß der Meßkammer; C_1 Einstrom; C_2 Überlauf des Mantels; D_1 Einstrom; D_2 Überlauf des Innengefäßes; E Entnahme des Calorimeterwassers. DS_1, DS_2 Drosselschrauben. (Nach HENSEL 1951.)

Die Calorimetersonde hat insbesondere für die Klärung der Muskeldurchblutung Aufschlüsse vermittelt. Dabei erscheint jedoch der Anwendungsbereich für die Klinik beschränkt, da ein Vertrautsein mit den entsprechenden physiologischen Arbeitsmethoden erforderlich ist. Außerdem bleibt zu beachten, daß die Messungen nicht im unversehrten Gewebe sondern im Bereich einer Verletzung erfolgen. Bei kritischer und sachkundiger Anwendung lassen sich aufschlußreiche Befunde erheben. GOLENHOFEN und HILDEBRANDT (1957) untersuchten an Wade und Unterarm die Einflüsse psychischer Erregungen (Kopfrechnen, affektentfachende Lektüre) auf die Muskeldurchblutung, die hierbei über eine Adrenalinausschüttung auf Kosten der Hautdurchblutung gesteigert wird. Auch mit Adrenalin i. v. lassen sich gleiche Effekte erzielen, nicht aber mit Noradrenalin.

ε) Messung der Scheinleitfähigkeit der Haut.

Bei der Messung der Scheinleitfähigkeit (BÜTTNER 1936) der Haut mit dem von HENSEL (1956) angegebenen Wärmeleitmesser (vgl. Abb. 28) wird die Wärmeleitzahl λ ermittelt, eine für den konvektiven Wärmetransport und damit für die Durchblutung weitgehend exklusiv repräsentative Größe. Die Apparatur besteht aus einer runden Plexiglasplatte von 0,7 mm Dicke und 15 mm Durchmesser mit 2 parallel laufenden eingelassenen Konstantandrähten von 0,2 mm Stärke in 6 mm Abstand. Die Registrierung der Temperaturdifferenz zwischen beiden eingelassenen Drähten erfolgt über 4 Kupfer-Konstantanelemente von 0,1 mm Stärke. Zur Isolierung dient eine Kunststoffolie und ein Lacküberzug. Die Fixation auf der Haut erfolgt mittels Heftpflaster. Die Eichung kann gegenüber Substanzen mit bekannter Wärmeleitzahl erfolgen. Die den gemessenen Veränderungen zugrunde liegenden Durchblutungsänderungen sollen sich in eine Gewebstiefe bis 3 mm unter der Hautoberfläche erstrecken. Als besonderen Vorteil des Verfahrens nennt HENSEL (1956) die Unabhängigkeit der Wärmeleitzahl λ von der Umgebungstemperatur, der Körpertemperatur, die Vergleichbarkeit verschiedener Körperstellen, und die technisch leicht erreichbare 0-Lage sowie die geringe Trägheit der Messung. Er hält das Verfahren für die Methode der Wahl zur Erfassung der Hautdurchblutung mit thermischen Methoden. Abb. 29 zeigt mit dem Wärmeleitmesser registrierte Durchblutungsänderungen der Haut (HENSEL und BENDER 1956).

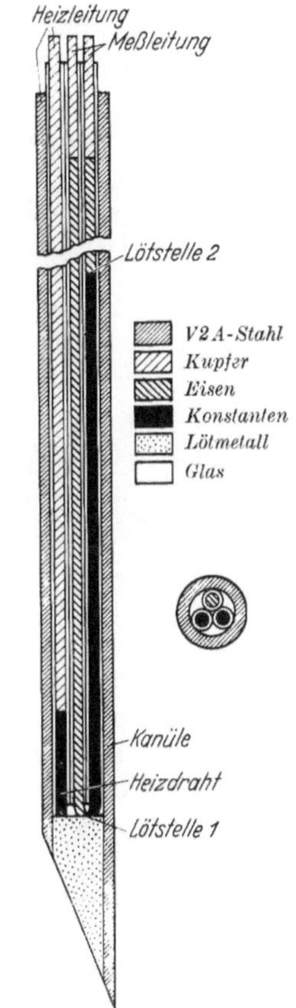

Abb. 26. Schematisierter Längs- und Querschnitt durch die Spitze der Calorimetersonde. (Nach HENSEL und RUEF 1954.)

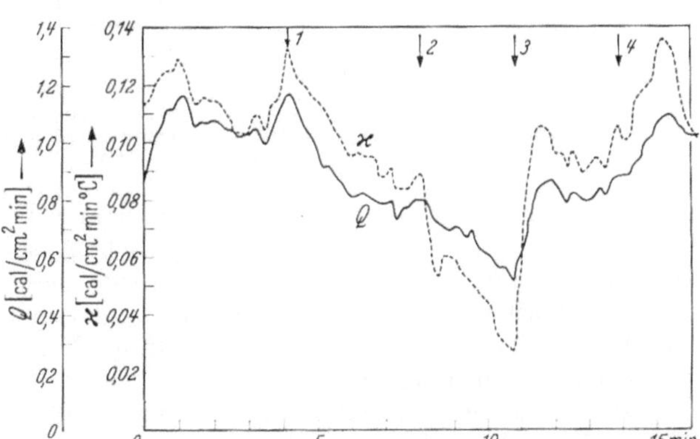

Abb. 27. Durchblutungsmessungen mit der „Calorimeter-Pille". Wärmedurchgangszahlen x des Mittelfingers [in cal/(cm² · min · °C)], alle 10 sec am Potentiometer abgelesen; Wärmestromdichte Q des Zeigefingers [in cal je (cm² · min)], fortlaufend registriert. *1* und *2* Lageveränderungen der Hand; *3* und *4* kurzfristige Fingerarbeit. (Nach J. ASCHOFF und R. WEVER 1956.)

ζ) Elektrodermatographie.

Die als Folge der elektrostatischen Rückwirkungen der Perspiratio insensibilis faßbaren sekundär elektromotorischen Erscheinungen der Haut, wie sie nach Anlegung einer Gleichstromquelle von 2 V als „scheinbare" (nicht Ohmsche) Widerstände auftreten, werden im

Elektrodermatogramm (REGELSBERGER 1952) erfaßt. Üblicherweise werden dabei nicht die Schein-Widerstände registriert, sondern die reziproken Werte der Stromstärke (im Sinne einer Messung von „Leitwerten"), die sich proportional den Widerständen verhalten. Bei der Zeitschreibung in Abszissen werden die Leitwerte in Amp. 10^{-7} gemessen.

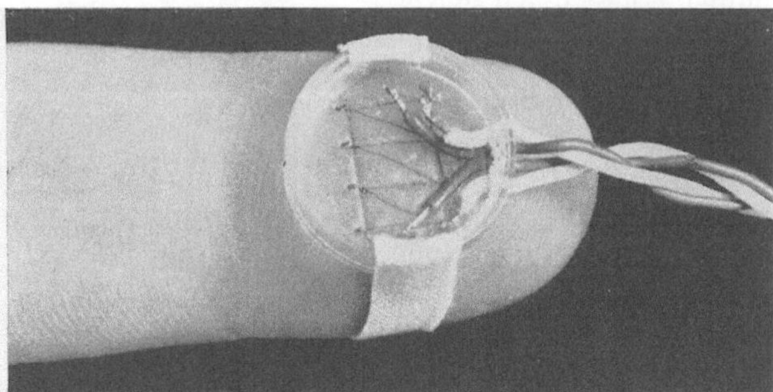

Abb. 28. Wärmeleitmesser nach HENSEL auf der Kuppe des Zeigefingers. Die hellen Kabel sind die Heizleitung, die dunklen die Meßleitung. 1,7fach vergrößert. (Nach HENSEL und BENDER 1956.)

Das Verfahren hat insofern eine gewisse Bedeutung für angiologische Fragen, als bei peripheren Gewebsschäden der Hautwiderstand ansteigt und die Meßwerte sich entsprechend verändern (REGELSBERGER 1952; HIRSCHHEYDT 1953; HEINICKE 1956, 1957). HEINICKE (1956, sowie HEINICKE u. HEIDELMANN 1957), die das Verfahren technisch (andere Elektroden) verbessert und angiologisch angewandt haben, kommen auf Leitwerte von normalerweise 20—250 kΩ. Patienten mit schweren trophischen Störungen zeigen eine Steigerung dieser Werte auf 500 bis 3000 kΩ. Auch vegetativ neurale Faktoren, wie

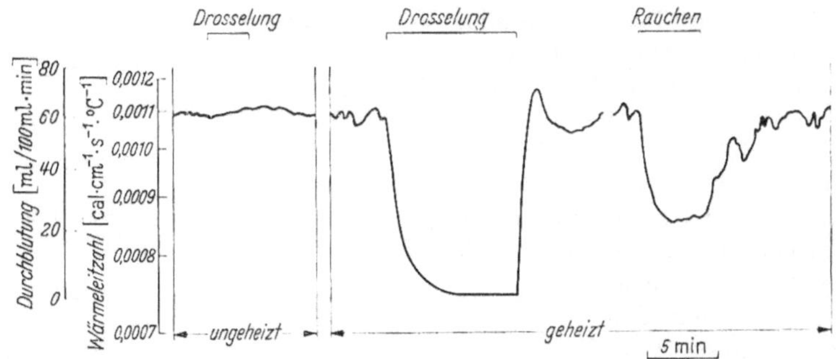

Abb. 29. Versuchsbeispiel für Anwendung des Wärmeleitmessers (HENSEL) am Daumen bei nicht geheiztem und bei geheiztem Meßkopf während arterieller Drosselung und während Rauchens einer Zigarette. (Nach HENSEL und BENDER 1956.)

sie bei Narkosen und Kollapszuständen wirksam werden, bedingen ein abweichendes Verhalten, so daß elektrodermatographische Ausfallserscheinungen noch nicht streng beweisend für trophische Störungen sind, besonders wenn ihr Streubereich nahe den Normalwerten liegt. Immerhin finden sich bereits in früheren Stadien von Durchblutungsstörungen, so im Stadium II nach FONTAINE Abweichungen zur Gegenseite, die diagnostisch verwertbar sind. Hohe Werte des acralen Hautwiderstandes halten HEINICKE u. HEIDELMANN (1957) für ein ungünstiges Zeichen bei peripheren Durchblutungsstörungen; auch halten sie Rückschlüsse auf therapeutische Effekte aus dem Verhalten des acralen Hautwiderstandes für möglich.

m) Messung der Dehnbarkeit der Haut.

Die bei Ödemen, Atrophien, Sklerodерm u. a. auftretende Änderung der Dehnbarkeit (Verminderung) quantitativ zu erfassen, ist das Ziel der von SODEMANN und BURCH (1938) angegebenen Methode der Dehnbarkeitsmessung der Haut.

Dabei wird die durch eine bestimmte Kraft bewirkte Hautdehnung in Einheiten (mm/cm Haut/100 g) gemessen; die Normalwerte liegen zwischen 0,31—0,34 E.

Änderungen des Hauttonus können gleichfalls mittels der Tonometrie der Haut (BURCH und SODEMANN 1938) erfaßt werden.

n) Bestimmung des Hb-Gehalts der Haut.

Zur Erfassung von Veränderungen der Hautfärbung als Folge unterschiedlicher Durchblutung und als Folge unterschiedlichen Blutgehaltes ist der Kliniker in der Regel auf subjektive Beobachtungen angewiesen. Es hat nicht an Versuchen gefehlt, den Grad der Hautröte objektiv zu erfassen. Zur objektiven quantitativen Ermittlung der Hautrötung bediente sich BODE (1934) der Bestimmung der spektralen Lichtremission bei monochromatischer Untersuchung der Haut im Pulfrich-Photometer. Dabei ergeben sich Remissionsmaxima bei 500 (R I) und bei 631 mμ (R II). Zwischen diesen Maxima finden sich Remissionsminima, bedingt durch Absorption von Hämoglobin. Bei Erythemzuwachs der Haut blieb nur R II konstant, während R I anstieg, so daß der Quotient R I/R II als Maß der Rötung gelten konnte. Allerdings ist hierbei die Schichtdicke der Haut nicht berücksichtigt. Mit geänderter Apparatur konnten BRETT und THEISMANN (1953), ebenfalls im Pulfrich-Photometer mit Filter S 50, die hämoglobinbedingte Lichtremission untersuchen. Bei dieser Wellenlänge (500 mμ) wird durch Oxyhämoglobin und durch reduziertes Hämoglobin die Absorption gleich stark beeinflußt. Die Untersucher konnten zwar ebensowenig wie BODE (1934) den absoluten Blutgehalt der Haut erfassen, sondern nur die während eines Erythemablaufs durchgemachten Blutfüllungszustände relativ festlegen. Auch Änderungen der Blutfüllung am gleichen Objekt, wie sie durch Druckanämisierung oder durch Suprarenin-Intophorese zustandekommen, sind quantitativ faßbar und gestatten relative Rückschlüsse auf den Blutgehalt der Haut. BRETT und THEISMANN (1953) konnten z. B. mit dieser Methode die therapeutische Verringerung von Erythembildungen (Wärme, UV-Strahlung, Senföl) durch Antihistamine, Pyrazol-Derivate und Bestandteile des Vitamin-B-Komplex (Folsäure, Nicotinsäureamid und Pantothensäure; insbesondere bei Kombination von Nicotinsäureamid und Folsäure) nachweisen.

o) Untersuchung der Empfindlichkeit für Schwingungen (Vibrometrie).

COLLENS, ZILINSKY und BOAS gaben 1946 eine Apparatur an, mit der die von der Funktion der sensiblen Nerven abhängige Empfindlichkeit für Vibrationen gemessen werden kann. Es handelt sich um eine elektrisch in Schwingungen versetzte Stimmgabel von konstanter Frequenz, jedoch rheostatisch regelbarer Amplitude. Die zur jeweiligen Wahrnehmung der Schwingung benötigte Amplitude dient als Maß der Empfindlichkeit. Patienten mit geschädigter Nervenrezeption benötigen höhere Amplitudenschwellwerte. Während stoffwechselbedingte, etwa durch Perniciosa oder diabetische Neuritis verursachte Nervenstörungen meistens symmetrisch auftreten, lassen sich superponierte, auf der Basis von ischämischer Neuritis entstandene Nervenausfälle durch asymmetrische Abweichungen erkennen.

Das Verfahren stellt ein ausgesprochenes Grenzgebiet der angiologischen apparativen Untersuchungstechnik dar und wird in Europa kaum angewandt.

p) Elektromyographie.

SERRA u. Mitarb. (1957) konnten bei Patienten mit arteriosklerotisch bedingter arterieller Insuffizienz durch Elektromyogramme (EMG) eine verminderte

Innervation der motorischen Elemente mit Abnahme der mittleren Dauer und Anstieg der durchschnittlichen Amplitude der Aktionspotentiale sowie frequente polyphasische Wellen feststellen; diese Veränderungen verhalten sich etwa proportional zur Intensität der Ischämie.

q) Untersuchungen am Capillarsystem.

α) Capillarmikroskopie.

Die Biomikroskopie der Capillaren befaßt sich mit der Form sowie mit den physiologischen und pathologischen Formveränderungen der terminalen Strombahn. Bezüglich der Einzelheiten der historischen Entwicklung der Capillarmikroskopie sei auf die Arbeiten von EBBECKE (1917), O. MÜLLER (1922; 1937; 1939) und dessen Schule, KROGH (1924; 1928), WOLLHEIM (1927; 1928; 1931), HEIMBERGER (1930, 1930) und KLINGMÜLLER (1925) hingewiesen.

αα) Untersuchungen an Tieren.

Ohne die Heranziehung von Tierversuchen hätten die anatomischen und physiologischen Grundlagen der Capillarmikroskopie kaum erarbeitet werden können. Die bei Analogieschlüssen aus den Ergebnissen von Tierversuchen auf die Verhältnisse am Menschen gebotene Zurückhaltung erhellt aus den sehr unterschiedlichen und manchmal gegensätzlichen Durchblutungsverhältnissen bei verschiedenen Species.

Technisch wurde sowohl im auffallenden als auch im durchfallenden Licht gearbeitet. Zur Ausschaltung unerwünschter Reflexionen wurde von CRAWFORD und ROSENBERGER (1926) die Verwendung von polarisiertem Licht empfohlen. Seit KROGH und REHBERG (1924) sowie BROWN und SHEARD (1926) wurden Versuche mit der kinematographischen Beobachtung des Verhaltens der Capillaren angestellt.

Als Beobachtungsobjekt erwiesen sich die Schwänze junger Frösche und Molche zweckmäßig (VIMTRUP 1922), ferner Schwimmhäute, Zunge und Blase und Mesenterium von Fröschen (NICOLAI 1909; JACOBJ 1921; HOHMANN, ZAHN und LANGENDORF 1953). Neben diesen Versuchen an Kaltblütern konnten auch bei Warmblütern wesentliche Aufschlüsse über das Verhalten der Capillaren gewonnen werden, so am Ohr von Kaninchen, Ratten und Mäusen (FRÖHLICH und ZAK 1924), am Flügel der Fledermaus (E. B. CARRIER 1926), am Mesenterium verschiedener Warmblüter, wie Ratten (FLOREY 1926), Kaninchen (CHAMBERS und ZWEIFACH 1944), Affen (KNISELY u. Mitarb. 1950), Katze und Hund (HEIMBECKER u. Mitarb. 1951). Mit verbesserter Technik bei Betrachtung im durchfallenden, schräg einfallenden Licht arbeiteten KNISELY u. Mitarb. (1945; 1947; 1948; 1950; 1950), später ILLIG (1955). Weitere bevorzugte Präparate für Capillarbeobachtungen sind die Nickhaut des Kaninchens (COPLEY und CHAMBERS 1953) und die Backentasche des Hamsters (FULTON 1956).

ββ) Untersuchungen am Menschen.

Nicht durchwegs zu ihrem Vorteil konzentrierte sich das klinische Hauptinteresse vielfach zu sehr auf die Beobachtung der Nagelfalzcapillaren, wohl als Folge der schlechthin idealen Zugänglichkeit, weniger unter der Annahme einer universellen Verbindlichkeit der dort erhobenen Befunde. Auch heute liefert die Capillarbeobachtung am Nagelfalz, besonders für orientierende Routineuntersuchungen, brauchbare Hinweise. Das Objekt soll in Herzhöhe gelagert werden (KÜCHMEISTER 1956), eine zwischen Nagelwall und Eponychium eingeschobene

Stanniolfolie kann die Helligkeit und Brillanz des Bildes steigern (VONWILLER 1945). Einebnung der Haut mit Zedernöl erleichtert die Betrachtung, sofern nicht mit Wasserimmersion gearbeitet wird. Die Vergrößerung (zwischen 25 und 100fach) wird nach den Erfordernissen des zu beobachtenden Objektes oder Vorgangs eingestellt.

Für Zwecke der Forschung, vor allem bei Einbeziehung weiterer Aspekte, kann die Nagelfalzbeobachtung nicht ausreichen (WOLLHEIM 1927; 1928), weshalb schon frühzeitig andere Gefäßareale capillarmikroskopisch beobachtet wurden (KROGH 1928; O. MÜLLER 1937; 1939). Dabei mußten Capillaränderungen bei veränderter Körperlage (WOLLHEIM 1927; 1928), konstitutionellen Besonderheiten (EHRING 1950) zur Klärung von Funktion und Bedeutung der Capillaren herangezogen werden. WOLLHEIM (1927, 1928) entwickelte die photographische Objektivierung capillarmikroskopischer Beobachtungen an verschiedenen Hautarealen. Durch gleichzeitige Untersuchung der aktiven Blutmenge konnte er am Menschen die Reservoirfunktion der subpapillären Plexus sowie die unterschiedlichen Strömungsverhältnisse in den Endcapillaren (=Stromcapillaren) und den Capillarnetzen (=Reservoircapillaren) klarstellen.

Ein neuerdings favorisiertes Untersuchungsobjekt sind die Capillaren der Augenbindehaut (KNISELY 1950; GREFFLIN und BALGEY 1953; GREFFLIN und CORDDRY 1953; 1953; DITZEL und CLAIR 1954; HARDERS 1956). Die an der Bindehaut sichtbare Strombahn gibt allgemein verbindliche Aufschlüsse und ist bei zweckmäßiger Apparatur gut zugänglich. HARDERS (1956) bedient sich einer Einrichtung mit Objektiv-Schnellwechsler (Vergrößerung 8 bis 96fach), tangentialer Beleuchtung und Berieselungsmöglichkeit. Das Verfahren ist auch zur Erfassung stoffwechselabhängiger und pharmakodynamischer Gefäß- und Durchblutungsänderungen brauchbar.

Die für Anatomie, Physiologie und Klinik mit der Capillarmikroskopie erarbeiteten Resultate werden anderweitig besprochen (S. 524ff.). Auf angiologischem Gebiet interessieren Abweichungen von der Norm hinsichtlich Zahl, Form, Farbe, sowie Füllung, Durchströmung und Pulsation. Die Größen der Nachströmzeit (Zeit zwischen arterieller Unterbindung und Stillstand der Capillarzirkulation) sowie der Einströmzeit (Zeit von der Freigabe der arteriellen Unterbindung bis zur ersten Blutbewegung in den Capillaren) gelten als Kriterien für arterielle und capilläre, eventuell auch kollaterale Blutversorgung der Peripherie (WEISS 1918, 1921; WOLLHEIM u. MORAL 1926). Für einzelne Gefäßkrankheiten ließen sich typische Capillarveränderungen nachweisen, z. B. für das Raynaud-Syndrom, die Erythromelalgie und die Endangitis obliterans (LANGE 1936). Freilich sollte die enorme Variationsbreite capillar-mikroskopischer Bilder an gleichen Individuen und bei gleichartigen Krankheitsbildern einer voreiligen Überwertung momentaner Einzelbeobachtungen entgegenstehen. Die Strömungsverhältnisse in den Capillaren des menschlichen Fußes sind weitgehend von der Körperstellung und anderen funktionellen Faktoren abhängig. Hier gemachte Beobachtungen dürfen nicht als typische Befunde für andere Capillargebiete angesehen werden (unter anderem WOLLHEIM 1927, 1928; RATSCHOW 1953).

Von den aus der Capillarmikroskopie entwickelten Spezialverfahren seien genannt:

1. Messungen des Capillardruckes (vgl. Abschnitt Capillardruck).
2. Bestimmungen der Capillarresistenz (vgl. Abschnitt Capillarresistenz).
3. Bestimmungen der Capillarpermeabilität aus der Verfolgung der Capillarwandpassage injizierter Stoffe (VONWILLER 1945).
4. Stereoskopische Capillaroskopie, die hauptsächlich im Bereich von Zahnfleisch und Mundschleimhaut angewendet wird (FORSLUND 1953).

5. Capillarmikrophotographie mit der Möglichkeit der Ausmessung von abgebildeten und vergrößerten Strukturen (WOLLHEIM 1927; 1928; DITZEL u. CLAIR 1954; ILLIG 1955).

6. Gefäßbreitenmessungen auf der Grundlage kinematographischer Erfassung der durch geformte Blutbestandteile verursachten Verdunkelungsimpulse; das Verfahren (Froschschwimmhaut-Capillaren) soll auch quantitative Rückschlüsse auf das Stromvolumen ermöglichen (HOHMANN, ZAHN und LANGENDORF 1953).

7. Feststellung der capillären Durchblutung mittels Stroboskopie am Nagelfalz des Menschen (BOUST und SALNA 1955), bei der durch apparative Vorrichtungen aus der Geschwindigkeitsbeobachtung laufender Teilchen (Beobachtung schneller Bewegungsabläufe in Einzelphasen durch Zylinder mit Schlitzen) auf die capilläre Durchströmung rückgeschlossen wird.

β) Capillardruckmessung.

αα) *Indirekte, unblutige Messung des Capillardruckes:* Die Methode beruht auf dem Prinzip, daß ein äußerlich auf die Haut einwirkender mechanischer Druck dann dem mechanischen Capillardruck gleichzusetzen sei, wenn er eben dazu ausreicht, die Blutfüllung der Capillaren zu beseitigen (v. KRIES 1875). Die dabei auftretenden Druckverluste durch die dazwischen liegende Haut müssen bei allen indirekten Methoden in Kauf genommen werden. Die so gemessenen Werte sind etwas zu hoch. BASLER (1912) verwendete statt des starren Glasplättchens eine elastische Goldschlägerhaut zur Druckausübung auf das untersuchte Objekt. Capillarbeobachtungen bei steigenden Außendrucken zeigten, daß normalerweise unter einer Druckwirkung von 6,9 mm Hg eine Abblassung erfolgte. Bereits 1906 hatte v. RECKLINGHAUSEN unter fallenden Außendrucken die Wiederkehr der Rötung registriert und war dabei auf bedeutend höhere Druckwerte für den Umschlagspunkt gekommen, normalerweise um 55 mm Hg. HILL und MCQUEEN (1921) befaßten sich mit dem für die Überhöhung der gemessenen Capillardruckwerte bestimmenden Anteil des Hautwiderstandes; nach ihren Messungen mußte der Capillardruck noch niedriger sein als der mit 7,5—9 mm Hg gemessene Arteriolendruck. KROGH und REHBERG (1927) bezeichnen als Capillardruck den Druck, bei dem sich mikroskopisch eine Abnahme des Durchmessers der Capillaren, makroskopisch eine Abblassung der Haut nachweisen läßt. Die so erhaltenen Werte sind aber zu niedrig; denn selbstverständlich muß der Capillardruck höher sein als der Venendruck (vgl. auch KLINGMÜLLER 1925). LEWIS (1927) ließ an der Meßkapsel und an einer angeschlossenen Armmanschette progressive gleiche Drucke simultan einwirken und sah den bei Abblassung der Haut gemessenen Druck als effektiven Capillardruck an. Später wurde von PIRTKIEN (1954) mit einer speziellen Apparatur der elastische Hautwiderstand an der Interdigitalhaut gemessen, der im wesentlichen vom Wassergehalt abhängig ist. FLEISCH (1927) vertrat die Ansicht, daß die mit indirekten Methoden gemessenen Werte im wesentlichen den Druck in den subpapillären Plexus wiedergeben; die sehr niedrigen Werte von GOLDMANN (1909) von 6,2 mm Hg seien zwar durch Meßfehler überhöht (Hautwiderstand), hielten sich jedoch im Bereiche von Drucken, die für die subpapillären Plexus anzunehmen sind.

Ein wesentlicher Fortschritt der Capillardruckmessung ergab sich bei Einführung anderer Beobachtungskriterien. LOMBARD (1912) ermittelte nicht den zur Abblassung hinreichenden Druckanstieg von außen, sondern er nahm als Maß für den Capillardruck den capillaroskopisch faßbaren Stillstand der Erythrocytenbewegung in den Capillaren und den hierzu aufzuwendenden Außendruck. Das Verfahren wurde in der Folgezeit mit befriedigenden Ergebnissen angewandt (Krauss 1914, 1918; Basler 1919; Kylin 1920; 1921; 1923; Secher 1921; Göbel 1923). Diese Autoren untersuchten bei ansteigendem Außendruck. Die Ermittlung des Capillardruckes bei fallendem Außendruck, wobei also der bei Nachlassen des Außendruckes zu beobachtende Einstrom von Blut in die Capillaren der Messung zugrunde gelegt wurde (Danzer und Hooker 1920; Liebesny 1923) ergab bedeutend höhere Werte, wohl als Folge von Stauüberdruck (Fleisch 1927).

Die Druckmessung bei steigendem Außendruck wurde dann von Küchmeister und Herrnring (1950) sowie Herrnring, Küchmeister und Pirtkien (1952) verbessert. Die damit erhaltenen Werte dürfen nach Küchmeister (1953) wegen

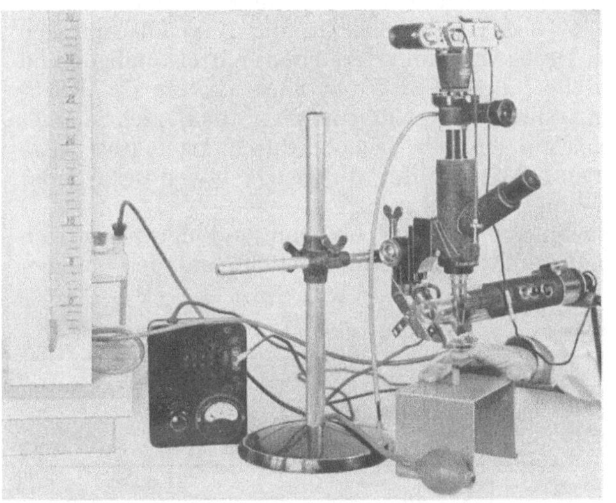

a

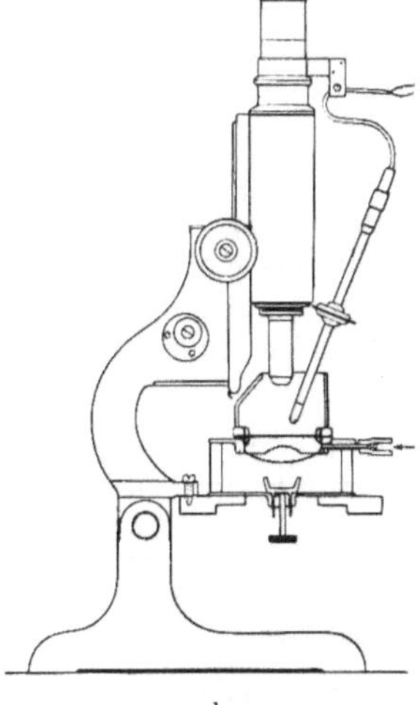

b

Abb. 30a u. b. a Prinzip der Capillardruckmessung; b Capillardruckapparat mit photographischer Registrierung. (Nach Küchmeister 1953.)

der allen indirekten Methoden anhaftenden Fehler nur als relative Werte angesehen werden. Technische Einzelheiten der Capillardruckmeßanordnung geben Küchmeister und Herrnring (1950) sowie Herrnring, Küchmeister und Pirtkien (1952) an (Elektronenblitzverfahren). Abb. 30 gibt einen Überblick über die Apparatur, die im wesentlichen aus einem Capillarmikroskop mit Wasserimmersion (Immersionstrog, der die Möglichkeit von Druckänderungen und Druckregistrierung besitzt) besteht. Die heute vielfach übliche Erfassung des Arteriolendruckes bei völligem Aufhören der Erythrocytenbewegung in den Capillaren und die Ablesung des Capillardruckes bei maximaler Pulsation der Capillaren (Küchmeister 1953) geht auf Beobachtungen von Carrier und Rehberg (1923) zurück. Pirtkien (1954) nimmt als unteren (diastolischen) Meßpunkt die bei Druckzuwachs beginnende Verlangsamung des Blutstroms, kenntlich an den sogenannten „Plasmalücken", als oberen (systolischen) Wert die komplette Stase. Er konnte dies mit Hilfe von fluorescenzmikroskopischen Trypaflavinversuchen begründen. Bei capillarmikroskopischen Untersuchungen am Nagelbett bediente sich Davis (1953) einer an der zweiten Fingerphalange angebrachten Gummimanschette, womit zunächst die Zirkulation rasch zum Stillstand gebracht wurde und der Manschettendruck beim ersten Erythrocytenstrom während des Nachlassens der Druckwirkung registriert wurde; Normalwerte des Capillardruckes mit dieser Methode 14—30 mm Hg.

ββ) Direkte blutige Messung des Capillardruckes. BASLER (1914) versuchte den Druck des aus einer Stichwunde fließenden Blutes zu messen. Dabei ergaben sich Werte von 6,6—9,5 mm Hg. Bei Einstichen mit feinen Glascapillaren in die Nagelfalzcapillaren achteten CARRIER und REHBERG (1923) auf den Außendruck, unter welchem der Übertritt von Blut in die Glascapillare zum Stillstand kam; dieser Druck erwies sich als abhängig von der relativen Höhe der Meßstelle zum Herzen; 8 cm tiefer als die Clavicula ergaben sich Normalwerte von 4,4 mm Hg. FLEISCH (1927) schätzte die Normalwerte auf 6—14 mm Hg unter der Annahme, daß der am Handrücken meßbare Venendruck meist über 5 mm Hg liegt, und daß tiefer liegende Capillardruckwerte verfälscht sein dürften. Mit verbesserter Technik, und zwar mit Hilfe eines Mikromanipulators wurden von LANDIS (1925, 1926/27/28, 1930) nach vorausgegangenen Untersuchungen am Froschmesenterium feinste Glascapillaren von 2—4—8 μ Durchmesser in die Nagelfalzcapillaren eingestochen und manometrisch Druckwerte im arteriolären, mittelständigen und venolären Capillarenanteil durchgeführt. Die Werte nach LANDIS (Tabelle 3) gelten noch als die richtigsten, obwohl sie (KÜCHMEISTER 1953) nicht immer reproduzierbar sind, und obgleich auf ihre Verfälschung durch Artefakte (GOLLWITZER-MEIER (1932), O. MÜLLER (1937) und ihre Abhängigkeit von der Art des Capillaranstiches (KROGH 1929) hingewiesen wurde.

Bei vergleichenden Untersuchungen mit der blutigen und der unblutigen Capillardruckmessung erhielten EICHNA und BORDLEY (1939) mit der blutigen

Tabelle 3. *Capillardruckwerte nach* LANDIS *(direkte Methode).* (Aus KÜCHMEISTER 1953.)

Druckmessung im	Zahl der Beobachtungen	Capillardruck			
		Grenzwerte		Mittelwerte	
		in mm Hg	in mm H_2O	in mm Hg	in mm H_2O
arteriellen Capillarschenkel . .	125	21—48	285—650	32	430
Mittelstück	19	15—32	200—430	20	270
venösen Capillarschenkel . . .	99	6—18	80—240	12	160

Methode bedeutend höhere Capillardrucke und viel stärkere Anstiege unter Manschettendruck als mit der unblutigen Methode, so daß letztere als sehr unzuverlässig gilt. Andererseits bestehen gegen die klinische oder gar routinemäßige Anwendung des blutigen Verfahrens nach LANDIS (1930) erhebliche Bedenken. Man bedient sich daher zur Zeit des Verfahrens nach HERRNRING, KÜCHMEISTER und PIRTKIEN (1952), das von den indirekten Methoden zur Zeit die besten Ergebnisse zu liefern scheint. Bei 2500 Messungen ermittelte KÜCHMEISTER Capillardrucke von 37 $\pm$ 6 cm H_2O und einen Arteriolendruck von 64 $\pm$ 3 cm H_2O.

Nach dem Vorgang von SCHRÖDER (1951) wurde ein zu fortlaufenden Versuchen am Tier dienendes indirektes druckplethysmographisches Verfahren für Messungen des Druckes in den Arteriolen, Capillaren und Venolen am Menschen von STEIN (1954) modifiziert. Die Apparatur arbeitet mit einem Unterarmplethysmographen, in dem sich der einwirkende Entlastungsdruck stufenweise dosieren und die Innentemperatur bei 40° C konstant halten läßt („reactive state“ nach GRANT 1935). Bei einem Entlastungsdruck von 15 mm Hg werden Volumenänderungen der Venen, bei einem Entlastungsdruck von 30 mm Hg die der Capillaren und bei einem Entlastungsdruck von 45 mm Hg die der Arteriolen erfaßt. Mit dieser Methode konnte STEIN (1954) Druckschwankungen durch Wellen 3. Ordnung, gegensinnig zum Blutdruck verlaufend und diskordant zum arteriellen Druck, bei Kältefernreizen am Menschen nachweisen, desgleichen atmungs- und arteriendruck-unabhängige Spontankaliberänderungen terminaler Gefäße nach Art der am Tier gefundenen Vasomotionswellen. Die Apparatur wurde auch durch SCHOOP und MARX (1955) sowie BETZ und MAULER (1956) benutzt. Gegenüber der nur für Momentanregistrierungen des Capillardruckes dienlichen unblutigen oder blutigen Meßmethode des Capillardrucks bietet das indirekte plethysmographische Verfahren die Möglichkeit, Durchblutungsschwankungen der Endstrombahn zu erfassen. Wegen seiner Ansprüche hinsichtlich Technik und Personal ist aber seine routinemäßige Anwendung schwierig.

Unter pharmakodynamischen Einflüssen lassen sich Änderungen des Capillardruckes feststellen. Effortil und Acetylcholin wirken drucksteigernd (KÜCHMEISTER 1953; KÜCHMEISTER und PIRTKIEN 1953). Die gleichen Autoren fanden 1954 Capillardrucksteigerungen nach Anwendung von Nebennierengesamtextrakten, in geringerem Maße nach Cortison, DOCA und Testoviron; hingegen vermochten ACTH und Oestrogene den Capillardruck zu senken. LEZIUS und GADERMANN (1952) zogen das Verfahren zur Objektivierung von Operationseffekten bei Mitralstenosen heran; THIEME (1951) sowie JEPSEN (1951) untersuchten in Dissertationsarbeiten die Wirkung örtlicher Reizstoffe auf den Capillardruck.

Die Tagesschwankungen der Capillardrucke sind nach GÖBEL (1923) gering. Auch altersmäßig scheinen keine starken Unterschiede zu bestehen, wenn man die Befunde von ROMINGER (1923) an Säuglingen (Normalwert 8,5 mm Hg) sowie von DAVIS (1953) zugrunde legt. Auf Venendrucksteigerungen reagiert der Capillardruck entsprechend (v. KRIES 1875; DANZER und HOOKER 1920), weshalb Messung bei konstanter Einhaltung des Herzniveaus empfohlen wird (KÜCHMEISTER 1953). Temperatureinflüsse scheinen nur außerhalb des Indifferenzbereiches von 25—30°C (GOLDMANN 1909) zu bestehen, und zwar steigt der Capillardruck nach SCHILLER (1911) sowohl bei Temperaturen unter 25° als auch über 30°C an. Die abweichenden Befunde von LANDERER (1913) sowie KRAUSS (1914) mit Absinken der Capillardrucke nach Kältereiz sind unter der Annahme von Vasokonstriktion ebenfalls verständlich. LANDERER (1913) verzeichnete übrigens auch bei Temperaturanstieg zunächst einen Abfall des Capillardruckes und erst vom Eintritt des Hitzegefühls an einen Anstieg.

Bei bestimmten Krankheiten wie schwerer primär chronischer Polyarthritis (PIRTKIEN 1954) sowie Pankreasdiabetes mit Rubeosis der Haut (LANDERER 1913; KRAUS 1914) finden sich erniedrigte Capillardruckwerte, bei Nephritis (KYLIN 1920, 1922; KRAUSS 1914) sowie bei Hypertonien mit Gefäßkomplikationen (DAVIS 1953) erhöhte Werte; frühere Untersucher (BOAS u. Mitarb. 1922; ELLIS und WEISS 1930; MUFSON 1932) hatten dies nicht finden können.

Berücksichtigt man die enormen Schwankungsbreiten der Capillardrucke beim Menschen unter Zugrundelegung der Befunde von LANDIS (1930), wobei im arteriellen Capillarschenkel Werte von 48—21 mm Hg, im venösen Capillarschenkel Werte zwischen 18,5 und 5,9 mm Hg auftraten, so ist man über die äußerst geringe Reproduzierbarkeit der Capillardruckschwankungen mittels indirekter Meßmethoden (EICHNA und BORDLEY 1939) nicht erstaunt. Man wird die indirekten Werte nur relativ bewerten können und im Auge behalten müssen, daß sich Momentanschwankungen völlig unzureichend reproduzieren lassen.

Bei der direkten blutigen Messung des Capillardruckes hat sich ergeben, daß in nahe benachbarten Capillaren gleichen Typs unter Umständen sehr verschiedene Druckwerte gemessen werden. Abgesehen davon sind die etwa in den Endcapillaren und den subpapillären Plexus meßbaren Druckwerte ebenfalls verschieden. Infolgedessen ist jede Angabe über den Capillardruck eines Individuums nur ein Mittelwert, der je nach den zufälligen funktionellen Einflüssen aus Einzelwerten mit erheblicher Streubreite entsteht.

γ) Capillarresistenz.

Nach KÜCHMEISTER (1952) bedeutet der klinische Begriff der Capillarresistenz „die Widerstandskraft der Capillarwand, mikroskopisch sichtbare, corpusculäre Elemente in der Blutstrombahn zu halten, gemessen an der Durchlässigkeit der Capillarwand für Erythrocyten während eines bestimmten definierten Unter- oder Überdruckes". Die Bestimmungsmethoden der Capillarresistenz lassen sich in 3 Gruppen einteilen:

αα) Stauungsmethoden.

Durch Steigerung des capillaren Innendruckes wird mittels Abschnürung des venösen Abstroms die Capillare gesprengt; am Ort eines derartigen Geschehens wird eine Hautpetechie sichtbar. Derartige Beobachtungen sollen erstmals von AUSPITZ (1874) gemacht worden sein. RUMPEL (1909) sowie LEEDE (1911) erachteten das Auftreten „mäßig vieler" Petechien am Vorderarm nach einer Stauung, „Bierscher Abschnürung", von 10—15 min als beweisend für Scharlach, wenn die Diagnose unklar war. In der Folgezeit wurde bald die Unspezifität der Reaktion erkannt und das Verfahren erfuhr im Laufe mehrerer Jahrzehnte vielfache Abwandlungen (HESS und FISH 1914; SCHRADER 1922; STEPHAN 1921; WALTERHÖFER 1925; BAYER 1930; SEYDERHELM und HEINEMANN 1930). GÖTHLIN (1932) bestimmte eine Indexzahl, und zwar aus der doppelten Zahl der nach 15 min Stauung bei 35 mm Hg mittels Armmanschette plus der Zahl der eine Stunde später, unter gleichen Voraussetzungen untersuchten, bei 50 mm Hg aufgetretenen Petechien; Indices über 13 galten als pathologisch, unter 8 als normal. Auch in der Folgezeit beschäftigten sich zahlreiche Untersucher mit dem Verfahren (BEXELIUS 1933; WRIGHT und LILIENFELD 1936; WRIGHT 1941; LEWIS u. Mitarb. 1944; MALLERY 1945; WAGENER 1946; MONTGOMERY 1946; DONEGAN 1948; WHITESELL und SNELL 1949; FROMMEYER und EPSTEIN 1949; BARNES 1950 sowie SCHLEGEL und HENTSCHEL 1951), sei es, daß die unter überhöhtem Gefäßinnendruck auftretenden Petechien zahlenmäßig erfaßt werden, eventuell unter Determination der Überdruckeinwirkungszeit und des cutanen Untersuchungsbereiches, oder daß die Zeit bis zum ersten Auftreten von Petechien bei konstantem Überdruck gemessen wird, eventuell unter Heranziehung von Lupenbetrachtung. In der Praxis kommt es darauf an ein Verfahren zu üben, das unter möglichst gleichen Voraussetzungen möglichst gut vergleichbare Resultate liefert.

ββ) Saugmethoden.

Hierbei werden die unter der Einwirkung meßbar definierter Unterdrucke auf die äußere Haut entstehenden Petechien als reziprokes Maß der Capillarresistenz erfaßt. Die Saugmethoden gehen zurück auf HECHT (1907), der Schröpfköpfe von 3—4 cm Durchmesser in Verbindung mit einer Wasserstrahlpumpe benutzte.

Seit der Einführung des Verfahrens in die Klinik durch DA SILVA-MELLO (1929) wurde es von zahlreichen Untersuchern für wissenschaftliche Fragestellungen herangezogen. Das Saugprinzip ist folgendermaßen anwendbar:

a) Es wird der minimale Unterdruck ermittelt, bei dessen Wirksamkeit in bestimmter Zeit eine bestimmte oder variable Anzahl von Petechien auftritt. Dieser Druck, der sogenannte Grenzdruck oder kritische Druck, schwankt bei Normalen zwischen 25 und 30 mm Hg, ist jedoch weitgehend altersabhängig und erheblichen individuellen Schwankungen unterworfen (MENGLER 1930; v. BORBELY 1930; WIEMER 1931; DALLDORF 1933; BROCK und MALCUS 1934; CUTTER und JOHNSON 1935; JERSILD 1938; JERSILD und ELMBY 1938; RUDEL 1941; FRANKE 1943; FRISCHKNECHT 1945; GRANZ 1952).

b) Es wird die Zahl der bei Einwirkung von konstantem definiertem Unterdruck (bei —200 mm Hg; Diaz, Rubro u. Planas-Hevia 1950) in bestimmter Zeit auftretenden Petechien bestimmt (Falconer, Epstein und Wever 1936; Copley 1948; Brown 1949; Gotsch und Kresbach 1951; Burger 1951).

c) Es wird die Minimalzeit ermittelt, bei der unter konstanter Saugwirkung die ersten Petechien auftreten (Tey 1941; Küchmeister und Schärfe 1950; Gigglberger und Kleibel 1952; Thies 1953; 1954).

γγ) Stoßverfahren.

Roeckelein (1953) beschrieb eine Apparatur, mit der dosierbare Außendrucke durch einen Schlagbolzen erfolgen. Das Verfahren wurde von Konrad (1956) verwendet. Die Voraussetzungen weichen jedoch beträchtlich von dem Stauungs- und Saugverfahren ab, insbesondere scheint es wesentlich zu sein, daß der Schlagbolzen in einem Gehäuse steckt, das an seinem Austritt eine lochförmige Öffnung hat; mit dieser Öffnung wird das Gerät vor Freigabe des Schlagbolzens auf die Haut gedrückt, wodurch sich der unter dem Loch befindliche Hautbezirk in das Loch vorwölbt und nach Konrad (1956) strotzend gefüllte Gefäße bekommt.

Als Hilfsmittel zur Capillarresistenzprüfung wurden von den einzelnen Autoren verschiedene Spezialvorrichtungen angegeben. Beim Stauungsverfahren gewährleistet die Verwendung der Blutdruckmanschette bessere Konstanz der Drucke als die Anlage von Staubinden. Für das Saugverfahren leistet das durch ein Röhrensystem herzustellende Gefälle zwischen zwei Quecksilberbehältern zwar gute Dienste; doch haben sich elektrische Pumpen als zweckmäßiger zur schnellen und exakten Dosierung der Saugwirkung erwiesen, wie sie in den Apparaturen nach Wyss und Matti (1949) sowie Küchmeister und Schärfe (1950) eingebaut sind. Die Vorrichtung nach Küchmeister und Schärfe besitzt eine zusätzliche Vakuumreserve, die zum Ausgleich von Druckschwankungen dient. Auch die bei der Saugmethode verwendeten Glasglocken wurden teilweise verbessert, sei es hinsichtlich Größe und Gestalt oder hinsichtlich Durchsichtigkeit. Lupenbeobachtung zur Erfassung der Petechien wird von Barnes (1950), Wagener (1946), Cutter und Johnson (1935) sowie Burger (1951) empfohlen. Meist wird eine Vergrößerung in einer Lupe von 5—10 Dioptrien oder in einem Otoskop verwendet.

Die von den verschiedenen Autoren gewählten Messungsstellen weichen ebenfalls erheblich voneinander ab. Tey (1941) untersucht am Schulterblatt, Küchmeister an der Thoraxwand in der mittleren Axillarlinie, Franke (1943) sowie Merlen (1955) empfehlen die Haut der Subclaviculargegend sowie der Unterarmbeugeseite. Für spezielle Fragestellungen kann die Untersuchung symmetrischer Körperstellen Vorteile bringen.

Während die Stauungsmethoden nicht nur weniger exakt zu beurteilen sind, sondern auch nur in Abständen von 2—3 Wochen an der gleichen Körperstelle wiederholbar sind (Thies 1955), eignet den Saugmethoden eine geringere Fehlerbreite (Küchmeister und Schärfe 1950 sowie Küchmeister 1952) und die Möglichkeit in kürzesten Abständen Wiederholungsuntersuchungen durchzuführen. Dabei ist die serienmäßige Auswertung zweckmäßiger als Bewertung von Einzelmessungen.

Gegen die Saugmethode wurden von dermatologischer Seite (Kaus 1954) gewichtige Einwände angemeldet. Der Autor fand mit dem von Küchmeister und Schärfe angegebenen Capillarresistometer äußerst unbefriedigende Resultate, indem die Normwerte wegen zu starker Streuung äußerst schwer festzulegen waren und auch keine Grenzen zum Pathologischen gezogen werden konnten.

KAUS (1954) stellte sogar fest, daß die beim Saugverfahren erzeugten Petechien keine Capillarblutungen im strengen Sinn sind, sondern aus der Tiefe (subpapilläre Plexus) stammen, was schon UNNA (1894) und SACK (1895) gefunden haben. Die Zahl der für den Ausfall von Hautpetechien wirksamen endogenen Faktoren läßt sich nach KAUS nicht entfernt übersehen, namentlich die Elastizität von Haut und Subcutis, der Spannungszustand von Haut und Subcutis, die Haftfähigkeit der Haut an dem Saugglockenrand; schwer zu beurteilen sind auch die quantitativen Einwirkungen der Blutfüllung der betroffenen Gefäßgebiete, der Abstand der betroffenen Gefäßgebiete (subpapilläre Plexus) von der Hautoberfläche, die Tektonik dieser Gefäße und der darin herrschende Blutdruck. Zu einer rationellen Beurteilung wäre die Saugmethode nur dann geeignet, wenn die genannten Varianten einigermaßen übersehbar wären. Auch KÖLLING (1952) lehnt auf Grund von Erfahrungen bei Leberkrankheiten die Saugmethode ab. KÜCHMEISTER (1956) sieht jedoch die Berechtigung des Verfahrens für den klinischen Gebrauch hierdurch nicht als gefährdet an. Demnach müssen die günstigen Urteile über die Zuverlässigkeit von Ergebnissen, die mit der Saugmethode gewonnen sind (FRANKE 1943; JERSILD und ELMBY 1938; KÜCHMEISTER 1952, 1956; KÜCHMEISTER und SCHÄRFE 1950) mit einiger Zurückhaltung zur Kenntnis genommen werden.

Im allgemeinen soll die Capillarresistenz in verschiedenen Körperbereichen der gleichen Person unterschiedlich sein (WIEMER 1931), jedoch an symmetrischen Stellen normalerweise gleich (VON BORBELY 1930 u. a.). Im Bereiche der Oberschenkel und Waden ist die Capillarresistenz maximal, in der Regio supraclavicularis minimal (DIAZ-RUBIO und PLANAS-HEVIA 1950). Eine Asymmetrie soll sich bei Erkrankungen innerer Organe zeigen können (HÜBNER 1949). Bei Männern wird eine höhere Capillarresistenz gefunden als bei Frauen. Eine Altersabhängigkeit ist einwandfrei erwiesen (KÜCHMEISTER und SCHÄRFE 1950; BRÜSCHKE 1955); mit zunehmendem Alter nimmt die Capillarresistenz ab (KÜHN 1951; KÜCHMEISTER 1956; 1952), desgleichen die Schwankungsbreite der Reaktionen. Beziehungen zwischen Capillarresistenz einerseits und systolischem Blutdruck sowie Hautturgor andererseits werden von KÜCHMEISTER (1952) abgelehnt. Unterschiede zwischen blutdruckabhängiger Resistenzänderung und effektiver Schädigung der Capillaren sind nach WYSS und MATTI (1949) sowie KNOLL u. Mitarb. (1949) durch simultane Anwendung von Saugverfahren und venöser Stauung erkennbar. Steigerung der Capillarresistenz im Höhenklima fand SCHMIDT (1949), zit. nach MERLEN (1955). Ein 24-Stunden-Rhythmus der mit der Capillarresistenz-Prüfung erfaßbaren Schwankungen wird von DÖRING und RIECKE (1952) angenommen. MERLEN u. Mitarb. (1955) messen zwar Änderungen des capillaren Druckes und Veränderungen hämodynamischer Faktoren der Haut eine Bedeutung bei, indem bei Vasodilatation erniedrigte und bei Vasoconstriction gesteigerte Capillarresistenzen zutage treten, glauben aber, daß Gewebselastizität, Fettgehalt und Schichtdicke der Haut für die Stauungsmethode (nicht für die Saugmethode in Übereinstimmung mit KAUS 1954) belanglos seien.

DIAZ-RUBIO und PLANAS-HEVIA (1950) fanden nach Kälteeinwirkung und 1 mg Adrenalin s. c. eine ubiquitäre Steigerung, nach Wärmeanwendung und Acetylcholingabe eine exzessive Verminderung der Capillarresistenz.

Pathologischerweise erniedrigt waren nach den Untersuchungen von KÜCHMEISTER (1952) die Capillarresistenzen von essentiellen Hypertonikern, nach denen von FRANKE (1940; 1942) von Patienten mit verschiedenen Entzündungen, nach BARTHELHEIMER (1947) bei Diabetikern besonders in hypoglykämischen Zuständen. Maligne Nephrosklerosen boten gleichfalls erniedrigte (KÜCHMEISTER 1952), Patienten mit akuter Nephritis dagegen meist normale Werte. Bei Gelenkrheumatismus ist das Verhalten der Capillarresistenz unterschiedlich; allerdings fand HEIKINHEIMO (1953) bei Patienten mit stark erniedrigter Capillarresistenz besonders ausgeprägte Gelenkdestruktionen. Bei Gravidität fanden GÖTHLIN (1932) und MERLEN (1955) übereinstimmend Normalwerte. Durch Antikoagulantien wird die Capillarresistenz vermindert (KOLLER 1946; JÜRGENS 1948; THIES 1955), allerdings nur für die Dauer nachweisbarer Veränderung der Gerinnungsverhältnisse. THIES (1955) erklärt dieses Verhalten durch Druckdifferenzen und Capillardilatationen, wobei er sichauf Beobachtungen mit Heparin, Cumarinen und Thrombodym (seltene Erden) stützt (THIES 1953; 1954); analoge Erfahrungen mit dem Heparinoid Thrombocid publizierten KONCZ und BÜCHERL (1952).

Im Gegensatz zu EPPINGER (1949) sowie SZENT-GYÖRGYI (1936), die eine Reziprozität zwischen Capillarresistenz und Capillarpermeabilität behaupten, wozu nach MERLEN (1955) vielleicht Beobachtungen über die Wirkung von Vitamin-P-Faktoren bestimmend waren, wird von anderen Forschern eine Unabhängigkeit zwischen Capillarresistenz und Capillarpermeabilität angenommen (WILBRANDT 1946; CHAMBERS und ZWEIFACH 1947; RUEGSEGGER 1947; GALMICHE [zit. nach MERLEN 1955] sowie KÜCHMEISTER 1952).

Berücksichtigt man, daß zahlreiche für den Ausfall der üblichen Capillarresistenz-Teste bestimmende Faktoren keineswegs erfaßbar sind, so darf festgestellt werden, daß bisher das Verfahren vorwiegend wissenschaftliches Interesse hat und weniger der praktischen Diagnostik dienlich ist.

Mit dem Begriff der Capillarfragilität, der ins Gebiet der Capillarpathologie gehört, werden Zustände von verminderter Resistenz bezeichnet, wie sie an brüchigen gealterten Capillaren zu finden sind. HINES, CATLIN und KESSLER (1953) konnten bei Kombinationen von Diabetes mellitus und Arteriosklerose oder Hochdruck in 67% einen gesteigerten Capillarfragilitätstest, bei weiterem Hinzukommen spontaner Netzhautblutungen in 80% eine gesteigerte Capillarfragilität (Saugglocken-Methode) nachweisen. Zur Erfassung der Blutungsbereitschaft bei Zuständen von thrombocytopenischer Purpura wurde von PECK, ROSENTHAL und ERF (1936) ein Quaddeltest angegeben, dessen positiver Ausfall für die Prognose und Therapiekontrolle nützlich sein soll. Es wird eine Intracutan-Quaddel mit 0,1 cm^3 einer Verdünnung von 1:3000 von standardisiertem Schlangengift der Wasserotter (Ancistrodon piscivorus), dazu eine Kontrollquaddel mit physiologischer Kochsalzlösung, gespritzt. Als positiv gilt das Auftreten von Hautcapillarblutungen innerhalb von 60 min, als verzögert positiv das Auftreten von Hautblutungen nach 12 und mehr Stunden und als negativ das Ausbleiben von Hautblutungen.

In Capillarresistenz-Prüfungen der Rectalschleimhaut mit Unterdrucken von weniger als 40 mm Hg fand MARATKA (1953) eine Fragilitätszunahme bei hämorrhagischen Diathesen und Colitiden.

δ) Capillarpermeabilität.

Als Capillarpermeabilität definiert KÜCHMEISTER (1952) die Durchlässigkeit der Capillarwand für Wasser mit echt und unecht gelösten Substanzen. Für angiologische Fragen bedeuten die Untersuchungsmethoden der Capillarpermeabilität ein Grenzgebiet, weshalb sie hier nur insoweit erwähnt werden als sie über Funktion und Funktionsstörungen der Capillaren direkten Aufschluß geben.

Zum überwiegenden Teil basieren die in der Klinik üblichen Untersuchungen der Capillarpermeabilität auf Ausscheidungsuntersuchungen, aus denen Aufschluß darüber erhältlich ist, ob der Übertritt von Stoffen durch die Capillarwand in normaler Weise vor sich geht.

Grobe Störungen des *Wasserwechsels* lassen sich in den eingeführten Wasserausscheidungsversuchen nach VOLHARD (1931), KAUFFMANN (1921), WOLLHEIM

(1951) feststellen. Wegen der Beteiligung mehrerer Organ- und Gewebssysteme (Nieren, Leber, Interstitium u. a.) läßt der pathologische Ausfall dieser Ausscheidungsversuche nur mit gewissen Einschränkungen organspezifische Rückschlüsse zu, während ein normaler Ausfall für intakte Permeabilitätsverhältnisse spricht.

Gelöste Stoffe lassen sich in Ausscheidungsuntersuchungen quantitativ im Blut verfolgen. Sie verlassen überwiegend auf transcapillärem Wege die Blutbahn.

Die von Walter (1925, 1926) angegebene Ausscheidungsprüfung von Natriumbromid am Menschen war ursprünglich vor allem als Prüfungsmethode für die Blut-Liquorschranke gedacht. Der dabei aus dem Verhältnis der Bromkonzentration im Liquor zur Bromkonzentration im Blut zu gewinnende Permeabilitätsquotient, normalerweise 2,9—3,3 nach Walter (1926) oder 2,95—3,5 nach Sünderhauf (1927), wurde bei Tabes, Paralyse, Myelitis u. a. (Walter 1926) sowie bei Urämie und Nephritis (Walter 1927; Sünderhauf 1927) erhöht gefunden. Die Methode, deren Zuverlässigkeit zunächst überschätzt wurde, bediente sich der Ermittlung der Liquor- und Blutkonzentrationen an Brom, wobei nach vorheriger Enteiweißung mit 10%iger Phosphor-Wolfram-Säure Goldfluorid in Goldbromid übergeführt und photometrisch im Autenrieth- oder Bürker-Colorimeter quantitativ bestimmt wurde, nach vorheriger Verabreichung von 3mal 0,06 g Bromnatrium pro kg Körpergewicht über 5 Tage.

Von Farbstoffen wurden die Fluoresceine nach ihrer Einführung durch Ehrlich (1882), der ihren Übertritt in die vordere Augenkammerflüssigkeit nach intravenöser Applikation nachweisen konnte (Kaninchen), gern zur Prüfung der Capillarpermeabilität verwendet, weil sich diese Substanzen am lebenden Objekt sichtbar machen und auch objektiv nachweisen lassen. Einen Nachteil bedeutet die schnelle transcapilläre Ausscheidung ins Gewebe und in den Harn. Mit dem elektropositiv reagierendem Uranin konnten Roller und Schober (1937) an der Salamanderleber bei Gefäßschädigung mit Allylformiat eine gesteigerte Capillarpermeabilität sichtbar machen. Sie injizierten 0,1 ml einer 5 ‰igen Uraninlösung intrakardial. Bereits 1929 hatten Ellinger und Hirt mit Fluoresceinen Ausscheidungsversuche an der Froschniere unternommen. Wollheim und Lange (1931) entwickelten auf Grund capillarmikroskopischer Untersuchungen mit Fluorescein die unblutige Fluorescenzmethode zur Bestimmung der Kreislaufzeit (siehe S. 110). Für die Erfassung der Capillarpermeabilität im Hautbereich benutzten Lange und Boyd (1943) die Verabreichung von 4—10 cm^3 einer Lösung von 5% Fluorescein und 5% Natriumbicarbonat. Im „Dermofluorimeter" (Lange und Krewer 1943) läßt sich die nach Fluroresceingabe stattfindende Permeation in den extravasalen Raum photometrisch festhalten, wobei allerdings auch der Fluoresceindurchfluß der Capillaren erfaßt wird. Auch für die Beurteilung der Blutliquorschranke wurde von Lange, Schwimmer und Boyd (1946) ein Verfahren der Permeabilitätsbestimmung angegeben. Nach dem Prinzip der Ehrlichschen Untersuchungen wurden auch Permeabilitätsbestimmungen für die Capillarschranke zum Augenkammerwasser durchgeführt (Amsler und Huber 1946; Ruegsegger 1947).

Das bei der capillarmikroskopischen Kreislaufzeitbestimmung in Modifikation der früheren Versuche von Wollheim und Lange (1931) verwendete Verfahren mit Trypaflavin (Donat und Pirtkien 1953) basiert auf der Bestimmung des Intervalls von der Trypaflavin-Injektion (1 cm^3 einer 0,5- oder 2%igen Lösung i. v.) bis zum capillarmikroskopisch faßbaren Austritt an der Fingerbeere; als Normalwerte gibt Küchmeister (1956) Zeiten zwischen 16 und 20 sec an, woraus ersichtlich ist, daß es sich um eine Summation von Kreislaufzeit und Permeabilitätszeit handelt.

Fluoresceinmoleküle sind relativ klein und passieren daher die Capillarwände, so daß die diagnostische Aussage wenig ergiebig ist, zumal Einflüsse von seiten der Hautschichtdicke, der hämodynamischen Faktoren und anderer Größen schwer zu übersehen sind. Trotzdem fand LANGE (1949) bei Eiweißmangel eine gesteigerte Fluoresceindurchlässigkeit der Capillaren.

Auch mit anderen Farbstoffen wurden Permeabilitätsuntersuchungen angestellt. Je nach Harnfähigkeit und Capillarpermeabilität ergibt sich für jeden Farbstoff eine charakteristische Elimination aus der Blutbahn. Quantitative Rückschlüsse aus dem allgemeinen Farbstoffschwund auf die selektiv durch Capillarpermeabilität bedingten Farbstoffkonzentrationsabnahmen dürften, wenn überhaupt, nur sehr beschränkt möglich sein, weil bei längeren Analysenzeiten die verschiedenen Einzelkomponenten wie tubuläre Exkretion, intravasaler Abbau, Phagocytose, selektive Organfixation und hämodynamisch wirksame Faktoren kaum quantitativ faßbar sind. Dies gilt nicht nur für Farbstoffe mit rascher, sondern auch für solche mit langsamer Elimination. Permeabilitätsuntersuchungen mit Farbstoffen (SOULIER 1946; CACHERA und DARNIS 1950) fanden daher keine breitere klinische Verwendung. Am ehesten gestatten die langsam aus dem Blut verschwindenden Farbstoffe T-1824 (Evans Blue) oder Chicago-Blue 6 B, die an das Plasma-Eiweiß gebunden werden, noch Rückschlüsse auf Änderungen der Capillarpermeabilität, sofern man sich der Bindung des gesamten injizierten Farbstoffes an das Plasma-Eiweiß versichert hat.

Von den radioaktiven Isotopen kommt den mineralischen Salzlösungen (Elektrolyt-Clearance), ähnlich den niedermolekularen Farbsubstanzen, keine wesentliche Bedeutung zur Beurteilung der Capillarpermeabilität zu, weil sie sofort durch die Capillarwand permeieren, wie durch Versuche mit radioaktivem Na von MOREL u. MARVIS (1949) gezeigt wurde. Dagegen versprechen sich manche Autoren (KÜCHMEISTER 1956; SCHMERMUND 1954 u. a.) von der Verwendung eiweißgebundener Isotope (Protein-Clearance) die Lösung offener Probleme. Dabei scheint die Genauigkeit des Nachweises bedeutend weiter reichende Rückschlüsse zu ermöglichen als bei den mit bloßem Auge oder photometrisch durchgeführten Farbstoffverfahren. Sogar die Einzelkomponenten einer in einer Eliminationskurve summierten Stoffausscheidung lassen sich manchmal herausfinden (WARNER u. Mitarb. 1953). Am besten eingeführt ist bisher das mit J^{131} markierte Human-Albumin (substituiert am Tyrosin), das sich in seinem immunchemischen Verhalten nicht von nativem Human-Albumin unterscheidet, wie in Kaninchenversuchen von STERLING (1951) gezeigt wurde. Bei Cr^{51} markierten Proteinen ließ sich eine solche Stabilität nicht nachweisen; nach BERSON und YALOW (1953; 1953; 1954) hängt die Eliminationsrate von der Zahl der pro Eiweißmolekül eingebauten J^{131}-Atome ab. In diesem Zusammenhang ist daran zu erinnern, daß Albumin schnell in die Lymphe übertritt (WASSERMAN und MAYERSON 1951; 1952; FORKER u. Mitarb. 1952). Aus den Untersuchungen von SCHOENBERGER u. Mitarb. (1952) an Patienten mit Ascites ergab sich ein beträchtlicher Übertritt von Albumin aus dem Ascites ins Plasma, also vom extracellulären Raum her über die Capillarschranke in den intravasalen Raum. Der letztgenannte Weg von Gewebs-Clearance-Untersuchungen ergibt für angiologische Fragen nur beschränkte Hinweise, indem die Abwanderung von Markierungsstoffen aus dem Gewebe nicht allein eine Funktion der Durchblutung und Capillarisierung darstellt. HORST u. Mitarb. (1954) konnten zwar zeigen, daß der Gewebsclearance mit J^{131}-Albumin eine reale Albuminwanderung zugrunde liegt; doch mußten sie offenlassen, ob das Verfahren für die Erfassung der Capillarpermeabilität Aufschlüsse liefert. Unterschiedlich waren die Ergebnisse amerikanischer Autoren über Veränderungen der Capillarpermeabilität im Schockzustand. FINE und

Seligman (1943; 1944) fanden nach Traumen und nach Verbrennungen keine Veränderungen der Capillarpermeabilität für Albumin. Cope und Moore (1944) konnten aber eine erhöhte Capillarpermeabilität im Bereiche der verbrannten Extremitäten an der Blut-Lymphe-Schranke feststellen. Ein einfacher Hinweis auf erhöhte Capillarpermeabilität nach Verbrennungen ist aus der direkten Bestimmung von Plasmamenge und Hämatokrit zu gewinnen. Beim Verbrennungsschock nimmt bekanntlich die Plasmamenge ab und es kommt zur Hämokonzentration bei stark verkleinertem Blutvolumen.

ε) Capillarplethysmographie.

Wird der Arm in einem mit Wasser von 36° C gefüllten Plethysmographen gestaut, so läßt sich nach 30 min die Zunahme des Armvolumens quantitativ ermitteln (Krogh, Landis und Turner 1932), womit lediglich über das Volumen, nicht aber über die Art der permiierten Stoffe etwas ausgesagt werden kann. Landis u. Mitarb. (1932) fanden, daß bei Stauung über 30 min mit einem Druck von 40—80 mm Hg normalerweise noch kein Eiweißverlust im Venenblut der gestauten Extremität stattfindet, bei gestörter Permeabilität jedoch bereits Eiweißverluste nachweisbar sind. Nach dem Prinzip dieser Methode ermittelte Küchmeister (1952) einen Unterschied der Capillarpermeabilität für Flüssigkeit; bei Normalen von 1,9 ± 3 cm³-% und bei Patienten mit gesteigerter Capillarpermeabilität eine Durchlässigkeit von 8,5 ± 6,6 cm³⁰%. Diese Differenz ist für Gruppenanalysen, nicht jedoch für Einzeluntersuchungen signifikant. Die verwendete Methode beruht auf Hämatokrit- und Eiweißbestimmungen im Venenblut vor und nach Stauung von 40 mm Hg über 30 min. Die Hämatokrit-Bestimmungen erfolgen nach Küchmeister (1956) mit capillaren Hämatokritröhrchen, in denen das Venenblut nach Vermischung von 0,095 cm³ Blut mit 0,005 cm³ Vetren aufgezogen wird; die Proben werden bis zur Volumenkonstanz zentrifugiert (wobei den Angaben von Küchmeister: 3000 U/min über 15 min ein ausreichender Zentrifugenradius hinzuzufügen wäre). Sicherung durch Doppelbestimmungen. Für die Ermittlung des Eiweißgehaltes kann man sich der Kjeldahl-Methode oder — weniger genau — der Biuret-Methode (technische Angaben s. Küchmeister 1956) bedienen. Mit der Biuret-Methode läßt sich Gesamteiweiß und Albuminfraktion bestimmen; sowie die Globulin-Konzentration errechnen. Versuche, die einzelnen Eiweißfraktionen beim Landis-Versuch zu verfolgen, ließen keinerlei verständliche Richtung in ihrem Verhalten zutage treten (Küchmeister und Taube 1947; Röckl, Metzger und Spier 1954). Von Bing (1938) waren deshalb bereits erhebliche Bedenken gegen das Verfahren geäußert worden, speziell gegen die Befunde und Schlüsse von Eppinger (1949) und von Armentano u. Mitarb. (1936). Röckl, Metzger und Spier (1954) hatten mit der Methode nach Landis u. Mitarb. (1932) bei Stauung von 80 mm Hg an 15 Gesunden und 48 Patienten durch Untersuchung der Serumeiweißfraktionen mittels Papierelektrophorese gefunden, daß beim Stauversuch eine Annäherung der Eiweißwerte an einen Indifferenzbereich stattfindet, indem besonders bei Dysproteinämien niedrige Gesamteiweißwerte erhöht und gesteigerte Gesamteiweißwerte gesenkt werden; außerdem halten es die Untersucher für wahrscheinlich, daß an diesen Verschiebungen der Serumeiweißfraktionen im Stauversuch noch weitere individuell unterschiedliche capillarspezifische Faktoren beteiligt sind.

Rückschlüsse auf die Capillarpermeabilität für gelöste Stoffe zogen Dogliotti und Taglione (1951) aus Analysen des arteriellen und venösen Blutes auf Glucose, Stead und Warren (1944) aus entsprechenden Untersuchungen auf Proteine. Auch das Verhältnis von Stoffkonzentrationen zwischen Blut und Lymphe interessierte für Fragen der Capillarpermeabilität (McCarrell und Drinker 1941). Eppinger (1949) untersuchte Änderungen der arteriovenösen Differenzen unter Histaminwirkung.

ζ) Cantharidenblasen-Methode.

Die erstlich Unna (1878) zuzuschreibende, durch Thomas und Arnold (1922) sowie Gänsslen (1922), Kauffmann (1926; 1928) aufgenommene und später in Untersuchungen von Ströder (1942), Eppinger (1949), Wendt (1949), Bartelheimer (1955) benutzte Methode bedient sich der Anwendung von Canthariden-Pflaster in Größe von 4×4 cm über 12—16 Std. Küchmeister (1956) empfiehlt ein Pflaster der Fa. Beiersdorf Hamburg mit Cantharidingehalt von 0,1% über 14 Std. Bartelheimer (1951) verwendet 0,2%iges Pflaster der Fa. Helfenberg; gleiche Zusammensetzung und gleiche Lagerung der Pflaster ist notwendig. Man kann entweder die Zeit bis zur Blasenbildung erfassen (Wendt 1949) oder das Hauptaugenmerk auf das Proteingefälle zwischen Blut- und Blaseninhalt richten. Diese ist umgekehrt proportional der Capillarpermeabilität für Eiweiße, indem bei gesteigerter Permeabilität die Unterschiede im Eiweißgehalt beider Substrate abnehmen oder verschwinden. Altersmäßig scheint die Permeabilität zwischen 15 und 40 Jahren zuzunehmen, von 40—80 Jahren abzunehmen (Küchmeister und Harms 1954), wobei dem Serumeiweißspiegel kein Einfluß zuzukommen scheint (Küchmeister 1954). Das Verfahren wird zur Wirkungsermittlung therapeutischer Substanzen unter Vergleichs-Leerwert-Bestimmungen an der kontralateralen Extremität herangezogen. Die Blasenflüssigkeit soll normalerweise unter 5% Eiweiß enthalten, bei erhöhter Permeabilität mehr (Küchmeister 1956). Die Verwertung der Ergebnisse setzt ad hoc erarbeitete Vergleichs- und Normalwerte bei möglichst konstanten Versuchsbedingungen voraus und dürfte nur bei Gruppenauswertung verbindlich sein. Auch dann sind die Resultate nur für das Hautorgan repräsentativ, wobei zu berücksichtigen ist, daß es sich nicht um Reaktionen in unbeeinflußtem Gewebe handelt, sondern um ein entzündliches Geschehen. Bartelheimer (1951; 1952) und seine Mitarbeiter König und Schwartzkopff (1954) sowie Bartelheimer u. Hansen (1952) kombinierten die Cantharidenblase mit Saugglocken-Unterdruckwirkung von 40 mm Hg, bei protrahierter Untersuchungszeit (bis 48 Std). Die dadurch möglichen Gewebssaftuntersuchungen waren in mancher Hinsicht aufschlußreich. Die aus der Cantharidenblase gewonnene Flüssigkeit besteht aus Intercellularflüssigkeit, Capillarfiltrat und Bestandteilen der Gewebszellen. Bei geringem Saugdruck ist der dem Gewebe zugefügte Artefakt gering und die aus Unterschieden im Gewebssaft und im Blut ersichtlichen Aufschlüsse gestatten die fortlaufende Kontrolle der Capillarpermeation ins Interstitium (Bartelheimer 1951).

Eine Steigerung der Capillarpermeabilität wurde von Küchmeister (1952) beim Hungerödem gefunden, auch im postödematösen Stadium. Vancura (1932) sowie Sarre und Sostmann (1942) fanden bei Nephritiden, Küchmeister bei Fällen von maligner Nephrosklerose und Glomerulosklerose gesteigerte Capillarpermeabilitäten, ohne daß eine Korrelation zur Höhe des Blutdruckanstiegs und zum Grad der Ödembildung ersichtlich war. Bei Nephrosen und bei kompensierten essentiellen Hypertonikern soll die Capillarpermeabilität nach Küchmeister normal sein, während für Zustände von kardialem Ödem eine gesteigerte Permeabilität anzunehmen ist (Herrnring und Küchmeister 1950). Bestimmend hierfür könnte die Säuerung der Gewebe (Fleisch 1918), die Hypoxie (Bluhm 1952) sowie die verlangsamte Zirkulation (Henry u. Mitarb. 1947) sein. Die Verlängerung der Kreislaufzeit war bei Herzinsuffizienz seit den Untersuchungen von Koch (1922), Blumgart und Weiss (1927; 1928; 1929) sowie Wollheim und Lange

(1931) bekannt. Auch bei Diabetes mellitus, insbesondere in Phasen von Hypoglykämie und Ödem gilt die Capillarpermeabilität als gesteigert; neben älteren Untersuchungen (Sünderhauf 1927; Petersen und Müller 1927) wurde dies auch durch die Befunde von Bartelheimer (1947), Wendt (1949) und Küchmeister (1952) wahrscheinlich gemacht. Ähnlich dürfte nach den Ergebnissen von Menkin (1940), Ströder (1942), Overmann (1946) sowie Küchmeister (1952) bei verschiedenen akuten und chronischen Infekten eine gesteigerte Capillarpermeabilität vorliegen.

Von pharmakodynamischen Beeinflussungsmöglichkeiten seien genannt die Verminderung des im Landis-Test faßbaren Eiweißaustritts (Tackenberg 1951 unter Küchmeister) nach Calciumgaben sowie die Permeabilitätsabnahme nach Rutininjektionen (Gradenwitz 1951 unter Küchmeister). Über die Wirkung von Hyaluronidase auf die Capillarpermeabilität wird auf die Besprechung dieser Stoffe im speziellen Teil verwiesen (S. 587).

Für immunbiologische Fragestellungen lassen sich Aufschlüsse über Permeabilitätsveränderungen durch Verfolgung des Übertritts von Plasmaantikörpern der Globulinfraktionen in das Gewebe an vorher passiv immunisierten Individuen während anaphylaktischer Lokalreaktionen gewinnen, wobei die zeitliche Abhängigkeit vom Beginn der Antigendarreichung von Interesse ist. Im Falle von gesteigerter Capillarpermeabilität tritt die Reaktion verfrüht auf. Die bisherigen Versuchsanordnungen können nicht als taugliche Meßmethoden angesehen werden und beschränken sich auf orientierende Aufschlüsse.

Versuche, aus der Bestimmung des extracellulären Raumes mittels Thiozyanat zu tragfähigen Rückschlüssen auf die Capillarpermeabilität zu kommen, ergeben keine schlüssigen Resultate, da die beteiligten Komponenten keinesfalls einzeln zu definieren sind, wie Herrnring und Küchmeister (1950) feststellen konnten.

r) Bestimmung der Kreislaufzeit.

Die Zeit, innerhalb derer ein dem Blut beigegebener differenter Fremdstoff (Markierungsstoff) von der Stelle der Applikation zum Ort des Nachweises gelangt, wird nach klinischer Definition als Kreislaufzeit bezeichnet. Während für die allgemeine klinische Kreislaufdiagnostik subjektive Methoden, wie z. B. die Bestimmung der Decholinzeit, oft benutzt werden, ist man für angiologische Untersuchungen in der Regel auf voll objektive Verfahren angewiesen.

Das einfachste Vorgehen besteht darin, das Erscheinen eines intravenös dargereichten Fremdstoffes an einer entfernten Stelle der Körperperipherie nachzuweisen, sei es im Blut (Austritt von Blut aus einer artefiziell gesetzten Wunde), oder im Gewebe (Betrachtung der Fluorescenz bei UV Licht, Nachweis durch Photometrie, Radiometrie oder Oxymetrie; Erleichterung eventuell durch vorherige Anlegung einer Histaminquaddel). Die ersten Versuche am Pferd mit Verwendung von Ferrocyankali (Hering 1828) sowie die Bestimmung der Kreislaufzeit Lunge-Hirn am Menschen (Zeitdauer zwischen der Einatmung von Kohlendioxyd und der Atmungsvertiefung; Bornstein 1912) haben historisches Interesse. Seit 1922 (Koch) wurden die bereits 1882 von Ehrlich für Zwecke der medizinischen Forschung eingeführten Fluoresceine zur Kreislaufzeitbestimmung verwendet. Für die breite klinische Anwendung des Verfahrens wurden in den Untersuchungen von Wollheim und Lange (1931) erstmals das Arbeiten am uneröffneten Kreislauf des Menschen möglich. Die volle Objektivierung gelang Lange und Boyd (1942) durch Heranziehung apparativer Einrichtungen. Die Dermofluorometrie (Lange und Krewer 1943) erfaßt nicht nur das Erscheinen des Stoffes in den Capillaren, sondern auch seine Ansammlung im extravasalen Raum nach Passage der Capillarwand. Ihre Bedeutung für die Angiologie liegt in der Erkennung minderdurchbluteter Extremitätenbereiche (LANGE und BOYD 1942; KRAMER und ABRAMSON 1947; ROQUES 1954), teilweise auch in der photographischen Aufnahme der Fluoresceinanfärbung (JAYLE u. Mitarb. 1956). WINSOR u. Mitarb. (1947) verwendeten das gleichfalls fluorescierende Riboflavin, DONAT und PIRTKIEN (1953) Trypaflavin. Die letztgenannten Autoren beobachteten wie WOLLHEIM u. LANGE (1931) das Erscheinen der Fluorescenz mittels Capillarmikroskopie. Vielfach wurde die Fluorescein-Methode mit Hilfe von peripher angelegten Histaminquaddeln angewandt; EJRUP (1953) konnte bei organischen Arterienstenosen Verzögerungen der peripheren Fluorescenz verzeichnen; als Normalwerte gibt er in Ruhe 30 sec, nach Belastung 20 sec an[1]. MAC GREGOR und WAYNE (1951) halten die mit Hilfe von Histaminquaddeln an Arm und Fuß im Fluoresceinverfahren ermittelte „Fuß—minus—Arm-Zeit" (normal unter 13 sec), für aufschlußreich; sie ist bei Durchblutungsstörungen der Beine verlängert.

Andere Methoden konnten keine wesentliche Verbreitung finden, wie die Methode der Traubenzucker-Kreislaufzeit (HAYASI und OOTANI 1930) und verschiedene rein subjektive Methoden. HEILMEYER und RIEMENSCHNEIDER (1930) verwendeten Kongorot. Nach Einatmung von Stickstoff oder von Helium (WEXLER u. WHITTENBERGER 1946), ebenso nach Injektion von Farbstoffen (T-1824) läßt sich der Fremdstoff in der Peripherie oxymetrisch (MATTHES 1935) nachweisen. Dies ist weniger umständlich als das Betupfen einer peripheren Wunde nach Methylenblau-Injektion mit Fließpapier (HAHN und HETTLER 1949). Oxymetrische Kreislaufzeitbestimmungen führten BROUET u. Mitarb. (1953) dergestalt durch, daß an einer peripheren Histaminquaddel im auffallenden Rotlicht die Zeit zwischen Atemanhalten oder Stickstoffatmung und der in der Peripherie sichtbaren Farbänderung registriert wurde. Weitere oxymetrische Kreislaufzeitbestimmungen gaben CORBOZ (1947), KNUTSON u. Mitarb. (1950), CALLEBAUT u. Mitarb. (1950) u. a. an.

Radioaktive Stoffe wurden zur Kreislaufzeitbestimmung seit den Untersuchungen von BLUMGART und YENS (1927), BLUMGART und WEISS (1927; 1927; 1928; 1928) verwendet. Weitere Verbreitung brachten die radioaktiven Isotope, die alsbald (HUBBARD u. Mitarb. 1942; PRINZMETAL u. Mitarb. 1949) auf breiter Basis Eingang fanden. Die Verwendung von Gammastrahlern mit Registrierung der über der Körperperipherie wirksamen Strahlung [Radiozirkulographie (WASER und HUNZINGER 1951)] bringt für angiologische Fragestellungen Vorteile. Der Nachteil der Methode liegt in der relativ hohen Strahlungsbelastung (FRIEDELL u. Mitarb. 1949) gegenüber den Beta-Strahlern, außerdem in dem raschen Eindringen in das Interstitium. J^{131}-markiertes Albumin wurde von KRIEGER u. Mitarb. (1953) zur Untersuchung der peripheren Zirkulation mittels percutaner Aktivitäts-Messung durch Scintillationszähler verwendet. Auch BEIGLBÖCK und ODENTHAL (1954) konnten mit J^{131}-Albumin Kreislaufzeitbestimmungen Arm-Fuß durchführen. Von ELKIN u. Mitarb. (1948) sowie SMITH u. QUIMBEY (1946) wird die sehr große Streubreite der Ergebnisse mit radioaktivem Natrium bemängelt.

Als beste Methode auch zur Untersuchung peripherer Zirkulationsstörungen ist die objektiv registrierende Fluorescenzmethode anzusehen (vgl. auch K. LANGE 1960; WOLLHEIM und SCHNEIDER 1960).

s) Stromvolumen-Bestimmungen.

Stromvolumen-Bestimmungen in bestimmten Körperbereichen sind mehr für organdiagnostische als für angiopathologische Fragen von Bedeutung. Immerhin können sie zuweilen auch für die Diagnostik von Gefäßerkrankungen Anwendung finden.

---

[1] Ähnlich ist die von PIERRON und JAYLE (1952) geübte Methode.

α) Bestimmung der Nierendurchblutung. Die verschiedenen Clearance-Methoden können sowohl bei generalisierten Gefäßkrankheiten (Arteriosklerose; Endangitis obliterans; Panangitis u. a.) als auch bei lokalisierten Gefäßveränderungen von Interesse sein, z. B. bei Embolien, Aortenthrombosen und Aneurysmen.

β) Hirndurchblutung. Bestimmungen der Hirndurchblutung mit der Stickstoffoxydmethode nach KETY und SCHMIDT (1945, 1948), BERNSMEIER (1953) vermitteln quantitative Aufschlüsse, soweit sie mit der nötigen Kritik gehandhabt werden. SCHEINBERG (1950) hält Rückschlüsse auf das cerebrale Stromvolumen nur dann für gerechtfertigt, wenn sich bei Testung mit 50—100 mg Nicotinsäure i. v. die cerebralen Durchblutungswerte nicht ändern und damit die Wahrscheinlichkeit einer extracerebralen Beimischung zum untersuchten Venenblut entfällt. Besonders in Kombination mit Bestimmungen der arteriovenösen Sauerstoffdifferenz erwiesen sich diese Untersuchungen als brauchbar (SCHEINBERG 1950). Einzelheiten und spezielle Problematik der indirekten und der direkten cerebralen Stromvolumenbestimmung wurden von SCHNEIDER (1955) diskutiert.

γ) Bauchorgane. DEMLING (1955) versuchte die Magendurchblutung nach folgendem Prinzip zu erfassen: Bei Acetyleninhalation läßt sich bereits nach Ablauf von 30—60 sec das Fremdgas im Magenlumen nachweisen. Quantitative Analysen des gasförmigen Mageninhalts gestatten die Festlegung charakteristischer Verläufe der gastrischen Acetylen-Exkretion, darüber hinaus auch Rückschlüsse auf etwaige Abweichungen vom normalen Verhalten.

Zur quantitativen Beurteilung der Durchblutung des Leber- und Splanchnicusgebietes erwiesen sich Untersuchungen des Konzentrationsgefälles von Bromphenolsulfophthalein zwischen peripherem Kreislauf und Splanchnicusblut (Lebervenenkatheterisierung) als aufschlußreich (BRADLEY 1949). SHERLOCK u. Mitarb. (1950) zeigten in Untersuchungen über 3 Stunden, daß zur Absättigung störender extrahepatischer Bindungskapazitäten für Bromphenolsulfophthalein der Spiegel dieser Substanz von 1 mg% im Blut nicht unterschritten werden soll, weil unterhalb dieser Konzentration kein Rückschluß auf die Splanchnicusdurchblutung möglich ist.

DOBSON u. Mitarb. (1953) versuchten aus der Verfolgung des Schwundes kolloidaler Substanzen (P^{32}-markiertes Chromphosphat) aus dem Blut zu quantitativen Rückschlüssen auf die Leberdurchblutung zu kommen, desgl. NARDI u. Mitarb. (1959).

HÖFER u. Mitarb. (1955) bestimmten die hepatische Durchblutung mit Radiogold; der periphere Schwund, mit Zählrohr über einer Extremität gemessen, ist proportional der Leberdurchblutung; absolute Werte lassen sich nach Bestimmung der aktiven Blutmenge ermitteln.

ROCHA u. Mitarb. (1953) bedienten sich zur Objektivierung portaler Hypertonien der Bestimmung der Kreislaufzeit Duodenum—Lunge mit Äther. BRÜGEL u. Mitarb. (1953) verwendeten statt dessen neben der wenig aufschlußreichen rectalen Ätherresorption die enterale Acetylenresorption in Verbindung mit der transduodenalen Ätherzeit. Sie konnten aus den Ergebnissen im Zusammenhang mit der klinischen Untersuchung beachtliche Aufschlüsse gewinnen.

Zur quantitativen Erfassung der enteroportalen Durchblutung wurde von DEMLING und GROMOTKA (1957) ein nach den Arbeiten von GIBBS (1933) und HENSEL (1956) weiter entwickeltes Sondengerät eingesetzt, das bis zu einer Tiefe von 15 bis 28 cm ins Rectum bzw. Sigmoid eingeführt wird und die durchblutungsabhängige Wärmeleitfähigkeit des anliegenden Darmteils nach Art einer Calorimetersonde mißt. Wenn auch an peristaltisch irritierten Darmstellen keine brauchbaren Meßwerte erhalten werden, soll bei konstanter Lage der Sonde die Messung lohnend sein.

In der Klinik konnten sich bisher Messungen mit elektromagnetischem Strompendel (KOLIN 1936; 1941; WETTERER 1937) nicht einführen. Auch die Anwendung der Thermostromuhr (REIN 1929) entfällt für klinische Zwecke. DENISON (1955) gab ein spannungsmessendes Gerät zur Stromvolumenmessung am uneröffneten Gefäß an, geeignet für chirurgisch freilegbare große oder mittelgroße Gefäße (freizulegende Gefäßstrecke 3 cm), mit dem mittels auskochbarer Plastikelektroden und ohne Zuhilfenahme von Antikoagulantien am uneröffneten Gefäß bei geringer Nullabweichung gearbeitet werden kann.

t) Untersuchungen im extravasalen Grenzgebiet.

α) Gewebsclearance mit radioaktiven Substanzen.

Die Bestimmung der Gewebsclearance mit radioaktiven Substanzen ist für manche angiologische Probleme von Interesse.

Seit KETY (1949) diente zur quantitativen Beurteilung von Muskulatur und subcutanem Gewebe die Untersuchung des zeitlichen Verlaufes der von einem injizierten Depot ausgehenden Strahlung.

Der exponentielle Abfall der Aktivität von Na^{24} Cl soll vorwiegend eine Funktion der Durchblutung sein. Gegen die Ausschließlichkeit dieser Behauptung wurden zahlreiche Einwände geltend gemacht (HENSEL 1955), da die Aktivitätsminderung auch von der Permeabilität der Capillarwand, von Abwanderung in die Lymphe und Rückfluß durch den Stichkanal in die Haut sowie von weiteren Faktoren beeinflußt wird. Daß die gemessene Aktivität nicht der Durchblutung streng proportional ist, war schon aus den Befunden von KETY (1949), MILLER und WILSON (1951) sowie McGIRR (1952) ersichtlich. Auch vergleichende Untersuchungen mit der Venenverschlußplethysmographie (RAPAPORT u. Mitarb. 1952; WALDER 1953) ließen einen der so ermittelten Durchblutungszunahme proportionalen Abfall der Aktivität vermissen. Als weitere Fehlerquelle erwähnen EICHLER u. Mitarb. (1949) die Wirkung von Gefäßkompressionen infolge Druckwirkung des Flüssigkeitsdepots; dieser „spreading effect“ (WARNER u. Mitarb. 1953) bewirkt eine Verringerung des Aktivitätsabfalls (infolge örtlicher Durchblutungsbehinderung); die Störung ist umso stärker, je voluminöser das Depot ist. Auch fanden EICHLER u. Mitarb. (1949) gegen Ende der Beobachtungsphase unkontrollierbare Schwankungen; im übrigen kamen sie aber zu verwertbaren Ergebnissen. Bei Wahrung möglichst konstanter Versuchsbedingungen und bei Wahl kleiner Depotvolumina (0,3 cm^3) (MUNDINGER u. Mitarb. 1954) scheint die Methode jedenfalls gröbere Veränderungen der örtlichen Zirkulation anzuzeigen. McGIRR (1952) hält für die Beurteilung von Durchblutungsstörungen Ruhebestimmungen allein nicht für zureichend, sondern empfiehlt Belastungsteste. WALDER (1953) konnte jedoch arterielle Insuffizienzen auch bei Ruhebestimmungen fassen. PABST und WALCHNER (1952) zogen das Verfahren auch für pharmakodynamische Untersuchungen heran. NEUMAYR u. Mitarb. (1953) gelangten hingegen nicht zu reproduzierbaren Ergebnissen.

Zur Beurteilung der Durchblutung der Subcutis dienten subcutane Depots von radioaktivem Natrium (COOPER u. Mitarb. 1949), außerdem Muskeldepots (INALLY u. Mitarb. 1952; McGIRR 1952). Bei reflektorischer Vasodilatation konnten dabei Durchblutungsanstiege, bei Venenverschlüssen Durchblutungsabnahmen, bei Arterienverschlüssen ein Sistieren der Durchblutung ermittelt werden, sodaß das Verhalten der Clearance-Raten die Zirkulationsänderungen zumindest richtungsmäßig wiedergibt. Auch Untersuchungen an transplantierten Hautlappen (COOPER 1951) verliefen ebenso wie die Untersuchungen peripherer Gefäßkrankheiten (COOPER 1946) erfolgversprechend, sofern die Messungen unter vergleichbaren

Standardbedingungen (festgelegter Raumwinkel; kleine Depotvolumina; Einnahme der Untersuchungsposition 10 min vor Versuchsbeginn; Konstanz von Temperatur und Feuchte der Luft) stattfanden. BUCHANAN u. Mitarb. (1954) kontrollierten ebenfalls die Durchblutung von gestielten Transplantaten an Stirn und Bein mit der Gewebsclearance.

Das Verfahren liefert nur indirekte Hinweise auf die Durchblutung, weil am Abtransport der Depotaktivität außer der Durchblutung noch andere Faktoren beteiligt sind. So ist die quantitative Verbindlichkeit der Messungen auch deshalb nicht ausreichend gesichert, weil Einzelbestimmungen durch erhebliche topische Unterschiede der Gewebsdurchblutung, die kaum abzuschätzen sind, verfälscht werden können. Die für angiologische Fragen zu erwartenden Aufschlüsse sind vorerst noch gering.

β) Histaminquaddelprobe.

Nach STARR (1934) soll die nach intracutaner Injektion von 0,1 oder 0,2 cm^3 Histaminphosphat (Lösung 1:1000) innerhalb 5 min auftretende Hautreaktion in Form von Quaddel- und Erythembildung ein Maß für die periphere Durchblutung darstellen. Bei geringer oder fehlender Quaddel- und Erythembildung würde eine Verminderung der peripheren Durchblutung anzunehmen sein. STARR (1934) hatte den Test zunächst zur Prognose diabetischer Angiopathien am Fuß angegeben. Die weiteren Erfahrungen ließen die Probe zur Beurteilung peripherer Durchblutungsstörungen als wenig geeignet erscheinen (WRIGHT 1948; COLLENS und WILENSKY 1953; KÜCHMEISTER 1956). Dagegen lassen sich bei sorgfältigen intracutanen Injektionen Rückschlüsse auf die Permeabilität der Capillaren, die unmittelbare Capillarwirkung (lokale Röte) und das durch Axonreflexe auf die Arteriolen entstehende Reflexerythem ziehen.

Ein ähnlicher Test beruht in Aufträufeln von je 1 Tropfen der gleichen Histaminlösung 1:1000 (Beigabe von 5% Chloreton) auf die Haut von Fußrücken, Unterschenkel, Knie und Oberschenkel mit anschließender leichter Scarifikation der beträufelten Hautstellen ohne Provokation von Blutungen. Unter diesen Voraussetzungen bildet sich nach $2^1/_2$ min normalerweise eine starke, bei 10 min kulminierende Rötung, ein Vorgang, der bei insuffizienter peripherer Zirkulation verzögert oder verringert ist, mitunter überhaupt fehlt. KRAMER (1940) glaubt, daß der Test für solche Fälle Bedeutung hat, bei denen oscillometrisch Ausfälle faßbar sind und die Kollateralzirkulation beurteilt werden soll.

Auch mit dem Nicotinsäure-Ester Trafuril läßt sich ein zumindest teilweise durchblutungsabhängiger Faktor erfassen. Innerhalb von 10—15 min nach Auftragung von Trafuril-Salbe in umschriebenen Hautbereichen kommt es normalerweise zu örtlicher Ödembildung (positiver Trafuril-Test), während in pathologischen Fällen, z. B. bei Gelenkrheumatismus der Test negativ ausfällt (OKA 1953).

γ) Kochsalzquaddeltest.

Der Kochsalzquaddeltest nach McCLURE und ALDRICH (1924), ursprünglich als Prüfung auf latente Ödeme gedacht, wurde in der Folgezeit auch zur Erfassung peripherer Durchblutungsstörungen herangezogen. Es werden 0,1 oder 0,2 cm^3 einer physiologischen Kochsalzlösung als Intracutan-Quaddel in verschiedenen Extremitätenbereichen injiziert. Die Geschwindigkeit der Quaddelresorption, das heißt die Zeit bis zum Verschwinden der Hautquaddel, dient zur Beurteilung der Durchblutung. Die Quaddelabsorption ist bei arterieller Insuffizienz beschleunigt, was damit erklärt wird, daß ischämische Hautbezirke einen verminderten Wassergehalt haben, der zur schnelleren Übernahme des intradermalen Kochsalz-Depots führt. Dieses Verhalten der Haut steht damit im Widerspruch zum Verhalten der Subcutis, in der bekanntlich der Abtransport von Salzdepots bei der Gewebsclearance direkt proportional der Durchblutung gewertet wird. Gegenüber einer normalen Resorptionszeit von Kochsalzquaddeln mit 0,2 cm³, die nach VOLHARD (1931) 60—90 min beträgt, soll im ödematösen und präödematösen Zustand die Resorptionszeit verkürzt sein, außerdem allerdings auch bei Zuständen von Diabetes mellitus, Pneumonie, Lymphogranulomatose und postdiphtherischer Polyneuritis (KÜCHMEISTER und PIEL 1948).

Der Wert des Testes für die Diagnostik der arteriellen Insuffizienz gilt als gering (COLLENS und WILENSKY 1953).

δ) Messung des Gewebsinnendruckes.

Für angiologische Fragen ist die Messung des Gewebsinnendruckes nur in bestimmten Fällen wichtig. Der Gewebsinnendruck setzt sich aus mehreren Komponenten zusammen und ist nicht, wie nach den Untersuchungen von HENDERSON (1931) vielfach angenommen wurde, als ein Maß des Muskeltonus aufzufassen; vielmehr gehen auch der mechanische Gewebsinnendruck, die Blutfülle sowie stoffwechselabhängige Faktoren in diese Größe ein (KÜCHMEISTER 1952).

In Weiterführung der Untersuchungen von LANDERER (1884), MEYER und HOLLAND (1932), HENDERSON (1931) wurde von BEIGLBÖCK und JUNK (1936) eine apparative Methode zur Messung des Gewebsinnendruckes, speziell des Muskelinnendruckes angegeben. Hierbei wird eine Nadel in das zu untersuchende Gewebe unter einem Winkel von 45° eingestochen (Kuppe des Musculus biceps brachii). Diese Nadel ist verbunden mit der Meßapparatur, die im wesentlichen aus zwei quecksilbergefüllten Gefäßen besteht, von denen eines beweglich ist und die Herstellung eines Druckgefälles gestattet. Überschreitet der Druck in dem Verbindungssystem zwischen Apparat und Gewebe den Gewebsinnendruck, so kann an der Verbindungscapillare das Einströmen von Flüssigkeit beobachtet und der hierbei wirksame Druck abgelesen werden. Dieser Gewebsinnendruck ist individuell und konstitutionell verschieden hoch, meist zwischen 60 und 90 mm H_2O. Die Existenz rhythmischer Tagesschwankungen wird erwogen (KÜCHMEISTER u. Mitarb. 1952; KÜCHMEISTER 1954). Bei capillärer Atonie und bei adynamischen Zuständen ist der Muskelinnendruck erniedrigt, desgleichen im Schockzustand. Änderungen des Muskelinnendruckes erfolgen in der Regel gleichsinnig zum Venendruck (BAYER 1943). Dabei verhält sich der Muskelinnendruck umgekehrt proportional zur Capillarpermeabilität. Nebennierenrindenhormone führen zum Anstieg, Hyaluronidasen zu einer Verminderung des Muskelinnendruckes (KÜCHMEISTER 1953; KÜCHMEISTER und PIRTKIEN 1953).

Für angiologische Fragen kommt der Messung des Gewebsinnendruckes bisher keine Bedeutung zu.

ε) Untersuchungen der Lymphzirkulation.

Wegen der schwierigen Zugänglichkeit des Lymphgefäßsystems konnten die Untersuchungen von Druck und Strömungsgeschwindigkeit in den Lymphgefäßen bisher nicht breiteren Eingang in die klinische Technik finden.

Versuche, mit Farbstoffen den Lymphstrom in den oberflächlich verlaufenden (HUDACK und McMASTER 1933; ZANNINI 1955) (intrakutane Injektion von Patentblau V; 0,2—0,4 cm³ einer isotonischen wäßrigen Lösung), sowie in den tieferen Lymphgefäßen der Haut (KINMONTH 1952) zu messen, bewegen sich noch in den ersten Anfängen. Auch mit röntgenschattengebenden Kontrastmitteln, die in konzentrierter Form in die Lymphspalten der Haut einzubringen sind, gelingen bisweilen im Tierversuch Darstellungen von Lymphgefäßen. Bereits JOSSIFOW (1909) wies daraufhin, daß die exakte Funktion von Lymphbahnen äußerst schwierig erkennbar ist und oft Kunstprodukte statt der Lymphbahnen dargestellt werden. Überdies ist die Deutung der Befunde wegen ihrer starken Inkonstanz so schwierig, daß sich eine Einführung als klinische Methode bisher nicht ergeben hat. Dies gilt auch für die bisher nur im Tierversuch möglichen Nachweise von Farbstoffen nach intra- und subcutaner Injektion in der Lymphe des Ductus thoracicus und später im Blut. Der Druck in den Lymphcapillaren und im Ductus thoracicus soll nach den Untersuchungen von Zannini (1955) zwischen 9 und 13 mm Hg betragen.

Ausgehend von der Überlegung, daß eine intracutane Quaddel stets ischämisch ist und daher nicht von Capillaren, sondern vorwiegend von Seiten der Lymphgefäße resorbiert werde, wurde durch Zothe (1942) zur Verstärkung des Ischämiecharakters und möglichst ausschließlicher Resorption über die Lymphgefäße die Quaddel mit Adrenalinzusatz zur physiologischen Kochsalzlösung angelegt. (0,1 cm^3 einer Adrenalinlösung $^1/_{10000}$ in physiologischer Kochsalzlösung). Aus einer derartigen Quaddel entwickelt sich ein proximalwärts sich verlängernder anämischer Streifen, der bis zur Ellenbeuge, vereinzelt sogar bis in die Axilla verfolgt werden kann und den Gedanken nahe legt, daß Lymphbahnen von dem gefäßverengernden Adrenalin durchlaufen würden. Bei Normalen konnte Zothe (1942) feststellen, daß die Strecke von 20 cm von den Streifen innerhalb von 10,3 min durchlaufen wurde; nachdem die Ellenbeuge erreicht war glaubte Zothe aus Blutdruckanstiegen auf einen Übertritt von Adrenalin ins Blut schließen zu können. Diese Blutdruckanstiege konnten indes von Küchmeister und Piel (1948) nicht reproduziert werden. Bei Ödempatienten war die Fortpflanzung der anämischen Streifen schneller als normal (Zothe 1942). Aufgrund der Nachprüfungen dieser „intracutanen Lymphstromgeschwindigkeit“ (Zothe 1942) durch Küchmeister und Piel (1948) in 246 Untersuchungen ließ sich zwar die Wahrscheinlichkeit ableiten, daß der anämische Hautstreifen etwa der Lymphströmung entspricht, jedoch vorwiegend ein subcutaner und kein cutaner Lymphstrom ist. Die Zusammenhänge mit Ödem in der von Zothe (1942) festgestellten Koinzidenz ließen sich nicht bestätigen.

Weder mit Farbstoffen noch mit Röntgenkontrastmitteln noch mit der Adrenalinquaddelmethode läßt sich ein verbindlicher Aufschluß über die Lymphstromgeschwindigkeit gewinnen, weil es bisher keine Methode gibt, die verbindliche Normalwerte angeben könnte. Somit beschränkt sich die Ermittlung der Lymphstromgeschwindigkeit in der Klinik vorerst noch auf Untersuchungen für die Grundlagenforschung. Die Lymphangiographie der Extremitäten wurde aber in der letzten Zeit der klinischen Nutzung nähergeführt (Kaindl u. Mitarb. 1958; Kaindl 1960).

u) Photographie.

Der Wert guter Photogramme für die Dokumentation klinischer Zustände von peripheren Durchblutungsstörungen kann kaum überschätzt werden. Zweckmäßig ist die Einhaltung einer möglichst konstanten Technik und die gleichzeitige Reproduktion von Maßstäben neben dem interessierenden Objekt.

Infrarot-Photographie. Zur Sichtbarmachung hautnaher Venen, die allerdings häufig auch bei gewöhnlicher Sicht auffallen, wird die Betrachtung mit roter Brille (Adaptationsbrille der Röntgenologen) vielfach empfohlen (Ingegno u. Merrill 1950). Bei Dokumentationen kann das in Schwarz-Weiß-Photographien unbefriedigende Hervortreten subcutaner Venen durch Infrarot-Lampen verbessert werden. Dieses Verfahren hat sich zur Fixierung von Befunden bei Mediastinaltumoren mit Hohlvenenstenosen, bei Pfortader-Stenosen und Venenstenosen der Extremitätenbereiche, insbesondere zur Darstellung von venösen

Kollateralkreisläufen bewährt (MASSOPUST u. GARDNER 1950). WRIGHT (1948) empfiehlt es auch für die Darstellung der Livedo reticularis. Brauchbare Infrarotphotographien konnte SCHUSTER (1956) über die Behandlung von Folgezuständen der chronischen venösen Insuffizienz vorlegen.

Bereits 1936 hatten WEISSWANGE und FRIEDRICH mit Infrarot-Aufnahmen ausgezeichnete Darstellungen der subcutanen Gefäße, insbesondere Venen, erzielen können. Ihre Arbeiten waren angeregt worden durch eine Publikation von ZIMMERMANN (1936).

v) Röntgenuntersuchungen.

Die Darstellung röntgenologischer Substrate von Gefäßkrankheiten auf einfachen Röntgenphotogrammen, etwa als schattendichte Gebilde bei Gefäßverkalkungen, kann nur gelingen, wenn ein pathologischer Kalkgehalt der Gefäße vorliegt. Mit spezieller Weichteiltechnik (BONSE 1951) lassen sich vermehrt strahlenabsorbierende Venen ebenfalls häufig darstellen.

Die Aussagefähigkeit der Schichtaufnahmetechnik (Tomographie) läßt sich durch Wahl optimaler Projektionsrichtungen (LEVENE, BURKE und ARNOIS 1954) erheblich steigern (SCHULZE 1956). Zur Erfassung pathologischer Formveränderungen im Bereiche der Aorta thoracica eignen sich ventrodorsale Schichtungen, eventuell mit seitlicher Drehung, die wegen der besseren Strahlendurchlässigkeit der Lungen zweckmäßigerweise im Sitzen oder Stehen (Zwerchfelltiefstand) durchzuführen sind. SCHULZE (1956) weist auf die diagnostischen Möglichkeiten der Tomographie bei Aortenaneurysmen, intramuralen Aortenhämatomen (blätterteigartige mehrschichtige Gliederung), bei arterieller Lungenfistel, bei varicösen Phlebectasien der Lunge (ZDANSKY 1949; STECKEN 1955) sowie beim Aneurysma der pulmonalen Einstrombahn (SCHULZE 1955) hin.

Sekundäre Veränderungen auf der Grundlage von Durchblutungsstörungen, wie etwa Skeletdeformitäten, Entkalkungsvorgänge u. a. bedürfen ebenfalls der röntgenologischen Diagnostik und objektiven Kontrolle.

Ein neues diagnostisches Verfahren ist nach den Untersuchungen von GÜNTERT und ZIMMER (1957) die röntgenkymographische Meßmethode zur Bestimmung der Blutströmungsgeschwindigkeiten, die sich aber noch im Ausbau befindet.

α) Allgemeines über Angiographie.

Organe mit geringer Röntgenstrahlenabsorption lassen sich durch Füllung mit Substanzen von hohem Absorptionsvermögen so darstellen, daß sie sich bei Röntgenaufnahmen und bei Durchleuchtungen von den umgebenden Geweben abheben. Entscheidend für die Strahlenabsorption eines solchen Kontrastmittels ist seine vom Atomgewicht und Molekulargewicht abhängige Dichte. Das Kontrastmittel muß außerdem für den untersuchten Organismus möglichst unschädlich und indifferent sein. Für Untersuchungen am lebenden Menschen wurden im wesentlichen Thorium- und Jodpräparate in Anwendung gebracht, während für postmortale Angiographien auch Bariumsalze verwendet werden können.

Die ideale Substanz wäre ein einfaches, chemisch allerdings reizloses Thoriumsalz (das Molekulargewicht von Thorium beträgt 232,1; demgegenüber beträgt es bei Jod nur 126,92; weitere Substanzen mit höherem Atomgewicht, wie Wismut, Quecksilber, Blei und Barium kommen wegen ihrer chemischen Eigenschaften für die Angiographie nicht in Frage). Da sich indes die Thoriumsalze (Thorotrast) als schädlich erwiesen haben, ist man ausschließlich auf Jodpräparate angewiesen. Ihre Herstellung erfolgt mit dem Ziel, möglichst viele Jodatome in ein möglichst kleines Molekül von geringer chemischer Wirkung auf den Organismus einzubauen. Die in den Anfängen der Angiographie üblichen Jodsalze einfachster Konstitution wurden mit zunehmender Entwicklung durch komplexe dijodierte Salze, neuerdings durch jodhaltige Substanzen mit 3 Jodatomen im Molekül abgelöst. Da mit der Anzahl der im Molekül enthaltenen Jodatome die Kontrastgebung zunimmt, bedeutet die Verwendung trijodierter Kontrastmittel die Möglichkeit, mit geringeren Konzentrationen relativ höhere Kontrastwirkungen zu erzielen, wodurch unerwünschte Nebenwirkungen durch Endothelreizung und Parenchymschäden eher vermeidbar werden.

Neben der Eigenschaft möglichst intensiver Kontrastgebung bei geringstmöglicher Schädlichkeit soll das Kontrastmittel auch leicht und schnell aus dem Körper ausgeschieden werden. Da die bisher verwendeten Stoffe durchwegs lokale Gewebsreizungen verursachen, ist dieses Ziel noch längst nicht erreicht. Schlorhaufer (1949) beobachtete neben Schmerzsensationen nach Kontrastmittelinjektion Abfall der Hauttemperatur von nahezu 1°C. Bei Verwendung von Joduron fanden Bätzner und Vierneisel (1951) nur Sinken der Hauttemperatur um 0,05—0,1°C. Im Anschluß an die Schmerzphase kommt es zu reflektorischer Hyperämie.

Die bei Angiographien verwendeten wasserlöslichen Jodsalze können nach Pendergrass u. Mitarb. (1942), Dotter und Jackson (1950), sowie Pendergrass u. Mitarb. (1955) grundsätzlich nicht als harmlos angesehen werden. Auch der negative Ausfall der üblichen klinischen Prüfungen auf Unverträglichkeit schützt nicht unbedingt vor Zwischenfällen. Als Kunstfehler ist es anzusehen, wenn die orientierende Vorprobe auf Überempfindlichkeit gegen das Kontrastmittel unterlassen wird.

Die heute üblichen Teste auf Kontrastmittelunverträglichkeit erschöpfen sich nicht im einfachen Aufbringen von 10%iger Jodkali-Salbe (Rossi und Prader 1948), sondern sollen mit dem zur Angiographie vorgesehenen speziellen Kontrastmittel, eventuell in verdünnter Konzentration, durchgeführt werden. Dolan (1940) empfiehlt, einige Tropfen des Kontrastmittels auf die sublinguale Mundschleimhaut zu bringen. Bei Auftreten von Schleimhauthyperämie, Parästhesie von Schleimhaut und Lippen sowie Schwellung von Zunge und Hypopharynx soll das Mittel nicht intravasal gegeben werden. Ähnlich ist der Test von Archer und Harris (1942); bei positivem Ausfall kommt es nach Einbringen eines Tropfens der Kontrastmittellösung in den Augenbindehautsack nach 3—5 min zur Bindehauthyperämie, eventuell zu Brennen der Augen. Naterman und Robins (1942) legen eine Intracutanquaddel mit 0,1 cm³ Kontrastlösung an, die bei Unverträglichkeit einen hyperämischen Hof von 1,5 cm sowie Blasenbildung von 1 cm Durchmesser verursacht. Ist Anwendung größerer Kontrastmittelmengen beabsichtigt, so sollte, eventuell nach Vorausschickung einer der genannten Proben stets noch eine intravenöse Probeinjektion von 1 cm³ des Kontrastmittels am Tage vor der Untersuchung erfolgen (Alyea und Haines 1947). Unverträglichkeit äußert sich durch Blutdruckabfall, Tachykardie, Atemnot, Reizhusten, in leichteren Fällen Übelkeit, Kopfschmerzen, Juckreiz. Vorhergehende orientierende Untersuchung mit Schleimhaut- oder Intracutantesten ist deshalb zweckmäßig, weil nach intravenösen Injektionen die zu erwartenden Reaktionen manchmal überraschend heftig sind, so daß besonders für empfindliche Patienten mit Schädigungen zu rechnen ist. Als empfindlich gelten Patienten mit allergischer Diathese und mit pathologischen Plasmaeiweißkörpern. So konnten Brüdigam und Moeller (1957) bei einem Patienten mit atypischem Plasmocytom mit oligurischer tubulärer Insuffizienz der Niere und Azotämie nach intravenöser Testgabe von 1 cm³ Perabrodil eine schwere anaphylaktische Reaktion mit Schock und Kollaps und letalem Ausgang beobachten. Weitere Zwischenfälle bei Plasmocytom sind von Bartels u. Mitarb. (1954), Myrhe u. Mitarb. (1956/57),

KILLMANN (1957) sowie SCHEITLIN u. Mitarb. (1960) mitgeteilt worden. Nach Ansicht der letztgenannten Autorengruppe wird bei Patienten mit Myelom durch die Kontrastmittelgabe der klinische Ablauf bei Plasmocytomniere rapid beschleunigt.

Besonders zu warnen ist nach den Erfahrungen von DEMBOWSKI, HASSE und KÖBLE (1955) vor der gleichzeitigen Instillation von Kontrastmitteln mit gasförmigem Sauerstoff in die Arterie. Bei Anwendung der Apparatur nach PÄSSLER (1952) kann, wenn der Sicherheitshahn der Sauerstoffdruckleitung nicht rechtzeitig geschlossen wird, eine unbeabsichtigte Gasinsufflation in nicht kontrollierbaren Mengen erfolgen; durch die embolisierten Gasblasen soll ein unverhältnismäßig langer Kontakt zwischen Kontrastmittel und Gefäßwand verursacht werden, wodurch schwerste Schäden gesetzt werden können (DENECKE 1941).

Bei cerebralen Arteriographien werden mitunter Zwischenfälle wie passagere motorische Paresen, Rindenepilepsien, Hemiplegien oder akuter Exitus beschrieben (ALDINGER, BEHREND und MÖSER 1958); unter 2433 Untersuchungen hatten diese Autoren in der Hälfte der Fälle (1282mal) das Kontrastmittel 2mal hintereinander appliziert; 13 der insgesamt 14 beobachteten Zwischenfälle ihres Materials entfielen dabei auf die Patienten mit wiederholt verabfolgtem Kontrastmittel. Im Interesse der Vermeidung dieser Zwischenfälle empfehlen ALDINGER u. Mitarb. (1958), ebenso wie bereits TIWISINA (1957), mehrmalige Kontrastmittelinjektionen beim gleichen Untersuchungsgang zu vermeiden.

Kontrastmittel[1]*: Thoriumdioxyd*, im Handel als Thorotrast (Heyden, Testagar USA) in 25%iger kolloidaler Lösung, war wegen seiner ausgezeichneten Kontrastgebung bei Angiographien sehr geschätzt. Die Substanz wird jedoch im Bereich des ganzen RES, insbesondere in Leber und Milz, in extremem Maße gespeichert (REEVES und MORGAN 1937). Paravasale Ansammlungen des Kontrastmittels führen zu Schmerz und schmerzhafter Narbenbildung (DOTTER, STEINBERG und BALL 1951; DETERLING 1952; FONTAINE 1955). REEVES und MORGAN (1937) konnten in der Leber 4 Jahre post injectionem noch über 80% der Radioaktivität des injizierten Thorotrast nachweisen. Da man mit den für die Angiographie benötigten Kontrastmittelmengen nahe an die toxischen Dosen der radioaktiven Stoffe kommt, mußte auf das Thorotrast grundsätzlich verzichtet werden. BÄTZNER (1947) hatte bei 250 Thorotrast-untersuchten Fällen der Freiburger Chirurgischen Univ. Klinik keine Nieren- und Leberschäden festgestellt; nur vereinzelt beschrieb er Gefäßwandschäden durch intramurale Injektion sowie durch Einschmelzung von Paravasaten. Auf paravasale Thorotrastansammlungen sind die sog. Thorotrastome (FONTAINE 1955) zurückzuführen; Malignombildungen können nach K. H. BAUER (1949) nach Ablauf von 12—18 Jahren erwartet werden. Die möglichen Nachwirkungen begründen eine strikte Ablehnung der klinischen Anwendung dieses Kontrastmittels.

Natriumjodid mußte wegen des gegenüber Thorium vergleichsweise geringen Atomgewichts von Jod in hochprozentigen Lösungen (80%) angewandt werden, um ausreichenden Kontrast zu erzielen (BROOKS 1924). Die erheblichen Nebenwirkungen bei der Arteriographie in Form von Endothelschädigung mit Thrombenbildung machten das Präparat ungeeignet; außerdem traten unangenehme Allgemeinerscheinungen von Jodismus auf. Die akuten Jodwirkungen lassen sich nach DETERLING (1952) durch unmittelbar an die Angiographie angeschlossene intravenöse Infusion von 1 Ltr. isotonischer Kochsalzlösung mit 500 mg Ascorbinsäure vermeiden. DOTTER, STEINBERG und BALL (1951) erwähnten Todesfälle nach abdominaler Angiographie durch Mesenterialarterienthrombose. Das von BERBERICH und HIRSCH (1923) verwendete Natriumbromid konnte sich wegen ähnlicher Nebenerscheinungen ebenfalls nicht durchsetzen.

[1] Unter Verwendung einer von der Schering AG. Berlin überlassenen Zusammenstellung.

Einen Fortschritt bedeutete die Einführung wasserlöslicher jodierter Pyridone.

Das Dinatriumsalz der N-Methyl-3,5-dijodchelidonsäure (*Uroselectan B*, Schering) in Konzentrationen von 35, 50 oder 75% wurde von SCHLORHAUFER (1949) untersucht. Zwischenfälle ließen sich, ebenso wie bei anderen jodhaltigen Kontrastmitteln nicht restlos ausschalten.

Das 3,5-dijod-4-pyridon-M-essigsaure Methylglucamin, Perabrodil (Bayer) fand zur Vasographie in Konzentrationen von 25, 45, 60 und 80% Anwendung. DECKER und HOLZER (1954) verwendeten es in 45%iger Lösung zur cerebralen Angiographie bei guter Verträglichkeit.

Das Diäthanolamin-Salz der 3,5-Dijod-4-pyridon-N-essigsäure *Diodrast* und *Umbradil* (Winthrop, USA; Astra, Schweden) hatte durchaus vergleichbare Eigenschaften und Nebenwirkungen. Gelegentlich konnte wie bei Perabrodil (LINDBOM 1952) ein schmerzhaftes Hitzegefühl beobachtet werden. SANDSTRÖM (1953) verzeichnete bei 4867 untersuchten Fällen nur 13 Zwischenfälle.

Die dijodierte Pyridonessigsäure-Verbindung *Joduron* (Cilag) kommt in Konzentrationen von 50 oder 70% zur Anwendung (DIMTZA 1947), ist relativ gut verträglich und wird rasch ausgeschieden. BÄTZNER und VIERNEISEL (1951) hielten die Nebenwirkungen für gering; allerdings glaubt BÄTZNER trotzdem anhand seiner Erfahrungen zu der u. E. bedenklichen Vorbehandlung mit Scopolamin-Eukodal-Ephetonin raten zu müssen. Die geringere örtliche Reizwirkung von Joduron erklärt COTRIM (1953) durch den geringeren osmotischen Druck des Mittels gegenüber kontrastäquivalenten höherprozentigen anderen Mitteln.

Das Dinatriumsalz der 1-methyl-3,5-dijod-4-Pyridon-2,6-dikarboxylsäure *Neo Iopax* (Schering, USA) besitzt 80% der Kontrastwirkung von Natriumjodid und wird in Lösungen von 35 und 75% verwendet. Seine Toxizität entspricht im Tierversuch etwa derjenigen von Diodrast (DETERLING 1952). Cardiovasculäre Nebenwirkungen sind keine Seltenheit.

Diatrizoatnatrium bezeichnet die Gruppe der 3,5-diacetylamino-2,4,6-trijodbenzoesauren Natriumsalze, die in verschiedenen Konzentrationen verwendet werden.

Das Natrium-3,5-dijod-4-pyridon-2,6-Dicarboxylat *Jodoxyl*, (Brit. Drug. Houses, Engl.) kommt in Lösungen zu 30, 50 und 75% zur Anwendung und hält sich hinsichtlich der Toxicität im Rahmen des bei dijodierten Präparaten Üblichen. Es entspricht dem *Neoselektan B* (Schering).

Einen abermaligen Fortschritt brachten die trijodierten Kontrastmittel, die im *Vasoselektan* (Schering) (Äthyltrijodstearat) einen Vorläufer hatten. Natrium-3-acetylamino-2,4,6-trijodbenzoat (*Triopac*, Cilag) wird in Konzentrationen von 32,3, außerdem 48,5 sowie 64,6% (entsprechend einem Jodgehalt von 200, 300 bzw. 400 mg pro cm^3) für angiographische Zwecke verwendet. Es läßt sich dabei mit niedrigeren Konzentrationen und damit mit geringerer Gewebsschädigung arbeiten als bei Verwendung dijodierter Kontrastmittel vergleichbarer Absorptionsstärke.

Urografin (Schering) ist ebenfalls ein trijodiertes Kontrastmittel, das sich zur Vasographie bewährt hat. Für aortographische Zwecke spritzt SCHRADER insgesamt 60 cm^3 der 76%igen Lösung durch 2 Kanülen.

Das Natrium-2,4,6-trijod-acetylaminobenzoat *Urokon*, (Mallinckrodt, USA) oder *Vesamin* (Byk-Gulden) gleich *Triabrodyl* und *Triopac*, soll ebenso wie die anderen trijodierten Kontrastmittel einen Fortschritt hinsichtlich des Auskommens mit weniger konzentrierten Lösungen erbringen. Die Zwischenfälle werden als gering bezeichnet (SEAMAN und SCHWARTZ 1953). In 30%iger Lösung eignet es sich zur Carotisarteriographie. Die Ausscheidung der Substanz erfolgt nach PORPORIS u. Mitarb. (1954) hauptsächlich durch die Nieren; innerhalb von 5 Std haben bereits 66% der injizierten Menge den Organismus verlassen. Weitere 20% gelangen über Leber, Darm und Gallenblase (teilweise ebenfalls wieder durch die Nieren) zur Ausscheidung. Die Nieren eliminieren das Urokon teils glomerulär, teils tubulär, wie dies von den meisten anderen Kontrastmitteln ebenfalls angenommen werden darf.

Die am höchsten konzentrierten Lösungen werden fast ausschließlich zur Aortographie verwendet, da sich mit geringen Konzentrationen auch bei Injektion hoher Volumina in kurzer Zeit (3 sec) keine ausreichende Kontrastfüllung erreichen läßt. Trotzdem erscheint bei Anwendung der hohen Aortographie besondere Sorgfalt geboten, um Injektionen in die großen Baucharterien und die Nierenarterien zu vermeiden (vgl. S. 134). GADERMANN und SCHRADER (1951) sowie SCHRADER (1955) empfehlen ebenso wie WYLIE (1952) in den USA und KUNLIN u. Mitarb. (1950) in Frankreich die Verwendung von 2 Injektionskanülen. Hierdurch soll eine gleichmäßigere Verteilung gewährleistet werden und die Gefahr der direkten Kontrastmittelinjektion in eine Arterie um die Hälfte geringer sein. LOOSE (1952) injizierte die Kontrastmittel in angewärmtem Zustand. Es ist anzunehmen, daß die Reizerscheinungen geringer sind. Weniger konzentrierte Lösungen, in der Regel die 50%igen Lösungen der dijodierten Kontrastmittel, finden zu den Arteriographien verschiedenster Indikation Verwendung. Bei sehr langsamer Blutzirkulation, z. B. bei der Varicographie ist auch mit 30—40%igen Lösungen ein ausreichender Kontrast zu erzielen. Dünnere Lösungen helfen Beschwerden und Komplikationen vermindern. Weitere Angaben sind bei LOSSEN (1939), PENDERGRASS u. Mitarb. (1955) zu ersehen.

Luftfüllung. Nach LEMAIRE (1950) und JUDMAIER (1951) sind die großen Gefäße auch durch Luftfüllung darzustellen. JUDMAIER (1951) verwandte dazu Sauerstoffinsufflationen. HESS und SCHLICHT (1959) halten diese Methode für zu gefährlich, da bei Insufflation von 100 ml Sauerstoff in knapp 1 min Sauerstoff retrograd in Spinalarterien eindringen und zu Rückenmarksschädigungen führen kann. Höchstens in Fällen von Jodüberempfindlichkeit würde die Kontrastmittelangiographie durch eine Arteriopneumographie zu ersetzen sein und dann wäre CO_2 (100—200 ml rasch intravenös) zu bevorzugen wegen der wesentlich geringeren Nebenwirkungen (GROSSE-BROCKHOFF und KAISER 1950; HOEFFKEN u. Mitarb., zit. nach HESS und SCHLICHT 1959). Die diagnostische Ergiebigkeit des Verfahrens ist so gering, daß seine Anwendung in der Klinik nicht empfohlen werden kann.

β) Arteriographie.

αα) Untersuchungen an Leichen und Amputationspräparaten.

Bereits kurze Zeit nach der Entdeckung der X-Strahlen durch RÖNTGEN (1895) konnten HASCHEK und LINDENTHAL (1896) an der amputierten Hand die Arterien der Leiche durch eine kontrastgebende Substanz darstellen. In der Folgezeit gelang BAUMGARTEN (1899) die Darstellung tierischer Herzgefäße im Röntgenbild; HILDEBRANDT, SCHOLZ und WIETING (1904) publizierten eine Sammlung stereoskopischer Röntgenbilder mit spezieller Berücksichtigung des menschlichen Arteriensystems, später ebenso JAMIN und MERCKEL (1907). In der Folgezeit fand das Verfahren der Gefäßdarstellung am Präparat außer in den Arbeiten von SPALTEHOLZ (1924) nur geringe Beachtung. LAUBRY u. Mitarb. (1939), ROSS und KEELE (1951), WESSLER u. a. (1953) sowie SCHOENMACKERS und VIETEN (1954) konnten eindrucksvolle Beiträge zur Morphologie und Angioarchitektonik des Gefäßsystems liefern. Die Technik der postmortalen Angiographie bedient sich der Injektion dünner Bariumsulfat-Lösungen von kondensmilchartiger Konsistenz mit Zusätzen von Formalin, sowie Kollidon oder Tylose ins Arteriensystem.

In ihren Untersuchungen an 100 Gliedmaßen konnten Ross und Keele (1951) feststellen, daß bei 7 Individuen Verschlüsse größerer Arterien vorlagen, ohne daß diesbezügliche klinische Angaben intra vitam faßbar waren; auch die Schlängelung kleinerer Arterien vor Arterienstenosen, ein aus der klinischen Angiographie bereits bekanntes Zeichen für Kollateralausbildung, konnten diese Autoren bestätigen.

Neuerdings wurden stereoangiographische Untersuchungen an menschlichen und tierischen Leichenteilen mitgeteilt, bei denen als Kontrastmittel eine 25%ige Lösung von Mikropacnatriumcitratlösung mit einer Teilchengröße von 0,5 μ bei 40°C Körpertemperatur intraarteriell injiziert wurde (C. H. de Saunders, Lawrence, Maciver und Nemethy; zit. nach Redisch u. Tangco 1957). Mit dieser Technik konnten die Autoren die extra- und intramuskulären Gefäßaufteilungen räumlich sichtbar machen, wobei sich interessante Einblicke in die Architektonik der größeren ("macromesh") und kleineren Gefäße ("micromesh") ergaben.

ββ) Untersuchungen am Patienten.

Die *Untersuchungen am Lebenden* zu klinischen Zwecken haben sich zunächst in Deutschland (Ratschow 1930; Löhr 1932) und in Europa (dos Santos, Lamas und Caldas 1929, 1931; Moniz u. Mitarb. 1932), dann in den USA (Edwards 1933; Allen 1933) gegen anfangs erhebliche Widerstände allmählich durchgesetzt. Heute ist die Angiographie für bestimmte Fragen ein notwendiges Diagnosticum, besonders für operative Indikationsstellungen sowie für gutachtliche Entscheidungen (Ratschow und Hasse 1955). Für die Diagnostik intrakranialer Prozesse sind die cerebrale und die vertebrale Arteriographie nicht mehr entbehrlich. Dieses Verfahren braucht hier nicht speziell abgehandelt zu werden. Es ist auf den Beitrag von Riechert (1953) (dieses Handbuch, Bd. V/1) sowie auf Silverstein (1959) zu verweisen. In zunehmendem Maße gewann die Arteriographie auch für die Beurteilung abdominaler und thorakaler Krankheitsbilder Bedeutung.

γγ) Technik der Extremitäten-Arteriographie.

Nach Lindbom (1952) soll in der Regel der Arteriographie eine entsprechende Leeraufnahme der gleichen Gegend vorausgehen, damit etwa vorhandene Verdichtungen der Gefäßwand durch Kalkeinlagerungen erkennbar werden. Gefäßverkalkungen lassen sich am häufigsten im Bereich des Adduktorenkanals am Oberschenkel (Aufnahme in Außenrotation des Beines mit niedriger kV-Zahl) sowie im Bereiche des Unterschenkels nachweisen. Auch bei Aneurysmenverdacht sollen Weichteilaufnahmen gemacht werden.

Auch bei perfekter Technik ist die Arteriographie unangenehm, so daß neben einer ausreichenden Anästhesie des Einstichgebietes entweder eine Vorbehandlung mit Morphin-Scopolamin (Lindbom 1952) oder 0,01 Morphin (Wellauer 1957), seltener eine Kurznarkose, in Betracht kommt. Andererseits ist die völlige Ansprechbarkeit des Probanden während des Eingriffs ein Vorteil. Zur weiteren Vorbereitung gehört die waagerechte Lagerung der zu untersuchenden Extremität in einem warmen Raum für mindestens eine halbe Stunde, eventuell die vorsichtige Anwärmung mit Wasser von 35°C bei Neigung zu Spasmen. Für eventuelle Zwischenfälle müssen periphere Kreislaufmittel wie Sympatol und Effortil sowie Coffein bereitliegen, bei Anwendung größerer Kontrastmittelmengen muß auch die Möglichkeit gegeben sein, sofort eine Arterenol-Dauertropfinfusion anzulegen; daneben sollen Lösungen von Calcium und Traubenzucker sowie Geräte zur Beatmung mit O_2 und CO_2 zur Verfügung stehen. Schmerzen nach Paravasaten können durch Umspritzung mit Novocainlösung beseitigt werden; die Resorption der Paravasate wird durch Injektion von Hyaluronidase erleichtert. Bekanntlich stellen Extravasate die häufigsten Komplikationen der Arteriographien dar. Die entstehenden Beschwerden sind abhängig von der Empfindlichkeit des betroffenen Gewebes sowie von der Konzentration des Kontrastmittels. Hochprozentige Kontrastmittel führen zu sehr heftigen Schmerzen; niedrig konzentrierte, das heißt unter 40%ige Kontrastmittel meist nur zu Spannungsgefühl und Unbehagen.

Je nach der gewählten Darstellungstechnik richtet sich die Auswahl der Kanüle hinsichtlich Länge und Stärke. Die Einschaltung eines Schlauches

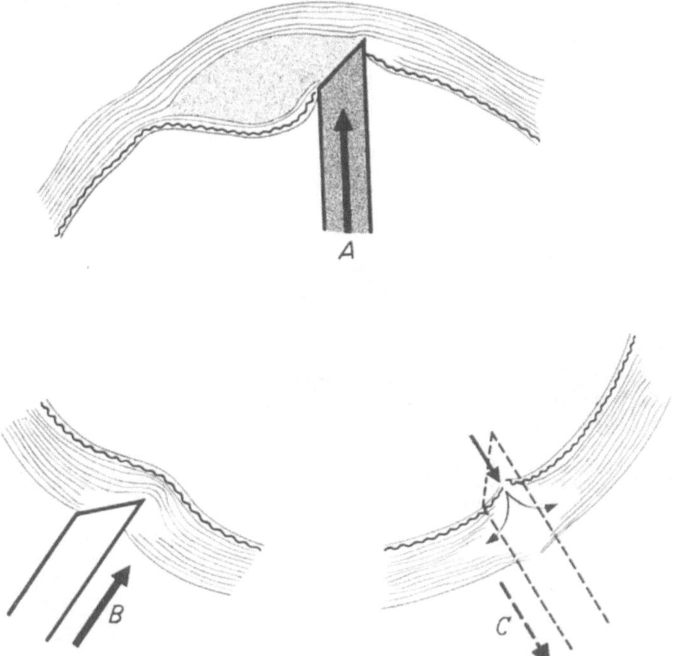

Abb. 31. Schematische Darstellung der Entstehung von Gefäßwanddissektionen und -hämatomen bei der Arteriographie. *A*: Beim Durchstechen der Arterie dringt die Kanüle in die gegenüberliegende Wand ein; bei der Injektion in dieser Lage werden die Wandschichten disseziert. — Liegt die Spitze nur teilweise intramural, kann die injizierte Flüssigkeit sowohl in die Schichten als auch in die Lichtung des Gefäßes gelangen. *B*: Schon beim Einstechen können Wandschichten auseinandergedrängt werden, besonders bei stumpfer Kanüle oder Widerhäkchen. *C*: Durch die stärkere Retraktion der mittleren Mediaschichten bei der Gefäßverletzung dringt Blut nach dem Herausziehen der Kanüle in die entstandene Lücke ein. Es kommt zu stärkerer Durchtränkung dieser Schicht bis zu Spaltbildungen. (Nach RIMPAU 1957.)

zwischen Spritze und Kanüle erleichtert die Vermeidung von Verschiebungen der Nadel während der Injektion.

Die Wahl zwischen dem percutanen Verfahren und der operativen Arterienfreilegung bei der Extremitäten-Arteriographie ist teilweise durch die individuellen Verhältnisse, andernteils durch die subjektive Einstellung und Beurteilung des Untersuchers bedingt. IVINS und JANES (1955) empfehlen grundsätzlich die Arteriographie nach chirurgischer Freilegung im aseptischen Operationsraum. Infolge weitgehender Vermeidbarkeit von Paravasaten und größerer Schonung der Arterien, schließlich auch wegen gleichzeitiger Schmerzfreiheit schien das operative Verfahren unter günstigen Voraussetzungen dem percutanen Vorgehen an Sicherheit und Ausbeute zunächst überlegen zu sein. Auch die Gefahr intramuraler Arterienverletzungen (RIMPAU 1957 sowie RIMPAU u. SEILS 1957) (vgl. Abb. 31, 32, 33), die sich bei percutanem Vorgehen kaum mit Sicherheit vermeiden läßt, ist beim operativen Verfahren ausgeschaltet. LOOSE (1950) konnte mit operativer arteriographischer Technik bestechende Bilderserien erzielen.

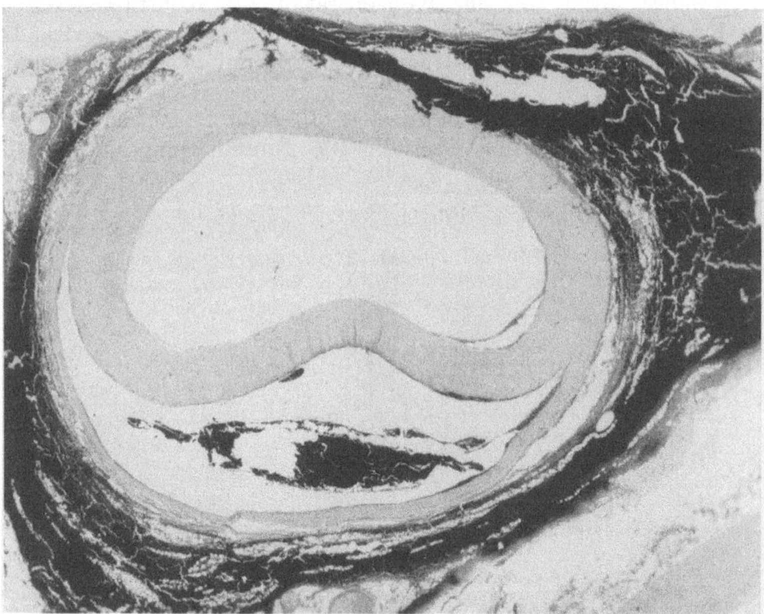

Abb. 32. Übersichtsaufnahme eines dissezierenden Aneurysmas 3 Tage nach Arteriographie. Starke Umblutung der Arterie (s. Text). Querschnitt etwa $^1/_2$ cm entfernt von der Stichstelle. S 671/54: 49 Jahre. (Haemat.-Eosin, Vergr. 10mal.) (Nach RIMPAU und SEILS 1957.)

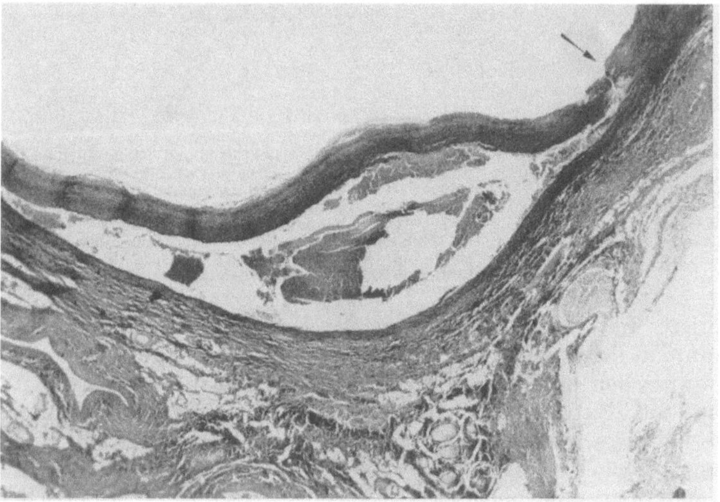

Abb. 33. Querschnitt einer breiten Gefäßwanddissektion nach intramuraler Injektion bei Arteriographie vor etwa 2 Wochen; rechts am Rande der Ausstich (s. Pfeil). S 745/54: 52 Jahre. (Elastica-v. Gieson, Vergr. 10mal.) (Nach RIMPAU und SEILS 1957.)

Arterienverletzungen, z. B. intramurale Arterienwandläsionen an der dem Einstich gegenüberliegenden Arterienwand führen nicht nur zu momentanen Spasmen und kurzfristigen Gewebsreaktionen, sondern auch zu eindrucksvollen pathologischanatomisch nachweisbaren Arterienwand-Hämatomen (Rimpau und Seils 1957; Rimpau 1957).

Demgegenüber erfordert das percutane Verfahren (Lindbom 1952; Ratschow 1957) einen geringeren zeitlichen und apparativen Aufwand. Dieser Vorteil mußte durch die geringere Sicherheit und vielfach durch mindere Gewebsschonung erkauft werden. Bei einigermaßen passablen anatomischen Voraussetzungen kann jedoch mit der percutanen Arterienpunktion eine gute diagnostische Erfolgsquote erzielt werden. Durch Verwendung von Punktionskanülen (Buchtala u. Gerlach 1954) die mit einem platten, abgerundeten Mandrin versehen sind, der nach Einstich in die Arterie sofort über die Kanülenspitze hinaus vorgeschoben wird und bei weiteren Kanülenmanövern eine weitgehende Schonung der dem Einstich gegenüberliegenden Arterienwand gewährleistet, hat das percutane Verfahren erheblich an Zuverlässigkeit gewonnen.

Wellauer (1957) betont den Vorteil der percutanen Angiographie, der sich aus der Möglichkeit ambulanter Untersuchungen, der Vermeidung von postoperativen Wundinfektionen, Narbenbildungen, besonders für wiederholte Untersuchungen, ergibt. Stets sollte der Untersucher nur dann Kontrastmittel injizieren, wenn er sich des richtigen Sitzes der Kanülenspitze sicher ist. Reboul, Laubry und Vergoz (1953) haben eine Apparatur angegeben, mit deren Hilfe der Sitz der Injektionskanüle während des Ablaufs der Injektion zu kontrollieren ist.

Die Überdruckgeräte zur Ermöglichung einer raschen Injektion (dos Santos 1931; Dimtza u. Jaeger 1938; Pässler 1952) erfordern peinliche technische Beherrschung, damit unliebsame Zwischenfälle vermieden werden; sie werden auch zur Aortographie verwendet (vgl. Abb. 37, S. 132).

Die für Arteriogramme zweckentsprechende Röntgenapparatur besteht heutzutage nicht mehr in einem einfachen Aufnahmegerät, sondern in einer hochdifferenzierten Apparatur, die automatisch schnell aufeinanderfolgende Belichtungen und den nötigen Wechsel der Kassetten besorgt, eventuell sogar in 2 Ebenen, wie bei der Schädelangiographie. Automatische Koppelungen zwischen Injektionsgerät und Röntgenschalttisch wurden von Philippides (1941) angegeben, Schnellkasseten von Dimtza und Jaeger (1938), Loose (1951), Leb (1951), Weiss (1951), Pässler (1952). Serienarteriogramme lassen sich auch mit einfacheren Apparaturen bei Verwendung mehrerer übereinander liegender Kassetten (Loose 1950; Lindbom 1952) erzielen; Papierbandangiographie wurde von Monod und Kateb (1951) empfohlen. Die Belichtungszeit der Einzelaufnahmen sollte weniger als 0,3 sec betragen, damit Bewegungsunschärfen vermieden werden. Im allgemeinen soll die erste Aufnahme kurz vor Beendigung oder unmittelbar nach der Kontrastmittelinjektion gemacht werden. Bereits bei Verzögerung um einige Sekunden läßt sich mitunter überhaupt kein Kontrast mehr erkennen. Das Zeitintervall der folgenden Aufnahmen richtet sich nach Organ und Strömungsgeschwindigkeit. In den Extremitätenarterien beträgt die Geschwindigkeit des Blutstromes normalerweise 5—30 cm/sec. Der Durchgang durch die Endstrombahn erfolgt überaus unterschiedlich. Zur Erzielung eines zeitlich gut übersehbaren Füllungsverlaufes bedienen sich viele Untersucher des Kunstgriffs, distal der Injektionsstelle die Arterie zu komprimieren, bis das gesamte Kontrastmittel injiziert ist, dann erst frei zu geben und die erforderlichen Aufnahmen zu exponieren. Man hat damit zu rechnen, daß alles Kontrastmittel, was länger als 3 sec injiziert ist, nicht mehr arteriographisch faßbar ist (Dotter, Steinberg u. Ball 1951).

Arteriographie am Arm. Nach entsprechender Lagerung auf einem Tisch oder einer anderen Unterlage, eventuell auch Aufhängung an japanischen Fingerhandschuhen bei gestreckten und gespreizten Fingern und nach ausreichender Fixierung des Armes wird die Arteria brachialis in Oberarmmitte entweder percutan punktiert oder durch eine Längsincision freigelegt (Allen, Barker u. Hines 1955). Während der ersten Hälfte der Kontrastmittelinjektion (35%ige Lösung) bleibt die Arterie distal von der Injektionsstelle komprimiert; unmittelbar anschließend wird bei Freigabe der Kompression die erste Aufnahme gemacht, weitere Aufnahmen während und unmittelbar nach der Injektion der zweiten Kontrastmittelhälfte. Bei percutanem Vorgehen empfiehlt sich Lagerung des Armes in starker Abduktionsstellung und leichter Elevation, damit ein Ausweichen von Kontrastmittel in den Schädelbereich tunlichst vermieden wird. Besonders empfehlenswert ist die Injektion des Kontrastmittels in Richtung gegen den arteriellen Strom (zentripetal), wodurch die Kontrastdarstellung verbessert werden kann (Lindbom 1952).

Die Subclavia-Angiographie, bei der von der Arteria brachialis aus ein Katheter nach proximal in die mittleren Bereiche der A. subclavia unter Röntgenkontrolle vorgeschoben wird (Radner 1949), dient zur Erfassung von Veränderungen der oberen Thoraxapertur. Die zur Beurteilung von Spasmen empfohlene intramuskuläre Vorinjektion von 8—10 cm^3 einer 2,5%igen Lösung von Papaverinhydrochlorid scheint uns im Hinblick auf die blutdrucksenkende Wirkung nicht unbedenklich. Passagere Hemiplegien nach Subclavia-Angiographie sind beschrieben (Dembowski u. Mitarb. 1955).

Arteriographie am Bein. Es wird in waagerechter Lage bei leicht abduziertem und nach außen rotiertem Bein untersucht. Nach ausreichender Anästhesie wird die Arteria femoralis einige cm unter dem Leistenband percutan punktiert oder sie wird in Pentothal-Narkose durch eine Längsincision freigelegt. Unmittelbar bei Beendigung der Injektion sowie 2—4 sec später werden Filme exponiert.

Schwierig gestaltet sich die Punktion der Arteria poplitea, die in der Regel nur operativ gelingt. Über Fußarteriographie mittels percutaner Punktion der Arteria femoralis (30 cm^3 70% Joduron; 8 Aufnahmen; Abstand von je 2 sec) und über die anatomischen Varianten berichtet Radtke (1956).

Mit proximaler Injektionsrichtung in die Arteria femoralis läßt sich mitunter eine isolierte Füllung der Arteria femoralis profunda erzielen. Für die Einführung von Kathetern, die man nach zentralwärts zu schieben beabsichtigt, ist ebenfalls eine proximalwärtige Einstichrichtung bei der Punktion notwendig (vgl. Aortographie).

Je nach den individuellen Erfordernissen kann die Injektion des Kontrastmittels auch mit dem Blutstrom sowie mit digitaler Drosselung des proximal der Einstichstelle liegenden Arterienteils erfolgen, damit das Konstrastmittel in die beabsichtigte Richtung geleitet wird.

δδ) Ergebnisse der Arteriographie.

Dem therapeutisch interessierten Kliniker, insbesondere dem Gefäßoperateur, sind für bestimmte Fälle die arteriographischen Befunde nicht mehr entbehrlich. Lokalisation und Ausdehnung von obliterierenden Arterienveränderungen sind durch gute Arteriogramme heute so sicher darzustellen, daß sie einen zuverlässigen Anhaltspunkt für den operativen Eingriff bieten. Besonders bewährt hat sich zur Erfassung größerer Extremitätenarterienstrecken die Aufnahme mit Filmen des Formats 20×96 cm (Dimtza und Jaeger 1938). In Verbindung mit dem klinischen Befund werden gute Angiogramme den gewünschten Aufschluß selten schuldig bleiben.

Das Hauptindikationsgebiet der Arteriographie ist neben der Lokalisation von Arterienstenosen die Erfassung von Gefäßanomalien, Verlaufsvarianten und

Kollateralkreisläufen, außerdem bei gewissen Fragen der Begutachtung die Entscheidung der Wahrscheinlichkeit zwischen mehreren in Frage kommenden Krankheiten.

Bei der Endangitis obliterans ist besonders augenfällig die Einengung der kleinen Gefäße und deren drahtiger Verlauf; an den Hauptgefäßen, meistens in den proximalen zwei Dritteln der Arteria femoralis, ist der gestreckte Verlauf und der plötzliche Füllungsabbruch auffällig. Die bei chronischer Endangitis besonders zahlreichen Kollateralarterien imponieren arteriographisch durch unregelmäßigen spiraligen Verlauf, wechselndes Kaliber und scheinbar unmotivierte Richtungsänderung (Allen und Camp 1935). Reboul u. Laubry (1951) legen Wert auf die serienarteriographisch nachweisbare Verlängerung der Gefäßfüllungszeit.

Demgegenüber ist der Verlauf der Hauptgefäße bei der Arteriosclerosis obliterans meistens bogig gewunden oder eckig; nicht selten kann man Verkalkungen (bereits auf der Leeraufnahme), Einschnürungen und andere Wandunregelmäßigkeiten erkennen. Arterienverschlüsse treten bevorzugt im Bereich der Unterschenkel und des distalen Femurdrittels auf; die Kollateralen sind geschlängelt und in chronischen Fällen nicht so zahlreich und fein wie bei der Endangitis obliterans.

Arterielle Embolien führen meist zum scharfen Abbruch der Kontrastfüllung in einer der Hauptarterien; die Abbruchstelle kann konvex oder konkav begrenzt sein. Charakteristisch ist in den ersten Stunden nach dem akuten Verschluß das Fehlen typischer Kollateralen.

Charakteristische Gefäßbefunde weisen manche an den Extremitäten lokalisierten Tumoren auf, insbesondere Knochenmalignome (Kleinsasser 1947); im allgemeinen gelten gefäßreiche Tumoren mit unregelmäßiger unentwirrbarer Gefäßversorgung (blood pool) als kennzeichnend für Malignome, während die Benignome meist dadurch imponieren, daß sie, ohne direkt Anschluß an das Gefäßsystem zu finden, die Gefäße der umgebenden Gewebe expansiv verdrängen.

Bei Polyarthritis rheumatica kann mit Serienangiographie häufig eine Einengung der peripheren Arterien und eine unzureichende Füllung der Endstrombahn bei starkem Abfluß von Blut über die arteriovenösen Anastomosen und Venen festgestellt werden (Schinz und Friedel 1925). Ein ähnlicher Befund läßt sich bei diffuser Sklerodermie (Vogler und Gollman 1955) sowie in über der Hälfte der Fälle bei Ulcus cruris infolge chronischer venöser Insuffizienz nachweisen (Vogler 1953) (Abb. 36). Die Bemühungen bei Ostitis deformans Paget massenhaft arteriovenöse Anastomosen offenstehend zu finden, war bisher nicht von Erfolg (Süsse 1955). Daß gewisse Venektasien durch arteriographisch nachweislich offenstehende arteriovenöse Verbindungen verursacht sind (Groterjahn und Seyss 1952; Vogler 1953), konnte röntgenologisch-angiographisch eindrucksvoll belegt werden.

Arteriographien haben sich in erster Linie zur Erfassung organischer Durchblutungsstörungen bewährt. Funktionelle Durchblutungsstörungen, etwa vom Typ des Raynaud-Syndroms, lassen sich dagegen, zumindest in den Anfangsstadien, arteriographisch nicht objektivieren. In späteren Stadien können bekanntlich Digitalarterienverschlüsse hinzukommen, die dann angiographisch faßbar sind.

Für das Begutachtungswesen bilden Angiogramme wichtige Unterlagen ((Ratschow u. Hasse 1955), die allerdings auch nicht überwertet werden sollten (Klostermeyer 1950), zumal wesentliche Abweichungen angiographischer Befunde bei gleichem Gefäßsubstrat durchaus keine Unmöglichkeit darstellen. Seitenvergleichsuntersuchungen sowie Untersuchungen möglichst bald nach traumatischen Schädigungen geben nur eine beschränkte Gewähr für die

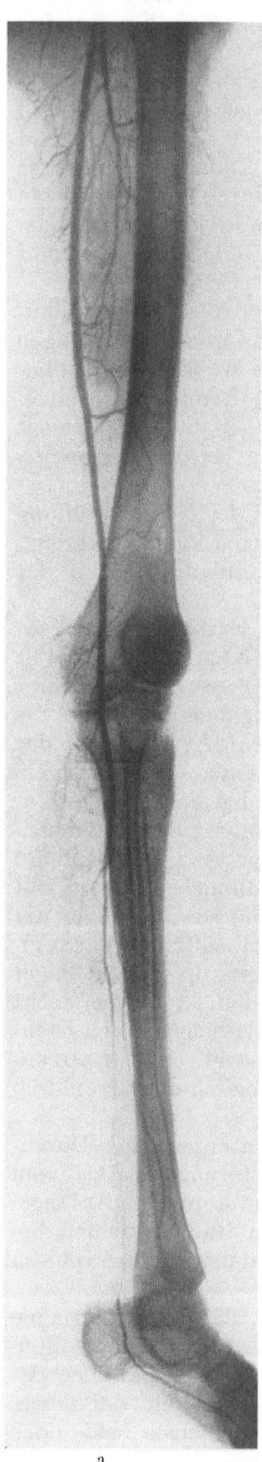

a

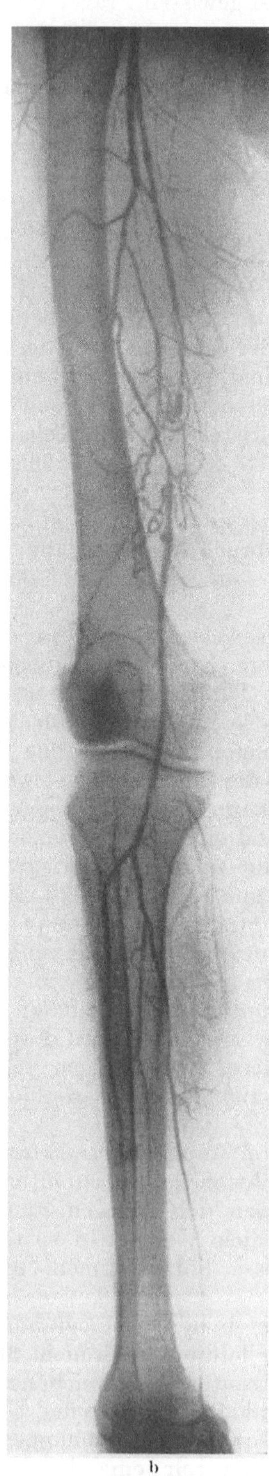

b

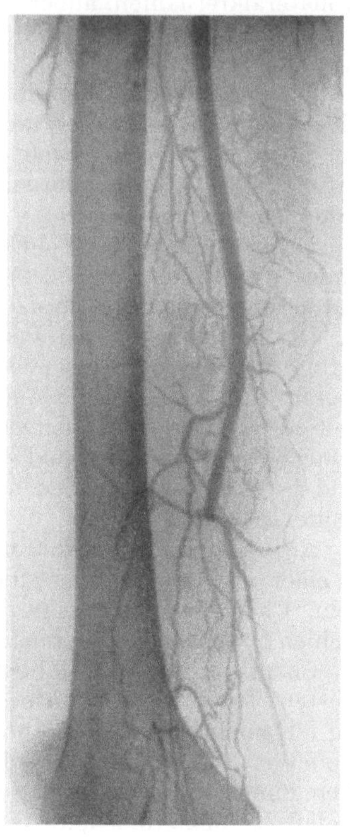

c

Abb. 34a—c. a Normales Femoralisangiogramm. Lückenlose angiographische Erfassung des Kontrastmittelablaufes innerhalb der Haupt-, Neben- und Endstrombahn. b Arteriogramm bei Endangitis obliterans. Kaliberschwankungen an der A. femoralis mit segment. Verschluß des Gefäßes im mittleren Drittel. Ziemlich gestreckter Verlauf der Arterien des Oberschenkels. Enges Lumen der Unterschenkelgefäße. 50jähriger Mann. c Verschluß der A. femoralis dext. bei Endangitis obliterans. Das Gefäß zeigt am Eintritt in den Adductorenkanal einen unvermittelt plötzlichen Verschluß, an dem die Kontrastmittelsäule scharf abbricht. Bis zur Unterbruchstelle ist der proximale Gefäßabschnitt gleichmäßig gefüllt, normal weit und glattwandig. Unmittelbar über der Verschlußstelle gehen kräftige Kollateralgefäße zur Poplitea ab. (Nach Wellauer in H. R. Schinz, R. Glauner u. E. Uehlinger 1957).

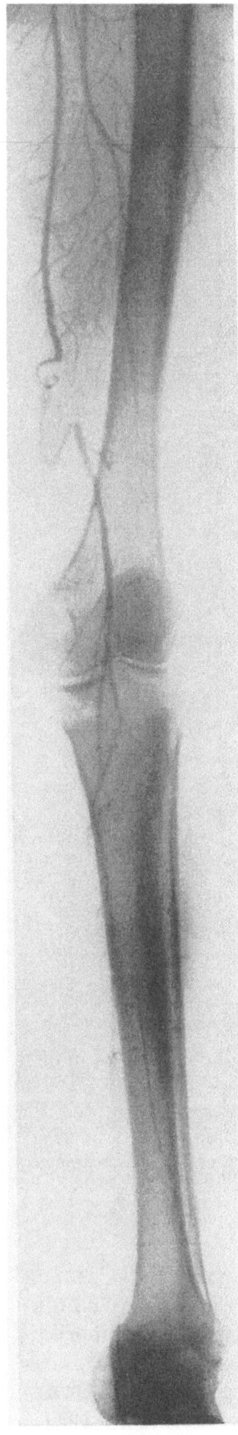

a

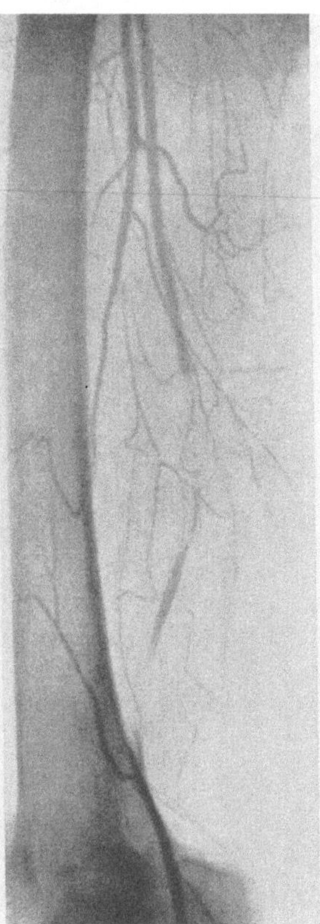

b

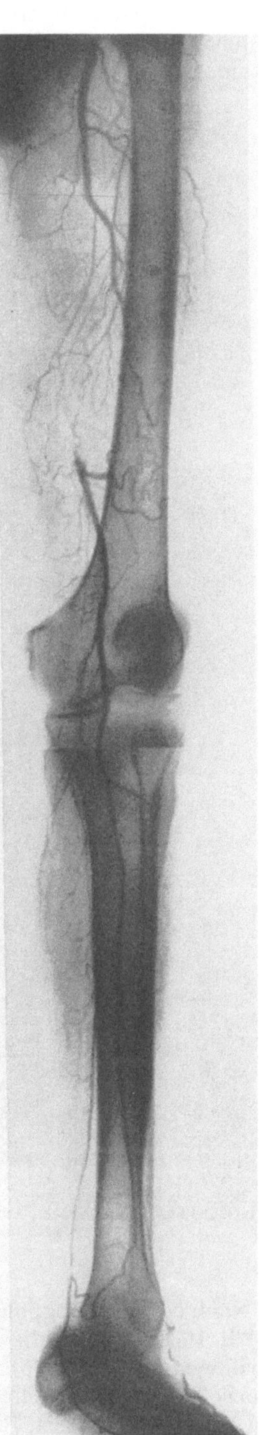

c

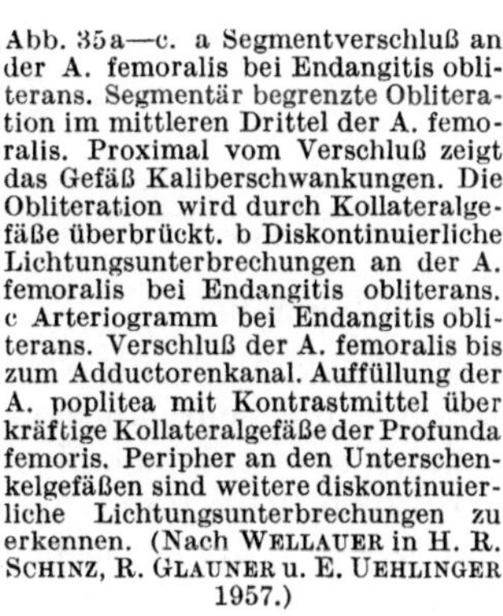

Abb. 35a—c. a Segmentverschluß an der A. femoralis bei Endangitis obliterans. Segmentär begrenzte Obliteration im mittleren Drittel der A. femoralis. Proximal vom Verschluß zeigt das Gefäß Kaliberschwankungen. Die Obliteration wird durch Kollateralgefäße überbrückt. b Diskontinuierliche Lichtungsunterbrechungen an der A. femoralis bei Endangitis obliterans. c Arteriogramm bei Endangitis obliterans. Verschluß der A. femoralis bis zum Adductorenkanal. Auffüllung der A. poplitea mit Kontrastmittel über kräftige Kollateralgefäße der Profunda femoris. Peripher an den Unterschenkelgefäßen sind weitere diskontinuierliche Lichtungsunterbrechungen zu erkennen. (Nach WELLAUER in H. R. SCHINZ, R. GLAUNER u. E. UEHLINGER 1957.)

Erfassung später auftretender Narbenwirkungen im Gefäßverlauf. Außerdem besteht eine geringe Chance, zu aussagefähigen Befunden über die Entwicklung traumatischer a-v Fisteln zu gelangen.

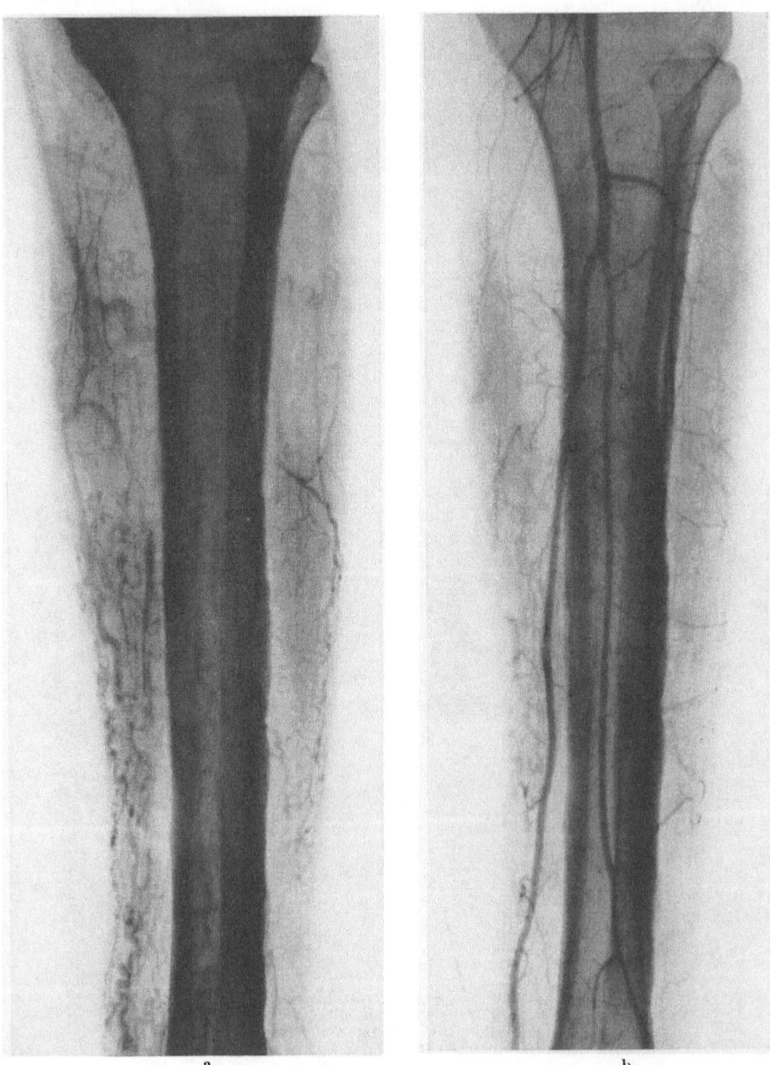

Abb. 36a u. b. Arteriographie A. femoralis links bei Ulcus cruris. Zwei Aufnahmen aus Serienvasogramm. a Arterielle Phase; b 3 sec später. Am gesamten Unterschenkel ist das Kontrastmittel bereits über a.-v. Anastomosen in erweiterte und geschlängelte Venen übergeführt. (Nach VOGLER 1953.)

γ) Aortographie.

Nach der ursprünglichen Beschreibung durch DOS SANTOS, LAMAS und CALDAS (1929; 1931) konnte die Aortographie nur sehr langsam Eingang in die Klinik gewinnen (REBOUL 1935). Erst allmählich setzte sich die Aortographie in Amerika (NELSON 1942; DOSS, THOMAS und BOND 1942; PRICE und WAGNER 1947; ELLIOT und PECK 1952; SMITH, RUSH und EVANS 1951) sowie in Europa durch (LERICHE u. Mitarb. 1950; KUNLIN u. Mitarb. 1950; GADERMANN und SCHRADER 1951; LOOSE 1951; 1952; PÄSSLER 1952; RATSCHOW 1953; BRASCHE 1958).

Extreme und besonders riskante Methoden der aortographischen Technik sollen hier nicht eingehend besprochen werden. Dies sind: die Aortographie mittels direkter Punktion des linken Ventrikels aus der Regio paraxiphoidalis (CREGG u. Mitarb. 1955), die in drei von 8 Fällen zu kurzfristigem Kammerflimmern führte; das Verfahren mittels Aortenpunktion über dem Oesophagus (EULER 1949); Aortographie nach Aortenpunktion durch das Jugulum (WICKBOM 1952; ein Todesfall), oder mittels Aortenpunktion durch das Sternum (NUVOLI 1953) oder mittels direkter parasternaler Aortenpunktion im 2. Intercostalraum (MENESES HOYOS und GOMEZ DEL CAMPO 1951).

αα) Technik.

Bei intravenöser Instillation einer ausreichenden Kontrastmittelmenge (50 cm³ einer hochprozentigen Lösung) kann eine ausreichende Aortendarstellung erzielt werden; die erste Aufnahme muß 10 sec nach Beendigung der Kontrastmittelinjektion exponiert werden (LEIGH und ROGERS 1950). Außerdem läßt sich mit der typischen angiokardiographischen Technik eine Aortendarstellung erreichen. Freilich kann auch dieses Verfahren nicht als harmlos bezeichnet werden, weil es dabei zu extremer Steigerung der Drucke im kleinen Kreislauf, Tachykardie und Druckabfall im großen Kreislauf bei peripherer Vasodilatation kommt (WEATHERALL 1942). Besonders schlecht werden diese Reaktionen von Patienten mit Rechts-Links-Shunt vertragen, wie aus den klinischen und tierexperimentellen Arbeiten von ROWE u. Mitarb. (1956) ersichtlich ist.

Bereits das indirekte Verfahren der Aortographie mittels Kontrastdarstellung über einen aus einer peripheren Arterie ins Aortenlumen vorgeschobenen Katheter, ursprünglich von DOS SANTOS u. a. (1931) angegeben, galt keineswegs von Anfang an als harmlos, fand dann aber im Laufe der Zeit in immer breiterem Maße das Interesse von Klinikern (CASTELLANOS 1938; FARINAS 1941; CASTELLANOS und PEREIRAS 1950; DETERLING 1952; SELDINGER 1953). Die Möglichkeit der Aortenkatheterisierung besteht von der Arteria radialis (RADNER 1949), von der Arteria carotis communis (JÖNSSON 1949; PEREIRAS u. Mitarb. 1950), von der Carotis externa (MARION und PAPILLON 1950; nach kleiner Hautincision) und von der Arteria brachialis aus (BUSTAMANTE u. Mitarb. 1950). Bedeutungsvoll wurde der Aortenkatheterismus über die Arteria femoralis (FARINAS 1941), der, seitdem flexible Katheter zur Verfügung stehen, sogar ohne Gefäßfreilegung mit der percutanen Methode durchführbar ist (PEIRCE 1951; SELDINGER 1953; RICKLIN 1954; EDHOLM und SELDINGER 1956).

Als das heute einfachste Verfahren der indirekten Aortographie darf die Technik von SELDINGER (1953) bezeichnet werden. Ihr Vorteil ist, daß sie ohne Narkose in Rückenlage des Patienten ausführbar ist und daß über den eingeschobenen Polyäthylen-Katheter jederzeit Druckmessungen und Blutentnahmen zu Untersuchungszwecken möglich sind. Nach Vorbereitung des Patienten mit 0,01—0,015 Morphinum hydrochloricum i. m. erfolgt mit dünnwandiger kurzgeschliffener Kanüle die Punktion der Arteria femoralis an typischer Stelle, anschließend die Einführung eines an der Spitze abgerundeten Mandrins, der in proximaler Richtung in der Arterie weitergeschoben wird und durch eine an der Spitze abgerundete und im Bereiche der vordersten 3 cm biegsame Metallsaite ersetzt wird. Bei liegender Metallsaite wird die Nadel aus dem Gefäß entfernt und anschließend ein sterilisierter Polyäthylenkatheter entlang dieser Saite in die Arterie eingebracht und proximal eventuell unter Röntgenkontrolle bis ins Aortenlumen vorgeschoben. Der Katheter wird nach Herausnahme der Metallsaite verstöpselt und durch Kochsalzinjektionen durchgängig gehalten. Von der

Arteria femoralis bis in die Aorta beträgt die Entfernung 20 cm, bis zu den Nierenarterien 30 cm, bis zum Aortenbogen 50—60 cm. Die Aortographie wird in typischer Weise durch Einbringung von 30 cm³ Kontrastmittel innerhalb 3—5 sec durchgeführt. Nach Abschluß der Untersuchung ist leichte Arterienkompression im Femoralisbereich zur Verminderung der Nachblutungsgefahr zweckmäßig. Das Verfahren ist bei Stenosen der Beckenarterien nicht immer durchführbar und bringt wegen der Kathetermanipulation die Gefahr der Loslösung parietaler Aortenthromben mit peripherer Embolisierung mit sich.

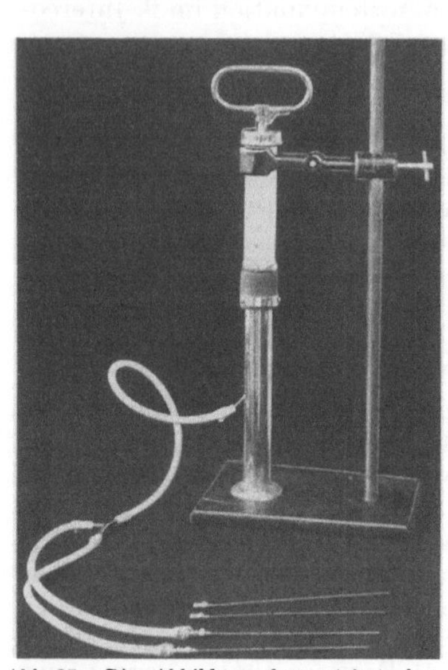

Abb. 37. Die Abbildung demonstriert das *gesamte*, für die Aortographie notwendige Instrumentarium. Die 60 cm³-Spritze ruht auf dem Gummikopf eines Metallzylinders. Der Zylinder hat an derVorderseite einen vertikalen Schlitz, aus dem das Verbindungsstück zwischen Schlauch und Rekordspritze ragt. Das Verbindungsstück besteht aus einem Metallkatheter. Die Kanülen sind auf die Schläuche bzw. deren Conus gesetzt; neben ihnen liegen die Mandrins. (Nach E.-A. SCHRADER 1955.)

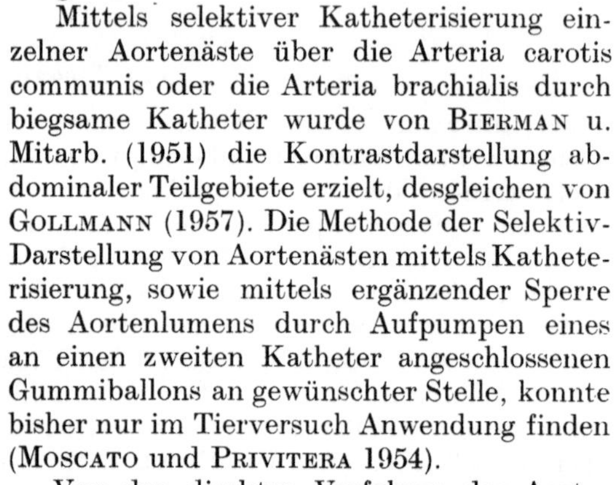

Mittels selektiver Katheterisierung einzelner Aortenäste über die Arteria carotis communis oder die Arteria brachialis durch biegsame Katheter wurde von BIERMAN u. Mitarb. (1951) die Kontrastdarstellung abdominaler Teilgebiete erzielt, desgleichen von GOLLMANN (1957). Die Methode der Selektiv-Darstellung von Aortenästen mittels Katheterisierung, sowie mittels ergänzender Sperre des Aortenlumens durch Aufpumpen eines an einen zweiten Katheter angeschlossenen Gummiballons an gewünschter Stelle, konnte bisher nur im Tierversuch Anwendung finden (MOSCATO und PRIVITERA 1954).

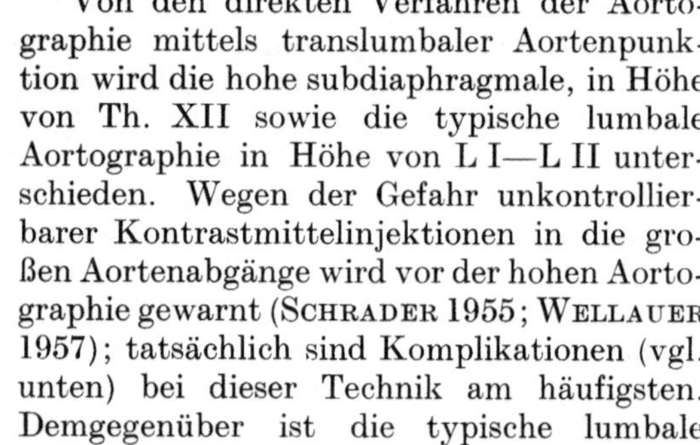

Von den direkten Verfahren der Aortographie mittels translumbaler Aortenpunktion wird die hohe subdiaphragmale, in Höhe von Th. XII sowie die typische lumbale Aortographie in Höhe von L I—L II unterschieden. Wegen der Gefahr unkontrollierbarer Kontrastmittelinjektionen in die großen Aortenabgänge wird vor der hohen Aortographie gewarnt (SCHRADER 1955; WELLAUER 1957); tatsächlich sind Komplikationen (vgl. unten) bei dieser Technik am häufigsten. Demgegenüber ist die typische lumbale Aortographie weit weniger gefährlich und sollte, soweit nicht besondere Indikationen für das subdiaphragmale Vorgehen bestehen, bei direkten Aortographien vorgezogen werden (SCHRADER 1955; VÖLPEL 1951).

Direkte Aortographien erfolgen durch Anstechen der Aorta von dorsal her entweder mit einer einzigen oder mit zwei Kanülen. LERICHE u. Mitarb. (1950), KUNLIN u. Mitarb. (1950), WYLIE u. McGUINESS (1953), WYLIE (1952) sowie SCHRADER (1955) verwenden 2 Kanülen in der Absicht, das Aortentrauma geringer und die Druck- und Strömungsbedingungen bei den Injektionen günstiger zu gestalten (vgl. Abb. 37). Die anderen Autoren benützen ebenfalls Kanülen von 15 bis 20 cm Länge und einem inneren Durchmesser von 1,2—1,3 mm (SELDINGER 1953) mit möglichst kurzgeschliffener Spitze, teilweise mit einem abgerundeten Mandrin versehen, der es gestattet, den Abstand der Kanülenspitze von der gegenüberliegenden Aortenwand zu bestimmen (Strömungsrichtung bei der Kontrastmittelinjektion) sowie nach Arterienabgängen abzutasten (LINDGREN 1953; BAZY u. Mitarb. 1948). Von einigen Autoren wird zur besseren Fixierung die Kanüle gegen Verschiebungen in der beabsichtigten Position durch eine äußere Arretierung an der Haut unter Kontrolle gehalten.

Nach Lagerung des Patienten auf dem Bucky-Tisch in Bauchlage, tunlichst ohne Bauchunterlage (ANTONI u. LINDGREN 1949; SCHRADER 1955), wird die Gegend des Stichkanals mittels feiner langer Kanüle ausreichend anästhesiert, zweckmäßig mit 20—30 cm³ Novocainlösung zu $^1/_4$% (WELLAUER 1957). Andere Autoren verzichten auf die Lokalanästhesie (BIANCHI u. Mitarb. 1954; SCHRADER 1955). Vielfach sieht man in der Vermeidung von Narkosen bei der Aortographie Vorteile, weil der Untersucher durch den stetigen Kontakt mit dem Patienten eine bessere Kontrolle des Untersuchungsablaufes hat.

Handbreit links von der Medianlinie wird, etwa in der Mitte der Verbindungslinie zwischen der 12. Rippe und dem Darmbeinkamm, mit der Injektionskanüle in schräger, median-ventraler Richtung mit Ziel auf die Vorderkante der Wirbelkörper eingestochen. Nach Orientierung mittels der Kanülenspitze am jeweiligen Wirbelkörper, meist LWK III, wird die Kanüle gegen einen prallelastischen Widerstand in die unmittelbar ventral davon verlaufende Aorta eingestochen, ihr Sitz bei entferntem Mandrin (stoßweiser Blutaustritt!) optimal reguliert und fixiert. Die anschließende orientierende Gabe von Kontrastmittel mit der Probeaufnahme gibt Sicherheit für die nachfolgende Kontrastmittelinjektion. Einige Autoren empfehlen vor der Aortographie die Injektion von 30 cm³ 1%iger Novocainlösung und anschließend von 80 mg Ronicol zur Vermeidung von Spasmen (MATERA und DE LU LÁCSKA 1955). Bei den Probeinjektionen von Kontrastmittel darf der Untersuchte keine Schmerzen, sondern höchstens ein Wärmegefühl verspüren. Die endgültige Kontrastmittelinjektion erfolgt zweckmäßig über flexible Verbindungsschläuche, damit bei Anwendung höherer Injektionsdrucke Verschiebungen der Kanülen vermieden werden. Vielfach werden Druckgeräte zur schnellen Einbringung des Kontrastmittels innerhalb von 3—4 sec verwendet (PÄSSLER 1952; SCHRADER 1955). Als Kontrastmittel wählen die meisten Untersucher hochprozentige Lösungen, bei denen die Gefahr von Intimaschädigungen näher liegt als bei den nur 35% oder 50%igen Lösungen, die WICKBOM (1952) verwendet, allerdings speziell zur Injektion in Höhe der Nierenarterienabhänge. Vor oder am Ende der Kontrastmittelinjektion werden die ersten, innerhalb von 2—3 sec die folgenden Filmaufnahmen exponiert. Kurze Belichtungszeiten gewährleisten schärfere Bilder. Konstantere Füllungen und bisweilen wohl weitere Gefäßdarstellungen ergibt das von SCHRADER (1955) empfohlene Verfahren mit Belichtungszeiten bis 2 sec. Die Kontrastmittelmengen werden unterschiedlich gewählt. Zur ausreichenden Füllung der caudalen Aorta und der Beckengefäße werden 40—50 cm³ benötigt. Amerikanische Autoren (DOTTER, STEINBERG u. BALL 1951) begnügen sich häufig mit geringeren Mengen (15 cm³; nach WELLAUER [1957] Zurückhaltung wegen Thrombosegefahr).

Bei der hohen, subdiaphragmalen Aortographie, deren Technik nach LOOSE (1952) sogar noch einfacher als die der lumbalen Aortographie ist, wird die Kanüle unmittelbar caudal der 12. Rippe 4 Querfinger paravertebral links in Richtung des 12. Brustwirbels eingestochen, am Wirbelkörper orientiert und unmittelbar ventral davon in die Aorta gestochen. LOOSE (1952) installiert 30—50 cm³ angewärmtes 70%iges Kontrastmittel. Noch höhere Einstiche empfehlen SANTE (1951) sowie MILLER, WYLIE und HINMAN (1954). Die Filmbelichtung führt LOOSE (1952) während der Einbringung der letzten 5 cm³ Kontrastmittel durch (0,4 sec bei 75—84 kV; 200 MA; Vierventilapparat).

ββ) Indikation.

Die Aortographie dient in erster Linie der röntgenologischen Erfassung von Stenosen und Verschlüssen im Bereich der Aorta und der Arteriae ilicae. Alle umschriebenen Zirkulationshindernisse, bei denen eine Operation in Frage kommt sollen aortographisch dargestellt werden (Wulie u. Goldman 1958). Weiterhin lassen sich Aortenaneurysmen, Gefäßanomalien, Besonderheiten von Kollateralkreisläufen sowie abnorme Verdrängungserscheinungen aortographisch erfassen. Die Berechtigung der Aortographie zum Nachweis einer Placenta praevia (Hartnett 1946) ist zumindest umstritten. Hochsitzende Aortenstenosen sowie spezielle Fragen der Diagnostik von Nieren- und Bauchorganen können die Heranziehung der hohen subdiaphragmalen Aortographie erforderlich machen.

γγ) *Komplikationen.*

Trotz relativ günstiger Statistiken ist die Aortographie mit Gefahrenmomenten belastet. Die von Wellauer (1957) geschätzte Zahl tödlicher Komplikationen (auf Grund von Literaturangaben) von 6 pro Mille, die allerdings in der Mehrzahl der hohen, subdiaphragmalen Aortographie zur Last zu legen sind, ist für einen diagnostischen Eingriff zweifellos zu hoch. Daher darf man die Untersuchung nur in solchen Fällen durchführen, in denen der zu erwartende diagnostische Aufschluß und die etwaigen therapeutischen Konsequenzen den Einsatz rechtfertigen.

Die häufigste und in der Regel harmloseste Komplikation ist die Bildung eines Extravasates bei der direkten Aortographie. Derartige Extra- und Paravasate sollen nach Schrader (1955) in 2 pro Mille der Untersuchungen vorkommen. Die klinischen Rückwirkungen dieses Zwischenfalls sind in der Regel gering; je nach Menge und Konzentration des im Paravasat vorhandenen Kontrastmittels stellen sich abdominale Schmerzen und Reizerscheinungen ein. Durch Smith u. Mitarb. (1951) wurden nach Aortographien an 13 moribunden Patienten paraaortale Hämatome gesucht; jedoch war in 11 Fällen der anatomische Befund negativ; auch Larsson und Palmlöv (1952) konnten bei 3 Untersuchungen keine Paravasate finden. Wahrscheinlich gehen diese geringen Zwischenfälle selten in die Literatur ein. Ähnlich scheinen intramurale Blut- oder Kontrastmittelansammlungen nach den Beobachtungen von Lindgren (1953) sowie Smith u. Mitarb. (1951) zunächst ohne schwerere Folgeerscheinungen zu bleiben.

Gleichfalls als selten gilt die Ausbildung von Thrombosen nach Kontrastmitteleinwirkung (Fontaine u. Mitarb. 1952; Kautzky und Schrader 1953). Nur ganz vereinzelt scheint es nach der Aortographie zu Vergrößerung und Ausdehnung bereits vorhandener Thrombosierungen zu kommen (Bacquart 1952). Durch — teilweise reversible — Aortenthrombosen bedingte Querschnittlähmungen nach Aortographie (Antoni und Lindgren 1949; Boyarsky 1954) hält Schrader bei Umgehung hoher Aortographien für vermeidbar, zumal caudal vom LWK I, das heißt am Orte der typischen lumbalen Aortographie, keine Medulla spinalis mehr liegt. Hemiplegien mit Rückbildung nach mehreren Stunden post aortographiam wobei auch an das Aufsteigen von Kontrastmittel oder von Gasblasen ins Hirn zu denken ist, beschrieben Peirce (1953) sowie Dembowski u. Mitarb. (1955). Vereinzelt scheint es zu peripheren Embolien sowie zu akuten Beinarterienthrombosen im Anschluß an Aortographien zu kommen (Lilly u. Mitarb. 1954; Dembowski u. Mitarb. 1955), wodurch Amputationen nötig werden können.

Demgegenüber sind die Schäden, die durch Einbringung von Kontrastmittel in einen der Aortenäste entstehen, sei es unter zu hohem Druck oder in zu großer Menge, wesentlich häufiger. Der Hauptanteil derartiger Zwischenfälle entfällt wohl auf den Magen-Darmkanal. Klinisch kann dabei ein paralytischer Ileus (Gadermann und Schrader 1951; Dembowski u. Mitarb. 1955) verschiedener Grade bis zur kompletten Darmgangrän beobachtet werden (Völpel 1951; Wagner und Price 1950; Kunlin u. Mitarb. 1950; Sprenger 1951; Doss u.

Mitarb. 1942; 1946). Die Befürchtung von SCHULZE-BERGMANN (1953), daß die Injektion in einen Aortenast zum Verlust des betroffenen Organs führt, trifft wohl nur selten zu. Auf die Symptome einer „Spontan-Splenektomie“ nach Kontrastmittel-Injektion in die Arteria mesenterica cranialis und die Arteria lienalis wurde durch WELLAUER (1957) hingewiesen.

Gelangt Kontrastmittel in unverträglich großen Mengen in die Nieren, was besonders bei hoher Aortographie möglich ist, so können Nierenschädigungen von unterschiedlicher Stärke bis zur Parenchymnekrose auftreten. Konzentration und Chemismus der Kontrastmittellösung ist nach LINDGREN (1953) bestimmend für die Verträglichkeit. Während SMITH u. Mitarb. (1951) ohne renale Zwischenfälle auskamen, ebenso wie MELICK und VIT (1948) bei 3000 urologischen Aortographien, mußten MILLER, WYLIE und HINMAN (1954) bei 7 von 250 Aortographien Nierenstörungen verzeichnen, davon 3mal Nephropathien mit reversiblem Hochdruck und Nausea, 4mal akute reversible Anurien von 2—10 Tagen Dauer. EDLING, HELANDER, PERSSON u. ASHEIM (1958) konnten an Hunden, denen 40—80 cm³ Kontrastmittel (60%iges *Urografin* oder 50%iges *Miokon*) in die Aorta gespritzt wurde, weder eine Änderung der Clearancewerte noch der histologischen Struktur der Nieren feststellen, obwohl die applizierte Kontrastmittelmenge das 5fache der bei der humanen Aortographie üblichen Dosis betrug. Die in der Literatur mitgeteilten renalen Zwischenfälle nach aortaler Kontrastmittelgabe führen die Autoren darauf zurück, daß in diesen Fällen eine aortale Kontrastmitteldosis direkt in eine der Nierenarterien gespritzt wurde oder daß bereits vorher eine Nierenschädigung vorlag.

Durch möglichst seltene Anwendung der hohen Aortographie, günstige Untersuchungs- und Injektionsbedingungen, vorherige Anwärmung des Kontrastmittels (LOOSE 1952) dürften sich die Zwischenfälle wesentlich vermindern lassen. Auch die Verbesserung der Kontrastmittel durch Einführung der im Verhältnis zur Kontrastgebung minder toxischen trijodierten Präparate sollte nach WELLAUER (1957) geeignet sein, die Zahl der Zwischenfälle zu vermindern. Speziell für das Rückenmark ist die verminderte Toxicität trijodierter Kontrastmittel durch GOTTLOB (1956) am Kaninchen erwiesen worden.

Von weiteren Gefahren der Aortographie nennt LOOSE (1952) das Anstechen des Lumbalsackes, die Läsion dorsaler Rückenmarkwurzeln sowie Luftinjektion in die Aorta mit der bereits erwähnten Gefahr von cerebralen Embolien. Bei irrtümlicher Einbringung hochprozentiger Kontrastmittel in den Periduralraum wurden klonische Muskelkrämpfe, schwere Hüft- und Beinschmerzen, Schweißausbrüche, sowie Puls- und Atemfrequenzanstieg beobachtet (HAUSCHILD 1958); durch intravenöse Evipannarkose 0,4 g sowie 100 mg Dolantin, 50 mg Atosil, 50 mg Megaphen, außerdem 0,8 cm³ Depot-Curarin konnte der Zustand ohne Hinterlassung von Dauerschäden behoben werden.

δδ) Kontraindikationen

sind in erster Linie durch Unverträglichkeit des Kontrastmittels gegeben. Allerdings bedeutet nicht jede Jodallergie bereits die Unmöglichkeit der Untersuchung, sondern es muß jeweils individuell mit dem für die Untersuchung bestimmten Kontrastmittel die Verträglichkeit geprüft sein. LERICHE u. Mitarb. (1950) empfehlen Patienten mit Aortengabelthrombosen, die eine Extremitätencyanose aufweisen, wegen der Gefahr einer appositionellen Thrombenbildung von der Untersuchung auszuschließen, desgleichen besonders adipöse oder kardiovasculär dekompensierte Patienten (LERICHE, BEACONSFIELD und BOELY 1952). Auch WICKBOM (1952) ist der Ansicht, daß die Kontrastmittelinjektion bei verlangsamter Blutströmung schädlich sein kann. SCHRADER (1955) rät schließlich zur Vermeidung von Aortographien bei Patienten mit schweren coronaren Durchblutungsstörungen. Andere Untersucher, wie ELLIOT und PECK (1952) glauben, daß die Gefahr von Aortenthrombosen weniger ins Gewicht fällt. Patienten mit Niereninsuffizienz oder mit schweren Leberschädigungen (KUNLIN u. Mitarb. 1950) sowie Epileptiker (NORDMANN 1955) sollten gleichfalls nicht aortographisch untersucht werden. Arterielle Hypertonie ohne Herzinsuffizienz scheint nach den Erfahrungen von WELLAUER (1957) keine absolute Kontraindikation gegen die Aortographie darzustellen, zumal schon Patienten mit systolischen Arteriendrucken bis 300 mm Hg den Eingriff schadlos überstanden haben.

Eine weitere Kontraindikation ist nach FONTAINE (1955) die Wiederholung von Arteriographien innerhalb der ersten 3 Jahre nach Transplantationsoperationen (Reaortographie), da ein arterielles Transplantat im Körper etwa 3 Jahre lang „arbeitet“. Dieser Einschränkung wurde von LOOSE (1955) auf Grund eigener Erfahrung an über 1000 Reangiographien mit zwischenfallsfreiem Verlauf widersprochen. Bei konservativer Einstellung dürften auch die Patienten nicht zur Aortographie zugelassen werden, für die sich keine therapeutischen Konsequenzen ergeben können.

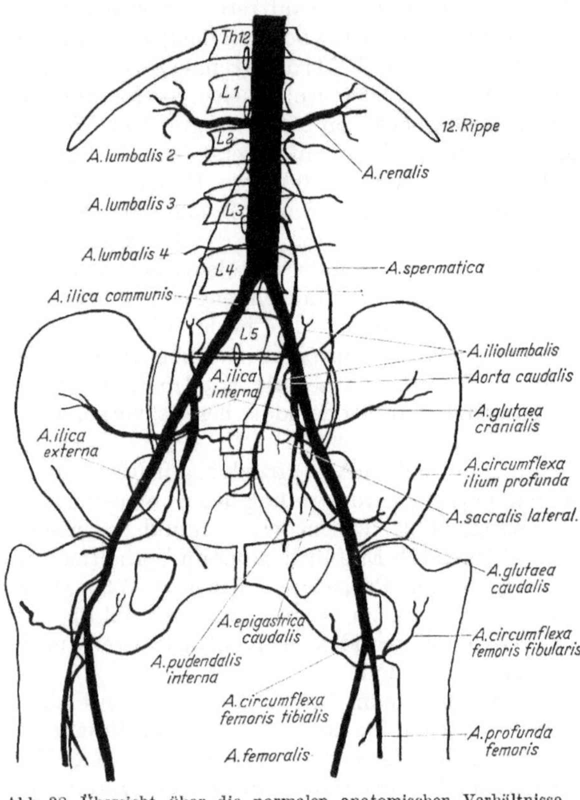

Abb. 38. Übersicht über die normalen anatomischen Verhältnisse der Arterien im Beckengebiet. (Nach E.-A. SCHRADER 1955.)

εε) *Untersuchungsergebnisse.*

Zur genauen Darstellung von Aortenstenosen höherer wie tieferer Lokalisation, Aortenverschlüssen (LERICHE 1940; 2 Fälle von PRICE und WAGNER 1947; GESENIUS 1952) kann auf die Aortographie keinesfalls verzichtet werden. Auf die Wichtigkeit solcher diagnostischer Erhebungen bereits vor Auftreten klinischer Notfälle wurde vor allem durch DE TAKATS (1955) hingewiesen.

Dies gilt auch für die Feststellung prä- und postoperativer Beckenarterienbefunde. Der Operateur kann wegen der Entscheidung, wo der Eingriff zu erfolgen hat und wegen der dazu notwendigen Vorbereitungen (Beschaffung von Material zur Transplantation etc.) in keinem Fall auf die Feststellung von Sitz sowie von Länge der verengten oder obliterierten Arterienbereiche verzichten. Außerdem gewinnt er wichtigste Hinweise für das operativ zweckmäßige Verhalten aus Anordnung und Intensität der Kollateralenausbildung. Tabelle 4 und Abb. 38 geben Aufschluß über die bei Beckenarterienverschlüssen zustande kommenden

Tabelle 4. *Anastomosen bei Obliterationen an den Beckenarterien.* (Nach WELLAUER 1957.)

Obliterierte Strecke	Ausgang der Kollateralverbindung	Zwischengeschaltete Arterien	Einmündung der Kollateralbahn
Aorta von den Nierenarterien abwärts	Thoracica int., Interkostalarterien	Epigastrica cran., Epigastrica caud.	Ilica ext. (Femoralis)
	Bauchaorta	Mesenterica cran., Mesenterica caud. (Riolan), Pudenda int., Ilica int.	Ilica ext. (Anfangsteil)
		A. testicularis (spermatica) int., Testicularis ext. Epigastrica caud.	Ilica ext. (distales Stück)
		Ovarica, Uterina, Ilica int.	Ilica ext. (Anfang)
Aorta knapp oberhalb der Bifurkation und Ilica communis	Bauchaorta	Lumbalarterien, Iliolumbalis, Ilica int.	Ilica ext. (Anfang)
		Lumbalarterien, Circumflexa ilium prof.	Ilica ext. (distal)
		Mesenterica caud., Haemorrhoidalis cran., Haemorrhoidalis caud., Pudenda int., Ilica int.	Ilica ext. (Anfang)
Ilica communis	Bauchaorta	Sacralis media, Lumbalis ima, Rami sacrales, Sacralis lat., Ilica int.	Ilica ext. (Anfang)
Ilica externa	Ilica int.	Glutea caud., Circumflexa med. oder Perforans I.	Profunda femoris
		Obturatoria, Circumflexa med.	Profunda femoris
		Pudenda int., Circumflexa med.	Profunda femoris
		Pudenda int., Pudenda ext.	Femoralis
		Glutea cran., Circumflexa lat.	Profunda femoris
	Epigastrica caud.	Obturatoria (Corona mortis), Circumflexa med.	Profunda femoris
Ilica communis und externa	Bauchaorta	Lumbalarterien, Iliolumbalis, Teilung d. Ilica int., Äste d. Ilica int.	Femoralis und Profunda fem.
		Mesenterica caud., Hämorrhoidalarterien, Pudenda int., Teilung d. Ilica int., Äste d. Ilica int.	Femoralis und Profunda femoris

Anastomosen. Kymogramme im Bereich der Beckenarterien nach aortaler Applikation von Kontrastmittel können subtilere Aufschlüsse über Art und Ausdehnung von Arterienobturationen vermitteln (SCHLICHT 1958).

Gröbere und feinere Abweichungen an den Nierenarterien lassen häufig die Möglichkeit offen, abnorme Funktionsausfälle oder Hypertonien zu klären. In den letzten Jahren ist zu den bisher genannten Anwendungsbereichen mit vorwiegend angiologischer Fragestellung ein weiteres Anwendungsgebiet der Aortographie getreten: die Parenchymdiagnostik. An der Niere angewandt (Nephrographie) läßt sich der Durchgang von Kontrastmittel durch das Organ in mehreren Phasen verfolgen und aus dem jeweiligen Verhalten ein Rückschluß auf die zugrunde liegenden Organveränderungen ableiten. Die erste Phase umfaßt die arterielle Füllung bis zu den kleineren Arterien. Die zweite Phase (Übergangsphase) ist durch die reine Parenchymdarstellung (Capillarfüllung) charakterisiert; die dritte oder venöse Phase zeigt eine Füllung von Venen während der Abflußzeit aus der Niere; die Venenfüllungen sind mit freiem Auge unterscheidbar. Bei Hydronephrosen kommt es durch Druckatrophie des Nierenparenchyms zu einem bogigen, spinnennetzartigen Verlauf und zur Verengerung hilusnaher Nierenarterien, ferner zur Verlängerung der zweiten Phase mit bevorzugter Füllung der Rinde sowie zur Verlängerung der dritten Phase mit Einengung des Venenkalibers (VOGLER 1955). Tuberkulöse Veränderungen des Nierenparenchyms führen wegen der Gefäßlosigkeit des tuberkulösen Gewebes zu entsprechenden Aussparungen im Nephrogramm. Weiterhin konnte VOGLER (1955) bei chronischer vasculärer Schrumpfniere Einengungen und Verschlüsse der Nierenarteriolen mit Verlängerung der arteriellen und der venösen Phase finden; wegen der verlängerten Kontaktzeit mit den Gefäßwänden gelten die höherprozentigen Kontrastmittel als besonders gefährlich für Patienten mit chronisch-ischämischen Nierenveränderungen, so daß hier im allgemeinen auf die Untersuchung verzichtet werden soll. Weitere typische Gefäßbefunde sind zu erwarten bei gefäßführenden Nierentumoren, Nierencarcinomen sowie bei Nierenbeckencarcinomen (NELSON 1945; WAGNER 1946), außerdem bei Solitärcysten, die im Nachbargewebe verlaufende Gefäße beiseitedrängen. Auch Entwicklungsstörungen und Mißbildungen der Nieren lassen sich erkennen. Nephroptosen und harmlosere, klinisch ohnehin feststellbare Abweichungen stellen gemeinhin keine ausreichende Indikation zur Aortographie dar.

Wenn auch die Aortographie neuerdings zunehmend zur Diagnostik an den Nieren und Bauchorganen herangezogen wird, wozu die verbesserte Technik und das stets geringer werdende Risiko beitragen, so muß ihre Hauptindikation jenen Fällen vorbehalten bleiben, bei denen ein chirurgischer Eingriff ernsthaft in Erwägung gezogen wird. Hierbei liefert das Verfahren die wichtigsten Aufschlüsse. Es wird in seiner Aussagefähigkeit, aber auch in seinen Gefahren, von keiner klinischen Methode erreicht.

δ) Phlebographie.

Nur relativ selten gelingt die Darstellung von Venenverläufen ohne Kontrastmittelinjektion; in solchen Fällen handelt es sich um abnorme Venen, die auf Weichteilaufnahmen infolge unterschiedlicher Dichte, etwa bei Venenwandverkalkungen, Phlebolithen u. a. zur Darstellung kommen. Stärkere Venenerweiterungen lassen sich ebenfalls manchmal ohne Kontrastmittel röntgenologisch erkennen. Der Versuch, Venenverläufe während der Arteriographie darzustellen, kann zwar an einzelnen Organen, z. B. Gehirn und Niere, leicht gelingen; für den Bereich der Extremitäten ist dieser Weg meist nicht gangbar. Zur Beobachtung peripherer Venenverläufe dient speziell die intravenöse Applikation eines Kontrastmittels, wobei sich die Konzentration je nach der zu erwartenden Verweildauer am Orte der Injektion und der Kontaktzeit mit der Venenwand richtet.

Die ersten Phlebographien wurden durch SICARD und FORESTIER (1922) sowie BERBERICH und HIRSCH (1923) durchgeführt. RATSCHOW (1930) führte die Varicographie ein; SGALITZER, KOLLERT und DEMEL (1931) gaben dem Verfahren weitere Impulse. Nach dem zweiten Weltkrieg wurde die klinische Anwendung der Phlebographie beträchtlich erweitert (DIMTZA 1949; LEGER und FRILEUX 1950; ROSKAM 1950; FONTAINE 1951). Neue Wege wurden mit der Technik der intraspongiösen und intraossären Phlebographie beschritten (DRASNAR 1946;

Jenny 1947), die in den Arbeiten von Benda u. Mitarb. (1940) sowie Ehardt und Kneip (1943) ihre Vorläufer hatten. Die Untersuchungen der Beckenvenen wurde seit Ducuing u. Mitarb. (1950; 1951), Chambraud (1951) speziell ausgebaut und insbesondere durch die Veröffentlichungen von Hilscher (1955) sowie Gumrich und Kübler (1955) propagiert.

Auch mit der Durchleuchtungstechnik kann bei Venenanomalien Aufschluß über pathologische Besonderheiten erhalten werden, wie die Wiener Schule (Sgalitzer, Kollert und Demel 1930; 1931; Demel und Sgalitzer 1934; May und Nissl 1952) gezeigt hat.

Selbstverständlich ist zur Beurteilung von Varicen, postphlebitischen Störungen und chronischen venösen Insuffizienzen die Serienangiographie nötig. Die Aussage von Einzelaufnahmen beschränkt sich auf einfache Hinweise auf die dargestellten Venenverläufe.

αα) Phlebographie im Bereich der oberen Extremitäten.

Im Bereich des Schultergürtels sind die venösen Strömungsverhältnisse durch gewöhnliche Kontrastfüllung darstellbar. Die Injektion erfolgt zweckmäßig in die Cubitalvenen; bei mediastinalen Venenabflußbehinderungen kann auch die Kontrastmittelinjektion in beide Venae jugulares gleichzeitig eine Darstellung der Vena cava cranialis und der Mediastinalvenen ermöglichen. Die Verwendung eines bis in die Nähe der Stenose vorzuschiebenden venösen Katheters hilft unnötig hohe Kontrastmittelgaben verhindern. Die Aufnahmen erfolgen bei Darstellung herznaher Schultergürtelvenen bereits 1—4 sec nach Injektion. Gleichzeitige Kontrastmittelgabe von beiden Seiten ist vorteilhaft.

ββ) Phlebographie im Bereich der unteren Extremitäten.

Die Injektion von Kontrastmittel in distale Beinvenen kann zwar in Einzelfällen die Feststellung von venösen Verschlüssen ermöglichen. Wegen der anatomischen Beschaffenheit des Beinvenennetzes mit seiner strickleiterförmigen Anordnung und seinen zahlreichen Kollateralen darf von einem solchen Verfahren aber kaum durchweg ein verbindlicher Aufschluß hinsichtlich der venösen Funktionsverhältnisse am Bein erwartet werden. Die fehlende Darstellung tiefer Beinvenen beruht häufig auf dem Abfluß des Kontrastmittels durch oberflächliche Venen (Lindblom 1941; Welch u. Mitarb. 1942), keineswegs dagegen auf der Obliteration tiefer Venenstämme. Durch Anlegung entsprechender Staubinden lassen sich die oberflächlichen Venen drosseln und die distale Kontrastmittelinjektion gibt Aufschluß über die Durchgängigkeit nicht behinderter Abflußbahnen (Lindblom 1941; Löfstedt 1946); Höjensgard (1949) sowie Martin und McCleery (1950) wiesen darauf hin, daß sich bei Anlegung von Stauschläuchen proximal vom Knöchel und distal vom Knie das Kontrastmittel bereits weiter peripher in die tiefen Abflußwege ableiten lasse.

Der Frage nach den Ursachen der bei postthrombotischen Komplikationen, besonders den Folgezuständen der chronischen venösen Insuffizienz, vorhandenen Abflußbehinderungen wurde durch Bauer (1948) mit spezieller Untersuchungstechnik nachgegangen. In Schräglage (45°) wurde in der Vena femoralis distal des Leistenbandes in distaler Richtung Kontrastmittel unter Druck injiziert, wobei in einem beträchtlichen Prozentsatz der Fälle (55%), aber keineswegs regelmäßig, die retrograde Darstellung der Beinvenen bis zum Unterschenkel gelang.

Obwohl an der Tatsache der Rekanalisierung thrombosierter Venen bei der Mehrzahl der Fälle im postthrombotischen Spätstadium nicht zu zweifeln ist

(Edwards und Edwards 1937; Bauer 1948), erwies sich der Schluß von Bauer, daß die retrograde Füllung der Venen bei seinen Druckinjektionen von Kontrastmittel am schräg gelagerten Patienten gleichbedeutend mit einer retrograden von proximal nach distalen Blutbewegung in den Venen sei, als nicht uneingeschränkt haltbar. In Kontrolluntersuchungen in 45° Schräglage, allerdings mit anderer Technik, konnte Halse (1952) in keinem Falle retrograde Strömungsrichtung in

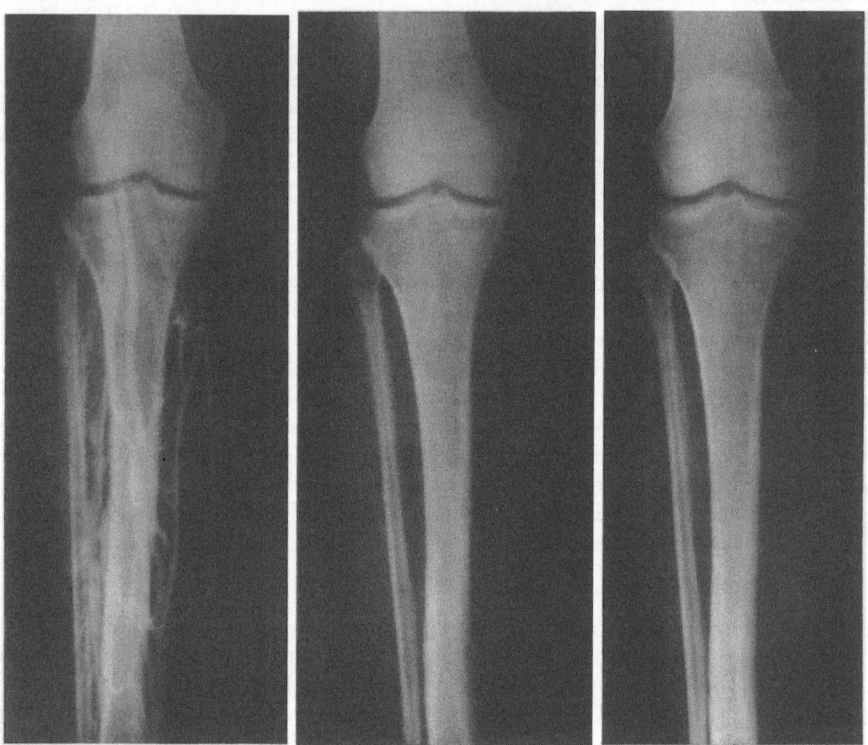

Abb. 39. Normaler Ausfall der phlebographischen Funktionsprüfung bei kreislaufgesunder Extremität. Links: 2 min nach Beginn der Injektion (Schräglage); Mitte: 6 min nach Beginn der Injektion (Schräglage); rechts: 6 min 30 sec nach Beginn der Injektion (Horizontallage). (Nach Halse 1954.)

den rekanalisierten Venen wahrscheinlich machen, obwohl er sogar in 89% der postthrombotischen Patienten Rekanalisierung der Venen nachwies (vgl Abb. 39).

Halse (1952) betont ferner neben der nicht ausreichenden Aussage die manchmal nicht unerheblichen Belastungen der percutanen retrograden Femoralis-Venographie und tritt für eine percutane Phlebographie ins rete venosum dorsale pedis ein, ebenfalls in 45° Schräglage. Die erste, zum Schluß der 2 min dauernden Injektion von 30 cm³ Kontrastmittel (Perabrodil) gemachten Aufnahme gibt lediglich Auskunft über die Anordnung und den Verlauf der Unterschenkelvenen. Eine zweite Aufnahme nach weiteren 4 min läßt erkennen, ob das Kontrastmittel normal abtransportiert wurde oder ob die Venenfüllung gegenüber der ersten Aufnahme noch fast unverändert ist; letzteres spricht für Abflußbehinderung. Man bringt dann den Patienten langsam in Horizontallage und läßt 4 min 30 sec nach der ersten Aufnahme noch einen letzten Film belichten, der über den Abfluß des Kontrastmittels Aufschluß erteilt.

Das Vorgehen von Halse (1952) erscheint heute als das vorteilhafteste. Freilich sollte man sich, wie der Autor selbst angibt, darüber klar sein, „daß die feinen Übergänge zwischen gesund und krank auch hier dem Unerfahrenen gelegentlich Zweifel bereiten können". Entleerungsverzögerungen leichteren Grades dürfen also nicht überwertet werden.

Die manchmal bevorzugte Untersuchung im Stehen dürfte wegen der dabei wirksamen Muskeltätigkeit unvorteilhaft sein. An der hängenden Extremität untersucht MOORE (1956); nach seiner Auffassung spricht die fehlende Darstellung der tiefen Venen für ihre Obliteration, Veneninsuffizienz bewirkt abnormes Liegenbleiben des Kontrastmittels.

Durch arteriographische Technik, d. i. bei intraarterieller Injektion des Kontrastmittels, erhält man in der venösen Strombahn nicht immer die erforderlichen Konzentrationen zur ausreichenden Beurteilung der venösen Abflußbahn. Lediglich bei Injektion des Kontrastmittels in die A. tibialis posterior kann die Füllung der distalen Fuß- und Unterschenkelvenen brauchbare Aufschlüsse geben (DOUTRE und BOUYSSOU 1951). Der Strahlengang bei der Aufnahme ist so zu wählen, daß die Vena saphena in Höhe des Kniegelenkes deutlich dargestellt wird, also schräg von vorne in Richtung auf die median des Beines aufgestellte Kassette (OLSSON 1949; BRUNSCHWIG und WALSH 1949). Stereoskopische Aufnehmen empfiehlt LEUN (1949); ähnlich arbeiten MAY und NISSL (1952).

γγ) Ergebnisse der Extremitäten-Phlebographie.

In erster Linie eignet sich das Verfahren zur Feststellung thrombotisch-entzündlicher oder blastomatös verursachter Venenabflußhindernisse. In charakteristischen Fällen kommt es durch Thrombosen zu einem Stop im Verlauf der Vene, manchmal zu spindel- oder zapfenförmiger Einengung (BARKER und CAMP 1936). Bei Varicenträgern müssen, bevor ein operatives Eingreifen sinnvoll ist, die Funktionen der oberflächlichen und tieferen Venensysteme sorgfältig geklärt werden, insbesondere auch die Intaktheit der zwischen beiden Systemen liegenden Verbindungsvenen. Chronische venöse Abflußbehinderung führt zur Ausbildung umfangreicher Kollateralen, die über Richtung und Intensität der Kollateralzirkulation Aufschluß geben.

Die normale Venenentleerung bei Kontrastmittelinjektion ins Bein ist am 45^0 gekippten Probanden in 6 min vollzogen. Bei valvulärer Insuffizienz der Venen bleibt das Kontrastmittel in den tiefen Unterschenkelvenen liegen, ohne daß eine Füllung oberflächlicher Kollateralen erfolgt; es kommt lediglich zu einer Kontrastdarstellung tiefer Venen, die in Spätaufnahmen (6 min) erfaßbar ist (HALSE 1952 Abb. 40).

δδ) Becken-Phlebographie.

Zu einem Spezialgebiet hat sich die Phlebographie der Beckenvenen ausgebildet. Im allgemeinen ist die percutane Kontrastmittelinjektion in die Vena femoralis unter dem Leistenband an dem in Rückenlage befindlichen Patienten das bevorzugte Verfahren, während mit operativer Freilegung der Vena saphena und der Vena femoralis nur selten gearbeitet wird.

Bei der percutanen Beckenphlebographie geht HILSCHER (1955) folgendermaßen vor: nach Stauung durch Fingerkompression wird die Vena femoralis punktiert; anschließend werden 40 cm^3 eines hochprozentigen Kontrastmittels raschestens injiziert (vgl. Abb. 41). Doppelseitiges Vorgehen ermöglicht Darstellung der Vena cava caudalis.

Auch von der Vena saphena aus kann durch Injektion von 30—40 cm^3 Kontrastmittel die Vena ilica und die Vena cava caudalis dargestellt werden (FARINAS 1947; DOTTER, STEINBERG und BALL 1951; CASTELLANOS und PEREIRAS 1938).

Ist der venöse Abfluß aus dem Bein, etwa durch neoplastische Stenosen, stark behindert, kann die Phlebographie in Kopftieflage günstig sein.

Die Abflußgebiete der Hämorrhoidalvenen bis zur Pfortader sind durch Kontrastmittelinjektionen in die Hämorrhoidalvenen darzustellen (OLIVIER 1950; DUCUING u. Mitarb. 1951). Die Schwierigkeit besteht in der schnellen Einbringung ausreichender Kontrastmittelmengen.

Extreme phlebographische Verfahren bedeuten die Venographie über die operativ freigelegte Vena dorsalis penis zur Darstellung tiefer Beckenvenen (DE LA

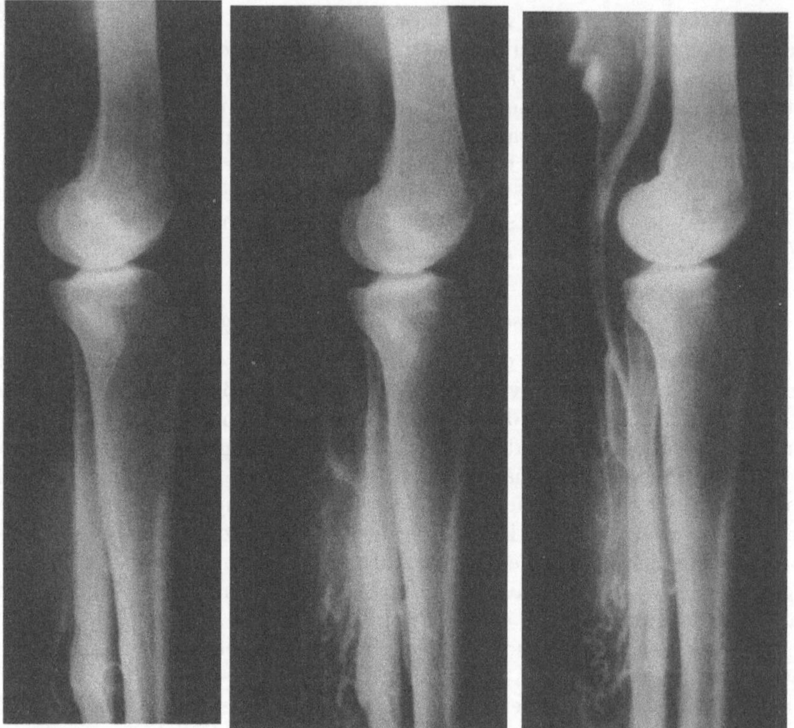

Abb. 40. Phlebographische Funktionsprüfung mittels Kippversuch bei einem Patienten mit chronischen Ödemen, Indurationen und Ulcera cruris. Links: 2 min nach Beginn der Injektion (Schräglage); Mitte: 6 min nach Beginn der Injektion (Schräglage); rechts: 6 min 30 sec nach Beginn der Injektion (Horizontallage). (Nach HALSE 1942.)

PENA 1950). Entsprechende Untersuchungen bei der Frau mit percutaner Punktion der Vena clitoridis wurden von ABESHOUSE und RUBEN (1952) sowie FITZPATRIK und ORR (1952), BAUX und POULHÈS (1950), PETKOVIĆ (1953) gemacht. Man lehnt sie aber allgemein ab (GUMRICH und KÜBLER 1955; KAHR 1953; HILSCHER 1955).

Weitere Varianten der Beckenphlebographie ergaben sich durch intraspongiöse Kontrastmittelinjektionen, worüber HILSCHER (1955) berichtete; er unterscheidet

a) die intercavernöse Injektion in die Corpora cavernosa mit Darstellung der retropubischen Venen beider Seiten sowie des Plexus obturatorius, der Vena obturatoria, der Vena hypogastrica und der Vena ilica communis. Die sehr störenden Nebenerscheinungen in Form von schmerzhaften Erektionen (PETKOVIĆ 1953) machen das Verfahren ungeeignet.

b) Kontrastmittelinjektionen in die Cervix uteri, wobei Plexus uterinus, Vena uterina, Vena ilica interna und Vena ilica communis dargestellt werden (GUILHEM u. Mitarb. 1950; PETKOVIĆ 1953).

c) die intraossäre Injektion in die Spongiosa des Knochens (BENDA u. Mitarb. 1940; EHARDT und KNEIP 1943; DRASNAR 1946; JENNY 1947; DUCING u. Mitarb.

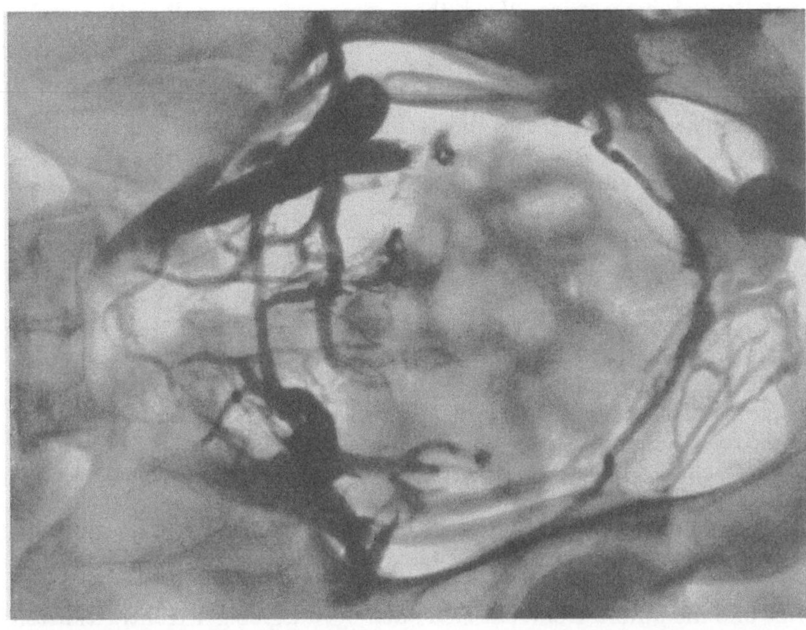

b

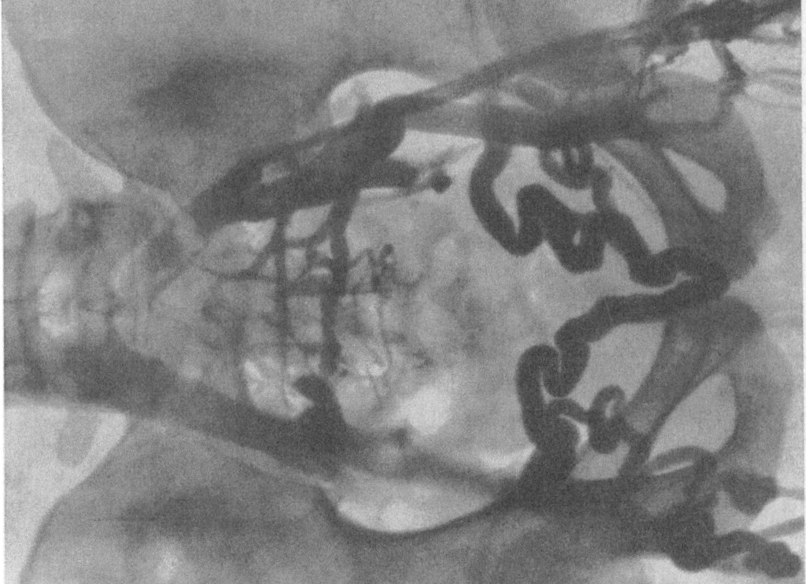

a

Abb. 41 a u. b. Percutane Darstellung der Beckenvenen von der linken Vena femoralis aus: Starke Einengung der V. hypogastrica links. Abfluß des Kontrastmittels über stark erweiterte Anastomosen, vor allem über Bauchdeckenvenen, zum Teil auch über präsacrale Anastomosen, nach der anderen Seite. (Nach HILSCHER 1955.)

1950). Injiziert man dabei in einen Schambeinast, so wird nur eine Darstellung der retropubischen Venen, des Plexus obturatorius, der Vena obturatoria, Vena hypogastrica und Vena ilica communis erreicht. Von der Vena cava caudalis stellen sich bei rechtsseitiger Injektion nur die rechten Konturen dar (Cava-Kanal nach Ducuing 1950). Injektion ins os ischii ermöglicht einseitige Darstellung von Plexus obturatorius, Vena obturatoria, Vena pudendalis interna, Vena glutaea, Vena hypogastrica, Vena ilica communis sowie Plexus sacralis. Durch Injektion in den Trochanter major des Oberschenkelknochens lassen sich die periartikulären Venengeflechte sowie das Abflußgebiet über die Vena glutaea, Vena obturatoria, Vena hypogastrica, Vena sacralis und Vena ilica communis darstellen. Die Injektion in die Crista ilica ermöglicht die Darstellung von Vena glutaea, Vena hypogastrica und Vena ilica communis auf der betreffenden Seite. Doppelseitige Gefäßdarstellungen werden bei Kontrastmittelinjektionen ins Os sacrum erzielt, wobei sich der Stamm der Vena hypogastrica und die Vena ilica communis füllen. Sämtliche in dieser Darstellung (nach Hilscher 1955) angeführten transossären phlebographischen Verfahren sind wegen der erheblichen Schmerzen nur in Vollnarkose durchführbar (Drasnar 1946; Hilscher 1955; Wellauer 1957), weil mit Lokalanästhesie keine ausreichende Anästhesie erzielbar ist. Man muß dabei 20—40 cm^3 eines 30—35%igen Kontrastmittels innerhalb von 10 sec spritzen und Serienaufnahmen anfertigen. Leb (1951) empfiehlt die erste Aufnahme unmittelbar vor Ende der Injektion, die zweite am Ende der Injektion, zwei weitere in Abständen von 5—10 sec und evtl. eine Spätaufnahme nach 1 min. Spezielle Indikationen zur Beckenphlebographie ergeben sich bei Tumoren und bei postoperativen Komplikationen im Beckenbereich. Im übrigen gelten die gleichen allgemeinen Richtlinien wie für die allgemeine Phlebographie. Der Nachteil der transossären Phlebographie besteht darin, daß die Vena ilica externa nur bei der Trochantertechnik dargestellt werden kann und daß die Vena ilica communis und die untere Hohlvene sich auch bei ausgiebiger Kontrastmittelanwendung nur nach zentralwärts bis zum 5. LWK darstellen lassen. Im übrigen liefert auch die einfache percutane Femoralvenenpunktions-Technik Phlebogramme, die für viele Fragestellungen ausreichenden Aufschluß geben. Die Klärung besonderer Spezialfragen, die die phlebographische Darstellung der V. hypogastrica notwendig machen, bleibt eventuell der transossären Phlebographie vorbehalten.

Ein neues Verfahren zur Darstellung der Vena cava caudalis hat Gansau (1955; 1956) angegeben. Bei dieser Cavographie wird, vergleichbar mit dem Verfahren der lumbalen Aortographie, die untere Hohlvene von dorsal aus punktiert; Becken und Abdominalvenenthrombosen sollen auf diese Weise darstellbar sein.

Für spezielle Fragestellungen läßt sich mit Hilfe von Kathetern noch die eine oder andere Organvene selektiv untersuchen. Darstellung der Lebervenen und der Nierenvenen läßt sich manchmal durch Einbringung eines Katheters aus der Vena femoralis in die Vena cava caudalis und (mittels Zügelung des Katheters in die entsprechenden Organvenen) erreichen, desgleichen die Katheterung der Vena portae über portocavale Anastomosen (Dotter, Payne und O'Sullivan 1950). Venographische Methoden werden bei chirurgischen Baucheingriffen mit spezieller Fragestellung und Technik angewendet (Moore und Bridenbaugh 1950; Child u. Mitarb. 1951). Neue venographische Untersuchungen mittels der transhepatischen Venenkatheterisierung wurden durch Bierman u. Mitarb. (1955) mitgeteilt.

Ein weiteres Spezialgebiet bildet die sogenannte Splenoportographie. Durch Einbringung von Kontrastmittel in die Milz nach percutaner Punktion läßt sich der Verlauf der Vena lienalis, eines Teiles der Vena mesenterica cranialis sowie der Venae portae, die etwa 5—8 cm lang ist und unter einem Druck von 8—12 mm H_2O steht, untersuchen. Unter pathologischen Verhältnissen, sei es daß in der Leber selbst die Ursache der Erhöhung des Pfortaderdruckes liegt (intrahepatischer

Block) oder durch ein extrahepatisches Hindernis der Abfluß gestört ist, können sich charakteristische Pfortadererweiterungen und Kollateralkreisläufe entwickeln, die splenoportographisch darstellbar sind (LEGER u. PROUX 1956).

Eine 15 cm lange, 1½—2 cm starke Kanüle wird nach orientierender Milzperkussion in der vorderen Axillarlinie eingestochen und im Organ in die Nähe des Milzhilus vorgeschoben. Anschließend werden 20—30 cm³ einer hochprozentigen Kontrastlösung innerhalb 3 sec gespritzt und Serienvenogramme angefertigt. Die erste Aufnahme soll bereits nach Injektion von 10 cm³ Kontrastmittel erfolgen, die zweite nach Beendigung der Injektion, die dritte 2—3 sec später. Eine Nachaufnahme nach 15—60 min ist zweckmäßig. Sämtliche Aufnahmen erfolgen

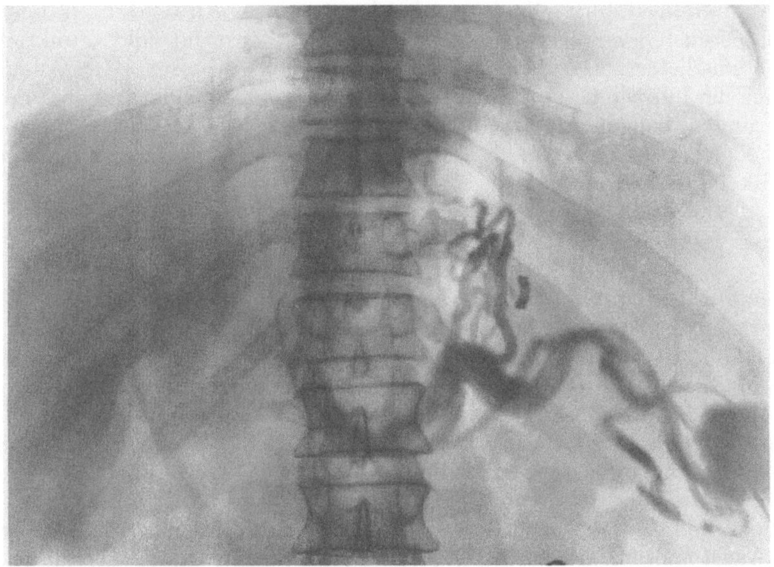

Abb. 42. G. M., 52 Jahre. Porto-cavale Anastomosen bei cirrhotischem Leberumbau. Portaler Hypertonus. (Nach L. WANNAGAT 1955.)

im Inspirium. Als Komplikationen der Splenoportographie kann es zum Austritt von Kontrastmittel durch den Stichkanal in die Bauchhöhle kommen, wodurch Schmerzen, Übelkeit und Erbrechen hervorgerufen werden können. Der Eintritt einer Milzperforation durch Sprengung der Milzkapsel sowie von Blutungen gilt als selten (WELLAUER 1957). Erfahrene Untersucher bevorzugen wegen der doch beträchtlichen Risiken der percutanen Methode die Durchführung der Splenoportographie bei geöffneter Bauchhöhle (WANNAGAT 1955c, 1956 vgl. Abb. 42).

Die Messung des Portalvenendruckes vor und unmittelbar während der Kontrastmittelfüllung darf normalerweise keine Unterschiede ergeben. Finden sich während der Kontrastmittelinjektion Portalvenendruckerhöhungen von mehr als 30 mm H_2O gegenüber dem Ausgangswert, so liegt eine Abflußbehinderung vor. Die Portovenogramme können Aufschluß über Lokalisation und Ausdehnung des Hindernisses geben.

εε) *Komplikationen.*

Bei Verwendung höher konzentrierter Kontrastmittel werden nicht selten Reizerscheinungen an den untersuchten Venen beobachtet; HALSE (1952) gibt dies bei 3—4% der Untersuchten an und empfiehlt anschließende Thrombocid-

Injektionen. Niedrigere Kontrastmittelkonzentrationen wären anzustreben, eventuell trijodierte Kontrastmittel von gleicher Schattengebung.

Paravenöse Kontrastmittelansammlungen führen zu starken Entzündungen, manchmal zu venösen Komplikationen. Einbringung von Hyaluronidase in die bedrohten Gewebe sowie Nachspritzen von Thrombocid (HALSE 1952) sollen vorteilhaft sein. Totale oder partielle Venenverschlüsse infolge von Phlebographien sind nach den Erfahrungen von HILSCHER (1955) durchaus keine Seltenheit, insbesondere bei erschwertem Abfluß und verlängerter Kontaktzeit hochprozentiger Kontrastlösungen mit der Venenwand. Auch bei der transossalen Phlebographie kommen postphlebographische Thrombosen vor.

Zusammengefaßt läßt sich der diagnostische Wert der Phlebographie dahingehend abgrenzen, daß das Verfahren bei fachkundiger Anwendung in der Hand erfahrener Beurteiler wertvolle Aufschlüsse über Zustand und Funktion des Venensystems liefert. Darüber hinaus können phlebographische Untersuchungen im Bereich der inneren Organe zur Objektivierung funktioneller und anatomischer Veränderungen beitragen. Doch ist die Phlebographie innerer Organe durch zahlreiche Gefahren belastet, die der Anwendung auf breiterer Basis auch in der Klinik hinderlich sind.

ε) Angiographie der terminalen Strombahn.

Systematische Bemühungen um die Röntgendarstellung der terminalen Strombahn am lebenden Objekt und ihre Durchströmungsverhältnisse sind vor allem VOGLER (1953; 1954); RÖHRL (1951; 1952) u. BELLMAN (1953) zu verdanken. Die von SUNDER-PLASSMANN (1943) behauptete röntgenologische Darstellbarkeit der arteriovenösen Anastomosen mit dem gewöhnlichen Makroröntgenverfahren wird von RÖHRL (1951) bestritten, der am Kaninchenohr ein Kaliber der Präcapillaren von 60—80 μ fand und auf Grund dieser Messung das gewöhnliche Röntgenbild zur Auflösung solcher Strukturen nicht für ausreichend hält. Am Ohr des toten Kaninchens konnte RÖHRL (1952) mit einer Mikroröntgentechnik die arteriovenösen Anastomosen darstellen. Die von SUNDER-PLASSMANN (1953) mit den Anastomosen identifizierten Gebilde hält RÖHRL nicht für arteriovenöse Anastomosen.

VOGLER (1953) verwendet bei seinen klinischen Endstrombahndarstellungen eine Vorinjektion von 35—50%igem Kontrastmittel nach dem Gegenstromprinzip (LINDBOM 1952) und läßt erst 7 min später (SGALITZER 1937) die endgültige Kontrastmittelinjektion (40 cm³ eines 50%igen Kontrastmittels) folgen, wobei mit den Serienaufnahmen in Abständen von 3 sec bereits vor Beendigung der Injektion begonnen wird. Nach den Erfahrungen von VOGLER (1954) scheint eine zusätzliche Senkung des Gefäßtonus durch 0,6 mg Hydergin in 20 cm³ physiologischer Kochsalzlösung i. a. die Peripherie zu erweitern und arterioläre Verengerungen der Endstrombahn auszuschalten, die Veranlassung der Eröffnung von arteriovenösen Anastomosen sein können. Bei organischen Stenosen läßt sich bisweilen die prästenotische Stase röntgenologisch erfassen, die dann nicht hyderginreversibel ist.

Klinische Bedeutung gewinnt die Darstellung arteriovenöser Verbindungen bei Patienten mit arteriovenöser Fistel. Bei Ostitis deformans Paget konnten STORSTEEN und JANES (1954) zwar eine starke Knochenvascularisation, aber keine Fistelbildungen nachweisen. Auch SÜSSE (1955) konnte angiographisch die periostale Mehrdurchblutung bei Morbus Paget sowie eine enossale Stauung mit transossaler Technik objektivieren, jedoch keine einwandfreien arteriovenösen Fisteln; er diskutiert die Entstehung des Morbus Paget auf der Grundlage eines Klappenschwundes in den Knochenvenen.

Die angiographischen Untersuchungsmethoden finden in der allgemeinen klinischen Diagnostik zwar meist nur eine beschränkte Anwendung. Gleichwohl sind sie zur Klärung spezieller angiologischer, zirkulatorischer und organpathologischer Fragen in den letzten Jahren immer bedeutungsvoller geworden, vor allem mit einer ad hoc orientierten Technik. Mit zunehmender Intensivierung der klinischen Diagnostik ist eine weitere Verbesserung der angiographischen Technik zu erwarten.

IV. Allgemeine Therapie.

Verschiedenartige Erkrankungen der Gefäße gehen oft mit gleichartigen funktionellen Störungen der Zirkulation einher. Der größte Teil der therapeutischen Maßnahmen bei Gefäßkrankheiten ist noch rein symptomatisch, d. h. es wird versucht, die Funktionsstörung auszugleichen oder zu beheben. Daher scheint es angebracht, diese bei vielen differenten Erkrankungen gemeinsame Therapie aufgegliedert nach den im Vordergrund stehenden Funktionsstörungen in einem allgemeinen Kapitel zusammenzufassen. Dadurch lassen sich unnötige Wiederholungen bei der späteren Darstellung der speziellen Therapie vermeiden.

1. Behandlung der arteriellen Insuffizienz.

Alle Arten von örtlicher Ischämie erfordern therapeutische Maßnahmen. In erster Linie soll das Weiterbestehen von durchblutungsbehindernden Einflüssen eliminiert werden. Dies gilt speziell für Durchblutungsstörungen mit konkret erkennbaren ursächlichen Faktoren durch ein arterielles Strömungshindernis. Im Abschnitt über allgemeine Ätiologie (S. 22ff.) ist auf die verschiedenen möglichen Ursachen partieller oder totaler Gefäßverschlüsse eingegangen. Wenn sich auch eine ätiologische Therapie nur in einer Minderzahl von Fällen als möglich oder wirksam erweist, sollte doch in jedem Falle, wenn angängig, der Versuch einer kausalen Behandlung gemacht werden.

In gleicher Weise ist dafür zu sorgen, daß die bestehende Ischämie sich nicht verstärkt oder die behinderte örtliche Durchblutung sich nicht weiter verschlechtert. In diesem Sinne müssen nicht nur alle zirkulationserschwerenden Einflüsse ausgeschaltet werden, sondern auch Mehranforderungen an das Stromvolumen wie sie durch Muskelarbeit, ungünstige Lagerung sowie durch Überwärmung und Beheizung provoziert werden, vermieden werden. Allgemeinmaßnahmen, bei denen Blutdrucksenkungen eintreten, erweisen sich speziell für ischämische Gefäßbereiche als nachteilig.

In zweiter Linie versucht man die Durchblutung ischämischer Bezirke durch Förderung der kollateralen Gefäßversorgung zu verbessern. Über die Tauglichkeit der zahlreichen hierzu angegebenen Verfahren wird in den folgenden Abschnitten berichtet. Schließlich zielen die Maßnahmen der physikalischen Therapie nach Abwendung der ischämiebedingten Gefahr von Nekrosenbildungen auf die Entwicklung einer ausreichenden Durchblutungsreserve für eine Mehrbelastung, mit deren Hilfe dann der funktionelle Ausgleich der arteriellen Zirkulationsstörung bewirkt werden soll. Besonders die ominöse Vielzahl der hierfür empfohlenen therapeutischen Methoden und Pharmaka läßt ihren tatsächlichen Wert zurückhaltend beurteilen.

Selbstverständlich ist das therapeutische Vorgehen der jeweiligen pathophysiologischen Situation anzupassen. Dabei richten sich die Maßnahmen nach Größe, Intensität und Akuität der Ischämie sowie nach der Kreislauf- und Allgemeinsituation des Patienten; auch müssen die zu erwartenden lokalen und allgemeinen

Wirkungen der Therapie untereinander abgewogen werden. Nur mit Erfahrung läßt sich im Einzelfalle entscheiden, ob die zu erwartenden Wirkungen und Nebenwirkungen der Therapie ihre Anwendung rechtfertigen.

In den folgenden Abschnitten sind Allgemeinmaßnahmen, physikalische und pharmakodynamische Behandlungsmethoden der arteriellen Insuffizienz zu besprechen.

a) Allgemeinmaßnahmen.

α) Körperliche Ruhe.

Außer etwa indizierten Maßnahmen mit kausalem Angriffspunkt — Antikoagulantienbehandlung; antirheumatische Therapie; Behandlung von Blutkrankheiten; operative Wiederherstellung der Wegsamkeit — ist besonders in Fällen von *akuter* arterieller Insuffizienz mit drohender Nekrosenbildung zunächst eine völlige Ruhigstellung der ischämischen Gewebe zweckmäßig. Diese wirkt einer die Nekrosenbildung begünstigenden Stoffwechselüberforderung entgegen. Außerdem konnten LOOSEN u. Mitarb. (1952) unter körperlicher Belastung eine Erhöhung der Blutgerinnbarkeit beobachten, woraus sich ebenfalls die Zweckmäßigkeit der körperlichen Ruhigstellung ergibt. Im allgemeinen ist eine waagerechte, bequeme und gewebsschonende (druckfreie), keinesfalls eine erhöhte Lagerung der ischämischen Extremität indiziert.

Nach GASKELL und BURTON (1953) ist die Durchblutung der Extremitätenperipherie bei waagerechter Extremitätenlage in Herzhöhe maximal; die digitoplethysmographischen Untersuchungen dieser Autoren sprechen dafür, daß bei tieferer Lagerung der Beine eine arterielle Minderdurchblutung zustandekommt, bedingt durch reflektorische Vasokonstriktion, die von den gedehnten Beinvenen ausgeht. Ähnlich konnten BEACONSFIELD und GINSBURG (1955) mit der Venenverschlußplethysmographie (BARCROFT und SWAN 1953) bei Elevation, aber auch bei Tieflagerung der Beine im Winkel von je 45° eine Abnahme der Durchblutung feststellen, während bei einem Elevationswinkel von nur 15° die Durchblutung noch gesteigert war. Frisch Sympathektomierte ließen die letztgenannte Durchblutungssteigerung vermissen. Soweit Messungen der Hauttemperatur einen Rückschluß auf Durchblutungsänderungen der Extremitäten gestatten, scheinen auch die Untersuchungen von THAUER und CRISPENS (1955) (4 Versuchspersonen; 100 Untersuchungen) für eine herabgesetzte Fingerdurchblutung beim Erheben über die Horizontale zu sprechen. Ob auch die Befunde von ROSENZWEIG (1955), höhere venöse O_2-Sättigung bei herabhängender Extremität gegenüber einer geringeren Venenblutsättigung der horizontal gelagerten Extremität, in der gleichen Richtung zu deuten sind, erscheint noch unsicher.

β) Aktive Bewegungs-Therapie.

Ob die streng ruhigstellende oder eine mehr aktive Therapie angebracht ist, entscheidet die jeweilige Akuität der Ischämie. Bei drohender Nekrose sind Kreislaufmehrbelastungen kontraindiziert, während unter günstigeren Zirkulationsverhältnissen mit ausbildungsfähigen Kollateralen eine aktive Therapie möglich und sogar geboten ist. Neuerdings wurde der Nutzen der rein konservativen Therapie in Zweifel gezogen durch FOLEY (1956), der an Stelle der nach seiner Meinung durchblutungsherabsetzenden Bettruhe den Patienten dosierte Gehübungen verordnete und bei 22 von 23 Behandelten vorteilhafte Effekte sah. Zweifellos entfällt bei Bettruhe die Stimulierung zur Mehrdurchblutung, die unter geeigneten Voraussetzungen die periphere Zirkulation verbessern kann.

Die Wichtigkeit von Allgemeinmaßnahmen bei der Behandlung von Gewebsnekrosen infolge arterieller Insuffizienz wurde von EMMRICH und PREUSS (1954) betont; dabei wurde neben der zweckmäßigen Lagerung auf die Notwendigkeit von ausreichendem Luftzutritt und Wärmeschutz hingewiesen, ferner auf eine lokale und allgemeine antibiotische Behandlung, das Bestreben zur Trockenhaltung der Gewebsdefekte und den Nutzen durchblutungsfördernder Maßnahmen.

b) Physikalische Therapie.

α) Intermittierender Venenverschluß.

Durch Anlegung von Gummimanschetten, die mit einem elektrisch gesteuerten Blasebalg vorübergehend unter Druck gesetzt und wieder entlastet werden können, wodurch eine temporäre Unterbrechung der venösen Zirkulation erfolgt, soll die arterielle Blutdruckamplitude gesteigert und die pheriphere Zirkulation im Sinne einer kongestiven sowie einer reaktiven Hyperämie (LEWIS und GRANT 1925) gebessert werden. Der Durchblutungsanstieg wurde mit Venenverschlußplethysmographie durch JONES (1945) gezeigt. Die Hauttemperatur soll nach Untersuchungen von FRIEDLAND u. Mitarb. (1943) sowie ALLEN und McKECHNIE (1937) nicht erhöht werden. In Thermostromuhr-Untersuchungen wurde die Durchblutung vermehrt gefunden (LINTON u. Mitarb. 1941).

Wegen der allgemeinen Besserung der Gewebsernährung durchblutungsgestörter und gangrängefährdeter Extremitätenteile, der Steigerung des Nagelwachstums und der Besserung des Hautturgor, teilweise sogar der oscillometrischen Ausschläge, setzten sich zahlreiche Autoren für die therapeutische Anwendung des Verfahrens ein (DE TAKATS u. Mitarb. 1931; BROWN und ARNOFF 1937; 1938; McKITTRICK 1939; ATLAS 1938; KOUNTZ und SMITH 1938; McLEAN und JOHNSON 1946; MEAD 1949; GOETZ 1949). Bei Thrombosen der Armarterien empfehlen es COGSWELL und THOMAS (1940). KOLFF (1939) verwendete statt Luft ein wasserhaltiges System zur Überdruckerzeugung. COLLENS und WILENSKY (1936; 1937; 1953) empfahlen ebenfalls das Verfahren. Sie halten es für indiziert bei akutem arteriellem Verschluß (LINTON 1943), und halten Drucke von 60 mm Hg für 2 min, dann 2 min Pause, zunächst über 24 Std kontinuierlich, später 4mal täglich 2 Std lang, für optimal. Die Drucke können auch mit 30—40 mm Hg für nur 1 min angewandt werden. Kombination mit Antikoagulantienbehandlung ist zweckmäßig und geeignet, sekundäre Venenthrombosen zu verhindern. Patienten mit arterieller Insuffizienz, bei denen ein operatives Vorgehen nicht in Frage kommt, sollten nach WARREN und LINTON (1948) mit dieser Methode behandelt werden. Bei Ödembildung wird Absetzung des Verfahrens auf 1—2 Tage empfohlen. Chronisch obliterierende Arteriopathien sklerotischer oder endangitischer Genese bilden nach ENVOY und DE TAKATS (1948) die günstigsten Behandlungsobjekte; doch ist die Behandlung bei Venenfüllungszeiten über 40 sec zwecklos (COLLENS und WILENSKY 1953). Desgleichen wird bei Nekrosen davon abgeraten. Handelt es sich hingegen um nur bakteriell entzündlich verursachte Hautdefekte, so kann eine vorsichtige Behandlung (30 mm Hg über 1 min, 2 min Pause; 3mal tgl. 20 min lang) versucht werden; die Wirkung läßt sich nach einem Tag abschätzen. Wundflächen mit guter arterieller Blutversorgung können mit dem gleichen vorsichtigen Verfahren, das nach Art einer Bierschen Stauung wirkt, zur Heilung gebracht werden, desgleichen Wunden von Diabetikern (ROOT 1940). Bei erhöhter Umgebungstemperatur sollen die Wirkungen bedeutend besser sein als bei niedriger Temperatur (COLLENS und WILENSKY 1953).

VEAL und McCORD (1939) fanden den intermittierenden Venenverschluß therapeutisch weniger wirksam als den intermittierenden Arterienverschluß. ADDIS u. Mitarb. (1950) setzen sich gleichfalls für dieses Verfahren ein.

In den USA ist für diese Behandlung das Gerät nach SHILLINGFORD (1949) verbreitet.

Mit erheblicher Kritik und Zurückhaltung wird der therapeutische Nutzen des intermittierenden Venenverschlusses beurteilt von WRIGHT (1948), ALLEN, BARKER und HINES (1955) sowie auf Grund von Muskelclearance-Untersuchungen von LAWRENCE und DODDS (1955).

β) Synkardiale Massage.

Die Überlegung, daß bei arterieller Insuffizienz die Pulswellen in der Peripherie abgeschwächt oder verzögert ankommen oder überhaupt fehlen, mochte den Gedanken nahelegen, durch Verstärkung der Pulswelle von außen her die periphere

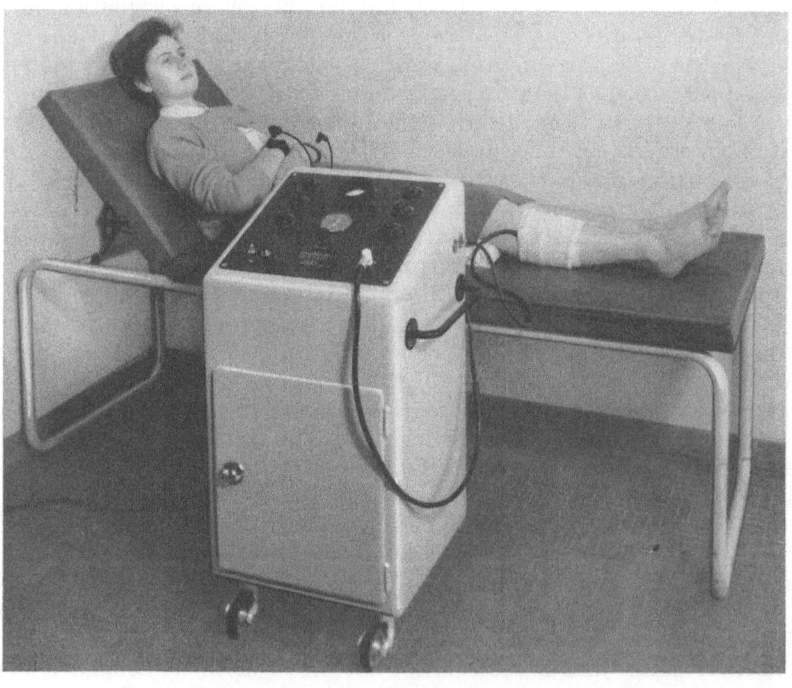

a

Abb. 43 a u. b. Abbildung und Schaltungsschema der Apparatur „Synkaridon". *1* EKG-Verstärker; *2* Einsatzverzögerung und Horizontalablenkung; *3* Druckdauer und Ventilsteuerung; *4* Druckluftgruppe; *5* Druckregler; *6* Manschette; *7* Netzteil; *8* Pulswellenverstärker; *E* Anschluß für Elektrodenkabel; *Fi* Ansaugfilter; *Fü* Fülltaste; *KO* Kathodenstrahlröhre; *L* Kontroll-Lampe; *Ma* Manometer; *MK* Motorkompressor; *P* Pulswellen-Pickup; *RV* Drossel; *Sch* Netzschalter; *St* Anschlußstutzen für Manschette; *UH* Umschalthahn; *Ve* Ventil; *W* Windkessel. (Nach FUCHS 1945.)

Durchblutung zu verbessern. Frühere Patentschriften von O. HELMER (1909, 1910) ließen schon das Bestreben erkennen, durch Apparaturen mit sphygmorhythmischer Arbeitsweise eine Verringerung der Herzarbeit zu erzielen. Erst 35 Jahre später wurde die synkardiale Massage als speziell an den peripheren Gefäßen angreifende Methode durch die Arbeiten von M. FUCHS (1945) in das Stadium diskussionswürdiger Therapieversuche gerückt.

Die synchron mit der Herzaktion („synkardial") und der dadurch ausgelösten Pulswelle im arteriellen Windkessel wirksame Massage wird durch eine Apparatur ermöglicht, mit der aus einem Druckluftspeicher ein dosierter Einlaß von Luft in ein geschlossenes Manschettensystem erfolgt, das die zu behandelnde

Extremität umschließt. Dabei können Druckhöhe, Dauer und Zeitpunkt des Druckeinsatzes so gesteuert werden, daß der Stoß unmittelbar nach Passieren der Pulswelle einsetzt.

Über die klinischen Wirkungen des Verfahrens wird in den Publikationen von FUCHS (1945 bis 1956), MEISTER (1949), OBRIST und PULVER (1950), HOLLE (1950), ALLGÖWER (1950), ARTHOLD (1953), ARTHOLD u. Mitarb. (1954) und STREHLER (1955) berichtet. Auch nach eigenen Untersuchungen scheint die synkardiale Massage bei arterieller Insuffizienz vorteilhaft zu wirken. Neben der subjektiven Wirkung, die sich durch Nachlassen der Schmerzen, größere Temperaturtoleranz, Aufhören von Stenokardien, Wärmegefühl in der behandelten Extremität, Nachlassen von allgemeiner Müdigkeit und Abnahme oder Verschwinden des Schwindelgefühls bei Menièreschem Syndrom und Arteriosklerose äußert (FUCHS 1953), wird an objektiven Wirkungen die Wiederkehr der peripheren Arterienpulse, die Angleichung der herabgesetzten Pulswellengeschwindigkeit an die Norm sowie die Steigerung der Hauttemperatur, Abheilung von

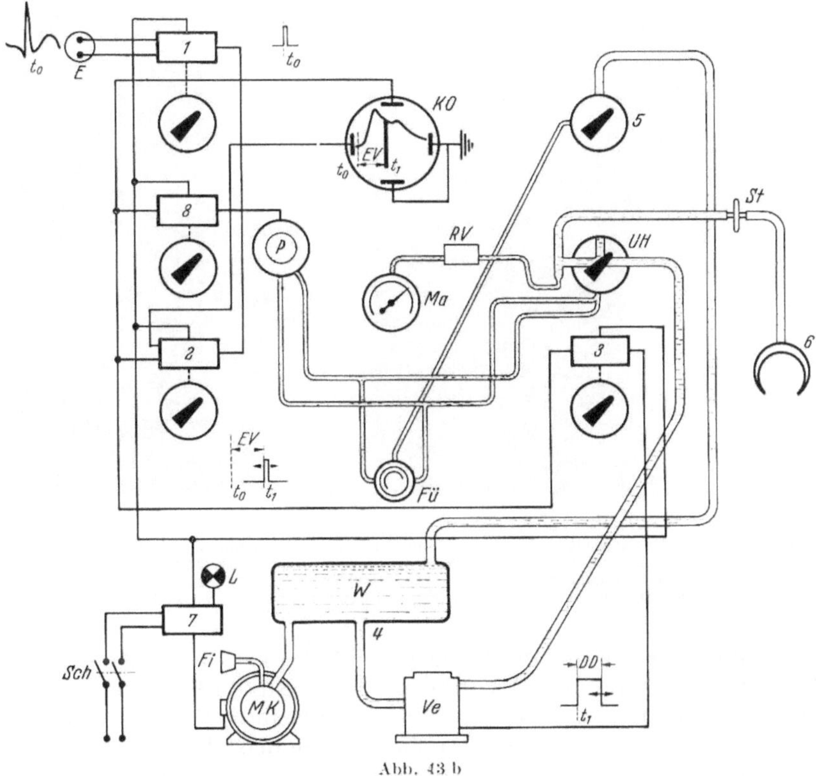

Abb. 43 b

Nekrosen und Verbesserung der durchblutungsabhängigen Funktionen mitgeteilt (FUCHS 1953). COTTIER und REUBI (1952) berichten über Steigerung der Diurese; VOGT und MONTEIL (1951) verzeichnen Besserung der EKG-Befunde; sogar osteolytische Herde werden zur Ausheilung gebracht (FUCHS 1953; BEYELER 1952) (Abb. 44; 45). FUCHS (1953) führt außer der Steigerung der arteriellen Förderleistung noch die verbesserte Durchblutung der Gefäßwand sowie die Förderung der Lymphzirkulation und die Förderung der Blutzirkulation der Nerven an. MEISTER

(1949) konnte bei Lymphödem mit Impulsdauer von 0,15 sec günstige Wirkungen verzeichnen.

Angesichts der grundsätzlich nicht zu unterschätzenden Schwierigkeit, therapeutische Wirkungen zu objektivieren, müssen die bisherigen Bemühungen besonders interessieren, die auf eine exakte Erfassung der Wirkungen der synkardialen Massage abzielten. Obrist (1951) untersuchte mit dem Oscillographen (Modell Gesenius-Keller) die therapeutischen Effekte. Als Verzögerung gegenüber

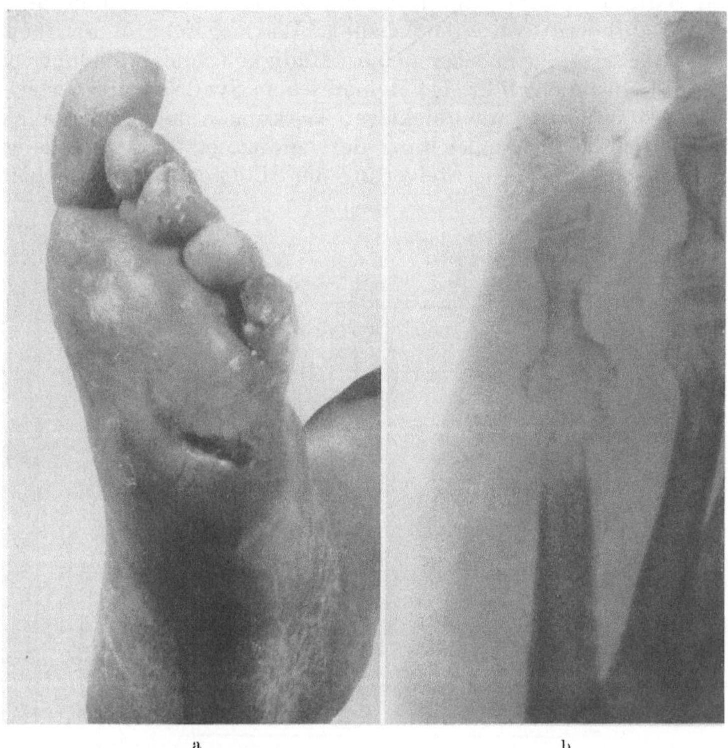

a b

Abb. 44a u. b. 58jähriger Patient mit Arteriosklerose und Diabetes mellitus. a Fortschreitende Gangrän mit osteolytischem Prozeß am Metatarsale V; Aufnahme vor synkardialer Behandlung. 9. 10. 52. b Osteolytischer Prozeß im Bereiche der Endphalanx und der Basis der Grundphalanx sowie des Köpfchens des Metatarsale V. Diffuse Atrophie. (Die Abbildungen wurden uns dankenswerterweise von Herrn M. Fuchs, Bern, überlassen.)

der Herzaktion erwies sich die Laufzeit der Pulswelle vom Herzen zur Massagestelle + 0,13 sec als optimal (Widmer und Greensher 1958). Die durch Massage erzielten Oscillationen sind proportional dem ausgeübten Manschettendruck; allerdings kommen bei therapeutischer Applikation nur diastolische Arteriendrucke zur Anwendung. Eine Vergrößerung der Amplitude der normalen Pulswelle durch synkardiale Massage gelingt nicht. Steigerung der Impulsdrucke über 100 mm Hg bewirkt zwar eine Beeinflussung der Pulswellen 40 cm distal der Massagestelle, jedoch im Sinne der Verkleinerung, wobei Obrist (1951) an Interferenzwirkungen denkt. Außerdem ließ sich auch eine von der Massagestelle zentralwärts verlaufende Welle, hervorgerufen durch die synkardiale Massage, nachweisen, die für die behauptete günstige Wirkung der Behandlung bei Angina pectoris sowie die Besserung der EKG-Befunde (Vogt und Monteil 1951) und die Steigerung von Nierendurchblutung und Glomerulumfiltrat (Cottier u. Reubi 1952) diskutiert wird.

Am Amputationsstumpf konnten ALLGÖWER (1950) sowie FUCHS (1953) den durchblutungsfördernden Effekt der synkardialen Massage demonstrieren, wenn der zeitliche Einsatz des Impulses optimal eingestellt war. Im Gegensatz hierzu fand STIRNEMANN (1955) keine Verstärkung der Durchblutung am Amputationsstumpf, was er so erklärt, daß die Wirkung der Pulswellenvergrößerung durch die Drosselung der vom Herzen kommenden Blutzufuhr infolge Arterienkompression wieder ausgeglichen werde. Dagegen nimmt STIRNEMANN (1955) eine Verbesserung der venösen Durchblutung unter synkardialer Massage an, wofür vor allem die günstigen Erfahrungen bei der Weichteiltransplantation sprechen sollen. E. u. H. JAQUET (1956) denken auf Grund von Untersuchungen am Schlauchmodell an die Möglichkeit, daß die Wirkung dadurch zustande kommt, daß die aus der Peripherie reflektierte, wieder zentralwärts laufende Pulswelle durch die im Synkardonimpuls entsprechende peripherwärts laufende Welle an ihrer weiteren zentralwärtigen Fortpflanzung gehindert werde. Mit Hilfe der J^{131}-Clearance konnten durch PULVER (1954) sowie PABST, AUFDERMAUR und PULVER (1956), WIDMER u. STAUB (1958), besonders bei Arteriosklerosen und Polycythämien, günstige Wirkungen im Sinne einer peripheren Durchblutungssteigerung beobachtet werden, nicht hingegen bei Endangitis obliterans. Bei spastischen Durchblutungsstörungen ist eine Neigung zur unerwünschten Steigerung des Vasokonstriktorentonus bei der synkardialen Massage zu berücksichtigen. Besonders eindrucksvolle Heileffekte wurden von FUCHS (1945—1957) beschrieben (vgl. Abb. 44a, b und 45a, b).

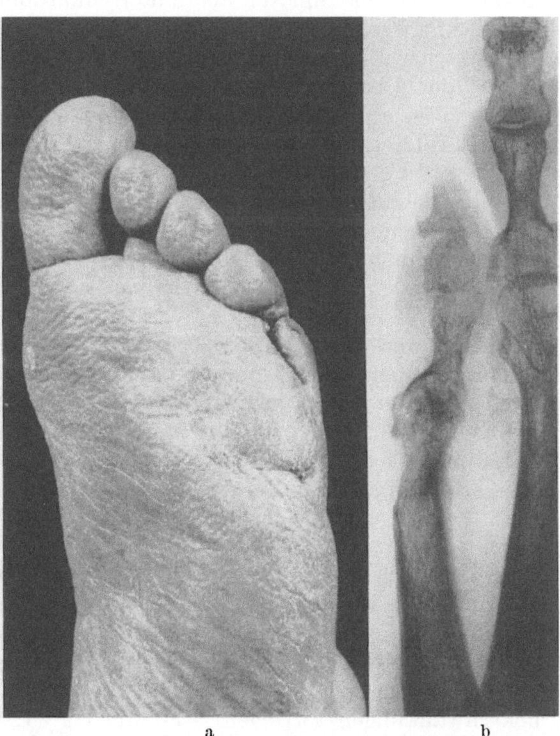

Abb. 45a u. b. a Gleicher Patient wie Abb. 44. Aufnahme nach synkardialer Behandlung vom 29. 11. 52. b Kontrollaufnahme am 18. 2. 53 zu Abb. 44b. Nach synkardialer Massage zeigt sich eine Abnahme der Weichteilschwellung und der Knochenatrophie und eine Defektheilung des osteolytischen Prozesses. (Die Abbildungen wurden uns dankenswerterweise von Herrn M. FUCHS, Bern, überlassen.)

Durch die auch in den Venen nachgewiesenen proximalwärts laufenden Druckwellen bei der Synkardialmassage (ALLGÖWER 1950; LOTTENBACH und STUCKI 1950) scheint es nicht zu Steigerungen des Herzminutenvolumens zu kommen, wie aus Untersuchungen mit der Herzkatheter-Methode (SCHMID, REUBI, STETTLER und COTTIER 1954) hervorgeht; diese Autoren nehmen daher an, daß örtliche Durchblutungssteigerungen unabhängig vom Herzen zustande kommen müssen.

Bei kritischer Betrachtung der durch die Synkardonbehandlung zunächst bezweckten Amplitudenbeeinflussung der peripheren Pulswelle ließe sich also einwenden, daß eine Zunahme der vom Herzen kommenden Pulswelle durch die synkardiale Massage mit Amplitudenmessungen nicht zu erreichen ist (OBRIST

1951) und daß selbst bei Annahme einer solchen Amplitudensteigerung oder unter Voraussetzung einer Auslöschung der von peripher nach zentral laufenden reflektierten Welle (E. und H. JAQUET 1956) noch kein vermehrter Durchfluß von Blut durch die Arterie bewiesen ist, weil die Blutbewegung keine Funktion der Pulswelle ist. Nach E. und H. JAQUET (1956) könnte jedoch durch den Synkardonimpuls das distal der Massagestelle befindliche arterielle Druckreservoir, das heißt der Windkesselanteil distal der Manschette, das peripherwärts wirkende Druckgefälle länger anhalten als ohne Synkardonimpuls, woraus sich eine Mehrdurchblutung ergäbe. Unter optimalen Grenzbedingungen (Manschettendruck = diastolischer Blutdruck; Einwirkungsdauer $^1/_3$ oder $^1/_4$ der Pulsperiode; Verzögerung des Druckeinsatzes vom R-Potential des EKG = Pulswellenlaufzeit + 0,13 sec) ist an gefäßgesunden Probanden eine Erhöhung der arteriovenösen Blutdruckdifferenz nachgewiesen worden (WIDMER 1957; WIDMER und STAUB 1958; WIDMER und GREENSHER 1958).

Wenn auch die Objektivierung der örtlichen Stromvolumensteigerung bei Arterienstenosen im akuten Experiment noch nicht unanfechtbar gesichert ist, so möchten wir auch auf Grund der bisherigen Erfahrungen die synkardiale Massage als einen Fortschritt in der langfristigen Behandlung der arteriellen Insuffizienz betrachten.

SAMPSON und KIRBY (1955) bearbeiteten arteriell insuffiziente Extremitäten mit einem System von 14 hintereinander geschalteten, progressiv von proximal nach distal unter Druck setzbaren Gummimanschetten und loben die günstigen Wirkungen bei 30 von 32 Patienten, die sich besonders dann erzielen lassen, wenn das proximale Oberschenkeldrittel noch gut durchblutet ist. Bei akutem arteriellem Verschluß findet das Verfahren keine Anwendung.

γ) Alternierende Saug-Druckbehandlung.

Unabhängig voneinander haben REID und HERRMANN (1933) sowie LANDIS und GIBBON (1933) zuerst die alternierende Saug-Druckbehandlung zur Förderung der Durchblutung angewendet. REID und HERRMANN (1933) verwenden allmähliche Übergänge der Drucke, die zwischen —80 mm Hg und +70 mm Hg schwankten. Die hohen positiven Drucke erwiesen sich als schädlich, so daß auf Druckschwankungen zwischen —80 mm Hg (12 sec) und +20 mm Hg (3 sec) zurückgegangen wurde.

LANDIS und GIBBON (1933) sowie LANDIS und HITZROT (1935) gingen bei ihren Untersuchungen über die zirkulatorische Wirkung des Unterdruckes von dem Gedanken aus, daß distal einer Arterienstenose angreifende Unterdrucke das Blut verstärkt ins ischämische Gebiet saugen sollten. Sie wählten schlagartige Übergänge zwischen —120 mm Hg (25 sec) und —80 mm Hg (5 sec).

Die intermittierende Saug-Druckbehandlung erwies sich, klinischen Eindrücken zufolge, zunächst als günstig (CONWAY 1936). BOARD (1930) empfahl sie bei Frühstadien von Erfrierungen, weniger bei Endangitis obliterans. Der Anstieg der O_2-Sättigung des Venenblutes der erkrankten Extremität unter derartiger Behandlung wurde als günstiges Zeichen angesehen (VEAL und McCORD 1937). Daß eine geeignete und zwar höhere Umgebungstemperatur die Wirkung der intermittierenden Saug-Druckbehandlung verbessert, zeigten THEIS und FREELAND (1936). VÖLKER (1950) beobachtete unter der Behandlung organischer Durchblutungsstörungen Anstieg der Hauttemperatur, vermißte ihn aber bei Gesunden und Patienten mit vasospastischer Diathese. COLLENS und WILENSKY (1953) ziehen die sogenannte Pavaex-Therapie mit der allmählichen Druckänderung nach REID und HERRMANN (1933) dem LANDIS-HITZROT-Verfahren vor; sie finden es wirkungsvoll vor allem bei leichteren arteriellen Insuffizienzen, bei Fällen von

Frostgangrän im Spätstadium sowie zur Nachbehandlung von arteriellen Thrombosen und Embolien. Zu vermeiden ist ihrer Ansicht nach die Behandlung bei akuten arteriellen Insuffizienzen ohne ausreichende Kollateralenbildung sowie bei akut entzündlichen Komplikationen von Durchblutungsstörungen und bei Phlebitiden, zwecklos bei Endangitis obliterans und bei tiefer Gangrän. Als unerwünschte Nebenerscheinungen können venöse Thrombosen sowie Phlegmonen auftreten (BERNHEIM u. LONDON 1932).

Die Kombination mit der Trockengasbehandlung wird durch das in Deutschland erhältliche Gerät der Fa. Itting, (Ludwigsstadt in Bayern) ermöglicht (MÜLLER 1956).

Die Therapie mit der alternierenden Saug-Druckbehandlung dürfte im allgemeinen einen nur engen Anwendungsbereich haben. Über eigene Erfahrungen kann nicht berichtet werden.

δ) Oscillationsbett.

Das von SANDERS (1936) beschriebene motorisierte Kippbett, bei dem aus der Horizontalen oder aus leichter Kopftieflage eine Kippung des bequem gelagerten Patienten um maximal 60° (alle 2—7 min eine Periode) erfolgt, wurde von BARKER u. ROTH (1939) besonders für solche Patienten mit arterieller Insuffizienz als nützlich befunden, die zu aktiven Gliedmaßenübungen nicht fähig waren. Die Autoren benutzten eine Modifikation des Schaukelbettes nach SHEARD (zit. nach ALLEN, BARKER und HINES 1955) und beobachteten einen Anstieg der Hauttemperatur um 0,1—3,8° C, eine Änderung der Hautfarbe mit wechselnder Capillarenfüllung sowie ein Sistieren der Schmerzen bei ischämischer Neuritis und Nekrosen. Gegen Dysbasia intermittens erwies sich die Behandlung (täglich 8 Std lang) als unwirksam.

Das Verfahren ist für den Patienten unangenehm, so daß es bisher in Europa kaum Eingang fand.

Die Anwendung der Zentrifugalkraft (Drehstuhl) gestattet zwar eine stärkere Blutfüllung der exponierten Extremitätenteile, führt aber nicht zu der erwünschten Mehrdurchblutung, wie Untersuchungen der Hauttemperatur von PEARSE und SCHLOERB (1947) gezeigt haben. Außerdem ist das Verfahren mit unangenehmen Nebenwirkungen (Ödembildungen, Schwindel, Nausea) verbunden.

ε) Wärmeanwendung (allgemein).

Die Gefahren örtlicher Wärmeanwendung bei arterieller Insuffizienz, insbesondere bei akutem Arterienverschluß, sind allgemein hinlänglich bekannt. Bei überhöhter Gewebstemperatur wird der periphere Stoffwechsel so gesteigert, daß aus dem Mißverhältnis zwischen Durchblutungsbedarf und tatsächlichem Durchblutungsangebot die Ausbildung von Nekrosen resultiert. WILKINS u. Mitarb. haben 1950 wieder auf diese Zusammenhänge hingewiesen und empfehlen strengste Kontrolle der therapeutischen Schritte nach funktionellen Blickpunkten.

Die therapeutische, streng dosierte Wärmeanwendung zur Ausschaltung von Kollateralenspasmen und zur besseren, rascheren Ausbildung von Kollateralen muß sich genau an die optimalen Umgebungstemperaturen zwischen 25 und 32° C halten (ALLEN, BARKER u. HINES 1955). WOOLLING und WILSON (1955) konstruierten einen thermostatisch kontrollierten Heizkasten zur Behandlung von Ischämien im Beinbereich, der einen sicheren Schutz vor Gewebsschäden bilden soll. Der Nutzen der Apparatur ist in der Ausschaltung unerwünschter exogener Abkühlungseffekte zu sehen. Ohne peinlich gesicherte Kautelen gegen schädliche Überheizung der Gewebe sollten Wärmeapplikationen besser unterlassen werden.

ζ) Bäderbehandlung.

Die Wirkung von Badeprozeduren bei peripheren Durchblutungsstörungen infolge von Gefäßkrankheiten wurde von GOLLWITZER-MEIER (1952) und WITZLEB (1955) geprüft. Im warmen Bade wird eine allgemeine Erweiterung der peripheren Strombahn, insbesondere der Hautbereiche und der für die Wärmeregulation ebenfalls wichtigen Acren, die reich an Anastomosen sind, herbeigeführt. Besonders intensiv wirkt sich die acrale Mehrdurchblutung nach Wärmeanwendung an der Hand aus, die einen geringeren Vasokonstriktorentonus aufweist als der Fuß. Bei Wassertemperaturen von 43° C wird die Durchblutung an der Hand 11fach, am Fuß 6fach, am Vorderarm 5fach und an der Wade 3fach gesteigert; die Muskulatur scheint nur gering an der vorwiegend cutanen, insbesondere der acralen Mehrdurchblutung teilzuhaben (WITZLEB 1955). Gelingt es, auch die Kerntemperatur des Körpers zu steigern, so werden die cutanen Hyperämien noch gesteigert (KUNKEL und STEAD 1938; KUNKEL und WEISS 1939).

Nach Befunden von BARCROFT und EDHOLM (1943) bewirken warme Bäder auch eine Vermehrung der muskulären Extremitätendurchblutung. Demgegenüber fanden REESE u. Mitarb. (1952) bei physikalischer und pharmakodynamischer Steigerung der Hautdurchblutung eine Abnahme der Muskeldurchblutung mit der Methode nach KETY (1949) (Clearance von radioaktivem Natrium).

Die im warmen Bade bewirkte Mehrdurchblutung führt zu einer verbesserten Sauerstoffversorgung der pathologisch minderdurchbluteten Bezirke und vermag zumindest vorübergehend hypoxiebedingte Gefäßspasmen zu durchbrechen (WITZLEB 1955). Während bei niedrigen Badetemperaturen die venöse Sauerstoffsättigung entsprechend der Durchblutung stark abfällt, werden im warmen Bade die Werte der venösen Sauerstoffsättigung fast an arterielle Werte angenähert (WITZLEB 1955).

Geeignete Indikationsgebiete sind arteriospastische Zustände (WITZLEB 1955), Akrocyanose (GOLLWITZER-MEIER 1952), aber auch organische Gefäßkrankheiten mit Arterienstenosen (MEAD 1949). Kontraindikationen von warmen Badeprozeduren sind Zustände von Herzinsuffizienz (zusätzliche Steigerung der aktiven Blutmenge; WOLLHEIM 1931), drohende Embolien und anderweitige Krankheiten, bei denen damit zu rechnen ist, daß eine Vergrößerung des Herzminutenvolumens unmöglich, unverträglich oder unerwünscht ist.

Teilbäder. Ein vorteilhaft nutzbarer Effekt warmer Teilbäder ist die konsensuelle Hyperämie an der gegenseitigen Extremität.

Nach MALMÉJAC u. Mitarb. (1951) wird bei Teilbädern von 40—42° ein auf das 3—10fache erhöhter Histamingehalt des Blutes behauptet; Histaminabhängigkeit der Durchblutungssteigerung wird nach WITZLEB (1955) allerdings nur für die Reaktion nach kalten Bädern angenommen. Für lokalisierte Durchblutungsstörungen, bei denen selektiv eine Hyperämie durch ein Teilbad erreicht werden soll, jedoch sich die Anwendung örtlicher Wärme verbietet, müssen die jeweiligen Behandlungsprozeduren im Individualfall festgesetzt werden. Durch Zusatz chemisch hyperämisierender Stoffe zur Badeflüssigkeit, speziell zu kohlensäurehaltigen Bädern, läßt sich eventuell die cutane CO_2-Aufnahme steigern, z. B. in Form der sogenannten Senfbäder (KILLIAN und OCLASSEN 1938). Eine weitere Steigerung der örtlichen Durchblutung wird durch zusätzliche Anwendung einer Bierschen Stauung erreicht; es kommt hierbei zu einer verstärkten Zunahme der Tiefenwärme der Acren, weil der Abfluß des Blutes aus dem gestauten Extremitätenbereich verlangsamt ist (GRUNER 1938). Bei mäßiggradigen Durchblutungsstörungen wird das Armteilbad mit ansteigender Temperatur von 36—40° C nach SCHWENNINGER u. HAUFFE (HAUFFE 1937) für eine Dauer von 10—30 min angewendet (KOWARSCHIK 1957).

Bei höhergradigen Durchblutungsstörungen mit drohender Gewebsnekrose verbieten sich selbstverständlich direkte Wärmeanwendungen an der gefährdeten Extremität. Hier läßt sich durch sogenannte Fernteilbäder immer noch eine gezielte Durchblutungssteigerung erreichen (RATSCHOW 1950; VÖLKER u. Mitarb. 1954). Dabei braucht, da die Wärmeanwendung in einem nicht gefährdeten Kreislaufgebiet stattfindet, nicht auf Gewebsschonung Rücksicht genommen werden und es können höhere Temperaturen zur Einwirkung gebracht werden, die bedeutend stärkere Wirkungen entfalten. So fand FREEMAN (1940) den Ausfall der reaktiven Hyperämie der anderen Extremität bei Fernteilbädern von 34°C 4mal stärker als bei 23°C. Nach GOLLWITZER-MEIER kann jedoch eine konsensuellen Fernreaktion nicht erwartet werden, wenn die Kollateralen unzureichend sind, womit über 4—8 Wochen nach Arterienverschlüssen noch gerechnet werden muß, ferner bei Schmerzen, bei unbequemer oder beschwerlicher Lagerung der Gliedmaßen, bei örtlicher und allgemeiner Abkühlung, im Schockzustand und bei allgemeinem Sauerstoffmangel.

Besonders empfohlen wird das ansteigende CO_2-Teilbad hinsichtlich seiner Fernwirkung. In Temperaturen von 32—40°C bewirkt es am kontralateralen Arm bei Patienten mit Acrocyanose eine konsensuelle Mehrdurchblutung. Bei Morbus Raynaud lassen sich die Arteriospasmen der oberen Extremitäten durch konsensuelle Wirkungen derartiger Teilbäder an beiden Beinen auf die Hände ausnützen. Organische Durchblutungsstörungen wie die Endangitis obliterans sind dagegen einer günstigen Beeinflussung weniger zugänglich, da hierbei die Erweiterungsfähigkeit der erkrankten Gefäßbezirke als selektiv eingeschränkt gelten muß.

Wechselbäder. Die Anwendung von Wechselbädern (FEY 1955) bei Durchblutungsstörungen der Extremitäten, sei es durch einmalige kalte Waschungen oder kalte Güsse in mehrmaligem Wechsel mit warmen Teilbädern dürfte ihren Zweck als Gefäßtraining zumindest bei organischen oder teilweise organisch bedingten Durchblutungsstörungen, wahrscheinlich auch bei spastischen Durchblutungsstörungen, verfehlen. Jede Kälteanwendung bei einer durch Gefäßkrankheit bedingten Durchblutungsstörung muß als nachteilig angesehen werden. Zumindest dürfte der dadurch verursachte Schaden den Nutzen überwiegen.

Jodbäder. Nach SIEDEK (1954) und WICK (1955) lassen sich durch jodhaltige Solbäder die bei Durchblutungsstörungen charakteristisch veränderten Hautquaddelreaktionen allmählich normalisieren. Ursächlich wird eine mit Blutdruckabfall einhergehende Gefäßerweiterung und eine Aufhebung der Gefäßstarre durch Quellungen der Gefäßwand (unter anderem mit Änderung der Pulswellengeschwindigkeit, die auch in Abhängigkeit vom Blutdruck denkbar wäre) angenommen. HOFMANN-CREDNER (1954) bezeichnet auf Grund der bei 60 Patienten mit Hypertonie und Durchblutungsstörungen nach Anwendung jodhaltiger Solbäder gefundenen elektrophoretischen Serumveränderungen die Jodbadebehandlung als einen unspezifischen Reiz mit Stimulierung der ACTH-Sekretion und entsprechender Beeinflussung der Nebennierenrinde. Man warnt vor derartigen Kuren bei Patienten mit entzündlichen Gefäßreaktionen, bei denen paradoxe Proteinreaktionen zu befürchten sind.

Kohlensäurebäder. Beim warmen Bad mit Kohlensäurezusatz hängt die cutane Kohlensäureaufnahme und damit der hyperämisierende Effekt von der Durchblutung und der Temperatur des behandelten Objekts ab. An hyperämischer Haut ist die CO_2-Aufnahme 4—5mal größer als an normaldurchbluteter Haut, in anämischen Hautbereichen ist sie fast aufgehoben (KRAMER 1935;

WITZLEB 1955). Bei peripheren Durchblutungsstörungen ist zur Verhütung unerwünscht starker oder gegenteiliger Gefäßreaktionen eine besonders sorgfältige Temperaturkontrolle indiziert (WITZLEB 1955).

Kohlensäuregasbäder. Nicht nur aus wäßriger Lösung (WINTERNITZ 1901; GROEDEL und WACHTER 1929; HEDIGER 1928), sondern auch aus gasförmigem Zustand (SHAW, MESSER und SOMA WEISS 1929) kann Kohlensäure durch die Haut in den Körper eintreten. Dabei scheint allerdings der Feuchtigkeitsgehalt der Haut (COBET 1929; COBET und v. HAEBLER 1930), die Feuchte der Hautoberfläche, die Temperatur sowie der Druck des umgebenden Kohlensäuregases eine Rolle zu spielen (BENATT 1934). Vielleicht erfolgt die Resorption nicht als Kohlendioxyd, sondern in gelöster Form. Durch die Wirkung von CO_2 werden die Arteriolen und die den subpapillären Plexus benachbarten Capillaren erweitert (BENATT 1934), was bei gleichzeitiger Forcierung der Atmung und Steigerung des Herzminutenvolumens die peripheren Durchblutungsverhältnisse verbessern sollte. Bei genügend hoher Konzentration von CO_2, im engeren Sinne bei genügender Aufnahme von CO_2 in die Haut, kommt es zu einer Wärmeempfindung, die nach GOLDSCHEIDER (1911) sowie GROEDEL und WACHTER (1929) durch Erregung der temperaturempfindlichen Nerven zu erklären ist. PRAUSNITZ (1928) nimmt an, daß es dazu einer Wassertemperatur von über 20° bedarf. Bei Temperaturen über 38° kommt es zur Schweißsekretion. Die Erhöhung der Hauttemperatur (GROEDEL und WACHTER 1929) geht mit einer Verminderung der Innentemperatur einher (COBET und v. HAEBLER 1930). Wegen der feuchtigkeitsabhängigen Resorptionsverhältnisse können CO_2-Gasbäder auf der trockenen Haut nur geringe Wirkungen erzeugen. (COBET und v. HAEBLER 1930), an schwitzender oder befeuchteter Haut hingegen sind die Wirkungen stärker.

Für periphere Durchblutungsstörungen, insbesondere zur Therapie von Nekrosen wurde das Verfahren seit langem empfohlen (COBET und v. HAEBLER 1930; RATSCHOW 1953; PARADE 1955). Neuerdings wurden Apparaturen für die Anwendung wechselnder Gasdrucke konstruiert (ERLER 1955, LAMPERT 1955: Apparatur der Fa. Itting K. G., Ludwigsstadt/Bayern).

Die Anwendung gasförmiger O_2-Bäder (RATSCHOW 1953) kann theoretisch weit weniger überzeugend begründet werden, weil dabei kein Wärmegefühl, sondern Frösteln entsteht (COBET und v. HAEBLER 1930) und die Hautrötung fehlt (MUNK 1913).

Schwefel- und Moorbäder. Die Wirkung dieser Bäder wird neben den Wärmeeinflüssen der Wirkung von Schwefel bzw. Huminsäuren zugeschrieben (WITZLEB 1955).

η) Anderweitige Wärmeanwendungen.

Obwohl eine erhebliche Steigerung der Hautdurchblutung durch heiße Packungen der Extremitäten erreicht werden kann (KRUSEN u. Mitarb. 1950), ist die therapeutische Anwendung bei Durchblutungsstörungen nur unter Ausnutzung der konsensuellen Reaktion an der kontralateralen Extremität zweckmäßig. Das gleiche gilt für die von SIEDEK (1954) für die Arteriosclerosis obliterans empfohlenen Jodüberwärmungspackungen der Beine, die allerdings direkt angewendet worden sind.

COLLENS und WILENSKY (1953) erwähnen als örtliche Wärmeanwendung bei Durchblutungsstörungen die früher mehr als in der Gegenwart verwendeten Paraffinpackungen, wobei die Extremitäten in flüssiges Paraffin von 35°C eingetaucht wurden. Ein Nachteil des Verfahrens ist, daß es meist mit herabhängenden, also durch Vasokonstriktion benachteiligten Beinen, angewendet wird;

außerdem kommt es manchmal zu Kontaktdermatitis. Heiße Schlamm-, Moor- und Sandpackungen sind in nekrosegefährdeten Extremitätenbereichen kontraindiziert (KOWARSCHIK 1957).

Selbstverständlich dürfen Wärmeanwendungen im Sinne der obigen Ausführungen nur bei solchen Zuständen erfolgen, bei denen keine akute arterielle Insuffizienz besteht und noch Möglichkeiten einer funktionellen Durchblutungssteigerung vorhanden sind.

Kurzwellen. Vielfach wird bei arterieller Insuffizienz die Verwendung der Kurzwellendurchflutung empfohlen. Dabei werden nicht die durchblutungsgestörten Extremitäten bestrahlt, sondern die zuständigen sympathischen Ganglien im Lumbalbereich (GALM 1936). BÜCHSEL (1951) konnte bei 51 Patienten eine Herabsetzung des peripheren Vasomotorentonus beobachten, wobei dysbatische Beschwerden zurückgingen. In Kombination mit Hydrotherapie wurde die Kurzwellenbehandlung von SCHLÜTER (1950), in Verbindung mit Tetraäthylammoniumbromid-Medikation von JANTSCH (1953) empfohlen.

Die Wirkungen einer direkten Kurzwellenbestrahlung des Vorderarms (Elektroden-Hautabstand 5 cm, Dauer 30 min) zeigten sich in einer beidarmig ausgeprägten Steigerung der Handdurchblutung (Plethysmographie; Oberflächentemperaturmessung), abhängig von der Stärke der Kurzwellendurchflutung, die aber nicht zu maximaler Vasodilatation (STONER 1951) führt.

Der wesentliche Effekt, wie auch die Beschränkung des therapeutischen Einsatzes, erklärt sich durch die Wärmewirkung der Kurzwellen.

Ultraschall. Wie die Kurzwellenbestrahlung, so darf auch die Ultraschallanwendung nur auf die einschlägigen Lumbalplexus appliziert werden (RATSCHOW 1953). HOFFMANN-MARTINOT (1952) berichtete auf Grund der Behandlung von 20 Patienten über Abnahme des Vasoconstrictorentonus und Wärmegefühl, sah jedoch keine oscillometrischen Veränderungen. OTTO (1953) verzeichnete eine Zunahme der acralen Hauttemperatur. Auch BUCHTALA (1949) sowie TORSOLI und FABBRINI (1953) haben sich für das Verfahren eingesetzt.

Den Wirkungsmechanismus hat man sich nach PEZOLD (1951) sowie BARTSCH u. Mitarb. (1955) so vorzustellen, daß durch den Vibrationseffekt des Ultraschalles auf das vegetative Nervensystem eine Lösung des „schmerzreflektorisch entstandenen muskulären Hartspannes" und dadurch eine Hyperämisierung der vorher spastisch-ischämischen Gewebe herbeigeführt wird. Hierdurch soll es zum Abklingen von Anoxie, Ödem und Schmerz kommen. Die Autoren legen Wert auf strenge Abgrenzung der Indikation, die sich nach dem vegetativen Ausgangszustand und nach der Intensität der lokalen Irritation zu richten hat. Zur Erhöhung der Schmerzreizschwelle und Dämpfung der vegetativen Erregbarkeit wird von BARTSCH u. Mitarb. (1955) zusätzliche Anwendung von Hydergin (vgl. S. 166 u. 242) bei der Behandlung von Cervicalsyndromen mit Ultraschall empfohlen. Bei Tumoren, aktiv entzündlichen und tuberkulösen Prozessen, Cholecystopathien und bei dekompensierten Kardiopathien ist die Ultraschallanwendung kontraindiziert.

Diese Behandlung wird bei arterieller Insuffizienz mit Recht nicht mehr angewendet.

ϑ) Röntgenbestrahlung.

Während die direkte Bestrahlung der erkrankten Gefäßbezirke keine Vorteile bringt (PFAHLER 1935), wurde vereinzelt eine Bestrahlung der Lumbalgegend zwecks Ausschaltung constrictorischer Impulse empfohlen. Eine praktische Bedeutung hat dieses Verfahren nicht.

ι) Elektrotherapie.

Die Behandlung durchblutungsgestörter Extremitäten mit speziellen Wechselströmen, insbesondere niederfrequenten Sinusströmen, wurde durch Schneider (1934) sowie Scholtz (1952) durchgeführt. Barth (1949) berichtet über Nachlassen eines gesteigerten Vasoconstrictorentonus unter Behandlung mit solchen „Pendelströmen".

Über die Wirkung von Interferenzströmen auf die periphere Durchblutung haben Kaindl u. Mitarb. (1953), auch in Kombination mit intraarteriellen Acetylcholininfusionen, berichtet.

Erfahrungen mit galvanischen Strömen („Ionomodulation") publizierten Pabst und Feindt (1955).

Eine begründete Beurteilung der tatsächlichen Effekte dieser Therapie ist dadurch erschwert, daß ihre Wirkung im akuten Versuch kaum reproduzierbar ist und daß gegen den Nachweis langfristiger Wirksamkeit grundsätzliche Bedenken geltend gemacht werden können (vgl. Kap. Endangitis obliterans, S. 298ff.).

ϰ) Iontophorese.

Wird eine Erweiterung hautnaher Gefäßbezirke in umschriebenen Extremitätenbereichen angestrebt, so kann sich die Applikation gefäßerweiternder Substanzen durch Iontophorese als zweckmäßig erweisen. Durchblutungsstörungen des Integuments lassen sich besonders an den Acren durch Priscol in 2—5 pro milliger Lösung unter der Anode, bei 30 mA über 30—40 min günstig beeinflussen, wie Puttinger (1952) bei 31 Endangitikern gezeigt hat. Auch mit Trafuril sollen die Erfolge gut sein (Klare 1952).

Die Anwendung von Histaminpräparaten mittels Iontophorese erweist sich in Fällen von arterieller Insuffizienz bei Heranziehung der Gewebs-Clearance mit radioaktivem Natrium der percutanen Histamintherapie ohne Ionotophorese als überlegen, wenn man unter einer für Gesamtkreislaufänderungen notwendigen Dosis bleibt; dabei ändert sich die örtliche Muskeldurchblutung nicht (Harris u. Mitarb. 1955).

Zum Unterschied anderer acetylcholinähnlicher Präparate mit nicotinähnlicher Wirkung, z. B. Doryl, wird nach Anwendung von Acetyl-β-Methyl-cholin (Mecholyl) mittels Iontophorese eine Steigerung der Hautdurchblutung beobachtet (Pemberton u. Watson 1949).

Eindrucksvolle Erfolge bei der Behandlung therapieresistenter Lymphödeme konnte Schwartz (1955) durch Iontophorese von Hyaluronidase erzielen.

Bezüglich der Methode sei auf Kovacs (1936; 1938) verwiesen.

λ) Massage.

Gewöhnliche Handmassage. Die Frage, ob die einfache Knetmassage der Muskulatur für Zustände mit arterieller Insuffizienz Vorteile bringt, dürfte schwer zu entscheiden sein. Sicher ist, daß durch mechanische Druckwirkung der Blutgehalt der Muskulatur zunächst herabgesetzt wird. So konnten Halperin u. Mitarb. (1948) feststellen, daß bei Manschettenaußendruck von 10 mm Hg die Durchblutung um 10%, bei 20 mm Hg um 25% und bei 30 mm Hg um 35% beim Gesunden herabgesetzt wird. Die Annahme einer unmittelbar postischämischen reaktiven Hyperämie liegt natürlich nahe. Außerdem bedienen sich zahlreiche therapeutische Verfahren der Anwendung einer zunächst provozierten Ischämie und bezwecken die Ausnutzung der nachfolgenden Hyperämie (z. B. intraarterielle Gasinsufflation). Da der Muskelstoffwechsel jedoch durch Massage gesteigert wird, muß die Berechtigung der Direktmassage akut arteriell insuffizienter Extremitätenbereiche bestritten werden.

WAKIM u. Mitarb. (1949) konnten an Patienten mit Gelenkrheumatismus und neurologischen Lähmungen mittels Venenverschlußplethysmographie zeigen, daß die Massage mit „tiefen“ Reibungen der Streich- und Knetbewegungen der einfachen Knetmassage hinsichtlich der ausgelösten Durchblutungssteigerung überlegen ist. Bei Zuständen von lokalisierten Extremitätenödemen hat sich die rhythmische, zentripetalwärts gerichtete Extremitätenkompression als günstig erwiesen (WAKIM, MARTIN und KRUSEN 1955).

KOWARSCHIK (1957) hält die Wirkung der Handmassage in geeigneten Fällen zur Erzeugung von Arteriolen- und Capillarerweiterung für zweckmäßig.

Bindegewebsmassage. Die Bindegewebsmassage in der Technik nach DICKE (1953) und LEUBE und DICKE (1950) verfolgt die Absicht, spastische Kontraktionen der peripheren Gefäße, die von Myegelosen abhängig sind, zu beseitigen; RATSCHOW (1953) hält sie vor allem beim sogenannten Oberschenkeltyp der Arteriosen für indiziert. Der Nachweis einer erheblichen Mehrdurchblutung nach Bindegewebsmassage wurde durch VÖLKER und ROSTOSKY (1949) dadurch erbracht, daß ein stärkerer Durchblutungsanstieg, beurteilt nach der Zunahme der acralen Hauttemperatur um ca. 2—6° C, verzeichnet wurde als nach Anwendung von Priscol und anderen Vasodilatantien. Die Massage der Reflexzonen zum gleichen Zwecke wird von SCHLIEPHAKE (1955) empfohlen. Die Versuche von EBNER (1956) durch Reflexzonenmassage Durchblutungsanstiege zu erreichen, scheinen hinsichtlich der Wirkung auf die Hauttemperatur günstige Resultate gezeitigt zu haben; Messungen der Muskeldurchblutung unter derartiger Behandlung liegen bisher nicht vor.

μ) Aktive Übungsbehandlung.

Bei arterieller Insuffizienz spielt bekanntlich, sofern nicht akute Gefäßverschlüsse im Initialstadium vorliegen, das Training der Muskulatur im ischämischen Bereich eine wesentliche Rolle (FOLEY 1956). Andererseits kann bei dysbatischen Beschwerden bereits die Verminderung der Schrittgeschwindigkeit zum Verschwinden der Schmerzen führen (NAIDE 1950); außerdem wird eine Änderung der Gehtechnik empfohlen, wobei das Körpergewicht hauptsächlich auf das gesunde Bein gelegt werden soll. Auch durch Fixation des Sprunggelenkes kann die Wadenmuskelarbeit beim Gehen vermindert werden (BURDZIK, zit. nach SCHRADER 1955). Ein ähnlicher Zweck wird vereinzelt durch Tenotomie der Achillessehne (BOYD 1952) verfolgt. Die prinzipielle Überlegenheit der aktiven Übungstherapie gegenüber der Anwendung passiver Bewegungsübungen konnten WISHAM u. Mitarb. (1953) mit der J^{131}-Muskelclearance zeigen. Sogar bei Gangränfällen wird die Übungsbehandlung empfohlen (FOLEY 1956). In den Initialstadien schützt freilich absolute Ruhe bei waagerechter Extremitätenlagerung am sichersten vor vermeidbaren Schädigungen (vgl. Abschn. Körperliche Ruhe, S. 148).

Weit bekannt sind die bereits von BUERGER (1924) empfohlenen aktiven Übungen bei arterieller Insuffizienz. Dabei werden die Beine im Liegen im Hüftgelenk um 60—90° gebeugt (erhoben), bis sich nach 30 sec bis 30 min eine Ischämie zeigt; anschließend wird bei herabhängenden Beinen die reaktive Hyperämie im ischämischen Bereich abgewartet (meist innert 1 min); anschließend wird 3—5 min das Bein waagerecht gelagert, worauf die nächste Übungsperiode beginnt. Täglich sollen diese Übungen dreimal 15 bis 30 min lang durchgeführt werden.

Zahlreiche Modifikationen dieser Übungen, die sich nach den apparativen und personellen Voraussetzungen richten, sind möglich.

ν) Kryotherapie.

Bemühungen, durch Unterkühlung eine Senkung des Gewebsstoffwechsels und damit der Anforderungen an die Durchblutung zu erzielen (Allen 1941), sind für die Therapie der arteriellen Insuffizienz heute im allgemeinen verlassen. Lediglich zur Vorbereitung von Amputationen (vgl. chirurgische Therapie) wird noch bisweilen die Kryotherapie eingesetzt; Kappert (1949) empfiehlt sie bei schweren Gangränformen.

c) Medikamentöse Behandlung.

Infolge der verminderten funktionellen Anpassungsfähigkeit organisch veränderter Gefäße können bei der arteriellen Insuffizienz gefäßerweiternde Mittel höchstens dann eine örtliche Mehrdurchblutung bewirken, wenn sie keine allgemeine Blutdrucksenkung hervorrufen (vgl. auch Eichler 1956). Bei universeller Gefäßerweiterung kommt es jedoch fast regelmäßig zu einem allgemeinen Blutdruckabfall, was sich im arteriell insuffizienten Bezirk selektiv ungünstig auswirkt, weil dort die Neigung zur Verminderung des Stromvolumens am größten ist. So ist die Tatsache zu erklären, daß mit den allgemein blutdrucksenkenden Mitteln kaum eine günstige Wirkung im arteriell insuffizienten Bereich zu erwarten ist. Andere Substanzen, die eine selektive Mehrdurchblutung bestimmter Gefäßbezirke auf Kosten anderer Kreislaufareale bewirken, lassen sich in geeigneten Fällen gezielt anwenden.

Als weiteres Ziel der Behandlung der arteriellen Insuffizienz gilt die Ausschaltung oder Abschwächung etwaiger vasokonstriktorischer Impulse, die von den ischämischen Gewebsbereichen ausgehen. Die zahlreichen Substanzen, die in dieser Absicht therapeutisch verwendet wurden (z. B. Papaverinderivate, S. 177) sind jedoch entweder nur kurzfristig wirksam oder ihr Effekt bleibt fragwürdig bzw. negativ.

Im einzelnen lassen sich folgende Gruppen von Medikamenten mit Gefäßwirkungen unterscheiden:

α) Sympathicomimetica
β) Sympathicolytica
γ) Ganglienblockierende Substanzen
δ) Parasympathicomimetica
ε) Histamine und Antihistaminica
ζ) andere gefäßerweiternde Substanzen
η) Organextrakte
ϑ) anderweitige medikamentöse Therapie
ι) Hormone und Vitamine
κ) Antikoagulantien
λ) Fibrinolyse
μ) Neuraltherapie

α) Sympathicomimetica.

Die Anwendung von Adrenalinderivaten in der Behandlung peripherer Durchblutungsstörungen basiert auf der Überlegung, daß die Muskelgefäße durch kleine Noradrenalin- und Adrenalindosen dilatiert werden sowie auf der Absicht, durch die allgemeinen Wirkungen auf die terminale Strombahn etwaige allerdings noch nicht nachgewiesene Atonien umschriebener Gefäßsegmente auszuschalten. In diesem Sinne wollen Rössing und Gruber (1952) nach subcutanen Gaben von 0,25—0,4 mg Noradrenalin an 45 Patienten, die neben peripheren auch coronare Durchblutungsstörungen hatten, günstige Wirkung verzeichnen. Ähnliche

Zwecke wurden von TAGLIAFERRO und CARRATINO (1953) mit intravenöser Infusion von $^1/_3$ mg Noradrenalin in 250 cm^3 physiologischer Kochsalzlösung — 50 gtt./min — verfolgt, wobei sogar die Abheilung von Ulcera und die Besserung oscillographischer und elektrokardiographischer Befunde beschrieben sind. NOCETI und MEL (1954) setzten sich gleichfalls für die in solchen Fällen unseres Erachtens sehr bedenkliche intravenöse Arterenolinfusion ein.

Nach den Ergebnissen von SCHOOP (1956), der mittels Calorimetersonde die distal einer organischen Arterienstenose nach intravenöser Gabe von 10 γ Noradrenalin eintretenden Durchblutungsänderungen untersuchte und dabei Durchblutungsabnahmen feststellte, muß die Zweckmäßigkeit des Vorgehens der obengenannten Autoren zumindest zweifelhaft erscheinen. Außerdem ist auf die sehr ungünstigen Erfahrungen von URICCHIO u. Mitarb. (1953) hinzuweisen, die bei einem Patienten mit peripherer Gefäßkrankheit nach intravenöser Arterenolinfusion (wegen operativem Kollaps) bereits nach 400 γ Infusion bei einer Geschwindigkeit von 4 γ/min in die Vena saphena schwere Schmerzen und Gangrän von Haut und Subcutis auftreten sahen, die zur Amputation führten; die Autoren warnen daher mit Recht vor der Anwendung von Arterenol besonders bei Patienten mit peripheren Durchblutungsstörungen.

Im allgemeinen sind trotz Steigerung des Herzminutenvolumens durch die parenterale Adrenalin-Therapie keine wesentlichen Zunahmen der peripheren Durchblutung im ischämischen Bereich zu erwarten. BERNSMEIER und BECKER (1953) konnten nach intraarterieller Adrenalingabe zunächst einen 6—8 sec dauernden Anstieg des systolischen und diastolischen Blutdruckes feststellen, der nach 25 sec eintrat. Anschließend folgt ein leichter Abfall der Blutdrucke für 10 sec, der schließlich von einer Phase systolischen Blutdruckanstieges mit Tachycardie abgelöst wird. Durch vorherige Gabe sympathicolytischer Substanzen läßt sich die depressorische Phase verstärken, die initiale Blutdrucksteigerung abzuschwächen. Die Beeinflussung der depressorischen Phase durch sympathicolytische Substanzen kommt aber nach Noradrenalin nicht zustande, lediglich die Bremsung und Abschwächung der hypertonischen Wirkung.

Butylsympatol (Vasculat)[1].

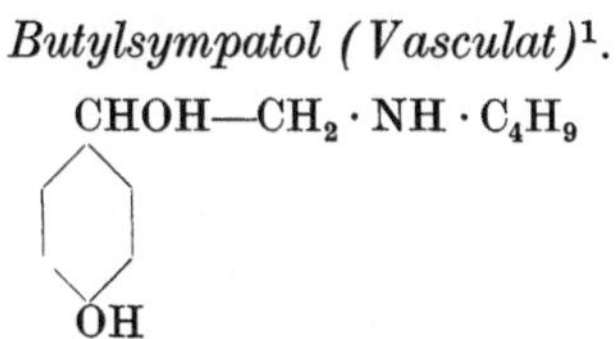

Bereits 1939 konnte UNNA (1951) in Katzen- und Hundeversuchen feststellen, daß die Derivate von Sympatol und Metasympatol (Adrianol) bei Austausch der stickstoffständigen Methylgruppe gegen Äthyl-, Propyl- und Butylradikale ihre blutdrucksteigernden Eigenschaften einbüßen; besonders die Butylverbindungen sind eher blutdrucksenkend. Das Butylsympatol (Vasculat) erwies sich auch an der Froschschwimmhaut gefäßerweiternd (LANGENDORF u. Mitarb. 1953). Die experimentelle Ergotamin-Adrenalin-Rattenschwanzgangrän konnte mit niedrigen Vasculat-Dosen häufig verhindert werden (BEIGLBÖCK 1953); hohe Dosen von Vasculat erwiesen sich allerdings als ungünstig. Vasculat bewirkt am Menschen Minutenvolumenanstieg bei Widerstandsherabsetzung (DUESBERG 1949; 1950; SCHROEDER 1950; SPITZBARTH und MERZ 1950; FÖRSTER, KUSCHINSKY und LULLMANN 1950; KREUZIGER und VEIT 1950; HAUSS und KREUZIGER 1951;

[1] Boehringer & Sohn (Ingelheim).

Hartenbach 1953). Mechelke und Heinzel (1950) konnten nach intravenöser Gabe von 10—35 mg Vasculat am Gesunden eine Fingermehrdurchblutung (Photoplethysmographie) ohne Hauttemperaturveränderung, eine Beschleunigung und Vertiefung der Atmung, Tachykardie und Venendruckabfall feststellen. Die Nebenwirkungen, besonders bei vegetativ empfindlichen labilen Patienten, bestehen in Auftreten von Gesichtsröte, Zittern, Unruhe, Angst und gesteigerter nervöser Erregbarkeit (Kreuziger und Veit 1950; Krug und Peper 1951).

Nachdem auf Grund der Steigerung des Herzminutenvolumens und der Widerstandsherabsetzung die Voraussetzungen für eine Vermehrung des peripheren

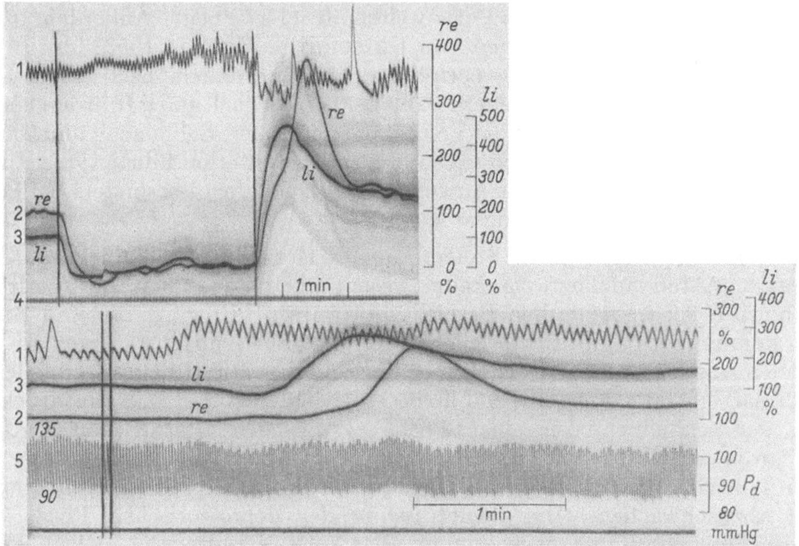

Abb. 46. Gleichzeitige Registrierung der Wadenmuskeldurchblutung in einem gesunden (links) und einem kranken (rechts) Bein bei einem 45jährigen Mann mit Ilicaverschluß rechts. *1* Atmung; *2* Muskeldurchblutung rechts; *3* Muskeldurchblutung links; *4* Zeit (3 sec); *5* arterieller Blutdruck (*Pd* diastolischer Druck). Raumtemperatur 24°. Oberer Teil der Abbildung: reaktive Hyperämie nach arterieller Drosselung von 3 min Dauer; unterer Teil: zwischen den beiden Lichtsignalen Injektion von 50 mg Vasculat in eine Vene auf dem rechten Handrücken. Eichung am rechten Kurvenrand in Prozent der Ruhedurchblutung. (Nach W. Schoop 1956.)

Stromvolumens gegeben sind, mußte der Nachweis der beabsichtigten Vasculatwirkung in dem von der Durchblutungsstörung betroffenen Bereich interessieren, zumal andere Vasodilatantien in dieser Hinsicht nachweislich versagen. Schoop (1956) konnte durch Untersuchungen mit der Calorimetersonde zeigen, daß nach intravenöser Injektion von 0,05 g Vasculat das distal einer arteriellen Stenose liegende Muskelgebiet kurzfristig vermehrt durchblutet wird, im Gegensatz etwa zur Wirkung von 10 γ Noradrenalin i.v. mit folgender Durchblutungsverminderung (vgl. Abb. 46). Der beobachtete Effekt beruht auf vermehrter Öffnung von Kollateralen.

Neben der intramuskulären Injektion von 50 mg pro dosi, die wegen der protrahierten Wirkung therapeutisch der intravenösen Gabe vorzuziehen ist und ebenfalls einen schnellen Wirkungseintritt gewährleistet, wird Vasculat in Dosen von 3 bis 6mal täglich 10—12,5 mg per os verwendet. Abgesehen davon, daß infolge des Minutenvolumenanstieges Diuresesteigerungen beobachtet werden (Kreuziger und Veit 1950), ist besonders bei spastischen Arteriopathien der klinische und subjektive Effekt oft günstig (Becker und Kaiser 1951). Während Spitzbarth und Merz (1950) auch bei organischen Durchblutungsstörungen und ebenso

ZEMANN u. LÜSSENHOP (1951) bei 13 Patienten mit Arteriosclerosis obliterans gute Wirkungen sahen, konnten KRUG und PEPER (1951) sowie BECKER und KAISER (1951) hierbei keine Effekte erkennen. Auch Varicen und Unterschenkelulcera bei chronischer venöser Insuffizienz sollen durch Vasculat günstig beeinflußt werden (SPITZBARTH und MERZ 1950; BECKER und KAISER 1951; KRUG und PEPER 1951; GUTSCHMIDT 1953), desgleichen nach DEUTSCH u. a. (1954) der postthrombotische Symptomenkomplex und Zustände von Sudeck-Atrophie (THIES 1953; BERNASCHEK 1956). Aus den klinischen Untersuchungen von NETZER (1952) sowie KLEIBEL (1954) geht hervor, daß nicht alle Behandelten signifikante Besserungen nach Vasculatbehandlung zeigen. Die intraarterielle Anwendung hat nach KRUG und PEPER (1951) keine Vorteile.

Zweifellos rechtfertigen die günstigen experimentellen Voraussetzungen der Butylsympatol-Behandlung in Fällen von chronischer arterieller Insuffizienz und arteriospastischen Zuständen einen Versuch mit diesem Mittel. Je nach dem nach unseren Erfahrungen individuell unterschiedlichen Ansprechen richtet sich Indikation, Dosierung und Dauer weiterer Anwendung.

Phenyl-iso-butyl-nor-suprifen (Dilatol[1], in USA *Arlidine).*

Bei Adrenalinderivaten mit aromatisch aliphatischer Substitution lassen sich Wirkungsdauer und Wirkungsart vielfach modifizieren (BOVET und BOVET-NITTI 1948; KÜLZ und SCHNEIDER 1950). Beim Dilatol, das im Magen-Darmkanal gut resorbiert und nur wenig abgebaut wird, ist die sonstige Adrenalinwirkung erhalten, während die blutdrucksteigernde Komponente wegfällt.

Dosierung: 6mal täglich 10 Tropfen oder $^1/_2$ Tablette (3 mg); $^1/_2$—1 Ampulle i. m. (1 Ampulle = 5 mg).

Phenyl-iso-butyl-nor-Suprifen (Dilatol)

```
             OH CH3
              |  |    HH  H  H
HO<benzene>C—C—N<     |  |  |
              |  |    C—C—C<benzene>
              H  H    |  |  |
                     H3C H  H
```

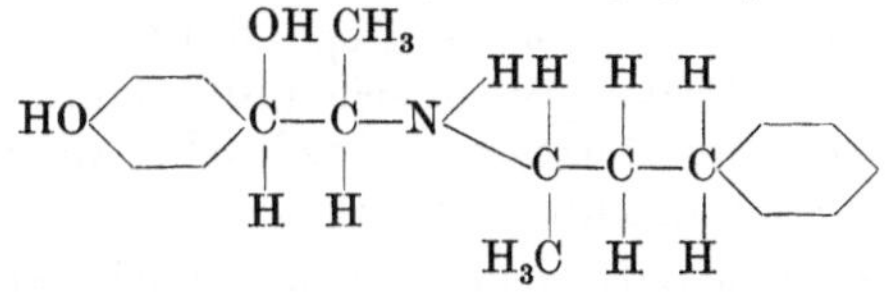

OSTWALD (1950) konnte bei Normotonikern im Liegen nach Anwendung von 10 mg Dilatol neben einer mäßigen Hauttemperatursteigerung, einer plethysmographisch nachweisbaren Zunahme der Muskeldurchblutung, einer Lumenerweiterung der Arteria centralis retinae, einer Steigerung der gastrischen Säureproduktion bei Probanden mit Subacidität eine leichte Senkung des arteriellen Mitteldruckes finden. Er empfiehlt wegen der generell nach Dilatol zustande kommenden Minutenvolumensteigerung und Abnahme des peripheren Widerstandes auf Grund von 1500 Untersuchungen an 391 Patienten die Anwendung bei peripheren Durchblutungsstörungen spastischer oder endangitischer Genese. Auch WIEMERS (1950) stellte neben der Steigerung der Hautdurchblutung eine deutliche Zunahme der Muskeldurchblutung fest. BUMM (1950) empfiehlt die Substanz wegen ihrer durchblutungsfördernden Eigenschaften zur Kombination mit Antibioticis. Er dosiert bis maximal 4mal täglich 5 mg i. m. KAISER und MAURER (1951) fanden bei Hauttemperaturmessungen und klinischen Allgemeinuntersuchungen an Patienten mit Arteriosclerosis obliterans und Angiopathia diabetica, daß Dilatol wirkungsmäßig dem Priscol gleicht, und empfehlen es für die Dauerbehandlung bei peripheren Durchblutungsstörungen. Patienten mit Coronarinsuffizienz schließen sie von der Behandlung aus; Patienten mit Endangitis

[1] Troponwerke, Dinklage & Co., Köln-Mülheim.

obliterans und Raynaud-Syndrom sollen weniger gut reagieren. Ratschow (1953) meint, daß Dilatol länger wirke als Vasculat, und hebt seine euphorisierende Wirkung und die günstigen Effekte bei senilen Durchblutungsstörungen hervor. Nach den tierexperimentellen Befunden von Kühle (1952) (Katzen und Spinalkatzen) ergab sich eine Dämpfung des zentralen Vasoconstrictorentonus. Bei Apoplexien ist nach Ratschow (1953) die Injektion von 50 mg Dilatol i. m. besser als die intravenöse Euphyllinbehandlung. Walder (1956) konnte durch zweistündige Gaben von je 2,5 mg per os über 8—9 Wochen günstige Wirkungen bei Dysbasia intermittens erzielen. Im akuten Versuch wurden Steigerungen der Ruhedurchblutung bis 350% des Ausgangswertes gemessen; die chronischen Wirkungen ließen sich allerdings nicht signifikant beweisen.

Das chemisch gleiche amerikanische Präparat Arlidine wurde von Pommeranze u. Mitarb. (1951) bei 19 von 24 Diabetikern mit Dysbasia intermittens erfolgreich angewendet. Es erwies sich auch gegen Muskelkrämpfe als wirksam.

Ein weiterer bei peripheren Durchblutungsstörungen verwendeter Adrenalinabkömmling, das *1-(p-hydroxyphenyl)-2-(1-methyl-2-phenoxyäthylamino)-propanol-1-hydrochlorid) (Duvalidan)* soll in einer Dosierung von 20—60 mg i.m. oder bis 100 mg in kombinierter i. m. und oraler Anwendung günstige Effekte haben, wobei die gleichzeitige Anwendung innerlicher Alkoholgaben unerwünscht ist. Eigene Erfahrungen mit diesem Präparat fehlen.

β) Sympathicolytica.

αα) *Mutterkornalkaloide.*

Die natürlichen und die hydrierten, hochmolekularen Mutterkornalkaloide zeigen pharmakologisch in qualitativer und quantitativer Hinsicht erhebliche Unterschiede. *Gemeinsam* ist beiden die periphere adrenolytische Wirkung, die bei den hydrierten Alkaloiden besonders ausgeprägt ist (Rothlin 1946). Die Adrenolyse kommt in der Umkehr der pressorischen Adrenalin-Effekte und in der Hemmung anderer sympathischer Reize zum Ausdruck. Am Menschen tritt sie jedoch gegenüber den zentralen Effekten zurück.

Am deutlichsten *differieren* die natürlichen von den hydrierten Ergotalkaloiden durch die unterschiedliche Wirkung auf die glatte Gefäßmuskulatur. Die natürlichen führen zur peripheren Vasokonstriktion und damit zur Blutdrucksteigerung; bei den hydrierten Alkaloiden — vor allem denen der Ergotoxingruppe — läßt sich dagegen ein peripher vasoconstrictorischer Effekt fast nicht mehr nachweisen. Bei diesen steht die zentrale vasomotorentonussenkende Wirkung im Vordergrund, die zu einer Steigerung der Extremitätenzirkulation führen kann. Das natürliche Alkaloid Ergotamin ist daher für die Therapie der Gefäßkrankheiten ohne Interesse. Seine bei Überdosierung toxischen Eigenschaften werden im Kapitel „Sekundäres Raynaud-Syndrom“ (S. 245) besprochen.

Die hydrierten Ergotalkaloide wurden dagegen im letzten Jahrzehnt eingehend pharmakologisch, klinisch-experimentell und -therapeutisch untersucht (vgl. auch Kapitel „Hypertonie“, Wollheim u. Moeller, ds. Handbuch Bd. IX/5 S. 509ff.).

In den folgenden Abschnitten ist nur auf die für die Behandlung von Gefäßkrankheiten wesentlichen hydrierten Alkaloide der Ergotoxingruppe, Dihydroergocornin, -cristin und -kryptin, sowie auf die Kombination dieser Alkaloide zu gleichen Teilen (Hydergin) eingegangen.

Dihydroergocornin führt nach Hayes u. Mitarb. (1949) bei Personen ohne arterielle Insuffizienz nach intravenöser Infusion von 0,25—0,4 mg zu Durchblutungszunahmen um 117% an den Händen und 87% an den Füßen, nach intravenöser Injektion zu Durchblutungssteigerungen um 84 bzw. 63% (Venenverschlußplethysmographie nach BERRY u. Mitarb. 1948). An Nebenwirkungen werden nasale Kongestion, Übelkeit, Kopfschmerz und Harndrang angegeben. Ähnliche Ergebnisse erzielten auch BLUNTSCHLI u. GOETZ (1948), ferner KAPPERT (1949) bei Injektion in die A. femoralis und Messung der Hauttemperatur.

Dihydroergokryptin wurde ebenfalls von KAPPERT (1949) eingehend untersucht. Die Ergebnisse entsprachen weitgehend denen mit Dihydroergocornin.

Dihydroergocristin wurde hinsichtlich seiner Wirkung auf Hauttemperatur und auf sphygmographische und photoplethysmographische Änderungen untersucht (VÖLKER 1952). Nach 1 cm^3 = 0,3 mg i.m. nahm das Herzminutenvolumen bei steigendem peripherem Gesamtwiderstand ab, die Amplitude verkleinerte sich; Amplitude und Frequenz der peripheren Spontanrhythmik nahmen ab. Wegen uneinheitlicher Reaktionen in verschiedenen Hautgefäßgebieten scheint eine gezielte Therapie, wie sie bei Durchblutungsstörungen interessiert, mit dieser Substanz kaum möglich. Auch KAPPERT (1949) erzielte mit Dihydroergocristin weniger einheitliche — für eine Gefäßerweiterung sprechende — Ergebnisse als mit Dihydroergocornin.

Hydergin (Sandoz), die Kombination der drei hydrierten Alkaloide Dihydroergocornin, -cristin und -kryptin, ergibt eine gleichmäßigere Wirkung auf die verschiedenen peripheren und zentralen Funktionen. Hydergin ist auch besser verträglich als die Einzelalkaloide (BIRCHER u. CERLETTI 1949, KAPPERT u. HADORN 1950).

Hämodynamisch bewirkt Hydergin die Dämpfung zentraler vasomotorischer Impulse (BARCROFT, KONZETT u. SWAN 1951). Daß es sich hierbei um eine zentrale Wirkung handelt, wurde experimentell von KONZETT u. ROTHLIN (1953) mittels Durchtrennung des Rückenmarks in verschiedenen Höhen sowie durch KRAUSE (1954) mittels des gekreuzten Kreislaufs nachgewiesen. Eine Wirkung auf sympathische Synapsen besteht dagegen nicht (KONZETT 1950).

Die peripher adrenolytische Wirkung wurde pharmakologisch an den Einzelkomponenten des Hydergin untersucht (ROTHLIN 1946; ROTHLIN und BIRCHER 1952). Der peripher adrenolytische Effekt ist bei intraarterieller Injektion erfaßbar. So konnten EICHLER und HEINZEL (1954) einen wesentlich eher einsetzenden und höheren Anstieg der Hauttemperatur im injizierten gegenüber dem nicht injizierten Bein feststellen. Auch der therapeutische Effekt bei Sympathektomierten könnte für eine zumindest teilweise adrenolytische Wirkung des Hydergin sprechen. Speziell bei peripheren Durchblutungsstörungen sind noch zwei pharmakodynamische Effekte interessant. So wird nach RIECHERT u. Mitarb. (1951) die Gefäßpermeabilität durch Hydergin herabgesetzt. Ferner konnten PETZOLD und HOFFMEISTER (1958) zeigen, daß Hydergin am Kaninchenohr die Ausbildung einer experimentellen Endangitis (Allergisierung mittels Fremdserum oder Staphylokokken und lokale mechanische unterschwellige Reizung) zu verhüten vermag.

Die *klinisch experimentellen* Untersuchungsergebnisse mit Hydergin sind uneinheitlich: So konnten CATCHPOLE und JEPSON (1954) bei einmaliger *intravenöser* Verabfolgung bei Kreislaufnormalen und bei Patienten mit Durchblutungsstörungen nur eine unwesentliche Erhöhung der Wärmeabgabe (Kupfertellurplatten-Methode) feststellen. Nach intraarterieller Anwendung kam es bei Normalen in einem Teil der Fälle zu einer Durchblutungssteigerung von maximal 60 min, während bei Gefäßkranken kein Effekt beobachtet wurde. Im Gegensatz hierzu stehen die oben erwähnten Ergebnisse von EICHLER und HEINZEL (1954) bei intraarterieller Anwendung.

WINSOR (1952) sowie EICHLER und HEINZEL (1954) konnten auch mit Hydergin per os eine Abnahme der vasopressorischen Kältereaktion feststellen. Nach WINSOR nahm auch die Vasomotion in der Peripherie ab; desgleichen beobachtete er eine Änderung der Ausbildung der Adrenalinquaddel. GOETZ (1949) fand bereits früher plethysmographisch eine Einschränkung der peripheren Vasomotion.

EICHLER, LINDER und SCHMEISER (1950) erzielten durch intravenöse Hydergin-Injektion eine in der Muskel-Clearance mit radioaktivem Natrium faßbare Durchblutungssteigerung. Nach diesen Autoren ist aber nur bei *langsamer* intravenöser Injektion (Vermeidung einer akuten Blutdrucksenkung) der günstige Effekt auf die periphere Durchblutung zu erwarten.

Wenn auch aus Ergebnissen akuter Testversuche nur bedingt auf den *therapeutischen Wert* von Pharmaka geschlossen werden kann, so erscheint es doch bemerkenswert, daß über Hydergin eine größere Zahl therapeutischer Arbeiten mit objektiven Befundberichten vorliegt. Ergebnisse in monographischer Form veröffentlichten KAPPERT (1949) (236 Patienten) sowie EICHLER und HEINZEL (1954) (172 Patienten). Nach Hydergin wurde über Besserung der Beschwerden, Zunahme der Gehstreckenleistung, Anstieg der Hauttemperatur und Erhöhung der Oscillometerwerte berichtet. Capillarmikroskopisch wurde Normalisierung der Nagelfalzcapillaren, Verschwinden der Akrocyanose, Abheilen von Ulcera und eine allgemeine Besserungstendenz gesehen. Die Untersuchungen von EICHLER und HEINZEL (1954) gewinnen dadurch an Gewicht, daß die Patienten teilweise bis zu vier Jahren nachbeobachtet wurden. Während übrigens diese Autoren funktionelle Durchblutungsstörungen der Hydergin-Therapie weniger zugänglich fanden als organische (vor allem Endangitis obliterans), wurde von EHREN (1951) sowie OSTEN und ZADEMACK (1954) eine günstigere Wirkung bei spastischen Durchblutungsstörungen sowie bei akuten Phasen von arterieller Insuffizienz gesehen.

Optimistisch lauten bei verschiedenartigen arteriellen Durchblutungsstörungen auch die Berichte von NIETH, ZEH und JENSBACH (1952), FUCHSIG u. Mitarb. (1952), STRAUSS (1951; 1952; 1954), MEIER (1950), CAITHAML (1954), LUKE und MARIEN (1953), SELVAAG (1954), KAPPERT und HADORN (1950), ROBERTS, ANDERSON und PARRY (1952), ZOZAYA (1956) und BRUCK und WEIL (1956). BITTNER (1954) empfiehlt die orale oder intramuskuläre Hydergin-Therapie als Ergänzung zur Sympathektomie. EICHLER und HEINZEL (1954), FUCHSIG, NIETH u. Mitarb. (1952), POPKIN (1951) und STRAUSS (1951) beobachteten mehrere Fälle, bei denen nach erfolgloser Sympathektomie Hydergin noch Besserung brachte.

ADLER und BARÁTH (1952) fanden die vasodilatierende Wirkung von Hydergin zwar geringer als die von Natrium nitrosum, aber länger anhaltend. Diese Autoren erachten die Hydergin-Behandlung bei fortgeschrittenen Arteriopathien mit bereits eingeschränkter Dehnbarkeit der Gefäße für wirkungslos. Auch EICHLER und HEINZEL (1954) beobachteten einen besseren Effekt bei endangitischen als bei arteriosklerotischen Durchblutungsstörungen. Demgegenüber erwähnt POPKIN (1952; 1956) den günstigen Einfluß von Hydergin bei „geriatrischen“ Durchblutungsstörungen an bisher 400 Patienten.

Insgesamt hat Hydergin bei arterieller Insuffizienz zwar keine außergewöhnlichen Effekte. Das Mittel wird aber wegen der im allgemeinen guten Verträglichkeit vielfach angewendet und kann auch als Adjuvans nützlich sein.

ββ) Imidazole.
Benzylimidazolin (Priscol, Benzazolin, Tolazolin)[1].

$$C_6H_5-CH_2-C\langle{NH-CH_2 \atop N-CH_2}$$

Benzylimidazolin, Benzazolin, Tolazolin (Priscol, „Ciba") (HARTMANN u. ISLER 1939) wirkt vorübergehend adrenolytisch und sympathikolytisch (FRANK und Mitarb. 1951, VAN ITALLIE und CLARKE 1951). Der Effekt soll nach WILSON und QUASH (1951) bei intraarterieller Gabe bis zu 4 Std anhalten; LIPPMANN (1952) gibt dagegen an, daß Dosen, die keinen Blutdruckabfall herbeiführen, wirkungslos sind. Bei höherer Dosierung stellen sich Nebenwirkungen in Form von Ameisenlaufen, umschriebenen Rötungen, Hitzewallungen, Tachykardie, Übelkeit und Erbrechen ein, weshalb eine ganz allmähliche Steigerung von geringen Anfangsdosen ausgehend empfohlen wird. Trotzdem wird die Dauerbehandlung mit Priscol als unzweckmäßig bezeichnet (MOSER u. Mitarb. 1953). Bei intraartieller Verabreichung von 50 mg fanden CATCHPOLE und JEPSON (1954) mit der Kupfertellurplatten-Methode nur geringe und unregelmäßige Steigerung der digitalen Wärmeabgabe, die die therapeutische intraarterielle Anwendung nicht rechtfertigt; auch 25 oder 50 mg i. v. hatten bei Gefäßkranken bedeutend geringere Effekte als bei Gefäßgesunden. DOUTHWAITE und FINNEGAN (1950) beobachteten Anstiege der Hauttemperatur, die bei Gesunden stärker ausgeprägt waren als bei Patienten mit Durchblutungsstörungen. Ähnliches fanden WINSOR und OTTOMAN (1949) nach 50 mg i.v., wobei trotz der bevorzugten Wirkung auf den Hautbereich der unteren Extremitäten (MURPHY u. Mitarb. 1950) die Fußhaut bei Patienten mit Arteriosclerosis und Endangitis obliterans nicht besser durchblutet wurde. Günstige Wirkung auf die Zehentemperatur konnten ROTTENSTEIN u. Mitarb. (1951) nach 30—50 mg i.v. sowie WAKIM u. Mitarb. (1950) beobachten; letztere fanden auch nach 50 mg i.v. eine Zunahme der Durchblutung mit der Venenverschlußplethysmographie bei gleichzeitiger Abnahme der Mundtemperatur. FRIEDELL u. Mitarb. (1950) empfahlen Priscol für die Dauertherapie von peripheren Durchblutungsstörungen und kombinieren die intravenöse (75 mg) mit der oralen Behandlung (300 mg pro die). ROGERS (1949) konnte unter Priscol die Tendenz zur Blutzuckersenkung, insbesondere bei erhöhten Blutzuckerwerten nachweisen (insulinsparender Effekt von Priscol) und empfiehlt die parenterale und perorale Behandlung peripherer Durchblutungsstörungen. Daß die Muskeldurchblutung unter Priscolwirkung nicht gebessert wird, zeigten MURPHY u. Mitarb. (1950); ihren Befunden nach (Venenokklusionsplethysmographie, digitale Plethysmographie, Hautthermometrie, Gewebsclearance) wird unter Priscol zwar Haut- und Unterhautgewebe des Beines verstärkt durchblutet, die Muskeldurchblutung jedoch eingeschränkt. Auch HENSEL, RUEF und GOLENHOFEN (1954) fanden nach 30 mg Priscol i.v. starke Anstiege der Hautdurchblutung (Strömungscalorimetrie an der Fußsohle), aber deutliche Verminderung der Muskeldurchblutung auf 60% des Ruhewertes (gemessen mit der Calorimetersonde in der Wadenmuskulatur), wobei die Wirkung bei unverändertem Blutdruck über 1 Std anhielt. Trotz dieser Einschränkung wurde das Mittel von FRANK u. Mitarb. (1951) sowie LYONS u. LOVE (1952) zur Behandlung der Dysbasia intermittens empfohlen, wobei Tagesdosen bis 500 mg verabfolgt wurden. GOODWIN und KAPLAN (1951) empfehlen Priscol zur Verhinderung von Raynaud-Attacken in Dosen von 75—300 mg per os. Die selektive Wirkung auf die Hautdurchblutung wird auch von KAUGMAN u. Mitarb. (1950) sowie von

[1] (Ciba-AG.)

Reedy (1951) erwähnt. Green, Gobel, Moore und Prince (1952) fanden bei vergleichenden Untersuchungen von Priscol, Regitin und Ronicol, daß die Infusionsbehandlung mit diesen Substanzen in keinem Falle die Wirkung auf die Durchblutung der oberen Extremitäten erreicht, die durch eine Erwärmung des Rumpfes ausgelöst wird. Priscol und Regitin wirkten vornehmlich auf die Beindurchblutung, das Ronicol auf die Armdurchblutung.

Demnach beschränkt sich die Indikation der Priscoltherapie auf rein cutane oder vorwiegend cutane Durchblutungsstörungen. Bei dysbatischen Beschwerden ist hingegen kein Nutzen zu erwarten.

Phentolamin (Regitin[1] „Ciba").

HO

$NCH_2—C$ $NH—CH_2$ / $N—CH_2$

CH_3

Kühns (1951) konnte nach intravenöser Anwendung von Regitin im Wiedererwärmungstest (nach Eintauchen der Extremität in kaltes Wasser mit vorausgehendem heißen Bad) eine bessere Vasodilatation erzielen als mit Priscol. Im allgemeinen dürften die Wirkungen jedoch ziemlich gleichartig sympathicolytisch sein. Selvaag und Riiser (1953) sahen nach intraarterieller Gabe am Injektionsbein Anstieg der Hauttemperatur, auch bei organischen Gefäßveränderungen, so daß die Anwendung bei arterieller Insuffizienz berechtigt sein könnte. Clarke u. Mitarb. (1953) fanden mit der digitalen Venenverschlußplethysmographie an 5 Normalen mit Dosen von 0,6 mg/kg und an 19 Gefäßkranken mit 0,75 mg/kg nur geringere Durchblutungssteigerungen als nach Priscol, während die Nebenwirkungen, nasale Kongestion, Tachykardie, Übelkeit, Blutdruckabfall, sowie der örtliche Injektionsschmerz in gleicher Weise zu beobachten waren. Catchpole und Jepson (1954) vermißten mit der Kupfertellurplattenmethode jede Wirkung auf die digitale Wärmeabgabe, und zwar bei intraarterieller wie bei intravenöser Gabe von 10 mg an Gesunden und Gefäßkranken. Hensel, Ruef und Golenhofen (1954) konnten nach 20 mg Regitin i.v. eine Steigerung der Haut- und der Muskeldurchblutung auf etwa 180% des Ruhewertes über 1 Std registrieren (Strömungscalorimetrie an der Fußsohle und Calorimetersonde in der Wadenmuskulatur); außerdem zeigte sich eine Abschwächung der Noradrenalin-Vasokonstriktion. Die teilweise sehr langfristigen Behandlungsversuche von Green und Grimsley (1953) (intravenös 30 mg; oral bis 4mal 120 mg pro Tag) zeitigten bei Arteriosclerosis obliterans bessere Effekte als bei spastischen Durchblutungsstörungen; ernsthafte Vasomotorenkollapse und häufige Blutdruckabfälle wurden beobachtet. Die Autoren setzten sich für die Verwendung von Regitin in der Nachbehandlungsphase von Sympathektomien oder zur Vermeidung von Sympathektomien ein. Heinzel, Matthes, Mechelke und Nusser (1952) untersuchten die Regitinwirkung mit vielfachen fortlaufenden Kreislaufkontrollen. 10—25 mg i.v. bewirkten leichte systolische und diastolische Blutdrucksenkung, Pulsfrequenzzunahme, Venendruckanstieg und Vermehrung der peripheren Durchblutung; nach vorheriger Regitingabe ließ sich die Blutdrucksteigerung durch 20—25 γ Adrenalin verhindern. Orthostatische Kollapsneigung wurde häufig beobachtet.

---

[1] Siehe dieses Handbuch, Bd. IX/5, Hypertonie (Wollheim u. Moeller); Abschnitte „Therapie der essentiellen Hypertonie" und „Phäochromocytom".

Einer breiteren Anwendung des Mittels in der Therapie der akuten und chronischen arteriellen Insuffizienz steht die Erfahrung entgegen, daß bei wirksamer Dosierung der Blutdruck häufig unerwünscht tief absinkt.

γγ) β-Halo-Alkylamine.
(Dibenamin und Dibenzylin).

Dibenamin (n,n-dibenzyl-β-chloroäthylamin).

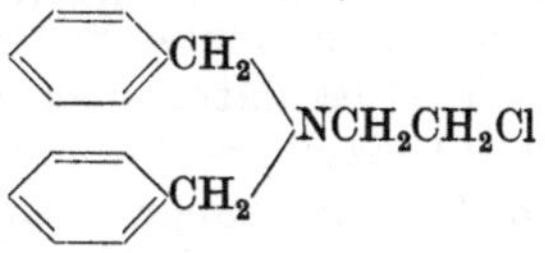

$$\begin{matrix} C_6H_5CH_2 \diagdown \\ \qquad NCH_2CH_2Cl \\ C_6H_5CH_2 \diagup \end{matrix}$$

Die Substanz N, N-Dibenzyl-Chloräthylamin-Hydrochlorid (Dibenamin) blockiert das adrenergische System. LINDER (1949) infundierte 5 mg/kg in 500 cm^3 physiologischer Kochsalzlösung i.v. und konnte dabei neben guten klinischen Wirkungen bei Endangitis obliterans und postembolischen Zuständen einen deutlichen Anstieg der Hauttemperatur und einen Wegfall des pressorischen Kältereflexes sowie der CO_2-abhängigen Blutdrucksteigerung beobachten. Nach SHAW, PAPPER und ROVENSTINE (1949), die 4—5 mg/kg innerhalb von 30—80 min intravenös infundierten, kommt es unter Dibenamin nicht zur Änderung des Fingervolumens (Plethysmographie). Dagegen lassen sich die pressorischen und constrictorischen Wirkungen von Ephedrin und Phenylephrin beeinflussen. SMITH und HUGGINS (1949) nahmen auf Grund von Hundeversuchen an, daß die Durchblutung im Bereich des Kopfes und der Beine abnimmt, im Splanchnicusbereich zunimmt. Die allgemein blutdrucksenkende Wirkung beruht auf einem gefäßerweiternden Effekt. Das Mittel ist oral wirksam, wodurch seine klinische Verwendung bei Gefäßkrankheiten und Durchblutungsstörungen nahegelegt wird (HAIMOVICI 1951); besonders bei Kausalgie wurden gelegentlich frappante Erfolge beobachtet (HAIMOVICI 1951).

Ein Nachteil der Substanz ist ihre gleichmäßig in der gesamten Peripherie wirksame Blutdrucksenkung. Ihre Anwendung als intravenöse Dauertropfinfusion muß auf Kliniken beschränkt bleiben. Die Substanz, deren alkoholähnliche Wirkung von RATSCHOW (1953) hervorgehoben wird, eignet sich für die Behandlung vasoconstrictorischer Zustände, besonders auch auf längere Dauer.

Phenoxybenzamin (Dibenzylin, 688-A).

Phenoxybenzamin

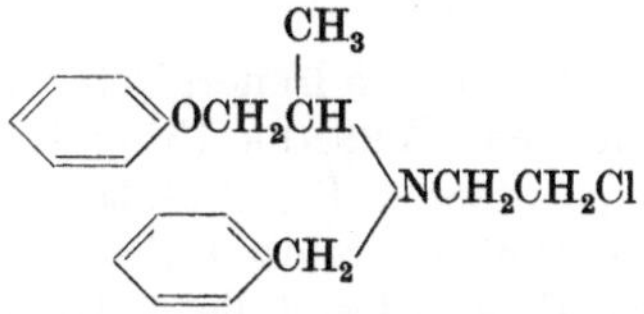

$$\begin{matrix} \qquad\quad CH_3 \\ \qquad\quad | \\ C_6H_5OCH_2CH \diagdown \\ \qquad\qquad NCH_2CH_2Cl \\ C_6H_5CH_2 \diagup \end{matrix}$$

Das dem Dibenamin verwandte Phenoxybenzamin (Dibenzylin; 688-A) hemmt die Wirkung der adrenergischen Stoffe am peripheren Erfolgsorgan, ist also offenbar ein echtes Adrenolyticum. Die Substanz läßt sich auch oral anwenden. 8stündliche Zufuhr von je 40 mg Dibenzylin führt nach REDISCH u. Mitarb. (1952) zur Zunahme der Hauttemperatur, wobei sich als Nebenwirkungen Pupillenenge, Tachykardie, Übelkeit und Erbrechen einstellen können. Doch scheint bei geeigneter Dosierung eine Dauerbehandlung möglich zu sein, wie die Untersuchungen von MOSER u. Mitarb. (1953) an 84 Patienten mit peripheren Durchblutungsstörungen erkennen lassen; vor allem bei vasospastischen Zuständen, Akrocyanose, Livedo reticularis und Kausalgie wird die Wirkung der intermittierenden Behandlung hervorgehoben, während chronische Arteriopathien und Kälteschäden weniger zu beeinflussen sind. Steele (zit. nach Allen, Barker, Hines 1955) empfiehlt das Mittel für mehrmonatige Behandlung. Wertheimer u. Mitarb. (1954) sahen ebenfalls von 12wöchiger und längerer Verabreichung bei verschiedenartigen Durchblutungsstörungen in ihren hautthermometrischen und plethysmographischen Untersuchungen gute Effekte; sie nehmen dabei an, daß die anfänglich hauptsächlich im Bereiche der Haut wirksame Gefäßerweiterung allmählich auch auf die tiefer liegenden Gewebe und die Muskulatur übergreift; hingegen konnten sie Ulcera cruris varicosa nicht mit Dibenzylin beeinflussen. In ihren Untersuchungen an 23 Kranken mit digitalen Durchblutungsstörungen konnten Friend und Edwards (1954) einen Wirkungseintritt nach 30—40 min bei intravenöser Darreichung (50—75 mg), nach 3—6 Std bei oraler Gabe feststellen; im Laufe von 12 Std klingt die Wirkung allmählich ab. Den günstigen Effekten bei vasospastischen Zuständen (nicht bei Kausalgie) steht die wenig zuverlässige Wirkung bei organischen Durchblutungsstörungen gegenüber; außerdem sind die allgemeinen Nebenwirkungen mit Hypotonie und Neigung zu orthostatischem Kollaps sowie die Tatsache nachteilig, daß in arteriell insuffizienten Extremitätenbereichen die Wirkung geringer ist. Die maximalen mit Dibenzylin erzielten Durchblutungssteigerungen geben Woodward u. Mitarb. (1952) mit über 500% des Ausgangswertes an.

Nach den eindrucksvollen Berichten von Friend und Edwards (1954) erscheint bei hartnäckigen Durchblutungsstörungen der Finger ein therapeutischer Versuch mit Dibenzylin, und zwar möglichst kombiniert unter parenteraler und peroraler Applikation indiziert. Die subjektive Verträglichkeit der Substanz entscheidet dann über die weitere Anwendung.

δδ) Azapetin.

6-allyl-6,7-dihydro-5,-dibenz (c,e)-azepine-phosphat (Ilidar).

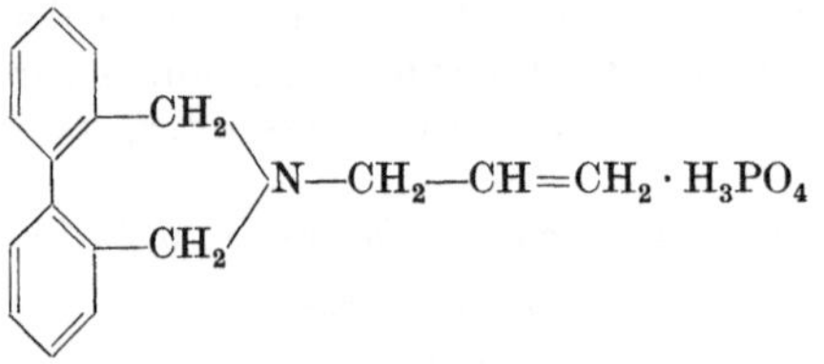

$-CH_2$ \
$N—CH_2—CH=CH_2 \cdot H_3PO_4$
$-CH_2$ /

Dibenzazepin (*Ilidar*, Roche) ein adrenergisch blockierender Körper mit sympathicolytischen Eigenschaften (Wenner 1951; Randall und Smith 1951) wurde zur Behandlung von peripheren Durchblutungsstörungen herangezogen. An der denervierten Hundeextremität konnten Moore u. Mitarb. (1952) Durchblutungssteigerungen wie bei Priscol feststellen. Green und du Bose (1954) beeinflußten mit intravenösen Gaben (1 mg/pro kg Körpergewicht innerhalb 30 min), mehrmals täglich angewandt, vasospastische (und postphlebitische) Zustände günstig. Allerdings erwies sich die Wirkung an erkrankten Arterien schwächer als an gesunden Gliedern, wie Untersuchungen an 73 Patienten erkennen ließen; bei gesunden Probanden wurde mit Ilidar eine Verminderung der durch Kälte erzielbaren Vasoconstriction beobachtet. Neben der intravenösen Anwendung in Mengen von 1 mg pro kg Körpergewicht, innerhalb 30 min mit 250 cm³ physiologischer Kochsalzlösung infundiert, bedienten sich Stallworth und JEFFORDS (1956) bei 52 Patienten mit peripheren Durchblutungsstörungen der oralen Verabreichung von 75—100 mg täglich; sie sahen verbesserte Oscillationen, erhöhte Hauttemperaturen und Verbesserung der reflektorischen Hyperämie im Wärme-Abkühlungsversuch und bezeichnen das Mittel als geeignet für spastische Arteriopathien (91% Behandlungserfolge). MUSSGNUG (1958) sah unter einer Dosierung von 150 mg, eventuell bis 300 mg per os, eventuell mehrere Wochen lang fortgeführt, günstige Wirkungen bei spastischen Veränderungen im Bereich von Arterien, Venen und Capillaren. Die initiale intravenöse Probebehandlung gibt Aufschluß, ob die Anwendung des Mittels sinnvoll ist. STALLWORTH und JEFFORDS (1956) berichten über einen Todesfall mit fraglichem Zusammenhang zur Behandlung.

Die Indikation beschränkt sich hauptsächlich auf vasospastische Zustände. Als Kontraindikationen gelten Asthma bronchiale, intestinale Ulcera und Neigung zu Hypertonie.

γ) Ganglienblockierende Substanzen.

αα) Methoniumsalze.

Tetraäthylammonium (Etamon).

$$(C_2H_5)_4\,N \cdot Br$$

$$\begin{array}{c} C_2H_5 \quad C_2H_5 \\ \quad \searrow \; | \\ \quad\quad N\text{—}Br \\ \quad \nearrow \; | \\ C_2H_5 \quad C_2H_5 \end{array}$$

Die Wirkungen der ganglienblockierenden Stoffe, die auf Arbeiten von ACHESON und MOE (1945, 1946) sowie ACHESON und PERERA (1946) zurückgehen, sind im Beitrag Hypertonie (WOLLHEIM und MOELLER, dieses Handbuch, Bd. IX/5 S. 565ff.) ausführlich besprochen. Ihre Angriffspunkte sind bekanntlich die Ganglien zwischen erstem und zweitem Neuron im adrenergischen und cholinergischen System. Hier sind nur jene Wirkungen von Tetraäthylammonium (TEA) von Interesse, die für die Behandlung des peripheren Kreislaufes bedeutungsvoll sein können.

Durch Injektionen von 100 mg i.v. läßt sich an spastisch kontrahierten Arterienbereichen eine Gefäßerweiterung mit Hauttemperaturanstieg erzielen; aus der Wirksamkeit solcher Probeinjektionen ergibt sich nach WINDFELD (1950) die Indikationsstellung für die Dauertherapie. McINTYRE u. Mitarb. (1949) verabreichten 400—500 mg i.v. oder i.m. bis zu einer Gesamtdosis von 34000 mg i.m. innerhalb von 10 Tagen; 25—30 min post injectionem kam es zu maximaler Steigerung der Hauttemperatur, 40 min post injectionem zum allmählichen Abklingen des Effektes; die subjektive Wirkung dauerte 2 Std. MASSELL u. Mitarb. (1950) untersuchten die Wirkung von 500 mg der Substanz i.v. im Vergleich zur Novocainblockade; der festgestellte Durchblutungsabfall während der hypotonen Phase bedeutet nach ihrer Auffassung eine Kontraindikation bei Sympathektomierten. HOOBLER u. Mitarb. (1949) fanden hingegen nach gleicher Medikation die Wirkung unter Sympathicusblockade nur um 50% schwächer; sie hatten am Fuß eine 7fache und an der Hand eine 4fache Durchblutungssteigerung, allerdings beim Normalen erzielt. Mit intramuskulärer TEA-Medikation konnte REEDY (1951) die Hautdurchblutung von Patienten mit Arteriosclerosis obliterans nur schwach steigern.

BJÖRCK und EJRUP (1949) beobachteten nach intravenöser Gabe von 500 bis 1000 mg Blutdruckabfall, Pulsbeschleunigung und Zunahme des O_2-Verbrauches bei Anstieg der Hauttemperatur. Gleichzeitig traten Schwindel, Schläfrigkeit,

Druck auf der Brust und Neigung zu orthostatischem Kollaps in Erscheinung. Neben der therapeutischen Verabreichung auch für längere Zeit (1—2 mal täglich 100—500 mg in 10%iger Lösung i.v. oder i.m. bis zu 6 Wochen), die mitunter beachtliche klinische Besserung bringen kann, erwähnen COLLER u. Mitarb. (1947) die Tetraäthylammonium-Anwendung als Chlorid oder Bromid zur Beurteilung der Indikation einer Sympathektomie. Günstige Wirkungen auf Phantomschmerzen sah WINSTON (1950) nach intravenöser Gabe von 2 cm³ i. v. oder 6 cm³ i. m. Die Splanchnicusdurchblutung sinkt nach den Untersuchungen von SCHNAPER u. Mitarb. (1951) unter TEA ab. Von GRAHAM (1951) wird über die Wiederherstellung des Blutdrucks distal eines akuten Arterienverschlusses mittels TEAB berichtet. Bei seinen Untersuchungen mit TEAN (Tetraäthylammoniumnitrit) fand KRAUCHER (1953) merkwürdigerweise ungünstige Wirkungen bei Patienten mit Raynaud-Syndrom, während Kranke mit akutem arteriellem Verschluß günstig beeinflußt wurden.

Als Kontraindikation sind zentrale und kardiale Durchblutungsstörungen anzusehen (LICHERI und RICCI 1950); über einen Todesfall wurde von LASSER u. Mitarb. (1949) berichtet.

Pentamethonium (C 5).

Am autonomen System zeigt sich die Wirkung der Pentamethoniumsalze in einer Beeinflussung der postsynaptischen Membran (PATON und ZAIMIS 1948, 1949). Es kommt im allgemeinen zu Blutdruckabfall bei Abnahme des peripheren Gefäßwiderstandes. Die Blutdrucksenkung wirkt sich jedoch bei liegenden Normotonikern kaum aus. Hauttemperatur und periphere Durchblutung zeigen besonders im Beinbereich eine Zunahme (GROB und HARVEY 1950).

Penthamethoniumjodid führt in der Dosierung von 0,28—0,75 mg/kg zu allgemeiner Vasodilatation ohne Bevorzugung der Hautgefäße (NEEDLEMAN und HORWITZ 1953). GROB und HARVEY (1950) untersuchten die Eigenschaften dieser Substanz an Normalpersonen und Patienten mit Gefäßkrankheiten; 5—35 mg i.v. bewirkten bei der Hälfte der Normalpersonen eine Erhöhung der Hauttemperatur hauptsächlich im Bereich der Beine; der gleiche Effekt fand sich bei 11 von 16 Patienten mit peripheren Durchblutungsstörungen. Intensität und Dauer des Hauttemperaturanstieges war nach C 5 stärker als nach C 4. Die Blutdrucksenkung erwies sich am stärksten bei hochgradiger Hypertonie. In allen Fällen kommt es zu orthostatischer Hypotonie. Bei höherer Dosierung wird durch C 5 die sympathische Gefäßinnervation völlig ausgeschaltet.

GOODMAN und GILMAN (1955) sehen trotz der einseitigen Wirkung auf die Hautdurchblutung Anwendungsmöglichkeiten für Penthamethonium und Hexamethonium bei akuten Zuständen und arteriellen Embolien, Thrombosen und anderen Gefäßverschlüssen, vor allem wenn Hautnekrosen durch hochgradige Ischämien drohen.

Hexamethonium (6).

$$(CH_3)_3N(Br)-CH_2-CH_2-CH_2-CH_2-CH_2-CH_2-N(Br)(CH_3)_3$$

Die ganglienblockierende Substanz Hexamethonium (C 6) bewirkt nach intravenöser Zufuhr präganglionär die Aufhebung der Reizübertragung im Sympathicus und Parasympathicus innerhalb 1—2 Std, bei subcutaner Gabe nach 4—8 Std (PATON und ZAIMIS 1948, 1949; BURT und GRAHAM 1950). Nach FINNERTY und FREIS (1950) ist die Substanz oral oder sublingual unwirksam. In Mengen von 50—100 mg bewirkt sie stärkeren und längeren Anstieg der Fingerhauttemperatur als TEA (400 mg). Wegen der starken blutdrucksenkenden

Wirkung ist von einer Anwendung bei Angina pectoris abzusehen; außerdem ist eine vorsichtig abgewogene Dosierung empfehlenswert, beginnend mit 5 mg als Einzeldosis. Die Nebenwirkungen bei parenteraler Applikation von 50—100 mg sind Obstipation und Kollapsneigung (FINNERTY und FREIS 1951). Bei spastischen Arteriopathien sowie für akute Phasen von arterieller Insuffizienz wird C 6 in erster Linie empfohlen (FINNERTY und FREIS 1951; MOSER u. Mitarb. 1953; ALLEN, BARKER und HINES 1955). Vergleichende Untersuchungen von SCHNAPER u. Mitarb. (1951) ließen erkennen, daß die Wirkung von 50—100 mg C 6 teilweise besser, teilweise schlechter als die einer mit Novocain angelegten Sympathicusblockade war; die Gesamtwirkungen am Kreislauf erwiesen sich nach Novocainblockade etwas stärker, woraus die Untersucher den Schluß zogen, daß die verwendete Dosis zu einer totalen Blockade nicht hinreichend war, zumal eine Steigerung der Dosis auf 75—100 mg C 6 eine deutliche Wirkungsverstärkung brachte. BURCH (1954) stellte nach intravenöser Gabe von 5—25 mg C 6 eine binnen 2—14 min eintretende Abnahme des Venentonus fest. Von klinischer Seite erwähnt LABADIE (1952) Verlängerung der Gehstrecke. WINDESHEIM, ROTH und GIFFORD (1955), die bei 14 Kranken mit Arteriosclerosis obliterans nach 10—50 mg s. c. nur leichte Anstiege der Zehentemperaturen beobachteten, die am durchblutungsgestörten Bein schwächer als am gesunden Bein waren, bezeichnen die Substanz im wesentlichen als wertlos, weil sie nur auf die nicht am Krankheitsprozeß beteiligten Gefäße wirke.

Dekamethonium (C 10; Syncurin) hat curareähnliche Wirkungen. Die Substanz findet bei Gefäßkrankheiten keine Verwendung.

Obgleich die Methoniumsalze hinsichtlich ihrer peripher durchblutungssteigernden Eigenschaften eingehend untersucht sind, hat sich ihre Anwendung bei der Therapie der arteriellen Insuffizienz wegen der Nebenerscheinungen und vor allem wegen des bei wirksamer Dosierung unvermeidlichen Blutdruckabfalles nicht durchgesetzt.

ββ) Pendiomid (Ciba).

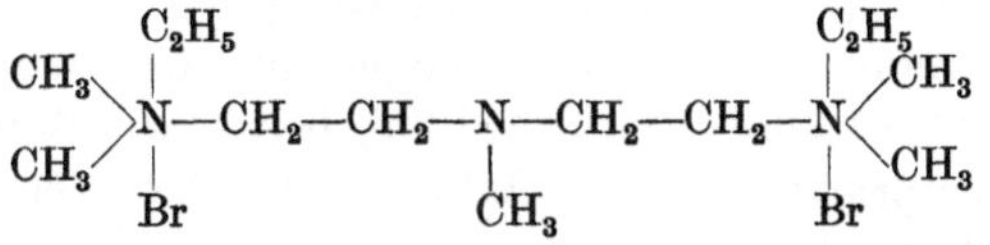

$$\begin{matrix} CH_3 \\ CH_3 \end{matrix}\!\!>\underset{Br}{\overset{C_2H_5}{N}}-CH_2-CH_2-\underset{CH_3}{N}-CH_2-CH_2-\underset{Br}{\overset{C_2H_5}{N}}<\!\!\begin{matrix} CH_3 \\ CH_3 \end{matrix}$$

Pendiomid = Ciba 9295, stellt ein diquaternäres Dibromid (MARXER und MIESCHER 1951) dar, das infolge allgemeiner Gefäßerweiterung blutdrucksenkend wirkt (KAISER, REICH und SARRE 1951; BEIN und MEIER 1951; BEIN 1951; LYNN, SANCETTA u. SIMEONE 1952). R. BAUER (1952) beobachtete nach intravenöser Gabe von 25 oder 50 mg Pendiomid eine initiale Abnahme der fingercalorimetrischen (MENDLOWITZ 1950) Wärmeabgabe über 1—2 min um etwa 38% des Ausgangswertes, gefolgt von einer anschließenden protrahierten, bei 6 min post injectionem kulminierenden Steigerung der digitalen Wärmeabgabe um durchschnittlich 61% des Ausgangswertes. Bei Hauttemperaturmessungen konnten NEEDLEMAN und HORWITZ (1953) eine 20fache Steigerung der digitalen Hautdurchblutung (Oberflächentemperaturmessung) mit einer Dosis von 0,62 bis 1,35 mg/kg Körpergewicht beobachten. Günstige klinische Wirkungen bei peripheren Durchblutungsstörungen sahen JULIANI und JACONO (1956) von einer Behandlung mit täglich 250—600 mg per os über 20—60 Tage; nach 100 mg i.m. beobachteten sie einen Anstieg der oscillometrischen, plethysmographischen und hautthermometrischen Durchblutungsbefunde. Die Wirkung von Pendiomid i.v. soll nach Untersuchungen von JACONO u. Mitarb. (1956) der intraarteriellen Anwendung des Mittels vorzuziehen sein.

γγ) Oxyphenoniumbromid, Antrenyl (Ciba)

$$\text{C}_6\text{H}_5,\ \text{C}_6\text{H}_{11} > \text{C} < \begin{array}{l}\text{OH}\\ \text{COCH}_2\text{CH}_2\overset{+}{\text{N}}(\text{CH}_3)\text{—}(\text{C}_2\text{H}_5)_2,\ \text{Br}^-\\ \|\\ \text{O}\end{array}$$

eine synthetische quaternäre Ammoniumbase mit anticholinergischer (parasympathikolytischer) Wirkung an den von den postganglionären cholinergischen Nervenfasern versorgten Zellen, die Trockenheit der Schleimhäute und Tachykardie hervorruft und bei Patienten mit Glaukom, Pylorusstenose und Prostatahypertrophie kontraindiziert ist, ist kein allgemeiner Ganglienblocker. Die Substanz wird bei peripheren Durchblutungsstörungen mit Vorherrschen parasympathicotoner Gesamtsituation empfohlen (OSTEN und ZADEMACK 1954).

δ) Parasympathicomimetica.

Acetylcholin.

$$(\text{CH}_3)_3 \equiv \underset{\text{OH}}{\underset{|}{\text{N}}} \cdot \text{CH}_2 \cdot \text{CH}_2 \cdot \text{O} \cdot \text{COCH}_3$$

Der günstige Effekt der Acetylcholinanwendung, insbesondere bei arterieller Zufuhr, besteht hauptsächlich in einer Eröffnung der arteriovenösen Anastomosen. Da bei intravenöser Acetylcholingabe sehr unangenehme Sensationen wie Schmerzen und Druck in der Herzgegend, Bronchospasmen und Kollapszustände auftreten können, ist das Mittel fast nur in arterieller Anwendung üblich. Die intraarterielle Acetylcholininjektion ist wegen ihrer Schmerzhaftigkeit ebenfalls unangenehm, weshalb vielfach Vorinjektion von 10 cm^3 einer 1%igen Procainlösung i. a. empfohlen wird. Kombinationen mit Nicotinsäure sollen eine Verbreiterung der Wirkungsbasis auf die Endstrombahn, Zusätze von Pyrridostigminbromid (Mestinon) sollen zur Verlängerung der sonst nur ganz kurzdauernden Acetylcholinwirkung (KAINDL 1953) beitragen (Ronicol compositum).

PIEPER (1950) verspricht sich eine Bahnung der Acetylcholinwirkung durch die Behandlung mit Prostigmin (cholinesterasehemmend); Höchstdosis tgl. bis 30 mg s. c., per os 45—60 mg.

Schmerzlinderung soll nach STARR (1952) gelegentlich die Anwendung von *Carbaminoylcholinchlorid (Doryl)* bringen (0,1—1,0 mg s. c.). Auf die Gefährlichkeit der Cholinester infolge ihrer vagusreizenden Wirkung, besonders bei Zuständen von Coronarsklerose und Angina pectoris, wurde vielfach hingewiesen (EICHLER 1956).

Der Nachteil der Acetylcholintherapie ischämischer Zustände ist die nur kurze Wirkung und die wegen sonst schlechter Verträglichkeit notwendige intraarterielle Dauerinfusion (vgl. S. 205).

ε) Histamin und Antihistaminica.

αα) Histamin.

$$\text{CH} \begin{array}{l}\diagup \text{NH—CH}\\ \qquad\quad\ \|\\ \diagdown \text{N——C—CH}_2\text{CH}_2\text{NH}_2\end{array}$$

Histamin

Die intramuskuläre Injektion öliger Lösungen von Histaminbiphosphat bei therapieresistenten Fällen von Endangitis obliterans soll zu verbesserter Gehleistung und Steigerung der Hauttemperatur führen (GREENBLATT u. Mitarb. 1949). Mit der intravenösen Gabe von Histamininfusionen in Mengen von 40 bis 150 γ/min konnten LECOMTE und TALMAS (1951) in 57 von 60 Fällen Blutdrucksenkungen innerhalb von 10 min (abhängig vom Grad der vorherigen Blutdruckerhöhung) erzielen. Sie erklären den Effekt durch eine reaktive Adrenalinsekretion. BLUMENTHAL und FUCHS (1950) bedienten sich ebenfalls der intravenösen Histaminanwendung bei vasculären Kopfschmerzen, desgleichen DÜRÜSKEN (1953). An eine allgemeine Empfehlung dieser Therapie ist wohl kaum zu denken. Weitere Histaminanwendung vgl. intraarterielle Therapie (s. S. 205).

ββ) Kombinierte Anwendung von Histidin und Ascorbinsäure.

Ein Nachteil der Histamintherapie auf intraarteriellem Wege ist die nur kurzfristige Wirkung. Nach dem Vorgang von HOLTZ (1937), der gezeigt hatte, daß sich Histidin durch Ascorbinsäure in Histamin umwandeln läßt, empfahlen WIRTSCHAFTER und WIDMAN (1947), die Histaminsynthese in vivo therapeutisch auszunutzen. Sie spritzten 500 mg Ascorbinsäure i.v., dazu 5 cm^3 einer 4%igen wäßrigen Lösung von 1-Histidin-Monochlorid i.m. und 100 mg Natriumascorbat s.c. an getrennten Stellen, und zwar in Abständen von 4, 6, 8 oder 12 Std bei zusätzlichen Gaben von täglich 600 mg Ascorbinsäure per os. Sie konnten nachweisen, daß das Serum und der Urin der behandelten Patienten im Tierversuch (isolierter Meerschweinchendarm) Histaminwirksamkeit entfaltet. Therapeutisch soll sich das Verfahren bei drohender Gangrän und bei Fällen von Endangitis obliterans bewährt haben. Die Wirkung soll der bekannten Histaminwirkung am Menschen entsprechen: Erweiterung von Arteriolen, Capillaren und Venolen. Nachprüfungen dieser Therapie ergaben nur vereinzelt vorteilhafte Resultate (MANDL 1949); der überwiegende Teil der Untersucher fand die Therapie nutzlos (DALCO 1950; WEISMAN und ALLEN 1950; FRANK, STRAZZA und HELSPER 1951).

γγ) Antihistaminica.

Diphenhydramin (Benadryl).

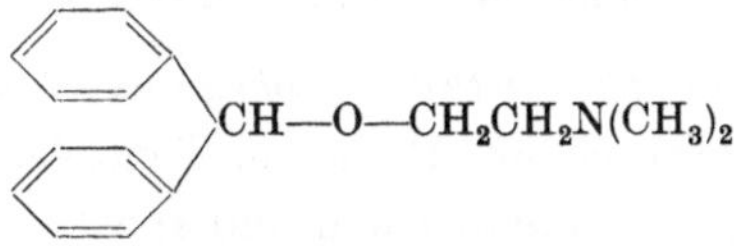

$$(C_6H_5)_2CH{-}O{-}CH_2CH_2N(CH_3)_2$$

Diphenhydramin kann nach NAIDE (1950) das Auftreten nächtlicher Beinkrämpfe verhindern oder beheben. Die orale Dosis beträgt 3—4mal täglich 50 mg für die Antihistaminbehandlung, eventuell können 50 mg langsam i.v. gespritzt werden. Für die Beeinflussung von Beinkrämpfen an 17 Patienten genügte eine orale Einzeldosis von 50 mg (NAIDE 1950). Der Wirkungsmechanismus ist unbekannt. Weitere Erfahrungen mit Antihistaminicis bei peripheren Gefäßkrankheiten wurden von BLECKMANN (1949) sowie PRATESI (1951) mitgeteilt.

ζ) Andere gefäßerweiternde Substanzen.

αα) Papaverin und andere Alkaloide der Benzylisochinolinreihe.

JAYNE u. Mitarb. (1952) wiesen mit der Stickoxydul-Methode nach intravenöser Infusion von 0,2 g Papaverinhydrochlorid in 200 cm^3 Kochsalzlösung bei 18 Probanden eine durchschnittliche Hirndurchblutungssteigerung um 13% bei entsprechendem Abfall des Durchströmungswiderstandes nach; diese Wirkung ist stärker als die einer Blockade des Ganglion stellare mit Procain. Die Anwendung intravenöser Papaveringaben bei vasospastischen Zuständen, speziell bei Eklampsie, die von einem leichten Blutdruckabfall begleitet ist, wird von TIMONEN und SCHRODERUS (1950) wegen der dabei stattfindenden Verminderung der peripheren Sauerstoffversorgung ungünstig beurteilt.

Papaverin.

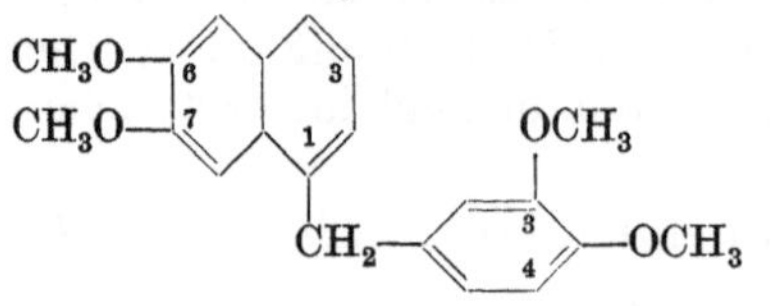

CH_3O (6), CH_3O (7), 1, 3; CH_2 — 3: OCH_3, 4: OCH_3

Über intraarterielle Papaverin- und Eupaverinanwendung vgl. S. 206.

Dem Papaverin verwandt ist das Paveril-Phosphat oder Dioxylin [6,7-dimethoxy-1-(4'aethoxy-3'-methoxybenzyl)-3-methmethyl-isochinolinphosphat], dessen Pharmakologie von HENDERSON u. Mitarb. (1951) untersucht wurde. Das Mittel ist intramuskulär wegen lokaler Reizerscheinungen unverträglich, läßt sich aber intravenös und arteriell in Mengen von 100 mg unter deutlicher spasmolytischer Wirkung injizieren, vor allem bei spastischen Arteriopathien und postembolischen Zuständen, während es bei Arteriosclerosis obliterans und Endangitis obliterans keine Vorteile bringt (DETERLING 1953). In oraler Anwendung in Mengen von täglich 4mal 200 mg bis insgesamt 1800 mg soll nach DETERLING (1953) keine toxische Wirkung auftreten. GOODMAN und GILMAN (1955) berichten, daß die Nebenwirkungen des Dioxylin denen von Papaverin entsprechen.

Ein weiteres Spasmolyticum stellt das Bentyl-Hydrochlorid (Dicyclomin) dar (BROWN u. Mitarb. 1950), das gegen vasospastische Zustände in Kapseln von 10 mg eingenommen wird (AUSMAN und ARNETH 1951).

Zusammenfassend läßt sich das Indikationsgebiet für die antispastisch wirksamen Substanzen der Benzylisochinolinreihe hauptsächlich bei den akuten, insbesondere postembolischen Arterienverschlüssen sehen. Die intraarterielle Darreichung (vgl. S. 206) erweist sich dabei als besonders wirksam. Für die Dauertherapie bieten die genannten Substanzen dagegen keine Vorteile.

ββ) Cyclospasmol (Trimethyl-cyclohexanol-mandelsäureester)

(Tempelhof, Preuss u. Temmler)

wird mit günstigem Effekt bei organischen und spastischen Arteriopathien in einer Tagesdosis von 600 mg per os für längere Zeit verwendet (VAN WIJK 1953). Auch für diagnostische Teste wurde es gebraucht (NIEVEEN, RODBARD und VAN WIJK 1954). GILLHESPY (1956) behandelte 65 Patienten, davon 35 mit Arteriosclerosis obliterans und 29 mit vasospastischen Zuständen mit 3mal 100 mg Cyclospasmol per os. Er nimmt an, daß es zur Gefäßerweiterung in Kollateralbereichen kommt.

γγ) Khelline.

Die Verwendung von *Khellin* in der Therapie der Gefäßkrankheiten konnte sich trotz der entkrampfenden Wirkung auf die glatte Muskulatur, die geringer, aber beständiger ist als bei Nitroglycerin, nicht einführen.

δδ) Nitroverbindungen.

Durch Nitroverbindungen wird infolge von Erschlaffung der glatten Muskulatur eine Gefäßdilatation besonders im Bereich der Coronararterien, der Haut-, Meningen-, Retina- und Splanchnicusgefäße, nicht aber im Bereich der Lunge, bewirkt. Nach 0,2 mg Nitroglycerin beobachteten Lueth und Hanks (1938) Zunahme der capillären Durchblutung. Die Wirkung ist so kurzdauernd, daß sich trotz der häufigen Verwendung bei Angina pectoris bisher nur vereinzelte Ansatzpunkte zur Therapie der arteriellen Insuffizienz zeigen.

Samuels und Padernacht (1952) berichten über günstige Wirkungen von 10—30 mg (3mal tgl. per os) Peritrat (Pentaerythrotetranitrat) bei Arteriosclerosis obliterans. Nach Anwendung der gleichen Substanz konnte Marche (1952) bei endangitisch bedingter Dysbasie und bei diabetischer Arteriopathie, Biegeleisen (1955) bei spastischen Arteriopathien vorteilhafte Effekte beobachten. Über das bei Angina pectoris wesentlich prompter wirksame Erythroltetranitrat scheinen keine Erfahrungen bei peripheren Durchblutungsstörungen vorzuliegen. In Kombination mit anderen Substanzen werden Nitrite von Spühler (1949) verwendet; dieser Autor sah längeranhaltende Durchblutungszunahmen nach Anwendung von Triäthanol-Trinitrat (Ortin), u. a. bei Raynaud-Syndrom. Ebenfalls bei vasospastischen Zuständen (vgl. S. 206) werden Nitrite äußerlich in Salbenform verwendet und empfohlen (Lund 1948; Kleckner u. Mitarb. 1951). Kraucher (1953) gab bei akuten Gefäßverschlüssen das Tetraaethylammoniumnitrit (TEAN); bei intramuskulärer Anwendung (täglich 1—1,5 cm^3 über 10—20 Tage) erwies es sich günstig und steigerte die erniedrigte Hauttemperatur.

Im allgemeinen haben sich die Nitritverbindungen wegen der flüchtigen Wirkung und der relativ geringen therapeutischen Breite (unerwünschter Blutdruckabfall bei höherer Dosierung) nicht für die Therapie der arteriellen Insuffizienz durchgesetzt.

εε) Nicotinsäure.

N

O

—C—OH

Die Frage, ob die unbestreitbaren Gefäßwirkungen der Nicotinsäure den ganzen Körper gleichmäßig betreffen (Abramson u. Mitarb. 1940, 1941; Thurnher und Heller 1949; Condorelli 1948) oder nur auf die Bereiche des Kopfes, der oberen Körperhälfte und der proximalen Extremitätenabschnitte beschränkt sind (Spies u. Mitarb. 1938; Popkin 1939; Jablons 1941; Boas und Vanggaard 1943; Schulze 1952), ist noch nicht eindeutig geklärt. Aus den Untersuchungen von Schulze (1952) geht hervor, daß die Hautoberflächentemperatur in den acralen Extremitätenbereichen bei peripheren Durchblutungsstörungen nach intramuskulärer, intravenöser und oraler Nicotinsäureanwendung nicht gesteigert wird, sodaß zumindest die Hautdurchblutung in diesen Bereichen eher abfällt („negativer Nicotinsäure-Effekt"), während im Bereiche des Kopfes und der kranialen Körperhälfte eine Zunahme der Durchblutung und eine Steigerung der Hautoberflächentemperatur zustandekommt („positiver Nicotinsäure-Effekt"). Angesichts dieser Befunde darf der in zahlreichen Publikationen geschilderte klinische Effekt der Nicotinsäurebehandlung nicht überwertet werden. Soweit die Untersucher detaillierte Angaben machen (Gatzek und Mechelke 1949; Heidelmann u. Mitarb. 1952), erstreckt sich die Wirkung von 50 mg intravenös gegebenem Ronicol bzw. Trafuril auf die kranialen Bereiche, die eine langsame und anhaltende Steigerung der Ohrtemperatur bei unveränderter O_2-Sättigung (Gatzek und Mechelke 1949) erkennen lassen.

Die Untersuchungen von Thurnherr und Heller (1949) ergaben ebenfalls bei Zufuhr von dreimal 25 bis 50 mg Nicotinsäure per os ein Hitzegefühl und Brennen im Gesicht, bei parenteraler Zufuhr Hauttemperaturanstiege und

Gefäßerweiterungen hauptsächlich der kranialen Körperbereiche über 1—4 Std. Bisweilen konnten nach intramuskulärer, häufiger nach intravenöser Darreichung Kopfschmerzen beobachtet werden. Sphygmographische Untersuchungen von ZICKGRAF (1951) ließen Minutenvolumenanstiege bei Abnahme des peripheren Widerstandes deutlich werden. FURTADO u. Mitarb. (1949) konnten an der Retina eine Erweiterung der kleinen Blutgefäße unter Nicotinsäureeinwirkung feststellen. KUCK (1954) fand eine Steigerung der Clearance-Werte für die Gesamtdurchblutung und für das Glomerulusfiltrat der Nieren nach Anwendung von 75—125 mg Niconacid intravenös. Bei Untersuchungen der oscillometrischen Wirkungen konnten FRANCACIGLIA und TURCHETTI (1940, 1941, 1942) keine Beeinflussung durch Nicotinsäure feststellen. Gute klinische Wirkungen werden von SAMUELS und PADERNACHT (1950) bei oraler Anwendung von 3mal 100 mg Nicotinsäure über lange Zeit, bis zu 18 Monaten festgestellt; hauptsächlich war ein Rückgang der dysbatischen Beschwerden und ein deutliches Wärmegefühl in den Extremitäten zu verzeichnen. CASTRO und DE SOLDATI (1952) konnten nach parenteraler Gabe von 25—100 mg Ronicol Anstiege der Hauttemperatur bei absinkenden zentralen Temperaturen feststellen; die gleichen Autoren stellten am Fundus oculi 1953 deutliche Arteriolendilatationen fest. Besserung der Durchblutungsstörungen mit dem Nicotinsäureester Trafuril fanden ROMANO und VINDIGNI (1952; LENG-LEVY u. Mitarb. 1957), wobei teilweise intraarterielle Anwendung vorgezogen wurde; das Mittel wurde auch von VECCHI und RUBBIANI (1953), GROSS (1949), MERZ (1951), STARK-MITTELHOLZER (1950) empfohlen, hauptsächlich für spastische Durchblutungsstörungen (CONDORELLI 1948), Angiolopathien (RATSCHOW 1953), Pernionen sowie für Brachialgia paraesthetica nocturna (SCHOGER 1953; KOTHE und SCHOGER 1954).

Bei oraler Verabreichung konnten ROBACK und IVY (1952) an 15 gesunden männlichen Probanden (Dosis 200 mg) keine Wirkungen auf die periphere Durchblutung beobachten. Andererseits berichtet SECKFORT (1959) über günstige Wirkungen bei arteriellen Embolien und zentralen Durchblutungsmangelzuständen mit peroralen Gaben von m-Inosit-Nikotinsäureestern (Hexanicit; Bastian Werk München-Pasing).

Die meist übliche Anwendungsweise ist die intravenöse Infusionsbehandlung, bei der 200—500 mg Nicotinsäure pro die angewendet werden; eine zusätzliche Ergänzung durch orale Medikation wird vielfach empfohlen.

Die Kombinationspräparate der Nicotinsäure mit Theophyllin und Atropin (Restausat) sollen nach VOLKMANN (1953) bei spastischen Arteriopathien und besonders bei Erfrierungen günstig wirken, während man sie nach den Erfahrungen von SCHULZE (1952) ablehnen müßte.

Ein weiteres Präparat, Ronicol compositum, enthält Acetylcholin, β-Pyridylcarbinol und Pyridostigmin. Auf Grund von Untersuchungen des Verhaltens von Blutdruck, Pulsfrequenz, Hauttemperatur, oscillometrischen Werten und venösen Füllungszeiten nach intramuskulären Gaben von Ronicol compositum gelangt HEGER (1957) zu der Ansicht, daß die initiale Vasodilatation einer Acetylcholinwirkung, die Verlängerung dieses Effektes der Wirkung von Pyridostigminbromid (Mestinon) (cholinesteraseblockierend) zuzuschreiben ist.

Die Nicotinsäurebehandlung kommt bei spastischen Arteriopathien im Bereich der kranialen Körperabschnitte in Frage, während sie bei organischen Gefäßveränderungen der unteren Extremitäten, insbesondere bei Endangitis obliterans und Arteriosclerosis obliterans, geringere Wirkungsaussichten hat. Auch wäre eine günstige Wirkung beim postembolischen Arteriospasmus vorstellbar (CONDORELLI 1948). Im allgemeinen darf bei Nicotinsäureanwendung auf keinen Fall eine Erweiterung erkrankter Hauptarterien erwartet werden, höchstens eine Eröffnung vorher enger gestellter Kollateralen, und zwar vorzugsweise in den kranialen Körperbereichen.

ζζ) Gallensäuren.

Ermutigt durch günstige Erfahrungen von KLIMA und BEYREDER (1951) bei Patienten mit Angina pectoris wurde durch LEMAIRE und HOUSSET (1954) sowie LEMAIRE (1956) die Therapie von peripheren Gefäßerkrankungen mit 20%iger Lösung von Natriumdehydrocholat (5—25 cm³ i.v. über 10—15 Tage) versucht. Bei langsamer Injektion sollen sich die unangenehmen Nebenerscheinungen wie Brechreiz und Durchfälle weitgehend vermeiden lassen. Die Autoren erklären die angeblich günstige Wirkung durch die Beseitigung intravasaler Zusammenballungen von Erythrocyten (Geldrollenbildung) infolge der Oberflächenaktivität der Gallensäuren. Die bisherigen Berichte erstrecken sich auf Patienten mit Raynaud-Syndrom, Akrocyanose und postphlebitischen Zuständen.

ηη) Äther.

Die immer wieder auftauchende Behauptung, daß Äther die periphere Durchblutung verbessere (KATZ 1946), wurde von WEISMAN und ALLEN (1950) durch intravenöse Ätherverabreichung nachgeprüft. Abgesehen davon, daß nicht einmal eine subjektive Besserung und Schmerzfreiheit zu erzielen war, konnten auch Ulcera und Gangrän nicht beeinflußt werden. Auch REEDY (1951) konnte durch Infusion von 5%iger Ätherlösung nur eine sehr geringe Steigerung der Hautdurchblutung erzielen. Die Feststellung von LANDGREN, LILJESTRAND und ZOTTERMAN (1953), daß durch intraarterielle Äthergaben (Injektion in die A. carotis) die von den Chemoreceptoren ausgelösten Aktionspotentiale der Sinusnerven infolge Cholinesterasehemmung verstärkt werden, geben keine ausreichende Begründung für die Anwendung am Menschen. Pulmonale und cerebrale Fettembolien nach therapeutischen intravenösen Äthergaben beschrieben LICHTENSTEIN und SEWALL (1948).

ϑϑ) Alkohol.

COOK und BROWN (1932) erwähnten die unbestreitbare antispastische und antineuralgische Wirkung von Alkohol als günstigen Effekt für periphere Zirkulationsstörungen. Den Nachweis der Durchblutungssteigerung an der Handdurchblutung lieferten plethysmographisch ABRAMSON u. Mitarb. (1941) nach Anwendung von 60—80 cm³ Whisky. REEDY (1951) empfiehlt gegen Gefäßspasmen die intravenöse Infusion 5%iger Alkohollösungen, hält sie allerdings bei Arteriosclerosis obliterans für unwirksam. HEIDELMANN, PETZOLD und TASCHEN (1952) beobachteten während der Anstiegsphase des Blutalkoholspiegels nach oraler Zufuhr von 60 cm³ eines 32%igen Cognak eine gesteigerte Arteriolenöffnungsgeschwindigkeit, in der Gipfel- und Abklingphase hingegen eine Verlangsamung der Arterioleneröffnung. Die im Tierversuch bei Injektion von Alkohol in die Arteria carotis von LANDGREN, LILJESTRAND und ZOTTERMAN (1953) festgestellte Verstärkung der an den Chemoreceptoren ausgelösten Aktionspotentiale der Sinusnerven wird durch Hemmung von Cholinesterasen erklärt.

Die orale therapeutische Anwendung von Alkohol bei peripheren Durchblutungsstörungen sollte, um den Patienten vor einem Abgleiten ins Potatorium zu bewahren, dosismäßig streng kontrolliert werden. ALLEN, BARKER und HINES (1955) empfehlen bei schmerzhaften Ischämien im Gefolge von Arteriosclerosis oder Endangitis obliterans die Anwendung von 3mal 45 cm³ Whisky pro Tag. In geeigneten Fällen, das heißt wenn bei Probeanwendungen der Blutdruck nicht absinkt, halten wir die dosierte Verabfolgung von höher konzentrierten alkoholischen Getränken (Cognac, Whisky, Gin, Kirschwasser) für indiziert. Mitunter wird nach oraler Alkoholzufuhr sogar ein für die periphere Durchblutung günstiger arterieller Druckanstieg beobachtet.

Weniger bedeutungsvoll ist die parenterale Anwendung von Alkohol. Die Injektion sterilen Alkohols in die Gegend der Lumbalganglien zur Ausschaltung der sympathischen Innervation spielt heute kaum noch eine Rolle. BLOCK (1947) fand eine über 3 bis 5 Monate andauernde Wirkung. LEHMANN (1949) hielt das Verfahren wegen Gefährdung von Ureteren und N. genitofemoralis für nicht unbedenklich. Trotz ihrer unbestritten vasodilatatorischen Wirkung ist also die parenterale Alkoholanwendung wegen der unangenehmen und eventuell gefährlichen Nebenerscheinungen nicht zu empfehlen.

ιι) Phenylessigsaures Natrium.

Phenylessigsaures Natrium zur oralen Anwendung (Gerusan; IFAH, Hamburg), soll hauptsächlich über eine Normalisierung überhöhter Serumcholesterinwerte und eine Stabilisierung der Plasmakolloide zur Verbesserung der Durchblutung bei Arterienstenosen endangitischer oder arteriosklerotischer Genese günstig wirken (EYLAU 1958). Dosierung: täglich 3—8 Tabletten, eventuell über mehrere Monate oder in Intervallen. Jede Tablette enthält

Phenyläthylazetamid 75 mg, Inosit 50 mg, Cholinbitartrat 50 mg,
Lipotrope Pankreasfraktion 15 mg, Hefe-Leberextrakt 15 mg.

Weitere Bestätigungen der Wirksamkeit dieses Stoffes liegen bisher nicht vor.

κκ) Zucker.

Die intravenöse Injektion von Zuckerlösungen verursacht sowohl am Gewebe als auch am Kreislauf und am vegetativen System komplexe Reaktionen, deren Deutung keineswegs einfach ist, wie schon aus den Untersuchungen von BÜRGER und BAUR (1924, 1925 und 1926), sowie von WOLLHEIM und BRANDT (1927) ersichtlich ist. Die Anwendung der intravenösen Zuckerinjektion bei arterieller Insuffizienz könnte am ehesten durch die Untersuchungen von HOCHREIN (1931 und 1932) sowie DIETRICH und SCHWIEGK (1933; 1934) gestützt werden, nach denen eine Coronarerweiterung diskutabel erscheint. Vielfach ist allerdings die Wirkung eher gegensinnig (SCHERF und WEISSBERG 1939; SCHNEIDER 1952). Bei unzureichendem venösem Angebot an das Herz und beim orthostatischen Syndrom soll allerdings die Wirkung von 40—50%igen Zuckerlösungen günstig sein (SCHNEIDER 1952). Dies sollte durch eine Vermehrung der aktiven Blutmenge erklärt werden, wie sie von ELLIS und FAULKNER (1939) sowie SEGERS und WALSH (1949), welche 50%ige Lösungen spritzten, vermutet wurde. Bei weniger konzentrierten Zuckerlösungen kommt es aber im Gegensatz hierzu zu einer Abnahme der aktiven Blutmenge (WOLLHEIM und BRANDT 1927).

Mit 14%igen Lösungen von *Mono- und Disacchariden (Multisaccharid* Homburg) konnte SCHRADER (1949) die periphere Durchblutung günstig beeinflussen. BLAICH und GERLACH (1952) sahen nach Anwendung von 25 g eines Gemisches aus 26%igem Äthylalkohol und Laevulose (Laevoral) per os Hauttemperatursteigerungen an Händen und Füßen bei Gesunden und bei Patienten, wobei die Wirkung der alleinigen Gabe von Zucker oder Alkohol überlegen war; die gleichen Autoren konnten mit *Honigzuckerinjektionen (M2 Woelm)* eine über 30—180 min dauernde Hauttemperatursteigerung, mit Multisaccharid Homburg eine Hauttemperatursteigerung von durchschnittlich 150 min Dauer und mit gleichzeitiger Injektion von Multisaccharid und Alkoholgaben von 20 g per os verstärkte und etwas kürzere Durchblutungssteigerungen erzielen (BLAICH und GERLACH 1952).

Besonders beachtenswert ist die Zuckerwirkung auch auf Grund der Erfahrungen von BÜRGER (1954) bei der diabetischen Angiopathie während der Therapie mit hoher Kohlenhydratzufuhr. BÖHLAU (1955) berichtete über eine negative spezifisch dynamische Wirkung von intravenösen Injektionen einer 40%igen Aletezuckerlösung (Dextrin-Maltose-Gemisch), die durch verbesserte Ökonomie des peripheren Gasstoffwechsels erklärt wird; im Gegensatz hierzu schreibt BÖHLAU (1955) der Injektion von Traubenzucker und Honigzuckerlösungen eine stoffwechselsteigernde Wirkung zu.

Insgesamt sind bei der gewöhnlichen arteriellen Insuffizienz die Wirkungen von Zuckerinjektionen zumindest noch unsicher.

Auf die spezielle Therapie der Arteriopathia diabetica mit Insulin und hohen Kohlenhydratmengen wird an anderer Stelle eingegangen (s. S. 440).

λλ) Hydralazine.

Obwohl von pharmakologischer Seite (GOODMAN und GILMAN 1955) berichtet wird, daß Apresolin die Muskeldurchblutung senkt und die Hautdurchblutung unverändert läßt, wurde durch SCHMID (1953) die intravenöse Gabe von 0,17 bis 0,3 mg/kg bei arteriellen Durchblutungsstörungen versucht, wobei sich Hauttemperaturanstiege zeigten. SCHMID (1953) erklärt die nach der intravenösen Apresolingabe auftretenden Schmerzen durch vermehrte Durchblutung. Gleichfalls günstige Wirkungen in Form einer Stromvolumensteigerung und eines Widerstandsabfalles bei Normalen und bei Gefäßkranken berichten GARBINI und CATTINI (1956). Die Anwendung von Apresolin bei peripheren Durchblutungsstörungen muß mit Vorsicht beurteilt werden, zumal

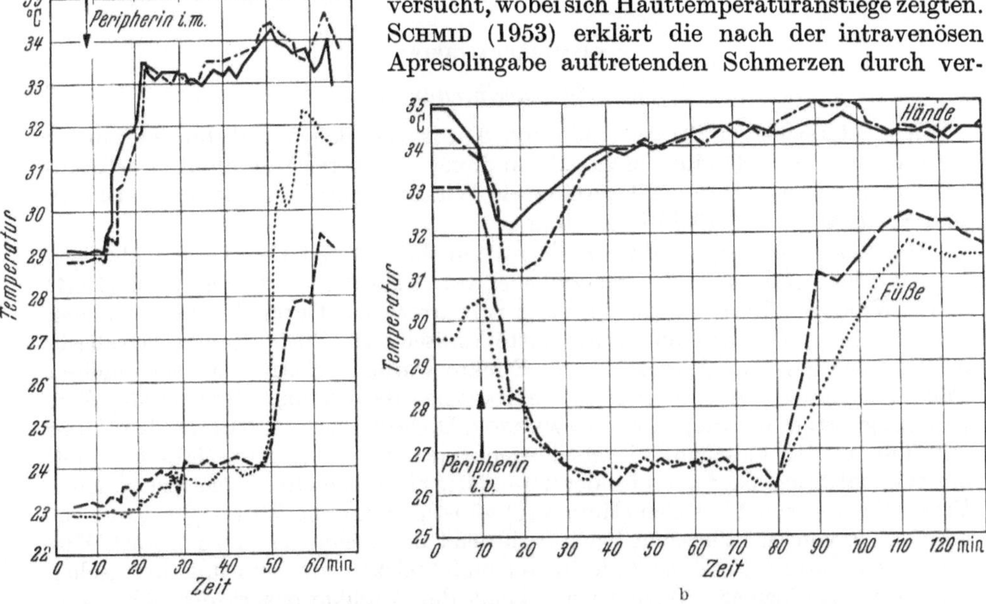

Abb. 47a u. b. a Anstieg der Hauttemperatur an Händen und Füßen eines an beiderseitiger Ulcera cruris varicosa leidenden 39jährigen Mannes nach intramuskulärer Injektion von 1 cm³ Peripherin. b Wiederanstieg der Hauttemperatur an Händen und Füßen nach vorübergehendem, an den Füßen etwa 1 Std anhaltendem Temperaturabfall nach intravenöser Injektion von 1 cm³ Peripherin. Hände und Füße erreichen schließlich eine fast übernormale Temperaturhöhe bzw. Durchblutung (physiologisches Maximum für Großzehengegend etwa 29° C). (Nach BLAICH und GERLACH 1952.)

das Mittel zu einer Steigerung der Splanchnicus- und Nierendurchblutung führt und im allgemeinen blutdrucksenkend wirkt (vgl. dieses Handbuch, Bd. IX/5, Kapitel Hypertonie, WOLLHEIM und MOELLER).

μμ) Theophyllin-Präparate.

Die Anwendung von Xanthinen bei Gefäßkrankheiten erfolgt wegen der durch die direkte Wirkung auf die Gefäßmuskulatur zustandekommenden Arterien- und Arteriolendilatation, die z. B. beim Coffein unter therapeutischer Dosierung die gleichzeitige Vasoconstriction (durch zentrale Wirkungen am Vasomotorenzentrum) überwiegt. Freilich ist die Steigerung der peripheren Durchblutung nach STEWART und JACK (1940) nur gering und keineswegs ausreichend für eine pharmakodynamische Beeinflussung peripherer Durchblutungsstörungen (GOODMAN und GILMAN 1955). Kombinationspräparate mit Ephedrin (Peripherin Homburg) gestatten nach BLAICH u. GERLACH (1952) (Abb. 47a, b) häufig die Durchbrechung spastischer Engstellungen der kleinen Gefäße und können in Fällen von Acrocyanose und Perniosis wirkungsvoll sein.

Im übrigen wirken die Theophyllinpräparate keineswegs selektiv auf bestimmte Gefäßbezirke der Peripherie, etwa eine arteriell insuffiziente Extremität, ein. Die Anwendung von Aminophyllin (Euphyllin; Byk-Gulden) beim apoplektischen Insult (MAINZER 1949, 1951) ist in diesem Handbuch, Bd. IX/5, S. 498 (Beitrag Hypertonie WOLLHEIM und MOELLER) besprochen.

η) Organextrakte.

αα) Adenylverbindungen.

Wie zahlreiche gefäßerweiternde und blutdrucksenkende Substanzen wurden auch die Adenylverbindungen zur Behandlung peripherer Durchblutungsstörungen herangezogen. Ihre gefäßerweiternde Wirkung wurde bereits durch DRURY und SZENT-GYÖRGYI (1929) festgestellt.

Die *Adenosinmonophosphorsäure* wird zunehmend seit den Untersuchungen mittels Thermostromuhr am Herzmuskel von DIETRICH und SCHWIEGK (1934) sowie WEICKER (1934) zur Behandlung von arteriellen Durchblutungsstörungen verwendet. Bereits KORACH (1931) hatte klinisch gute Wirkungen bei Dysbasia intermittens gesehen. Ausgezeichnete Effekte wurden bei 92% der behandelten Fälle von Endangitis obliterans durch BARKER, BROWN und ROTH (1935) festgestellt, günstige Wirkungen von LAWRENCE, DOKTOR und SALL (1951). KÄRCHER und THELEN (1954) sahen bei verschiedenartigen Durchblutungsstörungen nach oraler (5mal 20 mg) oder parenteraler (20—200 mg i. m. täglich) oder suppositorieller Verabreichung von Phosaden (Homburg) günstige klinische Wirkungen. Intravenöse Zufuhr von 5 mg Phosaden bewirkte in den Untersuchungen von SCHOOP (1956) eine Durchblutungszunahme (Calorimetersonde) selektiv am Bein mit chronischer arterieller Insuffizienz. Wesentlich scheint die Applikationsart der Adenosinmonophosphorsäure für die therapeutische Wirkung zu sein. HESS (1955; 1956) konnte bei intravenöser Darreichung keine wesentlichen durchblutungssteigernden Effekte erzielen, während mit intraarteriellen Gaben doch eine mehr oder minder starke Zunahme der Durchblutung (Venenverschlußplethysmographie) zustande kam.

Die *Adenosintriphosphorsäure* als die am höchsten phosphorylierte Adenylverbindung hat die stärkste gefäßerweiternde Wirkung (HESS 1955, 1956). Es scheint, daß dieser Verbindung eine direkte Beeinflussung der Gefäßweite zukommt, abgesehen von der durch DAVIS, OESTER und FRIEDMAN (1955) nachgewiesenen günstigen Wirkung auf den intermediären Stoffwechsel der Gefäße; diese Autoren konnten sowohl die Cholesterininjektionssklerose als auch die Adrenalin-Thyroxin Mediadegeneration am Kaninchen mit einer täglichen subcutanen ATP-Dosis von 200 mg beeinflussen. DAVIES u. Mitarb. (1951) haben auch gezeigt, daß der peripheren Vasodilatation nach ATP-Anwendung eine Drucksteigerung im Lungenkreislauf und eine Widerstandserhöhung im Splanchnicusbereich entspricht. Bei peripheren Durchblutungsstörungen fand HESS (1955) eine geringe oder manchmal fehlende Wirkung intravenöser ATP-Gaben; dagegen konnte er mit der intraarteriellen ATP-Anwendung optimale Durchblutungssteigerungen, teilweise um den 10fachen Wert der Ausgangsdurchblutung, feststellen, allerdings ohne wesentliche Mehrdurchblutung der Haut und nur für die Dauer der Injektion, jedoch einerlei, ob die Wirkung bei der Ruhedurchblutung oder im Stadium der reaktiven Hyperämie untersucht wurde (intraarterielle Anwendung s. S. 207).

Weniger deutlich ließen sich die klinischen Wirkungen adenylhaltiger Organextrakte objektivieren. Mit dem desinsulinierten Pankreasextrakt Nucleoton, der pro cm³ 3 mg an Adenosin und phosphorylierten Adeninverbindungen enthält, erzielte KRAUCHER (1955) gute klinische Wirkungen. Auch SCHUBERT (1955) konnte mit oraler oder parenteraler (i.v.; i.m.) Anwendung bei Hautdurchblutungsstörungen günstige Wirkungen beobachten.

Mit dem Kombinationspräparat Carnigen (Hoechst), das aus Suprifen (Hoechst) und nucleosidhaltigen Organextraktivstoffen mit konstantem Adenosingehalt besteht, wird das Herzminutenvolumen gesteigert, der venöse Rückfluß gebessert und capillarmikroskopisch eine Strömungsbeschleunigung registriert (GROSS 1955). Diese Wirkungen, die durch eine Vergrößerung der Pulsamplitude zustande kommen, halten über 90 min an. Theoretisch wäre eine günstige Beeinflussung peripherer Durchblutungsstörungen denkbar; entsprechende Untersuchungen liegen noch nicht vor.

Das für die Erweiterung der Coronararterien empfohlene Recosenin, ein eiweißfreier Herzextrakt, soll nach Untersuchungen von SURIYONG und VANOTTI (1950) einen Patienten mit Dysbasia intermittens günstig beeinflußt haben. SPIER und HEGEWALD (1953) beobachteten bei gleichzeitiger Injektion von 4 cm³ und oraler Gabe von 4 Dragées eine zweiphasige, voll nach 1—2 Std einsetzende und über 3—20 Std anhaltende Hauttemperatursteigerung, die in Übereinstimmung mit BLÖMER und SCHIMERT (1951) durch Stoffwechselwirkung erklärt wird; unter dieser Reconesinbehandlung wurden Patienten mit organischen Gefäßveränderungen (Arteriosclerosis obliterans, Endangitis obliterans u. a.) zumindest temporär gebessert. (Intraarterielle Anwendung s. S. 207.)

Das Präparat Adenopurin (Herbrand) enthält neben Adenosin noch Pentaerytrit-tetranitrat, Phenyl-Äthylbarbiturat sowie Oxypropyltheophyllin (in den Ampullen sind nur Adenosin und Oxypropyltheophyllin enthalten). Es hat sich bei arteriospastischen Zuständen bewährt. Die Dosierung beträgt täglich 1 Ampulle i.m., bei oraler Therapie täglich 2—3mal 1—2 Tabletten.

ββ) Weitere Organextrakte.

Zur Behandlung peripherer Durchblutungsstörungen wurde weiterhin der Herzmuskelextrakt Embran empfohlen (NIEMEYER 1948; ROSENFELD 1948).

Günstige Wirkungen von dem Leberextrakt Eutonon, von ZUELZER (1931) für die Behandlung der Angina pectoris empfohlen, beschreibt TIEMANN (1931) auch bei peripherer arterieller Insuffizienz.

SERRA u. Mitarb. (1957) verzeichneten nach intravenösen Cytochrom C-Injektionen eine bei arterieller Insuffizienz deutlicher als im Normalzustand objektivierbare elektromyographische (M. gastrocnemius) Verbesserung der Innervation mit Abnahme von Schmerzen und Ermüdbarkeit.

Mit einem enteiweißtem Nierenextrakt „Tubulin" der oral oder parenteral anwendbar, allerdings kochsalzhaltig ist, konnten JABLONS u. Mitarb. (1955) bei Patienten mit Arteriosclerosis obliterans einen Stillstand der Nekrosen und eine Abheilung von Ulcera beobachten, die sie durch die antispastische Wirkung des Stoffes auf Arteriolen und Capillaren erklären.

Eine etwa vorhandene gefäßerweiternde Wirkung der genannten Organextrakte dürfte aus dem Gehalt an Nucleotiden zu verstehen sein.

γγ) *Kallikrein* (Padutin).

Das von FREY und KRAUT (1928) entdeckte Kallikrein ist in diesem Handbuch, Bd. IX/5 (WOLLHEIM und MOELLER), ausführlich besprochen. Bei arterieller Insuffizienz wird es in letzter Zeit als Depot-Padutin verwendet; man gibt 40 E i.m. pro die; die Wirkung soll über 24 Std reichen. Nach Angabe mancher Autoren (EISENREICH 1950/51; JAHN 1953; SCHEDEL und EISENREICH 1951; SCHEDEL 1951; MOLLY 1954) können Amputationen vermieden werden. HARTENBACH (1954) schreibt dem Mittel eine spasmenlösende Wirkung zu und empfiehlt seine Anwendung in Verbindung mit Antikoagulantien. ROLAND (1952) berichtet über Abklingen von Schmerzen und Ulcera bei 2 Patienten mit Endangitis obliterans. Günstige Effekte beim Sudeck-Syndrom beobachteten HARTENBACH (1950; 1951) sowie ROLAND (1952), letzterer in 6 von 12 Fällen. Auch RATSCHOW (1953) erwähnt das Depot-Padutin unter den wirksamen durchblutungsfördernden Medikamenten. NORDMANN u. Mitarb. (1930) heben seine günstige Wirkung bei Arteriosclerosis obliterans hervor. Wegen der blutdrucksenkenden Eigenschaften bei hoher Dosierung ist die Padutintherapie in den letzten Jahren wieder etwas in den Hintergrund getreten.

δδ) *Therapie mit Gewebszellen.*

Die Beobachtungen über therapeutische Wirkungen von Gewebszelleninjektionen beschränken sich hauptsächlich auf Kranke mit Arteriosclerosis obliterans und Endangitis obliterans und werden dort in ihrer Problematik besprochen (s. S. 302).

ϑ) Anderweitige medikamentöse Therapie.

αα) *Jod.*

Die Jodtherapie bei der Behandlung von Durchblutungsstörungen, insbesondere Altersdurchblutungsstörungen, wird entsprechend einer althergebrachten Wertschätzung von RATSCHOW (1953) empfohlen; er verordnet Sol. Kalii jodati et Kalii bromati $\overline{aa}$ 0,5/500,0; 3mal tgl. 1 Teelöffel. ROSSELLI und MICHELI-PELLEGRINI (1955) kombinierten intravenöse Jodgaben mit einer Ansäuerungstherapie; die Wirkungen dieser Behandlung an 34 Endangitikern und 49 Arteriosklerotikern erscheinen nicht überzeugend. Auch in dem zur Behandlung von Durchblutungsstörungen häufig verwendetem Präparat Rulun (MARX 1953), ist neben 0,05 g Theophyllin, 0,015 g Calcium phenylaethylbarbituricum und 0,05 g Calcium salicylicum pro Dragée etwa 0,02 g organisch gebundenes Jod als 0,1 g Jodglutinat enthalten.

Eine sichere Beurteilung der Wirkung bei der arteriellen Insuffizienz erscheint nicht möglich. Für langfristige Effekte kommen auch Stoffwechseleinwirkungen in Frage.

ββ) *Kobalt.*

Die gefäßerweiternde, allerdings auch blutdrucksenkende Wirkung von Kobaltsalzen wird bereits von ANDERSSON (1883) erwähnt und therapeutisch von LE GOFF (1934) benutzt. Tierexperimentelle Untersuchungen von WILKE und CONRATH (1944) ergaben Hinweise, daß der nach Kobaltsalzinjektionen auftretende Blutdruckanstieg über eine Adrenalinausschüttung zustande kommt. WEISSBECKER (1950) beobachtete nach Kobaltinjektionen Rötung von Gesicht und Acren, Anstieg der Hauttemperatur um 4° C und Auftreten neuer Capillarschlingen unter dem Capillarmikroskop; Ulcera und torpide Wunden heilten schneller ab. Die Wirkungen werden von WEISSBECKER (1950) auf eine spezifische Schwermetallioneneigenschaft zurückgeführt. JACQUET (1952) verwendete benzolsulfosaures Kobalt (0,05 g auf 2 cm^3 Wasser i.m. oder als 4%ige Lösung per os) zur antihypertonischen Behandlung. Zum gleichen Zwecke verwendeten DALHAMN und LINDGREN (1953) Kobaltsalze in einer Dosierung von 0,03 mg/kg. Die intraarterielle Therapie mit Kobalt wird von MILLERET (1955) empfohlen (s. S. 208).

γγ) *Magnesium.*

Da Magnesium neben einer zentral-sedativen Wirkung (S. G. ZONDEK 1927; ENGBAEK 1952) die glatte Muskulatur erschlafft (ABARBANEL 1945), wurde von seiner therapeutischen Anwendung eine günstige Beeinflussung peripherer Durchblutungsstörungen erwartet. Gemische von Magnesiumdehydrocholat und Magnesiumnicotinat per os (3mal 1 Tabl. à 30 mg oder intramuskuläre Anwendung von 1 Ampulle à 75 mg dieses Gemisches) (Progresin, Riedel de Haën) sollen nach den Erfahrungen von OSTAPOWICZ (1956) nicht nur das subjektive Befinden und das objektive klinische Bild günstig beeinflussen, sondern auch die oscillometrische Amplitude steigern. Das gleiche Präparat bewirkte in den Untersuchungen von DEWITZ (1957) bei intravenöser (1 cm^3) oder intramuskulärer (1—2 cm^3) Gabe eine Verbesserung des oscillometrischen Quotienten und einen Hauttemperaturanstieg, vor allem im Stirnbereich, der aber bei Endangitis obliterans nur gering war. RÜSCHEMEYER (1952) erklärt die Wirkung durch verminderten O_2-Verbrauch der Peripherie. MUTH (1956) konnte an 203 Patienten, zumeist mit Arteriosclerosis obliterans, eine Temperatursteigerung im Bereich der oberen Körperhälfte finden. Bei der Angiopathia diabetica mit häufig niedrigen Magnesiumspiegeln im Serum hatte MUTH (1956) besonders günstige Eindrücke; oscillographisch kam es zu keiner faßbaren Veränderung. Die Beeinflussung des Serummagnesiumspiegels durch Progresin hält MUTH (1956) für unwahrscheinlich, während er dem stärker magnesiumhaltigen Cirtonal diese Fähigkeit zuschreibt (Gehalt 50 mg in einer Tablette zu 0,5; 80 mg in 1 Ampulle à 5 cm^3). Günstige Behandlungsergebnisse mit Progresin konnte auch KREBS (1957) erzielen. Die eigenen Erfahrungen gestatten keine eindeutigen Aussagen.

δδ) *Schwefelverbindungen.*

Mit dem Präparat Ichthophen, einer molekular gelösten Schwefelverbindung, angestellte Untersuchungen befinden sich noch im experimentellen Stadium. WITZLEB (1956) konnte an der Hundeextremität nach Injektion von Ichthophen in die Vene eine Durchblutungssteigerung um 50—200% für 15—30 min erzielen. Die intraarterielle Injektion hatte stärkere und kürzere Wirkungen. Über die Anwendung am Menschen liegen noch keine Resultate vor.

εε) *Glycin, Glykokoll* (Aminoessigsäure) (CH_2 NH_2 COOH).

Die Beobachtung, daß nach oraler Zufuhr von 20 g Glycin eine deutliche Vasodilatation erfolgt (GUSTAFSON u. Mitarb. 1949), ermutigte zur Anwendung an 60 Patienten mit spastischen Durchblutungsstörungen. Die beobachteten Änderungen der Hauttemperatur und der peripheren Durchblutung waren uneinheitlich. Die starke Wärmeproduktion als Ursache der Durchblutungssteigerung (GUBNER u. Mitarb. 1947) soll durch Stoffwechselvorgänge in der Leber bedingt sein (WILHELMJ 1935).

STENGEL (1951) berichtet über günstige Erfahrungen mit einem Kombinationspräparat „Oxydans", das aus Glykokoll und einem von CHRISTIANI (1944) angegebenem Entaktivator besteht. An 756 Patienten wurden im überwiegenden Maße Capillarisierung und periphere Durchblutung verbessert, während Dysbasie und Ulcera abklangen.

Auf breiterer Basis hat sich die Glycin-Therapie für periphere Durchblutungsstörungen nicht eingeführt.

ζζ) *Cocarboxylase.*

CATTANEO und FERABOLI (1956) behandelten 18 Kranke mit peripheren Durchblutungsstörungen mit täglich 100 mg Cocarboxylase i.m. und bezeichnen die subjektiven Wirkungen der Therapie als sehr ermutigend; bei 12 der behandelten Patienten wurde eine Verbesserung des oscillometrischen Index im Bereich der durchblutungsgestörten Extremität festgestellt.

ηη) *Strychnin.*

Therapeutische Versuche mit Strychnin bei arterieller Insuffizienz basieren auf der Absicht, gefäßerweiternde Reflexe in Gang zu bringen (ZAK 1923) oder atonische Gefäße zu tonisieren (SCHLESINGER 1921; ZAK 1935). Die übliche Dosierung beträgt bei Strychninum nitricum 1—3 mg s.c., während die weniger toxischen und länger in Wirkung zu bringenden Strychninsäurepräparate und das N-Oxy-Strychnin höher dosiert werden können (30—50 mg i.m. bei Strychninsäure) (AMANN, JAEGER und JARISCH 1943). Die Berichte über Kreislaufwirkungen der Strychninpräparate sind entweder wegen der geringen Effekte zurückhaltend (LILJESTRAND und NYLIN 1940; Acetylen-Methode) oder sie weichen richtungsmäßig voneinander ab. So beobachteten LANDES und SARDEMANN (1949) nach 40 mg Strychninsäure i.m. leichte Blutdruckanstiege mit steigendem peripheren Widerstand und fallendem Herzminutenvolumen bei Gesunden. Dagegen hatten BÖGER, DEPPE und WEZLER (1938) nach Gabe von 1 mg Strychninum nitricum arterielle Drucksenkung mit Zunahme des Herzminutenvolumens und fallendem peripheren Widerstand gesehen. Bei fieberhaften Patienten mit Infektionskrankheiten wird nach BOLT und WULLEN (1950) durch Injektion von 40—50 mg Strychninsäure das Herzminutenvolumen und der arterielle Blutdruck gesteigert. Entscheidend für die Richtung der jeweiligen Wirkung ist nach den Untersuchungen von SCHIMERT und SCHMIDT (1951) die Ausgangslage des Kreislaufs, wodurch manche widersprechende Befunde erklärbar werden. Bei ergotroper Situation wird eine Annäherung der Kreislaufgrößen, besonders des Herzminutenvolumens, an die Norm herbeigeführt; bei histiotroper Ausgangslage bewirkt Strychnin vermittels einer Steigerung des venösen Rückflusses (BEIGLBÖCK und JUNK 1937; DELEZENNE 1894, zit. nach SCHIMERT und SCHMIDT 1951) eine Steigerung des Herzminutenvolumens. Bei Mittellagen des Kreislaufs ändert sich nichts Wesentliches (SCHIMERT und SCHMIDT 1951).

Für die Anwendung bei arterieller Insuffizienz wären demnach Strychninpräparate nur bei histiotroper Ausgangssituation mit vorherrschender Sparschaltung des Kreislaufes und kleinem Herzminutenvolumen sinnvoll. RATSCHOW (1953) empfiehlt bei akuten Verschlimmerungen von Altersdurchblutungsstörungen auch die intraarterielle Anwendung von Strychninpräparaten.

ϑϑ) Piperidin.

Die dem Regitin verwandten Piperidine kommen zur Behandlung von Gefäßkrankheiten selten in Anwendung. RÖHRICHT (1950) empfahl das Dolantin in Kombination mit Coffein und Kochsalzlösung zur Unterbrechung cerebraler Gefäßspasmen einschließlich epileptischer Zustände.

Das Präparat SC 1950 (2-6-dimethyl-diäthyl-piperidinbromid) soll nach WINSOR (1950) durchblutungssteigernde Eigenschaften haben.

ιι) Roßkastanienextrakte.

Roßkastanienextrakte bewirken eine Veränderung der Capillarpermeabilität (vgl. S. 586), des Venentonus (S. 222) sowie eine Stromvolumenzunahme im Coronargebiet am Hund (HOCKERTS und ZABKA 1952). Oscillometrische und teilweise rheographische Untersuchungen von GAIER und JANTSCH (1956) wiesen bei 40% der Endangitiker und 60% der Arteriosklerotiker auf eine periphere Durchblutungszunahme hin. KLEIBEL (1955) fand auch eine Hauttemperaturerhöhung bei Patienten mit vasospastischem Syndrom.

Inhaltsstoffe der Roßkastanie sind in den Präparaten Venostasin (Klinge), Venogal (Riedel de Haën) und Venoplant (Schwabe) enthalten.

Die flavonhaltigen Substanzen dieser Gruppe werden häufiger zur Behandlung der venösen Insuffizienz verwendet (s. S. 514).

κκ) Rauwolfiaalkaloide.

LIAN (1957) berichtet über günstige Wirkungen (subjektiv und oscillometrisch) bei Anwendung von 1—3 g Raubasin per os bei arterieller Insuffizienz verschiedener Genese, desgleichen PIERI u. Mitarb. (1957).

ι) Hormone und Vitamine.

αα) Sexualhormone.

Oestrogene. Da sich durch *Oestrogene* die Ergotamin-Rattenschwanznekrose (McGRATH 1935) sowie die Ergotamin-Adrenalin-Rattenschwanznekrose (RATSCHOW und STECKNER 1939) reduzieren oder verhindern läßt, nicht allerdings an hypophysektomierten Ratten (RATSCHOW und STECKNER 1939), lag es nahe, eine günstige Beeinflussung der Gewebsernährung und der Durchblutung durch Sexualhormone zu vermuten. Ob der beobachtete Effekt über eine Freisetzung von Acetylcholin (REYNOLDS und FOSTER 1940), sei es mit (RATSCHOW 1941) oder ohne Dazwischenschaltung hypopyhsärer Einflüsse oder anderweitig zu erklären ist (KARASEK 1940), blieb offen. Doch schienen nach den Untersuchungen von SAUSSE (1939) und Beobachtungen von RATSCHOW (1941) über den Anstieg der Hauttemperatur und die Diureseförderung im Volhard-Versuch (HUNGER 1941) wesentliche Voraussetzungen für die Annahme einer peripheren Durchblutungssteigerung erfüllt, zumal die günstige Beeinflussung von Unterschenkelgeschwüren bereits seit TEITGE (1937) bekannt war. Im Gegensatz zu obigen Befunden konnten freilich BISOTTI und CAVALLINI-FRANCOLINI (1949) an Albinoratten durch Oestrogene keinen nachweisbaren Schutz gegen Ergotaminnekrosen erzielen.

In der Folgezeit war eine beträchtliche Vermehrung der Publikationen zu beobachten, durch die der Nutzen der Sexualhormontherapie, insbesondere der Oestrogenbehandlung, bei der arteriellen Insuffizienz bestätigt wurde. Dementsprechend fand diese Therapie weite Verbreitung. Speziell bei Durchblutungsstörungen alter Leute konnten günstige Ergebnisse erzielt werden (STABEL 1951; RATSCHOW 1953).

Androgene. Abgesehen von den hier nicht zu besprechenden, vor allem für die Arteriosklerose einschlägigen Sexualhormonwirkungen wurden auch in Amerika eindeutige Verbesserungen der Gehfähigkeit nach Anwendung von Testosteronpropionat mitgeteilt (EDWARDS u. Mitarb. 1939).

Kombinierte Anwendung von Oestrogen und Androgen. WALKER (1940, 1942) berichtete über Besserung von arterieller Insuffizienz — Abnahme von Schmerzen, Abheilung gangränöser Ulcera, verbesserte periphere Pulsationen und Steigerung der Leistungsfähigkeit — nach kombinierter Anwendung von Testosteron und östrogenen Substanzen; doch handelt es sich um rein klinische Eindrücke. Demgegenüber lehnen andere Untersucher einen nachweislich durchblutungssteigernden Effekt der Sexualhormone völlig ab (GODDEN und HINES 1955).

Nicht für die Behandlung mit Sexualhormonen geeignet sind Patienten mit Anämien, Thrombocytopenien, Agranulocytosen und insbesondere mit Malignomen der Keimdrüsen.

Im allgemeinen müssen die Erfolge der Sexualhormontherapie bei der arteriellen Insuffizienz, soweit es sich nicht um eine rein psychische Beeinflussung oder Stoffwechselwirkungen im Tierexperiment handelt, sehr zurückhaltend beurteilt werden.

ββ) ACTH.

Nach ZWEIFACH, SHORR und BLACK (1953) wird die nach Nebennierenentfernung bei Ratten eintretende Abnahme der Contractilität der Endstrombahn auf Adrenalin, die Verlangsamung der Vasomotorik und die gesteigerte Permeabilität durch ACTH-Anwendung wieder normalisiert.

Hauptsächlich bei entzündlichen und allergisch bedingten Gefäßkrankheiten können durch Anwendung von ACTH mitunter bemerkenswerte Wirkungen erzielt werden (TAGLIAFERRO 1951). In diesem Sinne sprechen die Erfahrungen bei Periarteritis nodosa (BERTHRONG u. Mitarb. 1950; GOLDMAN u. Mitarb. 1950), bei generalisiertem Lupus erythematodes (BRUNSTING u. Mitarb. 1951), bei Purpura Werlhof (BETHELL u. Mitarb. 1951; EVANS und LIU 1951) sowie bei Schönlein-Henochscher Purpura (STROEBEL u. Mitarb. 1949; BAYRD 1955; STEFANINI u. Mitarb. 1950; LEVINSON u. Mitarb. 1951).

Aus Untersuchungen von BEATTIE und WOODMANSEY (1953) an Patienten mit rheumatoider Arthritis geht hervor, daß es unter ACTH-Wirkung mitunter zu Anstiegen der Hauttemperatur kommt, die durch neurovasculäre Effekte auf die Thermoregulatoren erklärt werden. Allerdings konnte nicht in sämtlichen Fällen mit günstigem therapeutischen Effekt eine Steigerung der Hauttemperatur beobachtet werden. Bei 37 Allergikern sah LEVIN (1953) von einer ACTH-Darreichung in Gelatine günstige Wirkungen.

γγ) Cortison.

Das Hauptindikationsgebiet von Cortison sind allergische Arteritiden. Während bei der Endangitis obliterans nur vereinzelt günstige Effekte mitgeteilt werden (z. B. von JACQUES [1952] bei gleichzeitiger Thrombophlebitis), scheint bei der Arteriitis temporalis (WHITFIELD u. Mitarb. 1953) und insbesondere bei der Periarteriitis nodosa ein entscheidender Einfluß auf das Krankheitsbild ausgeübt zu werden (SHICK u. Mitarb. 1950; 1950; 1951; 1953; CAREY u. Mitarb. 1950; LEVIN u. Mitarb. 1950; IRONS u. Mitarb. 1951; SYMMERS 1953; FICHER u. GILLMOR 1952). ALLEN, BARKER und HINES (1955) empfehlen Cortison auch bei nodulärer Vasculitis und sogenannter „nicht-eitriger Panniculitis". Durch Cortisongaben von täglich 100—300 mg ließ sich bei Purpura Werlhof ein Heileffekt erzielen (BETHELL u. Mitarb. 1951). Remissionen oder temporäre Besserungen bei systematisiertem Lupus erythematodes teilten BRUNSTING u. Mitarb. (1951) mit. Auch bei Purpura Schönlein-Henoch sollen die Erfolge günstig sein (STEFANINI u. Mitarb. 1950; LEVINSON u. Mitarb. 1951), nicht jedoch bei Zuständen nach Erfrierung (HIGGINS u. Mitarb. 1952).

δδ) *Tocopherol* (Vitamin E).

Die Anwendung von Tocopherol bei peripheren Durchblutungsstörungen geht zurück auf Untersuchungen von SHUTE u. Mitarb. (1948), die unter Tagesdosen von 200—400 mg bemerkenswerte Rückgänge von Thrombosen und Claudicatio intermittens, Abheilung von Ulcera und Rückgang von Thrombocytopenien beobachteten. VOGELSANG, SHUTE u. Mitarb. (1948) fanden auch an 41 Patienten mit peripheren Durchblutungsstörungen gute Wirkungen von Tocopherol, die sie mit dem Einfluß einer Sympathicusblockade verglichen; allerdings halten sie für manche Fälle eine monatelange Dauerbehandlung für erforderlich. Außerdem soll als Nebenwirkung eine beträchtliche Nausea auftreten; bei Unterbrechung der Behandlung wurden Verschlimmerungen der Symptome verzeichnet (SHUTE u. Mitarb. 1948). Die Anwendung von Tocopherol in der Klinik erstreckte sich sowohl auf angiospastische Zustände (BURGESS 1948; BURGESS und PRITCHARD 1948; SHUTE 1949; DOWD 1949; KAY u. Mitarb. 1950; MERLEN u. Mitarb. 1950) wie auch auf organische Durchblutungsstörungen (DALLA TORRE und BALDRINI 1951; KEKWICK und BOYD 1951; FERABOLI 1952), sowie auf Zustände mit chronischer venöser Insuffizienz (SIEDENTOPF und KRÜGER 1949; HEINSEN und SCHEFFLER 1951). Bei 40 Patienten mit peripheren Durchblutungsstörungen ohne Diabetes, von denen die Hälfte mit Vitamin E, die andere Hälfte mit Placebo behandelt wurde, konnten LIVINGSTONE u. JONES (1958) eine deutliche Überlegenheit der Tocopheroltherapie (13 subjektiv und objektiv Gebesserte) gegenüber den Placebo-Behandelten (2 Gebesserte) ermitteln.

Die Wirkung wird in einer Förderung der Capillarsprossung (STEINBERG 1941), in einer Hemmung der Entzündungsbereitschaft und in Entquellungsvorgängen gesehen (HEINSEN und SCHEFFLER 1951). PUENTE-DOMINGUEZ und DOMINGUEZ (1953) nehmen auf Grund von Kaninchenversuchen ebenfalls eine Verbesserung der Kollateralzirkulation unter Tocopherol an. Außerdem beobachtete OSTEN (1956) eine Abnahme der Cholesterinester unter kombinierten Gaben von Tocopherol und Magnesium, daneben allerdings eine allmählich geringer werdende Resorption. DALLA TORRE und BALDRINI (1951) vermuten einen Effekt auf die Gefäßmuskulatur bei länger dauernder Tocopherolanwendung, der den Rückgang der dysbatischen Beschwerden erklärt.

HAMILTON u. Mitarb. (1953), die 41 Patienten mit Dysbasia intermittens unter gleichzeitiger Verwendung von Placebo-Präparaten und Kontrollgruppen untersuchten, fanden keine signifikanten Vorteile der Tocopherol-behandelten Patienten (täglich 0,45 g Tocopherol über 12 Wochen) und bezeichnen die Behandlung als wirkungslos.

Auf Grund der Ergebnisse von Hamilton u. Mitarb. (1953) sowie zuverlässiger Urteile von Pharmakologen (Goodman und Gilman 1955) ist derzeit der Beweis für eine günstige Wirkung bei peripheren Durchblutungsstörungen nicht zu erbringen.

εε) Vitamin A.

Moser (1953) rechnet zur fortschrittlichen Behandlung vasospastischer Zustände die Anwendung von Vitamin A in Tagesdosen von 150000 bis 300000 i. E., kombiniert mit täglichen Tocopherolverabreichungen von 200—400 mg. Pieper (1950) bezeichnet seine Wirkung als entzündungshemmend. Es gibt aber bisher keine überzeugenden Hinweise, daß das Mittel die Durchblutung steigert.

κ) Antikoagulantien.

Die Behandlung mit blutgerinnungshemmenden Substanzen stellt für viele Angiopathien einen wesentlichen therapeutischen Fortschritt dar. Aus der Volksmedizin hat sich die Verwendung des Blutegels bis in unsere Zeit herübergerettet. Durch die Entdeckung des Heparins (McLean 1916) und der Cumarine (Campbell und Link 1941) wurde die streng dosierte Anwendung gerinnungshemmender Stoffe am Menschen ermöglicht. Die Antikoagulantientherapie beschränkt sich nicht auf die arterielle Insuffizienz, sondern findet auch bei Venenkrankheiten breite Anwendung. Aus praktischen Gründen wird diese Behandlung hier bei der medikamentösen Therapie der arteriellen Insuffizienz besprochen.

αα) Lokale Therapie.

Blutegelbehandlung. Durch Aufsetzen von Hirudo medicinalis oder Hirudo officinalis auf die beabsichtigte Körperstelle wird der Blutegel — nötigenfalls durch Auftragen kleinerer Zuckermengen auf die Haut oder durch eine winzige Hautskarifikation — dazu gebracht, sich mit seinen drei Kiefern (dreizackige Wunde) in der Haut festzubeißen und Blut abzusaugen. Dies geschieht mit Hilfe der Entsendung von Blutegelsekret (Hirudin) in den Wirtsorganismus. Engelhardt (1957) untersuchte die quantitative Zusammensetzung des durch Egel bewirkten Blut- und Flüssigkeitsverlustes (vgl. Tabelle 5).

Tabelle 5.

	Von Egel abgesaugt cm³	Nachgesickert cm³	Zusammen cm³
Blut	12,5	11,0	23,5
Sonstige Flüssigkeit	4,5	0,5	5,0
Insgesamt	17,0	11,5	28,5

Neben der Absaugung von Blut und Lymphe ist das in den Wirtsorganismus eingebrachte Hirudin wesentlich an der Wirkung beteiligt.

Das Hirudin im Mundsekret des Blutegels stellt ein Peptongemisch dar (s. Haycraft 1884; Franz 1903).

Die Blutegeltherapie ist zwar heutzutage bei infizierten Wunden, Furunkeln und akuten Thrombophlebitiden nicht mehr üblich, leistet jedoch bei solitären Venektasien und örtlichen Thrombosen Erstaunliches, sodaß ihre Anwendung immer noch empfohlen werden kann (Vossschulte 1954; Hochrein und Schleicher 1959). Unter Hinweis auf ältere Untersuchungen von Sievert (1909), Kohan (1909) und Prussak (1910), sowie Angaben von Bottenberg (1936) erinnern Hochrein und Schleicher (1959) an die erhöhte Toxicität von Quecksilberpräparaten unter gleichzeitiger Einwirkung von Hirudin, die bei der Blutegelbehandlung bedeutungsvoll sein kann. Thrombosen hautnaher Venenbezirke stellen die wesentliche Indikation dar, vor allem wenn gegen eine allgemeine Antikoagulantienbehandlung aus anderen Gründen Bedenken bestehen.

Percutan resorbierbare Heparinoide sind in der *Hirudoid*salbe enthalten, mit denen sich bei zweckmäßiger Anwendung eine Verlängerung der Gerinnungszeit um etwa 50% des Ausgangswertes erreichen läßt (Dieckmann 1951; Schimert und Struppler 1951; Chyla 1954; Eysholdt 1954). Dabei wird allerdings ein kritischer, mit Blutungsgefahr verbundener Wert nie erreicht (Spohn und Peschel 1951). Holzknecht (1954) beobachtete gleichzeitig eine Vermehrung des Antithrombingehaltes; Pichotka und Mayer (1954) fanden die Recalicifierungszeit verlängert. Die klinisehe Wirkung kann als gesichert gelten (Friderich und Thurn 1953; Norman 1955; Wobbe 1956, Daniel und Somloi 1958). Wir fanden sie bei oberflächlichen venösen Thrombosen vorteilhaft (vgl. S. 503).

ββ) Allgemeine Antikoagulantienbehandlung.

Heparin ist ein körpereigener Wirkstoff, gebildet aus Glucuronsäuren, Glucosamin und Schwefelsäuren (Chondroitinpolyschwefelsäuren), aus tierischen Organen gewinnbar und auf alle Phasen der Blutgerinnung sowohl in vivo als in vitro hemmend wirksam. (Thromboplastinbildung; Umwandlung von Prothrombin in Thrombin; Umwandlung von Fibrinogen in Fibrin; Howell u. Holt 1918, Howell 1928; Jorpes 1935; 1938; 1939; 1946).

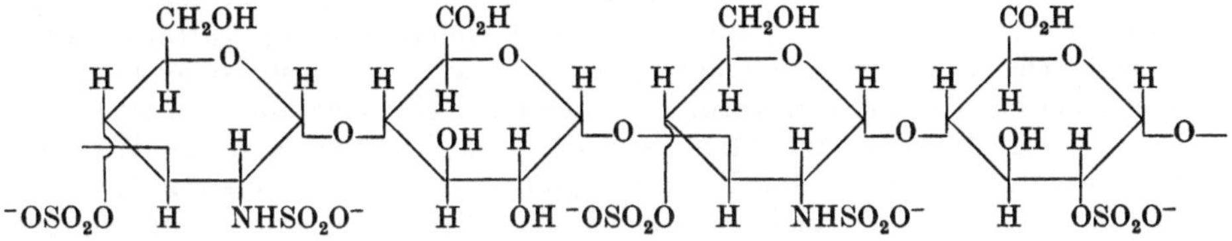

Tetrasaccharid-Einheit von Heparin

Das Präparat wird als injizierbare Lösung in einer Standardform von 5000 Einheiten/cm³ sowie als injizierbares Depotpräparat in den Handel gebracht.

Die therapeutische Anwendung am Menschen geht zurück auf Murray und Best (1938) sowie McClure und Lam (1940), die das Mittel zunächst intravenös in Lösungen von 10 mg/100 cm³ bei einer Infusionsgeschwindigkeit von 25 Tropfen/min verabreichten; diese Anwendung ist heute verlassen. Bauer (1950) verwendete bei thromboembolischen Komplikationen die im Prinzip auch jetzt noch übliche successive intravenöse Darreichung in mehrstündigen Intervallen und stellte fest, daß bei intramuskulärer Applikation (Bauer u. Mitarb. 1950) die Wirkungsintensität zeitlich weniger lang andauert, abgesehen davon, daß es zu Hämatombildungen kommt. Demgegenüber ist die subcutane Injektion wäßriger Lösungen meist ausreichend und therapeutisch verwendbar (Cosgriff u. Mitarb. 1948; Duff u. Mitarb. 1951). Seit de Takats (1950), Muir (1950), Duff u. Mitarb. (1951), Foley und Wright (1953) wurden auch subcutan applizierbare Depotheparine verwendet, die statt der üblichen 4—6 stündigen Verabreichung von 100—150 mg der wäßrigen Lösung nur alle 12 Std eine erneute Injektion notwendig machen (initial 200—300 mg, anschließend je 200 mg). Auch das Präparat „Heparin in Pitkin's menstruum" in Lösung von Dextrose und Gelatine sowie wäßrige Lösungen von Butacain-Heparin (Loomis und Jesseph 1952) haben Depoteigenschaften.

Die beabsichtigte Wirkung der Heparinanwendung besteht in einer rasch eintretenden Aufhebung der Gerinnbarkeit des Blutes und einem dadurch bedingten Sistieren accessorischer Thrombosierungen. Unter der Voraussetzung, daß die Organisation bereits vorhandener Thromben innerhalb von 48—72 Std soweit fortschreitet, daß keine Loslösung der Thromben (Embolisierung) mehr stattfindet, kann nach dieser Frist die Hauptgefahr der Embolie theoretisch als überwunden betrachtet werden, allerdings unter der Voraussetzung, daß eine konstante gerinnungshemmende Wirkung dauernd vorhanden war.

Außer dieser Wirkung ist nach Gilbert und Nalefski (1949) auf Grund von Untersuchungen am Hund (Morawitz-Zahnsche Kanüle; leerschlagendes Herz) eine direkte Gefäßerweiterung mit der Durchblutungssteigerung anzunehmen. Matis und Scheele (1953) beobachteten ebenfalls Steigerung des peripheren Stromvolumens 6—24 Std nach Heparininjektion, und zwar unabhängig von der anticoagulatorischen Wirkung. Der Effekt läßt sich durch Protaminsulfat ausschalten. Sommariva (1953) fand, daß die Schutzwirkung von Heparin gegen das experimentelle Adrenalin-Lungenödem von Kaninchen nicht in vivo demonstrierbar ist, sondern auf einer in vitro-Denaturierung von Adrenalin beruht.

An Nebenwirkungen der Heparintherapie können sich passagere Neigungen zu Haarausfall einstellen (Merz 1950; Wright 1952; Plancherel 1952); sie verschwinden meist spontan nach Beendigung der Therapie. In vereinzelten Fällen kommt es zu Schockzuständen (Jorpes 1946; Allen, Barker und Hines 1955; Gotz 1951; Tischendorf 1954), weshalb bei sonst allergischen Individuen eine subcutane Testdosis von 10 mg vor Einleitung der Therapie empfohlen wird. Fällt diese Probe positiv aus, so kann vielleicht ein anderes Fabrikpräparat verträglicher sein. Die unangenehmste und verständlicherweise häufigste Nebenwirkung, die meist bei ausreichender Kontrolle vermeidbar ist, jedoch auch bei lege artis durch geführter Therapie auftreten kann (Schoen, Tischendorf und Wepler 1951), besteht im Auftreten von Blutungen, die nach Tischendorf (1954) bis zu kindskopfgroße Hämatome bilden können. In derartigen Fällen ist die Anwendung von Protamin (Chargaff und Olson 1937) indiziert. Parkin und Kvale (1949) geben 50 mg Protaminsulfat i. v. innerhalb 15 min und wiederholen die Applikation in mehrstündigen Abständen erforderlichenfalls mehrfach. Bei schweren Blutverlusten sind Frischbluttransfusionen zweckmäßig.

An weiteren Wirkungen der Heparine wird über Inhibition der Hyaluronidase (Mayer 1947) und anderer Fermente (Marx 1956) berichtet. Speziell bei manchen zu den Kollagenosen gerechneten Krankheiten wird die erhöhte Heparintoleranz und die relative Heparinresistenz dadurch erklärt (Braun-Falco 1954), daß infolge gesteigerten Heparinverbrauchs bei der Hyaluronidaseinhibition zu wenig aktives Heparin vorhanden bleibt. Dies konnte für den Lupus erythematodes durch Borrie (1951), für die Polyarthritis rheumatica durch Abrahams und Glynn (1949) gezeigt werden.

Die biologische Wirkung von Heparin läßt sich am einfachsten durch die Bestimmung der Blutgerinnungszeit (Lee und White 1913) erfassen, außerdem durch die Recalcifizierungszeit (Howell 1914). Der Plasmaantithrombin-Titer wird häufig beeinflußt, bietet aber keine sichere Beurteilungsgrundlage der biologischen Wirkung. Mit dem Heparintoleranztest (de Takats 1943) läßt sich unter Heparinwirkung der Übergang in eine Hypokoagulämie nachweisen. Koller (1952) empfiehlt wegen der Häufigkeit von Sensibilisierungen gegen Heparin, wobei es zu gefährlichen Thrombocytenstürzen kommen kann, bei länger dauernden Heparin-Therapien auch tägliche Kontrollen der Thrombocyten, wenn nötig über 8 Tage und mehr.

Heparinoide. Neben dem Heparin werden vielfach auch synthetische Polysaccharid-Schwefelsäureester therapeutisch empfohlen und verwendet, deren Dosierung allerdings höher zu wählen ist. In Deutschland wird vielfach Thrombocid (Dr. BENEND, München-Solln) angewendet (HALSE 1949; 1950; 1953; SCHMITZ 1949; SCHMITZ, PHILIPP und RUF 1950). Sein Molekulargewicht liegt unter 5000; der Reiz zur Antikörperbildung wird als gering bezeichnet (BAUMGARTNER 1953; VODOPIVEC 1954). Der antikoagulatorische Effekt macht die Hälfte bis ein Drittel der Heparinwirkung aus. Er erstreckt sich auf Thrombinblockierung (HOENE 1952) und Hemmung des Acceleratorglobulins sowie der Retraktionsphase (HALSE 1950). Ein durchblutungsfördernder Effekt ließ sich nicht nachweisen (FRIEDRICH 1951), wohl aber ein spasmolytischer wahrscheinlich machen (KONCZ 1952; KONCZ und BÜCHERL 1952), desgleichen eine fibrinolytische Wirkung (HALSE 1950). Die Wirkung ist durch Protaminsulfat unterbrechbar; Depotpräparate zur intramuskulären Anwendung befinden sich im Handel. An Nebenwirkungen bestehen hinsichtlich passagerer Alopecieneignung (MAY 1949; HALSE 1950), allgemeiner Unverträglichkeit und der Möglichkeit von Blutungsauslösungen keine Unterschiede zum nativen Heparin. Ein weiteres Heparinoid „Elheparin", das biologisch von MARX (1956), klinisch von KAUTZSCH (1956), KLAHN (1957); KÖSTLER (1956) geprüft wurde, muß gleichfalls etwas höher als das Standardheparin dosiert werden (in 6stündigen Abständen Gesamttagesmengen zwischen 30000 und 120000 Einheiten). Neben den bei etwa 2% der Behandelten vorkommenden „Heparinallergien", die durch Birutan (300 mg i.v.) und Antihistaminica beherrschbar sind (KAUTZSCH 1956), wurden Mikrohämaturien und Capillarblutungen beobachtet. Depotpräparate, die in Mengen von 20000 Einheiten in Abständen von 12 Std injiziert werden, stehen ebenfalls zur Verfügung.

In den USA hat sich das Paritol mit einer gegenüber Heparin siebenfach geringeren, aber protrahierten Wirkung und mit wahrscheinlich etwas stärkeren Nebenreaktionen (Kollaps, Schock, Urticaria, Azotämie) eingeführt (WRIGHT 1952), daneben das Treburon mit einer gegenüber Heparin dreifach geringeren Wirkung, das ebenfalls zu Nebenreaktionen führen kann (SCHOLZ und BARKER 1952), sowie das Dextransulfat mit ähnlichen Eigenschaften (WALTON 1952).

Ein eindeutiger Vorteil gegenüber der Anwendung von Heparin hat sich nach unserer Meinung bei keinem dieser Heparinoide ergeben.

Cumarine. Die Dauerbehandlung mit blutgerinnungshemmenden Substanzen wurde erst durch die Einführung der Cumarinpräparate möglich, die von BUTT, ALLEN und BOLLMAN (1941) sowie MEYER, BINGHAM und AXELROD (1942) erstmals am Menschen angewandt wurden. Sie wirken auf die erste Phase der Blutgerinnung und verhindern die Prothrombinsynthese in der Leber wahrscheinlich durch Beeinflussung der Prothrombinacceleratoren (HUNTER und TUDHOPE 1953). Der Cumarineffekt tritt in vivo, auch nach intravenöser Anwendung, erst 12 bis 24 Std nach Zufuhr des Mittels in Erscheinung. Diese Zeit vergeht, bis durch die Cumarinwirkung über eine Verminderung der hepatischen Prothrombinbildung eine wirksame Senkung des Prothrombinspiegels im Blut erreicht ist. Bis zu einem gewissen Grade läßt sich die jeweilige Wirkung an der Verminderung der Prothrombinaktivität messen, was für die individuelle Dosierung wichtig ist. Untersuchungen von WESSLER, BALLON u. KATZ (1957) über intravasale Gerinnungsvorgänge erwiesen, daß der antithrombotische Effekt von Cumarinen (Dicumarol) hinter dem antikoagulatorischen erheblich zurückbleibt und daß bei der Beabsichtigung einer auch antithrombotischen Wirkung dem Heparin eine stärkere Wirkung zuzuschreiben ist. Zu geringe Effekte stellen den Nutzen der Behandlung in Frage, zu hohe Dosierungen rufen Blutungsgefahr hervor. Allerdings sind hinsichtlich der Gefährdung durch Hämorrhagien Zweifel an der Aussagefähigkeit des Prothrombinspiegels laut geworden (WRIGHT und ROTHMAN 1951). Doch können gelegentlich auftretende intercurrente Blutungen die Berechtigung des Verfahrens der Cumarinbehandlung und ihren bedeutend größeren Nutzen nicht in Frage stellen. Bei ausreichender und zuverlässiger Überwachung sind die Komplikationen gering (WRIGHT 1952; WISE u. Mitarb. 1949). ALLEN, BARKER und HINES (1955) berichten über 2456 Behandlungen mit 142, davon 38 schweren Blutungen. Letztere traten in der Regel zwischen dem 6. und 10. Tag auf.

Reversible Beeinträchtigungen der Leberfunktion werden unter Cumarinwirkung beobachtet; allerdings wird selbst bei langdauernder Therapie im allgemeinen keine Leberschädigung bleibender Art hervorgerufen (MEITUS u. Mitarb. 1953).

Die Dosierung ist so zu wählen, daß an der behandelten Person eine Reduzierung der Prothrombinaktivität auf 20—30% des mit 100% bezeichneten Normalwertes von Gesunden bewirkt wird. Bei ascorbinsäurereicher Ernährung sind meist höhere (LINK 1945) Dosierungen nötig, bei kardialer Stauungsleber (WRIGHT 1949) niedrigere. Absinken unter 20% der Prothrombinaktivität erfordert Unterbrechung der Behandlung. Nötigenfalls stellen hohe Dosen von Vitamin K i. m. oder oral (SHAPIRO u. Mitarb. 1943) oder synthetisches Vitamin K (CROMER und BARKER 1944) i. v. ein Antidot dar; auch K_1-Oxyd (500 mg i. v.) sowie K_1 (Phyllochinon; 10—20 mg/kg) haben sich nach JAMES u. Mitarb. (1948) bewährt; orale Anwendung von K_1 soll nach BANNON u. Mitarb. (1953) ebenfalls wirksam sein. Notfalls können Frischblut oder ungerinnbar gemachtes Plasma (500 cm³ nach ALLEN, BARKER und HINES 1955) transfundiert werden.

Durch LINK (1945) und seine Mitarbeiter wurden auf der Suche nach dem aktiven Prinzip der im verfaulten Süßklee enthaltenen Wirksubstanz über 150 dem Bishydroxycumarin nahestehende Stoffe untersucht, davon 40 mit gerinnungshemmender Wirkung (GOODMAN und GILMAN 1955).

Erleichternd für die klinische Anwendung der Cumarine wirkt sich die günstige intestinale Resorbierbarkeit aus. Der Abbau der Substanz im Organismus erfolgt zwar individuell verschieden schnell, scheint jedoch am gleichen Individuum weitgehend konstant zu bleiben.

Als Präparat mit protrahierter Wirkung gilt 3-(1-phenyl-propyl)-4-hydroxycumarin (*Marcumar*; Roche) (KOLLER und JAKOB 1953).

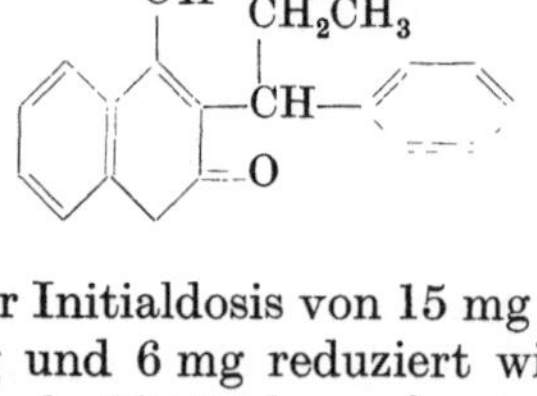

OH CH_2CH_3 —CH— O

Gewöhnlich wird mit einer Initialdosis von 15 mg begonnen, die schließlich auf Tagesdosen zwischen 1,5 mg und 6 mg reduziert wird. Auch die Wirkung von Cyclocumarol (IKAWA u. Mitarb. 1944), das anfangs mit 100—150 mg, später mit 25—50 mg pro Tag zu dosieren ist, wird als protrahiert bezeichnet.

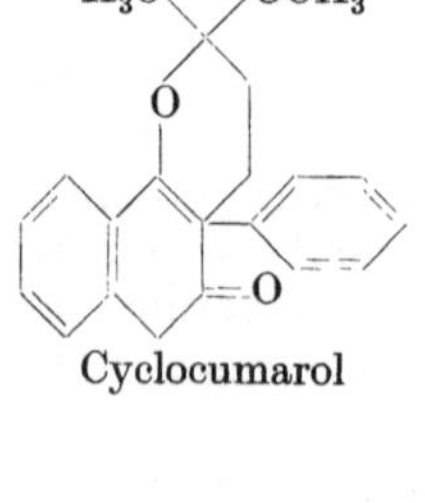

H_3C OCH_3 O O

Cyclocumarol

3-(α-(4'-nitrophenyl)-β-acetyläthyl)-4-oxycumarin (*Sintrom*-Geigy) wird rascher abgebaut, so daß bei Unterbrechung der Behandlung die Notwendigkeit einer ausschleichenden Dosierung besteht. Dosis: initial 20—30 mg; später 2—4 mg.

Bishydroxycumarin (Dicumarol, U.S.P.) ebenfalls häufig zur Dauerbehandlung verwendet, wird mit einer Initialdosis von 300 mg gestartet, die allmählich auf 50—100 mg/pro Tag reduziert wird.

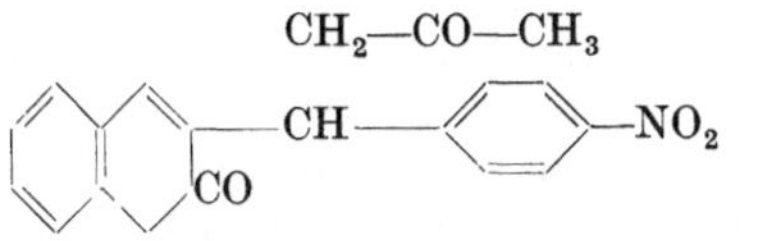

3-(α-(4'nitrophenyl)-β-acetyläthyl)-4-oxy-cumarin (Sintrom-Geigy)

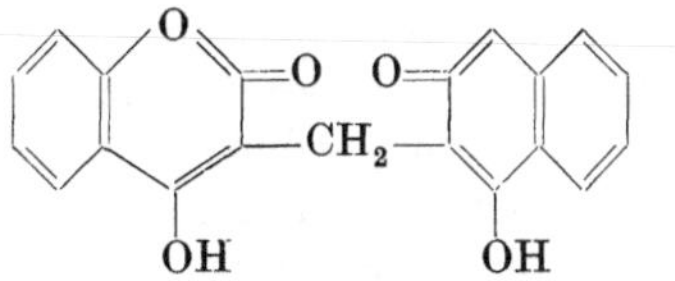

Bishydroxycumarin (Dicumarol, U.S.P.)

Äthyl-Biscumarol-Acetat (*Tromexan* U.S.P. von REINIS und KUBIK 1948, VAN DER VEER u. Mitarb. 1953) bedarf einer anfänglichen Dosierung von 1500 mg pro Tag; später liegt die Tagesdosis zwischen 150 und 600 mg. Die Wirkung tritt rasch ein und klingt schnell wieder ab; BARKER u. Mitarb. (1952) fanden sie nicht konstant. STAMM (1954) empfiehlt eine probatorische Testdosis von 300 mg zwecks Ausschaltung pathologisch empfindlicher Patienten von der Therapie.

Weitere gerinnungshemmende Stoffe sind das Warfarin (Compound 42 nach OVERMAN u. Mitarb. 1944; SCHELL u. Mitarb. 1949) ein i. v. applizierbares und häufig gut vertragenes Präparat (SHAPIRO und LINK 1953; WOLFF u. Mitarb. 1953). Durch Kontrolle mit dem Quick-Test konnten hämorrhagische und thromboembolische Ereignisse während der Behandlung nicht immer verhindert werden (SISE u. Mitarb. 1958).

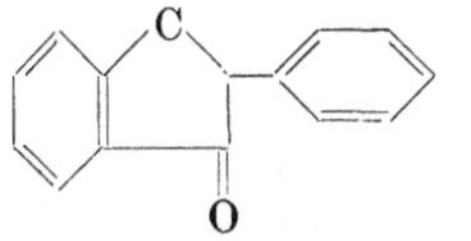

Phenindion

Phenindion (KABAT u. Mitarb. 1944) 2-phenyl-1,3-indandion, ist zwar kein Cumarin, jedoch von cumarinähnlicher Wirkung auf die Gerinnung (SOULIER und GUEGUEN 1947). Es wird oral angewendet in Dosen von anfangs 150—200 mg, später 50—100 mg, und soll trotz allgemein guter Verträglichkeit (MAKOUS u. VAN DER VEER 1954) unangenehme Nebenwirkungen haben, wie Trockenheit im Mund, Durst, Polyurie, Hautausschläge, icterische Hepatitis und leukämoide Reaktionen (BLAUSTEIN u. Mitarb. 1958); Vitamin K ist ein wirksames Antidot (BJERKELUND 1950). Zur speziellen Chemie und Pharmakologie der Cumarine vgl. KOLLER und MERZ: Thrombose und Embolie. Basel 1955.

Für die **routinemäßige Therapie** ist im allgemeinen die Beschränkung auf höchstens zwei verschiedene Präparate empfehlenswert, mit deren Dosierung man vertraut ist. Dementsprechend konnten wir neben Heparin stets mit den Präparaten Marcumar und Sintrom auskommen.

Die Antikoagulantienbehandlung hat bei akuten arteriellen Verschlüssen und bei der Gefahr thromboembolischer Komplikationen schnell einzusetzen. Da der Wirkungseintritt des Cumarineffektes erst nach 1—2 Tagen zu erwarten ist, muß die Initialphase der fehlenden Cumarinwirkung durch eine wirksame Heparindarreichung überbrückt werden (JORPES 1946; WRIGHT 1949). Der Ausgleich der durch Cumarine bewirkten Hypoprothrombinämie erfolgt normalerweise nach 36—60 Std (GOODMAN und GILMAN 1955).

Kontraindikationen gegen eine Antikoagulantienbehandlung sind frische Blutungen oder das unmittelbar postoperative Stadium nach Eingriffen am Nervensystem, arterieller Hochdruck über 200 mm Hg, intestinale Blutungen, nicht aber postembolische Hämoptysen. Weiterhin soll bei Menorrhagien, intestinalen und urogenitalen Malignomen, allgemeiner Blutungsneigung, bei subakuter bakterieller Endokarditis (Neigung zur Hämaturie und Hirnblutungen) und einem Mangel an Ascorbinsäure keine Antikoagulantienbehandlung durchgeführt werden. Die Schwangerschaft stellt im allgemeinen keine Kontraindikation dar (Mansell 1952), jedoch empfehlen Allen, Barker und Hines (1955) die Antikoagulantienbehandlung nur dann, und zwar unter besonderen Kautelen, wenn sie zur Lebenssicherung der Mutter nötig ist. Während der Geburt ist der Prothrombinabfall im fetalen Organismus zu berücksichtigen (cave Schädeltraumen). In der Stillperiode wird, sofern bei der Mutter eine Antikoagulantienbehandlung läuft, eine prophylaktische Gabe von 1 mg Vitamin K_1 für den Säugling empfohlen. Obwohl nach Sachs und Henderson (1952) eine Niereninsuffizienz keine Kontraindikation gegen die Anwendung von Antikoagulantien darstellt, ist wegen der gesteigerten allgemeinen Empfindlichkeit solcher Patienten besondere Vorsicht geboten. Auch die Ausschaltung sympathischer Ganglien durch Injektionsverfahren ist während der gerinnungshemmenden Behandlung nicht unbedenklich; Allen, Barker und Waugh (1942) empfehlen sorgfältige Prothrombinkontrollen und widerraten alle blutigen Eingriffe und Punktionen. Besondere Zurückhaltung in der Antikoagulantienbehandlung ist geboten, wenn gleichzeitig Chinin, Pyrazolon und verwandte Substanzen, sowie Salicylate verwendet werden (Koller 1957; Klosa 1956). Dafgård (1958) sieht dagegen in der Kombination von Antikoagulantien mit Butazolidin keinen Fehler.

Der Nutzen der Antikoagulantienbehandlung bei der Therapie und Prophylaxe thromboembolischer postoperativer und durch Hospitalisierung bedingter Komplikationen ist zweifelsfrei erwiesen (Allen u. Mitarb. 1947; Hines und Barker 1949; Tulloch und Wright 1954; Burt 1955; Milch u. Mitarb. 1953; Kistner und Smith 1954). Nach Jorpes (1946; 1947) wurde die Häufigkeit tödlicher Lungenembolien durch die Wirkungen der Antikoagulantienbehandlung von 18% (aus 264 Thrombosefällen von 25628 Patienten) auf 1,1% (aus 258 Thrombosefällen von 20002 Patienten) reduziert. Die Thrombosen bei Bettlägerigkeit nahmen von 40 auf 4,6% ab.

Die Diskussion über die Berechtigung der langfristigen Antikoagulantienbehandlung ambulanter Patienten mit arterieller Insuffizienz ist noch nicht definitiv abgeschlossen. Jürgens (1950) sah bei Patienten mit schwerer Arteriosclerosis obliterans Versager. Trotzdem muß die Therapie empfohlen werden (Wright und Foley 1947; Wright 1949; Foley und Wright 1949; Lips und de Sonnaville 1953; Simon 1955), wohl mit gleicher Berechtigung wie nach Myokardinfarkten (vgl. Wollheim 1956; Wollheim u. Schneider 1958). Martorell (1955) setzt sich für die Anwendung bei Stenosen im Aorta-Ilica-Bereich ein. Bei gesicherter Hirnarterienthrombose sollte auf die klinische Anwendung der Antikoagulantien nicht verzichtet werden (Olwin 1949; Scott 1952; Tulloch und Wright 1954); desgleichen bei thrombotischen Verschlüssen von Mesenterialarterien (Scott 1952) und bei Thrombosen der Vena centralis retinae (Olwin 1949; Tulloch und Wright 1954). Daß der Wert langfristiger Antikoagulantienbehandlung ambulanter Patienten schwer zu objektivieren ist, und der Erfolg häufig nach subjektiven Angaben der Patienten beurteilt wird (Godden u. Mitarb. 1955), erklärt sich aus methodischen Schwierigkeiten, die prinzipiell für alle langfristigen Behandlungen bestehen. Eine protektive Wirkung gegen akute Thrombosen ist bei wirksamer Behandlung als wahrscheinlich anzusehen. Antikoagulantien sollten nie abrupt ohne zwingenden Grund abgesetzt werden, da hiernach thrombotische Komplikationen auftreten können (GOODMAN und GILMAN 1955, CARTER u. Mitarb. 1958; WOLLHEIM u. SCHNEIDER 1958 u. a.).

Über die antilipämische Heparinbehandlung mit kleinen, für eine antikoagulatorische Wirkung nicht ausreichenden Dosen wird im Kapitel Arteriosklerose berichtet (S. 422).

Die Antikoagulantien repräsentieren in der mit zweifelhaften Mitteln so reich gesegneten Angiologie eine der wenigen gesicherten therapeutischen Fortschritte. Als different wirkende Mittel bringen sie zweifellos Gefahren mit sich, sei es durch unerwünschte Auslösung von Blutungen oder durch Unverträglichkeit. Bei kritischer Indikation ihrer Anwendung, die sich nach dem jeweiligen Grundprozeß zu richten hat und mit dessen klinischer Erfassung steht und fällt (JEWELL u. Mitarb. 1954; WESSLER 1953; SUZMAN 1956) und bei sorgfältiger Kontrolle ihrer Wirkung [Erfassung der Gerinnungszeit, entweder mit Einphasenmethode im Plasma nach QUICK (1945, 1951) oder mit der Mikromethode im Vollblut nach FIECHTER (1940) oder mit Zweiphasenmethode nach MARX und BAYERLE (1949) u. a., ferner mit der Methode nach OWREN und AAS (1951) oder am besten durch Bestimmung der einzelnen Gerinnungsfaktoren] werden diese Nachteile durch den Nutzen der Antikoagulantienbehandlung weitaus aufgewogen.

Für die Einleitung der Therapie empfiehlt sich die tägliche Kontrolle der Gerinnungswerte. Bei der chronischen Behandlung kann dann allmählich zu der wöchentlich 3maligen, später zur wöchentlich einmaligen oder sogar 14tägigen Kontrolle übergegangen werden. Für die Praxis ist besonders auf die häufige Kontrolle des Harnsedimentes hinzuweisen.

Ein endgültiges Urteil über den Nutzen langfristiger ambulanter Behandlung der chronischen arteriellen Insuffizienz wird sich erst gewinnen lassen, wenn weitere Beobachtungen an einem größeren kritisch ausgewerteten Material (mit ausreichenden Placebokontrollen: NEWMAN und BARNETT 1955) vorliegen. Der Vorteil dieser Therapie kann aber schon jetzt nicht mehr bezweifelt werden.

λ) Fibrinolyse.

Da das biologische Gleichgewicht zwischen Gerinnungsprozessen und fibrinolytischen Vorgängen bei manchen Gefäßkrankheiten, insbesondere bei thrombotischen Vorgängen, gestört ist, scheint es möglich, therapeutische Vorteile durch Behandlung mit fibrinolytischen Substanzen zu erwarten.

Trotz noch lückenhafter Kenntnisse über die Grundlagen von Gerinnung und Fibrinolyse (EICHENBERGER 1954) ist die therapeutische Anwendung der Fibrinolyse schon seit Jahrzehnten üblich, allerdings nicht durchwegs in Kenntnis des tatsächlichen Wirkungsmechanismus, z. B. bei der Typhusvaccinebehandlung der Endangitis obliterans (vgl. S. 301).

Die therapeutische Fibrinolyse bezweckt eine aseptische Fibrinverflüssigung durch proteolytische Fermente im Blut. Dabei werden die Fibrinolysine dann nicht mehr durch das zur Albuminfraktion gehörige Antifibrinolysin inaktiviert. Neben endogenen Aktivatoren der Fibrinolyse gibt es auch bakterielle Lysokinasen, z. B. Streptokinase und Staphylokinase; ferner kann durch eiweißspaltende Fermente (z. B. Trypsin u. a. vgl. S. 200) die Umwandlung von Profibrinolysin zu fibrinolytisch aktivem Fibrinolysin gefördert werden. Unter physiologischen und pathologischen Verhältnissen, z. B. durch Verdünnung von Blut oder Plasma oder bei bestimmten Eingriffen und Störungen können die fibrinolytischen Vorgänge gesteigert werden (EICHENBERGER 1954). Besonders bei entzündlich bedingtem Freiwerden von Histamin im Gewebe kommt es zur Erhöhung der fibrinolytischen Aktivität. Durch antiphlogistische Corticoide wird die Fibrinolyse gehemmt, durch prophlogistisch wirksame Corticoide gefördert. Auch unter Antikoagulantienwirkung wird eine Steigerung der fibrinolytischen Aktivität angenommen (HALSE 1948; bestritten von v. KAULLA 1952).

Die bei Gefäßkrankheiten am längsten erprobte fibrinolytisch wirksame Therapie ist die *Typhusvaccinebehandlung* bei arteriellen Thrombosierungen (BIERMAN 1936).

Durch Darreichung bakterieller Pyrogene mit fibrinolytischer Wirksamkeit läßt sich bereits im unverdünnten Blut eine Steigerung der fibrinolytischen Aktivität erzielen, wie Messungen mit dem Thrombelastographen (HARTERT 1951) durch EICHENBERGER (1956) ergaben. Der Effekt tritt innerhalb von 4 Std ein. MENEGHINI (1949; 1950) konnte mit seiner Schock-Vaccine-Therapie (Typhus-Vaccine) bei Thrombosen und Embolien günstige Resultate erzielen; auch BATTEZZATI und TAGLIAFERRO (1954) berichteten über eindrucksvolle klinische Effekte.

Pyrexal (Lipopolysaccharid aus Salmonella abortus equi; ein γ pro 2 cm^3 wäßriger Lösung) wird nach Ermittlung der individuell erforderlichen Dosis, die zu einem Temperaturanstieg auf mindestens 38° C führen soll, intravenös gespritzt, meist in Anfangsdosen von 0,25—0,5 γ. Wiederholte Fieberprozeduren, die je nach Zustand des Patienten in 1—3 tägigen Abständen erfolgen sollen, erfordern meist Dosissteigerung um 0,1—0,2 γ. Als Begleiterscheinungen des Fiebers können Kreislaufkomplikationen (Kollaps, Schock) auftreten.

Pyrifer (Extrakt aus apathogenen Colistämmen; wird in 8 Stärken von 10 bis 5000 E. pro cm^3 geliefert) läßt sich zum gleichen Zweck bei peripheren Durchblutungsstörungen anwenden. Hauttemperaturmessungen nach Pyriferapplikation ließen bei Normalen im Bereich der Acren Temperaturanstiege bereits vor Fieberbeginn erkennen, während in durchblutungsgestörten Extremitäten der Temperaturanstieg der Haut erst nach dem Fieberanstieg (Kerntemperatur) erfolgte und vorzugsweise auf die proximalen Extremitätenabschnitte beschränkt war (KLÜKEN 1953).

Eine der Voraussetzungen für den Effekt der fibrinolytischen Behandlung bei peripheren Gefäßkrankheiten mit Thrombosen dürfte darin zu sehen sein, daß der arterielle Druck nicht wesentlich abfällt.

Von ophthalmologischer Seite wurde die Fibrinolyse experimentell im Kammerwasser (JAEGER 1955) und klinisch bei der Behandlung der Iritis fibrinosa (JAEGER und HONEGGER 1956) untersucht. Demnach dürfte die Fibrinolyse eine der wesentlichen Wirkungen der Fiebertherapie sein.

Fibrinolytische Trypsinbehandlung. Hochdosierte intravenöse Anwendung von kristallinem Trypsin führt zur Verlängerung der Gerinnungszeit und zur Abnahme der Konzentrationen von AC-Globulin, Antithrombin, Prothrombin und Fibrinogen im Plasma (INNERFIELD, ANGRIST und BENJAMIN 1952). Die therapeutische Anwendung von Trypsin soll vor allem bei Thrombophlebitiden, Ulcera cruris und ähnlichen Affektionen wirkungsvoll sein (INNERFIELD, SCHWARZ und ANGRIST 1952; FISHER und WILENSKY 1953). Sogar bei Thrombosen der Arteria centralis retinae konnte in 10 von 12 Fällen ein dramatischer Erfolg verzeichnet werden, wenn Gesamtmengen unter 15 mg Trypsin mittels Dauertropfinfusion über Stunden langsam infundiert wurden; bei akut entzündlichen Komplikationen von Phlebitiden sowie beim akuten Rheumatismus soll die Wirkung günstig sein, wie INNERFIELD, ANGRIST und SCHWARZ (1953) auf Grund von 6456 Infusionen an 538 Patienten angeben. Hingegen soll bei Endangitis obliterans nur vereinzelt eine Beeinflussung der Schmerzen möglich sein. Auf Grund ihrer Erfahrungen bei der Untersuchung chronischer Arteriopathien mit der Cantharidenblasen-Methode (Verminderung von Ödem und herdförmiger Entzündung bei gleichzeitiger Abnahme des Volumens und des Eiweißgehaltes der Cantharidenblasen) nehmen CONTI und FERRANTE (1957) einen verbesserten Abfluß der interstitiellen Flüssigkeit über die Lymphbahnen nach Trypsinanwendung an, während die Capillarpermeabilität nicht beeinflußt werden soll.

Abgesehen davon, daß die Behandlung im Urteil anderer Autoren (TAYLOR u. Mitarb.; zit. nach ALLEN, BARKER und HINES 1955; ALLEN, BARKER und HINES 1955) keineswegs als harmlos gilt, wenn man das Mittel ausreichend dosiert, handelt es sich nicht um eine bewährte Therapie, sondern vorerst um tastende Versuche. INNERFIELD u. Mitarb. (1953) nehmen an, daß natürlich vorkommende Enzymsysteme durch die Trypsinbehandlung aktiviert werden.

Neuerdings wird die Fibrinolysintherapie mittels eines Präparates versucht, das aus Profibrinolysin durch Aktivierung mit Streptokinase erhalten wird (Actase). Die Theorie, Durchführung und die zum Teil ermutigenden Ergebnisse dieser Behandlung sind dargestellt in Angiology **10** (1959).

μ) Neuraltherapie.

αα) Chlorpromazin (Largactil, Thorazine); 10-(γ-dimethylamino-propyl)-2-chlorphenothiazan.

Die neuroplegisch wirksamen Chlorpromazine werden seit ihrer klinischen Einführung im zunehmenden Maße auch bei Gefäßkrankheiten angewandt. Nach RATSCHOW (1953) ist bei oraler Gabe der Wirkungsbeginn nach 30—45 min, bei parenteraler Gabe nach 10—20 min zu erwarten. Die Indikation für Gefäßkrankheiten ergibt sich nicht durch die Kreislaufwirkungen, die mit geringer Blutdrucksenkung und leichtem Abfall der Hauttemperatur (RATSCHOW 1957) sogar ungünstig für die periphere Durchblutung sein könnten, sondern für besonders schmerzhafte akute hochgradige Durchblutungsstörungen, etwa nach akutem arteriellem Verschluß (SCHMITZ 1953; LEIBLEIN 1954), wobei besonders der herabgesetzte O_2-Bedarf günstig sein soll (LEIBLEIN 1954). DENECKE (1954) bezeichnet allerdings die Wirkung bei organischen Arterienverschlüssen als schlecht; desgleichen wird die Anwendung bei Angiosklerosen von RATSCHOW (1955) widerraten. PETZOLD und HUTH (1954) sowie DENECKE (1954) empfehlen die Behandlung besonders für die Anfangsstadien der Endangitis obliterans. DUFF, McINTYRE und BUTLER (1956) sahen bei Dosierung mit 8—45 mg Chlorpromazin keine wesentlichen Änderungen der Hautdurchblutung, geringen Blutdruckabfall und Absinken der Kerntemperatur bei Erwärmung der Acren. Sie machen auf die Gefahr der vasalen Synkope unter der Behandlung aufmerksam. LEIBLEIN (1954) sowie RATSCHOW (1955) legen Wert auf vorsichtige Anwendung, um unerwünschte Hypothermien zu vermeiden.

In neuerer Zeit konnte RATSCHOW (1957) günstige Erfahrungen mit Verophen (Bayer) sammeln.

Die Indikation der Chlorpromazine bei Gefäßkrankheiten hat sich vorerst darauf zu beschränken, bei akuten und besonders schmerzhaften Arterienverschlüssen die initialen Stadien möglichst ohne wesentliche allgemeine Blutdrucksenkung unter Kontrolle zu halten. Höhere Dosierungen verbieten sich wegen der zur Zeit noch nicht übersehbaren Wirkungen auf die Durchblutung der gefährdeten Bereiche.

ββ) Novocain.

Außer der örtlichen Anwendung von Novocain zur Ausschaltung unerwünschter neuraler Impulse, wie sie z. B. bei akuten arteriellen Spasmen oder Verschlüssen durch Umspritzung der Arterie mit 20—60 cm³ einer 0,5%igen Procainlösung erfolgt (MOSER 1954), wurde auch durch die intravenöse Allgemeinanwendung von Novocain therapeutisch manches erreicht. MAGIERA und SOKÓL (1951) gaben bei Frühfällen von arteriellen Durchblutungsstörungen eine 1%ige Novocainlösung intravenös, die zu einer lange anhaltenden Beeinflussung der

Ischämie, zu Schmerzfreiheit, Hauttemperatursteigerung und Capillardilatation (Fundus oculi) sowie zu Besserung des EKG führte und hauptsächlich durch eine Wirkung auf das Nervensystem erklärt wurde. RAPPERT (1954) nimmt ebenfalls für die Wirkung der intravenösen Procain-Therapie einen zentralen, vegetativen und örtlichen Angriff auf die Nervenelemente an und empfiehlt die Therapie für spastische Zustände, massive Lungenembolien sowie bei Thrombosen, allerdings ohne gleichzeitige Anwendung von Antikoagulantien. JESSAR, HORWITZ und MONTGOMERY (1952) konnten bei intravenöser Infusion von 250 cm³ einer 0,1—0,2%igen Procainlösung keine signifikanten Änderungen der Finger- und Mundtemperaturen feststellen. Hingegen konnte BARTH (1950) mit dem Procainabkömmling Diäthylaminoäthanol (Dehydasal) Steigerungen der Hauttemperaturen der Extremitäten, sogar an Gliedern mit organischen Gefäßveränderungen beobachten. Dieses Präparat wird auch von KÖHLER (1950) in einer Dosis von 1 g i.v. bei Akrocyanosen und bei Durchblutungsstörungen auf neuraler Grundlage, z. B. nach peripheren Lähmungen empfohlen. Das Diäthylaminoäthanol soll auch bei der intravenösen Novocain-Therapie passager als Spaltprodukt im Körper auftreten (KÖHLER 1950).

Die Befunde über Anwendung von Novocain-Präparaten bei Gefäßerkrankungen und peripheren Durchblutungsstörungen sind noch zu sporadisch, als daß auf ihrer Basis die Indikation scharf umrissen werden könnte, zumal Zwischenfälle nach intravenöser Novocaingabe vorkommen können. Einer Prüfung wert erscheint die Anwendung nach arteriellen und pulmonalen Embolien (vgl. Therapie mit Panthesin-Hydergin S. 368).

γγ) *Segmenttherapie.*

Als „Segmenttherapie" bezeichnet ELSNER (1957) die kombinierte Anwendung von intrakutanen Injektionen von Plenosol (Extrakt aus Viscum album) zusammen mit Bindegewebsmassage. Plenosol soll dabei länger dauernd wirksam sein als Procain. ELSNER (1957) denkt sich die Wirkung in einer Aktivierung von Acetylcholin an der Nervenendplatte durch Plenosolwirkung. Wirkung und Deutung dieser Behandlung scheinen problematisch.

δδ) *Blockade sympathischer Nerven.*

Die von LÄWEN (1923) zuerst für diagnostische Zwecke, später von BRUNN, BRUNN und MANDL (1924) zur Ausschaltung visceraler Schmerzen angewandte Blockade paravertebraler Nervenverbindungen der sympathischen Ganglien wurde seit STERN (1930), FLOTHOW (1931), REICHERT (1934) u. a. zur Therapie der arteriellen Insuffizienz herangezogen. Sie bezweckt durch Ausschaltung des vasoconstrictorischen sympathischen Gefäßtonus eine Eröffnung spastisch kontrahierter Gefäßgebiete sowie eine vermehrte örtliche Kollateralzirkulation. Die Technik wurde im Laufe der Entwicklung vielfach abgewandelt. Neben dem häufig benutzten 2%igen Novocain in wäßriger Lösung wurde auch Alkohol (SWETLOW 1930) und Phenol (HAXTON 1953; SELVAAG u. KJORSTAD 1957) als Injektionsflüssigkeit verwendet.

BRILL und LAWRENCE (1929/30) zeigten, daß nach Einbringung von 120 mg Procainhydrochlorid in den Lumbalsack ein Anstieg von Haut- und Gewebstemperatur für die Zeit der anästhetischen Wirkung stattfindet.

Bei der Einbringung von anästhetischen Substanzen in den Lumbalsack werden die präganglionären Fasern ausgeschaltet; die Infiltration der Gegend der sympathischen Ganglien im paravertebralen Grenzstranggebiet führt hauptsächlich zur Ausschaltung der postganglionären Fasern. Schließlich werden durch Infiltration peripherer Nervenstränge ebenfalls sympathische Bahnen unterbrochen. Häufig benutzt wird die Sympathicusausschaltung mittels Novocainblockade zum Zwecke der prognostischen Feststellung der Wirksamkeit vorgesehener chirurgischer Sympathicusoperationen (vgl. S. 215) (JUNG und FELL 1942; SUNDER-PLASSMANN 1943).

Die Punktionstechnik bei der lumbalen Paravertebralanästhesie besteht in einem Einstich 4—5 cm paramedian und Anlegung eines Novocaindepots (cave intravasale Injektion) von 5—10 cm³ in die Gegend unmittelbar dorsal der Wirbelkörper L3 und L4. Am Halssympathicus erfolgt die Ausschaltung in Höhe der Wirbelkörper C 7 und Th 1 (Halsganglien Th 1 bis 2) und Ausschaltung des Ganglion stellare (freihändige oder apparative Punktion nach PHILIPPIDES 1940). LOOSE (1950) bedient sich wiederholter und gehäufter Blockaden des Ganglion stellare. Er betont, daß bei sachgemäßer Anwendung Zwischenfälle selten sind und Spätschäden nicht beobachtet werden. Nach der Methode von HERGET (1951) wird die Schulter des in horizontaler Rückenlage bequem liegenden Patienten durch ein Kissen erhöht und der Kopf nach hinten geneigt. „In der Mitte zwischen Schildknorpel und oberem Rand des Sternalteiles der Clavikel dicht am Rand der Sternalportion des Musculus sternocleidomastoideus wird die Nadel senkrecht auf das Köpfchen der ersten Rippe eingestochen, das gewöhnlich in 6—7 cm Tiefe getroffen wird.“ Das Depot von 10—20 cm³ einer 1%igen Novocainlösung wird ventral vom Köpfchen der ersten Rippe eingebracht. Alsbald entwickelt sich ein Horner-Syndrom und ein Wärmegefühl im Gesichts-, Schulter- und Armbereich.

ν) Intraarterielle Therapie.

αα) Intraarterielle Applikation von Flüssigkeiten.

Es liegt nahe, bei arterieller Insuffizienz eine therapeutische Wirkung durch Anwendung gefäßerweiternder Substanzen nicht auf dem Umwege über die allgemein übliche parenterale oder orale Applikation zu erzielen, sondern durch die direkte Injektion der geeigneten Substanzen in die insuffiziente Arterie. Man sollte sich andererseits darüber klar sein, daß Arterienpunktionen, insbesondere bei wiederholter Anwendung, für die erkrankte Gefäßwand nicht völlig belanglos sein können und daß nicht nur einfache Intimaschädigungen, sondern auch intramurale Hämatome und perivasale Blutansammlungen mit Neigung zu Narbenbildungen als Folgen wiederholter Arterienpunktionen zu erwarten sind. Wenn auch im allgemeinen diese Gefahren als gering bezeichnet werden (SCHERER 1957), so ist demgegenüber auf die eindrucksvollen Befunde von RIMPAU und SEILS (1957) hinzuweisen, die, allerdings am Beispiel von Befunden nach cerebraler Arteriographie, Folgezustände intraarterieller Injektionen morphologisch untersucht haben (vgl. S. 123ff.).

Die intraarterielle Injektion gefäßerweiternder Substanzen soll hauptsächlich in kurzfristiger Wirkung eine selektive Mehrdurchblutung im Bereich der peripheren Durchblutungsstörung herbeiführen. Hat sich das gefäßerweiternde Mittel nach Passage der Peripherie über den arteriellen Weg im Gesamtkreislauf verteilt, so ist auch seine Wirkung verteilt; im Hinblick auf den Effekt der Gefäßerweiterung bedeutet diese Wirkungsverteilung eine Weiterstellung der gesamten Gefäßperipherie mit Senkung des peripheren Gesamtwiderstandes und Blutdruckabfall, der sich meist zu Ungunsten der durchblutungsgestörten Bezirke auswirkt. In diesem Zusammenhang sei an die wiederholten Hinweise von WEZLER (1955) erinnert, der sich mit der Abhängigkeit des örtlichen Stromvolumens vom Druck befaßte.

Für das therapeutische Prinzip der Hämometakinesie („borrowing-lending“) nach DE BAKEY, BURCH, RAY und OCHSNER (1947), das sich die selektive örtliche Gefäßerweiterung zur Durchblutungsverbesserung arteriell insuffizienter Gebiete zum Ziele setzt unter bewußtem Verzicht auf allgemein vasodilatierende und blutdrucksenkende Maßnahmen, ist die intraarterielle Behandlung günstiger als die sonstige parenterale und orale Medikation (CARILLO u. Mitarb. 1957). Allerdings ist die Wirkung zeitlich beschränkt und der erzielte Effekt muß mit den in Kauf zu nehmenden Belastungen des Verfahrens (arterielle Punktion; Arterienläsion) abgewogen werden.

Apparative Vorschläge wurden von HEUWING (1937), KAINDL (1953), BRANDT (1955) gemacht.

FRANCO (1954) bemühte sich um die Aufstellung einer speziellen intraarteriellen Pharmakologie anhand seiner Erfahrungen an 121 Patienten mit Angiopathien verschiedener Art unter verschiedenartiger Therapie. Ähnliche Untersuchungen mit gleichem Ziel stammen von PRATESI (1955) und Mitarbeitern.

Sympathicomimetica sind im allgemeinen für die intraarterielle Anwendung bei arterieller Insuffizienz nicht geeignet. So hat sich die intraarterielle Instillation von Butylsympatol nicht bewährt (KRUG und PEPER 1951).

Gleichfalls kann von der intraarteriellen Anwendung von *Hydergin* bei Angiopathien kein durchblutungsfördernder Effekt erwartet werden, wie aus den Untersuchungen von CATCHPOLE und JEPSON (1954) mit insgesamt 0,3 mg Reinsubstanz sowie von PRATESI u. a. (1955) ersichtlich ist. Auch Untersuchungen von GOETZ (1956) zeigten keine Vorteile der intraarteriellen Hyderginanwendung gegenüber der intravenösen.

Priscol führt bei intraarterieller Gabe von 1—2 mg am normalen Arm nach durchschnittlich 15 sec zur Mehrdurchblutung der Haut mit Volumenanstieg und anschließender, durchschnittlich nach 28 sec auftretender Hauttemperaturerhöhung (SPECKMANN und DARGE 1953). Die intraarterielle Gabe von Priscol ist besonders dann erwünscht, wenn die orale Anwendung wirkungslos bleibt; sie leistet bei ischämischen Ruheschmerzen, Kausalgien und verzögerter Abheilung von Gewebsdefekten Gutes. PRANDONI und MOSER (1954) haben 50—75 mg innerhalb von 3—5 min injiziert. Die Höhe dieser Dosen führt allerdings auch nach intraarterieller Gabe häufig zum Blutdruckabfall. BÚGAR-MESZAROS (1956) hält die intraarterielle Priscolgabe für wirksamer als die Sauerstoffinsufflation, ELKIN und COOPER (1951) sowie BETTS (1954) empfehlen sie sogar bei beginnender Gangrän. CATCHPOLE und JEPSON (1954) konnten nach intraarterieller Gabe von 50 mg Priscol bei 6 Normalen keine gesteigerte Wärmeabgabe finden. Auch bei 8 Patienten mit Durchblutungsstörungen waren die Änderungen nur uncharakteristisch und entsprachen denen von Kochsalzlösungen, wie überhaupt nach CATCHPOLE und JEPSON durch intraarterielle Kochsalzinjektion ebenfalls ein Wärmegefühl in den Extremitäten hervorgerufen werden kann. Gewebsclearance-Untersuchungen von FREUND u. Mitarb. (1953) ergaben eine nur unwesentliche Zunahme der Gastrocnemiusdurchblutung, während die Hautdurchblutung deutlich gesteigert wurde. LIPPMANN (1952) gab zunächst Mengen von 12—20 mg Priscol und verringerte im Falle von unangenehmen Sensationen die Dosis. Dabei sprach aber nur ein Teil der Patienten auf die Behandlung an. Die Wirkung von Priscol intraarteriell wird von JACONO u. Mitarb. (1956) der intravenösen Anwendung vorgezogen. Daß die im Gefolge von Priscol-Injektionen auftretenden Blutdrucksenkungen keineswegs stets harmlos sind, zeigt die Beobachtung von SAGALL und LEWENSTEIN (1953), die 5 min nach Injektion von 35 mg Priscol in die Arteria femoralis einen Myokardinfarkt auftreten sahen. Somit dürfte bei älteren Patienten und bei coronarer Mangeldurchblutung die intraarterielle Priscolanwendung kontraindiziert sein.

Regitin bewirkte nach intraarterieller Gabe von 10 mg bei Normalen in 2 von 5 Fällen Mehrdurchblutung ohne Veränderungen der Hautfarbe, bei Gefäßkranken keine signifikante Durchblutungszunahme (CATCHPOLE und JEPSON 1954). Nur die Intensität der reaktiven Hyperämie wurde durch Regitin sowie durch Priscol gesteigert (PRATESI u. a. 1955).

Die intraarterielle Anwendung von *Tetraäthylammoniumsalzen* soll nach Untersuchungen von SNÁBL u. Mitarb. (1956) den Blutdruck nicht wesentlich senken, weshalb diese therapeutische Anwendung empfohlen wird.

SELVAAG und HOLMBOE (1952) behandelten 15 Patienten mit Arterienobliterationen durch intraarterielle Injektion einer 10%igen Lösung von *Tetraäthylammoniumbromid* (2—4 cm³ 2mal wöchentlich, 4 Wochen lang). In 5 Fällen beobachteten sie eine vollständige Besserung der Symptome, in 5 Fällen gute Ergebnisse, in 2 Fällen mäßige Besserung und in 1 Fall einen Versager. Die gleichlaufenden hautthermometrischen und oscillometrischen Untersuchungen zeigten keine Übereinstimmung mit den subjektiven und klinischen Wirkungen. Die Nebenwirkungen waren durchaus erträglich; Nachbeobachtung über 6 Monate zeigte ein Anhalten der Besserung in 7 von 15 Fällen.

Nach intraarterieller Anwendung von *Pendiomid* sahen CATCHPOLE und JEPSON (1954) beim Normalen nach 100 mg eine regelmäßige Mehrdurchblutung von 45 min Dauer. Der Effekt ist bei Gefäßkranken weniger deutlich, aber doch einwandfrei, allerdings begleitet von Blutdruckabfall und Tachykardie; nach Sympathektomie ist die Substanz wirkungslos.

Die ersten therapeutischen Versuche mit intraarterieller Gabe vasodilatierender Stoffe auf breiterer Basis wurden mit *Acetylcholin* angestellt (SINGER 1947; KAPPERT 1947). Von der ausgezeichneten Wirkung, die allerdings beim M. Raynaud vermißt wird (SINGER 1947) und die nur bei offenem Gefäßlumen erzielbar ist, überzeugten sich in der Folgezeit ARTHOLD (1951), VIDA und SCHOEN (1955), KRUMMEL und POPP (1951) sowie STEINDL (1949). Wegen der nur kurzen Wirkung, die meist kaum 15 min anhält, wurden von KAINDL (1953) Dauerinfusionen vorgeschlagen. Dabei werden 1—2mal wöchentlich, beginnend mit kleineren Dosen, steigende Mengen von Acetylcholin intraarteriell infundiert, maximal 500—1000 mg in 100—200 cm³ physiologischer Kochsalzlösung bei einer Infusionsgeschwindigkeit von 1 cm³/min. KAINDL (1953) betrachtet die günstige Dauerwirkung dieser Behandlung auf Schmerz und Gewebsnekrosen bei fast fehlenden Allgemeinwirkungen als einen Vorteil der intraarteriellen Applikation; zur Vermeidung perivasaler Infiltrate empfiehlt er nach Abschluß der Infusion die Umspritzung mit Hyaluronidase. Zum Ausgleich ischämischer Schädigungen nach temporärer Unterbindung der arteriellen Zirkulation wurden unter Kriegsverhältnissen (Indochina) intraarterielle Injektionen von Mischungen aus Serum und Acetylcholin vorgeschlagen, die zu einer rasch einsetzenden Durchblutungssteigerung führten (OLIVIER 1950). Die Injektion von 100 mg Acetylcholin, gelöst in 100 cm³ Wasser innerhalb von 30—40 sec (also relativ rasch) empfiehlt STOLTE (1950) zum Zwecke der Spasmenlösung in den Kollateralbereichen. LANDGRAF und PRÜSS (1955) sehen im Acetylcholin ein wirksames Mittel zur Hyperämisierung der bei intraarterieller Anwendung zugänglichen Arteriolengebiete; Zusatz von Ronicol soll die Wirkung auf die Venolen ausdehnen, Zusatz von Mestinon die Wirkungsdauer verlängern. Die reaktive Hyperämie wird durch vorausgehende i.a. Acetylcholingabe gesteigert und verlängert (PRATESI u. a. 1955).

Auch die intraarterielle Injektion von *Histamin* wurde in den letzten Jahren diskutiert. MUFSON (1951) infundierte 1 mg in 500 cm³ Infusionsflüssigkeit; er konnte auch bei Versagen der intraarteriellen Injektion anderer Vasodilatantien noch günstige Wirkungen sehen, allerdings nicht während der Schmerzphase und bei Kombinationen von arterieller Insuffizienz mit Lymphödem. In einer späteren Publikation (MUFSON 1952) kamen Histaminmengen bis 2,75 mg, gelöst in 500 cm³ physiologischer Kochsalzlösung, in wöchentlichen bis halbwöchentlichen Abständen, zur Anwendung. Die Erfolge waren beachtlich, ebenso wie in den Untersuchungen von DIXON und Mitarb. (1952), die 3 mg Histaminphosphat innerhalb 30 min als Dauerinfusion intraarteriell verabfolgten. DIXON u. Mitarb. (1952) glauben so eine völlige Weitstellung der arteriovenösen Anastomosen zu erreichen. Weniger vorteilhaft scheint nach den Erfahrungen von AUBERT und SELVAAG (1952) die Kombination von 2 mg Histamin mit 0,04 g Papaverin zu sein; die Autoren weisen auf die Kollapsneigung hin sowie auf die Gefahr, daß bei länger dauernder Anwendung sich Magenulcera ausbilden können. SPECKMAN und DARGE (1953) untersuchten die Wirkungen von Histamin nach intraarterieller Injektion am Arm und konnten bereits mit 10—20 γ i. a. regelmäßig nach durchschnittlich 12 sec eine plethysmographisch faßbare Volumenzunahme und anschließend nach durchschnittlich 46 sec eine mit dem Thermoelement meßbare Steigerung der Hauttemperatur feststellen. Die Autoren empfehlen für therapeutische Zwecke möglichst kleine Dosen, da mit ihnen das erstrebte Ziel der selektiven Mehrdurchblutung durch Wegfall druckpassiver Verminderungen der Durchblutung relativ besser zu erreichen sei. Die intraarterielle Anwendung von Histamin empfahlen weiterhin BERTHOUD und MOTTU (1954) sowie FLANDERS u. Mitarb. (1952). Während der Dauer der Histamininfusion macht sich, besonders ausgeprägt im Venenblut, eine Leukopenie bemerkbar (BIERMAN u. Mitarb. 1953).

Durch SINGER (1950), ARTHOLD (1951), ELKIN und COOPER (1951), MAYALL (1954) sowie JAEGER (1956) wurde die intraarterielle Anwendung von *Nicotinsäure* und ihren Derivaten empfohlen. Die verabreichte Menge war durchaus verschieden; von dem Präparat Ronicol (Hoffman La Roche) werden meist pro Injektion 200—300 mg installiert. Kombinationspräparate von Nicotinsäure mit Acetylcholin und Mestinon kommen als Ronicol compositum zur intraarteriellen Anwendung; bereits während der Injektion soll es in günstigen Fällen zum Auftreten von Wärmegefühl und zur Schmerzlinderung kommen (SCHMITTER und GEHENTGES 1956; LANDGRAF und PRÜSS 1955; AGUEDA DE AZEVEDO und CASTRO HENRIQUES 1952; VIDA u. SCHOEN 1955).

Intraarterielle Anwendung von *Novocain* wird nur vereinzelt empfohlen (MOREL 1950), hauptsächlich zur Nachbehandlung nach Arterienresektionen.

Curare oder curareähnlich wirksame Substanzen wurden ebenfalls bereits intraarteriell verabreicht (ENRIA u. a. 1950). BELLUCCI (1951) kombinierte 4 mg D-Tubucurarin mit 10 mg Priscol in einer procainhaltigen physiologischen Kochsalzlösung und beobachtete Abnahme der Schmerzen und Anstieg der Hauttemperatur. Nach intraarterieller Anwendung von 3,5 mg Tubocurin in 20 cm³ physiologischer Kochsalzlösung sahen ZRUBECKY und WRUHS (1952) beschleunigte Ausbildung von Kollateralen, Anstiege der Hauttemperatur bei arterieller Insuffizienz und schnelle Abheilung bei trophoneurotischen Geschwüren; die Autoren weisen auf die Gefahr von Atemdepressionen sowie von lokalen Infiltrationen und Absceßbildungen nach paravasalen Injektionen hin; Anlegung einer venösen Stauung wirkt der Gefahr von Atemdepressionen entgegen und soll den Effekt auf die arteriell insuffiziente Extremität beschränken. Hinsichtlich der Curarewirkung ist daran zu erinnern, daß OGILVIE u. Mitarb. (1948) nach versehentlicher intraarterieller Gabe von Myanesin, einem synthetischen Präparat von curareähnlicher Wirkung, Extremitätengangrän sahen.

Die Lösung von arteriellen Spasmen soll durch die Injektion von *Papaverin* in die Arterie erreicht werden (ELKIN und COOPER 1951; BETZ 1954). Bei Injektion von 40—360 mg Papaverinsulfat i. a. konnten BENNETT-JONES und MURPHY (1957) bei 60% ihrer Patienten gute Wirkungen verzeichnen; bei Ruheschmerz und Nekrosenbildung halten sie die intraarterielle Papaveringabe für kontraindiziert. Bei Kombination von 0,04—0,06 g Papaverin mit 2—3 mg Histamin haben

AUBERT und SELVAAG (1952) günstige Wirkungen gesehen. Weit verbreitet ist die intraarterielle Papaveringabe nach plötzlichem arteriellem Verschluß durch Embolie oder Thrombose.

Von der günstigen Wirkung intraarterieller Eupaveringaben (0,06 g) nach peripheren arteriellen Embolien konnten wir uns oft überzeugen.

Beachtenswert ist die intraarterielle Anwendung von *Adenosintriphosphorsäure*; HESS (1954) konnte mit 10 mg ATP in 10 cm³ Aqua bidestillata, die innerhalb 2 min intraarteriell gespritzt wurden, einen enormen Anstieg der Muskeldurchblutung erzielen, wie er mit keiner anderen Substanz auch nur annähernd erreicht wurde (vgl. Tabelle 6 von HESS [1955]). Die Substanz war bereits von

Tabelle 6. (Nach HESS 1955.)

Präparat (Dosis)	Zahl der Versuche	Blutstrom während der Injektion		
		gesteigert	unverändert	vermindert
Pentamethoniumdibromid (25 mg)	2	2 (gering)	—	—
Hydergin (1 cm³)	13	7 (gering)	2	4
Ronicol (100 mg)	13	10 (gering)	3	—
Euphyllin (0,24 g)	9	9 (mäßig)	—	—
Priscol (10 mg)	7	6 (3 gering, 3 mäßig)	1	—
Regitin (10 mg)	7	6 (deutlich)	1	—
Opilon (30 mg)	15	13 (7 mäßig, 6 deutlich)	2	—
Eupaverin (0,03 g)	4	4 (mäßig)	—	—
Papaverin (0,04 g)	6	6 (deutlich)	—	—
Dilatol (5 mg)	22	22 (7 mäßig, 15 deutlich)	—	—
Acetylcholin (50 und 100 mg)	33	33 (4 gering, 11 mäßig, 18 deutlich)	—	—
Ronicol compositum (1 cm³)	9	9 (4 mäßig, 5 deutlich)	—	—
Adenosin (5,3 mg)	9	5 (gering)	4	—
Adenosin (21,0 mg)	5	5 (deutlich)	—	—
Adenosinmonophosphorsäure (6,8 mg)	43	41 (deutlich)	2	—
Adenosinmonophosphorsäure (20,4 mg)	10	10 (fast maximal)	—	—
Adenosintriphosphorsäure (10,0 mg)	207	207 praktisch max.	—	—
Gesamtzahl der Untersuchungen	414			

ZIPF und GIESE (1953) wegen ihrer Capillardurchblutungsförderung empfohlen worden und sollte in Verbindung mit einer physikalischen Übungstherapie angewandt werden.

Insbesondere verspricht sich HESS (1956) von der intraarteriellen Dauerinfusion mit ATP optimale Wirkungen; er gibt 1 mg/min über mehr als 1 Std, wobei er die von der Fa. Braun, Melsungen, in den Handel gebrachte Motorinjektionsspritze nach HEUWING (1937) empfiehlt. Die Durchblutungssteigerung bei intraarterieller ATP-Gabe ist auf die Dauer der Injektion beschränkt.

Mit dem Herzextrakt *Recosen* konnten KAINDL und WATSCHINGER (1953) bei Patienten mit Arteriosclerosis obliterans nach intraarterieller Gabe von 2 cm³ in 8 von 11 Fällen eine Steigerung der Hauttemperatur und eine Verbesserung des Rheogramms feststellen; die Wirkungen erwiesen sich sogar als länger anhaltend (30—60 min) als nach Acetylcholin-Infusionen.

Die Verwendung von *Antihistamin-Substanzen* soll, besonders in Kombination mit Novocain, bei peripheren Durchblutungsstörungen durch Gefäßerweiterung mit Capillarabdichtung (PRATESI u. a. 1955) günstig wirken (BISOTTI und DOZIO 1954). Eine ähnliche Kombination wurde von BERNARDI und VERGANI (1955) empfohlen (100—200 mg Antistin in 8—10 cm³ physiologischer Kochsalzlösung, eventuell mit 1% Procain). Diese Mischung wollen die Autoren bei entzündlichen Komplikationen noch durch 200—500000 E. Penicillin ergänzen.

Die intraarterielle Verabfolgung von *Penicillin* ist von GLASSER u. Mitarb. (1945), KAPPERT (1949), RIGHINI (1950) sowie PRATESI (1955) empfohlen worden, von letzterem auch die arterielle Instillation von Tetracyclin.

Zur Bekämpfung pathologischer Gerinnungsvorgänge in der arteriellen Strombahn wurde von PRATESI (1955) empfohlen, nach vorheriger intraarterieller Novocain-Injektion *Heparin* in die Arterie zu spritzen. REMY u. Mitarb. (1953) sowie DOTTI und LEONI (1952) verabfolgten ebenfalls Heparin intraarteriell; die letztgenannten Autoren konnten jedoch keine Vorteile gegenüber der intravenösen Anwendung ersehen. KESTING (1953) sah durch intraarterielle Verabreichung von *Hyaluronidase* überraschende Besserung bei Fingergangrän.

Schließlich ist noch die intraarterielle Gabe von *Cobalt*benzensulfonat in Dosierungen 0,2—0,3 g, 2—3 mal wöchentlich, zu erwähnen; unter dieser Behandlung soll sich eine örtliche Hyperämie nach initialer Minderdurchblutung einstellen, was MILLERET (1955) an Hand seiner Erfahrungen (1037 Injektionen) bei capillären und geweblichen Störungen vorteilhaft fand.

ββ) *Intraarterielle Gasinsufflation.*

Obwohl das Venenblut einer arteriell insuffizienten Extremität sauerstoffreicher ist als das einer normaldurchbluteten (CSERNA 1930), fand die intraarterielle Einbringung von Gasen, insbesondere von Sauerstoff, seit ihrer ersten Anwendung durch LEMAIRE, LOEPER und HOUSSET (1948) reges Interesse. Wie inzwischen bekannt ist, handelt es sich bei der Sauerstoffinsufflation keineswegs um spezifische Effekte des Sauerstoffs; vielmehr können auch mit anderen Gasen gleiche oder ähnliche Wirkungen erzielt werden. BAY (1950) verwendet Carbogengas. Im Laufe seiner Anwendungszeit wurde das Verfahren der intraarteriellen Gasinsufflation technisch vervollkommnet, so daß im klinischen Betrieb seine Anwendung heute überall möglich wäre.

Technik. Bei der Gasinsufflation in Arterien kommt es darauf an, Menge und Geschwindigkeit der Insufflation so zu dosieren, daß das Gas womöglich keine unerwünschten Reaktionen auslöst. In der Regel werden 40—80, maximal 100 cm³ Sauerstoffgas intraarteriell gegeben. Nach Punktion meist der Arteria femoralis, selten der Aorta lumbalis [etwa bei doppelseitigem Beckenarterienverschluß, wozu HASSE u. Mitarb. (1955) Kopftieflage empfehlen], selten auch der Arteria radialis (SCHERER 1957) wird mittels einer den speziellen Erfordernissen Rechnung tragenden Apparatur innerhalb von 20—30 min die beabsichtigte Gasmenge von etwa 80 cm³ insuffliert.

Die Abbildungen zeigen einen schematischen Überblick über die Apparaturen Abb. 48 nach JUDMAIER 1956, Abb. 49 nach MÖLLER 1953, Abb. 50 nach SCHERER 1957.

Der bei der Insufflation angewandte Druck soll gering über dem systolischen Blutdruckwert liegen, so daß in jeder Diastole ein dosierter rhythmischer, durch Auskultation kontrollierbarer Einstrom von Gas in die Arterie erfolgt. Zweckmäßig ist die Verwendung einer dünnen, weniger als 1 mm starken Kanüle. Für besonders geeignet möchten wir Kanülen mit abgerundetem, über die Spitze vorschiebbarem Mandrin als Sicherung gegen Gefäßverletzungen ansehen (BUCHTALA und GERLACH 1954). Dabei wird, sofern die Arteria femoralis der kranken Extremität frei durchgängig ist, nach typischer Punktion die Kanülenspitze distalwärts gelenkt und in dieser Richtung das Gas eingelassen. Weniger häufig wird die sogenannte alterolaterale Methode (MÖLLER 1953, HASSE u. Mitarb.

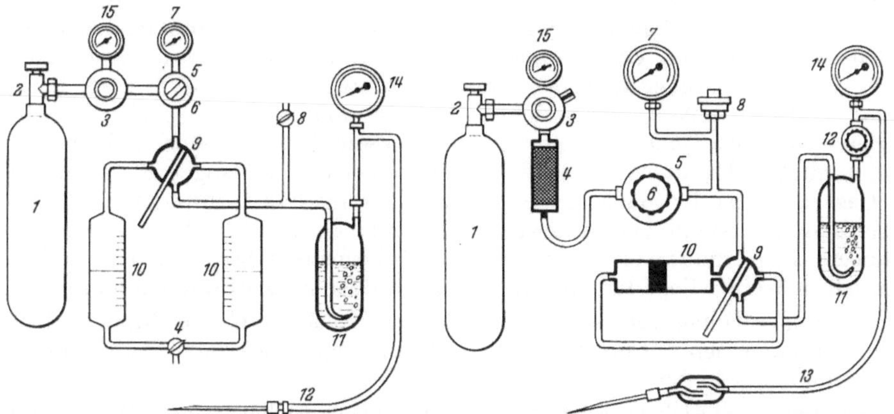

Abb. 48. Apparatur nach JUDMAIER und VILLINGER. *1* Sauerstoffflasche; *2* Flaschenventil; *3* Vordruckminderer; *4* Ablaßhahn; *5* Druckregler; *6* Schalthahn; *7* Arbeitsdruckmesser; *8* Sicherheitsventil; *9* Umschalthahn; *10* Dosierungszylinder; *11* Naßreiniger; *12* Zuführungsschlauch; *14* Gefäßdruckmesser; *15* Inhaltsdruckmesser (Aus JUDMAIER 1956).

Abb. 49. Apparatur nach MÖLLER. *1* Sauerstoffflasche; *2* Flaschenventil; *3* Vordruckminderer; *4* Trockenreiniger; *5* Arbeitsdruckregler; *6* Handrad; *7* Arbeitsdruckmesser; *8* Sicherheitsventil; *9* Umschalthahn; *10* Dosierungszylinder; *11* Naßreiniger; *12* Feinregler; *13* Zuführungsschlauch; *14* Gefäßdruckmesser; *15* Inhaltsdruckmesser. (Aus JUDMAIER 1956.)

1955) verwendet, bei der die Insufflation durch eine proximalwärts in die Arterie eingelegte Kanüle erfolgt, während der distalwärts gerichtete arterielle Blutstrom distal der Arterienkanüle unterbunden ist, so daß die bis zur Aortengabel aufsteigenden Gasblasen nach und nach in die kontralaterale (kranke Extremität) gelangen. Ein ähnliches Vorgehen mit dem Ziel, von der Arteria femoralis aus durch retrograde Injektion die Beckenarterien zu erreichen, empfiehlt ERMISCH (1954) aufgrund eigener günstiger Erfahrungen bei Potenzstörungen auf der Basis von Beckenarterienstenosen. Je langsamer und vorsichtiger die Insufflation erfolgt, desto milder sind die allgemeinen Rückwirkungen. Auch bei Einbringung von emulgierten Stoffen, z. B. O_2-Schaum (MÖLLER 1953; 1954) in die Arterie sind die Reaktionen geringer, freilich auch die Wirkungen.

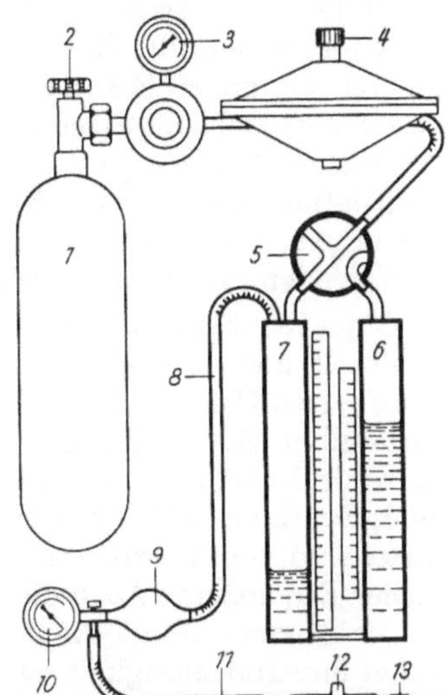

Abb. 50. Gerät zur i. a. Insufflation mit regelbarem Flaschendruck und zur paravasalen Insufflation. *1* Sauerstoffflasche; *2* Absperrhahn für Flasche; *3* Manometer für Flascheninhalt; *4* Regelreduktor; *5* Umstellhahn; *6* Druckzylinder; *7* Vorratszylinder; *8* Zuführungsschlauch; *9* Druckball mit Ventilen; *10* Manometer; *11* Verbindungsschlauch mit Glaszwischenstücken; *12* Schlauchklemme; *13* Kanüle; (Nach F. SCHERER 1957.)

Als spezielle Komplikationen der arteriellen Gasinsufflation gelten: 1. versehentlicher Einlaß von Gas in die Vene statt in die Arterie. Diese bei ausreichender Aufmerksamkeit durchaus vermeidbare Verwechslung kann sich verhängnisvoll auswirken, indem Lungenembolien mit tödlichem oder zweifelhaftem Ausgang oder auch periphere arterielle Luftembolien in empfindliche Organe (Gehirn, Auge) hervorgerufen werden. Intravenös eingebrachtes Gas in Mengen unter 20—30 cm^3 soll nach SCHERER (1957) im allgemeinen harmlos sein; am liegenden Patienten kann durch Auskultation ein Kullern über dem Bereich der Vena cava caudalis festgestellt werden.

2. Das Gas wird versehentlich in das paravasale Gewebe gespritzt. Die Folgen davon sind harmlos; es kommt zur sofortigen Ausbildung einer polsterförmigen elastischen Vorwölbung der Haut, evtl. mit Gasknistern (Luftemphysem).

3. Der retograde Transport von insuffliertem Gas in die proximal der Injektionsstelle liegenden Organarterien führt mitunter zu sehr unangenehmen Nebenwirkungen. Außer zentralen Embolien (Lemaire 1950; Judmaier 1956; Hasse u. Mitarb. 1955) stellen sich auch Luftembolien in die großen Baucharterien (Bauchschmerzen, Tenesmen) oder in die Beckenorgane (Schmerzen; Stuhl- und Harndrang) ein. Das Vorkommnis einer mäßiggradigen Rückstauung von Gas nach Insufflationen in die Arteria femoralis hält Judmaier (1956) für relativ häufig, weshalb das Verfahren in aortennahen Arterien, etwa im Schultergürtelbereich überhaupt vermieden und im übrigen unter besonderen Kautelen, eventuell in Kopftieflage für längere Zeit nach dem Eingriff durchzuführen ist.

Insgesamt scheinen schwerere Komplikationen bei der Gasinsufflation nicht häufig vorzukommen. Judmaier (1956) sah unter mehr als 3000 Insufflationen Zwischenfälle nur in 0,5%.

Wirkungen. Subjektiv kommt es nach intraarterieller Gasinsufflation im insufflierten Bein zu einem Spannungsgefühl, das sich vom Oberschenkel bis in den Fuß ausbreitet, gleichzeitig zu Blässe und Verschwinden der Arterienpulse. Nach einigen Minuten zeigen sich im Bereich von Bauch und Oberschenkel unregelmäßig begrenzte Hautrötungen, stellenweise mit cyanotischen Arealen, von proximal allmählich nach distal fortschreitend. Anschließend kommt es mit Wiederkehr der Arterienpulsationen zur mehrstündigen oft mehrtägigen Erwärmung und Rötung der Extremität; in vermindertem Maße ist dieses Verhalten auch am kontralateralen Bein zu beobachten, wenn dorthin Gas übergetreten ist. Durch diese Selbstbeobachtungen von Hasse u. Mitarb. (1955) werden die Feststellungen zahlreicher Autoren bestätigt, die nach Patientenangaben die Wirkungen der Insufflation beschrieben haben und in manchen Einzelheiten voneinander abweichen. Subjektiven Deutungen und suggestiven Einwirkungen bieten die auftretenden Sensationen weite Spielräume.

Objektiv kann unmittelbar distal der Insufflationsstelle ein schlürfendes Geräusch auskultiert werden; es entsteht durch pulsatorischen Transport des insufflierten Gases in der Arterie. In dieser Phase läßt sich auch der Verlauf der gasgefüllten Arterie infolge verminderter Röntgenstrahlenabsorption röntgenologisch als Entschattung darstellen (Lemaire u. Mitarb. 1948; Judmaier 1956; 1955; Scherer 1957). Solche Röntgendarstellungen von Arterien ohne Kontrastmittel sind vom heuristischen Standpunkt interessant, jedoch von geringer praktischer Bedeutung. Auch die simultane Einbringung von Gas und Kontrastmittel mit folgender „Angioskopie am Röntgenschirm" dürfte bedeutungslos sein, zumal ihre Harmlosigkeit sehr fragwürdig ist (vgl. Kap. Angiographie).

In dem von der Insufflation erreichten Durchblutungsareal stellt sich in der ersten Phase eine Hautabblassung ein, entsprechend der Unterbrechung der arteriellen Durchblutung durch den embolisierenden gasförmigen Fremdkörper. Übereinstimmend wird dabei ein Abfall der Hauttemperatur festgestellt, der 20 min post insufflationem seinen Tiefpunkt erreicht. Capillarmikroskopisch entspricht dem Stadium der initialen Minderdurchblutung eine Abnahme der Capillarenzahl pro Flächeneinheit. Die ischämische Anfangsphase wird von einer Phase ansteigender Hauttemperaturen mit gleichzeitiger Marmorierung und späterer Rotfärbung nach 10—12 min abgelöst. In dieser hyperämischen Phase erreicht die Zahl der blutgefüllten Hautcapillaren das Fünffache des Ausgangswerts (Wernitz und Dörken 1954).

Schwieriger zu beurteilen sind die Reaktionen der Muskulatur auf intraarterielle Gasinsufflation. MUNDINGER u. Mitarb. (1954) konnten mit der Radiojod-Clearance eine initiale Durchblutungsverminderung nachweisen. Gleichsinnige Beobachtungen mit der Venenverschlußplethysmographie machten HESS und BARTELMESS (1956), und zwar dauerte das ischämische Stadium 2—7 min. Oscillometrisch ließ sich die Durchblutungsänderung nicht objektivieren (LANDMESSER 1955). Dagegen fanden GOLENHOFEN, HILDEBRANDT und SCHERER (1956) am Muskel (Sonde) die zu erwartende mit 7 min jedoch deutlich kürzer dauernde Minderdurchblutung gegenüber der Haut, die anschließend von einer bei 13 min post insufflationem kulminierenden Mehrdurchblutung abgelöst wurde (Abb. 51). Auch beim Abklingen dieser hyperämischen Nachphase bleibt die Muskeldurchblutung noch lange Zeit über dem Ausgangswert. Geringe örtliche Abweichungen von diesem sowohl für die Haut wie auch für die Muskulatur gesicherten zweiphasischen Verhalten erklären sich durch methodische Fehler oder durch ungleichmäßige Verteilung des insufflierten Gases.

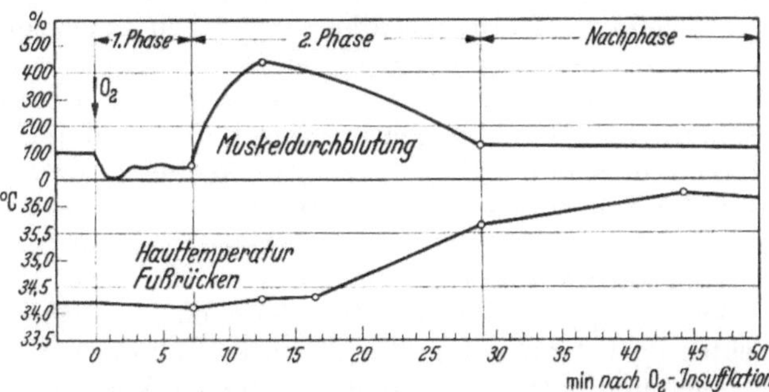

Abb. 51. Halbschematische Darstellung des Verhaltens von Muskeldurchblutung der Wade und Hauttemperatur des Fußrückens bei intraarterieller Sauerstoffinsufflation, Mittel aus 3 Untersuchungen. Über die Drosselungs- oder Adrenalinreaktionen wurde extrapoliert. Muskeldurchblutung in Prozent der Ruhedurchblutung. (Nach K. GOLENHOFEN, G. HILDEBRANDT u. F. SCHERER 1956.)

Untersuchungen von MEYER-BURGDORFF (1959) mit Messungen der Gewebsgasdrucke (CAMPBELL 1924) ergaben keinen Druckanstieg des Sauerstoffs in den in der Muskulatur angelegten artefiziellen Gasblasen nach intraarterieller Sauerstoffinsufflation. Die Autoren nehmen an, daß der Hauptteil des insufflierten Gases über arteriovenöse Kurzschlußverbindungen unter Umgehung der Capillaren in die Venen abfließt.

Unzweifelhaft behält der in die Arterie insufflierte Stoff seinen Zustand längere Zeit bei; das Gas wird bis in die kleineren Gefäße der peripheren Strombahn vorgetrieben; teilweise bleibt es dort längere Zeit hängen, teilweise erreicht es über arteriovenöse Verbindungen den venösen Gefäßschenkel, wo es bald nach der Insufflation in Form von Gasbläschen nachgewiesen ist (HASSE 1955; SCHERER 1957). In den Capillaren selbst wurde das Gas mikroskopisch bisher nicht festgestellt (JUDMAIER 1956; DOBLER 1953). In welchem Maße die Gefäßperipherie das Gas resorbiert und welche Wirkung eine Resorption (eventuell von Sauerstoff) für die Gewebsernährung darstellt, ist noch unklar. Zweifellos wird durch Gasembolien der peripheren Strombahn die bei arterieller Insuffizienz ohnehin bestehende Gewebsischämie verstärkt, wobei JUDMAIER (1956) einen sekundären postembolischen Spasmus annimmt, analog dem im Tierversuch beobachteten Verhalten (WERNITZ und DÖRKEN 1954); am Menschen ist die Reaktion gleichartig (DUFF u. a. 1953). Daß eine solche Prozedur einen extremen nutritiven Reiz für das betroffene Gewebe darstellt, der vergleichsweise die Zeit einer reaktiven Hyperämie bei weitem überdauert, leuchtet ein. Insbesondere vergeht lange Zeit, bis die embolisierten Gasteilchen entweder resorbiert oder von den nacharbeitenden Gefäßen mittels Durchblutung weggeschafft sind, womit die lange Dauer der Reizerscheinungen erklärbar ist.

Als rein hypothetisch sind vorerst die Annahmen spezifischer biochemischer Sauerstoffwirkungen zu bezeichnen, desgleichen die Anfachung von Enzymprozessen im betroffenen Gewebe.

Daß sich bei diesem Sachverhalt in Fällen von drohender Gangrän und von Zuständen mit unzureichend angepaßtem Kreislauf, etwa nach akutem arteriellem Verschluß die intraarterielle Gasinsufflation wegen der Gefahr der Gangrän von selbst verbietet, ist ebenfalls verständlich.

Resultate. Je nach Schwere des behandelten Zustandes lassen sich mit der arteriellen Gasinsufflation verschiedenartige therapeutische Resultate erzielen. Die Erfolgsquote hängt damit in erster Linie von der Auswahl der Patienten ab. Höhere Zahlen von akuten und hochgradigen Stadien der Durchblutungsstörungen bedingen eine ungünstigere Statistik. Da jede Einstufung, sowohl des einzelnen Patienten wie auch des therapeutischen Einzelergebnisses zwangsläufig subjektiv ist, erscheint es überflüssig, die statistischen Erfolgsquoten der einzelnen Untersucher aufzuzählen. Beim Studium der Ergebnisse von HASSE u. Mitarb. (1955), JUDMAIER (1956) und SCHERER (1957) zeigt sich, daß die besten therapeutischen Resultate bei Durchblutungsstörungen im Stadium II und I erzielt werden, während im Stadium III die Statistik ungünstiger wird. MARTIN (1957) verzeichnet mit intraarterieller Sauerstoffinsufflation gute Vasodilatationswirkung und einen gegenüber der Acetylcholintherapie nachhaltigeren Effekt bei ischämischer Gangrän alter Patienten.

Bei der grundsätzlichen Schwierigkeit der Objektivierung von Therapieeffekten darf daran erinnert werden, daß ähnliche Wirkungen (günstige Erfolge in frühen und mittleren Stadien, ungünstige Verläufe bei Einsatz der Therapie in späteren Stadien) zahlreichen Behandlungsmethoden nachgesagt werden. Berücksichtigt man, daß der Decursus morbi der meisten Angiopathien wegen des schubweisen Verlaufes ohnehin einen Wechsel von Exacerbationen und Remissionen (mit allgemeiner Tendenz zur Verschlechterung) darstellt, und räumt man ein, daß der Gefäßkranke ärztliche oder klinische Hilfe in der Regel unmittelbar nach einer Verschlimmerung in Anspruch nimmt, so läßt sich ein nicht geringer Prozentsatz der therapeutisch erzielten Besserung auch ohne spezielle Wirkungen der Behandlung erklären.

Das Verfahren der intraarteriellen Gasinsufflation einschließlich der Sauerstoffinsufflation bedeutet, abgesehen von dem keineswegs zu bagatellisierenden Insult der Arterienverletzung, einen rigorosen Artefakt. Seinen therapeutischen Einsatz sollte man reiflichst erwägen, zumal sich die Wirkungen bisher nur durch reparativen Ausgleich der artefiziellen Schädigung (Gasembolie) erklären lassen. Die Eigenart der intraarteriellen Gasinsufflation gegenüber der Installation flüssiger Substanzen wäre nach heutiger Auffassung darin zu sehen, daß künstliche Gasembolien von protrahierter Dauer besonders nachhaltige trophische Reizwirkungen ausüben.

Die intraarterielle Injektion setzt eine nicht unwesentliche Arterienverletzung voraus, die unter manchen Umständen, etwa in allergischen Phasen, bei Thrombose oder Blutungsbereitschaft, besonders nach wiederholter Anwendung, nachteilig sein kann. Diese Behandlung kann aber nur dann sinnvoll erscheinen, wenn der erwartete therapeutische Effekt die Nachteile aufwiegt.

ξ) Einbringung von Gasen in die Gewebe.

Ein sehr umstrittenes Thema bildet die Therapie der arteriellen Insuffizienz durch Insufflation von Gasen in das Gewebe; ALBERT (1949) und JUDMAIER (1956) verwendeten Sauerstoff; CASTEX und DI CIO (1949) sowie NOGUEIRA DA SILVA (1950) empfehlen Carbogen.

Das Verfahren wird von JUDMAIER (1956) und MÖLLER (1953) als wirksam, ungefährlich und schmerzlos bezeichnet. Prinzipiell dürfte der Wirkungsmechanismus in einem starken Reiz auf die Gewebe bestehen, der die jeweils noch verfügbaren Reserven der peripheren Zirkulation in Gang bringen soll. Akut gangrängefährdete Extremitäten sind hiermit wohl nicht zu behandeln, obwohl CASTEX und DI CIO (1949) dies empfehlen.

d) Chirurgische Therapie.

α) Umschneidung und Scarifikation.

Durch die Umschneidung soll in einem schlecht heilenden Gebiet eine Anfrischung der Wunde erreicht werden, die einen Heilungsreiz ausübt. Die Scarifikation (SAUERBRUCH und JUNG 1943) besteht in der Anlegung multipler, in Längsrichtung der Extremität verlaufender Schnitte, durch die gleichfalls ein Heilungsreiz ausgeübt werden soll. SAUERBRUCH und JUNG (1943) beschrieben dabei Besserung der Oscillationen. Während EBHARDT (1950) das Verfahren bei der Endangitis obliterans wirkungsvoll fand und RATSCHOW (1953) es wärmstens empfiehlt, hat es PÄSSLER (1953) zugunsten anderer chirurgischer Methoden verlassen. Über die Wirkungen beim Ulcus cruris s. S. 515.

β) Periarterielle Sympathektomie.

Das von LERICHE (1913) zuerst ausgeführte Vorgehen zur Bekämpfung von Spasmen und Kausalgien ist heute allgemein aufgegeben (FONTAINE 1955). Sein Angriff ist nach ARNETH, JACOBI und NORTHOFF (1952) zu peripher, so daß wesentliche spastisch veränderte Kollateralen proximal des Eintrittsortes unbeeinflußt bleiben.

γ) Splanchnicotomie.

Splanchnicusdurchtrennung ohne gleichzeitige Sympathektomie, ursprünglich von PENDE (1924) zum Zwecke der Vermeidung einer vermeintlichen Hypersekretion der Nebennieren ausgeführt, ist wegen unzutreffender Voraussetzungen und wegen Wirkungslosigieit heute allgemein verlassen (FONTAINE 1955; KUNLIN 1959).

δ) Eingriffe an den Ganglien und Verbindungen des sympathischen Grenzstranges.

Die Ausschaltung der sympathischen Innervation der unteren Extremitäten wurde erstmals von ROYAL (1924) bei spastischer Paralyse der Beine nach Schußverletzung des Kopfes vorgenommen. Die dabei auftretenden Gefäßwirkungen, die sich unter anderem in Hautwärme, Venenerweiterung und Wegfall der Schweißsekretion äußern, gaben Veranlassung, das Verfahren bei arterieller Insuffizienz anzuwenden (HUNTER 1924), zunächst als Ersatz für die periarterielle Sympathektomie. ADSON und BROWN (1925) kombinierten lumbale Sympathicusdurchtrennung mit periarterieller Sympathektomie.

Da bei Unterbrechung von postganglionären, nach Tierversuchen von DETERLING (1949) auch von präganglionären sympathischen Fasern die verstärkte Adrenalinempfindlichkeit noch zunimmt, wird ein möglichst präganglionärer Eingriff angestrebt (REYMOND 1950; SMITHWICK und ROBERTSON 1953). Dies wird an der oberen Extremität erreicht mit einer Operation am 2., 3. und 4. Cervicalnerven, wobei die hintere Wurzel vom Hinterstrangganglion getrennt und die vordere Wurzel innerhalb der Arachnoidea durchschnitten wird; die dezentralisierten Ganglien C 2 und C3 werden zur Verhütung von Regenerationen in

Seide, Baumwolle oder Tantalfolien eingeschlossen, das Ganglion C 4 wird entfernt; distal davon wird der Sympathicusstamm unterbunden. Trotzdem gelingt die völlige Ausschaltung der sympathischen Innervation meist nicht (THOMPSON, BROSE und SMITHWICK 1950), so daß von FELDER u. Mitarb. (1949) die zusätzliche Resektion des Ganglion stellare und des Ganglion Th. 1 empfohlen wird. WRETE (1941), SKOOG (1947), KUNCZ u. Mitarb. (1949) machen operativ nicht faßbare Ganglienzellenagglomerate entlang den Rami communicantes und im Spinalnerven für die Persistenz der sympathischen Impulse verantwortlich. An den unteren Extremitäten wird die Ausschaltung der sympathischen Impulse mit einer Durchtrennung aller Verbindungen caudal von L 1 bei gleichzeitiger Resektion der Lumbalganglien 2 und 3 erstrebt; die Teile des Oberschenkels entnervende Resektion von L 1 wird von SMITHWICK und ROBERTSON (1953) bei fehlendem Popliteapuls durchgeführt. Unvollständige Ausschaltungen des Sympathicus erklären die Autoren durch anatomische Varianten. Der Eingriff kann technisch auf verschiedene Art erfolgen. Teilweise wird die retroperitoneale Operation entweder posterolateral oder paramedian, teilweise die transperitoneale anterolaterale Operation, die gefährlicher und schwieriger ist, aber auch doppelseitig durchgeführt werden kann, bevorzugt. HOHF u. Mitarb. (1954) fanden bei Sympathektomien von Th 12 bis L 3 etwas bessere Resultate als bei Eingriffen von L 2 bis L 3. Nach FONTAINE (1955) reicht die Operation an L 2 und L 3 allein nicht aus.

In jedem Falle bleibt es von vornherein fraglich, ob zwei wesentliche Voraussetzungen für die Wirksamkeit des Eingriffes, nämlich die vollständige Unterbrechung der sympathischen Innervation und die Verhinderung der Neubahnung der unterbrochenen Verbindungen, realisierbar sind (PIERI 1950; HOFF 1952).

Die Muskeldurchblutung dürfte durch Sympathektomie kaum gesteigert werden, wenn man die Ergebnisse plethysmographischer Untersuchungen von BEACONSFIELD (1954) berücksichtigt; OUDOT und CORMIER (1953) nehmen sogar eine muskuläre Minderdurchblutung nach Sympathektomie an. Jedenfalls kommen die sympathischen dilatatorischen Impulse auf die Muskelgefäße in Wegfall (HOFF 1952), während die Durchblutung der Haut zunimmt (vgl. unten). Dieser benachteiligende Effekt auf die Muskeldurchblutung wird allerdings von LEARMONTH (1950) sowie v. PEZZUOLI u. Mitarb. (1955), auf Grund von Untersuchungen an 20 Patienten, bei denen sich keine Muskelminderdurchblutung nachweisen ließ, bestritten.

An einer zumindest passageren Steigerung der Hautdurchblutung im Wirkungsbereich der Sympathektomie kann nicht gezweifelt werden (RIEDER 1938). LYNN und BARCROFT (1950) konnten hautthermometrisch und digitoplethysmographisch Durchblutungszunahmen feststellen. Diese lassen sich auch bei Verschluß der Hauptarterie (RICHARDS 1953), allerdings an der Hand geringer und kürzer als am Bein (RICHARDS 1953), nachweisen und sind im Tierversuch reproduzierbar (FLASHER u. Mitarb. 1954). Die Wirkung der lumbalen Sympathektomie am Bein entspricht einem „warmen Strumpf“ (EJRUP 1955). Somit sind die günstigen Wirkungen der Sympathektomie vor allem im Bereich von Haut und Acren leicht erklärlich (JULIAN und SHABART 1950; LERICHE 1950; POPKIN 1957). Gelegentlich wird auch über Nachlassen von Schmerzen berichtet (MARTIN 1949). Oberflächliche Ulcerationen kamen nach Sympathektomie in 50% der Fälle von POPKIN (1957) zur Besserung.

Die Dauer der Wirkung ist beschränkt; zwei Monate nach Anästhesie des Ganglion stellare fanden SCHOOP und MARX (1956) mittels der Druckentlastungsplethysmographie nach SCHROEDER (1950) keine Effekte an der gesunden Versuchsperson mehr.

Nicht selten bewirkt eine Sympathektomie bei Patienten mit peripherer arterieller Insuffizienz eine akute Durchblutungsverschlechterung mit Gangrän (PAOLUCCI DE VALMAGGIORE 1942; ROSOLECK 1951; HERGET 1951; ARNETH u. Mitarb. 1952), woran ein bei dem Eingriff durchaus denkbarer Blutdruckabfall wesentlich beteiligt sein dürfte (ARNETH, JACOBI und NORTHOFF 1952; WEZLER 1955). MANDL (1949) denkt hierbei auch an die Eröffnung arteriovenöser Anastomosen in der Peripherie, ein Effekt, der nach ATLAS (1938), HOFF (1952), RICHARDS (1953) sowie OLSON und LEMING (1952) wahrscheinlich ist.

Für die nach Erholung vom Eingriff auftretende Wiederkehr der Spastik macht KEYSSLER (1952) Axonreflexe, örtliche Stoffwechselprodukte sowie Freiwerden von Noradrenalin mit konsekutiver Drosselung der peripheren Durchblutung verantwortlich (KEYSSLER und SCHMIER 1951). Auf eine andersartige Erklärung hierfür kam WIEDEMANN (1955); sie nahm eine durch Weitstellung der peripheren Gefäße bedingte, also dehnungsabhängige vermehrte Durchdringung der Gefäßwand durch Katechole an.

Andererseits konnten TATTONI und ASCHIERI (1953) doch eine Steigerung des örtlichen Stromvolumens und eine Verkürzung der Kreislaufzeit im von der Sympathektomie betroffenen Gefäßbereich feststellen.

Doppelseitige Sympathektomie scheint, insbesondere bei Schädigung von L 3 und L 4, zu Impotenz zu führen (FONTAINE 1955). Bei entsprechenden Durchblutungsstörungen glaubt jedoch LOOSE (1950) auf eine Schonung von L 4, L 5 und S 1 verzichten zu können, da eine Schädigung der Genitalsphäre bereits durch die arterielle Insuffizienz vorliegt.

Die Indikation zur lumbalen Sympathektomie bei organischen Durchblutungsstörungen, ehemals sehr großzügig gehandhabt, muß auf Grund der ungünstigen Erfahrungen erheblich eingeschränkt werden. POPKIN (1953; 1957) hält den Eingriff bei nicht ausreichendem Kollateralkreislauf und bei Verschlüssen der Hauptarterie nicht für vertretbar. Fehlende Wärmedilatation bei plethysmographischer Prüfung stellt gleichfalls eine Kontraindikation dar (WINSOR 1950; GOETZ 1950). DE BAKEY, CRAWFORD, COOLEY u. MORRIS (1958) führen die Sympathektomie bei Fällen aus, in denen lumbale oder pelvische Arterienstenosen mit peripheren Stenosen vergesellschaftet sind sowie bei Arterienstenosen im Femoralis-Poplitea-bereich, die infolge ihrer Ausdehnung und Intensität keine plastischen Eingriffe mehr gestatten. Nur der Nachweis erheblicher spastischer Komponenten bei gleichzeitiger Thrombosegefahr läßt nach BATTEZZATI (1950) die Sympathektomie angezeigt erscheinen; der Autor nimmt auch eine Beeinflussung der Thromboseneigung an.

OLSON und LEMING (1952) schließen Patienten, die nach probeweiser Sympathicusblockade (Injektionsverfahren) keine erhebliche Hauttemperatursteigerung aufweisen, von dem Eingriff aus. So bleibt die Sympathektomie den seltenen Fällen von vorwiegend spastischen Durchblutungsstörungen vorbehalten (ZENKER 1955; VOSSSCHULTE 1955), bei denen allerdings ausgezeichnete Erfolge erzielt werden können (NAIDE und SAYEN 1945; LE ROY und KLEINSASSER 1948; SUNDER-PLASSMANN 1953 u. a.). Dabei kommt die gezielte regionale Wirkung des Eingriffs im Sinne eines „borrowing lending"-Mechanismus im Sinne von DE BAKEY u. Mitarb. (1957) zur Geltung, was zumindest theoretisch einen Vorteil gegenüber der Anwendung allgemein gefäßerweiternder Substanzen hat.

SMITHWICK und ROBERTSON (1953) versuchten mit einem komplizierten Bewertungssystem von Pulsanomalien und Hauttemperatur, das gleichfalls auf die Erfassung spastischer Zustände hinausläuft, die Aussichten für die Operationserfolge zu beziffern.

An der breiten Anwendung der Sympathektomie wird nur noch von wenigen Autoren festgehalten (Pässler 1953; Block 1947). Dagegen wird der Eingriff als Therapie bei Dysbasia intermittens allgemein abgelehnt (Mavor 1955; Paolucci de Valmaggiore 1942; Zenker 1955; Vossschulte 1955). Auch sehr aktiv eingestellte Chirurgen geben zu, daß er kein Allheilmittel ist (Pratt 1950; Fontaine 1955).

Von 108 wegen arterieller Insuffizienz sympathektomierten Patienten starben 10% innerhalb eines Monats nach dem Eingriff, 25% innerhalb von 2 Jahren (Popkin 1957).

ε) Embolektomie.

Analog zur Embolektomie aus der Arteria pulmonalis (Trendelenburg 1908) erweist sich die Embolektomie im Bereich der peripheren Arterien, erstmals von Labey (1911) ausgeführt bisweilen als glieder- oder lebenserhaltender Eingriff. Der Anwendungsbereich der Methode hat sich seit Einführung der Antikoagulantienbehandlung erweitert.

Bei akuter postembolischer arterieller Insuffizienz muß durch zeitgerechten Einsatz der klinischen Untersuchungen dafür gesorgt werden, daß ein etwa nötiger Eingriff innerhalb der ersten 4—8 Std nach dem arteriellem Verschluß erfolgt. Das Hauptindikationsgebiet bilden massive periphere Embolien, die auf intraarterielle Anwendung von Spasmolyticis nicht ansprechen, vor allem in Bereichen mit ungünstiger Kollateralversorgung (A. poplitea). Über die Höhe, in der die Arterie zu eröffnen ist, entscheiden die palpatorisch und sphygmographisch bzw. oscillographisch erhobenen Befunde, nicht die Bezirke veränderter Hauttemperatur. Technische Einzelheiten sind in der chirurgischen Literatur niedergelegt. Über Embolektomien und Thrombektomien mit gleichzeitiger Intimaresektion s. Abschnitt η) Desobstruktion von Arterien.

ζ) Arterienresektion.

Die Resektion von obliterierten Arteriensegmenten mit Ausschaltung spastischer Impulse wurde zuerst von Leriche (1916) ausgeführt. Dabei soll auf operative Schonung der tiefen Anastomosen und auf Erhaltung möglichst zahlreicher Kollateralen Rücksicht genommen werden (Bernhard 1948; Freeman u. Mitarb. 1949; Ebhardt 1950). Bei guten Kollateralverhältnissen sind die Ergebnisse nicht ungünstig (Pässler 1953; Schaer 1940; Sunder-Plassmann 1953; Bernhard 1948; Fontaine 1955). Von Herget (1951) wird die Zweckmäßigkeit des Eingriffs grundsätzlich bestritten. Immerhin wurde die Ausschaltung ischämischer Schmerzen beobachtet (Freeman u. Mitarb. 1949). Ratschow (1953) hält die Anwendung in geeigneten Fällen für aussichtsreich.

η) Desobstruktion von Arterien.

(Thrombarteriektomie; Endarteriektomie).

Dos Santos (1947) hat als erster die Curettage von Arterien unter Mitnahme der Intima und Hinterlassung eines endothelfreien Gefäßes durchgeführt, nach ihm Leriche (1948), Bazy (1949), Reboul und Laubry (1950), Crafoord und Hierionn (1952), Kautzky und Schrader (1953); de Bakey u. Mitarb. (1958).

Nicht immer läßt sich der gute Anfangserfolg des Eingriffes erhalten, der sich durch Wiederherstellung der peripheren Arterienpulsationen und Normalisierung der Hauttemperaturen sowie durch Verschwinden von Schmerz und Dysbasie zeigt. Sehr häufig — nach Fontaine (1955) in 25 von 28 Fällen — stellt sich trotz unmittelbar postoperativ einsetzender Antikoagulantienbehandlung eine sekundäre Thrombosierung und Obliteration ein. Trotzdem wird der Eingriff oft noch dadurch erfolgreich, daß ein Zeitgewinn erzielt wird, der die drohende Amputation umgehen hilft und die zwischenzeitliche Entwicklung von Kollateralen ermöglicht. Auf längere Dauer ist der Erfolg im allgemeinen schlecht (FONTAINE 1955). KUNLIN (1959) beurteilt die Früherfolge der Desobstruktion an größeren Gefäßen als vergleichbar mit jenen der Transplantation, an kleineren Gefäßen (Kaliber der A. femoralis und A. poplitea) sind sie schlechter als Transplantationen. Die Spätergebnisse sind an größeren Gefäßen immer noch besser als bei Transplantation von homoioplastischem oder heteroplastischem Material.

ϑ) Arterienplastik.

(Gefäßtransplantation).

Dieses neue Verfahren der operativen Chirurgie steht am Anfang einer hoffnungsvollen Entwicklung. Es sind bereits erstaunliche Erfolge zu verzeichnen. Man unterscheidet hinsichtlich des verwendeten Materials die Autotransplantation, bei der Gefäße des Patienten selbst an eine andere Stelle verpflanzt werden, die Homoiotransplantation, bei der Gefäße von einem Spender entweder frisch oder nach entsprechender Konservierung mit Spezialverfahren zur Übertragung kommen sowie eine Allotransplantation, bei der fremdes Material aus Kunststoffen oder Metallen zur Gefäßplastik eingesetzt wird.

Zur Plastik von Arterien werden häufig frische Venentransplantate (aus der Vena poplitea, Axillaris, Femoralis etc.), je nach dem benötigten Kaliber verwendet (FONTAINE und HUBINONT 1950). Die Autotransplantate bleiben dabei im Organismus nicht erhalten, sondern sie werden successive rarefiziert und abgebaut. Dem Dauerdruck der arteriellen Gefäßbahn halten transplantierte Venen nicht stand, sondern sie wandeln sich in einen dünnwandigen, meist ausgeweiteten Sack um (NABATOFF u. Mitarb. 1955; FONTAINE u. Mitarb. 1950). Auch im Material von LUND (1958) (50 Fälle) waren die Resultate mit arterieller Plastik günstig: 41 wurden beschwerdefrei, 1 gebessert, 1 verschlechtert; 5 blieben unverändert, 1 verstarb. Die Operationsgründe waren: Claudicatio 36mal, schwerer Ruheschmerz 8mal, ischämische Gangrän und Ulcerationen 6mal. Von operativen Eingriffen sah LUND (1958) bei 26 Kranken ab, nämlich in 7 Fällen wegen Geringfügigkeit der Symptome, in 3 Fällen wegen Kardiopathie, in 12 Fällen wegen weitgehender Arterienstenosen an Bein und Fuß, in 4 Fällen wegen Popliteaverschluß. Wenn auch Homoiotransplantate kein ideales Material für die Arterienplastik darstellen (es kommt zur Degeneration der implantierten Arterienmedia), so sind sie nach Auffassung von LUND (1958) und KUNLIN (1959) doch meist günstiger als alloplastische Prothesen.

Für die Homoiotransplantation von Venenkonserven empfiehlt FONTAINE (1955) die Aufbewahrung bei —70° C, die dadurch dem frischverpflanzten Gefäß überlegen sein soll, daß immunbiologische Nebenreaktionen bei Tiefkühlung herabgesetzt werden oder fehlen. Das Transplantat, eigentlich mehr eine „Prothese“ (FONTAINE 1955), verfällt nach initialer Sklerosierung der Media, ebenso wie das Frischtransplantat, dem Abbau. Formolgehärtete Gefäße werden nur in Notfällen verwendet. Unter 250 derartigen Gefäßplastiken sah FONTAINE (1955) nur $^1/_3$ dauerhaft durchgängig bleiben; $^1/_3$ verfiel postoperativ der Obliteration, ein weiteres Drittel unterlag innerhalb eines Jahres dem thrombotischen Verschluß.

Besonders streng ist die Indikation zur Arterienplastik zu stellen; sie bedarf der Berücksichtigung des Allgemeinzustandes, des spontanen Krankheitsverlaufes und sämtlicher greifbarer angiologischer Untersuchungsmethoden einschließlich der Arteriographie.

Die Erfolge der segmentalen Arterientransplantation, die hauptsächlich im Bereich der Arteria ilica, der Arteria femoralis etc. Anwendung findet, sind bereits beachtlich; Crawford u. Mitarb. (1955) konnten in 67 von 90 operierten Fällen einen vollen Erfolg verzeichnen. Neben segmentalen Arterienstenosen wurden periphere Arterienaneurysmen, arteriovenöse Fisteln und traumatische Arterienverletzungen angegangen. Weitere Erfahrungen s. Crafoord und de Bakey (1955), Hiertonn (1952), Malan (1952), Oudot (1951), Kunlin (1959). Auch hierbei ist zu berücksichtigen, daß die Transplantate der Grundkrankheit des Empfängers unterliegen (Reboul u. Mitarb. 1952). Eine besonders schwierige Frage wurde mit der Untersuchung der zweckmäßigen Konservierung von Transplantaten aufgeworfen (Mortensen u. Mitarb. 1953; de Bakey u. Mitarb. 1954). Die unter sterilen Bedingungen möglichst bald nach dem Tode des Spenders entnommenen Gefäße werden verschiedenartig präpariert; entweder werden sie in einer modifizierten Tyrodelösung mit Penicillin und Streptomycinzusatz und homologem Serum bei 4° C für Zeitspannen bis zu 21 Tagen aufbewahrt (Gross und Pierce 1949: Lord u. Mitarb. 1956; Lazzarini 1953; Brown, Hufnagel u. Mitarb. 1953) oder man bedient sich der Aufbewahrung bei —70° C, nach Schnellgefrierverfahren, die den Vorteil längerer Haltbarkeit und Verwendbarkeit der Transplantate besitzen.

In geeigneten Fällen kann die Überbrückung segmentaler Arterienstenosen durch sogenannte by-pass-Operationen zweckmäßig sein (Crawford und de Bakey 1955); man konnte ausgezeichnete Erfolge damit verzeichnen, wie Wiederherstellung peripherer Arterienpulse, Rückgang der Dysbasie und der Schmerzen, Abheilung von Ulcera in 37 von 40 Fällen. In einer Übersicht über 803 chirurgisch behandelte arterielle Stenosen, davon 448 im Bereich von Aorta- und Beckenarterien (de Bakey u. Mitarb. 1958), wurden erstaunliche Resultate erzielt. 95% der operierten Stenosen im Lumbal- und Beckenbereich hatten eine Wiederherstellung der peripheren Pulsationen nach der Operation (Desobstruktion, Arterienresektion mit plastischem Ersatz; Umgehungsplastik) zu verzeichnen, die Operationsletalität (hauptsächlich durch kardiale und renale Prozesse) betrug 2,7%, Verschlußrezidive nach 3—27 Monaten waren bei 8 von 448 Operierten festzustellen. Etwas ungünstiger lagen die Resultate bei den Patienten mit Arterienstenosen im Femoralis-Popliteabereich, bei denen die periphere Pulsation nur in 84% erzielt wurde, Verschlußrezidive im Laufe von 3 Wochen bis 38 Monaten nach Klinikentlassung in 14% vorkamen.

Die Problematik der Transplantationstechnik, speziell der by-pass-Anastomosen mittels Kunststoffmaterial, wird eingehend bei Schlicht (1959) besprochen.

Die Verwendung von alloplastischem Material, sei es synthetischer Herkunft, wie Nylon, Orlon, Perlon, und Dacron (gewebt) oder von vorher präparierten Polyäthylenröhren, die nahtlos eingesetzt werden können (Moore 1950) oder von Vitalliumröhren (ebenfalls nahtlos, aus einer Legierung von 65% Cobalt, 30% Chrom und 5% Molybdän) (Blakemore und Lord 1949), überbrückt die Knappheit des verfügbaren Lebendmaterials, wobei die geringere Thromseneigung mitunter als vorteilhaft erwähnt wird. Mit diesem Verfahren werden traumatische Arteriendefekte, a-v Fisteln, Aneurysmen sowie segmentale Arterienstenosen versorgt.

ι) Anlegung künstlicher arteriovenöser Fisteln.

Der Gedanke, Arterienverschlüsse funktionell durch eine künstliche a-v Fistel auszugleichen, kann nicht überzeugen. Demgemäß sind die Resultate nicht ermutigend (Fontaine 1951, 1955; Skinner und Parson 1951). Der Eingriff kommt nur als ultimum refugium vor der drohenden Amputation in Frage und soll möglichst distal erfolgen, zumindest im canalis arteriae femoralis. Technisch wird er als End-zu End- oder Seit zu Seit-Anastomose, meist nach vorheriger Thrombarteriektomie ausgeführt. FONTAINE (1955) gibt an, daß von den Verschlüssen die ins Gebiet der Arteria poplitea reichen, durch die Anlegung von a-v-Fisteln nur 15% auf 4—5 Jahre um die Amputation herumkommen.

κ) Amputation.

Funktionell wichtige Teile von gangränösen Extremitäten lassen sich nur dann konservieren, wenn ihre Ernährung durch kollaterale Gefäße möglich ist. Obwohl durch die Einführung der antibiotischen Therapie und der Antikoagulantien die Aussichten, eine Extremität zu erhalten, erheblich gebessert wurden, ist auch bei konservativster Einstellung die Amputation manchmal nicht zu umgehen.

Prinzipiell sollte die Amputation nur in den Bereichen erfolgen, wo sich eine Demarkation ausgebildet hat. Bei gewissen Formen von Durchblutungsstörungen pflegt sich eine solche an den Zehen einzustellen; die Aussichten, eine Zehenamputation unter diesen Umständen zur Abheilung zu bringen, werden von ATLAS (1955) günstig beurteilt; der gleiche Autor empfiehlt bei Unterbleiben der Demarkation trotz fortschreitender Gangrän des Vorderfußes die transmetatarsale Absetzung nach McKITTRICK u. Mitarb. (1949), wobei eine gleichzeitig durchgeführte lumbale Sympathektomie die Heilungsaussichten (Wirkung auf die Hautdurchblutung) verbessern soll. Nach Untersuchungen von HOHF u. Mitarb. (1954) wird durch ausgedehnte Sympathektomien (TH 12 bis L 3) häufiger (in 7 von 9 Fällen) die Amputation distal des Knies ermöglicht als bei kleineren Eingriffen (Sympathektomie L 2—L 3), bei der nur in 1 von 8 Fällen distal des Kniees amputiert werden konnte.

Zur Bestimmung der zweckmäßigen Absetzungsgrenze dient in Zweifelsfällen die intraarterielle Priscolinjektion oder Sympathicusblockade. Manche Untersucher bedienen sich der Hilfe hautthermometrischer Untersuchungen oder der Oscillometrie und amputieren distalwärts der letzten oscillometrischen Ausschläge. Aus der Füllung der Hautcapillaren bei reaktiver Hyperämie nach Hochlagerung versuchen GILFILLAN u. Mitarb. (1954) die Amputationsgrenze zu ermitteln; ihrer Ansicht nach beträgt der zur Spontanheilung von Nekrosen erforderliche Mindestcapillardruck einen Wert, der 35 cm über der phlebostatischen Achse liegt, am Vorfuß sogar 45 cm.

Amputationsstatistiken sind ein unbequemes Publikationsthema, daher nicht überreichlich anzutreffen. PERLOW und ROTH (1949) geben in ihrer Übersicht über 165 innerhalb von 11 Jahren durchgeführte Amputationen interessante Aufschlüsse. Die Operationsletalität betrug in der Vorpenicillin-Ära 13,3%, in der Penicillin-Ära (1945—1947) nur mehr 8,5%; sie ist hauptsächlich belastet durch solche Fälle, bei denen zusätzliche Herzerkrankungen vorlagen, am ungünstigsten bei der Emboliegangrän, günstiger bei Arteriosclerosis obliterans, Angiopathia diabetica und Endangitis obliterans. Die durch infektiöse Komplikationen bedingten Amputations-Todesfälle sind seit der Penicillin-Ära fast gänzlich ausgeschaltet. Die allgemeine Letalität der zwecks Amputation hospitalisierten Patienten betrug in den Jahren 1936—1938 noch 25%, in den Jahren 1939—1944 (Sulfonamid-Ära) 15,5% und 1945—1947 nur mehr 11,7% (Penicillin-Ära). Im Material von EMMRICH und PREUSS (1954) erwies sich bei 26% der Fälle mit Nekrosenbildung infolge arterieller Insuffizienz die Amputation als notwendig. In 24% konnten die Nekrosen mit konservativen Maßnahmen beherrscht werden.

Über die Technik der Amputation muß auf chirurgische Quellen verwiesen werden. PERLOW (1944) erwähnt die günstigen Wirkungen der Einfrierung hinsichtlich der Demarkationsmanifestation und glaubt, daß im allgemeinen mit dieser Technik weiter distalwärts amputiert werden kann.

λ) Weitere chirurgische Methoden.

Spezielle Eingriffe bei bestimmten Krankheitsbildern, z. B. bei Venenkrankheiten und bei der Endangitis obliterans (Nebennierenexstirpation) werden in den einschlägigen Abschnitten besprochen. Ganz vereinzelt wird die Venenligatur bei arterieller Insuffizienz empfohlen (FROEHLICH und CONRATH 1950). Bei schwersten therapierefraktären ischämiebedingten Schmerzzuständen konnten SIRIS und KAHN (1951) mit Durchschneidung der sensiblen Rückenmarkswurzeln, Durchtrennung des Tractus spinothalamicus und gelegentlich auch mit präfrontaler Lobotomie eine Linderung des Zustandes erreichen. Vereinzelt kam es dabei sogar zu einer Durchblutungsverbesserung, nach Ansicht der Autoren durch Wegfall schmerzbedingter angiospastischer Impulse. Schließlich kommen in wenigen Fällen orthopädische und chirurgische Eingriffe in Frage, durch die die Beanspruchung der Wadenmuskulatur beim Gehen infolge Fixation des Sprunggelenkes vermindert werden soll; hierher gehört die Tenotomie der Achillessehne (BOYD 1949; HAMILTON und WILSON 1952).

Zusammenfassend läßt sich über die chirurgischen Behandlungsmethoden sagen, daß bei der arteriellen Insuffizienz, insbesondere bei perakuten postembolischen Gefäßverschlüssen, der Indikationsbereich des chirurgischen Eingreifens besonders seit Einführung der Antikoagulantientherapie wesentlich erweitert werden konnte. Andererseits ist in den letzten Jahren auf anderen chirurgischen Indikationsgebieten bei der arteriellen Insuffizienz, besonders bei der Sympathektomie endangitischer Patienten, eine zunehmende Zurückhaltung zu beobachten gewesen. In voller Entwicklung befindet sich dagegen die chirurgische Behandlung von Veränderungen der großen herznahen Gefäße (Aortenchirurgie), worauf in den speziellen Abschnitten eingegangen wird.

2. Therapie bei Venenkrankheiten.

Je nach Art und Intensität des krankhaften Prozesses und den zu Grunde liegenden anatomischen und funktionellen Störungen ergeben sich verschiedene therapeutische Ansatzpunkte. Durch die Eigenschaft, häufig als sekundäre Erkrankungen im Gefolge anderweitiger Krankheitszustände aufzutreten, gewinnen prophylaktische Maßnahmen zur Verhinderung von Venenerkrankungen erhöhte Bedeutung.

a) Allgemeinmaßnahmen.

Gefährdete Patienten, zu denen nach STAMM (1956) insbesondere operativ Behandelte, schwer bewegliche oder schwer erkrankte Bettlägerige, kardiovaskulär Dekompensierte und sonstige Herzkranke, sowie Malignomträger zu rechnen sind, sollten, solange kein Anhalt für Phlebothrombose vorliegt, mit einer aktiven Thromboseprophylaxe versorgt werden. Hierzu gehören Bettgymnastik (Th. KOLLER 1943), Bewegungstherapie (SIGG 1950, 1958), regelmäßige Durchführung von Atmungsübungen, zweckmäßige Lagerung der Extremitäten, sowie bei operativ Behandelten das Frühaufstehen. Durch Bandagierung versucht man das Auftreten venöser Stasen möglichst zu verhindern.

Völlig anders sind die Maßnahmen bei Patienten, bei denen größere venöse Thrombosen oder Phlebitiden manifest sind. In solchen Fällen ist völlige Ruhigstellung (Immobilisation) bei schonendster Lagerung der befallenen Extremitäten anzustreben. Zweckmäßig werden thrombosebehaftete Extremitäten etwas erhöht gelagert, wodurch sich Emboliegefahr und Ödemneigung vermindern, die venösen Rückflußbedingungen verbessern (H. H. SCHMID 1936; STAMM 1956). Diese rein pflegerischen Vorkehrungen zur Vermeidung von Embolieprovokationen bedürfen je nach Lage des Falles geeigneter medikamentöser Unterstützung. Die Immobilisationstherapie ist für die Dauer der gesamten Emboliegefahr indiziert.

Diätetisch haben sich fett- und salzarme Ernährung (Th. Koller 1951, 1955; Popkin 1955) bei reichlicher Zufuhr von Flüssigkeit bewährt. (Vgl. die sogenannte IPD = „internmedizinisch-physikalischtherapeutisch-diätetische Prophylaxe"). Bei der Kombinationsprophylaxe nach Paschoud (1955) ist die Ernährung kochsalzarm bei Bevorzugung von Rohkost, aber reich an Kalium, Calzium und Phosphor; sie wird durch neurovegetative Dämpfungsmittel ergänzt.

Die hauptsächliche Bedeutung der genannten Allgemeinmaßnahmen liegt auf dem Gebiet der Thrombose- und Embolieprophylaxe (S. 506; 509).

b) Physikalische Therapie.

Der Einsatz aktiver physikalischer Behandlungsmethoden bei Venenkrankheiten bedarf strenger Indikation und Kontrolle. Massagen sind bei drohenden akuten Thrombosen und bei Emboliegefahr kontraindiziert. Besteht jedoch noch kein Anhalt für Thrombose oder Phlebitis, so erweist sich die aktive Prophylaxe mit Bewegungsübungen und leichter Massage vielfach als vorteilhaft.

Bei der chronischen venösen Insuffizienz können neben der für schwere Fälle zweckmäßigen Lagerungsbehandlung geeignete Bandagierungsverfahren und Balneotherapie vorteilhaft sein; hierdurch werden die Gewebe des Bereiches der venösen Insuffizienz entlastet und in ihrer Heilungstendenz gefördert (Halse 1954). Auf die günstigen Erfahrungen von Wilkins und Mitarb. (1952) mit der Dauerprophylaxe hospitalisierter Patienten durch Tragen elastischer Strümpfe sei besonders hingewiesen.

Neben einer geeigneten Bandagierung werden Atmungsübungen, Bauchkompression, häufiger Positionswechsel sowie darüber hinaus Therapie mit Oscillationsbett (Popkin 1955) sowie intermittierende Venenverschlußtherapie (vgl. S. 149) (Kramer 1938, 1939; Popkin 1940) empfohlen.

c) Medikamentöse Therapie.

Antiphlogistische und antirheumatische Maßnahmen sind bei entzündlichen Venenerkrankungen seit Jahrzehnten üblich (Th. Koller 1939; Stamm 1956). Bei oberflächlicher Thrombophlebitis ist die Wirkung der Antirheumatica besser als bei Phlebitiden tiefer Venen und bei tiefen Phlebothrombosen. Die hauptsächliche Wirkung des derzeit am meisten verwendeten Pyrazolonderivates Butazolidin (Sigg 1954; Küng 1955; Dafgård 1958) dürfte in einer Hemmung der entzündlichen Vorgänge der Venenwand liegen. F. Koller (1957) steht dieser Therapie skeptisch gegenüber.

Eine umwälzende Erneuerung für die Therapie aller thrombotischen Komplikationen bei Venenkrankheiten brachte die Einführung der Antikoagulantien, die bereits im Abschnitt arterielle Insuffizienz ausführlich besprochen wurden. Ihre sinnvolle Anwendung bedeutet für die Mehrzahl der Fälle die Verhinderung zusätzlicher Thrombenbildungen, wodurch sich auch die Häufigkeit embolischer Komplikationen vermindert (Jorpes 1951; Hines u. Barker 1949; Foley und Wright 1949; Lund 1953; Rose und Krieger 1951). Für die Prophylaxe von Phlebothrombosen konnte sich dagegen die Antikoagulantienbehandlung (Lenggenhager 1948; Heynemann 1949) trotz unbezweifelbaren Effektes (Suzman 1956) nicht allgemein durchsetzen, da diese Therapie eine sorgfältige Kontrolle des Gerinnungsmechanismus in jedem Einzelfalle erfordert und nur für damit speziell befaßte Kliniken zu verantworten ist. Während Schubert und Uhlmann

(1954) unter der Antikoagulantienprophylaxe eine Senkung der Emboliemortalität nicht beobachteten, scheint nach den Erfahrungen von E. V. ALLEN (1947), FOLEY u. WRIGHT (1949) sowie A. W. ALLEN u. Mitarb. (1947; 1948), BRUZELIUS (1947) und SPOHN (1955) dies doch der Fall zu sein. Nach STAMM (1956) lassen sich allerdings mit dem Einsatz harmloserer Mittel gleiche oder bessere Wirkungen bei der Prophylaxe der Phlebothrombose erzielen, z. B. durch zweckentsprechende Lagerung, Ernährung und Pflege, durch geeignete physikalische Therapie und durch sedative Beeinflussung. Anwendung von Diureticis wird von POPKIN (1955) empfohlen.

Die Behandlung von akuten Thrombosen durch intravasale Injektionen von Fibrinolysinen befindet sich noch im Versuchsstadium (BARKER 1958).

Sind Venenerkrankungen mit entzündlichen Komplikationen verbunden oder treten sie als sekundäre Auswirkungen von Entzündungen auf, so sind Antibiotika indiziert. Blande, ohne Gewebsinfektion verlaufende Venenerkrankungen bedürfen dagegen nicht der antibiotischen Behandlung.

Neuerdings hat die Anwendung vegetativ wirksamer Pharmaka an Bedeutung gewonnen, insbesondere die Therapie mit Hydergin (STRAUSS 1951; 1954); Panthesin-Hydergin, (RAPPERT 1956) (vgl. S. 505; 507). Soweit sich aus bisherigen Versuchen und Mitteilungen (CAITHAML 1954; 1955; HAUSAMANN 1957; KLAUSGRABER 1956; KÖNIGS 1957; RAPPERT 1952; 1954; 1955; 1956) ersehen läßt, können Fälle von Lungenembolie, bei denen der Blutdruck noch nicht unter 80 mm Hg abgesunken ist, sowie tiefe und schmerzhafte Thrombophlebitiden damit manchmal günstig beeinflußt werden. Zur Beurteilung der prophylaktischen Wirksamkeit gegen Thrombosen reichen die vorliegenden Erfahrungen noch nicht aus.

Roßkastanienextrakte, wie sie im Venostasin, Venogal und Venoplant enthalten sind, erfreuen sich vielfacher Verwendung zur Prophylaxe und Therapie von Phlebothrombosen (METZGER und SPIER 1953; MAYER 1954; RATSCHOW und BÖDECKER 1952; NAEGELI und MATIS 1956). Nach STAMM (1956) liegt die Bedeutung der Mittel in ihrer kontrahierenden Wirkung auf die Venenwand, wodurch der venöse Rückfluß beschleunigt wird (SCHEELE und MATIS 1952), sowie in einem allgemeinen Endothelschutz (RATSCHOW 1951).

Die Anwendung peripherer Kreislaufmittel wirkt der Ausbildung venöser Stasen in der Peripherie entgegen und ist deshalb nach unserer Meinung vor allem für die Prophylaxe von Thrombosen zweckmäßig. Dagegen ist bei Gefahr von Lungenembolien oder bei Zuständen nach Lungenembolien ihre Zweckmäßigkeit problematisch. STAMM (1956) hält sie wegen der Provokationsgefahr von Embolien für kontraindiziert.

d) Percutane Therapie.

Die perkutane Anwendung von Heparinoiden in Salbenform, z. B. Hirudoid, Thrombophob, bietet nach SPOHN und PESCHEL (1951), EYSHOLDT (1954) sowie SCHEDEL (1952) Vorteile bei der oberflächlichen Thrombophlebitis und Phlebothrombose. Nach THIES (1950) und DIECKMANN (1951) wird auch der varicöse Symptomenkomplex mit seinen Folgeerscheinungen wie Ulcera cruris und Periphlebitiden günstig beeinflußt.

Über die percutane Injektionstherapie von blanden Varicen wird Seite 522 berichtet.

Percutane Unterbindungstherapie von Varicen vgl. S. 522.

e) Operative Therapie.

1. *Exstirpation insuffizienter Venen.* Für beschränkte Indikationsgebiete sind von einer Varicenexstirpation Vorteile zu erwarten, speziell bei Insuffizienz

der Verbindungswege zwischen den oberflächlichen und tiefen Venen des Beines (vgl. S. 522).

2. Der Wert der *prophylaktischen Venenunterbindung* bei drohender Lungenembolie ist auf Seite 504 u. 509 besprochen. Auch bei chronischer venöser Insuffizienz mit Schmerzen, Ödemneigung und Ausbildung von Ulcera cruris und Dermatosen wird die operative Venenligatur empfohlen (ZOLLINGER und TEACHNOR 1952; KIRTLEY u. Mitarb. 1955).

3. Therapie bei Capillaropathien.

Die bei Capillaropathien indizierten therapeutischen Maßnahmen werden im speziellen Abschnitt (S. 585 ff.) besprochen.

B. Spezielle Angiologie.

Bei der Einteilung der Gefäßkrankheiten ist eine gewisse Willkür unvermeidlich. Die Gliederung der Krankheiten der Blutgefäße nach denen der Arterien, Venen und Capillaren, woran sich ein Abschnitt über Mißbildungen der Blutgefäße und über Lymphgefäße anreiht, kann lediglich den Versuch einer übersichtlichen Ordnung darstellen. Dabei darf aber die funktionelle Verflechtung der Gefäßabschnitte untereinander und ihre enge pathophysiologische Verknüpfung nicht übersehen werden.

I. Krankheiten der Arterien.

1. Spastische Arteriopathien.

a) Morbus Raynaud.

α) Historisches.

Wenn auch seit den Beobachtungen von ROGNETTA (1834) (Fingerasphyxie mit Spontangangrän; glacial torpor) und HUGUIER (1842) (Spontangangrän bei einem 7jährigen Knaben) bereits funktionelle Durchblutungsstörungen der Extremitäten diskutiert wurden, bleibt es das Verdienst von M. RAYNAUD, seit dem Jahre 1862 die Möglichkeit der spastischen Entstehung peripherer Durchblutungsstörungen nachdrücklich vertreten zu haben. In seinem Traktat „De l'asphyxie locale et de la gangrène symétrique des extrémités" (1862) versuchte er nachzuweisen, daß die lokale Synkope und die Asphyxie durch Innervationsstörungen der Capillaren bewirkt wird und daß sogar doppelseitige symmetrische Gangränen durch spastische Gefäßveränderungen hervorgerufen werden können. Wenn auch viele der von RAYNAUD beschriebenen Fälle nach den jetzt gültigen Kriterien nicht als Morbus Raynaud und nicht einmal als sekundäre Raynaud-Syndrome zu bezeichnen sind, sondern den Krankheitsbildern der Arteriosclerosis obliterans und der Endangitis obliterans zugeordnet werden, so gebührt RAYNAUD trotzdem das Verdienst, die These der ausschließlich organischen Bedingtheit von Gefäßverschlüssen mit Nachdruck bestritten zu haben.

β) Definition und Nomenklatur.

Unter dem (primären) Morbus Raynaud versteht man — im Gegensatz zum sekundären Raynaud-Syndrom — spastische periphere Durchblutungsstörungen, für die sich eine übergeordnete Ursache nicht ermitteln läßt. Neben den Arterien und Arteriolen sind auch die Capillaren in charakteristischer Weise verändert. Es handelt sich um primär spastische, nicht organische Gefäßverschlüsse, die von Ratschow (1953) zu den Angioneuropathien gerechnet werden. In fortgeschrittenen Stadien können sich aus einem primären Morbus Raynaud sekundäre organische Gefäßveränderungen entwickeln.

γ) Vorkommen.

Geschlecht. Das weibliche Geschlecht wird bevorzugt befallen, nach Cassirer (1912) 62,9% Frauen gegenüber nur 37,1% Männer. Ähnliche Ergebnisse wurden 1935 von Cassirer und Hirschfeld berichtet. Hines und Christensen (1945) geben ein Verhältnis von 5:1 zwischen weiblichen und männlichen Patienten an, Gagel (1953) kommt sogar auf eine Quote von 10:1. Sunder-Plassmann u. Mitarb. (1954) beobachteten ebenfalls fast ausschließlich weibliche Kranke.

Alter. Jüngere Menschen werden vermehrt befallen, was besonders deutlich wird, wenn man katamnestisch den Beginn der Durchblutungsstörungen eruiert, der sich oft über Jahrzehnte zurückverfolgen läßt. Blain u. Mitarb. (1951) fanden, daß bei ihren 100 Patienten mit Morbus Raynaud der Beginn der Beschwerden in 60% der Fälle im Alter zwischen 11 und 30 Jahren, in 81% im Alter zwischen 11 und 40 Jahren angegeben wurde. Sunder-Plassmann u. Mitarb. (1954) geben ein durchschnittliches Erkrankungsalter von 31,6 Jahren an. Dies stimmt überein mit älteren Berichten, denen zufolge die Krankheit meist vor dem 40. Lebensjahr auftritt (Allen und Brown 1932). Mit höherem Alter wird die Krankheit seltener, schon deswegen, weil es mit zunehmendem Alter durch das Auftreten arteriosklerotischer Veränderungen immer weniger rein spastisch bedingte Durchblutungsstörungen gibt.

Disposition. Ein hereditärer Faktor muß beim Morbus Raynaud angenommen werden. Unbestreitbar gibt es Familien mit gehäuftem Vorkommen spastischer Gefäßstörungen, wie Morbus Raynaud, Migräne, Glaukom, Hypertonie, Ulcuskrankheit u. a. zusammen mit gesteigerter vegetativer Labilität (vgl. O. Müller 1937; 1939). Nekam (zit. n. Ratschow 1953) beobachtete in einer einzigen Familie 6 Kinder mit Morbus Raynaud, deren beide Eltern ebenfalls mit der Krankheit behaftet waren. Das vegetative Zustandsbild der Raynaudpatienten, im Gefäßbereich als angiopathische Reaktionslage (Ratschow 1953) in Erscheinung tretend, hat man häufig in den Kreis der Sympathicotonie (Eppinger und Hess 1910) einzuordnen versucht; jedoch ist die gesteigerte Erregbarkeit keineswegs auf die adrenergischen Anteile des vegetativen Systems beschränkt, sondern betrifft alle Teile des autonomen Systems.

Geographische Faktoren. Ein besonders häufiges Auftreten der Krankheit glaubten in Württemberg O. Müller (1939) sowie Bock (1951), selteneres Vorkommen Curschmann (1925) in Mainz beobachtet zu haben. Auf die ungünstige Wirkung kalter Umgebungstemperaturen wird in den folgenden Abschnitten eingegangen (Abschnitt „exogene Einflüsse" S. 228).

δ) Symptomatologie.

In typischen Fällen wird der Arzt wegen lästiger Kälteempfindlichkeit und anfallsweisem Absterben einiger Finger aufgesucht. Dabei kann es sich um das Bild des *Digitus mortuus* (Reil 1908) handeln, einer auf einzelne Fingerphalangen oder Finger beschränkten, meist nur kurzdauernd auftretenden und wenig schmerzhaften Synkope mit Blässe, eventuell Cyanose, aber keineswegs immer eindrucksvoller Nachrötung, eine ziemlich belanglose Störung ohne besonderen Krankheitswert, die aber doch bereits zum Formenkreis des Morbus Raynaud zu rechnen ist. Ernster zu bewerten und bereits als Morbus Raynaud anzusehen sind andere Fälle, in denen sich die Kälteempfindlichkeit und die Neigung zum Absterben der Finger über Jahre zurückverfolgen läßt, mitunter bis in die Kindheit. Während die Kranken in früheren Jahren gewöhnlich nur in der kalten Jahreszeit Beschwerden hatten, stellt sich allmählich auch in weniger kalten Zeiten eine Häufung der Anfälle ein; auch Dauer und Intensität der Attacken nehmen zu. Besonders unangenehm werden Temperaturen von 16—18° C empfunden.

Meist sind die Finger, selten die Zehen betroffen. Der Daumen wird nur äußerst selten befallen; ausnahmsweise können auch Nase, Kinn, Zunge und Ohrläppchen in weiter fortgeschrittenen Stadien entsprechende Veränderungen zeigen.

Die Erscheinungen äußern sich in anfallsweisem Auftreten von Blässe mit vorhergehender und anschließender Cyanose, evtl. in gleichzeitigem Vorhandensein von Blässe und Cyanose. Nach Abklingen des Anfalls wird, zumindest in den Anfangsstadien der Krankheit, eine reaktive Hyperämie mit entsprechender Hautrötung beobachtet, deren Intensität umso schwächer ist, je weiter die Krankheit fortgeschritten ist. Die capilläre Cyanose durch Erweiterung der subpapillären Plexus (Wollheim 1930), fast stets auch im anfallsfreien Intervall erkennbar, läßt sich durch Hochhalten der betroffenen Extremitäten zum Verschwinden bringen. Lediglich bei der von Nothnagel (1866) beschriebenen Form, bei der auch die Venen spastisch verschlossen sind, bleibt die Cyanose bei elevierter Extremität bestehen (Ratschow 1953). Die Anfallsdauer ist verschieden und pflegt mit der Weiterentwicklung der Krankheit zuzunehmen. Gewöhnlich folgt auf die initiale Blässe nach 15 min eine Cyanose, nach 30 min Taubheitsgefühl, nach 45 min häufig Schmerz. In fortgeschrittenen Stadien können die Anfälle über Stunden, ja sogar Tage andauern und sich in rascher Folge wiederholen. Die Schmerzerscheinungen können bei leichten Anfällen fehlen. Dagegen findet man fast immer Parästhesien mit Kribbeln, Taubheit, mitunter Brennen, Stechen und gestörter Tastempfindung. Die Finger sind kalt und gelegentlich, besonders nach gehäuften Anfällen, leicht angeschwollen. Ein klammes Gefühl hinterbleibt vielfach bis ins anfallsfreie Intervall.

Das Allgemeinbefinden ist umso mehr beeinträchtigt, je schwerer, länger oder gehäufter die Anfälle auftreten. Leichte Blutdruckanstiege sind möglich; man wird sie entweder als eine Erhöhung des peripheren Widerstandes oder als Reaktion auf den Schmerzreiz auffassen können. Leichte Stenokardien, halb- oder doppelseitige Kopfschmerzen im Sinne von Migräneäquivalenten, sogar halbseitige Amaurosen werden mitunter angetroffen. Die von Dauden und Mora (1949) gefundenen Erweiterungen der Sella, Erhöhungen des Blutcalciumspiegels sowie Zusammenhänge mit dentalen Infektherden sind nur selten zu beobachten.

Nicht immer wird ärztliche Hilfe bereits im Initialstadium der Krankheit in Anspruch genommen. Die relative Geringfügigkeit der Beschwerden und eine gewisse Gewöhnung, schließlich die Gewißheit, durch Wärme leicht abhelfen zu können, sind hierfür bestimmend. Nicht selten sollen auch langjährig aufgetretene Raynaudattacken gänzlich zum Verschwinden kommen (Hunt 1936). Vielfach wird erst bei Verstärkung der Spasmen, ausgeprägter Cyanose und starken Schmerzen der Arzt aufgesucht, manchmal auch erst im Stadium der Gangränbildung. Die Nekrosen beim Morbus Raynaud beschränken sich auf reiskorn- bis erbsengroße Fingerspitzenbezirke, die nach schmerzhaften Raynaudattacken als gerötete, blasenförmige Gebilde hinterbleiben, später exulcerieren und langsam unter Hinterlassung trichterförmig eingezogener Fingerkuppennarben abheilen. Längere Krankheitsverläufe bewirken nicht selten auch beim Fehlen von Akrosklerose eine Deformation der distalen Fingerphalangen mit spindelförmiger Verdünnung. Weichteile und Gelenke an Fingern und Hand können anschwellen.

Als Komplikationen des Morbus Raynaud können in den durchblutungsgestörten Bereichen, speziell in den Fingerbereichen, Sklerosierungen auftreten. Dabei handelt es sich um Bindegewebsveränderungen, denen ein Ödem mit Bluteiweißveränderungen vorausgeht, bevor sich durch Hyalinablagerung die Sklerodaktylie entwickelt. Nach RATSCHOW (1953) ist die Sklerodaktylie nicht obligat an das Vorhandensein einer Durchblutungsstörung gebunden; sie kann aber sekundär zu Durchblutungsstörungen führen. Das Sklerödem mit Senkungsbeschleunigung, charakteristischen Bluteiweißveränderungen und beschleunigtem Kongorotschwund (EMMRICH 1952) geht ihnen jedoch stets voraus (vgl. sek. Raynaud-Syndrom S. 249).

Weiterhin können sich auch im Bereiche der Fingernägel Nekrosen ausbilden, die fast durchwegs nur Teile der Nägel betreffen.

Wenn auch die Heilungstendenz der Herde gering ist, so kann meist die Sekundärinfektion vermieden werden.

Befall innerer Organe kann bei diffuser Sklerodermie vorkommen, hat aber mit dem Morbus Raynaud nichts zu tun.

Entsprechend der labilen Struktur der Patienten mit Morbus Raynaud ist es verständlich, daß gelegentlich psychotische Zustände während der Anfälle beobachtet werden, nach MONRO (1899) bei 4,5% seiner Kranken.

ε) Diagnose.

Die Diagnose des Morbus Raynaud wird durch die Feststellung der typischen, paroxysmalen, bilateral symmetrischen Gefäßspasmen und das Fehlen aller sonst in Frage kommenden Ursachen von Durchblutungsstörungen ermöglicht. Sämtliche bei Besprechung des „sekundären Raynaud-Syndroms“ angeführten Grundkrankheiten müssen ausgeschlossen sein. Besonders bei männlichen Patienten, bei einseitigen Durchblutungsstörungen, bei Durchblutungsstörungen der Beine und bei Mitbeteiligung des Daumens sollte man mit der Diagnose Morbus Raynaud sehr zurückhaltend sein.

Die bei Hautinspektion häufig sichtbare Cyanose, capillarmikroskopisch durch Füllung der subpapillären Plexus (capilläre Cyanose nach WOLLHEIM 1927, 1928, 1930) und Stasen in den Endcapillaren gekennzeichnet, kann während der Anfälle (Blässestadium) verschwinden oder örtlich vermehrt in Erscheinung treten. Schmerzen werden meist erst während oder nach länger bestehenden synkopalen Zuständen, in der Regel als drückende, klemmende Schmerzen angegeben. Sie können in das Stadium der nachfolgenden Hautrötung hineinreichen und dann von Parästhesien abgelöst werden. Die Palpation der Radialispulse gestattet gelegentlich die Feststellung einer leichten Abschwächung der Pulsamplituden während der Anfälle; auch soll die Pulswellengeschwindigkeit im Anfall gesteigert sein (O. MÜLLER 1939).

Ein wichtiges diagnostisches Kriterium ist die durch örtliche Kälteeinwirkung auf Finger oder Hand provozierbare Synkope und die Aufhebung dieser Wirkung durch örtliche Erwärmung. MAGOS und OKOS (1955) fanden, daß bei Patienten mit Morbus Raynaud die normalerweise nach 5—6 min eintretende Kältedilatation völlig fehlt oder verzögert auftritt; bei 13 von 20 Kranken trat sie erst später als nach 15 min ein.

Mit der (für Routineuntersuchungen nicht in Frage kommenden) plethysmographischen Bestimmung des Capillardruckes (SCHROEDER 1950) läßt sich bei Patienten mit Morbus Raynaud ein charakteristisches Fehlen der vasomotorischen Spontanschwankungen III. Ordnung feststellen, dessen Spezifität für Morbus Raynaud allerdings nicht erwiesen ist.

Die Arteriographie, die nicht zu den diagnostischen Routineuntersuchungen beim Morbus Raynaud gehört, zeigt die distalen Fingerarterienbereiche häufig nicht normal füllbar (ALLEN 1937), gelegentlich verschlossen, aber in frühen Stadien ohne Charakteristika für organische Obliterationen. Gelegentlich fanden sich auch in fortgeschrittenen Phasen neben spastischen Füllungsdefekten solche, bei denen organische Fingerarterienverschlüsse anzunehmen waren (SERVELLE 1949; LYNN u. Mitarb. 1955).

ζ) Differentialdiagnose.

Fälle von beginnender Endangitis obliterans sind manchmal, besonders wenn an den oberen Extremitäten die ersten Veränderungen auftreten, schwer vom Morbus Raynaud zu unterscheiden. Das Geschlecht der Patienten, asymmetrisches Auftreten, Befall der Daumen, können u. U. im Einzelfall differentialdiagnostische Hinweise geben. Thrombophlebitiden in der Anamnese sprechen in Zweifelsfällen für Endangitis.

Die Arteriosclerosis obliterans kommt gewöhnlich nur im fortgeschrittenen Alter und an den Beinen vor.

Die größten differentialdiagnostischen Schwierigkeiten ergeben sich durch die Notwendigkeit, sämtliche für das sekundäre Raynaudsyndrom bestimmenden Grundkrankheiten zu eliminieren (vgl. S. 234 Kap. Sekundäres Raynaudsyndrom).

Auf die Besonderheit der jugendlichen Menschen mit Akropoikilothermie, die erst bei Umgebungstemperaturen über 20° C regelrechte vasomotorische Spontanschwankungen III. Ordnung erkennen lassen (normalerweise schon bei 20° C), wurde durch RATSCHOW (1958) und KLÜKEN (1955) hingewiesen.

η) Ätiologie.

Die Ursache der spastischen Arterienstörungen beim Morbus Raynaud ist unbekannt. Läßt sich eine der Durchblutungsstörung zugrunde liegende Krankheit feststellen, so handelt es sich nicht um einen Morbus Raynaud, sondern um ein sekundäres Raynaudsyndrom.

Die im folgenden zu besprechenden endogenen und exogenen Faktoren beeinflussen zwar Intensität, Dauer und Häufigkeit der klinischen Erscheinungen, sind aber nicht als Ursachen im engeren Sinn anzusehen.

Endogene Einflüsse. Die Beteiligung hormonaler Faktoren am bevorzugten Befall des weiblichen Geschlechts wurde bisher nicht evident begründet. Zwar war bereits RAYNAUD die Häufung und Verstärkung der Anfälle bei Frauen intra menstruationem bekannt. Umgekehrt scheinen die Störungen während des Verlaufs von Schwangerschaften meist geringer zu werden. Mit Eintritt der Menopause werden Exacerbationen im Verlaufe eines Morbus Raynaud beobachtet, ebenso wie andererseits manche Zustände von Morbus Raynaud durch Anwendung von Oestrogenen günstig beeinflußt werden konnten (KLINEFELTER 1936; RATSCHOW 1939; HERRMANN und McGRATH 1940). Es liegt nahe, alle diese Wirkungen durch mittelbare Einflusse auf die allgemeine vegetative Reaktionslage zu erklären. RATSCHOW (1950) diskutierte wegen des selektiven Befalls von Männern durch Endangitis obliterans und von Frauen durch Morbus Raynaud als wesentlichen Faktor der Pathogenese des Morbus Raynaud die intimaabdichtende Wirkung der Follikelhormone; diese führen, wie am Menschen und im Tierversuch (RATSCHOW 1950) feststellbar ist, zur Verbreiterung der Initimaleiste der Digitalarterien und begünstigten dadurch die Auslösung funktioneller Gefäßverschlüsse.

Die von OPPEL (1928) vermutete Hyperadrenalinämie ist bisher nicht nachgewiesen worden. Auch aus dem Zusammentreffen mit Hyperthyreosen (CASSIRER 1912) lassen sich keine Kausalzusammenhänge folgern.

Einflüsse von seiten des Nervensystems, bereits von RAYNAUD (1862) angenommen, blieben bis heute im Mittelpunkt der Diskussion. Nach RATSCHOW (1958) liegt bei Morbus Raynaud ein dauernd erhöhter nervaler Gefäßtonus, vergleichbar dem Verhalten von Normalen bei Temperaturen unter 16° C, im Bereiche des Hautorgans und der Extremitäten vor, erkennbar an einem Fehlen der Vasomotionswellen 3. Ordnung bis 40° C, wobei der erhöhte Gefäßtonus durch accidentelle Reize nicht mehr weiter steigerbar ist. Die Erklärung der Zirkulationsstörungen beim primären Morbus Raynaud durch Veränderungen am nervösen Terminalreticulum und den autonomen Ganglienzellen (STÖHR 1951; SUNDER-PLASSMANN 1938) hat aber keine Beweiskraft, weil diese Veränderungen auch ohne Durchblutungsstörungen gefunden werden können.

Der Einfluß emotionaler Faktoren auf Häufigkeit und Intensität der Raynaud-Anfälle ist nicht zu unterschätzen (PEACOCK 1958). BLAIN u. Mitarb. (1951) konnten bei 60% ihrerKranken durch Emotionen Raynaudanfälle provozieren. Trotzdem sind Rückschlüsse auf ätiologische Beziehungen zwischen Emotion und Morbus Raynaud unzulässig, weil es sich um Auswirkungen der allgemeinen psychophysischen Situation der Patienten handelt, die durch Unrast, Ängstlichkeit, Nervosität, Hyperhidrosis, Tachykardie, labile Intestinalfunktion und vermehrte vasomotorische Störfaktoren gekennzeichnet ist. Daß bei labilem vegetativem Gleichgewicht schon geringe Einflüsse zu stärkeren Störungen führen können, ist aus dem Beispiel des Asthma bronchiale bekannt.

Exogene Einflüsse. *Kälte.* Die wichtigste Rolle als exogen auslösender Faktor der Anfälle beim Morbus Raynaud kommt der Kälteeinwirkung zu. Es bedarf nicht einmal länger dauernder oder höhergradiger Kälteexposition, sondern es genügen meist relativ banale, kurz wirkende Abkühlungen der äußeren Körperhaut (auch im Intestinalbereich durch Trinken kalter Flüssigkeit) um die typischen Beschwerden auszulösen.

Nicotin: Die gesteigerte Nicotinempfindlichkeit von Patienten mit Morbus Raynaud ist verständlich, wenn man bedenkt, daß durch Nicotin eine zur Minderdurchblutung der Haut führende Mobilisierung von Katecholaminen bewirkt wird.

Infektionskrankheiten: Für einen ursächlichen Zusammenhang des Morbus Raynaud mit vorausgegangenen Infektionskrankheiten, an den manche Beobachtungen (SUNDER-PLASSMANN u. Mitarb. 1954) denken lassen könnten, bestehen keine genügenden Belege.

ϑ) Pathophysiologie.

Die Raynaud-Attacke, auch als Synkope bezeichnet, zeigt sich an den Fingern durch Auftreten wachsartiger Blässe an, die — evtl. unter Zwischenschaltung eines cyanotischen Stadiums — von einer Rötung abgelöst wird. Arteriolenspasmen scheinen für diese Zirkulationsstörungen verantwortlich zu sein. Die Endstrombahngefäße können dabei kontrahiert sein (während der Hautblässe) oder geöffnet (während der Cyanose). Die Verfärbungen sind nicht immer einheitlich blaß oder cyanotisch. Manchmal stellt sich von vornherein eine auf kleinere Bezirke der abgeblaßten Areale beschränkte Cyanose ein. In den blassen Bezirken ist, wie sich capillarmikroskopisch nachweisen läßt, die Füllung der Capillaren mit Blut vermindert, während man in den cyanotischen Bezirken verbreiterte und geschlängelte Endcapillaren und erweiterte subpapilläre Plexus erkennt. Es darf angenommen werden, daß während des Raynaudanfalles die Capillar- und Venolenfüllung dadurch zustande kommt, daß bei primärem Arteriolenspasmus sich Anteile der Venolen sekundär erweitern und eine Stagnation oder ein Reflux von Blut in distalere Capillarbereiche stattfindet. Der Ursache der Arteriolenspasmen wurde in vielfältigen Untersuchungen nachgegangen.

RAYNAUD (1862) führte die Erscheinungen auf Veränderungen am Nervensystem („Neurose“) zurück und bezeichnete eine Überfunktion der excitomotorischen Energie des Rückenmarks als Ursache der Krankheit. Sieht man vom Wandel der Auffassungen über die Funktion des Nervensystems ab, so hat seine Meinung auch heute noch ihre Berechtigung. ADSON und BROWN (1929) sowie SIMPSON, BROWN und ADSON (1930) nehmen bei Fällen von Morbus Raynaud eine Störung der vasomotorischen Nerven an, und begründen dies mit dem Ansprechen der Störungen auf Sympathicusblockaden. Auch SPURLING u. Mitarb. (1932), SUNDER-PLASSMANN (1938; 1943), BLOCK (1947), LE ROY und KLEINSASSER (1948) sowie ALLEN, BARKER und HINES (1955) schließen sich grundsätzlich dieser Auffassung an. Abweichend davon nahm LEWIS (1928; 1936) im Gegensatz zu den Verfechtern der neurogenen Vasokonstriktion an, daß die Störung in den Digitalarterien selbst zu suchen sei, zumal örtlich wirksame Kältereize sich in allen Situationen als wirkungsvoll erwiesen. LEWIS (1928) konnte feststellen, daß Patienten mit Morbus Raynaud, deren Körper sich in warmer Umgebung befindet, beim Eintauchen einer Hand oder beider Hände in kaltes Wasser charakteristische Gefäßspasmen am Orte der Kälteeinwirkung bekamen. Dagegen unterblieben vasospastische Attacken, wenn die Hände in warmem Wasser gehalten, der ganze übrige Körper aber abgekühlt wurde. Obwohl MARX, SCHOOP und ZAPATA (1956) diese Versuche im wesentlichen reproduzieren konnten, erkennen sie sie nicht als beweiskräftig an, weil der temperaturabhängige Tonus der glatten Muskulatur der Gefäße erst allmählich vom Zentrum her durchbrochen werden könne. Jedenfalls schloß LEWIS (1928; 1936) aus der Beobachtung eines auf das gereizte Körperareal beschränkten Gefäßspasmus nach örtlicher Kälteeinwirkung, aus dem Fehlen eines übermächtig wirksamen Vasomotorentonus, sowie daraus, daß im Raynaudanfall die Finger, wenn sie unter dem Herzniveau gehalten wurden, weiß blieben, ohne daß sich die Capillaren füllten, auf eine primäre Übererregbarkeit der glatten Arteriolenmuskulatur im Bereich der Fingergefäße. Für diese Ansicht ließ sich weiterhin anführen, daß ein kälteinduzierter Raynaudanfall durch Anästhesie der peripheren Nerven nicht unterbrochen werden konnte. Auch HYNDMAN und WOLKIN (1942) fanden, daß der Gefäßspasmus und seine durch Wärme bewirkte Aufhebung streng örtlich fixiert sind und daß nach prä- oder postganglionärer Sympathektomie die Kälteempfindlichkeit der versorgten Extremität erhalten bleibt. Ferner beobachteten sie, daß die Hand eines ohne Bekleidung in einem Kühlraum bis zum Absinken der Kerntemperatur gehaltenen Menschen, die außerhalb der Kälte unter Zimmertemperatureinwirkung stand, frei von Vasospasmen blieb, während an der nicht gewärmten Hand ein schwerer Raynaudanfall auftrat. Jedoch wurden gegen diese Untersuchungen Einwände erhoben, weil die Patienten nicht als typische Morbus Raynaud-Patienten anerkannt wurden (ALLEN, BARKER u. HINES 1955).

Die Befunde von LEWIS (1928; 1936) und ihre Deutung stießen vielerorts auf entschiedenen Widerspruch. PEARSE (1935) konnte im Gegensatz zu LEWIS an warmgehaltenen Händen durch Abkühlung des Gesamtkörpers Vasospasmen auslösen. Auch konnten bereits durch CASSIRER (1912), PARRISIUS (1921) sowie CASSIRER und HIRSCHFELD (1935) unter psychischen Erregungen vasospastische Anfälle beobachtet werden. O. MÜLLER (1939) hält den Standpunkt von LEWIS für zu einseitig auf die Kältewirkung fixiert. Außerdem sollen nach ALLEN, BARKER und HINES (1955) in den Versuchen von SIMPSON u. Mitarb. (1930) (Hand warm; Körper in Eiskammer) im Gegensatz zu HYNDMAN u. WOLKIN (1942) Gefäßspasmen aufgetreten sein. Auch gelang es PEARSE (1935), bei Raynaudkranken durch Trinken kalten Wassers Gefäßkrämpfe an den gewärmten Händen hervorzurufen. MORTON und SCOTT (1931) vermuten den Sitz der Störung zwar in den Fingerarterien, messen aber psychischen und neuralen Faktoren mehr Bedeutung zu als LEWIS.

Daß primär keine Thrombosen der Fingerarteriolen vorliegen, läßt sich bereits aus der raschen Reversibilität der Störung folgern. Soweit überhaupt in Arteriolen und Capillaren von Raynaudkranken Thromben gefunden wurden (GRAHAM 1933), handelt es sich um sekundäre Folgen der spastischen Durchblutungsstörungen (VILLARET u. Mitarb. 1935).

Bei Untersuchungen des peripheren Capillardruckes von Patienten mit Morbus Raynaud mittels Druckplethysmographie (SCHROEDER 1950) konnten MARX, SCHOOP und ZAPATA (1956) bei indifferenten Temperaturen ein Fehlen der vasomotorischen Spontanschwankungen III. Ordnung feststellen, ferner eine bei diesen Patienten signifikant verminderte reaktive Hyperämie. Ein zentralnervöser Anteil an diesem Verhalten wurde von den Autoren aus dem Auftreten normaler Vasomotionen nach Anwendung von Alkohol und nach zentraler Gasembolie gefolgert.

Die Beobachtung dreier Patienten, bei denen neben einer primär pulmonalen Hypertension ein Raynaudsyndrom bestand, veranlaßte SMITH und KROOP (1957) zur Annahme einer gemeinsamen neurohumoralen, vasomotorischen Hyperaktivität der Arteriolen im Extremitäten- und Lungenbereich.

Die Frage nach der Ursache des Morbus Raynaud läßt sich somit noch nicht definitiv beantworten. Die Annahme, daß die Krankheit auf einer gesteigerten Empfindlichkeit der Arteriolenmuskulatur gegen äußere und endogene Stimulantien beruhe, vermag den Ursachenkomplex nicht endgültig klar zu stellen. Nach MARX, SCHOOP und ZAPATA (1956) kommen die Anfälle dadurch zustande, daß unter der Wirkung sonst unterschwelliger Reize, wie Emotionen und Kälte das Lumen der durch zentral gesteigerten Vasomotorentonus ohnehin engen — an der Grenze des kritischen Druckes stehenden — Arteriolen zusätzlich eingeengt würde. Die Rolle des beim Morbus Raynaud übermächtigen zentralen Vasomotorentonus hinsichtlich der Annäherung des Lumens an den kritischen (minimalen) Füllungsdruck (BURTON 1951) würde beim sekundären Raynaud-Syndrom von den zu Grunde liegenden organischen Gefäßveränderungen übernommen. Aus diesem Aspekt heraus dominiert unter den vielschichtigen und verwobenen ätiologischen Faktoren beim Morbus Raynaud die neural bedingte gesteigerte Vasokonstriktion.

ι) Morphologie.

Gefäßuntersuchungen an Frühfällen liegen kaum vor, so daß die Kenntnisse über anatomische Veränderungen bei Morbus Raynaud dürftig sind. Fortgeschrittene Fälle, bei denen Wandverdickungen der Fingerarterien gefunden wurden, gestatten nicht die Lösung der Kernfrage nach dem Beginn und Ansatzpunkt der Störung. Die Initimaverdickungen der Fingerarterien sind nicht nur beim Morbus Raynaud sondern auch bei gesunden älteren Individuen nachweisbar; zwischen Patienten mit ganz geringgradigem Morbus Raynaud und gleichaltrigen Gesunden ließen sich keine wesentlichen Unterschiede feststellen. Dagegen wurde bei schweren Raynaudfällen eine stärkere Verdickung der Intima beobachtet (LEWIS 1936). Aus den im Gangränstadium gefundenen organischen Verschlüssen der Fingerarterien (GRUBER 1931) ist ebenfalls kein verbindlicher Rückschluß auf die Pathogenese möglich (O. MÜLLER 1939). Überwiegend werden die Intimaverdickungen beim Morbus Raynaud als sekundäre Folgen langdauernder Durchblutungsdrosselungen angesehen (HEIMBERGER 1925—1930; GRUBER 1931; O. MÜLLER 1939). Die Veränderungen an den sympathischen Ganglien, die SUNDER-PLASSMANN (1938) beim Morbus Raynaud fand (leukocytäre Infiltrate,

Pyknosen, Verquellungen und vacuoläre Degeneration im Zellprotoplasma) wurden zwar auch von STAEMMLER (1944) und später von LE ROY und KLEINSASSER (1948) gesehen; ob aber diese „Ganglionitis" den Durchblutungsstörungen übergeordnet oder deren Folge ist, wurde bisher noch nicht einwandfrei geklärt. Nach GAGEL (1953) könnte es sich ebenso um sekundäre Veränderungen der neuralen Strukturen als Folgen der Durchblutungsstörung handeln, so daß in der Deutung der Befunde Zurückhaltung geboten ist. Auch ist es nicht ganz unmöglich, daß Zufallsbefunde vorliegen.

ϰ) Prognose.

Rasch fortschreitende Krankheitsverläufe sind ernster zu beurteilen als langsam progrediente. Doch kann nach jahrelangem benignem Verlauf jederzeit eine Verschlimmerung auftreten. Eindeutige Prognosen lassen sich kaum stellen.

Nicht selten entwickeln sich nach jahre- oder jahrzehntelangen geringen Beschwerden erst im 3.—5. Lebensjahrzehnt typische Raynaudattacken. ALLEN, BARKER und HINES (1955) konnten einen Krankheitsablauf mit geringen Symptomen über 23 Jahre verfolgen. BLAIN u. Mitarb. (1951) fanden unter 100 Patienten mit Morbus Raynaud 25% mit malignen Verlaufsformen, bei denen wegen Ulcerationen und trophischer Störungen die Sympathektomie notwendig wurde; als charakteristisch für diese Patientengruppe bezeichnen sie den Beginn der Krankheit zwischen dem 15. und 30. Lebensjahr. Zu den Progressionen kam es meist nach 15jähriger Krankheitsdauer. Die benignen, ausgesprochen chronischen Verläufe machten 75% der Fälle aus, die klinisch als einfache Raynaudattacken bei Kälteeinwirkung imponierten; für diese Kranken wurde der Beginn der Krankheit vor dem 15. oder nach dem 31. Lebensjahr angegeben. BLAIN u. Mitarb. vermuten also, daß das Auftreten eines Morbus Raynaud zwischen dem 15. und 30. Lebensjahr prognostisch ungünstig, in jüngeren oder späteren Jahren aber günstiger zu beurteilen ist.

λ) Therapie.

Jeder Patient sollte zunächst darüber aufgeklärt werden, daß Nekrosen und Extremitätenverluste bei Morbus Raynaud sehr selten vorkommen. Außerdem ist er auf die schädlichen Faktoren (Kälte, Nicotin, Emotionen) hinzuweisen und auf die Bedeutung einer sorgfältigen Pflege der Extremitäten und eine zweckmäßige Lebensweise. Es muß alles getan werden, um die Anfälle zu beschränken und ihre auslösenden Ursachen fernzuhalten. Am wichtigsten ist ausreichender Schutz gegen Kälte durch warme Schuhe und Handschuhe. Die Wirkungen von peroral zugeführtem Alkohol, tunlichst in möglichst reiner Form (Cognac, Whisky, reine Schnäpse) werden seit CASSIRER (1912) günstig beurteilt; dies haben auch neuere Untersuchungen (MARX, SCHOOP und ZAPATA 1956) bestätigt. Allerdings ist dafür zu sorgen, daß die ohnehin psycholabilen Patienten nicht dem Potatorium verfallen. Für eine ausreichende Kaliumzufuhr in der Nahrung hat sich REICHERT (1956) eingesetzt.

Unter den physikalischen Maßnahmen stellt das Eintauchen asphyktischer Extremitäten in warmes Wasser die wirksamste Vorbeugung gegen Anfälle von Synkope dar, ist aber ohne Einfluß auf das Grundleiden.

Die Erfahrungen mit Langwellenbestrahlungen (2—3mal wöchentlich 30—40 min über 10—12 Wochen auf die sympathischen Ganglien oder die gestörten Gefäßareale) werden von DEWAR (1955) ermutigend geschildert.

An *internen Behandlungsmaßnahmen*, die sämtlich keine überzeugenden Wirkungen entfalten, wurden zunächst Spasmolytika der Papaverinreihe empfohlen (LITTAUER und WRIGHT 1939; MULINOS u. Mitarb. 1939; von letzteren in

Kombination mit Histamin-Iontophorese), desgleichen Nitroglycerinpräparate in percutaner Anwendung als 1%ige Salbe (Lund 1948; Kleckner u. Mitarb. 1951, 1951; Fox und Leslie 1948). Befriedigende Erfolge sah Ratschow (1958) durch Beeinflussung des zentral erhöhten Vasomotorentonus mit Rauwolfia-Präparaten.

Nach gegensätzlichen therapeutischen Prinzipien auf Grund der bei Raynaudpatienten nicht selten anzutreffenden Hypotonien und hormonalen Insuffizienzen, behandelten Battezzati und Tagliaferro (1951) unter der Annahme von Atonien größerer Gefäße mit Noradrenalin. Vielleicht ist der dabei erzielte höhere Blutdruck für die angeblich günstige Wirkung verantwortlich. Ratschow (1958) empfiehlt, diese Therapie wegen ihrer Wirkung (Anhebung des kritischen Druckes) auf sekundäre Raynaud-Syndrome bei obliterierenden Gefäßveränderungen zu beschränken. Weitere Brenzkatechinderivate wurden als Butylsympatol (Spitzbarth u. Mitarb. 1950) und als Phenyl-1-Butyl-Nor-Suprifen (Dilatol) (Schulze 1954) mit uneinheitlicher Wirkung verwendet.

Mit hydrierten Secalepräparaten (Hydergin) durchgeführte Behandlungen waren bei spastischen Durchblutungsstörungen weniger erfolgreich als bei organischen (Eichler und Heinzel 1954); jedoch wurden die Ergebnisse im allgemeinen als günstig bezeichnet (Fuchsig 1949; Kappert 1949; Meier 1950).

Durch Tetraäthylammoniumbromid ließ sich die acrale Durchblutung nicht steigern (Heidelmann 1951), so daß seine Anwendung ausscheidet. Methadon (Opilon) (Strauss 1951; Allen, Barker u. Hines 1955) wurde von Ratschow (1953) für Fälle mit gleichzeitiger Stenokardie empfohlen.

Novocain läßt sich beim Morbus Raynaud nur zu Sympathicusblockaden rationell anwenden. Die Anästhesie des Ganglion stellare hilft Anfälle vermindern oder ausschalten; allerdings bleibt die Wirkung zeitbeschränkt. Mit geringeren Nebenerscheinungen läßt sich eine ähnliche Wirkung auch durch Ausschaltung des 1. und 2. Thorakalganglion erzielen.

Acetylcholin wirkte gelegentlich günstig (Gagel 1953) besonders in Kombination mit Prostigmin, einem Inhibitor der Acetylcholinesterase (Kovacs 1934; Duryee und Wright 1937; Perlow 1940).

Benzylimidazol (Priscol) wirkt nach Lagen (1950), le Fevre (1951), Gagel (1953) günstig auf die acrale, aber nur auf die cutane Durchblutung.

Den von Ahlqvist (1950) festgestellten gefäßerweiternden Effekt von Heparin (täglich 250 mg i. v.) benutzten Storti u. Mitarb. (1954); die Anfälle sollen seltener geworden, die Hauttemperaturen angestiegen sein.

Nach Schneider (1951) setzt Vitamin A (täglich 150—300 E) Häufigkeit, Dauer und Intensität der Raynaudattacken herab. Die Wirkung wird über einen Oestrogen-Antagonismus erklärt, da durch hohe Oestrogendosen im Tierversuch Intimapolster zu erzeugen sind (Ratschow 1950).

Sunder-Plassmann (1943) versuchte thyreotropes Vorderlappenhormon abwechselnd mit Vitamin B. Bei Frauen mit hormonaler Insuffizienz konnten Herrmann und McGrath (1940) durch parenterale Oestrogenbehandlung Besserungen erzielen. Allen, Barker und Hines (1955) halten die Oestrogenbehandlung beim Morbus Raynaud nur für jene Fälle berechtigt, bei denen es während der Menopause zu Exacerbationen gekommen ist. Gegen längere Anwendung größerer Oestrogenmengen bestehen wegen der denkbaren Ausbildung von Intimahyperplasien (Ratschow 1950) Vorbehalte.

Cortisone und Hydrocortisone waren für die Behandlung des Morbus Raynaud bisher ohne Bedeutung; ihre Anwendung bei gleichzeitigen Sklerodermien (Jaffers 1954) scheint die Durchblutung nicht zu beeinträchtigen.

Zusammengefaßt sind die Erfolge der medikamentösen Therapie beim Morbus Raynaud als äußerst dürftig zu bezeichnen. Schwerere Verlaufsformen können durch die Sympathektomie häufig gebessert werden.

Die *chirurgischen Maßnahmen* bei Morbus Raynaud erstreben durch Ausschaltung sympathischer Impulse eine Herabsetzung des gesteigerten Vasomotorentonus. Bevor man sich zu einer Sympathicusausschaltung auf operativem Wege entschließt, ist es zweckmäßig, die Wirkung einer funktionellen Sympathicusausschaltung durch Novocainblockade klinisch zu beurteilen, wobei die Heranziehung oscillographischer und hautthermometrischer Verfahren vorteilhaft ist. Bleibt der Effekt der Novocainblockade unerheblich, kann man von einer Sympathektomie nichts Besseres erwarten. Auf Grund umfangreicher Erfahrungen vertreten ALLEN, BARKER und HINES (1955) die Auffassung, daß bei gering ausgeprägten und komplikationslosen Fällen mit nur mäßiger Progressionstendenz nicht sympathektomiert werden sollte; vielmehr sind zunächst therapeutische Versuche mit Kälteschutz, medikamentösen Maßnahmen evtl. Klimawechsel indiziert. Lassen sich die Schübe und Anfälle nicht mehr aufhalten, sollte man sich der Notwendigkeit der Sympathektomie nicht verschließen (SERVELLE 1949; SUNDER-PLASSMANN 1954). Häufig gelingt in diesen Stadien noch die Vermeidung lästiger Fingerkuppennekrosen. In schwereren Fällen, insbesondere mit Sklerodaktylie wird die Weiterentwicklung der Krankheit durch Sympathektomie nicht aufgehalten (BLAIN u. Mitarb. 1951). In den beim Morbus Raynaud bevorzugt befallenen oberen Extremitäten sind die Erfolge der Sympathektomie weniger günstig als im Beinbereich, was durch die unterschiedliche vasomotorische Versorgung erklärbar ist. Jedoch werden auch in fortgeschrittenen Fällen trophische Störungen und Nekrosen nach Sympathektomie erstaunlich rasch zur Abheilung gebracht, wenngleich Rezidive auf die Dauer nicht auszuschließen sind. ROBERTSON und SMITHWICK (1951) fanden nach cervicaler Sympathicusresektion und Resektion der thorakalen Wurzeln oder nach thorakaler Ganglionektomie bei 20% der operierten Extremitäten eine Wiederkehr der Vasokonstriktionen innerhalb eines Jahres; bei 65% der Extremitäten waren innerhalb von 5 Jahren post operationem, bei 80% innerhalb von mehr als 5 Jahren Zeichen einer Wiederaktivierung der sympathischen Innervation feststellbar. Jedoch konnten 85% der Operierten nach 5—15 Jahren noch als gebessert bezeichnet werden. BECHGAARD und HAMMARSTRÖM (1950) fanden bei ihren Operierten das Gleiche. DUFF (1952) sah bei Sympathektomierten eine bis 4fach gesteigerte Adrenalinempfindlichkeit, die sich in Zeitintervallen von 6 Tagen bis 1 Jahr post operationem bemerkbar machte. Dieser Nachteil beruht nach GAGEL (1953) auf der postganglionären Sympathicusdurchtrennung; seine Vermeidung durch einfachen Grenzstrangstich oder Sympathicotomie (im Armbereich Durchtrennung zwischen Th 2 und Th 3, im Beinbereich zwischen L 2 und L 3 wäre vorstellbar (GAGEL 1953). Ein solcher Unterschied geht aber aus den Beobachtungen von GIFFORD, HINES und CRAIG (1958) nicht hervor. Nach den Erfahrungen der Mayo-Klinik (ALLEN, BARKER und HINES 1955) erwiesen sich Sympathicusoperationen im Armbereich nur bei 10—15% der Operierten voll wirksam, während bei 50% eine inkomplette, aber immerhin günstige Wirkung für mehrere Jahre zu beobachteten war; bei 35 bis 40% der Operierten hielt die Besserung maximal 2 Jahre an. Bei Ausschluß von Patientinnen mit sekundärem Raynaudsyndrom gestalten sich die Erfolge der Sympaticusoperationen günstiger (HINES, GIFFORD, BROWN und FLINN, unveröffentlicht zit. nach ALLEN, BARKER HINES 1955). Ähnliche Ergebnisse wurden von KLECKNER u. Mitarb. (1951), BLAIN u. Mitarb. (1951); LERICHE (1954/55) sowie SUNDER-PLASSMANN u. Mitarb. (1954) berichtet. GIFFORD, HINES und CRAIG (1958) empfehlen auf Grund ihrer Erfahrungen an 70 Frauen mit Morbus

Raynaud und 54 Frauen mit sekundärem Raynaudsyndrom die Sympathektomie für schwere progressive Formen, während sie bei Fällen mit sekundärem Raynaudsyndrom zur Zurückhaltung raten. Auch bei Fällen von Morbus Raynaud werden die Dauererfolge schlechter, sobald trophische Störungen oder Sklerodaktylie hinzugekommen sind. POPKIN (1957) sah bei primärem Morbus Raynaud und Skleroderm keine Erfolge nach Sympathektomien. Gute Erfolge bei 2 Patienten mit Morbus Raynaud und gleichzeitiger Hypertonie sahen LEINWAND u. Mitarb. (1949).

Verlassen ist die obsolete periarterielle Sympathektomie sowie die chemische Sympathicusausschaltung auf operativem Wege durch Aufträufeln von Phenol und Trikresolisomeren auf die freigelegten peripheren Nervengeflechte (DOPPLER 1930).

Als symptomatische Maßnahme erwähnt RATSCHOW (1953) die von NOESZKE (1953) angegebene Incision der Fingerbeere mit nachfolgender Absaugung bei 10—15 cm Hg Unterdruck, durch die der spastische Arteriolenschluß überwunden werden soll.

Amputationen sind bei unkomplizierten Fällen von Morbus Raynaud nicht notwendig; auch bei den zum Morbus Raynaud gehörigen Komplikationen kommt es nicht dazu.

b) Sekundäre arteriospastische Zustände.

(Sekundäres Raynaud-Syndrom).

Arterienspasmen, für die ursächliche Faktoren bekannt oder feststellbar sind, werden unter dem Sammelbegriff der sekundären arteriospastischen Zustände, gleichbedeutend mit dem sekundären Raynaudsyndrom im weiteren Sinne zusammengefaßt. Bereits HUTCHINSON (1901) hatte diese Störungen unter der Sammelbezeichnung „Raynaud-Phänomen" klassifiziert. Diese Krankheitsgruppe umfaßt also nicht nur das Raynaudsyndrom in der Beschränkung auf charakteristische phasische Abläufe (Blässe, Cyanose, Rötung) sondern darüber hinaus sämtliche nicht primären arteriospastischen Erscheinungen an den Extremitäten. Gegenüber dem primären Morbus Raynaud können manche Phasen beim sekundären Arteriospasmus fehlen, insbesondere die reaktive Hyperämie. Besonderer Wert wird auf die Feststellung gelegt, daß sämtliche der hier besprochenen Zustände nur auf der Basis einer gesteigerten Bereitschaft zu spastischen Gefäßreaktionen zustande kommen und keinesfalls obligat bei allen Individuen mit den angeführten ursächlichen Krankheiten auftreten. Im einzelnen scheint folgende Einteilung angemessen:

Sekundäre arteriospastische Zustände (Sekundäres Raynaud-Syndrom) bei

α) organischen Gefäßkrankheiten

β) traumatischen Gefäßschädigungen
   1. nach Verletzungen (traumatischer Arterienspasmus)
   2. nach Operationen (mit und ohne Sudeck-Atrophie)
   3. nach Einwirkung vibrierender Werkzeuge und Kälte

γ) neuralen Störungen
   1. neuromuskuläre Schultergürtelsyndrome
   2. organische Nervenveränderungen

δ) toxischen Einwirkungen
   1. Bleiintoxikation
   2. Arsenintoxikation
   3. Einwirkungen von Phenol und Oxalsäure
   4. Ergotaminintoxikation

ε) Blutveränderungen
1. Kälteagglutinine
2. Kryoglobuline
ζ) Gewebsveränderungen
1. Diffuse Sklerodermie
2. Acrosklerose.

α) Arterienspasmen bei organischen Gefäßkrankheiten.

Bei obliterierenden Arteriopathien kommt es häufig zu sekundären Arterienspasmen, die mitunter unter dem Bilde eines Raynaudsyndroms mit charakteristischem Phasenablauf auftreten, so daß in Initialstadien die klinische Erfassung der Grundkrankheit erschwert sein kann. ALLEN und BROWN (1928) fanden bei 12% von 200 Patienten mit Endangitis obliterans von Anfang an ein sekundäres Raynaudsyndrom, HINES und BARKER (1940) bei 10% von 280 Fällen mit Arteriosclerosis obliterans. GIFFORD und HINES (1957) konnten nur bei 487 von insgesamt 756 Patientinnen (Mayo-Klinik 1920—1945) das Fehlen von andersartigen Krankheiten als Ursachen der Vasospasmen ausschließen. Der weitere Verlauf dieser Krankheiten führt mit Ausbreitung und Zunahme arterieller Insuffizienzen zur Erhöhung des Anteiles von Patienten mit sekundären Arteriospasmen. Daß nicht alle der betroffenen organisch Gefäßkranken darunter zu leiden haben, hängt von den individuell unterschiedlichen dispositionellen Voraussetzungen ab. Differentialdiagnostisch ist wichtig, daß diese sekundär arteriospastischen Zustände in der Regel unsymmetrisch, vielfach einseitig die Extremitäten befallen; die Füße sind, gemäß der Hauptmanifestation von Endangitis und Arteriosklerose an den unteren Extremitäten, vermehrt betroffen, während beim primären Morbus Raynaud ein hauptsächlich bei jüngeren Frauen anzutreffender bilateral symmetrischer Spasmus der Hände gefunden wird. Arteriographische Untersuchungen können in Zweifelsfällen endangitische oder sklerotische Gefäßverschlüsse objektivieren, daneben erweisen sich Oscillometrie und Plethysmographie als zweckmäßig. Auf die Häufigkeit, jedoch auch konstitutionelle Bedingtheit derartiger spastischer Zustandsbilder bei organischen Arteriopathien wurde vielfach hingewiesen (BABINSKI und HEITZ 1916; ZAK 1923; RUDOLPH 1950; PICKERING 1951; SHUMACKER und KING 1952; LERICHE 1955). WARTER und MOISE (1953) fanden sekundäres Raynaud-Syndrom bei schmerzhaftem Glomustumor. Im Gefolge von Venenkrankheiten finden sich ebenfalls häufig kollaterale Arterienspasmen (NAIDE und SAYEN 1946; KLEINSASSER 1949; BIFANI u. SFORZA 1955). Klinisch bedeutsam sind Arterienspasmen bei akuten ileofemoralen Thrombophlebitiden (Phlegmasia caerulea dolens; TREMOLIERES und VERAN 1929; FONTAINE u. Mitarb. 1936; SPERLING 1938; PERLOW 1950; DE BAKEY und OCHSNER 1947, 1949; vgl. S. 492). Bei den nicht von den Arterien selbst ausgehenden Störungen muß selbstverständlich ein neurogener Weg des gesteigerten Vasokonstriktorentonus angenommen werden. Dies gilt jedoch letztlich auch für die sekundären Arterienspasmen im Gefolge von Arterienkrankheiten.

β) Arterienspasmen nach traumatischen Gefäßschädigungen.

αα) Arterienspasmen nach Verletzungen.

Nach traumatischer Schädigung größerer, ausreichend neural versorgter Arterien oder deren Umgebung kann es bei entsprechender Disposition zu Arterienspasmen kommen, wodurch auch die Zirkulation der aus der Arterie abgehenden Seitenäste beeinträchtigt ist. KROH (1917) beobachtete bei Geschoßverletzungen starke Kalibereinengung der segmental zuständigen Arterien, ein

Zustand, der durch VON KÜTTNER und BARUCH (1920) als traumatischer segmentärer Gefäßkrampf bezeichnet wurde, durch MONTGOMERY und IRELAND (1935) als traumatischer segmentärer Arterienspasmus. Es ist keineswegs notwendig, daß die Arterie bei dem Trauma selbst verletzt wird (MONTGOMERY und IRELAND 1935). Die hauptsächliche Gefahr derartiger Zustände liegt in der Begünstigung arterieller Thrombenbildungen, wodurch die traumatisierte Extremität gefährdet wird. HANDLER (1949) beobachtete segmentale Arterienspasmen bereits nach mechanischem Druck auf die Arterie; nach CALO (1954) kommt es im Gefolge einer Kompression durch pneumatische Manschetten zu Arterienspasmen. Am Kaninchenohr konnte MEINERS (1952) durch örtliche Reizung Arterienspasmen hervorrufen. Klinisch äußert sich dieser akute Zustand durch Schmerzen, Blässe der betroffenen Extremität, Abkühlung, eventuell Cyanose der Haut. GESENIUS (1950) konnte bei einem 19jährigen Patienten 12 Std nach operativer Beseitigung einer arteriovenösen Fistel arteriographisch und oscillographisch einen segmentalen Arterienspasmus nachweisen, der 24 Std später verschwunden war. Der Ratschlag von COHEN (1944), derartige Glieder hochzulagern, um die Kollateralzirkulation anzuregen, dürfte kaum allgemeine Anerkennung finden, zumal der kritische Füllungsdruck der Gefäße bei Hochlagerung in ungünstiger Weise verändert wird. Im Gegensatz zu den vielfach empfohlenen chirurgischen Eingriffen scheint es zweckmäßiger, traumatische segmentäre Arterienspasmen durch Einpacken der betroffenen Extremitäten in Watte und Wärmeanwendung, perorale Alkoholgaben in dosierter Menge und Sorge für Aufrechterhaltung des peripheren Blutdruckes, nach Möglichkeit in Verbindung mit Antikoagulantien, zu behandeln.

Vom Erfolg der Behandlung hängt es ab, ob sich an der traumatisierten Extremität trophische Störungen inclusive Sudeck-Syndrom ausbilden oder nicht.

Mittelbar zur Gruppe der traumatischen Arterienspasmen sind auch die ischämischen Reaktionen nach Subclaviaobliteration im Gefolge von Schlüsselbeinbrüchen zu rechnen (LERICHE 1952). Die Frage, ob sich bei entsprechend Disponierten posttraumatisch durch Irritation perivasaler Nervengeflechte über eine spastische Durchblutungsstörung auch Arteriitiden entwickeln können, wird von BRAEUCKER (1932; 1935) bejaht (vgl. S. 270).

ββ) Arterienspasmen nach Operationen.

Selbstverständlich können auch nach iatrogenen Traumen, wie sie in der Chirurgie gesetzt werden, arterielle Spasmen entstehen. Bei diesem postoperativen neurovasculären Syndrom wird von chirurgischer Seite Wert auf die Unterscheidung zwischen Syndromen mit und ohne Sudeck-Atrophie gelegt. Gemeinsam ist diesen Zuständen eine charakteristische Veränderung der Hautfarbe (Blässe), abnorme Druckempfindlichkeit der Gewebe, Hyperästhesie bis zur Kausalgie (ischämischer Nervenschmerz) sowie die Neigung zu Ödembildung.

Durch SUDECK (1901) wurde klinisch das Krankheitsbild der akuten posttraumatischen Knochenatrophie beschrieben; röntgenologische Beiträge hierzu lieferte KIENBÖCK (1901). Bereits SUDECK (1901) nahm an, daß die Knochenatrophie vasospastisch bedingt sei und erkannte ihren Zusammenhang mit den vorausgegangenen Traumen. Er grenzte das Krankheitsbild gegenüber der Inaktivitätsosteoporose ab, von der sich die akute posttraumatische Sudeck-Atrophie durch die bedeutend schnellere Manifestation unterscheidet. Besondere Beachtung wurde der Einwirkung arteriospastischer Faktoren für die Entstehung der Knochenatrophie in den Arbeiten von LERICHE (1928) und seiner Schule geschenkt, wobei auch die Beziehungen zu den osteoartikulären Erkrankungen und zur traumatischen Arthritis Beachtung fanden. Als Hauptursache der postoperativen Sudeck-Atrophie bezeichnen FONTAINE und HERRMANN (1933) die im Gefolge einer initialen Hyperämie im verletzten Extremitätenbereich auftretende Rarefizierung des Kalkgehaltes der Knochen. Die Erkrankung findet sich bei verschiedenen Knochen-, Gelenks- und Weichteilschädigungen und verursacht eine Einschränkung der Bewegungs- und Gebrauchsfähigkeit der ganzen Extremität. Charakteristisch ist die Neigung zu typischen Raynaudattacken, häufig mit Cyanose im Intervall, sowie zu Ödembildungen. Die Kälteempfindlichkeit der betroffenen Extremität wird von den Kranken als besonders störend empfunden. Psychische Erregungen oder Herabhängenlassen der betroffenen Extremität genügen häufig zur Auslösung eines Raynaudanfalles; sensitive und neuropathische Individuen werden bevorzugt befallen (EVANS 1947). Allerdings wird von anderen Autoren (DE TAKATS 1937) im Gegensatz hierzu angenommen, daß die nervösen Eigenschaften der Patienten auch als Folgen der Gewebsschädigung auftreten können.

Therapeutisch ist die Ausschaltung aller vasoconstrictorisch wirksamen Noxen anzustreben. Häufig lassen sich Sudeck-Syndrome dadurch vermeiden, daß von verfrühter übermäßiger physikalischer Behandlung (Bewegungsübungen, Massagen) Abstand genommen wird (REICHLE 1956). Die chirurgische Therapie kann hier nicht besprochen werden.

γγ) Arterienspasmen nach Einwirkung vibrierender Werkzeuge und Kälte.

Dauerschädigungen der Extremitäten durch vibrierende Werkzeuge (Preßlufthämmer) oder Maschinen, deren manuelle Bedienung Erschütterungstraumen der Extremitäten verursacht, können unter der Voraussetzung entsprechender Disposition zu arteriospastischen Zuständen führen. In den USA wurde durch COTTINGHAM (1917) erstmals hierüber berichtet, weiterhin durch HAMILTON (1918), LEAKE (1918), HARDGROVE und BARKER (1933), DRENCKHAHN (1936), AGATE (1949), DESMOND (1954), JEPSON (1954). In Europa haben von gewerbemedizinischer Seite GERBIS (1926), RIESENFELD (1928) und KOELSCH (1928) auf Durchblutungsstörungen der Hände von Arbeitern mit Schuhanklopfmaschinen hingewiesen. MEYER-BRODNITZ und WOLLHEIM (1929), WOLLHEIM (1931) sowie GROTJAHN (1930) zeigten dann eindeutig die vasogene Bedingtheit anhand der subjektiven Beschwerden und objektiven Befunde dieser Arbeiter (vgl. Kap. Capillaren S. 536). Später beschäftigten sich JUNGHANNS (1937), HAGEN (1947) sowie LAARMANN (1944) mit mechanischen Erschütterungsschädigungen.

Die Patienten verspüren im Bereiche der maximal arbeitsmäßig beanspruchten Finger und Handteile Kribbeln, Taubheitsgefühl sowie ein anfallsweises Absterben der Finger, gelegentlich mit Übergreifen auf Hand oder Unterarm. Besonders störend macht sich die gesteigerte Kälteempfindlichkeit bemerkbar, die von den Kranken als wesentliche Veränderung gegenüber früherem Befinden geschildert wird. Die Störungen traten frühestens 4—6 Wochen nach Aufnahme der Beschäftigung, manchmal erst nach 3 oder mehr Monaten auf. Neben den arteriellen Durchblutungsstörungen wurden bei diesen Kranken auch abnorme Befunde an den Capillaren festgestellt (MEYER-BRODNITZ und WOLLHEIM 1929). Nachdem die verschiedenen in Frage kommenden Werkzeuge, insbesondere die verschiedenen Typen von Preßlufthämmern, überprüft worden waren (HOFFMANN 1936), wurde darauf aufmerksam gemacht, daß modernere Apparaturen mit weniger heftigen Stößen zu einer Verminderung der Durchblutungsstörungen beitragen können (SCHRANK 1941). Gleichsinnige Ergebnisse hatten die Untersuchungen von MOSCHINSKI (1939) bei Gußputzern, von denen 61% nach 10jähriger Berufsarbeit an Durchblutungsstörungen erkrankt waren, sowie die Beobachtungen von SEYRING (1930). Während die Beschwerden anfangs auf die am stärksten strapazierten Fingerbereiche beschränkt sind, greifen sie später auf die übrigen Finger und auf die Hand über (Agate 1949; Jepson 1954). Bei Rechtshändern werden die Fingerspitzen der rechten Hand sowie der 3., 4. und 5. Finger links betroffen, weniger der linke Zeigefinger. Auch bei Linkshändern wird die rechte Hand bevorzugt befallen, möglicherweise wegen ihrer Funktion als Haltehand. Außer Taubheit und Gefühllosigkeit wird häufig eine manuelle Ungeschicklichkeit beobachtet. Nach dem Abklingen der arteriospastischen Zustände hinterbleiben noch Schmerzen oder unbehaglicher Druck im Bereich der Hände. Bei schwereren Attacken können die Hände längere Zeit taub und gefühllos sein. Arterienobliterationen treten kaum auf. Während Gurdijan und Walkie (1945) bei bioptischen Untersuchungen an Preßluftarbeitern in den Fingerspitzenarterien entzündliche Erscheinungen wie Endothelproliferationen oder thrombotische Verschlüsse vermißten, ebenso wie Jepson (1954) an 41 Patienten, fanden Barker und Hines (1944) unter 15 Patienten mit Beschäftigungsschäden und sekundärem Raynaudsyndrom arterielle Verschlüsse im Bereich der Arbeitshand, die zur Ausbildung von Ulcera und Nekrosen geführt hatten. Bei einem 50jährigen Preßlufthammerarbeiter konnte Desmond (1954) Gangrän mehrerer Endphalangen feststellen, ohne daß eine Kälteexposition faßbar war. Übergänge der zunächst spastischen Arteriolen und Arterienveränderungen in Arteritiden vom Typ der Endangitis obliterans beschrieb Pelnar (1950).

Bei Pianisten und Maschinenschreibern können durch mechanische Überbeanspruchung der Finger gleichfalls Arteriospasmen hervorgerufen werden, wobei ebenfalls eine besonders unangenehme Kälteempfindlichkeit besteht (Allen, Barker und Hines 1955).

Es handelt sich bei den Schädigungen der peripheren Durchblutung durch vibrierende Werkzeuge um eine melde- und evtl. entschädigungspflichtige Gewerbekrankheit (Koelsch 1928).

Es darf angenommen werden, daß es bei den Beschäftigungsschäden durch Erschütterungen auf dem Wege über eine neurale Irritation allmählich zu einem neurogen gesteigerten Vasokonstriktorentonus kommt, der schon bei geringen, sonst unterschwelligen Reizen das Raynaudsyndrom auslöst. Für diese Pathogenese sprechen die Untersuchungen von Marshall u. Mitarb. (1954). Sie beobachteten an 37 Preßlufthammerarbeitern primäre Nervenschädigungen als Ursache der Vasospasmen. Die während und im Gefolge der Anfälle auftretenden motorischen und sensiblen Ausfälle dürften mit Durchblutungsstörungen der peripheren Neuralstruktur zu erklären sein.

Prophylaxe und Therapie. Man wird bemüht sein, die Erschütterungstraumen bei empfindlichen Individuen auszuschalten und die Patienten einer anderen Arbeit zuzuführen. Vielfach genügte bereits die Änderung der Konstruktion der Maschinen, um eine wesentliche Verminderung der Schlagzahl der Instrumente, z. B. bei Schuhanklopfmaschinen (Koelsch 1929) und eine gewerbehygienisch beachtliche Abnahme der Erkrankungsquoten zu erzielen. In diesem Zusammenhang ist beachtlich, daß in der Eisenindustrie die mit härterem Material beschäftigten Gußhauer früher an Durchblutungsstörungen erkranken als die Graugußputzer (Bürkle de la Camp 1937). Jepson (1954) stellte fest, daß das Maximum der Störungen einige Jahre nach Aufnahme der Preßlufthammerarbeit erreicht wird, daß jedoch bei Beendigung der Preßlufthammerarbeit die Neigung zu Arteriospasmen keineswegs verschwindet. Es wäre zu fordern, daß nur Patienten mit exzessiv günstiger peripherer Durchblutung und ärztlich nachgewiesener Unempfindlichkeit zur Bedienung der fraglichen Werkzeuge zugelassen werden, soweit nicht automatische Einrichtungen anstelle der manuellen Arbeit treten können. Bei besonders schweren Durchblutungsstörungen wurde von

DESMOND (1954) die doppelseitige Resektion des 2. und 3. Thorakalganglion empfohlen.

Bei entsprechender Disposition scheint auch der protrahierten Kälteeinwirkung die Rolle eines Traumas zuzukommen. MASOERO (1951) berichtet über sekundäres Raynaud-Syndrom bei Flaschenwäscherinnen der Mineralwasserindustrie; er diskutiert neben der dauernd wiederholten Kälteeinwirkung auch die ätiologische Rolle chemischer Einwirkungen, z. B. chlorhaltiger Desinfektionsmittel. Klinisch beobachtete er kleine Hautulcera und Nekrosen; histologisch fanden sich Veränderungen an Nerven und Gefäßen.

γ) Arterienspasmen bei neuralen Störungen.

αα) Neuromuskuläre Schultergürtelsyndrome.

Im Bereiche des Schultergürtels können durch Veränderungen von Skelet und Muskulatur vasospastische Phänomene verursacht werden. Bei der Häufigkeit mancher Veränderungen, wie der Spondylosis deformans und der Osteochondrose, wird man andererseits nicht übersehen können, daß nur in einer Minderzahl von Fällen ischämische Reaktionen auftreten. Zuverlässige Angaben, wie häufig durch Osteochondrose arteriospastische Veränderungen hervorgerufen werden, liegen bisher nicht vor. Bei der Brachialgia paraesthetica nocturna, einer Störung mit Schmerzen und Parästhesien der Unterarme mit nächtlicher Exacerbation wird ebenfalls die ätiologische Rolle der mechanischen Irritation von Gefäßen und Nerven im Bereiche der verschiedenen „Engpässe“ des Schultergürtels diskutiert: dabei bleibt es fraglich, ob die Beschwerden durch Druck auf sympathische Fasern des Plexus brachialis oder auf die Vasa nervorum oder durch Reaktionen nach Reizung anderer nicht definierter Gewebe zustande kommen.

Scalenus anterior-Syndrom und Halsrippensyndrom. Halsrippen bestehen aus pathologischerweise angelegten Processus transversi der Halswirbelkörper VII, VI oder V. Sie können durch Irritation der umgebenden Gewebe Beschwerden verursachen. Andererseits lassen sich gleichartige Beschwerden auch bei Fehlen von Halsrippen häufig feststellen; in diesen Fällen können sie durch bindegewebige Strukturen oder andere Weichteile verursacht sein.

Über die erste erfolgreiche Entfernung von Halsrippen mit Beseitigung vorher bestehender Beschwerden berichtete COOTE (1861). Die Arbeiten von MURPHY (1905, 1910); ADSON und COFFEY (1927) zeigten, daß für den Beschwerdekomplex in erster Linie eine Druckwirkung des Musculus scalenus anterior auf den Plexus cervicalis verantwortlich ist, und erst in zweiter Linie die Halsrippen. Nur 45% der Halsrippenträger hatten überhaupt Beschwerden. NAFFZIGER und GRANT (1938) konnten über 71 Fälle von Halsrippen ohne klinische Erscheinungen berichten; VAN HAVEN (1939) hatte ebenfalls bei vielen seiner Patienten mit Anomalien der Brustrippen und mit Halsrippen keine Beschwerden gefunden; lediglich bei 2 von 30 Patienten mit Halsrippen bestanden Durchblutungsstörungen.

Das Scalenus-Syndrom mit oder ohne Halsrippe ist eine Erkrankung hauptsächlich der mittleren oder fortgeschrittenen Altersstufen. Bei vermehrter Kontraktion des Musculus scalenus anterior wird die erste Brustrippe verstärkt angehoben, wodurch Druckerscheinungen am Plexus brachialis möglich sind, die reflektorisch zur spastischen Kontraktion der versorgten Arterienbereiche führen können. Von den minderversorgten Geweben können weitere Reize zu Spasmenbildungen ausgesandt werden, so daß ein Circulus vitiosus entsteht (OCHSNER u. Mitarb. 1935).

Zusätzlich werden im Alter jene Muskeln, die normalerweise für den Abstand der Clavikel von der ersten Rippe sorgen, zunehmend schlaff, so daß sich die Clavikel nach abwärts senkt und auf diese Weise die Arteria axillaris und den Plexus brachialis komprimiert, wie es für das Costoclavicular-Syndrom (TODD 1912) typisch ist.

Die Durchblutungsverminderung bei Kontraktion des Musculus scalenus anterior (Adduktion des Armes mit aktiver Muskelanspannung; Kopfdrehung nach der entgegengesetzten Seite) konnte von BRAGA (1955) mittels Venenverschlußplethysmographie nachgewiesen werden.

Die Behandlung beider Zustände, des Costoclavicularsyndroms und des Scalenus anterior-Syndroms bezweckt ein Tiefertreten der ersten Rippe und damit eine Entlastung der Arteria axillaris und des Plexus brachialis (CRAIG und KNEPPER 1937).

Die Scalenusdurchschneidung kann also unter gewissen Umständen günstig wirken. Dies ist jedoch nur für solche Fälle zu erwarten, bei denen vor dem operativen Eingriff eine sorgfältige Abklärung der klinischen Befunde stattgefunden hat. Ob es regelmäßig gelingt, durch plethysmographische Untersuchungen die mechanischen von den vasospastisch bedingten Durchblutungsstörungen zu unterscheiden (BRAGA 1955), erscheint fraglich. Jedoch läßt sich das Scalenus-Syndrom von einem Morbus Raynaud dadurch abgrenzen, daß beim Hochheben des Kinns oder Drehen des Kopfes zur betroffenen Seite die arteriellen Pulsationen erheblich abgeschwächt werden, was beim Morbus Raynaud nicht der Fall ist.

Costoclavicular-Syndrom. FALCONER und WEDELL (1943) beschäftigen sich mit dem bereits von TODD (1912) untersuchten Costoclavicular-Syndrom, das bei zurück- und tiefgestellten Schultern oder bei Überstreckung des Halses vorkommt. Durch diese Haltungen werden Armarterien und Armnerven zwischen der Vorderfläche der ersten Brustrippe und der Dorsalseite des Schlüsselbeines eingeklemmt. Das Syndrom kommt bei Lastenträgern und Soldaten mit schwerem Rückengepäck vor und besteht in einem Verschwinden der Armpulse mit Auftreten von Parästhesien und Schmerzen. Es läßt sich nach FALCONER und WEDELL (1943) auch bei 50% normaler Männer und 60% normaler Frauen unter entsprechenden Haltungsänderungen oder Belastungen reproduzieren. Beim Truppendienst mit schweren Rucksäcken und umgehängtem Gewehr können sich im Armbereich äußerst quälende Sensationen einstellen, deren Unterdrückung dem Betroffenen auf längere Dauer kaum zugemutet werden kann.

Chirurgische Eingriffe erübrigen sich meist. Ihre Wirkung ist wegen der nachfolgenden Narbenbildung ohnehin fraglich. Dagegen sind Muskelübungen im Bereich des Schultergürtels durchaus zu empfehlen. Bei einer gleichmäßigen Kräftigung und Haltungsverbesserung kommt es häufig zum Verschwinden der gesamten Beschwerden.

Gegenüber der rein mechanisch bedingten Arterienabklemmung dürfte die arteriospastische Komponente beim Costoclavicular-Syndrom im allgemeinen gering zu veranschlagen sein.

Hyperabduktionssyndrom. Die für das Hyperabduktionssyndrom maßgebliche Haltung des Schultergürtels wird durch kranialwärtige Richtung des Oberarms bei rechtwinkeliger Beugung des Ellenbogengelenkes möglichst am liegenden Patienten erzielt; Längsachse von Oberarm und Rumpf sollen dabei übereinstimmen; Auswärtsrotation im Schultergelenk ist zweckmäßig. Bei längerer Einnahme dieser Haltung bekommen bestimmte Individuen im Bereiche der Arme Taubheit, Kribbeln und Kältegefühl, vor allem dann, wenn die Haltung lange Zeit während des Schlafes eingenommen wird. Wahrscheinlich ist neben der rein mechanischen Zirkulationsbehinderung eine vasospastische Komponente, hervorgerufen durch die neurale Irritation, wirksam. Die Selbstversuche von TODD (1912) der im Laufe von 3 Monaten, während derer er mit hyperabduziertem rechten Arm schlief, eine allmählich zunehmende Gefühllosigkeit, Kribbeln, Schwellung der Weichteile, Paronychie und Abschuppung der Haut mit Auftreten kausalgischer Schmerzen registrierte, wurden zunächst durch mechanische Gefäßverschlüsse erklärt. WRIGHT (1948) beschreibt den Fall eines 37jährigen Patienten mit oberflächlicher Gangrän mehrerer Finger bei mäßiger Schmerzhaftigkeit, gesteigerter Empfindlichkeit und Auftreten von Parästhesien, bei dem sich weder für eine Endangitis obliterans noch für Syphilis oder Arteriosklerose ein Anhalt fand. Die intensive Befragung ergab, daß der Patient mit hyperabduzierten Armen schlief. Nach Beseitigung der Schlafhaltung kam die Gangrän innerhalb von 2 Monaten spontan zur Abheilung, die Parästhesien verschwanden innerhalb eines Monats. WRIGHT (1948) sah das Syndrom auch bei verschiedenen Arbeitern, die mit hocherhobenen Armen, z. B. als Anstreicher, Nieter oder Werkstättenarbeiter, beschäftigt sind; Veränderung der Haltung konnte sofort die Durchblutungsstörungen bessern (BEYER und WRIGHT 1951).

Der Nachweis des Beschwerdetyps geschieht dadurch, daß bei kontinuierlicher Palpation des Radialispulses die Intensität der Pulsationen während der Überführung des Armes in Hyperabduktionsstellung geprüft wird. STEIN (1946) fand dabei örtliche Blutdruckabfälle erheblichen Ausmaßes. Das Syndrom soll auch bei ungünstiger Lagerung narkotisierter Patienten auftreten können. WRIGHT, CHINN und MILLET (zit. n. WRIGHT 1948) untersuchten 150 junge Leute ohne anatomische Schultergürtelanomalien zur Klärung der Frage der Häufigkeit des Syndroms. Bei Überführung in Hyperabduktionsstellung (Wright-Test) bekam ein Teil der Untersuchten komplette Arterienverschlüsse, ein anderer Teil nur partielle, wobei der Ausfall der Proben vielfach von der Intensität der Inspiration und von der zur Hyperabduktion angewendeten Gewalt abhängig war. Bei 83% wurden die Armpulse in Hyperabduktionsstellung völlig ausgeschaltet, bei 63% gelang ihre Ausschaltung besonders leicht. Es handelt sich daher beim Hyperabduktionssyndrom um einen Beschwerdekomplex, der unter unphysiologischen Voraussetzungen zustandekommt und im praktischen Leben nur durch absonderliche Beschäftigung oder Gewohnheit auftritt. Wesentlich ist die Unterscheidung vom Scalenus anterior-Syndrom (vgl. Tabelle 7).

Da die betroffenen Patienten häufig von selbst die nachteilige Haltung oder Beschäftigung vermeiden lernen, kommt es nur selten zu schwereren Schädigungen. Nur bei besonders langandauernder kompletter Ischämie dürften die Möglichkeiten von Gangränbildungen gegeben sein. Das seltene Vorkommen von Thrombosen erklärt WRIGHT (1948) durch eine auch im ischämischen Stadium noch wirksame kontinuierliche oder intermittierende Durchblutung des Armes, evtl. über Kollateralen. Auf die differentialdiagnostische Unterscheidung vom Effort-Syndrom (KLEINSASSER 1949) sei hingewiesen. Bekanntlich kann es bei traumatischer Thrombose der Vena axillaris und Vena subclavia zu sekundären arteriellen Spasmen mit Verminderung der Hauttemperatur kommen (vgl. S. 495).

Da durch zweckmäßige Haltung sowie durch Übungsbehandlung ein ausreichender Erfolg beim Hyperabduktionssyndrom fast stets erzielt wird, sind operative Eingriffe selten nötig. Diese bestehen in partieller Resektion der ersten Rippe.

Die zweckmäßigen Übungen sollten durch Heben der seitwärts gestreckten Arme sowie durch Schulterheben der durch Gewichte von 5—10 kg beiderseits belasteten Extremitäten ausgeführt werden. Über diesbezügliche Erfolge berichtet PAULL (1946).

Cervicalsyndrom. Symptome von Rückenmarksischämie, bedingt durch Vasospasmen, bei Osteochondrose der Halswirbelsäule, verbunden mit teilweise intensiven radikulären Schmerzsymptomen, beobachtete Bartsch (1954). Die Pathogenese der Beschwerden wird durch eine segmentale Rückwirkung auf das spinale Aufteilungsgebiet der Arteria vertebralis, ausgehend von den veränderten Halswirbeln oder deren Bandscheiben erklärt, weitergeleitet über die vorderen Wurzeln dieser Segmente (Zülch 1953; 1954).

Nach Bente, Kretschmar und Schick (1953) entwickelt sich bei cervicaler Osteochondrose ein Reizsyndrom des oberen Körperviertels mit radikulären Sensibilitätsstörungen, Nackenschmerz, Schulter-Armschmerz, Hinterkopfschmerz, Dornfortsatzempfindlichkeit, Schwindel und Stenokardie sowie verschiedenartigen anderen Erscheinungen. Andererseits kann nicht verkannt werden, daß zahlreiche Personen mit eindeutigen röntgenologischen Veränderungen der Halswirbelsäule weder über Beschwerden klagen, noch objektive Krankheitszeichen erkennen lassen. Bei 200 Kranken mit klinisch gesichertem Cervicalsyndrom konnten Bartsch u. Mitarb. (1955) in $^4/_5$ der Fälle günstige Effekte durch kombinierte Anwendung von Ultraschall und Hydergin erzielen (Wirkung des Ultraschalls, s. S. 159).

Die neuromuskulären Schultergürtelsyndrome kommen, wie vorstehend dargelegt wurde, nur teilweise durch mechanische Beeinflussung der Zirkulation zustande; ihrerseits können sie auch in der betroffenen Extremität eine Steigerung des arteriellen Vasomotorentonus verursachen, der in Einzelfällen zu typischen Raynaudattacken führen kann. Beyer und Wright (1951) konnten z. B. beim Hyperabduktionssyndrom in 20 von 52 Fällen typische Raynaudanfälle provozieren, andererseits durch Änderung der ungünstigen Schlafhaltung prompt vermeiden. Man sollte also bei jedem unerklärtem Raynaud-Syndrom, sofern nicht andere Ursachen dafür eruierbar sind, an die Möglichkeit eines neuromuskulären Schultergürtelsyndroms denken und nur dann die Diagnose eines Morbus Raynaud stellen, wenn durch sorgfältige Untersuchung jedes der in Frage kommenden Syndrome ausgeschlossen ist. Eine Übersicht über Differentialdiagnostik und Therapie der neurovasculären Schultergürtelsyndrome gibt Tabelle 7.

ββ) Organische Nervenaffektionen.

Lewis und Pickering (1936) sowie Schindler-Baumann (1950) konnten bei zahlreichen Nervenkrankheiten ein sekundäres Raynaud-Syndrom feststellen: bei peripherer Neuritis, Poliomyelitis, progressiver Muskelatrophie, Syringomyelie, amyotrophischer Lateralsklerose, verschiedenen Querschnittslähmungen. Ob es sich dabei um direkte zentrale Auslösung der Durchblutungsstörung im Sinne einer Steigerung des zentralen Vasomotorentonus handelt, oder um mittelbare Auswirkungen dieser Nervenveränderungen durch die infolge Inaktivität mangelnde Durchblutung und die allgemeine Inaktivitätsatrophie (Lewis und Pickering 1936), muß dahingestellt bleiben. Tatsächlich können jedoch an den betroffenen Extremitätenteilen abnorme Hautabkühlung, Glätte der Haut, Cyanose, Volumenabnahme (digitale Fingeratrophie), evtl. Ulcera oder Nekrosen zustande kommen. Die Patienten sind gegen Berührung und Temperaturänderungen abnorm empfindlich. Bei Poliomyelitis und Syringomyelie sind derartige Veränderungen besonders häufig zu beobachten.

Diese Zustände sind relativ leicht von organischen Arteriopathien zu unterscheiden, einmal durch den Nachweis der Grundkrankheit, außerdem durch normale Pulsation der großen peripheren Arterien. Zur Diskussion steht ein von Lindqvist (1950) mitgeteilter Fall, bei dem sich nach traumatischer Schädigung der rostralen Anteile des Hypothalamus (Commotio) ein excessiv ausge-

Tabelle 7. *Differentialdiagnostik und Therapie neurovasculärer Schultergürtelsyndrome* (unter Verwendung von Angaben von WRIGHT 1948 sowie ALLEN, BARKER und HINES 1955).

	Scalenus-(Naffziger-) Syndrom	Costoclavicular-Syndrom	Hyperabduktions-Syndrom	HWS-Syndrom Cervical-Syndrom
Ungünstige Haltung	Adduktion des Armes mit aktiver Muskelanspannung Kopfdrehung von der befallenen Seite weg	Schultern zurück u. abwärts; Nacken über strecken	Oberarme senkrecht hoch. Unterarm rechtwinkelig gebeugt über Kopf	Extension des Nackens; Anstrengungen Husten; Drehungen
Abweichung bei Pulspalpation und Oscillometrie	+	+	+	∅
Temperatur Hand u. Finger	herabgesetzt	herabgesetzt	eventuell herabgesetzt	kaum verändert
Blässe u. Cyanose	+	+	(+)	∅
Parästhesie	+	+	+	+
Begleitende Venenverschlüsse	∅	(∅)	nur bei begleitender Thrombose der V. axillaris	∅
Gangrän	+	+	+	∅
Röntgenbefunde	eventuell Halsrippe	eventuell Thoraxasymmetrie	∅	enge Intervertebralspalte; eventuell Stop im Wirbelkanal
Wirkung lokaler Anaesthetica	eventuell temporär	wirkungslos	?	∅
Therapie	Übungen mit Hyperabduktion selten Scalenotomie oder Rippenresektion	aktive Bewegungs- und Hebeübungen Rippenresektion ?	Übungen, Rippenresektion ? Tenotomie d. M. pectoralis minor (LORD u. STONE 1956)	Physikalische Behandlung (Massage, Streckübungen) Hydergin

+ = vorhanden oder möglich; ∅ = fehlt.

prägtes Raynaudsyndrom eingestellt hatte. Als Erklärung für dieses Verhalten genügt kaum der Hinweis auf die nachteiligen Wirkungen der erzwungenen Muskelinaktivität auf die periphere Durchblutung, so daß der Gedanke naheliegt, daß die zentralen Läsionen zu einer Steigerung des peripheren Vasomotorentonus führten. Ohne eine eingehende neurologische Untersuchung dieser seltenen Einzelfälle ist aber diese Annahme nicht ausreichend zu begründen.

δ) Arterienspasmen nach toxischen Einwirkungen.

αα) Bleiintoxikation.

Obwohl die Frage nach der Möglichkeit spastischer und organischer Gefäßveränderungen nach Bleiintoxikationen immer wieder diskutiert wird, bestehen keine wesentlichen Zweifel daran, daß die Bleiintoxikation zur spastischen Kontraktur der Arteriolen und der Capillaren führen kann (LESCHKE 1933). (Vgl. die Ausführungen von WOLLHEIM u. MOELLER im Kap. Hypertonie, Bd. IX/5, S. 771 ff.) Dieser Befund ist am Augenhintergrund erkennbar und führt mitunter zu passageren Amaurosen (ELSCHNIG 1929). LESCHKE (1933) erwähnt das gelblich graue

Hautkolorit der Bleivergifteten, das ebenfalls durch Kontraktion der feinsten Hautgefäße erklärt wird. Eine gelegentlich nachweisbare leichte Blutdrucksteigerung im Gefolge von Bleivergiftungen kann auch mit einer Vasospastik im Zusammenhang gebracht werden. TAEGER (1941) hält sie nicht für eine Folge der Bleiintoxikation. Dauerhypertonien als Folge von Bleivergiftungen werden überwiegend abgelehnt (BELKNAP 1940; GELMANN 1929). Über die Folgeerscheinungen initialer durch Bleivergiftung hervorgerufener Arterienspasmen herrscht keine Einigkeit. Einerseits soll nach JOHNSTONE (1948) sowie BELKNAP (1940) die Arteriosklerose bei Bleivergifteten nicht gehäuft auftreten, desgleichen die Nephrosklerose und Coronarsklerose (LESCHKE 1933; TAEGER 1941; FÜHNER und BLUME 1947). MOESCHLIN (1952) hält jedoch die Wirkung der Bleivergiftung als ätiologischen Teilfaktor für möglich, unter Berufung auf die Stellungnahmen von HAMILTON und JOHNSTONE (1945). Gehäuftes Vorkommen von Angina pectoris wird von SPÜHLER (1940) und TAEGER (1941) berichtet, gehäuftes Auftreten von Nephrosklerose von CHAPMANN (1941).

Trotz zurückhaltender Beurteilung durch TAEGER (1941) werden gewisse Fälle von Magengeschwüren auf der Basis der Bleiintoxikation erklärt (GLASER 1921; KOELSCH 1928; HAMILTON und JOHNSTONE 1945). Gleichfalls durch Gefäßspasmen könnten die von KOINUMA (1926) festgestellten Beeinträchtigungen der Spermiogenese mit konsekutiver Sterilität erklärbar sein. Durch Schädigung von Chorionepithel und Fetus soll bei Frauen Abort hervorgerufen werden (HAMILTON und JOHNSTONE 1945).

Als häufig wird von TAEGER (1941) ein leichtes sekundäres Raynaud-Syndrom der Bleivergifteten bezeichnet, das sich in Form der Digiti mortui zeigt. Kaum je kommt es dabei zu peripherer Gangrän. Personen zwischen 45 und 55 Jahren sollen bevorzugt befallen werden. TAEGER (1941) nimmt an, daß unter der Wirkung toxischer Substanzen auf das Gefäßnervensystem bei tatsächlicher Bleiexposition eine auf peripheren Spasmen beruhende Gangrän auftreten kann. BAADER (1928) erwähnt Übergang von schweren Bleivergiftungen in eine Endangitis obliterans mit Gangrän größerer Gewebsbezirke.

ββ) Arsenintoxikation.

Nach MOESCHLIN (1952) soll bei der Arsenvergiftung ein Verschluß der kleinsten Arterienäste vorkommen; im allgemeinen wird auch ein Blutdruckabfall angegeben. Ob die in Weinbaugebieten feststellbare Durchblutungsstörung mit Übergang in Endangitis (vgl. Endangitis obliterans, S. 267) über ein spastisches Vorstadium läuft, ist noch nicht geklärt.

γγ) Einwirkungen von Phenol und Oxalsäure.

Die Carbolsäure (10%ige wäßrige Lösung von Phenol) kann wegen der leichten Resorbierbarkeit und der gleichzeitigen anaesthetischen Wirkung zu gefährlichen, weil zunächst unbemerkt bleibenden Nekrosenbildungen unter Einbeziehung des Gefäßsystems führen. MOESCHLIN (1952) berichtet über periphere Gangrän mit schweren Schorfbildungen nach Aufbringen einer 2—3%igen Phenollösung auf die Haut. Zu denken wäre hierbei an eine durch initiale Arterienspasmen bewirkte arterielle Thrombose.

Oxalsäure verursachte bei einem Arbeiter, der 2 Jahre lang damit Fußböden reinigte, eine Fingergangrän (GROLNICK 1929). Bei sämtlichen der bisher genannten Intoxikationserscheinungen ist eine gesteigerte individuelle Empfindlichkeit als Voraussetzung für das Zustandekommen der Durchblutungsstörungen anzunehmen.

δδ) Ergotaminintoxikation.

Die in Dosen von 5—10 g tödliche Wirkung des Mutterkorns (Claviceps purpurea, schwarzer Getreidepilz, Roggenpilz) beruht auf seinem Gehalt an Alkaloiden (BARGER u. CARR 1906; KRAFT 1906; STOLL 1918; STOLL u. HOFMANN 1943), insbesondere Ergotoxin und Ergotamin (wasserlöslich) sowie Ergobasin (wasserunlöslich). Wegen des leichten Zerfalls wird das alkaloidhaltige Mehl gegen das Frühjahr zu allmählich weniger gefährlich (STOLL 1945). Nach Mutterkorn- und Ergotaminverabreichung kommt es neben den adrenolytischen Effekten zur Steigerung des Tonus der glatten Muskulatur. Besonders bei empfindlichen Personen mit Neigung zu Gefäßspasmen lassen sich bereits durch kleinere Ergotamindosen Durchblutungsstörungen erheblichen Ausmaßes auslösen. MOESCHLIN (1952) beobachtete bei einem 60jährigen Patienten mit Herpes zoster 5 min nach intramuskulärer Injektion von 1 Ampulle Gynergen eine schmerzhafte Ischämie mit nachfolgender Nekrose der Kopfschwarte. Der gleiche Autor warnt bei Patienten mit coronaren Durchblutungsstörungen vor der Anwendung ergotaminhaltiger Präparate; er sah auch in einem entsprechenden Fall nach 1 Ampulle Gynergen einen Myokardinfarkt auftreten.

Die individuelle Empfindlichkeit des Menschen gegenüber Ergotamin ist sehr unterschiedlich und läßt sich durch eine probatorische Einzelinjektion abschätzen; es kommt dabei zu Hautcyanose und Blutdruckanstieg.

Die chronische Ergotaminintoxikation, wie sie etwa nach Genuß mutterkornhaltigen Getreides auftritt, führt bei den Kranken entweder zum sogen. convulsiven Typ, oder bei etwas höherer Dosierung zum gangränösen Typ der Intoxikation. Im ersteren Fall kommt es zu Übelkeit, Würgreiz, Erbrechen, Kopfschmerz, Parästhesien (Ameisenlaufen) und Anästhesien (Taubheitsgefühl). Beim gangränösen Ergotismus stellen sich schmerzhafte arterielle Durchblutungsstörungen der Acren ein, die in Gangrän übergehen können (CHASANOW 1931). Hierbei ist besonders der intensive brennende Schmerz in den betroffenen acralen Extremitätenanteilen (Sankt Antoniusfeuer; ignis sacer) bemerkenswert, wobei sich die Extremitäten kalt anfühlen. Aus einer schweren irreversiblen Cyanose entwickelt sich rasch die Gangrän. Symmetrisches oder nahezu symmetrisches Auftreten gilt als charakteristisch. Begleitende psychische Störungen, Muskelkrämpfe und Parästhesien als Symptome des konvulsiven Vergiftungstyps können gleichzeitig vorhanden sein. Klingen die Durchblutungsstörungen ab, oder kommt es zur Rückbildung der Vergiftungserscheinungen, so können Dauerkontrakturen der Muskulatur, Anästhesien und periphere Lähmungen der Extremitätennerven zurückbleiben. Gegen Avitaminosen B gelten die betroffenen Individuen als besonders empfindlich, wie andererseits an Unterernährten und Patienten mit Vitamin B-Mangel die neurologischen Vergiftungsausfälle stärker in Erscheinung treten.

LEWIS (1935) beschrieb 3 Stadien der toxischen Ergotaminwirkung:

1. Schnell reversible Cyanose; 2. dunkelrote Verfärbung, die sich nur langsam zurückbildet und auf Druck keine Aufhellung erkennen läßt; 3. Ausbildung von Nekrose und Gangrän.

In den nekrotischen Bezirken, z. B. in dem beim Tierversuch meist als Versuchsobjekt dienenden Hahnenkamm, werden nach Ergotaminvergiftung arterielle und venöse Thromben gefunden, die bis in die nicht nekrotisierten Bezirke hinüberreichen. In der Regel kommt es unter Ergotaminwirkung zu einer über 36—48 Std anhaltenden Vasoconstriction, die durch Stase, Thrombose, Endothelschäden und Flüssigkeitsaustritte der ischämischen Gangrän den Weg bereitet.

Neben Nahrungsmittelvergiftungen (KAUNITZ 1954; 1955; FATHERREE und HINES 1936) interessieren besonders die iatrogenen Ergotaminvergiftungen. Die obsolete Behandlung des Pruritus mit Ergotamintartrat kann zu derartigen Vergiftungen Anlaß bieten. Als besonders gefährlich gilt die Anwendung von Ergotamintartrat bei Leberstörungen, da solche Patienten das Ergotamin wahrscheinlich nicht ausreichend entgiften können. Bei einer 47jährigen Patientin, die zunächst wegen Migräne täglich 0,25—0,5 mg Ergotamin parenteral zugeführt bekam, entwickelte sich nach Steigerung der Dosis eine Dysbasia intermittens, die über 5 Monate anhielt (THOMPSON u. Mitarb. 1950). Auch ALLEN, BARKER und HINES (1955) beschreiben einen Fall mit bleibender Nervenschädigung und Kausalgie bei ergotaminbehandelter Migräne.

Die Therapie sollte in einer möglichst frühzeitigen Absetzung des Ergotamin, baldiger Anwendung von Amylnitrit, Priscol (3mal 50 mg per os; 3mal 10 mg s. c., evtl. intraarteriell an der betroffenen Extremität) sowie in Anwendung von Euphyllin, Papaverin, Antibioticis und bei Krämpfen Luminal bestehen. THOMPSON u. Mitarb. (1950) sahen nach intravenöser Gabe von Natriumnicotinat Rückgang der spastischen Zeichen. Die Anwendung dieses Mittels als Dauertropfinfusion bei gleichzeitiger Sorge für Aufrechterhaltung des Blutdruckes ist sicher zweckmäßig.

ε) Arterienspasmen bei Blutveränderungen.

αα) Kältehämagglutinine.

Die Unterscheidung sekundärer arteriospastischer Durchblutungsstörungen bei Veränderungen des Blutes vom primären Morbus Raynaud bereitet häufig erhebliche Schwierigkeiten. Die Beobachtungen von Raynaud-Attacken bei Kranken, in deren Blut sich Kälteagglutinine nachweisen ließen, brachten IWAI und MEL-SAI (1925) auf den Gedanken, die Ursache des Morbus Raynaud könne generell in einer Kältehämagglutination gesehen werden. Diese Annahme hat sich jedoch trotz zahlreicher weiterer Beobachtungen von Kältehämagglutininen nicht bestätigt. Denn bei Kranken mit sicherem primärem Morbus Raynaud mißlang der Nachweis von Kälteagglutininen häufig oder regelmäßig (ALLEN, BARKER und HINES 1955). Andererseits gibt es auch Mitteilungen, wonach Kältehämagglutinine für die Auslösung von Raynaud-Syndromen verantwortlich sind (GUALANDI und LORENZINI 1951; HANSEN und THORN 1956 u. a.). Mit der speziellen Physiologie und Klinik der Kälteagglutinine haben sich STATS und WASSERMANN (1943) befaßt. Differentialdiagnostisch verdienen die Untersuchungen von MARSHALL u. Mitarb. (1953) Beachtung, mit denen bei Raynaudkranken und bei Patienten mit hohem Titer an Kälteagglutininen die periphere Zirkulation bei gewärmtem Gesamtkörper mit örtlicher Unterkühlung einer Hand (10°C) ein unterschiedliches Verhalten ergab; während die Raynaudpatienten keinerlei Durchblutungsabnahmen der unterkühlten Hand aufwiesen, wurde bei den Kältehämagglutininpatienten die Extremitätenzirkulation durch lokale Gefäßverstopfung zum Stillstand gebracht. Allerdings gehen nicht alle Fälle von Kälteagglutininen mit Zirkulationsstörungen einher. MELLINKOFF und PISCIOTTA (1949) fanden die Blutkörperchensenkung von Kälteagglutininträgern unter Kälteeinfluß verzögert.

HANSEN und FABER (1947); LERNER und WATSON (1947); sowie LERNER, BARNUM und WATSON (1947) zeigten, daß die Gefäßveränderungen bei manchen Patienten nicht durch Kälteagglutination der Erythrocyten, sondern durch Kältewirkung an den Arterien zustandekommen. Dabei kommt es zur Ausfällung von Proteinen an der Arterienwand, unter Umständen zum Lumenverschluß.

Ist der Anteil solchermaßen bedingter Kältepräzipitationen gegenüber den reinen Hämagglutinationen auch noch nicht ausreichend abzuschätzen, so ist dennoch ihre Mitwirkung bei der Auslösung des sekundären Raynaud-Syndroms als gesichert zu betrachten.

ββ) Kryoproteine.

Bereits 1933 beschrieben WINTROBE und BUELL (1933) Raynaud-Syndrome bei Hyperproteinämie infolge Plasmocytoms. Das Patientenblut wurde bei Abkühlung in vitro präzipitiert. Diese Art der intravasalen Thrombenbildung, hervorgerufen durch die meist der γ-Fraktion zuzuordnenden Kryoglobuline oder Kryoproteine hat sich in der Folgezeit häufig nachweisen lassen. Bei hoher Konzentration dieser Eiweiße im Patientenblut können sich Durchblutungsstörungen bereits unter Zimmertemperatur einstellen. Nach intravasaler Fällung des Eiweißes laufen die folgenden Stadien, Thrombosierung des Lumens, Gefäßwandschädigung mit Flüssigkeitsaustritt, evtl. Gewebsnekrosen auf ischämischer Basis, in uniformer, lediglich zeitlich und quantitativ modifizierter Weise ab. Neben der Ausfällung der Kryoglobuline scheinen allerdings auch Arteriospasmen an den dabei eintretenden Durchblutungsstörungen beteiligt zu sein (SCHWARTZ und JAGER 1949). Diese Autoren konnten nur relativ geringe Mengen kältepräzipitablen Eiweißes im Plasma nachweisen. Als klinischen Test empfehlen sie die Aufbringung eines Eisbeutels auf die Haut über dem Sternum. Auftreten einer zentralen cutanen Ischämie nach 5min spricht für Kryoproteine im Plasma. Etwas weniger harmlos ist der Test nach HANSEN und FABER (1947), bei dem zwei Finger in kaltes Wasser getaucht und anschließend auf Durchblutungsstörungen untersucht werden. Sympathicolytische Substanzen zeigen bei positivem Test im Bereich der eingetauchten Finger keine Wirkung, weil dort die Zirkulation thrombotisch unterbrochen wird. Der durchblutungsgestörte Bezirk ist scharfrandig von der Umgebung abgesetzt und blaß oder weiß verfärbt. Bei prolongiertem Unterkühlversuch greifen die ischämischen Bezirke auf die benachbarten Gewebe über.

Sekundäre Kryoproteinämien wurden bisher bei zahlreichen Krankheiten festgestellt. LERNER, BARNUM und WATSON (1947) fanden sie bei 31 von 121 Patienten mit verschiedenen Krankheiten; auch BARR u. Mitarb. (1950) konnten sie häufig nachweisen. Bisher wurden unter anderem bei folgenden Krankheitsbildern Kryoproteinämien mit sekundären Durchblutungsstörungen beobachtet: Plasmocytom (BARR u. Mitarb. 1950; HANSEN und FABER 1947; HILL u. Mitarb. 1949; RORVIK 1950; CUGUDDA 1952; PUTNAM und UDIN 1953; DUSTIN 1953; BRAUMAN u. Mitarb. 1953; BLADES 1951; MCFARLANE und DOVEY 1952; COSGROVE und TOURETTE 1953; MARSHALL und MALONE 1954 u. a.); Kala Azar (WERTHEIMER und STEIN 1944; MOST und LAVIETES 1947); generalisierter Lupus erythematodes (BARR u. Mitarb. 1950); Gelenkrheumatismus (HOLMBERG und GRONWALL 1942); Periarteriitis nodosa (SHAPIRO und WERTHEIMER 1946; LEPOW u. Mitarb. 1949; BUTLER und PALMER 1955); subakute bakterielle Endokarditis (DREYFUSS und LIBRACH 1952); Coronarerkrankungen (JAMES und DRAKE 1953); Lymphosarkom (ABRAMS u. Mitarb. 1949); lymphatische Leukämie (SCHWARTZ und JAGER 1949; CRAIG u. Mitarb. 1952); Polycythaemia vera (ISRAELS und KILGORE 1954; RAMOND u. Mitarb. 1940); Lebercirrhose (GRIFFITH und GILCHRIST 1953; BRAUNSTEINER u. Mitarb. 1954). Neben diesen Fällen, bei denen sich im Gefolge der angegebenen Grundkrankheit sekundäre Kryoproteine entwickelten, sind vereinzelt auch Patienten mit Kryoproteinen ohne nachweisbare Grundkrankheit (sogenannte idiopathische, primäre Kryoproteinämien) beschrieben worden (VOLPÉ u. Mitarb. 1956; BARR u. Mitarb. 1950; PELZIG 1953; STEINHARDT und FISCHER 1953; HUTCHINSON und HOWELL 1953).

Klinisch zeigen die Kranken ein mehr oder minder typisches Raynaud-Syndrom, zu dem allerdings noch Stomatitiden, Hautausschläge, Abdominalschmerzen und andere Störungen kommen können. Blutungen aus Nase und Mund, Retinablutungen und Melaena wurden wiederholt beschrieben. Erscheinungen von Purpura im Hautbereich sind keine Seltenheit; ihre Beziehungen zur Purpura hyperglobulinaemica WALDENSTRÖM (1952) wurden erörtert. Beteiligung der Pulmonalarterien, klinisch mit Dyspnoe und Cyanose verknüpft, wurde von MUIRHEAD u. Mitarb. (1952) festgestellt. Relativ selten kommt es zu Gangränbildungen (CUGUDDA 1952; BUTLER und PALMER 1955; WRIGHT 1952; HUTCHINSON und HOWELL 1953).

Die Therapie dieser Zustände richtet sich bei sekundären Kryoproteinämien nach der Grundkrankheit. Essentielle Kryoglobulinämien behandelt man mit Cortison, das auch bei symptomatischen Kryoglobulinämien Anwendung findet. Die Dosis soll für die ersten Wochen täglich 30 mg betragen (WIRTSCHAFTER u. Mitarb. 1956). Bei gewissen symptomatischen Kryoglobulinämien dürfte eine wesentlich höhere Dosierung (täglich 100—200 mg Cortison oder entsprechende Dosen von Prednison oder Prednisolon) notwendig sein.

Die Wirkung von ACTH wird unterschiedlich beurteilt (ENGLE und BARR 1951). Nach VOLPÉ u. Mitarb. (1956) wird durch den entzündungshemmenden Einfluß von ACTH die Empfindlichkeit des Patienten gegen die eigenen Kryoglobuline etwas gedrückt, wodurch die klinischen Effekte erklärbar sind. Der Grundprozeß dürfte unbeeinflußt bleiben.

Besondere Vorteile sehen FERRIMAN u. Mitarb. (1951) sowie GÉLIN (1954) bei Fällen von Kryoproteinämie mit Milzvergrößerung — die Milz soll dabei eine fibröse Umwandlung zeigen — in einer Exstirpation dieses Organs. Nähere Zusammenhänge konnten nicht klargestellt werden.

Zusammenfassend darf angenommen werden, daß unter der Vielzahl der Patienten mit arteriospastischen Durchblutungsstörungen sich bei einer kleinen Anzahl von Kranken Kryoglobuline oder Kältehämagglutinine als Ursache der Durchblutungsstörungen eruieren lassen. Ein primärer Morbus Raynaud darf nicht diagnostiziert werden, wenn nicht das Vorkommen dieser beiden Blutstörungen ausgeschlossen ist. Lassen sich andererseits bei einem Raynaud-Patienten Kryoglobuline nachweisen, so handelt es sich um ein sekundäres Raynaudsyndrom, bei dem an die verschiedenen ursächlichen Grundkrankheiten, wie Myelom (BARR u. Mitarb. 1950; LINKE 1950), oder an Leukämien (SCHWARTZ und JAGER 1949) gedacht werden muß, bevor man die Diagnose einer „essentiellen Kryoglobulinämie“ (FERRIMAN u. Mitarb. 1951; VOLPÉ u. Mitarb. 1956) stellt.

Die weitere Klärung vieler noch wenig übersichtlicher pathogenetischer Einzelheiten bedarf systematischer Eiweißuntersuchungen sowohl an Raynaud-Patienten, Kranken mit Akrocyanose und Purpura wie auch an Patienten mit sämtlichen der vorgenannten, zu sekundärer Kryoglobulinämie Anlaß gebenden Krankheiten. Bisher läßt sich nicht einmal über die Häufigkeit derartiger Dysproteinämien ein hinreichendes Urteil abgeben.

ζ) Arterienspasmen bei Gewebsveränderungen.

αα) Diffuse Sklerodermie.

Als Auswirkungen der diffusen Sklerodermie stellen sich häufig Zirkulationsstörungen im Bereiche der betroffenen Hautareale ein (MARTIN 1955; JABLONSKA u. Mitarb. 1957). Auf die speziellen pathogenetischen Zusammenhänge wird in der dermatologischen Literatur ausführlich eingegangen.

ββ) *Akrosklerose.*

Bei der Akrosklerose (HUTCHINSON 1893; 1895; 1896) gehen vasospastische Störungen mit einer auf Acren, Gesicht, Hals und obere Brustanteile lokalisierten Sklerosierung der Haut einher. Eine entsprechende Gruppe bilden manche Fälle von Sklerodaktylie mit Raynaud-Syndrom (SELLEI 1931; O'LEARY und WAISMAN 1943).

Nicht alle Akrosklerosepatienten zeigen vasospastische Syndrome. Überhaupt sind gesicherte Kausalzusammenhänge zwischen Akrosklerose und Morbus Raynaud bisher nicht hinreichend begründet.

Zu Beginn werden Akrosklerosen häufig als Rheumatismus verkannt. In späteren Stadien kann neben allgemeiner Atrophie der Acren, Nageldeformitäten und (selten) Gangrän die Ausbildung von Teleangiektasien sowie von nadelähnlichen oder knotigen Kalkeinlagerungen beobachtet werden. Auch viscerale bindegewebige Veränderungen kommen vor. Derartige Fälle, kombiniert mit Raynaudanfällen wurden als Thibierge-Weissenbach Syndrom[1] von ROSENAUER u. Mitarb. (1952), COOMBS (1952); JAFFERS (1954); CALVERT u. Mitarb. (1955) u. a. beschrieben. Dabei muß offen bleiben, ob es sich um ein sekundäres Raynaud-Syndrom bei Akrosklerose oder um eine Krankheit sui generis handelt.

Bei verschiedenen sekundären arteriospastischen Zuständen zeigt sich als gemeinsame Voraussetzung eine vasospastische Disposition. Ihr Anteil an den einzelnen Syndromen unterliegt beträchtlichen Schwankungen. Ihre Genese ist noch unbekannt.

Anhang: Vasomotorische Kopfschmerzen.

Im Gegensatz zu früheren Ansichten, nach denen die Migräne wie andere Arten von Kopfschmerzen durch Spasmus der Hirnarterien entsteht, ist durch neuere Untersuchungen klargestellt, daß bei den meisten Arten von Kopfschmerzen häufig noch anderweitige Gefäßveränderungen vorliegen.

FAY (1931) sowie LEVINE und WOLFF (1932) stellten fest, daß nur die Arterien der Hirnbasis und deren unmittelbare Umgebung schmerzempfindlich sind. Es lag daher nahe, auch die verschiedenen Arten von Kopfschmerz auf Veränderungen in diesen Bereichen zurückzuführen.

Der Mechanismus der *Migräne*, eines typisch in periodischen Anfällen mit sehr verschiedenen Intervallen (Intervalle von Tagen bis Jahren) auftretenden, meist halbseitig lokalisierten, schweren Kopfschmerzes, der mit Nausea, Erbrechen und schwerster Störung des Allgemeinbefindens einhergeht, vielfach familiär fixiert ist und durch psychische und dispositionelle Faktoren wesentlich beeinflußt wird, wurde durch die Untersuchungen von GOLDMAN (1935/1936) sowie WOLFF u. Mitarb. (1952; 1953) im wesentlichen geklärt. FRIEDMAN, VON STORCH und MERRITT (1954) schätzen die Häufigkeit der Migräne auf 5—10% der Gesamtbevölkerung; in der ärztlichen Allgemeinpraxis liegt der Prozentsatz mit 8—12% noch etwas höher. Der Beginn des bei Frauen und in städtischen Bevölkerungen häufiger vorkommenden Leidens fällt meist zwischen das 15. und 30. Lebensjahr.

Man unterscheidet im allgemeinen zwischen dem Vorstadium (der Aura), die mit Gesichtsblässe und Flimmerskotomen einhergeht, und der eigentlichen Schmerzphase, bei der Gesichtsrötung auftritt; darauf folgt schließlich noch ein sog. Ödemstadium. Typisch für das Vorstadium (vor Eintritt der Schmerzen) stellt sich bei 10—15% der Kranken Augenflimmern sowie eine inkomplette, seltener komplette Hemianopsie ein, die auf die zu den später eintretenden Schmerzen entgegen-

[1] Kombination von Sklerodermie mit Calcinosis cutis (THIBIERGE und WEISSENBACH 1911).

gesetzte Kopfseite lokalisiert ist. Manche Patienten geben ausgesprochene Lichtempfindlichkeit oder eine Aversion gegen farbige oder schwarz-weiße Lichteindrücke an. Geruchsempfindlichkeit kann ebenfalls beobachtet werden. Die Schmerzphase beginnt in typischen Fällen mit einseitigen, orbital, frontal oder temporal, selten mit bilateral lokalisierten Schmerzen von zunächst pulsierendem Charakter. Mit längerer Dauer intensiviert sich der Schmerz, dehnt sich auf größere Bezirke aus und verliert allmählich die pulsierende Eigenschaft, um in einen stetigen Dauerschmerz überzugehen. In der Abklingphase bleibt für viele Stunden ein dumpfer Nachschmerz bestehen. Einbeziehung von Hinterkopf, Nacken und Hals in die spätere Schmerzphase braucht nicht durch die gleichen Gefäßvorgänge zustande zukommen wie der Kopfschmerz, sondern kann auf sekundären kopfschmerzabhängigen Muskelkontraktionen beruhen (FRIEDMAN 1959). Begleiterscheinungen bilden neben Nausea manchmal Erbrechen, Schwindel, Schweißausbruch, Salivation, Diarrhoe, Extremitätenkälte und Parästhesien. Äquivalente zur Migräne sieht FRIEDMAN (1959) in periodischen Schmerzen des Oberbauches und der Lebergegend („abdominale Migräne"; FRIEDMAN u. MERRITT 1959) sowie in Schmerzen und Irritationen des Trigeminus- und Abducensbereiches.

Lag es im Hinblick auf die Gesichtsblässe im Vorstadium schon nahe, eine Vasokonstriktion anzunehmen, so wurde dies durch die Beobachtungen von GOLDMAN (1935/36) an einem Migränepatienten mit einem Defekt des knöchernen Schädels sinnfällig wahrscheinlich gemacht; das Volumen des Schädelinnern zeigte sich bei diesem Patienten während des Vorstadiums vermindert (eingezogene Hautstelle über dem Schädeldefekt) und nahm in der Schmerzphase deutlich zu (Vorwölbung). Später konnten WOLFF u. Mitarb. (1952; 1953) in sphygmographischen Untersuchungen an der Arteria temporalis nachweisen, daß die Aura durch Kleinheit der Pulsamplituden, das Schmerzstadium durch besonders hohe Amplituden gekennzeichnet ist. Der direkte Beweis für gleichsinniges Verhalten der Gefäße des Schädelinneren war damit aber noch nicht erbracht. Nur hatte sich gezeigt, daß die Schmerzen der Patienten etwa proportional der sphygmographisch faßbaren Amplitude der Art. temp. waren (GRAHAM und WOLFF 1937) und durch äußere Arterienkompression sowie durch Steigerung des Liquordruckes (Queckenstedt-Probe oder Flüssigkeitszufuhr intralumbal; SCHUMACHER, RAY und WOLFF 1940) deutlich vermindert wurden. Auch ließen sich durch druckpassive Kopfarteriendehnung Momentanschmerzen erzeugen (GRAHAM und WOLFF 1937). Auch durch Zentrifugalkräfte konnten analoge Effekte erzeugt werden (KUNKLE, LUND und MAHER 1948). Schließlich wurde auch der vasomotorisch bedingte Histaminkopfschmerz durch den gleichen Mechanismus erklärbar, wenn man zu unterstellen bereit war, daß (aus unbekannter Ursache) der nach initialer histaminabhängiger Blutdrucksenkung zu beobachtende Wiederanstieg des Blutdruckes im Gehirnbereich auf noch erschlaffte Arterien trifft, in denen durch druckpassive Überdehnung Schmerzsensationen hervorgerufen werden. Diese klingen ab, sobald die Hirnarterien wieder tonisiert (kontrahiert) sind (HOFMANN 1950). Es wird angenommen, daß dieser Schmerz zur Schmerzphase bei der Migräne in Analogie zu setzen ist und daß auch bei der Migräne das Schmerzstadium durch druckpassive Überdehnung der Hirnbasisarterien zustande kommt (PICHLER 1955). Im Laufe längerdauernder Überdehnung dieser Arterien kommt es über eine Permeabilitätssteigerung, wobei der Austritt von Ödemflüssigkeit aus den Gefäßen und deren Ablagerung im periarteriellen Gewebe anzunehmen ist, zu einer Herabsetzung der Empfindlichkeitsschwelle für Schmerz im Bereiche der drucküberdehnten Basisarterien. Nach WOLFF (1955) beruhen die Kopfschmerzen, die bei zahlreichen anderen Gelegenheiten auftreten, prinzipiell auf dem gleichen Mechanismus, z. B. Kopfschmerzen bei Infektionskrankheiten und Fieber, bei anoxämischen Zuständen, nach Nitrit- oder Histaminanwendung, bei Hungerzuständen, nach Alkoholgenuß und nach epileptischen Anfällen.

Untersuchungen des arteriellen Druckes im Carotis interna-Bereich lassen sich indirekt durch Erfassung des Netzhautarteriendruckes durchführen. REMKY (1949; 1950) konnte zeigen, daß Änderungen des Mitteldruckes um 13—14% bei Lagewechsel bereits Kopfschmerzen erwarten lassen; bei 16 von insgesamt 19 Kopfschmerzpatienten konnte er erhöhte Netzhautarteriendrucke (gemessen nach BAILLIART 1947) nachweisen. Untersuchungen an der Conjunctiva Bulbi von Migränepatienten (OSTFELD u. Mitarb. 1955) ergaben deutliche Vasoconstriction im Vorstadium, sowie Zeichen von Vasodilatation mit Ödem, teilweise Blutextravasaten während des Schmerzstadium. Durch Gabe von Arterenol wurde Vasoconstriction, Ödembeseitigung und Abnahme der Kopfschmerzen erzielt; das Ansprechen auf Noradrenalin ist optimal bei Schmerzbeginn und verschlechtert sich mit der Dauer des Schmerzanfalls. Im EEG ließen sich Asymmetrien der α-Wellen nachweisen (BÄRTSCHI-ROCHAIX 1954), die wahrscheinlich auf Kaliberschwankungen im Quellgebiet der Carotiden zurückzuführen sind.

Ätiologisch werden vasomotorische Kopfschmerzen mit zahlreichen Krankheiten in Verbindung gebracht, unter anderem mit akzessorischen hereditären Faktoren (GOODELL 1953), Cerebralarteriensklerose, arteriellen Aneurysmen, Arteritis temporalis (GREPPI 1952), mit Narbenzuständen im Bereich des Schädels (HIRSCHMANN 1955) und mit Mikroventrikulie (KEHRER 1950). Auch bei essentieller Hypertonie soll nach GREPPI (1952) eine symptomatische Migräne vorkommen. Der Kopfschmerz der Hypertoniker tritt häufig bereits früh nach dem Erwachen auf, hält während der Vormittagsstunden an und läßt später nach (vgl. WOLLHEIM und MOELLER, Beitrag Hypertonie, dieses Handbuch Bd. IX/5). Zusammenhänge mit Zuständen von gesteigertem Sympathicustonus nimmt LANZAROT (1953) an, der gelegentlich im EKG paroxysmale Flimmerarrhythmien beobachten konnte, die durch Hydergin und Ergotamin günstig zu beeinflussen waren. Einflüsse von Stress und gesteigerter beruflicher Beanspruchung scheinen nach den Untersuchungen von FRIEDMAN (1959) eine Rolle zu spielen. Beziehungen der Migräne zu hormonalen Dysregulationen, Hypotonien und renalen Störungen wurden von BAILLIART (1947) angenommen. GALLINI u. Mitarb. (1951) nahmen eine Hyperfolliculinämie an. Sie fanden bei 17 Patientinnen eine gesteigerte Ausscheidung von Phenolsteroiden im Urin. Der oftmalige Beginn der Migräne in der Pubertät oder in der Menopause, zeitliche Zusammenhänge mit der Menstruation und das Aufhören der Beschwerden während der Gravidität (bei 80% migräneleidender gravider Patientinnen; FRIEDMAN 1959) unterstreichen die Beteiligung hormonaler Faktoren. Eine erhebliche Rolle dürfte psychischen Einflüssen zuzuschreiben sein, die nach ASSMANN und STÜBER (1956) zwar nicht allein ausschlaggebend für das Zustandekommen der Migräne sind, doch bei einem bestimmten Personenkreis, den sogen. „Migränetypen", häufig angetroffen werden; diese Personen neigen zu Pedanterie, Ehrgeiz, übertriebener Gewissenhaftigkeit und Erfolgsbesessenheit (FROMM-REICHMANN 1937). Allergische Zustände als Ursache vasomotorischer Kopfschmerzen hält KALLÓS (1955) nur ausnahmsweise für gegeben. Ihre Bedeutung wurde von VAUGHAN (1939) diskutiert, fand aber in den Untersuchungen von SCHWARTZ (1952) keine Bestätigung.

Die Schmerzreaktionen kommen wahrscheinlich in individuell sehr unterschiedlichem Ausmaß zur Wirkung. Die Leitung des Schmerzes erfolgt über sensible Fasern des Trigeminus, Glossopharyngicus und Vagus sowie über die oberen drei Cervicalnerven (FRIEDMAN 1959). Auch sind bei Einwirkung vergleichbarer kopfschmerzauslösender Maßnahmen die Reaktionen individuell sehr unterschiedlich. DALSGAARD-NIELSEN (1951) untersuchte 1133 Personen auf ihre Kopfschmerzreaktionen a) nach 25 mg Histaminhydrochlorid; b) nach Auftragung von 6mg Nitroglycerin in Salbenform auf die Stirnhaut, c) nach intravenöser Injektion fiebererzeugender Vaccine (Bact. faec. alcaligenes). Die Kopfschmerzen wurden unter diesen provokatorischen Maßnahmen bei sonst kopfschmerzfreien Personen in 55%, bei Patienten mit häufigen Kopfschmerzen etwa ebenso oft, bei Patienten mit psychogenem Kopfschmerz in 80% und bei Patienten mit Neigung zu vasomotorischen Kopfschmerzen in 100% der Fälle gefunden.

Demnach wäre zusammenfassend für die erste vasospastisch (cerebral und retinal lokalisierte) ischämische Phase eine vorwiegend neurogene Auslösung anzunehmen (FRIEDMAN 1959). Die sekundäre Phase der pulsierenden Schmerzen beruht auf Arterien- und Arteriolendilatation äußerer Schädelarterienbereiche; sie wird durch veränderte Kontraktilität dieser Gefäße erklärt, wobei die Rolle eines niedrigmolekularen Stoffes „Bradykinin" (OSTFELD u. Mitarb. 1956) diskutiert wird. Die Phase des stetigen Kopfschmerzes einschließlich der Schmerzen während des Abklingens des Migräneanfalls wird durch ein Ödem der Arterienwandungen mit Rigidität der Arterien erklärt.

Differentialdiagnose vasculärer Kopfschmerzen. Die echte Migräne ist nach OGDEN (1952) durch meist einseitige, gelegentlich doppelseitige, deutlich lokalisierte Kopfschmerzen gekennzeichnet, die nach initialen Sehstörungen und Schwindelanfällen plötzlich einsetzen und mit Übelkeit und Erbrechen einhergehen. FRIEDMAN (1951) betont die nach Abklingen der eigentlichen Schmerzphase hinterbleibende dumpfe Nachschmerzperiode und das Fehlen organischer Ursachen, ferner die familiäre Belastung. Der Schmerz bei echter Migräne soll nach OGDEN (1952) typisch klopfend sein.

Demgegenüber zeigen die vasomotorischen Kopfschmerzen (Cephalaea vasomotoria) keine ausgesprochenen Prodromalsymptome, langsameres Einsetzen, längere Dauer, diffusere Ausbreitung und sind weniger familiär fixiert als die typische Migräne. Ätiologisch freilich wird der gleiche Mechanismus angenommen (HEYCK 1956). Die Netzhautarteriendrucke sind häufig normal, teilweise auch abweichend (WASER 1954). Als Föhnbeschwerden wird diese Art von Kopfschmerz besonders im Gebirge beobachtet.

Beim sogen. Horton-Syndrom (HORTON u. Mitarb. 1955), das in der Mehrzahl der Fälle bei Männern beobachtet wird, treten die Schmerzen plötzlich im Schlaf auf, sind halbseitig lokalisiert und gehen mit Anschwellung von Gesicht, Rhinorrhoe und Hypersekretion der Speicheldrüsen einher. Die Bezeichnung „histaminic cephalgia" kennzeichnet nur die Ähnlichkeit des Schmerztypes, doch treten die Schmerzanfälle ohne Histaminanwendung auf. Die Dauer der Schmerzen beträgt nur 1—3 Std. Das Krankheitsbild wurde von BING (1913) als Erythroprosopalgie beschrieben.

Ein weiterer Schmerztyp wird hauptsächlich bei überarbeiteten Personen mit nervöser oder emotioneller Spannung beschrieben, wobei es ohne Prodromalsymptome zu dumpfen, tiefsitzenden Kopfschmerzen kommt (HORTON u. Mitarb. 1949): „tension headache". Andere Autoren rechnen diese Gruppe vasculärer Kopfschmerzen zum Gesamtkomplex der Cephalaea vasomotoria (FRIEDMANN u. Mitarb. 1945; 1953; PICHLER). FRIEDMAN und MIKROPOULOS (1958) und FRIEDMAN (1959) bezeichnen paroxysmale Anfälle atypischer Gesichtsneuralgien, wenn sie in gehäuften Anfällen auftreten als „cluster headache". Ihre Pathogenese ist von jener der anderen vasomotorischen Kopfschmerzen nicht unterschiedlich.

Die Unterscheidung typisch hypertonischer Kopfschmerzen soll nach SAINT PIERRE u. Mitarb. (1953) durch intravenöse Natriumthiocyanatinjektionen gelingen, unter deren Wirkung hypertonische Kopfschmerzen rasch abklingen.

ZONDEK (1950) beschrieb ein angiospastisches Syndrom im Bereich des hypothalamisch-hypophysären Gebietes von unklarer Pathogenese, für dessen Entstehung vasoaktive Stoffe der Neurohypophyse eine Rolle spielen sollen. Das Krankheitsbild geht mit epileptischen Anfällen, Kollaps, Migräne, Angina pectoris und Raynaud-Attacken einher.

Selbstverständlich müssen in allen Fällen sorgfältig klinisch-organische Wirbelsäulenveränderungen, raumfordernde Prozesse des Schädelinnern und entzündliche Prozesse der Nebenhöhlen ausgeschlossen werden.

Therapie. Durch Anwendung von Ergotamintartrat wurden seit H. W. MAIER (1926) eindrucksvolle Therapieerfolge bei vasomotorischen Kopfschmerzen, insbesondere bei Migräne, berichtet (O'SULLIVAN 1936; TRAUTMANN 1928; KOTTMANN 1933; VON STORCH 1938). Allerdings wurde dabei zunächst angenommen, daß, durch die sympathicolytischen Wirkungen von Ergotamin nahegelegt, den Schmerzen eine abnorme Vasoconstriction der Schädelgefäße zugrunde liege. In Wirklichkeit wird durch Ergotamin die glatte Gefäßmuskulatur kontrahiert und dadurch der bei Kopfschmerzen fehlende Gefäßtonus wiederhergestellt. Die Anwendung von Ergotamin dürfte wegen der vasospastischen Wirkungen nicht immer gefahrlos sein, vor allem bei Patienten mit Störungen der Coronardurchblutung (Vergleiche Ergotamin-Intoxikation, S. 245). Bei Erbrechen können Ergotaminpräparate rectal appliziert werden (FRIEDMAN 1959).

Dehydroergotamin bewirkt gleichfalls Vasokonstriktion (IMFELD 1946), hat jedoch gegenüber dem Ergotamin eine günstigere therapeutische Breite (SPÜHLER 1946 u. a.). Die vasokonstriktorische Wirkung ließ sich sphygmographisch an der Arteria temporalis (WOLFF 1948), durch direkte Beobachtung im Tierversuch (HORTON u. Mitarb. 1945) sowie digitoplethysmographisch (BLUNTSCHLI und GÖTZ 1947) nachweisen. Die therapeutischen Erfolge mit Dehydroergotamin waren nach HOFMANN (1950) und NITSCH (1951) den mit anderen Secalepräparaten erzielten gleichwertig. HOFMANN (1950) ging nach folgender Dosierung vor: 1. Woche 3mal tgl. 0,5 mg, 2. Woche 3mal tgl. 1,0 mg, 3. Woche 3mal tgl. 1,5 mg, 4. Woche 3mal tgl. 2 mg; eventuell ist von Anfang an eine höhere Dosierung zweckmäßig. Die weiteren Untersuchungen von JACOB (1951), WILD und STIER (1953) sowie WURM und HAFNER (1955) brachten ebenfalls günstige Resultate.

Das Kombinationspräparat Hydergin erwies sich in den Untersuchungen von STAUFFENEGGER und STAUFFENEGGER (1952) ebenfalls als wirksam gegen vasculäre Kopfschmerzen, wobei die Tagesdosis bis auf 3mal 1,25 mg des Gemisches gesteigert wurde. Auch die Untersuchungen von KOENIG (1952) gelangten zu günstigen Ergebnissen (65% Therapieerfolge), allerdings mit Ausschluß der Kopfschmerzen posttraumatischer Herkunft, die wesentlich schlechter auf die Behandlung ansprachen. LANZAROT (1953) fand intramuskuläre Hyderginanwendung erheblich wirksamer als die Ergotaminwirkung und sah günstige Beeinflussung von anfallsweisem Vorhofflimmern. Weitere positive Stellungnahmen stammen von TAESCHLER, CERLETTI und ROTHLIN (1952) sowie STEFAN (1955).

Kombinationen von Ergotamintartrat und Coffein mit Belladonna-Gesamtalkaloiden und Isobutylallylbarbitursäure werden für die Anfallsbehandlung des Migränesyndroms empfohlen, soweit der Patient in der Lage ist, während der Aura das Mittel einzunehmen. Beim Horton-Syndrom sollen prophylaktische Einnahmen den Anfall verhindern (HEYCK 1956). Für den voll entwickelten Migräneanfall ist die Injektionsbehandlung mit Dehydroergotamin oder Gynergen bei Wahrung entsprechender Kautelen (cave arterielle Durchblutungsstörungen) das Mittel der Wahl. An weiteren therapeutischen Maßnahmen bei vasal bedingten Kopfschmerzen wurden antihydropische Maßnahmen durch natriumarme Ernährung sowie proteinreiche KH- und fettarme Kost, unterstützt evtl. durch Diuretica (Hg. und Theophyllin), vor allem im Hinblick auf die Verhinderung des Ödemstadiums (FOLDES 1953; WECHSLER, KLEISS und KETY 1950), Peripherin als kurzdauernde Stoßbehandlung (1 Woche lang täglich 2mal 5—10 Tropfen) sowie die allerdings nur kurzfristig wirksamen Anwendungen von Sympatol und Effortil (REMKY 1951) empfohlen. Die Einnahme von $^1/_2$ bis 1 Tbl. Ronicol während der Aura soll nach REMKY (1951) das Schmerzstadium des Migränefalls verhindern.

Günstige Wirkungen bei Migräneschmerzen können auch unter O_2-Atmung sowie unter Procaininfiltrationen der betroffenen Kopfareale beobachtet werden (FRIEDMAN 1959).

Eine rationelle Beeinflussung vasomotorischer Kopfschmerzen wird sich nicht mit rein symptomatischen Maßnahmen abfinden, sondern auf die Beseitigung konditionaler Faktoren bedacht sein. Schon durch Änderungen der Lebensweise, durch Relaxationsübungen und durch Ausschaltung erfahrungsgemäß störender Umweltsfaktoren, die sich aus einer sorgfältigen Anamnese ergeben, läßt sich manches erreichen. Die Wirksamkeit medikamentöser Maßnahmen wird vielfach von der persönlichen Einflußnahme des Arztes auf den Patienten abhängig sein.

Antihistaminica erwiesen sich in den Untersuchungen von DÜRÜSKEN (1953) als wirkungslos; jedoch könne durch Injektion von 0,6 bis 1 mg Histamin in 20 cm^3 physiologischer Kochsalzlösung der Kopfschmerz augenblicklich unterbrochen werden. Die von ihm und KAJTOR (1951) behauptete günstige Histaminwirkung bei Migräne muß als äußerst fragwürdig erscheinen, da bei Untersuchungen der Kreislaufzeit (mit kleinen Histaminmengen intravenös) etwa ein Drittel der Patienten heftige Kopfschmerzen, zum Teil eine typische Migräne entwickelte (WOLLHEIM und LANGE 1931).

2. Entzündliche Arteriopathien.

a) Endangitis obliterans.

α) Historisches.

Bald nachdem eine wesensgleiche Krankheit bei Pferden, das sogenannte „intermittierende Lahmen der Hinterhand“ durch BOULEY (1831) und GOUBEAUX 1846 in Frankreich, durch RADEMACHER (1838) und durch BÖTHER (1839) in Deutschland bekannt wurde, beschrieb HECKER (1841) in der Abhandlung „Über die brandige Zerstörung durch Behinderung der Zirkulation des Blutes“ Krankheitsbilder von juvenilem Extremitätenbrand, die wahrscheinlich der Endangitis obliterans zuzuordnen sind. SKEGG beobachtete 1851 in England die gleiche Krankheit. In der Folgezeit gewann das Symptom „intermittierendes Hinken“ unter dem Einfluß von CHARCOT (1887) zunehmende Bedeutung für die funktionelle Beurteilung von Durchblutungsstörungen. Weitere Kasuistik über juvenilen Gliedmaßenbrand wurde berichtet, so von JAESCHE (1865) über „Freiwilliges Absterben von Gliedmaßen“, LARIVIÈRE (1866), BUROW (1867) sowie vor allem von BILLROTH, niedergelegt in dessen chirurgischen Erfahrungen von 1860—1867, die 1869 publiziert wurden. Die Bezeichnung „Arteriitis obliterans“ taucht erstmals in der Arbeit von FRIEDLÄNDER (1876) auf, wird allerdings nicht zur Abgrenzung einer nosologischen Einheit verwendet, sondern im deskriptivem Sinne zur Kennzeichnung der mit Lumeneinengung einhergehenden entzündlichen Arterienprozesse. 1878 berichtete FELIX VON WINIWARTER in Wien, ein Assistent

BILLROTHS „Über eine eigenthümliche Form von Endarteriitis und Endophlebitis mit Gangrän des Fußes"; hierin wird die Endangitis obliterans in ihren klinischen und morphologischen Besonderheiten eingehend abgehandelt. Weitere Beiträge lieferten in der Folgezeit BUROW (1883), CHARCOT (1887), RIEDEL (1888), DUTIL und LAMY (1893), WEISS (1894), GOLDFLAM (1895), STERNBERG (1895), BORCHARD (1896), VON ZOEGE-MANTEUFFEL (1891, 1893), ERB (1898), HAGA (1898), WWEDENSKY (1898) und BUNGE (1900). Die damals bereits von namhaften Pathologen wie STERNBERG (1900) vertretene Auffassung, daß die von Winiwartersche (1878) Endangitis obliterans als Krankheitseinheit von der Arteriosclerosis obliterans, von der Raynaudschen Erkrankung und von der Heubnerschen syphilitischen Endarteriitis zu trennen sei, vermochte sich zunächst noch nicht allgemein durchzusetzen, ganz abgesehen davon, daß schon seit VON ZOEGE-MANTEUFFEL (1891 und 1893) sowie WEISS (1894) die Auffassungen über die Pathogenese der Endangitis obliterans erheblich divergierten. Seit dem Jahre 1908 ist dann der am Mount Sinai Hospital New York tätige, 1879 in Wien geborene Leo BUERGER mit umfassenden Arbeiten über die Endangitis obliterans hervorgetreten, die er gemäß seiner Auffassung, wonach bei dem Prozeß die intravasale Thrombenbildung der Gefäßwandreaktion vorausgehe, als „Thromboangiitis obliterans" bezeichnete. Er baute sein Material im Laufe der Jahre systematisch aus und verfügte bereits 1924 über 500 Beobachtungen. Neben BUERGER verdanken wir vor allem Ernst JÄGER (1932) in Deutschland die weitere Kenntnis der Krankheit, insbesondere ihres Wesens als allgemeine Systemerkrankung. Die in der Folgezeit erschienene Literatur über Endangitis obliterans konnte zwar erheblich zur Bereicherung der Kasuistik, der klinischen Semiologie und aller nur denkbaren therapeutischen Wege beitragen, vermochte aber die Lösung umstrittener pathogenetischer Fragen und damit eine eindeutige kausale Therapie bisher nicht herbeizuführen.

β) Nomenklatur.

Unter Berücksichtigung der historischen Priorität wäre der durch VON WINIWARTER (1878) für die Endangitis obliterans eingeführte Name „Endarteriitis obliterans" in erster Linie berechtigt. Dieser Bezeichnung wird auch heute noch, besonders von Seiten der deutschen Pathologen, weitgehend der Vorzug gegeben. Davon abweichend will BUERGER mit der von ihm eingeführten Bezeichnung „Thromboangiitis obliterans" vor allem den pathogenetisch seiner Ansicht nach primären Thrombosierungsprozeß hervorheben. RATSCHOW (1936) empfiehlt gegenüber der nach seiner Ansicht sprachlich richtigen Bezeichnung „Endangiitis" zur Dokumentation der Wesensähnlichkeit mit der Endokarditis den Namen „Endoangiitis obliterans". Inwieweit gewisse Besonderheiten und individuelle Varianten zur speziellen Differenzierung und Namengebung angebracht sind, kann hier nicht entschieden werden; hierher gehören z. B. die vorwiegend peripher lokalisierte „primäre distale nekrotisierende Endarteriolitis" (MARTORELL 1950), die „Neuroangiitis fibrosa obliterans" (YANOVSKY 1936), sowie die Arteriose der Arteria femoralis (SCHRADER 1950) in Anlehnung an die in Frankreich eingeführte „Endarteriose" (FONTAINE 1955). Ohne eine Festlegung der Pathogenese vorwegnehmen zu wollen, bedienen wir uns im folgenden der Benennung „Endangitis obliterans"[1], einer Bezeichnung, die auch zur gemeinsamen Beteiligung von Arterien und Venen nicht im Widerspruch steht.

---

[1] Gegenüber der Bezeichnung „Endangiitis" erscheint die Verwendung des Wortes „Endangitis" schon deshalb berechtigt, weil auch statt Endokardiitis das Wort Endokarditis allgemein üblich ist.

γ) Definition.

Die Endangitis obliterans ist eine entzündliche Gefäßkrankheit, vorwiegend junger, hauptsächlich männlicher Individuen, bei der kleinere oder größere Abschnitte vor allem der Arterien, weniger der Venen und Lymphgefäße betroffen werden und bei der es durch Intimawucherungen und thrombotische Gefäßprozesse zu Lumeneinengung und Gefäßverschluß kommen kann.

δ) Vorkommen.

Häufigkeit.

Obgleich es sich bei der Endangitis obliterans um keine ausgesprochene Rarität handelt, stellt die Krankheit doch ein relativ seltenes Vorkommnis dar. ALLEN, BARKER und HINES (1955) kommen zur Auffassung, daß auf 6000 Einwohner der Gesamtbevölkerung von Rochester/Minnesota in 15 Jahren ein Krankheitsfall komme (nach den bis 1949 aufgestellten Statistiken). In der gleichen Zeit kam ein Patient mit Endangitis obliterans auf etwa 1000 andere Patienten der Mayo-Klinik.

Geschlechtsverteilung.

Der fast exklusive Befall von Männern stellt einen Wesenszug der Endangitis obliterans dar. BUERGER (1924) fand unter 500 Patienten nur 3 Frauen, SILBERT (1935) unter 1000 Patienten nur 2 Frauen; BROWN (1928) ermittelte unter 700 Patienten der Mayo-Klinik insgesamt 10 Frauen. Auch in Rußland fand OPPEL (1934) unter 122 Endangitikern nur 2, KUKIN (1934) unter 70 nur 2, ITO und ASANI (1932) unter 27 Kranken in Japan 3, SCHLESINGER (1930) in Österreich unter 31 Patienten und LUNDH (1934) unter 16 Kranken in Schweden nur je 1 Frau. Berücksichtigt man außerdem die Beobachtungen von TELFORD und STOPFORD (1933/1935) in England, von VON HASSELBACH (1939) in Deutschland, so scheint in den meisten Gebieten der Erde die weibliche Morbidität an Endangitis obliterans nur 1—2% derjenigen der Männer auszumachen. Ein derart exorbitantes Überwiegen der Erkrankung von Männern ist außer bei Hämophilie von keiner anderen Krankheit bekannt (MADDOCK u. Mitarb. 1932/1936). Diese Feststellung darf allerdings keinen Zweifel daran aufkommen lassen, daß die Krankheit trotzdem bei Frauen vorkommen kann. Mochten diesbezügliche Angaben aus den ersten Jahrzehnten nach Bekanntwerden der Krankheit auch zurückhaltend beurteilt werden, so sind Zweifel daran durch einwandfreie Kasuistiken inzwischen widerlegt. WILENSKY und COLLENS fanden bis 1938 in der Literatur 22 einwandfreie Beobachtungen von weiblichen Endangitis-Kranken. HORTON und BROWN zählten bis 1932 schon 10 eigene Beobachtungen und 7 einwandfreie Fälle in der Literatur; bis 1943, also 11 Jahre später wurden in der Mayo-Klinik 3 weitere Patientinnen bekannt. Diese Autoren geben den Prozentsatz männlicher Patienten mit 99% an.

Der erste Fall einer weiblichen Kranken mit Endangitis obliterans wurde von BILLROTH (1869) beschrieben. In den letzten Jahrzehnten sind reichlich kasuistische Beiträge schienen (DÜRCK 1930; SILBERT 1935; BIELSCHOWSKY 1936; STAPF 1936; SEIDENSTEIN 1942; SILBERT 1948; FISHER, ZUKERMAN und SWEENY 1951; FRANK 1952; KARPIŠEK u. Mitarb. 1951; SELVAAG 1953; SCHMUKLER und ROMMER 1953; SMITH u. Mitarb. 1953).

Altersverteilung. Am häufigsten tritt die Endangitis obliterans nach COLLENS und WILENSKY (1953) im Alter von 25—45 Jahren, nach WRIGHT (1948) zwischen 21 und 45 Jahren in Erscheinung; Fälle mit einem Manifestationsalter zwischen 15 und 79 Jahren (SCHERF und BOYD 1955) sind jedoch bekannt geworden. Entsprechend schwanken die von den verschiedenen Autoren angegebenen durchschnittlichen Zahlen für das Erkrankungsalter in relativ engen Bereichen (Tabelle 8).

Tabelle 8. *Erkrankungsalter an Endangitis obliterans.*

Autor	Publikationsjahr	Erkrankungsalter
BROWN	1928; 1934	42
BUERGER	1924	17—56 (Durchschn. $32^5/_{12}$)
VON HASSELBACH	1939	25—35
JÄGER	1934	32
KOYANO	1921; 1922	20—40
VAN DER LINDEN	1935	annähernd 50 Jahre
NOBLE	1931	25—40
SASAKI	1938	23—44
SILBERT	1935	unter 45 Jahren
STAPF	1936	27 Jahre
TELFORD und STOPFORD	1933; 1935	40—50
VISNEVSKIJ	1933	31—40

Das Vorkommen von Endangitis obliterans bei Kindern gehört zu den größten Seltenheiten (NAVIA MONEDERO 1951). Im fortgeschrittenen Alter, jenseits des 45. Lebensjahres kann die Krankheit sich zwar ebenfalls klinisch manifestieren, sogar bei Frauen, was gelegentlich zu diagnostischen Schwierigkeiten hinsichtlich der Abgrenzung von der Arteriocslerosis obliterans führt (ATLAS 1943). Im allgemeinen ist aber eindeutig eine vermehrte Erkrankung von Männern jüngeren Alters festzustellen.

Verteilung bei verschiedenen Völkern und Rassen.

Da besonders in den ersten Jahrzehnten seit Bekanntwerden der Krankheit die bevorzugte Erkrankung jüdischer, insbesondere ostjüdischer Männer auffiel (BUROW 1883; WEISS 1894; BORCHARD 1896, WILONSKI 1898), war man geneigt, eine besondere Disposition von Juden zur Endangitis obliterans anzunehmen. Gestützt wurde diese Auffassung weiterhin durch die Beobachtungen von BUERGER (1924), dessen klinisches Material von 500 Endangitikern 490 Juden enthielt (98%). Auch die Mitteilungen von ALLEN (1928), der unter seinen Patienten 50%, von BREBNER (1928), der ebenfalls 40%, sowie von BROWN (1928 und 1934), der unter seinen Endangitikern 28% Juden fand, machten eine solche Annahme diskutabel. Das Bild verliert aber manches von dieser Einseitigkeit, wenn man die Auswahl des Krankenmaterials der einzelnen Untersucher in Rechnung stellt, und die Statistiken der übrigen Welt berücksichtigt. So konnten in England TELFORD und STOPFORD 1933/1935 unter 16 Patienten 3 Juden finden; die Untersuchungen von OPPEL (1927) sowie von HERZBERG (1926) und VON LAGOV (1935) in Rußland ließen Hinweise auf bevorzugte Erkrankung von Juden vermissen. Gleichlautende Beobachtungen wurden in Deutschland durch CEELEN und v. REDWITZ (1931), JÄGER (1932), STAPF (1936) gemacht. Auch LEIBOVICI (1928) in Frankreich, KIAER (1931) in Skandinavien, BROFELDT (1932) in Finnland, DELITALA (1935) in Italien und ELOESSER (1925) im Westen der U.S.A. fanden keine bevorzugte Erkrankung bestimmter Rassen. So blieb die von DISSELBECK und UHLENBRUCK (1934) behauptete besondere Erkrankungsneigung orientalischer Völker zunächst ohne statistische Sicherung. Allerdings wurden nach ALLEN, BARKER und HINES (1955) an der Mayo-Klinik unter den bisher behandelten Endangitikern 25% Juden registriert, während von den übrigen Patienten dieser Klinik nur 6% Juden waren. Hieraus scheint nun doch die Vermutung möglich, daß die Endangitis obliterans bei Juden häufiger vorkommt, wozu aber noch ganz andere Faktoren beitragen können.

Andererseits steht fest, daß die Krankheit bei nahezu allen Rassen beobachtet wird: In China (MELENEY und MILLER 1925; WHYTE 1917); in Siam (NOBLE 1931); in Japan (KOYANO 1921/1922), in Korea (LUDLOW 1920), im Astrachangebiet (BAL 1931), in der Türkei (WIETING 1913).

Die Angabe, daß Vollblutneger nicht an Endangitis obliterans erkranken, (SCHERF und BOYD 1954) blieb nicht unwidersprochen (DAVIS und KING 1947). Weitere Beiträge über die Erkrankung von Negern stammen von BREIDENBACH und PALMER (1947), YATER (1937), WARSHAWSKY (1941). DAVIS und KING (1947) geben allerdings an, daß in 8 von 10 Fällen anamnestisch eine Lues vorlag. Auch bei weiblichen Angehörigen der schwarzen Rasse sollen, wenn auch noch seltener als bei weißen Frauen, Fälle von Endangitis obliterans vorkommen (DAVIS und KING 1947).

Geographische Verteilung.

Die Endangitis obliterans kommt, wie bereits bei der Rassenverteilung angegeben wurde, nahezu auf der ganzen Welt vor. Ob eindrucksmäßige Angaben verschiedener Autoren über ungleichmäßige geographische Verteilung stichhaltig sind, ist schwer zu entscheiden. So glaubte LÖHR (1939) in Kiel mehr Fälle beobachtet zu haben, als in Magdeburg, KAPPIS (1931) in Würzburg mehr als in Hannover, VON HASSELBACH (1939) in München mehr als in Berlin. Diese Angaben beruhen sicherlich nicht auf geographischen Einflüssen, sondern allenfalls auf anderweitigen, evtl. zivilisationsbedingten Einwirkungen.

Beruf.

Der Beruf ist für das Auftreten der Krankheit irrelevant (BROWN, ALLEN und MAHORNER 1928). Inwieweit die in Abhängigkeit vom Beruf modifizierten Lebensgewohnheiten (Ernährung, Rauchen) auf das Vorkommen der Endangitis obliterans von Einfluß sind, ist im Abschnitt über Ätiologie zu besprechen.

ε) Ätiologie.

Vererbung.

Die Erkrankung naher Verwandter und Familienangehöriger ist zwar kein schlüssiger Beweis, jedoch ein gewichtiges Argument dafür, daß erbliche Faktoren am Zustandekommen der Endangitis obliterans beteiligt sind. MEULENGRACHT und ØLLGAARD (1933) beobachteten das Vorkommen der Krankheit bei eineiigen Zwillingen. Fälle, bei denen Brüder eine Endangitis obliterans hatten, sind von STERNBERG (1895), GOLDFLAM (1895), WEISS (1920), SILBERT und SAMUELS (1928), HORTON und BROWN (1931), MÉSZÁROS (1931), MARTORELL (1952) beschrieben. Die seltene Beobachtung der Erkrankung zweier Schwestern stammt von WILENSKY und COLLENS (1938). FUGAZZOLA (1938) berichtet über die Erkrankung von insgesamt 9 Kindern blutsverwandter Eltern einer einzigen Familie. Befall von Onkel und Neffe wird von BAUER und RECHT (1933), von Vater und Sohn durch PARKES-WEBER und HUBER (1939) mitgeteilt, ferner durch WEBER (1937). MESZAROS (1937) berichtete über Endangitis obliterans bei 8 Angehörigen einer Familie. Gemeinsames Auftreten von Endangitis obliterans und Nephritis scheint nach Beobachtungen von LANGE (1936) und eigenen Erfahrungen nicht selten zu sein. Die experimentellen Untersuchungen von ZOLOTOVA (1935) an Kaninchen sprechen dafür, daß erblich-familiäre Faktoren an der Entstehung der Krankheit beteiligt sind. Diese Beobachtungen können aber keinesfalls beweisen, daß es sich um eine eigentliche Erbkrankheit handelt, zumal eine allgemeine Tendenz für familiäres Auftreten nicht festzustellen ist. Nur die mitwirkende Rolle erblich verankerter pathologischer Gefäßfaktoren ist nicht zu leugnen.

Konstitution.

Untersucher mit weniger umfangreichem Material glaubten mitunter die bevorzugte Erkrankung von Personen einer bestimmten Konstitution feststellen zu können. So beobachtete CEELEN (1932) Vorkommen der Endangitis obliterans vorwiegend bei Asthenikern und Hypoplastikern; GRASMANN (1928) sah die Krankheit häufig bei Männern mit femininem Habitus, DÜRCK (1930) und RAUCH (1933) bei besonders kräftigen Männern, BÜTTNER (1932) bei sogenannten muskelstarken Typen. Untersucher mit größerem Material (VON HASSELBACH 1939; SILBERT 1935/1945) fanden keine Anhaltspunkte für eine Bevorzugung bestimmter Körperbautypen. SCHLESINGER (1930), MILKO (1930), NEUBÜRGER (1932), KUKIN (1934) sowie RIEDER (1938) vermuteten ätiologisch eine angeborene Gefäßminderwertigkeit. Andere Autoren nehmen erblich verankerte Neigungen zu pathologischen Innervationsstörungen des Gefäßsystems an (STAPF 1936; MERKELBACH 1933; KRAMPF 1922; RÖPKE 1938). Dabei sollen sonst unterwertige Reize an den Gefäßen zu spastischen Reaktionen führen, die in fortgeschrittenen Stadien bleibende Schäden hinterlassen. Ob für die Anfangsstadien der Endangitis obliterans, in denen organische Gefäßveränderungen noch nicht nachweisbar sind, solche spastischen Gefäßveränderungen verantwortlich sind, wird von SPATZ (1935/1939) sowie von VON HASSELBACH (1939) offen gelassen. Neuere Untersuchungen der renalen Hämodynamik, insbesondere von MENNE, FRITSCH u. Mitarb. (1956), die in Anfangsstadien der Krankheit ein gesteigertes Glomerulumfiltrat feststellten, könnten allerdings eine solche Annahme initial arteriospastischer Zustände unterstützen. Daß andererseits in fortgeschrittenen Stadien der Endangitis obliterans neben den organischen Gefäßveränderungen eine zusätzlich wirksame sekundäre spastische Komponente vorkommen kann, unterliegt keinem Zweifel.

Sicherlich teilweise konstitutionell bedingt sind die Faktoren, die die „angiopathische Reaktionslage“ darstellen. Es handelt sich einerseits um die genannten erbmäßig verankerten Voraussetzungen, andererseits um im Individualleben erworbene Reaktionsfähigkeiten, durch die nach RATSCHOW (1953) die abnormen Reaktionen der Gefäßweite auf sonst unterschwellige Reize sowie das abnorme biologische und stoffwechselmäßige Verhalten zu erklären sind. Diese Verhaltensweise — „angiopathische Reaktionslage“ — imponiert zunächst als abnorme Funktion, braucht aber per se noch keine Krankheit zu bedeuten. Doch sollen alle Erkrankungsfälle an Endangitis obliterans diese Reaktionslage als eine Conditio sine qua non zur Voraussetzung haben.

Endokrine Störungen.

Schon seit langem wird endokrinen Einflüssen eine ätiologische Bedeutung für die Entwicklung der Endangitis obliterans zugeschrieben. Bereits 1911 nahm OPPEL als Ursache der Gefäßverengerung eine *Hyperadrenalinämie* an. Dieser Vermutung steht entgegen, daß sich im Tierexperiment durch Adrenalininjektionen eine Endangitis obliterans nicht erzeugen läßt. Andererseits glaubten OPPEL (1911) sowie MASSON u. Mitarb. (1935) als histologische Zeichen einer Hyperaktivität des Nebennierenmarkes einen besonderen Reichtum an chromaffiner Substanz gefunden zu haben. CASTIGLIONI (1956) beschrieb bei der Untersuchung von 37 Nebennieren von Patienten mit Endangitis obliterans durchwegs Vergrößerung der Organe und häufig eine einfache diffuse Hypertrophie, bisweilen eine adenomatöse Dysplasie mit Knotenbildungen. Er folgert daraus lediglich die Wirksamkeit übergeordneter toxischer oder stoffwechselbedingter Faktoren für die Nebennieren und Gefäßveränderungen. ORNATZKY (1924) fand am isolierten Katzendarm mit einer modifizierten Methode nach MAGNUS (1926) bei Endangitispatienten eine Vermehrung vasokonstriktorischer Substanzen im Serum; diese Wirkung verlor das Serum nach einseitiger Nebennierenexstirpation, was als Stütze für die therapeutische Epinephrektomie diente. Seit 1925 wurde die einseitige Nebennierenexstirpation von LERICHE und seiner Schule propagiert; ARKANIKOW konnte bis 1934 über 140 Fälle berichten (vergl. Therapie S. 303). In neuerer Zeit ist die Frage der Wirksamkeit von Nebennierenmarkhormonen durch das Noradrenalin wieder aktuell geworden. Bei einem Verhältnis Adrenalin zu Noradrenalin von 80:20 in der normalen Nebenniere denkt man, unter anderem wegen der angeblich günstigen Effekte von doppelseitiger Epinephrektomie, daran, daß bei Endangitis obliterans das Verhältnis Adrenalin zu Noradrenalin gestört oder invers sein könnte (FERRAND u. ELBAZ 1956). Wie die Methoden zum biologischen Adrenalinnachweis, so waren auch die Befunde von Hyperadrenalinämie bei dieser Erkrankung von jeher umstritten. Im Sinne einer Hyperadrenalinämie sprachen die Befunde von VESELY (1936), SACHS (1927), SJURIKKOW (1931), TOURNADE und CHABROL (1927), sowie teilweise von HERZBERG (1926). Gegenteilig äußerten sich RIEDER (1932), EGOROV (1925), STRADIN (1926), LAVOCKIN (1925), HELMAN und BROWN (1926); LEIBOVICI (1928) und RÖPKE (1938). HANSER (1934) machte darauf aufmerksam, daß die Coronararterien bekanntlich durch Adrenalin nicht kontrahiert werden, wohl aber bei der Endangitis obliterans beteiligt sein können. Im Gegensatz zu der Annahme einer Hyperadrenalämie vermutete DIMITRIJEV (1925) eine Nebennierenunterfunktion bei der Erkrankung und berichtete über günstige Wirkungen heteroplastischer Transplantationen von tierischem Nebennierengewebe. Ähnliche Erfahrungen machte STROPENI (1926). Für die Beantwortung der naheliegenden Frage nach einer vermehrten Ausscheidung von Adrenalin und Noradrenalin bei Endangitis obliterans liegt noch kein ausreichendes Material vor. Nach bisherigen Erfahrungen wird bei Endangitikern keine vermehrte Ausscheidung von Katecholen im Urin gefunden (FONTAINE u. Mitarb. 1959).

Die Diskussion der ätiologischen Rolle einer *Hyperplasie der Nebennierenrinde* für die Entwicklung der Endangitis obliterans, der die im Tierexperiment von MAGGI und MAZZOCCHI (1933) sowie LERICHE und FROEHLICH (1936) erhobenen Befunde von Hypertrophie und Degeneration der Arterienmedia nach Nebennierentransplantationen zugrunde liegen, blieb hypothetisch. Es dürfte sich, ähnlich wie in den Experimenten von SELYE (1944), hierbei um unspezifische Reaktionen handeln, wie durch HEINTZ u. Mitarb. (1955) in vergleichenden Rattenversuchen mit Desoxycorticosteron sowie mit Omnadin und mit einer Schwefelsuspension gezeigt wurde. Die gleichen Reaktionen wie mit Desoxycorticosteron ließen sich an Ratten mit Aortendrosselung durch andere parenteral injizierte Fremdstoffe in Gang setzen.

Ähnlich ungesichert scheint die von SJÖSTRAND (1934) und VOIGT (1944) inaugurierte *„kombinierte“ Nebennierentheorie*, die eine ätiologische Bedeutung der corticalen und medullären Hormone vermutet. OKINATA u. Mitarb. (1952) hatten am Hund durch kleine Adrenalindosen eine Corticoidvermehrung im Nebennierenvenenblut hervorgerufen, die nach Hypophysektomie sowie nach Splanchnicusreizung konstant blieb.

FERRAND und ELBAZ (1956) nehmen an, daß unter der Adrenalinwirkung die Utilisation der Nebennierenrindenhormone im Gewebe verbessert wird, wobei eine zusätzliche Beeinflussung von seiten der *Hypophyse* durch ACTH erfolgen könne. Nach der Theorie von SELYE (1950) soll es bei wiederholten leichten Reizen über längere Zeit im Hypophysenvorderlappen zur Prädominanz von somatotropem Hormon im Sinne einer Adaptation kommen. Diese soll die Entwicklung von Arteritiden begünstigen. LABORIT (1953) dagegen nimmt an, daß nach kurzer katabolischer Phase mit überwiegender Glykocorticoid-Aktivität (unter ACTH) eine zweite chronische anabolische Phase mit Prädominanz von STH und Mineralocorticoiden auftrete, die für die Gefäßerkrankung bestimmend sei. Die Klarstellung dieser Beziehungen ist angesichts der Überfülle von Hypothesen und der weitreichenden psychosomatischen Interferenzen noch in weiter Ferne.

Auch Störungen der *Schilddrüsenfunktion* wurden ätiologisch in Anspruch genommen. JEGOROV (1926) fand eine Unterfunktion der Schilddrüse, NUSSELT (1933) bei 3 Patienten eine Überfunktion.

Nebenschilddrüsenveränderungen nahm PAOLUCCI (1933) deshalb an, weil er im Tierexperiment nach protrahierter Behandlung mit Parathormon einen erhöhten Calciumspiegel und der Endangitis obliterans ähnliche Gefäßveränderungen fand.

Das bereits besprochene bevorzugte Auftreten der Erkrankung bei Männern wirft die Frage auf, ob Wirkungen der *Sexualhormone* hierfür ausschlaggebend sind. Dabei ist zu beachten, daß die Krankheit beim weiblichen Geschlecht stets vor Eintritt der Menopause manifest wird, wie eine Beobachtung von VON HASSELBACH (1939) zeigt, der über eine Patientin berichtete, die ständig unter Menstruationsbeschwerden litt und 10 Jahre kinderlos verheiratet war. FRIEDLANDER, LASKEY und SILBERT (1935) fanden bei doppelseitig ovarektomierten Frauen ebenso wie bei Endangitis obliterans eine Verminderung des Blutvolumens um 25% und schlossen hieraus, sowie aus der weiteren Beobachtung, daß bei gesunden Frauen nach der Menopause die Blutmenge nicht geringer wird, auf eine ovarielle Substanz, die unabhängig von der Sexualfunktion das Blutvolumen auf unbekannte Art reguliert. Das Fehlen dieser Substanz beim männlichen Geschlecht sollte seine bevorzugte Erkrankung erklären[1]. CHAMPY (1935) konnte andererseits feststellen, daß die Follikulinausscheidung im Harn nur bei männlichen Patienten mit Endangitis obliterans fehlte. RATSCHOW (1953) fand bei kastrierten weiblichen Katzen eine besondere Anfälligkeit für Gefäßentzündungen, was für eine Schutzwirkung von weiblichem Geschlechtshormon gegen Arteritis spricht. McGRATH (1935) war in der Lage, ergotamininduzierte Schwanznekrosen bei weiblichen Ratten durch Östrogengaben zu verhindern, ein Ergebnis, das aber von LOEWE und LENKE (1938) nicht bestätigt werden konnte. In den Versuchen von MAGGI und PARODI (1937) wurden bei Erzeugung von „Hyperadrenalinämie" Thrombosen und Intimaproliferationen bei männlichen Tieren doppelt so häufig wie bei weiblichen Tieren beobachtet. Andererseits konnten männliche Tiere durch Kastration und Ovartransplantation vor den Gefäßveränderungen bewahrt werden. PETZOLD (1953, 1954) stellte fest, daß bei experimenteller Endangitis obliterans die nach Sensibilisierung mit heterologem Fremdserum durch Staphylokokkenabszesse hervorgerufenen Gefäßprozesse durch Cyren sowie durch Anertan verhindert werden können. Testosteronpropionat sollte als einziger Stoff eine bereits bestehende Intimaproliferation hemmen können. Ob allerdings durch die Testosteronwirkung eine vermehrte Ausscheidung von Oestrogenen und damit erst der günstige Effekt zustande kommt, läßt sich noch nicht übersehen. Beobachtungen von Otfried MÜLLER (1939) sprechen für eine capillarerweiternde Wirkung von Follikulin; hierfür ist vielleicht eine neurogene Acetylcholinausschüttung bestimmend (RATSCHOW 1953, SUNDER-PLASSMANN 1943). Bereits 1936 zeigten

[1] Diese Ergebnisse von FRIEDLANDER u. Mitarb. (1935) sind bisher nicht bestätigt worden. Lediglich der von WITTEN und BRADBURY (1951) erhobene Befund einer unter Oestrogen-Therapie bei Frauen aufgetretenen Hämodilution könnte in die gleiche Richtung weisen.

Friedlander, Silbert und Laskey an der durch denicotinisierten Tabakextrakt induzierten Gangrän der Rattenzehen, daß die Erfolgsquote des Experimentes bei männlichen Tieren erheblich war, bei weiblichen Tieren aber fehlte. Hierzu ist anzumerken, daß eine mit der Endangitis obliterans des Menschen identische Krankheit im Tierversuch bisher nicht reproduzierbar ist (Petzold 1954) und daß alle Hormonversuche nur zu unspezifischen Gefäßreaktionen führen, also für keinerlei spezifische Effekte eine Gewähr bieten.

Klinische Beobachtungen von Kiaer (1931), MacCallum (1924) sowie Horton und Brown (1931) über einen hohen Prozentsatz von Prostatakrankheiten bei Patienten mit Endangitis obliterans blieben nicht unwidersprochen (von Hasselbach 1939). Die therapeutischen Erfolge der Sexualhormonbehandlung (Teitge 1937; Ratschow 1937) galten bekanntlich lange Zeit als Stütze für die ätiologische Wirksamkeit sexualhormonaler Faktoren bei der Entstehung der Krankheit; ihre Beurteilung hat sich später als erheblich komplizierter erwiesen als man ursprünglich annahm, weil der Nachweis spezifischer Hormonwirkungen auf die Gefäßprozesse nicht möglich war (vgl. Petzold 1954). Weiteres über Hormontherapie s. S. 300.

Jedenfalls ist die pathogenetische Rolle der Sexualhormone, die wegen der ausgesprochenen Bevorzugung männlicher Individuen bei der Krankheit nicht übersehen werden kann, heutzutage noch völlig unklar.

Allergie.

Wenn auch morphologische Hinweise kein ausreichendes Fundament zur Feststellung einer allergischen Genese sind (Rössle 1933; Klinge 1933), so ist doch durch vielfache Beobachtungen sehr wahrscheinlich gemacht, daß allergische Vorgänge in der Pathogenese der Endangitis obliterans eine entscheidende Rolle spielen (Norpoth 1932; Dürck 1930; Rossier 1955). Dabei war für die bei der menschlichen Erkrankung vorkommende allergische Reaktion die zugrunde liegende Antigen-Antikörper-Reaktion am Arteriengewebe bisher nicht stofflich-chemisch analysierbar. Man stellt sich vor, daß Reizeinwirkungen der Umwelt die Eiweißstruktur der lebenden Substanz so beeinflussen, daß anstelle normergischer Gefäßreaktionen ein allergisches Verhalten tritt. Andererseits wäre es denkbar, daß garnicht in allen Fällen eine Einwirkung äußerer Faktoren nötig ist, sondern daß endogene Gefäßfaktoren für die einschlägigen Reaktionsbedingungen sorgen. Ratschow (1954) hält es „beim heutigen Wissen um die Bedeutung von Durchlässigkeitsschädigungen der Grenzgewebe“ nicht mehr für nötig, so schwer abgrenzbare Begriffe wie den der Allergie zur Erklärung der Pathogenese heranzuziehen. Alle bei Durchblutungsstörungen auftretenden Veränderungen seien damit erklärbar, daß es durch veränderte Endotheldurchlässigkeit zu Ernährungsschäden der Gefäßwand kommt. Diese Vorgänge treten an solchen Stellen auf, an denen ein endogener oder exogener Reiz wirksam wird. Diesem Reiz käme die Rolle der Ortswahl der Reaktion zu („Lokalisatoreffekt“). Nur wenn bestimmte Eiweißkörper sowie bestimmte spezifische oder teilweise spezifische Organantigene vorhanden sind und miteinander reagieren, wird der Lokalisatoreffekt realisiert. Solche sensibilisierenden Eiweiße können durch Herdinfektion, Störungen von Entgiftungsschranken (Darmwand, Leber) oder durch Änderungen von Bluteigenschaften wirksam werden.

Bei Endangitis obliterans reagiert das Gefäßsystem nach Sensibilisierung in atypischer Weise auf sonst wohl reaktionslos vertragene Reize, und zwar durch Bildung von Organantigenen. Die im Blut enthaltenen Antikörper treten alsdann mit den Organ-(Gefäß-)Antigenen in Reaktion, wodurch initiale Permeabilitätsstörungen und erste morphologische Veränderungen in Form von Intimaödem und Intimaverquellungen eingeleitet werden. Später schließen sich an dieses Stadium Intimaproliferation, Thrombenbildung, Lumenveränderungen u. a. an. Es liegt nahe, in diesen formalen Gemeinsamkeiten mit dem rheumatischen Geschehen auch pathogenetische Wesensähnlichkeit der Vorgänge zu vermuten.

Das gemeinsame Vorkommen mit endokarditischen Prozessen sowie Glomerulonephritiden, an denen ebenfalls allergische Faktoren beteiligt sind, bildet eine weitere Stütze für die allergische Genese der Endangitis obliterans, die freilich heute im einzelnen noch völlig unzureichend unterbaut ist (Bock 1954). Bereits durch Arbeiten von Dürck (1930), Jäger (1932), Mumme (1940), Güthert (1948), Pokorny (1950) wurde auf gemeinsames Vorkommen von *Endokarditis und Endangitis* hingewiesen. Waldorp u. Mitarb. (1950) wiesen bei einem 46jährigen Kranken mit Endangitis obliterans ein fieberhaftes rheumatisches Erythema nodosum nach. Der gute Effekt von ACTH-Behandlung sowie der während des Krankheitsverlaufes zu beobachtende Globulinanstieg wird von Henriksen (1954) als Hinweis auf allergisches Geschehen angeführt. Wichtige Beweise für die allergische Genese der experimentellen Endangitis obliterans wurden durch die Arbeiten von Emmrich und Petzold (1952) sowie Petzold (1954) beigebracht. Das Prinzip dieser tierexperimentellen Auslösung der Erkrankung beruht auf der Sensibilisierung von Tieren durch geringe Mengen artfremden Eiweißes oder Erzeugung von Staphylokokkenabscessen, wodurch es zu Intimaschädigungen kommt. Zusätzlich bedarf es noch einer gleichzeitigen Zweitschädigung in Form einer mechanischen, chemischen oder thermischen lokalen Einwirkung, die dann örtlich — Lokalisatoreffekt — eine endangitische Reaktion zustande kommen läßt. Ätiologisch interessant ist die Beobachtung von Wepler (1938) einer „hyperergischen Thromboendarteriitis" bei einem 3 Tage alten Neugeborenen nach mütterlicher Schwangerschaftsintoxikation (Eklampsie).

Ob auch Stoffe ohne Eiweißcharakter eine für die Entstehung einer Endangitis obliterans bestimmende Allergisierung bewirken können, bleibt noch unentschieden. Die Frage berührt vor allem die Wirksamkeit von Tabakextrakten, die vielfach nicht als einfache toxische sondern als allergisierende Wirkung angesehen wird (vgl. später S. 265).

Infektionen.

Die Frage nach der Bedeutung von Infektionen für die Entstehung der Endangitis obliterans stellt sich bereits bei der Diskussion des ätiologischen Einflusses von Allergien. Schon die Tatsache, daß bei der Erkrankung Zeichen eines entzündlichen Geschehens vorliegen, weist auf Infektionen hin. Dazu kommt die weitgehend gesicherte Erfahrung, daß in einem beträchtlichen Prozentsatz Infekte als Grundlage von Allergien wirksam sind.

Versuche, bei Fällen von Endangitis obliterans Erreger im Blut oder Gewebe nachzuweisen, können trotz einiger positiver Ergebnisse (Rabinowitz 1923; Horton und Dorsey 1930, 1932) mit Nachweis von gramnegativen Erregern oder pleomorphen, teils vergrünenden Streptokokken, letztlich als negativ angesehen werden, da sich die positiven Beobachtungen später nicht bestätigen ließen (Allen, Barker und Hines 1955). Andererseits gibt eine von Allen und Lauderdale (1936) berichtete Beobachtung zu denken, wonach es bei einem Chirurgen, der sich bei einer Amputation eines Fingers bei einem Patienten mit Endangitis obliterans an einem Knochendorn verletzt hatte, zu einer chronischen, arteriographisch, aber nicht bioptisch nachweisbaren arteriellen Insuffizienz kam. Versuche durch Gewebstransplantationen eine Endangitis obliterans zu erzeugen, führen zwar bei paravasaler Implantation zu vieldeutigen Gefäßveränderungen, doch kann die in ihrem Gefolge auftretende Intimaproliferation, Thrombose oder Gangrän nicht als spezifisch angesehen werden. Buerger (1929) konnte durch

Transplantation von erkrankten Venenteilen seiner Patienten auf Kranke ohne akute Schübe Infiltrate und Phlebitiden erzeugen. Seine Deutung dieser Veränderungen als Zeichen einer direkten Infektion ist jedoch anfechtbar.

Zahlreiche Untersuchungen wurden zur Klärung der Frage angestellt, ob Streptokokken, Coli- oder anderweitige bakteriogene oder virogene Infektionen die Voraussetzung der Endangitis obliterans bilden. Dí PÍERRO (1951) und IMPERIALE (1928) hielten den Zusammenhang eines Falles von Endangitis obliterans mit gleichzeitigem Typhus abdominalis für bedeutungsvoll, worauf auch BAL (1931) hinwies. Das Zusammentreffen mit Typhus abdominalis ist aber, wie VON HASSELBACH (1939) auf Grund der bei 218 Untersuchten nur in 4 Fällen anamnestisch faßbaren Erkrankungen an Typhus abdominalis festgestellt wird, als zufällig anzusehen. Ähnlich unwahrscheinlich ist es, daß sonstige gleichzeitig oder in der Vorgeschichte aufgetretene Infektionskrankheiten mehr darstellen als zufällige Akzidentien; hierher gehören Beobachtungen über Malaria (SIROKOGOROV 1935), Dermatomykosen (THOMPSON 1941), Dermatophytosen (NAIDE 1941). NAIDE fand allerdings bei solchen Patienten in 80% einen positiven Hauttest auf Trichophytin, während Kontrollpatienten nur in 20% der Fälle positiv reagierten. ALLEN, BARKER und HINES (1955) halten es für möglich, daß auf dem Boden einer Endangitis obliterans eine verstärkte Neigung zu Dermatophytosen besteht, wodurch die Zahl der positiven Hautteste bei diesen Patienten erklärlich wird.

Gegenüber diesen durchwegs negativ zu bewertenden Versuchen, ätiologische Zusammenhänge der Krankheit mit bestimmten Infekten nachzuweisen, scheint die Frage berechtigt, bei wieviel der Kranken sich Herdinfekte im Körper nachweisen lassen. BROWN, ALLEN und MAHORNER (1928) konnten bei 75% ihrer Endangitiker periapikale Zahnherde, bei 80% Tonsillitiden nachweisen; Prostatitiden ließen sich in 52% auffinden; nur 3 von insgesamt 88 untersuchten Patienten erwiesen sich frei von nachweisbaren Herdinfekten. Andererseits darf demgegenüber eingewandt werden, daß von der schier unermeßlichen Zahl von Fokalinfektträgern nur ein verschwindender Anteil eine Endangitis obliterans bekommt. Hierdurch wird es nahegelegt, die Wirkung des Herdinfektes allenfalls darin zu sehen, daß er unter bestimmten Umständen die Rolle des Sensibilisators im Organismus übernimmt.

Ätiologische Zusammenhänge mit anderen ohnehin zu Gefäßveränderungen führenden Krankheiten sind ebenfalls zu beachten. ANGELESCU u. a. (1930) sowie GOODMAN (1935, 1937) hielten die Zahl der Patienten, die aus Fleckfiebergebieten kamen, für beträchtlich und waren geneigt der Fleckfieber-Ätiologie deshalb Bedeutung beizumessen, weil bei dieser Rickettsiose der Nachweis des Erregers im Blute, ebenso wie bei Endangitis obliterans, nicht möglich war. Bei der großen Anzahl seiner positiv auf Fleckfieber reagierenden Patienten und der relativ geringen Zahl positiv reagierender Kontrollfälle bleibt es doch unklar, wieweit anamnestisch durchgemachte Krankheiten und Infekte, die mit der Endangitis obliterans ätiologisch nichts zu tun haben, hier im Spiele waren, zumal die verwendete Testreaktion an der Haut nicht spezifisch ist. Der Gedanke, daß die Endangitis obliterans als Folge einer Rickettsieninfektion auftritt, wurde bereits 1930 von ANGELUSCU u. Mitarb., 1933 von TROISIER und HOROWITZ diskutiert. Positive Sabin-Feldman-Teste und damit Verdacht auf Infektion mit Toxoplasmen bei 20% der Patienten mit peripheren Durchblutungsstörungen fanden SCHRADER und WESTPHAL (1951).

Endangitische Erkrankungsverläufe sind auch bei Syphilis des Gefäßsystems beschrieben (GEIER 1958). In solchen Fällen ist die Erkennung der Grundkrankheit die Voraussetzung für eine erfolgreiche Therapie.

Da bis heute kein spezifischer Erreger für die Endangitis gefunden wurde, muß zwar eine einfache, unmittelbar an das Vorhandensein von Erregern im Organismus geknüpfte Abhängigkeit als sehr unwahrscheinlich gelten, wenngleich theoretisch diese Ablehnung schwer zu begründen ist. Ähnlich wie bei der von ASCHOFF diskutierten spezifischen Virusätiologie des Rheumatismus, blieb diese Diskussion innerhalb der bisherigen Forschungen ohne Resultat. Untersuchungen des Zusammenhangs und des Zusammentreffens der Endangitis obliterans mit anderweitigem infektiösen Geschehen im Organismus konnten jedoch einen Zusammenhang insofern wahrscheinlich machen, als der Infekt die Grundlage einer allergischen Gefäßreaktion zu liefern imstande ist, ohne die der als Lokalisator wirksame zusätzliche Reiz oder Schaden keine Erkrankung hervorrufen kann. In diesem Zusammenhang diskutiert VON HASSELBACH (1939) die Wirkung von gehäuften Impfungen namentlich für die Kriegsendangitis. Beobachtungen von BERBLINGER (1950) über das Auftreten von Endangitis nach Tetanus-Antitoxingabe sind in diesem Zusammenhang von Interesse. Allerdings ist in letzterem Falle artfremdes Eiweiß und nicht ein bakterielles Antigen wirksam.

Blutgerinnungsstörungen.

Gelegentlich mitgeteilte Hämokonzentrationen oder erhöhte Gerinnungsneigung erklären ALLEN, BARKER und HINES (1955) durch begleitende thrombotische Prozesse. Als ätiologisch wirksame Faktoren dürften die genannten Momente jedoch ausscheiden.

Toxische Einwirkungen.

a) Tabakrauchen. Es ist unbestritten, daß es Kranke mit Endangitis obliterans gibt, die niemals geraucht haben (BARKER 1931; JABLONS 1925; HERRELL und ALLEN 1936), wodurch die Behauptung von SILBERT (1927, 1935) die Krankheit komme ausnahmslos bei Rauchern vor, widerlegt ist. Trotzdem kann an der eminenten Rolle von Nicotin für die Entstehung der Endangitis obliterans nicht gezweifelt werden. Bereits ERB (1904) sowie WIETING (1908), später SPITZMÜLLER (1942), NOBLE (1931), LICKINT (1939) wiesen auf die Nicotinwirkung bei der jugendlichen Extremitätengangrän hin. Angaben über einen hohen Prozentsatz von Rauchern unter den Erkrankten finden sich in nahezu sämtlichen diese Frage behandelnden Statistiken. Freilich konnte in Ländern mit geringem Tabakkonsum, wie Japan, die Statistik von KOYANO (1921/22) sogar in 40% der Endangitis obliterans-Kranken Nichtraucher finden. W. MEYER (1918/1920) stellte auf Grund eigener Beobachtungen die Behauptung auf, daß die Endangitis obliterans vorwiegend auf Tabakabusus zurückzuführen sei. SILBERT (1927) schrieb gleichfalls der langdauernden Einwirkung von Tabakrauch die Rolle eines auslösenden Faktors der Krankheit zu. In ähnlichem Sinne äußern sich ALLEN, BARKER und HINES (1955), die dem hochgradigen Konsum besonders von Zigaretten wesentliche Bedeutung beimessen. Eingehende Verlaufsbeobachtungen durch SILBERT (1927) scheinen zu zeigen, daß bei Endangitis obliterans-Patienten einerseits das Einstellen des Rauchens zu einem relativ günstigen, die Fortsetzung des Rauchens zu einem ungünstigem Krankheitsverlauf führt. ROSENAUER (1950) mißt dem Nicotin Bedeutung bei als einer die Endangitis obliterans auslösende Ursache und bestätigt die Ergebnisse von SILBERT (1927) insofern, als von 39 nach Sympathektomie untersuchten Endangitikern die Nichtraucher eine Heilungsquote von 85%, die Raucher eine Heilungsquote von nur 19% aufwiesen, und als in einer Anzahl von Fällen das Einstellen des Rauchens allein bereits günstige Wirkungen zeigte. GIFFORD und HINES (1951) berichten über klinische Heilung eines 33jährigen Endangitikers während 12jähriger Nicotinkarenz. SILBERT (1927) sowie ALLEN, BARKER und HINES (1955) sind sich darüber einig, daß jahrelang unter Nicotinkarenz rezidivfrei verlaufende Fälle unmittelbar nach Rückfälligwerden ins Rauchen deutliche Exacerbationen der Endangitis obliterans zeigten. TINOZZI und MORONE (1950) nehmen an, daß die schädliche Wirkung des Rauchens hauptsächlich über eine Hyperhistaminämie zustande kommt, STROOMANN (1925) mißt der Hyperadrenalinämie nach Nicotinaufnahme Bedeutung bei; HENDERSON (1953) nimmt auf Grund seiner Beobachtungen eine erhöhte Wirkung von Hypophysenhormonen beim Rauchen an. Über die Physiologie und Physiopathologie des Rauchens vgl. Abschnitt Nicotin (S. 27). MADDOCK u. Mitarb. (1932, 1936), WRIGHT und MOFFAT (1934) sowie BARKER (1933) konnten nachweisen, daß bei Patienten mit Endangitis obliterans sowie bei den meisten gesunden Probanden während des Rauchens eine Vasoconstriction der Hautgefäße mit Abfall der Hauttemperatur stattfindet. Auch SHEPHERD (1951) fand bei Inhalation von Zigarettenrauch eine Abnahme der Handdurchblutung. An der Muskulatur (Calorimetersonde) sahen aber RUEF, BOCK u. HENSEL (1955) Durchblutungszunahme.

Daß durch Nicotinanwendung die Katecholamine im Nebennierenvenenblut (Katzenversuche von FOLKOW und v. EULER 1954; Hundeversuche von HOUSSAY und RAPELA 1953) bis über das Hundertfache des Ausgangswertes ansteigen, erscheint eindeutig erwiesen. Am Menschen fanden REHDER und ROTH (1959) zwar keine entsprechenden Blutzuckeranstiege und keine Erhöhung der Katecholamine, wohl aber Pulsfrequenzsteigerungen und Hauttemperaturabnahme (vgl. S. 27/28). Eigenartigerweise erhöhte sich nach Rauchen von 6 Zigaretten in 2 Std die Adrenalinausschüttung im Urin um 22—52% (WATTS und BRAGG 1956). Auch in den Tierversuchen von WOODS u. Mitarb. (1956) konnte durch intraaortale Nicotingaben das Adrenalin im Plasma stärker als das Noradrenalin erhöht werden.

Untersuchungen von HARKAVY u. Mitarb. (1932) bezweckten die Feststellung der Hautempfindlichkeit von Endangitikern auf Tabakextrakte verschiedener Provenienzen. Die Hautteste waren bei Endangitis obliterans in über 70% positiv, bei Kontrollpersonen nur in 38% positiv. In ähnlicher Weise stellte SULZBERGER (1934) unter 24 Endangitikern positive Hautteste auf Tabakextrakt in 78%, bei Rauchern ohne Endangitis in 46%, bei Nichtrauchern in 16% fest. Nicht bestätigt wurden diese Ergebnisse durch TRASOFF u. Mitarb. (1936) sowie von WESTCOTT und WRIGHT (1938). Desgleichen fanden ALLEN, BARKER und HINES (1955) bei ihren Kontrollen nur sehr geringe Unterschiede zwischen Endangitikern und Nichtendangitikern. Durch diese Untersuchungen wird jedoch nur die Frage einer Überempfindlichkeit auf Tabak, nicht die grundsätzliche Wirksamkeit von Tabak auf die Gefäße berührt.

FRIEDLANDER, SILBERT und LASKEY (1936) erzielten in Rattenversuchen über 5—12 Wochen an 33 von insgesamt 48 männlichen Tieren durch Injektionen von denicotinisiertem Tabakextrakt Zehengangrän mit Intimaproliferation und Thrombosen der Arterien; bei 12 weiblichen Ratten ließ sich keine Gangrän erzielen. Wurde das Nicotin lediglich im Tabakrauch inhaliert, so kam es nur bei einer von 6 männlichen Ratten nach 5 Monaten zu Gangrän.

Es ist sicher, daß die größte Zahl der Endangitiker sich aus schweren Zigarettenrauchern zusammensetzt. Demgegenüber beträgt jedoch die Zahl der Endangitiker nur einen winzigen Prozentsatz der Gesamtzahl schwerer Raucher. Zudem muß berücksichtigt werden, daß die Endangitis obliterans auch bei Nichtrauchern zweifelsfrei vorkommt, daß also das Rauchen keine Conditio sine qua non für die Entstehung der Endangitis obliterans darstellt. Daraus scheint hervorzugehen, daß das Rauchen eine die Endangitis obliterans begünstigende Wirkung ausübt, indem es bei Individuen mit entsprechender Voraussetzung Entstehung, Ausprägung und Verlauf der Endangitis obliterans in ungünstigem Sinne beeinflußt, also eine bedingt endangitisfördernde Wirkung ausübt. Die Behauptung von der Überempfindlichkeit der Endangitiker gegen Nicotin läßt sich jedoch nicht ausreichend begründen; in solchem Falle würde es sich nicht um eine bedingt krankheitsfördernde Noxe sondern um einen primären ätiologischen Faktor handeln. Wie stets ist auch die Frage nach den individuellen Rauchgewohnheiten bedeutungsvoll (vgl. S. 28).

b) Ergotismus. Dem Ergotin als einem spezifisch vasokonstriktorisch wirksamen Stoff muß die Fähigkeit zukommen, individuell empfindliche Patienten, sei es solche mit Neigung zu Gefäßspasmen oder solche mit organischen Gefäßverengerungen, ungünstig zu beeinflussen. Ähnlich dem Tabak scheint das Ergotin pathogenetisch eine gewisse, wenn auch viel geringere Rolle für die Genese der Endangitis obliterans spielen zu können. Von Wichtigkeit ist die Beimischung von Ergotin im Roggenmehl und Roggenbrot (vgl. Ernährung). McGrath (1935) konnte experimentell an Ratten Gangränbilder erzeugen, die der menschlichen Endangitis obliterans histologisch ähnlich waren. Außerdem scheint die Beimischung von Ergotin im Reisbrot nach Kaunitz (1955) nicht immer harmlos zu sein. Dieser Autor (1954, 1955) erörterte auf der 103. Jahrestagung der American Medical Association die Frage, ob für Endangitis obliterans neben dem Tabak auch das Mutterkorn eine ätiologische Rolle spielt, wobei die Möglichkeit diskutiert wurde, daß fortgesetzte Aufnahme kleiner Mutterkornmengen mit der Nahrung über spastische Veränderungen allmählich zu einer Endangitis obliterans führen könnten. Die amerikanischen Getreidesorten, sowie der Reis, können nach Kaunitz toxische Mengen von Mutterkorn enthalten; das zur menschlichen Ernährung bestimmte Getreide darf dort maximal einen Gehalt von 0,3% Mutterkorn aufweisen, ein Prozentsatz, der von Kaunitz als bedenklich bezeichnet wird, zumal eine Personengruppe mit hohem Reisbrotkonsum nachweislich in erhöhtem Prozentsatz an Endangitis obliterans erkrankte. Auch Getreide, das mit Ustilago Zeae (Getreidebrand) infiziert ist, soll gefährlich sein (Kaunitz 1955). Nach Informationen des Instituts für Acker- und Pflanzenbau, Freising-Weihenstephan (Sturm; persönl. Mitteilung) darf das in Deutschland zur menschlichen Ernährung verwendete Getreide maximal 0,1% Mutterkorn enthalten; nach Tornow (1950) soll mutterkornhaltiges Mehl frischer Ernten viel stärker giftig wirken als älteres Mehl. Von Bedeutung scheinen diese Beimischungen zu den Nahrungsmitteln hauptsächlich für solche Individuen zu sein, die ohnehin an einer Endangitis obliterans leiden, und zwar im Sinne eines krankheitsfördernden Faktors.

Ob das bei Japanern mit nicht hohem Nicotinverbrauch relativ häufige Vorkommen von Endangitis obliterans (Ito u. Asami 1932) auf Ergotinbeimischung in Brot und Reis zurückzuführen ist, wäre zu untersuchen.

c) Arsen. 1898 berichtete Geyer über das Vorkommen von Gliedmaßenbrand in der Reichensteiner Bevölkerung nach langdauerndem Genuß arsenhaltiger Wässer. Butzengeiger (1940) fand bei 180 Patienten mit chronischer Arsenvergiftung in 15 Fällen Durchblutungsstörungen, dabei in 6 Fällen mit Extremitätengangrän; 27 Patienten der durchwegs aus Winzern und Küfern bestehenden Untersuchten boten Zeichen einer „angiopathischen Reaktionslage". Daß die Arsenschädigung nicht auf direkten Kontakt mit arsenhaltigen Schädlingsbekämpfungsmitteln, sondern auf den Genuß arsenhaltigen Weines zurückzuführen ist, geht nach Butzengeiger (1940/49) aus der Tatsache hervor, daß auch nicht im Weinberg arbeitende Untersuchte unter Durchblutungsstörungen litten, die entsprechend den gefundenen histologischen Veränderungen als Endangitis obliterans anzusprechen waren. STRAUSS (1932) und DÜRCK (1930) sahen Auftreten von Endangitis obliterans nach Arsenvergiftung. VON REDWITZ (1950) wies auf das gehäufte Vorkommen der Endangitis obliterans bei Moselwinzern hin. Er erinnerte daran, daß deutsche Weine vor dem Import in U.S.A. auf ihren Arsengehalt geprüft werden.

d) Blei. Schwere Grade von Durchblutungsstörungen gehören nach RATSCHOW (1953) nicht zum Bilde der Bleivergiftung, obwohl bei angiopathischer Reaktionslage durch Bleischaden eine Durchblutungsstörung hervorgerufen werden kann (MOESCHLIN 1952; HAMILTON u. JOHNSTONE 1945; vgl. dieses Handbuch, Beitr. Hypertonie, WOLLHEIM u. MOELLER, Bd. IX/5, S. 771ff.). VIGDORTSCHIK (1934) untersuchte 3000 Personen, 867 Bleiarbeiter und 2133 Nichtbleiarbeiter. Gegenüber einem Prozentsatz von 0,14 der Nichtbleiarbeiter wiesen die Bleiarbeiter eine Endangitisquote von 1,38% auf. Dies spricht dafür, daß das Blei eine bedingt endangitisfördernde Noxe darstellt. KUKIN (1937) fand unter 71 Endangitikern 22 Bleiexponierte. BENSMANN (1926) sowie RÖPKE (1938) beobachteten Fälle, bei denen sich im Anschluß an Bleikoliken die ersten Zeichen von arterieller Insuffizienz zeigten.

e) Kohlenmonoxyd. Das im Tabak enthaltene und auch bei Verbrennung von Zigarettenpapier anfallende Kohlenmonoxyd soll in den vorkommenden wirksamen Mengen keine schädlichen Effekte auf Herz und Gefäße haben (RATSCHOW 1953).

f) Jod. Endangitis obliterans als Folge von Überempfindlichkeit gegen Jod beschrieben HERZENBERG und MASCHKILEISSON (1934): jedoch entspricht das als Endangitis obliterans angesprochene Bild mehr einer Periarteriitis nodosa (perakuter Verlauf mit Tod an Niereninsuffizienz nach Jodkalibehandlung bei Pemphigus vegetans).

Physikalische Schädigungen.

a) Temperatureinflüsse. Seit den Beobachtungen von v. WINIWARTER (1878), WEISS (1894); VON ZOEGE-MANTEUFFEL (1891, 1893 und 1902) und ERB (1898) wurde die Aufmerksamkeit immer wieder auf die Rolle von Nässe und Kälte bei der Entstehung der Endangitis obliterans gelenkt. Dies entsprach nicht nur einem allgemeinen Kausalitätsbedürfnis, das bei zweckgerichteten Angaben (z. B. bei Rentenbegutachtungen) sich sogar in fehlerhaften Ergebnissen niederschlagen kann (v. HASSELBACH 1939), sondern auch dem Aufklärungsbedürfnis kritischer Autoren. Die Endangitis obliterans ist keinesfalls eine Krankheit, die nur in kalten Gegenden vorkommt, sie wird auch im gemäßigten und warmen Klima gefunden. Daß durch äußerlich wirksame Kältereize ausgelöste Vasoconstrictionen nicht selten zur Erkennung der ersten Manifestation einer Endangitis obliterans Anlaß geben, beweist nicht die ätiologische Wirkung der Kälte auf die Auslösung der Grundkrankheit. Auch Verschlimmerung der Krankheit während der kalten Jahreszeit dürfte nur einen sekundären kälteabhängigen Vorgang darstellen, desgleichen das Besserwerden der Krankheit beim Aufsuchen wärmerer Gegenden. Daß die Kälte per se nicht in der Lage ist, eine Endangitis obliterans hervorzurufen, zeigen die Beobachtungen von RATSCHOW (1936), wonach die Patienten mit Endangitis obliterans nur teilweise Kälte und Nässeschädigungen ausgesetzt waren. Daß aber in Fällen, in denen nach Kälteeinwirkung Erfrierungen auftraten, andere Richtlinien gelten müssen, geht aus den bei Erfrierung nachweisbaren Gefäßveränderungen (STAEMMLER 1944) hervor. Heute ist die Rolle von Kälteeinwirkungen für Auslösung oder Entstehung der Endangitis obliterans noch durchaus umstritten. Während von TODYO (1912), DÜRCK (1930), CEELEN und VON REDWITZ (1931), AJMAR (1932), RAUCH (1933), ARKANIKOW (1934),

STENDER (1936), KLOSTERMEYER (1950) u. PÄSSLER (1952) Kälteeinwirkungen für belanglos halten, maßen ihnen BIER (1930), GRUBER (1929), ITO und ASAMI (1932), AMINJEW (1931), SALINGER (1932), ONACA (1932) und RÖPKE (1938) unter einleuchtenden Umständen eine ätiologische Bedeutung bei. Auch KNEPPER (1936) spricht der Kälteeinwirkung die Rolle eines Lokalisatoreffektes zu. VON HASSELBACH (1939) und RATSCHOW (1953) halten Anerkennung von Kälteeinwirkung als pathogenetische Faktoren nur dann für gerechtfertigt, wenn es sich um außergewöhnliche, über das übliche Maß hinausgehende Einwirkungen, namentlich bei Kriegsereignissen, handelt. Natürlich kann es kaum einem Zweifel unterliegen, daß bei gegebenen Voraussetzungen, d. h. bei bereits vorhandener Sensibilisierung gegen Fremdeiweiß oder bei Anwesenheit entzündlicher Prozesse im Körper, ein örtlicher Kälteschaden zu einer Veränderung im Sinne einer Endangitis obliterans führen kann. Daß hierbei nicht stets eine generalisierte Endangitis obliterans vorliegen muß, ändert nichts an der ursächlichen Wirkung des Kältefaktors.

Nach ERB (1950) kann auch abnorme Wärmeeinwirkung zum Zustandekommen einer Endangitis obliterans beitragen, wie der Fall eines unter dauernder Hitzeeinwirkung (Tagestemperaturen von 70^0) beim Bau einer Wüstenstraße Beschäftigten beweisen soll.

Die Beurteilung des Zusammenhanges zwischen Kälteschädigung und Endangitis, die von manchen Autoren nicht nur skeptisch (CEELEN 1932), sondern mitunter auch in negativem Sinne erfolgt (KAZDA 1924; JÄGER 1932; RATSCHOW 1953) muß unter strenger Beachtung der individuellen Anamnese und Nosogenese erfolgen. GRUBER (1929, 1930) außerdem BERBLINGER (1929), HELLY (1929) aber auch DÜRCK (1930), SEBERT (1928), SALINGER (1932), STEPP (1937), WAGNER und NEUNER (1939), vor allem aber SIEGMUND (1942, 1943), KILLIAN (1943, 1942) und STAEMMLER (1944) vertreten ebenso wie VON HASSELBACH (1939) den Standpunkt, daß eine Endangitis obliterans durch eine Frostschädigung entstehen kann. STAEMMLER (1944) konnte feststellen, daß die Erfrierungsschäden, die in der Vorgeschichte von Endangitis-Patienten nachzuweisen sind, im allgemeinen zwar geringfügigerer Natur sind (kaum Erfrierungen 3. Grades mit schwerer Gangrän), daß aber schon die morphologische Ähnlichkeit der nach Kälteschädigung (Frostgangrän) und der bei Endangitis obliterans nachweisbaren Gefäßveränderungen einen Zusammenhang naheliegend erscheinen läßt. STAEMMLER konnte sogar nachweisen, daß sich bei bestimmten Fällen von Extremitätenerfrierungen diskontinuierlich von den örtlichen Veränderungen eine typische Endangitis obliterans entwickeln kann. Es würde jeder Wahrscheinlichkeit widersprechen, für diese Fälle zu behaupten, daß sich die Endangitis dieser Patienten auch ohne vorhergehende Kälteschädigung zu gleicher Zeit und in gleicher Ausprägung entwickelt hätte. In diesem Falle überragt eben doch das Faktum der Erkrankung die Hypothese der Möglichkeit eines rein zufälligen Zusammentreffens. Besonderes Gewicht bekommen die Untersuchungen STAEMMLERS (1944) dadurch, daß sie beweisen, daß die Kälteschädigung („Kälteangiitis" im Sinne von RATSCHOW 1956) keineswegs örtlich auf die Orte der unmittelbaren Kälteeinwirkung beschränkt ist, sondern wesentlich über das frostgeschädigte Gebiet hinausreichen, ja sogar als Fernwirkungen der Frostschädigung aufzufassen sind. Welche speziellen Faktoren im Einzelfall die Entwicklung solcher kältebedingter Endangitiden entscheiden (Mitwirkung von Allergie), ist zunächst noch nicht abgrenzbar. Dies ändert jedoch, ebensowenig wie die Tatsache, daß die Mehrzahl von Frostgeschädigten keine Endangitis bekommt, nichts an der Wahrscheinlichkeit dafür, daß ohne die Kälteschädigung die Krankheit wohl nicht zum gleichen Zeitpunkt und in gleicher Stärke aufgetreten wäre. Auch der häufig gehörte Einwand, eine präexistente Gefäßkrankheit sei durch Kälteschaden erst zur Manifestation gebracht worden, ändert nichts an der versorgungsrechtlichen Situation (richtunggebende Verschlimmerung). Denn der Kälteeinfluß ist nur dann versorgungsrechtlich irrelevant, wenn die Wahrscheinlichkeit besteht, daß ohne ihn der gleiche klinische Zustand zur gleichen Zeit manifest geworden wäre.

b) Mechanische Faktoren. Mechanische Reize auf die Gefäßwand können bei entsprechender Disposition am Orte ihrer Einwirkung zu entzündlichen Reaktionen führen; diesen Faktor wollte STAPF (1936) bei seiner „Überbeanspruchung des Gefäßsystems" betonen. VON HASSELBACH (1939) hält derartige Einwirkungen für unbeträchtlich. Die Rolle von groben mechanischen Einwirkungen mit Gewebsverletzungen muß sorgfältig untersucht, sollte jedoch nicht überschätzt werden. BARKER (1938) fand in 60 von 171 Fällen mit Endangitis obliterans in der Anamnese Traumen, wie Absceßincision, Hühneraugenoperationen, Manipulationen an den Nägeln. Da derartige Eingriffe auch bei bereits Erkrankten einen Anlaß zur Manifestation von Symptomen geben, ist ihre ätiologische Bedeutung umstritten. ITO und ASAMI (1932) sowie BAL (1931) und BRAEUCKER (1935) fanden anamnestische Hinweise auf Gewebsquetschungen und Weichteilschußverletzungen; in ihren Beobachtungen war die Durchblutungsstörung primär auf der geschädigten Körperseite ausgeprägt. Umgekehrt darf, trotz der großen Zahl von Beinverletzten ohne Endangitis obliterans, ein ätiologischer Zusammenhang mit Verletzungen nicht als ausgeschlossen betrachtet werden; RIEDER (1938) fand allerdings unter 220 Untersuchten mit schweren Beinverletzungen im Alter von 3—31 Jahren keinen Fall von Endangitis obliterans.

Die Frage, ob durch Preßluftwerkzeuge eine Endangitis obliterans verursacht werden kann, wird von HAMILTON (1930), JUNGHANNS (1937) u. a. erörtert. v. RIEDER (1938) fand unter 250 Preßluftarbeitern keinen Fall von Endangitis obliterans, HAMILTON (1930) ebenfalls nicht. JUNGHANNS (1937) konnte bei einem 38jährigen, 11 Jahre als Preßluftarbeiter tätigem Mann eine Endangitis obliterans feststellen, bei der sich Fingerspitzennekrosen, Nageleiterung und entzündliche Knötchen am Unterarm ausbildeten; nach JUNGHANNS (1937) wirkt am Preßlufthammer nicht nur die mechanische Erschütterung, sondern auch die ausströmende kalte Luft schädigend. VON HASSELBACH (1939) fand unter 218 Endangitikern bei 94 Hinweise auf Traumen; 59 der Traumatisierten glaubten selbst nicht an einen Zusammenhang zwischen Trauma und Endangitis obliterans, 35 machten das Trauma für die Endangitis verantwortlich. Nur bei 4 der Untersuchten war der Zusammenhang mit dem Trauma einwandfrei sicherzustellen, bei 12 Kranken war ein Zusammenhang immerhin vertretbar. Die Beobachtung von Intimafibrosen in einer subcutanen Arterie des Daumenballens bei einem Bohrer (LANGER und VETHACKE 1957) belegt ebenfalls die Möglichkeit, daß rhythmische Erschütterungstraumen zu entzündlichen Intimaveränderungen führen können. Vom theoretischen Standpunkt aus ist es durchaus denkbar, daß traumatische Reize, welche zu spastischen Durchblutungsstörungen führen können, die auch die Wund- und Knochenheilung behindern, bei entsprechend disponierten Individuen in der Lage sind, eine lokalisierte Endangitis obliterans auszulösen, d. h. effektiv werden zu lassen (BRAEUCKER 1932, 1935; VON HASSELBACH 1939).

c) Einwirkung elektrischer Ströme. Ob elektrische Einwirkungen zu einer Endangitis führen können, kann auf Grund der bisher vorliegenden Unterlagen nicht einwandfrei beurteilt werden. KOEPPEN und PANSE (1955) halten bisher vorliegende positive Beurteilungen solcher Zusammenhänge für fehlerhaft; sie geben an, daß das Gefäßsystem bzw. die glatte Muskulatur gegenüber elektrischen Reizen relativ träge ist, und daß es unmöglich ist, daß sich nach einem einmaligen elektrischen Reiz eine Dauerkontraktion der Gefäße entwickelt. Obwohl uns kein einschlägiger konkreter Fall bekannt ist, halten wir es nicht für berechtigt, jede Möglichkeit eines solchen Zusammenhangs a priori abzulehnen. Jedenfalls müßte eine solche Möglichkeit dann in Erwägung gezogen werden, wenn durch ein elektrisches Trauma eine so erhebliche örtliche Gewebsschädigung nachweisbar zustande kam, wie sie als Zweitschaden (Lokalisator) bei angiopathischer Reaktionslage oder bei entsprechender Sensibilisierung des Gefäßsystems den Ablauf einer Endangitis obliterans in Gang setzen kann. Wenn thermische, mechanische und chemische Reize hierfür bestimmend sein können, erscheint eine entsprechende Wirksamkeit eines nachgewiesenen örtlichen elektrischen Traumas nicht generell ausgeschlossen.

Neurogene Einwirkungen.

Grundsätzlich möglich, wenn auch vielfach nicht konkret beweisbar, ist die Entwicklung endangitischer Arterienstenosen im Gefolge neurogener Einflüsse, wie dies von SUNDER-PLASSMANN (1943) angenommen wird. Immerhin konnte SCHRADER (1952) anhand von 6 Fällen, bei denen nach Diskusprolaps eine gleichseitige Obliteration im Ilica- oder Femoralisbereich zur Entwicklung kam, es als wahrscheinlich ansehen, daß die durch Bandscheibenvorfall bewirkte Schädigung der Spinalwurzeln über eine trophische Störung der innervierten Arterienwand im Sinne eines „Lokalisatoreffektes" für die Endangitis verantwortlich war. Selbstverständlich handelt es sich dabei nur um einen, wenn auch partiellen Kausalfaktor in der Pathogenese.

Zusammenfassend ist über die *Ätiologie der Endangitis obliterans* zu sagen, daß die Krankheit fast ausschließlich unter der Wirksamkeit männlicher Sexualhormone bei entsprechenden konstitutionellen Voraussetzungen (angiopathische Reaktionslage) zur Manifestation gebracht wird. Als auslösende Faktoren dürften vasokonstriktorisch wirksame Substanzen wie Nicotin und Ergotin sowie verschiedene mechanische, thermische oder chemische Schädigungen von Bedeutung sein. Örtliche Schädigungen wirken dabei als Lokalisatoren der Erkrankung, wobei man eine Sensibilisierung mit einem artfremden oder körpereigenen Antigen dem Reaktionszustand zugrunde zulegen geneigt ist (vgl. Pathogenese S. 277).

ζ) Morphologie.

War man in den ersten Jahrzehnten nach Beschreibung des Krankheitsbildes der Endangitis obliterans durch v. WINIWARTER (1878) ausschließlich auf Untersuchung von Amputationspräparaten angewiesen, so lieferten in späteren Zeiten, besonders seit BUERGER (1908, 1924) und JÄGER (1932) Obduktionsbefunde ganzer Leichen wichtige Aufschlüsse für die Kenntnis des Krankheitsbildes.

Die Beschreibung der Morphe der Endangitis obliterans ist dadurch erschwert, daß am gleichen Individuum nebeneinander zum gleichen Zeitpunkt verschiedene Stadien der Krankheit angetroffen werden können; so finden sich neben frisch entzündlichen Veränderungen allenthalben Bilder von Ausheilungs- und Anpassungsvorgängen. Diese sehr verschiedenartigen Zustände bringen es mit sich, daß nicht nur über die Deutung sondern auch über die Frage der pathogenetischen und nosologischen Einheit die Meinungen der Autoren erheblich voneinander abweichen.

Die makroskopisch auffälligste Veränderung ist eine Ausfüllung der Lumina großer Arterien durch gelbrötliches, meist ziemlich weiches Füllgewebe. Diese Veränderung findet sich nicht nur in den klinisch stenosierten Gefäßbereichen, sondern in der Regel auch proximalwärts davon; es kann nicht selten bis in die

Aorta reichen. Im Füllgewebe findet man winzige sehr zahlreiche Gefäße, die der Schnittfläche ein poröses Aussehen verleihen. Schneidet man eine derartig veränderte Arterie der Länge nach auf, so kann man neben polsterförmigen Vorwölbungen der Gefäßwand ins Lumen häufig auch rote Thromben in mehr oder weniger inniger Verbindung mit der Gefäßwand finden. Die frischen Gerinnungsthromben pflegen dabei meist (a) dem das Arterienlumen distalwärts verschließendem Füllgewebe als Stagnationsthromben aufzusitzen. Andererseits kann sich auch herzwärts eines durch Intimapolster verursachten Lumenverschlusses (b) ein Stagnationsgerinnsel bilden. Schließlich kommt es häufig distal von Intimapolstern, und besonders gerne distal von diesen fibrinoid durchtränkten, mitunter ulcerösen Bezirken zu Abscheidungsthromben (c) (Abb. 52).

Es finden sich auch an Stellen mit unveränderter Intima bisweilen Thrombosen. Klostermeyer (1950) sieht darin, wie Buerger (1924), einen Hinweis auf primäre Thrombosierungen und einen Gegenbeweis gegen das Vorliegen sekundärer Thrombenbildungen auf dem Boden von Gefäßwandveränderungen.

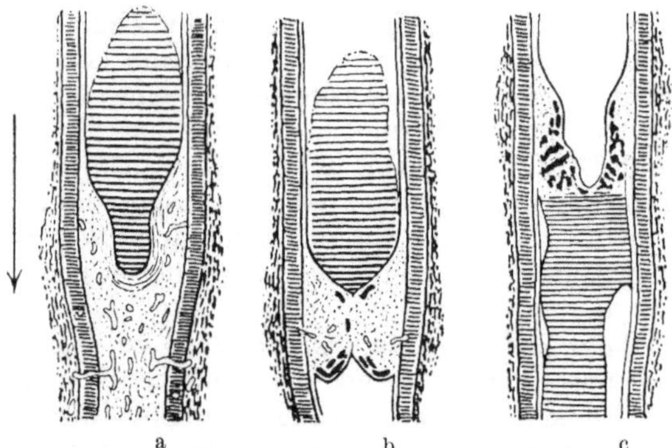

Abb. 52a—c. (Schema V.) Lage der frischen Thrombose: a zentral vom Verschluß durch kanalisiertes Gewebe; b zentral vom obturierenden Intimapolster; c peripher im Anschluß an aufgebrochene Intimapolster. Schwarz: Fibrinoid. (Nach Jäger 1932.)

Die betroffenen Gefäße, besonders die Arterien, sind häufig erheblich kontrahiert, so daß ihr Lumen eng erscheint. Ist es zum Lumenverschluß gekommen, lassen sich Ansatzpunkte zur Ausbildung kompensatorischer Kollateralkreisläufe unschwer auffinden, wie am Beispiel des Verschlusses der A. femoralis und poplitea durch Jäger (1932) eine vicariierende Erweiterung der A. obturatoria und der A. comes ischiadica gezeigt wurde. In Amputationspräparaten (Stapf 1936), also unter Verhältnissen, bei denen offenkundig ein hinreichender Kollateralkreislauf nicht zustande gekommen war, werden solche Kollateralen natürlich weniger gefunden. Der Kollateralkreislauf umfaßt meist umfangreiche, distal der Hauptarterienobliteration gelegene Gefäßbezirke, bisweilen unter Umkehr der Strömungsrichtung. In diesem Fall kann auch eine Rekanalisierung von Füllgewebe im Hauptgefäß stattfinden, was funktionell einer Arterienneubildung entspricht; v. Zoege-Manteuffel (1893) und Jäger (1932) konnten den Nachweis hierfür am Beispiel des rete arteriale genu führen. Am ungünstigsten liegen die Verhältnisse in der Fersengegend, die überhaupt nach Stucke (1956) hinsichtlich der Gefäßversorgung benachteiligt ist, zumal bei Endangitis obliterans die A. tibialis posterior häufig besonders stark betroffen ist (Borchard 1896; Jäger 1932). Wie v. Baumgarten (1883), Horton (1930) und Jäger (1932) zeigten, besteht zwischen dem offenen und dem obliterierten Extremitätenarterienbereich keine direkte Lumenverbindung, so daß die durch Rekanalisierung entstandenen, infolge ihrer Endothelauskleidung als Gefäße anzusprechenden Lumina kaum funktionelle Bedeutung haben. Die Elastica interna wird häufig ohne Veränderung gefunden, teilweise können örtliche Elastica-Zerstörungen mit Verfettungen, Verkalkungen und Riesenzellbildungen vorliegen (Jäger 1932). Die Media zeigt, meistens auf örtliche Herde beschränkt, Zeichen von Vascularisierung, die gelegentlich über Intimadefekte durch die Elastica interna in die Media vorzudringen scheint.

Die Intima läßt eine deutliche, besonders für Endangitis obliterans charakteristische Fibrose erkennen. Ausgehend von der subendothelialen Zellschicht entwickelt sich hierbei ein gefäßreiches Stroma, mit schmalen, vielfach radiär verlaufenden Bindegewebszellen, arm an elastischen Fasern, ohne Zeichen von Verfettung und Verkalkung. Aus solcher Substanz bestehen die makroskopisch als wandständige Polsterbildungen imponierenden Intimafibrosen. Das Gewebe solcher, hauptsächlich in größeren Arterien vor den Abzweigungsstellen der Seitenäste vorkommenden Intimapolster ist weniger hyalin als bei Arteriosclerosis obliterans; es besteht aus sternförmig und locker angeordneten Zellen, die reichlich mit chromotroper Grundsubstanz durchsetzt sind; die Polster zeigen vielerorts oberflächliche Geschwürsbildung. Gegenüber der Arteriosklerose, speziell der Atherosklerose (vgl. Tabelle nach JÄGER 1932) weisen die Endangitis obliterans-Intimapolster besonders zahlreiche blutgefüllte Gewebsspalten und Capillaren auf.

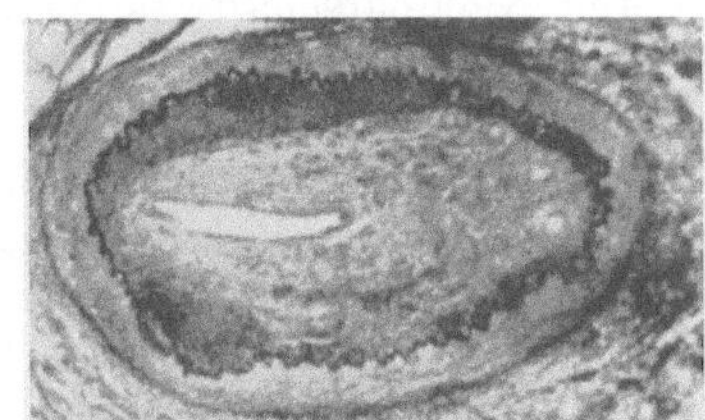

Abb. 53. (35fach). Kanalisierter Verschluß des absteigenden Astes der linken Kranzarterie, darunter sklerotische, an elastoiden Fasern reiche Intimapolster. (Nach JÄGER 1932.)

Die Gewebsspalten sollen nach DÜRCK (1930) und JÄGER (1932) durch Schrumpfung des allmählich hyalin werdenden Polstergewebes entstehen. In späteren

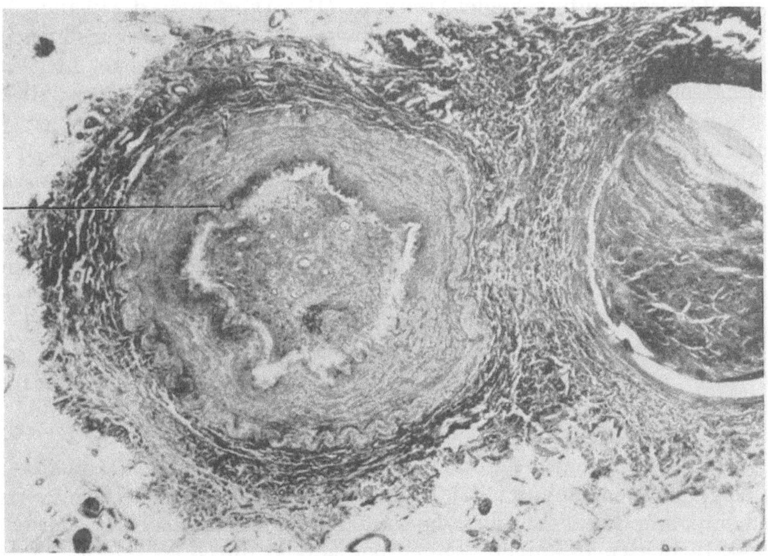

Abb. 54. (Vergr. 13,5fach). Verschluß der geschrumpften Oberschenkelschlagader durch kanalisiertes Füllgewebe. Faltung der Elastica interna, bei *a* Fragmentation und Verkalkung. Bindegewebswucherung der inneren Mediahälfte und der Adventitia. „Verlötung“ der Arterie und Vene. Fast völliger, in Schüben erfolgter Verschluß der Vene. (Nach JÄGER 1932.)

Stadien kann sich an der Basis der Polster Lipoid einlagern, wodurch tiefliegende Atherome entstehen, die im Gegensatz zur Arteriosklerose nie die Oberfläche erreichen. Unmittelbar unter der Oberfläche der Intimafibrose finden sich die für Endangitis obliterans besonders charakteristischen fibrinoiden Nekrosen, die durch Substanzen gebildet werden, die dem Amyloid und Hyalin nahestehen. Das Fibrinoid kann reaktionslos im Gewebe liegen, kann aber auch zu sekundärer Zuwanderung von Leukocyten Anlaß geben. Fibrinähnliche Stoffe finden sich auch an kleinen Gefäßen (Jäger 1932). Die Unterscheidung zwischen subendothelialen Ablagerungen und Fibrinthromben kann schwierig sein, zumal die Intima stellenweise granulomartige, epitheloid und riesenzellhaltige Herde aufweist, in deren Nachbarschaft die bereits erwähnten Veränderungen der Elastica interna bevorzugt anzutreffen sind (Fossel 1934; v. Hasselbach 1939).

Die Endangitis obliterans größerer Arterien läßt die Media im allgemeinen unverändert; etwa anzutreffende Mediaveränderungen werden als sekundär entstandene reparative Vorgänge angesehen, die von der Gefäßwand her eine bessere Blutversorgung der lumennnahen, primär geschädigten Arterienschichten bezwecken (v. Hasselbach 1939).

An den größeren Arterien mit Veränderungen einer Endangitis obliterans vom intimalen Typ finden sich histologisch von der Intima ausgehende zellige leukocytäre Infiltrationen mit Einlagerung fibrinoider Substanz und ödematöser Durchtränkung der Gefäßwand. In diesem Stadium lassen sich Ähnlichkeiten mit der Periarteritis nodosa feststellen, bei der allerdings die fibrinoiden Nekrosen vorwiegend in der Media, und nicht wie bei der Endangitis obliterans in der Intima zu finden sind. Das Fibrinoid ist auch substanzchemisch von dem bei Periarteriitis nodosa nachweisbaren Fibrinoid unterscheidbar. Jäger (1932) faßt die Unterschiede des fibrinoiden Gewebsschadens bei Endangitis obliterans und Periarteriitis nodosa in den folgenden Tabellen zusammen (s. Tabelle 9 und 10).

Von diesen die größeren Arterien befallenden vornehmlich intimalen Typ der Endangitis obliterans unterscheidet Denecke (1933) eine mehr die kleinen Arterien und Arteriolen ergreifende adventitielle Form. Hierbei finden sich Intimaverdickungen über weitere Strecken längs des Gefäßverlaufs, wie Jäger (1932) durch Längsschnitte erkennen konnte. Die veränderten Gefäßwände weisen gewucherte Endothelzellen und eine ödematös veränderte Intima mit viel wäßriger Grundsubstanz auf. Die strahlige Anordnung (von Winiwarter 1878) der ins Lumen hineinragenden spinnenförmigen Endothelzellen, die stellenweise durch Vacuolenbildung von ihrer Unterlage abgehoben sind (Allen und Brown 1928), begünstigt in den dazwischen liegenden Bezirken die Entwicklung hochzylindrischer Endothelzellen (Jäger 1932). Die Intimaverdickungen beschränken sich bisweilen auf Teile der Gefäßzirkumferenz. Mitunter kommt es zu Unterteilungen des Lumens in mehrere Gefäßwege, ähnlich den Verhältnissen, wie sie durch kanalisiertes Füllgewebe bei der Endangitis obliterans größerer Arterien zustande kommen. Die letztgenannten Veränderungen bei Endangitis obliterans vom adventitiellen Charakter lassen, wie schon Dürck (1930) und Gruber (1929) zeigen konnten, entzündliche Vorgänge weitgehend vermissen.

Die Endangitis obliterans der kleinen Arterien und Arteriolen vom adventitiellen Typ zeigt auf dem Schnitt häufig konzentrische oder sichelförmige Intimawucherungen, ohne Gehalt an fibrinoider Substanz, an Riesenzellen oder Granulomen. Diese Intimawucherungen können per se oder durch sekundäre Thrombenbildung zu Lumenstenose und Lumenverschluß führen. Da die Wucherungen keine fibrinoiden Nekrosen enthalten, wurden sie von Hueck (1939) nicht als entzündliches Aufsauggewebe bezeichnet, sondern als Anpassungsprozesse auf verminderte Gefäßfüllung gedeutet.

Nach Jäger (1932), Bredt (1941) und v. Albertini (1944) bestehen histologisch zwischen der Endangitis obliterans und der Arteriosklerose genetische und morphologische Beziehungen; beiden Krankheiten liegen wesensverwandte und nur graduell unterscheidbare Vorgänge zugrunde. Besonders im Ausheilungsstadium der Endangitis obliterans und bei Endangitikern mit fortgeschrittenem Alter finden sich augenfällige Übergänge und Gemeinsamkeiten zwischen beiden Krankheiten (Buerger 1924; Hueck 1939). Rotter (1949) kommt auf Grund seiner Untersuchungen zu dem Resultat, daß am bradytrophen Gewebe der Arterien die Ernährungsstörung (Sauerstoffmangel) einerseits an den kleinen dünnerwandigen peripheren Arterien vom muskulären Typ mit relativ besserer Ernährung

Tabelle 9. [Nach Jäger 1932.]

	Atherosklerose	Endangitis
Folge der Saftstauung:	Quellung der Grundsubstanz, Hyalin	(Quellung, Nekrose) Fibrinoid
Ort der Ablagerung in der Intima	Tiefe Schicht	Oberflächliche Schicht
Verhalten der Intima gegen das Reaktionsprodukt	Schichtweise *Über*deckung (Aschoff) durch der Lichtung *tangentiale* Zellagen, wenig Capillaren	Granulationsgewebe (s. u.) oder *Unter*polsterung durch capillarreiche *radiäre* Wucherung der subendothelialen „Cambium"-schicht
Beanspruchung der Intimapolster	Zugwirkung: Differenzierung elastischer Fasern	Kein Zug, keine elastischen Fasern
Oberfläche der Polster	Glatt, an den Rändern allmählich übergehend	Durch Schädigung des Endothels rauh, Ränder steil, oft überhängend
Entartungsvorgänge	In der Tiefe (Intima-Mediagrenze): Atherome	An der Oberfläche: Geschwürsbildung
Folge derselben	Atheromaufbruch, wenig Thrombose (Cholesterin!)	a) Thrombose mit Organisation b) Zugang der Saftströmung in die Tiefe des Polsters, damit Ermöglichung der atherosklerotischen Veränderung: Hyalinisierung, Atherome an Intima-Mediagrenze

Tabelle 10. [Nach Jäger 1932.]

	Unterschiede des fibrinoiden Gewebsschaden bei		
	Rheumatismus	Periarteriitis nodosa	Endangitis
Lieblingssitz	lockeres Bindegewebe ↓	Media ↓	Intima großer — kleiner Gefäße ↓ ↘
Ablauf	Granulom ↓	Aneurysma ↓	Polster Thrombose — Fibrinthrombus Granulationsgewebe ↘ ↙
Ausgang	Narbe	keilförmige Narbe der ganzen Gefäßwand	Füllgewebe
Für klinische Diagnose wichtigste Lokalisation	Herz, Gelenke, Tonsillen, Muskel	kleine Arterien der Nerven abd. Organe: Niere	Intima der großen Arterien der Extremitäten

der Gefäßwand das Bild einer „Endarteriitis obliterans" bzw. „Endarteriitis fibrosa", andererseits an den größeren, dickerwandigen Arterien vom elastischen Typ mit ungünstigerer Gefäßwandernährung das Bild einer Arteriosklerose hervorbringt; er deutet die morphologischen Differenzen zwischen der Endangitis obliterans und der Arteriosklerose als Produkte von unterschiedlichen Reaktionsbedingungen verschiedener Arterientypen auf eine gemeinsame Noxe.

Auf die bei Endangitis obliterans vorkommende Endophlebitis wurde bereits durch v. WINIWARTER (1878) hingewiesen. BUERGER (1910) betonte ebenfalls die Venenbeteiligung und ihre diagnostische Bedeutung.

Die betroffenen Venen weisen unabhängig von den Bezirken mangelnder arterieller Versorgung lokale leukocytäre Infiltrate und miliare Riesenzellherde auf, in denen Massen von Fibrin und zerfallenden Blut- und Gewebszellen eingeschlossen sind (BUERGER 1910).

Diese Veränderungen können den Zeichen arterieller Insuffizienz jahrelang vorausgehen. Im Anschluß an das entzündliche Stadium mit frischer intravenöser Thrombenbildung, entzündlicher Venenwandreaktion und perivasalem Ödem (LINDENBAUM und KAPITZA 1936) kommt es zur Ausbildung kleiner granulomatöser Nekrosen und riesenzellhaltiger tuberkelähnlicher Herde. Die Thromben werden durch Lymphocyten und Histiocyten infiltriert, wodurch es zu Lumen-

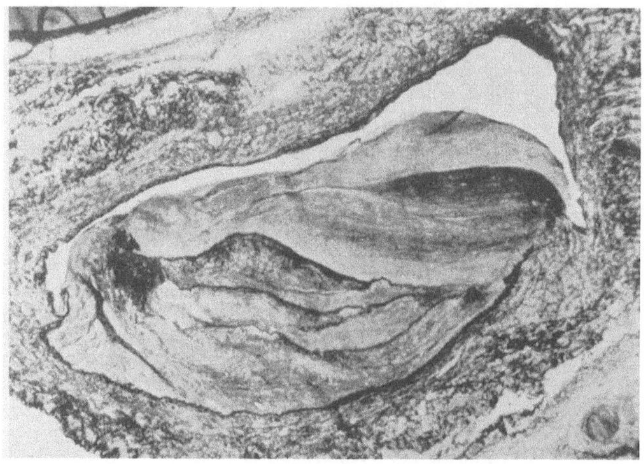

Abb. 55. Vena poplitea (14fach). Endophlebitisches Polster. Die einzelnen Schübe des Prozesses sind durch elastische Schichten abgeteilt. Rechts unten verschlossene und umgebaute kleine Gefäße. (Nach JÄGER 1932.)

obliterationen mit oder ohne Rekanalisation kommen kann oder das Lumen nur eingeengt wird (STAPF 1936). JÄGER (1932) fand in der Venenwand auch bei Fällen von klinischer Thrombophlebitis migrans keine Granulome; wie später auch BORCHARD (1933), fand er nur Verdickung und Ödem der Intima, eine kontrahierte „hypertrophische Media“ und im Lumen einen roten Blutpfropf. In den Beinvenen fand er zwischen Thrombus und Intima eine feine Fibrinschicht, aber keine Intimapolster. Wegen der frühzeitigen Entstehung dieser Veränderungen nimmt JÄGER (1932) an, daß in den Venen wegen der langsameren Blutströmung bereits Thromben entstehen, bevor das Intimagewebe gewuchert ist. GRUBER (1930) konnte die von BUERGER (1910) beachteten Venenwandveränderungen nur in den oberflächlichen Venen in 20—25% der Fälle finden. Andererseits sahen CEELEN (1932) sowie JÄGER (1932) in Gegenden arteriellen Verschlusses noch gut durchgängige Venen. Der Lumenobliteration verfallen hauptsächlich kleinkalibrige, weniger die größeren Venen. STAPF (1936) nahm deshalb an, die Phlebitis migrans sei als Folge der entzündlichen und nekrobiotischen Vorgänge in der Peripherie von Patienten mit Endangitis obliterans aufzufassen.

UHLIK (1952) kommt auf Grund von Befunden sowjetrussischer Autoren, wonach in der Adventitia und Media der Arterien sich Lymphgefäßgeflechte nachweisen lassen, zur Ansicht, daß bei der Endangitis obliterans den ersten

Blutgefäßveränderungen eine entzündliche Thrombose der Lymphgefäße vorausgehe und erst sekundär Arterienwandveränderungen mit fibroplastischen proliferativen Vorgängen und sekundären Thrombosen entstehen. Er glaubte auch zu beobachten, daß Arterienveränderungen in Bezirken obliterierter Lymphgefäße vorkommen.

Am peripheren Nerven wird, soweit er Arterien und Venen begleitet, nicht selten eine von den Blutgefäßen auf das Perineurium übergreifende zellige Infiltration gefunden, wobei Röpke (1938) an Folgeerscheinungen lokaler Vaskulitiden denkt. Bei diesem Vorgang kommt es zunächst im Perineurium zu Ödembildung und leukocytärer Infiltration, später zu Sklerosierung des Infiltrates mit der Möglichkeit von Nervenfaserveränderungen im Sinne einer peripheren Achsenzylinderdegeneration, vornehmlich an Stellen stärkerer Ischämisierung. Auch Wright (1948) nimmt an, daß Schwellungszustände im Perineurium und sekundäre Myelinabsorptionen durch Ischämie zustande kommen.

Alle beschriebenen Veränderungen im Verlauf des Krankheitsbildes der Endangitis obliterans sind in der Regel nicht auf ein Gefäß, eine Extremität oder ein Organsystem beschränkt, sondern häufig disseminiert oder gar generalisiert ausgeprägt (Buerger 1924, 1952; Jäger 1932). Es handelt sich also um eine potentielle Systemkrankheit, deren Manifestationen an verschiedenen Organsystemen bei der Besprechung der klinischen Symptomatologie abzuhandeln sind.

η) Pathogenese.

Nach den Vorstellungen von Ratschow (1953) kommt es bei der Endangitis obliterans im Mesenchym des durch pathologische Eiweiße sensibilisierten Organismus zu Antigen-Antikörper-Reaktionen, sobald in den Gefäßwänden durch schädigende Einwirkungen Organantigene gebildet sind. Beim Durchgang durch die inneren Gefäßwandschichten reagieren die im Plasma enthaltenen Antikörper mit den ortsständig fixierten Organantigenen, wodurch die initialen Gewebsschäden, beginnend mit subintimalem Ödem, fortgesetzt durch Intimaverquellungen und intravasale Thrombenbildung zum Ablauf kommen. Goecke (1927) denkt an eine durch peristatische Vorgänge in den Vasa vasorum verursachte gesteigerte Flüssigkeitsdurchtränkung der Gefäßwand bei der Entwicklung von Intimawucherungen. In den am Orte der Antigen-Antikörperreaktion auftretenden fibrinoiden Nekrosen sieht Jäger (1932) den zentralen Vorgang bei der Endangitis obliterans. Damit ähneln die Einzelheiten der Pathogenese weitgehend den Vorgängen beim Rheumatismus.

Die Beteiligung vasomotorischer Störungen am initialen endangitischen Prozeß wird von Gruber (1929), Neuburger (1931, 1932), Nordmann (1930; 1936) u. a. für möglich gehalten, sei es daß man dabei abnorme Beantwortungen äußerer Reize oder primäre Störungen an der neuralen Gefäßversorgung vermutet (Stöhr 1938; Sunder-Plassmann 1943; Feyrter 1949; Block 1951, 1952).

Die Geschwindigkeit der Reaktionen ist uneinheitlich und schwankend. Bei langsamen Prozessen, Fehlen von zirkulatorischer Überlastung und bei Gelegenheit zu funktioneller Anpassung werden die Durchblutungsstörungen unter Umständen lange Zeit latent bleiben, falls genügend Zeit für den Ausgleich der Störung durch Kollateralen zur Verfügung steht. So können die Betroffenen in den Anfangsstadien der Krankheit mitunter weitgehend beschwerdefrei sein oder nur so gering irritiert werden, daß auf ärztliche Hilfe verzichtet wird.

Reicht die Anpassungsfähigkeit der peripheren Gefäßversorgung nicht mehr aus, kommt es zur Nekrose. Als bestimmende Momente hierfür sind Kreislaufstörungen verschiedenster Ursachen anzunehmen, insbesondere Blutdruckabfall

(Wezler 1955), Auftreten von spastischen, thrombotischen, infektiösen oder durch äußere mechanische Einwirkung bedingten Durchblutungshindernissen. Dieses zweite Stadium der Nekrosenbildung im Bereich der Versorgungsgebiete ist keineswegs ein spezifisch endangitisches Geschehen, sondern ein mit anderen Krankheiten gemeinsamer Ablauf (Guillaume 1927), vergleichbar etwa dem Symptom der Dysbasia intermittens. Geschwindigkeit und Ausmaß des Prozesses ergeben sich wiederum aus der Neigung zur appositionellen Thrombenbildung mit zentralwärts fortschreitender Lumenobliteration oder durch Verschluß bislang funktionierender Kollateralen (Jäger 1932). Zudem ist der allergische Gefäßschaden bei polytop angreifenden Noxen an verschiedenen Stellen reproduzierbar. So sind Rezidive und Remissionen in jedem Stadium der Endangitis erklärlich.

Noch nicht abzugrenzen ist die Rolle des Nervensystems in der Pathogenese der Endangitis obliterans. Bekanntlich können durch periphere Nervenreizungen Vasoconstrictionen ausgelöst werden, unter deren Dauereinwirkung die organische Fixierung von Störungen der peripheren Durchblutung denkbar wäre. Daneben ist auch die Weiterleitung neuraler Dauerreize durch thrombotisch verschlossene, funktionslose Lymphgefäße diskutiert worden, die auf reflektorischem Wege Spasmen der noch funktionierenden arteriellen Kollateralen in Gang setzen können (Leriche 1935).

Die endangitischen Gefäßveränderungen können unter dem Bilde einer Arteriosklerose in ein Narbenstadium übergehen, sowohl an der Aorta und den großen Arterien als auch im Bereiche kleinerer Arterien. Bekanntlich bildet die Sklerose das narbige Endstadium zahlreicher pathogenetisch unterschiedlicher Gefäßprozesse. Trotz der Schwierigkeiten bei der Unterscheidung dieser Endzustände läßt sich mitunter ihre nosologische Herkunft noch bestimmen, insbesondere gegen Ausheilungsstadien einfacher Thrombosen und Embolien abgrenzen (Jäger 1933). Zwischen der Endangitis obliterans und der Arteriosklerose gibt es nach geltender Ansicht nicht nur Zwischenstadien und fließende Übergänge (von Albertini 1944); die neuere Pathologie verzichtet wegen der weitgehenden Gemeinsamkeiten der zugrunde liegenden Reaktionen auf eine scharfe Trennung (Bredt 1941, 1949; Holle 1943; v. Albertini 1944; W. W. Meyer 1947).

Freilich ist man noch weit davon entfernt unter den zahlreichen ätiologischen Faktoren die entscheidenden pathogenetischen Zusammenhänge individuell eindeutig und verbindlich zu determinieren, wie es Voraussetzung für eine klare Vorstellung der Pathogenese wäre.

ϑ) Anamnese.

Patienten mit Endangitis obliterans geben in der Regel folgende zwar charakteristische aber keineswegs spezifische Beschwerden an:

Allmählich oder unvermittelt einsetzende Schmerzen, in der Regel zuerst der Beine, von ziehendem Charakter. Dabei sind Exacerbationen unter körperlicher Belastung ein Hinweis für die ischämische Entstehung der Schmerzen. In fortgeschrittenen Stadien werden neben dysbatischen Schmerzen auch andere Schmerztypen (vgl. S. 281ff.) angegeben.

Veränderungen der Hautfarbe oder Venenentzündungen gelten als häufige Frühsymptome der Endangitis obliterans, können aber in der Vorgeschichte fehlen oder unbemerkt bleiben. Gegebenenfalls bilden sie wertvolle Hinweise. Selten fehlt eine auffällige Empfindlichkeit gegen Kälte oder die Neigung zu kalten Füßen.

Anzeichen eines visceralen Befalls werden bei isoliertem Auftreten (ohne Extremitätensymptome) meist verkannt; ihre Kombination mit peripheren Durchblutuggsstörungen ist ein um so wichtigerer diagnostischer Hinweis. Die

Auswertung anamnestischer Angaben sowie ihre Erhebung wird erleichtert durch Verwendung von schematischen Fragebogen. In wieweit die Patienten auf Grund ihrer Beschwerden ärztliche oder klinische Hilfe in Anspruch nehmen, unterliegt weitgehend individuell, landschaftlich und wirtschaftlich bedingten Schwankungen. Untersuchungen an der Prager Universität (VANĚČEK u. Mitarb. 1955) ergaben, daß nur 15% der Kranken in der angiospastischen Phase, 50% im Stadium der arteriellen Insuffizienz und 35% gar erst im gangränösen Stadium die Klinik aufsuchten. Aussagen über die Unterschiede zu anderen Ländern sind mangels entsprechender Statistiken nicht möglich.

ι) Symptomatologie.

Blutveränderungen.

Besonders in der älteren Literatur wird häufig auf eine Erhöhung der Blutviscosität hingewiesen (KOGA 1913; KOYANO 1921/22; KARTASOV 1924; SIGLER 1925; JEGOROV 1926; FIRRAO 1931). Auch SILBERT (1945) erwähnt sie. Meist wird sie mit der bei Endangitis obliterans häufigen intravasalen Thrombenbildung im Zusammenhang gebracht. Sie bildete auch die theoretische Grundlage der Therapie mit hypertonischen Salzlösungen. In der Folgezeit wurde die Viscositätssteigerung häufig bestritten (KIAER 1931; KARATSU 1935; v. HASSELBACH 1939).

Angaben über Polyglobulie bei Endangitis obliterans stammen von JEGOROV (1926), GLEBOWITSCH (1927), STRICKER (1928), LEIBOWICI (1928), FIRRAO (1931) und JULITZ (1953). Es dürfte sich jedoch um Einzelbeobachtungen handeln, die nicht allgemeinverbindlich sind (v. HASSELBACH 1939).

SILBERT u. Mitarb. (1930) fanden bei 69 Patienten mit Endangitis obliterans eine erhebliche Verminderung der Blutmenge (Farbstoffmethode), durchschnittlich um 21%; nur 10% ihrer Kranken hatten normale Blutmengen; die Autoren halten die Blutmengenverminderung für ein quantitatives Merkmal der Schwere der Erkrankung. Auf die Beobachtungen von FRIEDLANDER, LASKEY und SILBERG (1935) bei Frauen mit doppelseitiger Ovarektomie und die daraus gezogenen fragwürdigen Schlüsse wurde bereits früher (S. 261) eingegangen. In der neueren Literatur fehlt für diese Angaben jede Bestätigung.

In gewissen Phasen der Endangitis obliterans werden periphere Leukocytosen beobachtet (BUERGER 1924; SUSSI 1930; u. a.). Die manchmal behauptete Eosinophilie kommt nach RATSCHOW (1953) nur selten vor. v. HASSELBACH (1939) fand sie (d. h. mehr als 4% im Differentialblutbild) nur bei etwa $^1/_6$ seiner Untersuchten. Thrombocytenvermehrung scheint bei akuten Schüben aufzutreten (BOCK 1927; FIRRAO 1931; RATSCHOW 1953).

RIEDER (1932) konnte bei 30 Patienten keine gesteigerten Thrombocytenzahlen finden. Blutungszeit und Blutgerinnungszeit scheinen nicht charakteristisch verändert zu sein, obwohl vereinzelte Angaben über Gerinnungszeitverkürzung anzutreffen sind (LEIBOWICI 1928).

Eine erhöhte Erythrocytenfragilität fanden PERLICK und LUTZ (1953), daneben einen gesteigerten Reaktionsablauf im Prothrombinverbrauchstest, der für die Pathogenese der intravasalen Fibringerinnung wesentlich sein soll. Im Vergleich zu Normalen fanden DE CASTRO u. Mitarb. (1954) einen Anstieg der Konzentrationen von Prothrombin, Faktor 5 und Thromboplastinogen im Arterienblut und einen Abfall der Antithrombinkonzentration im Venenblut. Die Blutkörperchensenkungsgeschwindigkeit ist bei aktiven Endangitis obliterans-Schüben in der Regel beschleunigt (COLLENS und WILENSKY 1953).

Der Gesamtaschegehalt des Blutes wurde von SILBERT u. Mitarb. (1930) sowie DISSELBECK und UHLENBRUCK (1934) erhöht gefunden; desgleichen kann der

Calciumgehalt vermehrt sein. Dagegen wird das Kalium in der Muskulatur gelegentlich erniedrigt gefunden (v. HASSELBACH 1939).

Störungen des Zuckerstoffwechsels bei der Endangitis obliterans wurden häufig mitgeteilt (OPPEL 1927; ALLEN und BROWN 1928; CSERNA 1930; FIRRAO 1931; JULITZ 1953). Bei Exacerbationen wird nicht selten Hyperglykämie und Glykosurie beobachtet (WEITIG 1935; v. HASSELBACH 1939; RATSCHOW 1953). Möglicherweise sind die Hyperglykämien als Reaktionen auf die peripheren Gewebsischämien anzusehen, zumal bereits durch KOYANO (1921/22) im Hundeversuch gezeigt wurde, daß Gliedmaßenbrand nach Gefäßunterbindungen zur Blutzuckersteigerung führen kann. Ob diese wohl auch beim Myokardinfarkt in Gang kommende Reaktion durch eine Erhöhung der Blutkatecholamine zustande kommt, ist ungewiß. Im Gegensatz zu diesen Befunden wurde in Untersuchungen von BUERGER (1924), RIEDER (1932) sowie DISSELBECK und UHLENBRUCK (1934) Blutzuckererhöhung nicht gefunden, sogar meist eine normale Kohlenhydrattoleranz beobachtet. Auch FRIEDLANDER und SILBERT (1931) wie JABLONS (1924/25) konnten bei 40 Patienten keine Blutzuckersteigerungen feststellen, BASEVI und DAGNINI (1952) fanden bei Patienten mit Endangitis obliterans deutliche Anstiege des Milchsäuregehaltes im Venenblut bereits bei geringer körperlicher Belastung.

Angaben über abnorme Cholesterinblutspiegel liegen vereinzelt vor (SUSSI 1930; FRIEDLANDER und SILBERT 1931; FIRRAO 1931; HEITZ 1923). Dagegen fanden STAPF (1929/1936) sowie ALLEN und BROWN (1928) normale oder niedrignormale Cholesterinwerte. Lecithinvermehrung im Blut wurde von RABINOWITZ (1933), Steigerung der Phospholipide von SCUPHAM und DE TAKÁTS (1936), Harnsäureerhöhung von SUSSI (1930), Kreatininerniedrigung von DODEN u. Mitarb. (1952) mitgeteilt. SCALABRINO und BIANCHI (1954) fanden Cholesterinerhöhungen bei thrombotischer Endangitis obliterans, niedrige Cholesterinwerte bei rheumatischen Kollagenosen. Ebenso wie beim Verhalten des Reststickstoffs im Blut dürfte es sich um durchwegs unspezifische Veränderungen handeln, die allerdings von der Funktion der Nieren und des Kreislaufs abhängig sind.

Den im Harn vermehrten Gehalt an Cholin (RABINOWITZ und KAHN 1936) sah man als Hinweis auf gesteigerten Lecithinabbau an. Untersuchungen über das Verhalten der spezifischen Cholesterinesterase und der Pseudocholesterinesterase bei Endangitikern (PARODI und VALLEGA 1950) ergaben keine für die Krankheit kennzeichnenden Unterschiede. Mitunter wurden leicht erhöhte 17-Ketosteroidausscheidungen bei mäßig erniedrigtem Serumkaliumwert beobachtet (HASNER 1952; PERONATO 1953). Dagegen fanden CASTIGLIONI und PAROLA (1951) normale Steroidausscheidungen.

Ein Zeichen für die „kollagene“ Natur der Endangitis obliterans sahen BERNARDI u. Mitarb. (1954) in der Erhöhung der Glykoproteide im Serum. BORGHETTI und ROVATI (1952) wiesen im Serum von Endangitikern eine erhöhte Antihyaluronidaseaktivität nach, im Gegensatz zu normalen Werten bei seniler Arteriopathie.

Die Eiweißveränderungen bei Endangitis obliterans sind unspezifisch. PAGLIARDI (1951) fand eine Vermehrung der β_1-Globuline bei γ-Globulinverminderung und normalen Gesamteiweißwerten.

Hinweise auf Sensibilisierungen und Überempfindlichkeit fanden BRACCI und BELUCCI (1951), woraus sie auf einen veränderten Histaminstoffwechsel schließen. Kälteagglutinine ließen sich im Blut von Endangitikern nicht feststellen (KNY 1951).

Grundumsatzverminderungen bei Endangitis obliterans beschrieben SILBERT und FRIEDLANDER (1931). CSERNA (1930) fand die arteriovenöse Sauerstoffdifferenz im Bereich der erkrankten Extremität erniedrigt. Nach FRIEDLANDER,

Laskey und Silbert (1935) kann das bei Endangitikern angeblich erniedrigte Blutvolumen durch Behandlung mit Schilddrüsenextrakten normalisiert werden (die Wirkung versagte lediglich bei einer doppelseitig ovarektomierten Patientin mit Grundumsatzsteigerung von 47%). Die Körpertemperatur ist nur gelegentlich erhöht (Scherf und Boyd 1955).

In eingehenden Fermentuntersuchungen von Geweben aus arteriell insuffizienten Extremitätenbereichen (Amputationspräparate) stellten Schmidt, Schlief und Hillenbrand (1954); Schlief, Schmidt und Hillenbrand (1953,1954); Schmidt und Hillenbrand (1953), bei Endangitis obliterans in dem der Nekrose benachbarten, noch nicht demarkierten Bezirk unveränderte Glykogenkonzentrationen und unveränderte Konzentrationen an Cytochromoxydase bei Erhöhung der sauren Phosphomonoesterasen fest. Sie bewerten diese Befunde als Zeichen für gute kollaterale Gewebsversorgung.

Der unterschiedliche Befall verschiedener Bereiche des Gefäßsystems durch die Endangitis obliterans, teilweise auf bestimmte Zonen oder Organsysteme beschränkt, teilweise generalisiert, gibt Anlaß zu charakteristischen klinischen Varianten. Lausecker (1950) spricht von einer peripheren, zentralen und intestinalen Form. Die Symptomatologie der verschiedenen Sonderformen wird im folgenden im Rahmen der einzelnen Organsysteme besprochen.

Gefäß- und Organveränderungen.

a) Extremitätenarterien. Bei der Mehrzahl der typischen Verlaufsformen der Endangitis obliterans sind die Extremitäten befallen. Die örtliche Kreislaufbehinderung führt zu einer arteriellen Insuffizienz, deren Ausbreitung vom Kaliber der stenosierten Arterie abhängig ist. Vornehmlich sind die distalsten Körperabschnitte zirkulatorisch benachteiligt, weil sich bei ihrer Versorgung der längere Arterienweg nachteilig auswirkt.

Häufigstes und wichtigstes Symptom der Endangitis obliterans ist der *Schmerz*. Durch ihn finden 90% aller Endangitiker den Weg zum Arzt. Ausgangspunkte der Schmerzreize sind die peripheren Arterien und Venen sowie die minderdurchbluteten Gewebe der Peripherie. Auf die Rolle des Thalamus für die zentrale Verarbeitung der Schmerzreize wurde hingewiesen (vgl. S. 32).

Gewöhnlich handelt es sich um dysbatische Schmerzen, welche die Einstellung der Muskeltätigkeit erzwingen und mit dem Ausgleich der Zirkulationsschuld wieder verschwinden. Goldsmith und Brown (1935) fanden sie bei 75% ihrer Endangitiker. Ein Charakteristikum der dysbatischen Schmerzen bei Endangitis obliterans ist ihre Persistenz auch während langer Remissionsphasen. Die Schmerzen sind meist in der Wadenmuskulatur, seltener im Fußgewölbe lokalisiert. Sie werden durch Kältewirkung verstärkt. Das zuständige Zirkulationshindernis ist wohl immer bedeutend weiter proximal anzunehmen als der Ort des Schmerzes.

An weiteren Schmerztypen kennt man bei der Endangitis obliterans den ischämischen Nervenschmerz, vornehmlich im Bereich der acralen Nervenendigungen (prätrophischer Schmerz nach Brown 1934), der bei Herabhängenlassen der Extremitäten leichter wird. Lanzinierende, schlagartig eintretende Schmerzen treten meist nur bei Befall größerer Extremitätenteile (Hauptarterien) ein. Die Kranken verspüren gleichzeitig Taubheit, Starregefühl, Hyp- und Anästhesie sowie Kribbeln, Stechen und Jucken. Andere, bei Nervenischämie auftretende schwere therapierefraktäre Dauerschmerzen können die Kranken an den Rand der Verzweiflung bringen; Suicidversuche sind nicht selten (Buerger 1924).

Bei einer erheblichen Zahl von Endangitikern lassen sich Veränderungen der peripheren *Arterienpulse* feststellen. Pulsausfälle an der Arteria tibialis posterior und an der Arteria dorsalis pedis sind am häufigsten. Im Bereich der seltener befallenen oberen Extremitäten ist die Arteria ulnaris vor der Arteria radialis und der Arteria brachialis am häufigsten betroffen. ALLEN und BROWN (1928) fanden lediglich bei 5% ihrer Endangitiker ein Fehlen von Pulsationsanomalien; in diesen Fällen waren Durchblutungshindernisse distalwärts der typischen Arterienpalpationsorte anzunehmen. Auf die Notwendigkeit einer ausreichenden Vorbereitung der Patienten (ruhige waagerechte Lage in einem warmen Raum für 30—60 min) für die Untersuchung wurde bereits hingewiesen.

Neben einer in manchen Fällen auftretenden sekundären *Thrombophlebitis* im arteriell insuffizienten Extremitätenbereich, wobei Ödemneigung nicht selten ist, gibt es bei der Endangitis obliterans die primäre, durch v. WINIWARTER (1878) beschriebene und nach WRIGHT (1948) in etwa 50% der Fälle vorkommende Endophlebitis. Hinter ihr können die Symptome der arteriellen Insuffizienz bekanntlich lange zurücktreten. Jede unerklärliche rezidivierende Thrombophlebitis bei jungen Männern muß den Verdacht auf das Bestehen einer Endangitis obliterans lenken, besonders wenn es sich um eine Thrombophlebitis superficialis migrans oder recidivans (saltans) handelt. Die klinischen Zeichen sind Druckschmerzhaftigkeit, Rötung und Schwellung, manchmal knotige Verdickungen mit Rötung der umgebenden Haut. Als Prädilektionsstellen solcher primären Endophlebitiden gelten die Venenklappen hautnaher Unterschenkelvenen und die Venen der Knöchelbereiche. Die Dauer der phlebitischen Schübe beträgt 2—6 Wochen. Als typisch wird ein nach Abklingen eines Herdes auftretender neuer Herd in der Umgebung angesehen. Die Embolieneigung soll geringer sein als bei der blanden Phlebothrombose. Histologisch handelt es sich um eine tuberkuloide Phlebitis mit Verbreiterung der Venenintima, knotenförmigen Granulomen von epitheloidzelligem Bau, manchmal riesenzellenhaltig; auf ihrer Basis kommt es zu obliterierenden Thrombosen (VANĚČEK u. Mitarb. 1955). Die durch die Thrombophlebitis hervorgerufenen Schmerzen (Phlebodynien) halten meist 1—2 Wochen an. Die Ausheilung erfolgt unter Hinterlassung einer oft bräunlichen Pigmentation. Der bevorzugte Befall von jüngeren Männern erklärt nach v. HASSELBACH (1939) das seltene Vorkommen von Varicen. ARKANIKOW (1934) fand unter 140 Patienten keinen einzigen Varicenträger; eine gegenteilige Ansicht vertritt DOPPLER (1930), der häufig Varicen bei Endangitikern beobachtet haben will.

Wiewohl es kaum zum selektiven Befall des *Hautorgans* bei Endangitis obliterans kommt, fanden die kutanen Manifestationen der Krankheit das Interesse der Dermatologen; Hautnekrosen sind für die Endangitis obliterans nicht typisch. Im Falle von KÖHLMEIER (1941) handelt es sich um einen 22jährigen Mann mit sehr zahlreichen, disseminierten, erbsen- bis bohnengroßen Hautinfarkten am Stamm und Extremitäten, die narbig abheilten. Daneben bestand eine intestinale Endangitis obliterans, später letal endigend, und eine kleinfleckige periphere Chorioiditis. Die Beziehungen zur Periarteriitis nodosa dürften hier nicht zu übersehen sein und werden durch die positive Meinicke-Klärungsreaktion, den positiven Müller-Ballungstest bei negativer Wa.R. noch unterstrichen. Gleichfalls Beziehungen zur Panangitis weist die Beobachtung von MUMME (1940) auf.

Ein anderer Typ endangitischer Hautnekrosen wird bei Fällen von großflächigen Defekten der Extremitätenhaut (Ulcera cruris non varicosa; SCHUERMANN 1952) von der disseminierten Endangitis obliterans der Haut unterschieden. Im Bereich des distalen Unterschenkeldrittels entwickelte sich bei dem Patienten von SCHUERMANN (1952) ein großflächiger Hautdefekt; der Patient erlag seiner Krankheit im Laufe der nächsten Wochen. Weitere Angaben über endangitische Ulcera cruris macht LAUSECKER (1950); er weist auf den sprunghaften Befall hin, der durch den bei Endangitis obliterans seltenen raschen Verschluß größerer Arterienäste bewirkt wird. Ferner haben REYN (1935), RIEHL (1936), KERL (1936), MARCHIONINI (1939) sowie CASTEX und DI CIO (1939) auf endangitische Hautveränderungen hingewiesen.

Die *Capillarveränderungen* bei Endangitis obliterans sind differenter Natur. Im erkrankten Bereich kann zuweilen eine Erweiterung der Endcapillaren, teilweise mit Bildung von Ektasien beobachtet werden. In diesen Fällen ist die Haut hellrot. In anderen Fällen kann die Hautfarbe normal sein, wobei dann keine charakteristischen Capillarveränderungen nachweisbar sind. Kommt es zu Änderungen der Hautfarbe, so sind sie typischerweise asymmetrisch ausgeprägt. Nach Kälteeinwirkung wird nicht selten ein sekundäres Raynaud-Syndrom in Form eines dreiphasigen Anfalls (Blässe, Cyanose, Rötung) gefunden, der durch sekundäre spastische Arteriolenverengerung zustande kommt. Nach Lagewechsel und artefizieller Ischämie (Drosselung; Rollprobe; Lagerungsprobe; Matas-Versuch) zeigen sich asymmetrische, unregelmäßig begrenzte Farbveränderungen. Auf die Erscheinungen bei der Lagerungs- und Rollprobe (RATSCHOW 1953; BÜCHSEL und SCHMIDT 1951) sowie auf die verlängerte reaktive Hyperämiezeit und die verlängerte Venenfüllungszeit braucht hier nicht besonders hingewiesen zu werden. Die bei der Hochlagerung ischämischer Extremitäten mitunter verbleibenden bläulichen Flecken werden durch Behinderung des venösen Abstroms erklärt. Hautfarbveränderungen besitzen vor allem dann diagnostischen Wert, wenn die Hauptarterien noch keine palpablen Ausfälle zeigen. Zum Unterschied von der endangitisch bedingten Capillarektasie bleibt bei entzündlichen Erscheinungen (Cellulitis; Erysipel) die Rötung während der Hochlagerung bestehen.

In verschiedenem Maße kommt es zur Störung der *Hauttemperatur*regulationen bei Endangitis obliterans. In kälterer Umgebung erfolgt eine abnorm rasche Abkühlung der arteriell minderversorgten Hautgebiete, bei anschließender Verbringung in wärmere Umgebung oder bei Anwendung von Fernreizen eine verlangsamte Steigerung der Hauttemperatur. Veränderungen der peripheren Spontanrhythmik durch Messungen mit Thermoelementen fand VÖLKER (1949). Die Richtung der Spontanrhythmik kann dabei umgekehrt sein, soweit die Schwankungen nicht ganz fehlen. Nach Femoralisresektion wurde der Wiedereinsatz der vorher fehlenden Spontanrhythmik in spiegelbildlicher Umkehr zur normalen Extremität beobachtet. VÖLKER (1949) schließt daraus, daß an der arteriell insuffizienten Extremität die Durchblutung durch arterio-arterioläre Kollateralen besorgt wird, die bei Weitstellung der regulären Versorgungsgefäße eng und bei Engstellung der Versorgungsgefäße weit sein dürften.

Als besonders verdächtig für Endangitis obliterans gilt der charakteristische Befund von *Extremitätenkälte* im distalen Drittel der unteren Extremitäten bei gleichzeitig vorhandenem brennendem Schmerz (WRIGHT 1948).

Die bei Endangitis obliterans häufig auftretenden *Hautdefekte* werden vielfach durch mechanische, chemische oder thermische Schäden ausgelöst. Am empfindlichsten sind die minimal durchbluteten distalen Extremitätenbezirke, an denen bereits geringfügige Quetschungen, unvorsichtiges Reiben, unsachgemäßes Manipulieren bei der Pedicüre oder Manicüre, Kälteeinwirkungen und Überwärmungen, mitunter sogar mechanischer Druck von Schuhen, zur Entstehung von Ulcera und Gangrän führen. Diese Defekte entwickeln sich in der Regel einseitig, im Gegensatz zum symmetrischen Befall der Raynaud-Attacken. Die Ausdehnung schwankt zwischen Reiskorngröße und dem ganzen Fuß; jedoch sind größere Nekrosen bei der Endangitis nicht häufig. Meist beginnt der juvenile Gliedmaßenbrand nach VON HASSELBACH (1939), TOPROVER (1933) (60%), an der Großzehe, seltener an der Kleinzehe (12% nach TOPROVER 1933; 14% nach V. HASSELBACH 1939).

Die Ursache für die vermehrte Exposition der Groß- und Kleinzehe besteht in ihrer durch endständige Position bedingten verstärkten mechanischen Beanspruchung und in der zirkulatorischen Benachteiligung (nur einseitige Kollateralversorgung). Seltener entwickelt sich die Gangrän im Bereich von Fußrücken, Ferse oder Unterschenkel (BÜDINGER 1932). Gewebsnekrosen kündigen sich meist durch dunkle Verfärbung eines umschriebenen Hautbezirkes, manchmal durch eine subepidermale Sugillation an. Unter bläulicher oder brauner, manchmal schwarzer Verfärbung und allmählicher Verhärtung mumifiziert sich das Gewebe, entsprechend dem „trockenen Brand“. Die Entwicklung feuchter Gangränformen, besonders bei kleineren Nekroseherden, gilt als selten.

Steht im Vordergrund des Hautdefektes nicht die Gewebsnekrose sondern die schlechte Heilungstendenz einer durch meist banale äußere Einwirkung verursachten Wunde, so spricht man von Ulcerationen. Meist handelt es sich um interdigitale oder an der Beugeseite der Zehen lokalisierte, schmerzhafte und sehr unangenehme Fissuren, aus denen sich durch Übergreifen einer Infektion Paronychien, Gelenk- und Knochenaffektionen und Sehnenmacerationen entwickeln können. Der Geschwürsgrund hat weiße, braune oder schwarze Färbung. Als charakteristisch gilt nach ALLEN, BARKER und HINES (1955) das Fehlen der bei sonstigen Entzündungen vorhandenen Hauttemperatursteigerung.

Sklerotische Hautveränderungen („Akrosklerosen“) bei Endangitis obliterans sind beschrieben; sie gelten als besonders anfällig für bakterielle Infektionen. STAPF (1936) sowie v. HASSELBACH (1939) beobachteten Kleiner- und Dünnerwerden von Zehen mit gleichzeitiger konischer Deformation. Ausgesprochen sklerodermale Veränderungen gehören nicht zum Bilde der Endangitis obliterans. Ein von BARDELLI und MICHELI-PELLEGRINI (1950) beschriebener Fall einer Endangitis obliterans mit Gelenkrheumatismus und Skleroderm wird als Manifestation einer zugrunde liegenden Kollagenkrankheit deklariert.

Nicht selten lassen sich an den Extremitäten von Endangitikern narbig ausgeheilte Restzustände abgelaufener Ulcera und Nekrosen feststellen, vor allem im Bereich der Acren.

Ödembildung stellt kein charakteristisches Symptom der Endangitis obliterans dar, wird allerdings bei Thrombophlebitiden nicht selten angetroffen. Postthrombophlebitische *Lymphangitiden* spielen gleichfalls bei der Ödementstehung von Endangitikern manchmal eine Rolle. Schließlich wird durch die Neigung mancher Kranker, die Füße in abhängender Position verweilen zu lassen, die Ödemneigung gefördert, insbesondere bei stärkerer arterieller Ischämie.

Bei chronischen Durchblutungsstörungen der Acren kommt es zum Sistieren oder zur Verlangsamung des *Nagel*wachstums sowie zur unförmigen Verdickung und Deformation der Nägel, die gelegentlich zu Komplikationen (Paronychien) Anlaß geben.

Das *Knochensystem* unterliegt bei lange dauernder Inaktivität einer ischämiebedingten Osteoporose. Außerdem wird bei Gewebsdefekten mit Fistelbildung nicht selten eine Gelenks- oder Knochenbeteiligung beobachtet, bei der es zur Auflösung der Knochenstruktur oder zu intensiven Entkalkungen kommt (vgl. Abb. S. 152). Ob der von WIENBECK (1942) beschriebene Fall einer endangitischen Osteomyelosklerose ein auf die Wirbelsäule beschränkter endangitischer Prozeß ist, dürfte schwer zu beurteilen sein; klinisch ergab sich Verdacht auf eine Wirbelkarzinose; die histologische Untersuchung ergab jedoch eine durch endophlebitische Herde bedingte vermehrte Knochenanbildung („phlegmasiebedingte Markfibrose“) sowie endophlebitische und endarteritische Veränderungen.

In der überwiegenden Zahl von Fällen werden die unteren Extremitäten befallen, die oberen verschont. Die Angaben verschiedener Autoren über die Beteiligung der oberen Extremitäten sind infolge der uneinheitlichen Zusammensetzung des Materials sehr unterschiedlich. Übereinstimmend herrscht aber die Meinung, daß die unteren Extremitäten früher und intensiver befallen werden als die Arme. CEELEN (1932) erklärt dies durch vermehrte funktionelle und hydrostatische Belastung der Beine. Ähnlich wird der manchmal behauptete bevorzugte Befall des linken Beines gegenüber dem rechten (BUERGER 1924; CEELEN 1932; LANGE 1937) mit der meist stärkeren Linksbelastung (Stand- und Arbeitsbein) beim Rechtshänder erklärt. Andere Autoren, z. B. VON HASSELBACH (1939) konnten diese Seitenungleichheit nicht bestätigen.

VON HASSELBACH (1939) beschreibt einen Kranken mit ausschließlichem Befall der rechten Körperseite, der die Regel durchbricht, nach der meist beide Beine, wenn auch in sehr unterschiedlichem Grade, betroffen sind. DENECKE (1941) unterscheidet zwischen der ganz peripher sitzenden sogen. peripheren Form (subakut oder chronisch) und der sogen. zentralen Form, die weiter proximal lokalisiert ist; bei der zentralen Form erstrecken sich etwa auftretende Nekrosen auf den Vorderfuß (Verschluß der Unterschenkelarterien) oder auf den Fußrücken (Femoralarterienverschluß). Als am meisten nekrosegefährdet bezeichnet DENECKE (1941) die mehr akuten und zentralen Formen; nach LERICHE (1935) sind daran neben Thromben auch Spasmen beteiligt.

Eine charakteristische *Lokalisation* der Endangitis obliterans mit ausgeprägten klinischen Kriterien deklariert SCHRADER (1950) als Arteriose der A. femoralis, in deren Gefolge Dysbasie und trophische Störungen auftreten. Aus arteriographischen Untersuchungen ergab sich, daß in den individuell verschieden angelegten anatomischen Varianten der Anastomosierungen zwischen Arteria femoralis und Arteria profunda femoris ein wesentlicher ursächlicher Faktor für diese örtliche Prädilektion zu sehen ist. Seltener ist die Endangitis der Beckenarterien, dort fand WANKE (1953) nur 17% Arterienverschlüsse gegenüber 63% im Femoralisgebiet. Wegen der besseren Kollateralenversorgung bieten sich bei Beckenarterienstenosen bessere Ausgleichmöglichkeiten als bei Lokalisation im Knie- und Unterschenkelbereich (GESENIUS und GANSAU 1950; SCHRADER 1955). Die klinische Charakteristik der verschiedenen Beckenarterienverschlußsyndrome ist von SCHRADER (1955) eingehend monographisch dargestellt. Nach peripherwärts nimmt die Häufigkeit von Arterienverschlüssen und Arterienstenosen auf endangitischer Basis beträchtlich zu (WANKE 1953; AVERBUCK und SILBERT 1934; v. HASSELBACH 1939). Keinesfalls lassen sich bei der Mehrzahl von Endangitikern gangränöse Veränderungen im Sinne der früher gebräuchlichen Bezeichnung „spontane Extremitätengangrän“ (BUROW 1867; WEISS 1894) feststellen. Vielmehr kommt es trotz ausgedehnter Arterienverschlüsse im Laufe langdauernder Erkrankungen (bis zu 20 Jahren nach JÄGER; 1932) meist nur zur chronischen arteriellen Insuffizienz ohne Nekrosenbildung. Bei Befall der Arteria femoralis kommt häufig über die Arteria obturatoria und die Arteria ischiadica ein ausreichender Kollateralkreislauf zustande.

Manche Autoren meinen, daß die arterielle Insuffizienz der oberen Extremitäten infolge Endangitis wesentlich seltener wäre. Die Angaben der Literatur sind aber diesbezüglich sehr verschieden: so werden von BUERGER (1924) 21%, von PERLOW (1933) 30%, von MACMAN (1934) 38%, von AVERBUCK und SILBERT (1934) 53%, von HANSER (1934) 25,5%, sowie von ALLEN und BROWN (1929) 60%, von v. HASSELBACH 25,2% und von SCHUM (1929) nur 5% angegeben. Noch seltener wird der klinische Beginn einer Endangitis obliterans an den oberen Extremitäten beschrieben (CONSTAM 1927; MACMAN 1934; ROZENDAAL und BARKER 1933). In solchen Fällen zeigen sich die ersten Veränderungen an den Fingern; die Schmerzen sind erheblich; vielfach wird durch eine Amputation die histologische Klärung ermöglicht. Über zwei Kranke mit Unterarmamputation berichtet von Hasselbach (1939). Hingegen konnten Horton und Brown (1931, 1932) bei 710 Endangitikern keine Hand- oder Unterarmamputationen verzeichnen. Scherf und Boyd (1955) bestätigen an Hand ihrer Erfahrungen an 389 Patienten den bevorzugten Befall der Beine (74%) und die geringere Häufigkeit des Armbefalls (isoliert nur in 2%), bei 24% der Fälle ging die Beinerkrankung der Armerkrankung voraus. Eine weitere Mitteilung über Endangitis der Arme brachten Duus und Frank (1940).

Schmidt (1953) konnte einen Fall mit endangitisbedingten Nekrosen sämtlicher vier Gliedmaßen beobachten. Loose (1954) konnte eindrucksvolle serienarteriographische Verläufe von Endangitiden mitteilen (vgl. Untersuchungsmethoden).

b) Aorta. Die Einbeziehung der Aorta stellt, namentlich in fortgeschrittenen Fällen von Endangitis obliterans, keine Seltenheit dar (Perla 1925; Averbuck und Silbert 1934; Jäger 1932; Bohle 1950; Gesenius und Gansau 1950; Brass 1950; Schrader und Gadermann 1953). Dabei handelt es sich um erhebliche endangitische Intimaveränderungen mit teilweise ausgedehnten Thrombosen, wodurch je nach Lokalisation und Ausdehnung verschiedenartigste Funktionsausfälle verursacht werden. Hueber, Philippi und Wohlrab (1954) teilen einen Fall von endangitischer Aortenlumenstenose mit, der herzwärts bis zur Arteria subclavia sinistra reichte und das Bild einer Isthmusstenose vortäuschte, gekennzeichnet allerdings durch das Fehlen der Rippenusuren und des für Isthmusstenose typischen Kollateralkreislaufs. Auf die Möglichkeit der Entwicklung des Aortenbogensyndroms (Harders und Wenderoth 1954) sowie auf die Entstehung eines Entzügelungshochdruckes (Lampen 1950) sei hingewiesen. Außerdem bekommt die Endangitis der Aorta durch Lumenstenosierung der Nierenarterien und der großen Eingeweidearterien besondere Bedeutung, worauf im Abschnitt „Viscerale Endangitis obliterans" eingegangen wird. Über Aortenthrombosen vgl. S. 371.

c) Coronararterien. Über Herzbeteiligung bei Endangitis obliterans liegen seit Perla (1925), Cawadias (1930), Allen und Williams (1929), Jäger (1932), Hanser (1934), Averbuck und Silbert (1934) zahlreiche klinische und anatomische Mitteilungen vor. Unter 72 tödlich verlaufenden Fällen von obliterierenden Gefäßerkrankungen, wobei auf eine Unterscheidung zwischen Sklerose und Endangitis verzichtet wird, fanden Asang und Mittelmeier (1956) Coronarbeteiligung in 96%. Das klinische Äquivalent einer coronaren Endangitis obliterans sind Angina pectoris und Myokardinfarkt (Samuels und Feinberg 1930; Hochrein 1943). Dabei ist ein plötzlicher Coronartod beim erstmaligen Auftreten der Krankheit selten. Meist entwickelt sich die coronare Endangitis obliterans langsam progredient. Unter 218 Patienten (v. Hasselbach 1939) starben 6 im Alter von 36—48 Jahren mit den Zeichen einer Coronarinsuffizienz, weitere 8 boten coronare Symptome. Auch bei Fehlen endangitischer Durchblutungsstörungen an den übrigen inneren Organen ist die coronare Endangitis obliterans keine Seltenheit (Lemann 1928; de Blasi 1934; Mallory 1936; Magri und Buriani 1950; Micheli-Pellegrini und Bardelli 1951; Morgano 1952; Audier 1953; Marzani und Barberis 1955). Entsprechende EKG-Veränderungen sind bei Sigal und Laščevker (1952), Lepeschkin (1947), Pratesi (1950) beschrieben. Sigal und Laščevker (1952) teilen ihre 155 Patienten (154 Männer; 1 Frau) hinsichtlich der EKG-Befunde in 4 Gruppen ein: a) 48 Patienten mit altersmäßig unerwartet stark ausgeprägter Coronarinsuffizienz; b) 22 Patienten mit diffusen Myokardschäden und intraventrikulären Leitungsstörungen; c) 27 Patienten mit Myokardinfarkt; d) 58 Patienten mit peripherer Endangitis obliterans ohne klinische oder elektrokardiographisch faßbare Hinweise auf Myokardaffektionen. Die Autoren ermitteln eine endangitisch bedingte Coronarerkrankung bei 65% ihrer Patienten. Demgegenüber hatten AVERBUCK und SILBERT (1934) unter 47 obduzierten Endangitikern nur 18 mit coronarer Endangitis obliterans festgestellt; SAPHIR (1936) fand Coronarbeteiligung in 12 von 21 Fällen, VON ALBERTINI (1937) in 18 von 25 Fällen. Die Problematik solcher Angaben liegt darin, ob die klinisch und anatomisch nachgewiesenen Coronarveränderungen ausschließlich durch endangitische Coronaritis bedingt sind oder ob hieran auch die Arteriosklerose beteiligt ist. MOLL und SCHWARZBACH (1956) stellten bei Patienten mit Endangitis obliterans eine altersabhängige Zunahme des Befalls mit Coronarsklerose fest. Sie glauben, daß klinische Statistiken, die zu einer über $^1/_3$ bezifferten Coronarbeteiligung kommen, durch Mitwirkung altersmäßig bedingter Coronarsklerosen verfälscht sind. Die weitere Auflösung des Problems umfaßt pathologisch-anatomische Fragen über die Beziehungen zwischen Coronaritis und Coronarsklerose (MEESSEN 1944; BREDT 1949). v. ALBERTINI (1946) rechnet Fälle von Coronaritis zum Formenkreis der Endangitis obliterans. PAPACHARALAMPOUS und ZOLLINGER (1953), nach ihnen MOLL und SCHWARZBACH (1956), halten es, wie bereits SAPHIR (1936), für wahrscheinlich, daß fließende Übergänge zwischen beiden Krankheitsbildern bestehen. Bei 60jährigen Endangitikern läßt sich die Coronarbeteiligung mit etwa 50% veranschlagen, entspricht also der Häufigkeit der Coronarbeteiligung bei Arteriosclerosis obliterans, wie MOLL und SCHWARZBACH (1956) sowie FAIVRE u. Mitarb. (1954) feststellten. Dabei wird ein Ausheilungsstadium der Coronaritis als sklerotisches Narbenstadium angenommen (BREDT 1941; 1949; PAPACHARALAMPOUS und ZOLLINGER 1953), daneben auch ein altersmäßig bedingtes Zusammentreffen mit einer von der Endangitis unabhängigen Coronarsklerose. Die Zahl der Endangitiker, die anamnestisch Angaben über coronare Beschwerden machen, beträgt nach ROSSIER u. Mitarb. (1947) sowie ROSSIER (1944) um 20%, nach MOLL und SCHWARZBACH (1956) noch weniger.

Außer an den Coronarien kann das Herz bei Endangitikern von einer Thromboendokarditis befallen sein (DÜRCK 1930; JÄGER 1932; MUMME 1940; POKORNY u. Mitarb. 1953). In dem von JÄGER (1932) mitgeteilten Fall (I) wurde eine schwielige Verdickung am Vorhofsendokard des linken Herzens gefunden, daneben Dilatation als Zeichen einer Herzinsuffizienz; die klinisch aufgetretene Angina pectoris ließ sich durch Obliterationen kleinerer Coronaräste erklären. Jedenfalls sind gemeinsame pathogenetische Faktoren bei der Entstehung endokardialer, coronarer und endangitischer Veränderungen hiernach nicht auszuschließen.

d) Arterien des Nervensystems. Hirnarterien. BUERGER (1924) vermutete trotz unzureichender anatomischer Beweise einen Zusammenhang zwischen den Cerebralsymptomen seiner Endangitiker und der zugrunde liegenden Gefäßkrankheit. Neben eigenen Beobachtungen lieferten die Mitteilungen von HANDWERCK (1928), ARRON und LINENTHAL (1929), CSERNA (1930), BAUER und RECHT (1933) sowie FOERSTER und GUTTMANN (1933) die Bestätigung für diese Ansicht. Weitere Beiträge klinischer und morphologischer Synopsis brachten BAUER (1935), SPATZ (1935; 1939), LINDENBERG und SPATZ (1939) u. a. Trotz anfänglicher Zweifel (FOERSTER und GUTTMANN 1933) hat sich inzwischen die Ansicht durchgesetzt, daß endangitische Hirnveränderungen nicht selten sind. Dabei braucht keineswegs vorausgesetzt werden, daß die Häufigkeit der Erkrankung in den letzten Jahrzehnten zugenommen hat.

Die in der Literatur niedergelegten Befallsquoten im Gesamtmaterial der Endangitiker unterscheiden sich beträchtlich voneinander.

Hausner und Allen (1938) konnten unter 500 Endangitisfällen 11mal, v. Hasselbach (1939) unter 218 Fällen 7mal, Asang und Mittelmeier (1956) unter 72 tödlich verlaufenen Fällen von obliterierenden Gefäßkrankheiten 15mal Hirnbeteiligung feststellen. Nach Scheid (1953) ist der eklatante Unterschied im Befall von Männern und Frauen bei der cerebralen Form der Endangitis obliterans nicht so ausgeprägt wie bei den übrigen Lokalisationen der Erkrankung.

Lindenberg und Spatz (1939) unterscheiden makroskopisch zwei Haupttypen der cerebralen Endangitis obliterans: Typ 1 ist gekennzeichnet durch unregelmäßig verteilte Rindenerweichungsherde und durch einen Hydrocephalus internus (Scheid 1953). Beim Typ 2 werden nur die distalen Bereiche der Konvexitätsarterien befallen, die als blutleere, wurmartige, weiße Stränge mit der weichen Hirnhaut bindegewebig verfilzt sind; die Großhirnrinde weist herdförmige Granularatrophie auf (Pentschew 1934; Spatz 1935; 1939; Bodechtel 1951). Scheid (1953) nennt als Prädilektionsstelle das Gebiet der 2. Stirnhirnwindung in seiner Fortsetzung parallel der Mantelkante über die Zentralregion zum Occipitalpol und zur Hirnbasis. Die histologischen Befunde entsprechen endangitischen Veränderungen anderer Körperbereiche, die sich manchmal allerdings auf die feinen Piagefäße beschränken, wie überhaupt der Befall großer basisnaher Arterien nicht häufig ist (Llavero 1948). Endangitische Veränderungen im Einstromgebiet der Hirnzirkulation, der Arteria carotis interna und der Arteria carotis communis wurden von Buerger (1924); Spatz (1935, 1939), Lindenberg und Spatz (1939), Sorgo (1939), Krayenbühl u. Weber (1944), Müller (1952) beschrieben; linksseitiger Verschluß ist nach Sastresin (1957) doppelt so häufig wie rechts, doppelseitigen Befall beobachtete Tölle (1942). Endangitis obliterans der A. vertebralis sin. beschreibt Carstensen (1957). Auch endangitische Hirnvenenaffektionen mit Thrombosierungen und Endothelproliferationen der sinusförmigen Hirnblutleiter kommen vor (Scheid 1953). Die von pathologisch-anatomischer Seite gestellte Frage (von Albertini 1944) nach der mikroembolischen Genese der granulären Rindenatrophie wird von J. E. Meyer (1948) deshalb verneint, weil eine solche Annahme unvereinbar mit der Lokalisation embolischer Vorgänge und mit dem simultanen Nachweis von Prozessen verschiedenen Alters ist. Nach Lindenberg und Spatz (1939) unterliegt die Lokalisation endangitischer Herde keiner strengen Regel; auch ihre Größe kann mit dem Kaliber der befallenen Arterien in weiten Bereichen schwanken.

Die cerebralen Symptome einer Endangitis können isoliert oder in Verbindung mit arteriellen Insuffizienzzeichen anderer Körperbereiche auftreten. Im letzteren Fall ist ihre richtige diagnostische Verwertung wesentlich erleichtert. Die Kranken fallen zunächst, besonders wenn es sich um kleinere Herde oder um den Befall weniger wichtiger Zentren handelt, durch passagere Absencen, gehäufte Anfälle von Migräne, (Stender 1936) Gleichgewichtsstörungen oder flüchtige Gliederparesen auf. Bei größeren Herden können epileptiforme Anfälle (Portwich u. Reinwein 1956) und apoplektiforme Insulte vorkommen. Diese sollten besonders bei jüngeren Männern ohne Hypertonie und ohne Lues den Verdacht auf eine cerebrale Endangitis obliterans lenken. Vorläufer der genannten cerebralen Ausfallserscheinungen sind psychische Niveauschwankungen, die von Schottky (1942) als cerebrales Äquivalent des intermittierenden Hinkens bezeichnet werden. Von Seiten der Augen kann es zu Flimmerskotomen, flüchtigen oder längerdauernden Hemianopsien oder Amaurosen kommen (Rosenhagen 1940). Stauungspapille beobachteten Schretzenmeyer (1940) sowie Portwich u. Reinwein (1956). Je nach der unterschiedlichen Progression der Krankheit und nach dem Ausmaß der in Gang gesetzten cerebralen Schutzmechanismen (Hoff und Seitelberger 1952) sind die klinischen Erscheinungen graduell und zeitlich unterschiedlich. Inwiefern bei kleinsten Rindenausfällen schon mit cerebralen Störungen zu rechnen ist, kann man schwer abschätzen. BAKER und MASSELL (1956) bemühten sich an 18 Endangitikern ohne gröbere cerebrale Ausfälle um eine Erfassung der psychischen Kennzeichen. Sie fanden bei diesen Kranken Tendenzen zu Feindseligkeit, Negativismus und anderen negativen Komplexen.

Die angiographische Diagnostik stützt sich auf die Erfassung von Kaliberschwankungen und Ungleichmäßigkeiten der Arterienfüllung (BROBEIL 1950; RIECHERT 1943).

Die Therapie der cerebralen Endangitis obliterans entspricht der Allgemeintherapie. Örtlich durchblutungssteigernde Maßnahmen lassen sich kaum rationell einsetzen.

Auge. Durch GRESSER (1932), BIRNBAUM, PRINZMETAL und CONNOR (1934), MARCHESANI (1934; 1935; 1936), STAUDER (1934), LANGE (1936), WERDENBERG (1940), RIX (1940) wurde auf Augenhintergrundsveränderungen bei Endangitis obliterans aufmerksam gemacht. Insbesondere stellen sich juvenile rezidivierende Glaskörperblutungen und Verschlüsse der Zentralarterien ein. HAGER (1949) konnte bei zwei Rauchern mit temporärer Papillenabblassung, Netzhautmarmorierung und Schlängelung der kleinen Venen zwischen Papille und Macula sowie mit zentrocäcalem Skotom eine Endangitis obliterans finden. Er hält die (unter der Annahme toxischer Wirkungen) früher als Tabakamblyopien bezeichneten Durchblutungsstörungen für beginnende endangitische Prozesse. Dagegen bestreitet er die endangitische Entstehung der Periphlebitis retinae, die MARCHESANI (1936) angenommen hatte. Außerdem kommt es bei Endangitis zu kleineren Degenerationsherden und Netzhautblutungen (MÉSZÁROS 1937), selten zu Amotio, capillären Aneurysmen oder Cataracta complicata (HAGER 1951). In einem von KÖHLMEIER (1941) beschriebenem Fall wurde ophthalmologisch eine kleinfleckige periphere Chorioiditis (Periarteriitis nodosa ?) festgestellt. Endangitisch bedingte Thrombosen der Retinagefäße sollen nach JULITZ (1953) rückbildungsfähig sein.

Rückenmark. Eine Darstellung der Endangitis obliterans des Rückenmarkes ist durch SPRUNG (1950) erfolgt. Er fand bei 10 Patienten mit Endangitis obliterans segmental verteilte Sensibilitätsstörungen, sowie radiculopathische Reflexanomalien und bezieht diese Erscheinungen auf eine arterielle Insuffizienz im Bereich der Hinterhornsegmente des Rückenmarkes.

Peripheres Nervensystem. Im Gefolge der peripheren Durchblutungsstörungen bei Endangitiden kommt es häufig zu Veränderungen der Struktur der peripheren autonomen Ganglien und ihrer Ausläufer (PANČENKO 1941; MORONE 1950).

e) Nierenarterien. Bei den meisten Patienten mit Endangitis obliterans läßt sich keine Hypertonie feststellen. So fanden KARTASOV (1924), ELOESSER (1925), EGOROV (1925), STAPF (1936), RIEDER (1938), VON HASSELBACH (1939) und ROSENHAGEN (1940) bei der Mehrzahl ihrer Patienten einen normalen, mitunter sogar niedrignormalen Blutdruck.

Falls bei Patienten mit Endangitis obliterans eine Hypertonie festgestellt wird, läßt sich deren renale Genese dann ausschließen, wenn die Nierenfunktion nachweislich unbeeinträchtigt ist. Allerdings genügt dazu nicht der einfache Urinbefund, sondern es müssen die Teilfunktionen mit Hilfe von Clearanceverfahren bestimmt werden. Bei normalem Ausfall der Nierenfunktionsproben ist eine bestehende Hypertonie nur durch extrarenale Faktoren erklärbar, auch wenn der Patient eine Endangitis hat.

Der Verdacht auf die renale Genese der Hypertonie liegt bei Endangitikern deshalb besonders nahe, weil verschiedene Möglichkeiten dafür bestehen, daß durch endangitische Veränderungen die Nierenzirkulation wesentlich eingeschränkt wird.

Während durch anatomische Untersuchungen feststeht, daß bei zahlreichen Endangitikern ohne Hypertonie sich endangitische Veränderungen der Nierengefäße nachweisen lassen (BUERGER 1924, JÄGER 1932; CEELEN 1932; AVERBUCK und SILBERT 1934; RIX 1940; KÖHLMEIER 1941; ASANG und MITTELMEIER 1956), scheint die endangitisbedingte Nierenischämie nur in einer Minderzahl von Fällen den zur Hypertonieerzeugung erforderlichen Grad zu erreichen (vgl. WOLLHEIM u. MOELLER, dieses Handb. Bd. IX/5, S. 624). ASANG und MITTELMEIER (1956) fanden nur etwa in einem Drittel der Fälle mit endangitischen Nierenveränderungen renale Hypertonien. Auch BOHLE (1950) konnte nur in einem von zwei eigenen Fällen von Aortenthrombose Hochdruck beobachten und statistisch aus 100 in der Literatur mitgeteilten derartigen Fällen keinen signifikanten Zusammenhang mit renaler Hypertonie ermitteln. Trotzdem sind die Beobachtungen über renalen Hochdruck auf der Basis endangitischer Gefäßveränderungen zahlreich (RATSCHOW (1953); JÄGER 1932; HADORN 1938; SCHRADER und GADERMANN 1953; WENZL und DECKSTEIN 1949; KRAUTWALD u. Mitarb. 1955; JULITZ 1953; HEINTZ 1951; HILLENBRAND 1956; ASANG und MITTELMEIER 1956; HOLLE und CARSTENSEN 1957 u. a.). Im einzelnen wird die Hypertonie sowohl durch intrarenal gelegene Arterienveränderungen (FELLMANN und ZOLLINGER 1953) als auch durch Verschlüsse oder erhebliche Stenosierungen der Nierenhauptarterien bewirkt. Einseitige Nierenarterienverschlüsse beschrieben BOYD und LEWIS (1938), MALISOFF und MACHT (1951), MARTORELL (1953), POUTASSE (1956), HOWARD u. Mitarb. (1954), FREEMAN u. Mitarb. (1954). Diese Fälle sind deshalb besonders wichtig, weil sie, was den hochdruckauslösenden Mechanismus anbelangt, operativ geheilt werden können. Bei doppelseitigem Nierenarterienverschluß (POUTASSE 1956) kommt ein Eingriff weniger in Frage. Nierenischämien auf der Basis von Aortenveränderungen, sei es durch Aortenthrombosen kranial der Nierenarterienabgänge oder durch Übergreifen von Aortenthrombosen auf die Nierenarterien (STAHNKE 1928; BOHLE 1950; HUEBER u. Mitarb. 1954), sind nur unter geeigneten Voraussetzungen operativ zugänglich. Eine eingehende angiographische Diagnostik ist hierfür erforderlich. HOLLE und CARSTENSEN (1957) haben auf das seltene Vorkommen einer renalen Hochdruckentstehung durch endangitische Verschlüsse von Polarterien hingewiesen (PRICE und WAGNER 1947; GÖTZEN 1956).

Der Übergang von der normotonischen Phase zur Hypertonie bei endangitisch bedingter Einschränkung der Nierenzirkulation kann in kürzester Zeit, innerhalb von Tagen, erfolgen (vgl. WOLLHEIM und MOELLER; Hypertonie Bd. IX/5, S. 624 dieses Handb.). Neben dem Blutdruckanstieg, der die Möglichkeit einer Herzinsuffizienz sowie einer durch Rhexisblutung bedingten Apoplexie in sich schließt, kommt es in der hypertonischen Phase zu den klinischen Zeichen einer schweren Nephritis mit Hämaturie, Cylindrurie u. a. Soweit nicht über ein oligurisches Stadium eine tödliche Anurie eintritt, kann der Prozeß unter Hinterlassung narbiger Restzustände abheilen; in solchen Fällen bleibt als Restzustand dauernder tubulärer Schädigung Konzentrationsschwäche, verminderte Wasserausscheidungsfähigkeit, vielleicht Mikrohämaturie bestehen.

MENNE u. Mitarb. (1956; 1956) untersuchten die Nierenfunktion bei Patienten mit Endangitis obliterans. Sie fanden eine erhöhte Inulinclearance sowie eine erniedrigte PAH-Clearance; demgemäß war die filtration fraction gesteigert, und zwar auch bei Patienten mit unauffälligem Harnbefund und normalem Reststickstoff. Das gesteigerte Glomerulumfiltrat wird von den Autoren als Zeichen eines spastischen Initialstadiums der Nierengefäßveränderungen gedeutet. CARSTENSEN (1956) konnte an 35 Endangitikern mittels endogener Kreatinin-Clearance keine signifikante Veränderung im Glomerulumfiltrat nachweisen; dagegen fand er eine Verminderung der tubulären Phenolrotausscheidung, der tubulären Wasserrückresorption und der PAH-Clearance als Zeichen einer verminderten Gesamtdurchblutung.

Die anatomischen Veränderungen am Gefäßsystem und am Parenchym endangitisch veränderter Nieren bestehen makroskopisch in Entzündungen, die später narbig ausheilen, eventuell mit Übergang in Granularatrophie (JULITZ 1953; HILLENBRAND und WOLF 1956). Histologisch fand WOLF (1951) partielle Hyalinisierung der Glomerulumcapillaren im Sinne einer unvollständig ausgeprägten Glomerulosklerose, und zwar bei Patienten ohne renale Hypertonie. Die Arterien erwiesen sich entzündlich und sklerotisch verändert. Vereinzelt fanden sich Rinden- und Markblutungen, in drei von neun Fällen umschriebene hämorrhagische Infarkte. Die Tubuli waren im Sinne einer trüben Schwellung, tropfigen Entmischung, vacuolären Degeneration, Verfettung und Nekrosenbildung verändert. Damit sind die nach HILLENBRAND (1950) in über 60% der Fälle normalen Harnbefunde von Endangitikern, sowie die gelegentlich beobachteten Mikrohämaturien [5% der Fälle von HOLLE und CARSTENSEN (1957)] durchaus in Einklang zu bringen (s. o.).

Die Konsequenz aus den bisher bei Endangitis festgestellten Nierenveränderungen besteht in folgenden diagnostischen Maßnahmen: 1. Sorgfältige Untersuchung der anhypertonischen Endangitiker zwecks Ausschluß eines Aortenbogensyndroms („sog. umgekehrte Isthmusstenose“, vgl. S. 375) mit „Pseudonormotonie“ im Armbereich und Hypertonie im Beinbereich. 2. Überprüfung aller Endangitiker durch Pyelographie sowie durch Nierenfunktionsprüfungen zwecks Ausschaltung nicht endangitisbedingter hypertonieerzeugender Faktoren; 3. Diagnostische Abklärung auch hypertonischer Verlaufsformen von Endangitiden hinsichtlich einseitiger operativ zugänglicher renaler Hypertonien; durch einseitige Nephrektomie (MALISOFF und MACHT 1951), Thrombendarteriektomien (FREEMAN u. Mitarb. 1954), in seltenen Fällen vielleicht auch durch Arterientransplantationen (POUTASSE 1956) sind deletäre Abläufe eventuell temporär aufzuhalten (vgl. Kap. Hypertonie; WOLLHEIM u. MOELLER: dieses Handbuch Bd. IX/5, S. 624).

f) Leber- und Gallenblasenarterien. ASANG und MITTELMEIER (1956) beobachteten bei 20% ihrer tödlich verlaufenen obliterierenden Arteriopathien Beteiligung der Leber, bei 15% endangitische Veränderungen an der Arteria hepatica. Nach ihrer Ansicht verhindern die günstigen Kollateralenverhältnisse im Leberbereich fast durchweg das Auftreten von Parenchymnekrosen.

Über eine Endangitis der Arteria cystica mit entsprechendem Gallenblasensyndrom wird von KÖHLMEIER (1940) berichtet.

g) Pankreasarterien. Bei generalisierten Endangitisformen sind Pankreasbeteiligungen häufig. ASANG und MITTELMEIER (1956) fanden sie in 15%, machen allerdings auf die Versorgung des Organs durch Äste mehrerer Hauptarterien aufmerksam. Das nicht seltene Vorkommen von Diabetes mellitus bei Endangitis obliterans erklären sie vorwiegend durch Verschluß der Milzarterie und der Rami pancreatici, wobei die Ischämie des inselzellreichen Pankreasschwanzes bedeutsam sein soll. Weitere Beobachtungen: BIRNBAUM u. Mitarb. (1934); HILLENBRAND und WOLF (1949); WANKE (1953) u. a.

h) Milzarterien. Endangitis obliterans der Milzarterie ist keine Seltenheit (WRIGHT 1948). ASANG und MITTELMEIER (1956) stellten Milzarterienaffektionen bei tödlich verlaufenen obliterierenden Arteriopathien in 64% fest. Die klinischen Erscheinungen sind nicht dramatisch. Zu erwarten ist als Folge des Milzinfarktes eine Perisplenitis mit Seitenstechen, eventuell mit perisplenitischem Reiben.

CSERNA (1930) berichtet über Milztumor als allgemeines Endangitiszeichen, aus dem der entzündliche Charakter der Krankheit ersichtlich sei, und zwar auch bei Fällen ohne Störungen der Milzzirkulation. Ob derartige Feststellungen, ähnlich wie die Diagnose einer splenomegalen Form der Endangitis obliterans (HENSCHEN 1945), dem disseminierten Lupus erythematodes zuzuordnen sind, erscheint zumindest diskutabel.

i) Darmarterien. Die Endangitis obliterans der Abdominalarterien führt durch arterielle Insuffizienz zur Angina abdominalis (ORTNER 1907), dem Äquivalent der Angina pectoris und der Dysbasia intermittens.

Obwohl seit 30 Jahren entsprechende klinische und anatomische Beobachtungen vorliegen (GRASMANN 1928, CAWADIAS 1930; HULST 1931; TAUBE 1931; NORPOTH 1932; JÄGER 1932; AVERBUCK und SILBERT 1934; COHEN und BARRON 1936; v. HASSELBACH 1939; TEILUM 1941; HUSTEN und RAMB 1948) wurde erst durch KÖHLMEIER (1940) und LAUSECKER (1940; 1949) der Versuch unternommen, die intestinale Endangitis obliterans als Sonderform aus dem Gesamtkomplex des Krankheitsbildes hervorzuheben.

Die Häufigkeit der intestinalen Endangitis obliterans läßt sich nicht ohne weiteres feststellen. Die vorliegenden Beobachtungen sind recht inhomogen. Untersuchungen an Patienten mit Endangitis weisen nach klinischen Symptomen einen Anteil von 0,6% (HAUSNER und ALLEN 1940), von 5% (v. HASSELBACH 1939), bis zu 6% (AVERBUCK und SILBERT 1934) auf. Weitere Angaben sind damit nicht direkt vergleichbar, weil sich das Material anders zusammensetzt. McDOWELL u. Mitarb. (1949) halten die intestinale Endangitis obliterans auf Grund einer Literaturübersicht für selten; SCHRADER (1955) konnte unter 154 Patienten mit Aortenthrombose 5mal intestinale Erscheinungen einer arteriellen Insuffizienz beobachten. Das mit 900 Patienten sehr umfangreiche Material an peripheren Durchblutungsstörungen von DI CIO und DI CIO (1955) weist in 18% der Patienten gastrointestinale Symptome auf, in 3% eine Angina abdominalis. Erstaunlich hoch ist im Obduktionsmaterial von ASANG und MITTELMEIER (1956) das Intestinalgebiet betroffen, nämlich in 56% der tödlich verlaufenen obliterativen Arteriopathien, während in 28% durch intestinale Endangitis der Tod eintrat.

Neuere Mitteilungen von WOJTA (1952), HILLENBRAND und WOLF (1956), PORTWICH und REINWEIN (1956), CARSTENSEN (1957) beweisen, daß bei sorgfältiger klinischer Auswertung die Suche nach intestinalen Endangitis obliterans-Fällen lohnend ist und daß die intestinale Endangitis obliterans keine Rarität darstellt. CARSTENSEN (1957) unterscheidet zwischen dem Befall großer Schlagaderäste und kleineren, weiter intestinalwärts sitzenden endangitischen Arterienverschlüssen. Hinzuzufügen wäre eine dritte, kleinherdig disseminierte Form (LAUSECKER 1949). Die klinische Unterscheidung wäre zwar wegen des gebotenen unterschiedlichen therapeutischen Verhaltens wünschenswert, dürfte aber nur in einer Minderzahl von Fällen gelingen. Betroffen ist vorwiegend das Gebiet der Arteria mesenterica cranialis (SCHNITZLER 1901; MEYER 1924; KRAUSPE 1935; TEILUM 1941; JULITZ 1953; DI CIO u. DI CIO 1955; ASANG und MITTELMEIER 1956). Dagegen ist das Stromgebiet der Arteria mesenterica caudalis seltener erkrankt (THOMPSON 1948; THEIS 1952; JULITZ 1953), nach SCHRADER (1955) allerdings bisweilen sekundär ins Ausbreitungsgebiet von Aortenthrombosen einbezogen, was für $^3/_4$ der Arteria mesenterica caudalis-Verschlüsse zutrifft. JULITZ (1953) beschrieb Darmnekrosen im Bereich von Sigmoid und Rectum, THEIS (1952) ebenfalls Sigmoidgangrän bei Aortenthrombose. Nur wenige Beobachtungen einer endangitischen Veränderung liegen bisher von der Arteria coeliaca vor (HILLENBRAND und WOLF 1949; ASANG und MITTELMEIER 1956). Letztere Autoren fanden in 12,5% Veränderungen. Im seltenen Falle eines vollständigen Coeliaca-Verschlusses sind die Überlebenschancen der Patienten minimal.

Die klinischen Erscheinungen können unterschiedlich sein. Die einfache Angina abdominalis ist durch Schmerzen im Mittelbauch gekennzeichnet; ihre

Dauer und Intensität kann in weiten Bereichen schwanken. Die endangitisch bedingte arterielle Insuffizienz kann durch passagere oder permanente Spasmen intensiviert, durch Öffnung von Kollateralen kompensiert werden. CARSTENSEN (1957) erwartet bei den subakuten und mitigierten Verlaufsformen neben den Leibschmerzen wechselnde Phasen von Obstipation, Meteorismus, Atonie, Übelkeit mit Erbrechen und eventuell Melaena. Die allgemeine klinische Überwachung unter sorgfältiger Kontrolle des Lokalbefundes wird die Notwendigkeit zum operativen Eingriff gegebenenfalls erkennen helfen.

Der plötzliche Verschluß größerer, aortennaher Mesenterialarterienbezirke, klinisch im allgemeinen auf Embolie hindeutend, aber bei gesicherter Endangitis obliterans äußerst verdächtig auf autochthonen Arterienverschluß (PORTWICH und REINWEIN 1956) stellt einen dringenden Notfall dar. Da eingreifende diagnostische Maßnahmen in dem lebensbedrohlichen Zustand der Kranken nicht angängig sind, wird die klinische Überwachung unter entsprechender Therapie (s. S. 299ff.) zunächst zur wichtigsten Maßnahme, damit keine Perforationen übersehen werden. Die Mehrzahl der Patienten mit größeren multiplen Mesenterialinfarkten auf endangitischer Basis fällt einer letalen Perforationsperitonitis zum Opfer (v. HASSELBACH 1939; MCDOWELL u. Mitarb. 1949; DI CIO u. DI CIO 1955; CARSTENSEN 1957).

Ob das von MOLL und SCHWARZBACH (1956) mitgeteilte gehäufte Auftreten von Magen- und Duodenalgeschwüren bei 24% der Patienten mit Endangitis unmittelbar auf endangitische Gefäßveränderungen zurückzuführen ist oder auf ein vasospastisches Initialstadium der Erkrankung, was für einen Teil der Fälle wahrscheinlicher ist, bleibt unentschieden. Immerhin läßt sich die endangitische Gefäßokklusion als Ursache der Geschwürsentstehung diskutieren (BUERGER 1924; DÜRCK 1930; LANGE 1936; LISCIA u. DORCHE 1950; EDER 1951; DE RUGGIERO und B. LUVOL 1953). Eine eigene Beobachtung sei kurz mitgeteilt: K. T.; J. Nr. 2225/50; 1297/51:

59jähriger Patient aus gesunder Familie. Mit 40 Jahren Unfall: Mit Kraftwagen am linken Fuß überfahren; 3 Monate Revier- und Lazarettbehandlung. Mit 42 Jahren in Rußland Erfrierung beider Füße, stärker links; zunächst mit Spritzen und Salben behandelt; trotz unvollständiger Ausheilung nach 4 Wochen wieder Einsatz; seither ständig Gehbeschwerden, Verkrampfungsneigung, Kälteempfindlichkeit am linken Fuß; nach Wehrdienstentlassung ständig in ärztlicher Behandlung. Mit 49 Jahren wegen Zehengangrän Sympathektomie links, wirkungslos. Sukzessive Amputation von 2 Zehen, Großzehe, später Unterschenkel, später Oberschenkel links. Histologisch Endangitis obliterans sichergestellt. Im Anschluß daran am Amputationsstumpf Thrombophlebitis mit Lungenembolie und Infarktpneumonie; Abheilung unter Antikoagulantien und Antibioticis. Mit 50 Jahren Oberschenkelamputation rechts, mit 54 Jahren intestinale Blutung bei Verdacht auf Magen oder Duodenalulcus (Rö.: negativer Befund). Mit 55 Jahren erneute intestinale Blutung ohne starke Schmerzen.

In diesem Falle besteht epikritisch die Wahrscheinlichkeit einer durch endangitische Gefäßverschlüsse bedingten wiederholten Ulcusblutung.

Perforationen endangitischer Ulcera wurden durch BARRON und LINENTHAL (1929) sowie v. HASSELBACH (1939) u. a. (s. o.) mitgeteilt. In diesem Zusammenhang ist auf systematische Untersuchungen an 100 Endangitikern hinzuweisen, bei denen HILLENBRAND (1956) Erhebungen über das Altersulcus nach dem Vorgehen von SPANG (1948) durchführte. Dabei ergaben sich bei 27% der Kranken Ulcusanamnesen, wonach 1—3 Jahre vor Manifestierung der Endangitis obliterans, manchmal auch bereits früher, Ulcera vorlagen. Der Magensaft erwies sich bei 12% hyperacid, bei 10% subacid, bei 8% histaminacid, bei 19% histaminrefraktär anacid, bei 51% normacid. Die Aciditätsbefunde sind nicht in einem solchen Maße abweichend, daß daraus verbindliche Schlüsse über die Magendurchblutung von Endangitikern im allgemeinen gezogen werden können; auch der Hinweis, daß sie ähnlich sind wie bei 22 Patienten mit Morbus Raynaud (SUNDER-PLASSMANN, HILLENBRAND und SCHÜRHOLZ 1954), besagt wenig.

Wenn in einem Untersuchungsmaterial eine über das Normalmaß signifikant hinausreichende Häufung von Ulcusbefall festgestellt wird (HILLENBRAND 1956), liegt es nahe, anzunehmen, daß die Ulcera dieser Patienten in dem über das vergleichbare Maß hinausgehenden Prozentsatz entweder durch die Endangitis oder durch weitere der Endangitis zugrunde liegende Faktoren zustandekommen. SUNDER-PLASSMANN (1943), MERKEL (1946) und SIEGMUND (1948) nehmen an, daß die für die Ulcusentstehung bestimmenden Zirkulationsstörungen durch neurovegetativ bedingte Veränderungen der terminalen Strombahn zustande kommen. Den selektiven Mehrbefall der kleinen Kurvatur erklärt HILLENBRAND (1956) als Folgen einer anatomisch bedingten schlechteren Gefäßversorgung. Nach SUNDER-PLASSMANN, HILLENBRAND und FISCHER-BRÜGGE (1953) liegt auch der bei Endangitikern obligat anzutreffenden Paradentose ein veränderter Zustand des Gefäßnervensystems zugrunde.

k) Arterien anderer Organe. Relativ selten werden die Nebennierenarterien endangitisch verändert gefunden (GOECKE 1927), so daß keine Beobachtungen über entsprechende Funktionsausfälle verfügbar sind. Schilddrüsenarterienbefall wird von HILLENBRAND und WOLF (1949) berichtet. McGREGOR und SIMSON (1929) sowie MAYRHOFER (1947) sahen Endangitis obliterans der Arteria spermatica. Penisgangrän auf endangitischer Basis wird bei WIETING (1921), BUERGER (1924), HAUSNER und ALLEN (1940), HILLENBRAND (1956) u. a. erwähnt.

l) Lungenarterien. EPPINGER und WAGNER (1920) beschrieben die Endangitis der Pulmonalarterien als eine klinisch diagnostizierbare Stenosierung von kleinen Lungenarterienenästen, die durch Widerstandserhöhung zur Überlastung des rechten Herzens (JULITZ 1953; ASANG und MITTELMEIER 1956, u. a.) und — vorwiegend bei 20- bis 60jährigen Patienten — unter dem Bilde des Cor pulmonale chronicum zur Herzinsuffizienz führt. Die Patienten leiden unter schweren Bronchitiden und sind cyanotisch. An weiteren Symptomen werden Kopfschmerz, Schwindel, Polyzythämie, Trommelschlegelfinger u. a. beschrieben. Das Bild der obliterierenden pulmonalen Endangitis ist in Arbeiten von WIESE (1931), STEINBERG (1933), PRAUSPE (1935), STAEMMLER (1937), HOENIG (1937), HADORN (1937) dargestellt. ASANG und MITTELMEIER (1956) fanden Pulmonalarterienbeteiligung in 15% der untersuchten tödlichen obliterierenden Gefäßkrankheiten. Auf den im Röntgenbild faßbaren vorspringenden Pulmonalbogen der Patienten hat HOHENNER (1940) hingewiesen, desgleichen auf Kalkherde im Hauptstamm der Arteria pulmonalis, entsprechend einem sklerotischen Narbenstadium einer vorhergegangenen Entzündung.

WEPLER (1938) beschreibt eine hyperergische „Thromboendarteriitis" bei einem 3 Tage alten Kind, dessen Mutter an Schwangerschaftstoxikose (Eklampsie) gelitten hatte; er hält die Entstehung dieser pulmonalen Endangitis obliterans auf Grund toxischer Endothelschädigung für wahrscheinlich. Bei frühkindlicher Endokarditis wurden Pulmonalarterienentzündungen von SCHÖNLEBE (1939) beschrieben.

Von diesen blanden Formen pulmonaler Endangitis obliterans ist die bakteriell-mykotische Form zu unterscheiden, klinisch und anatomisch dargestellt durch STEINBERG (1953) sowie HÖRA und WENDT (1941). Wegbereiter dieser Endangitis obliterans ist ein offener Ductus arteriosus Botalli, über den der dem rechten Herzen unangemessene erhöhte Blutdruck sowie die von der Aortenklappenendokarditis ausgehende bakterielle Endokarditis Eingang ins rechte Herz und in den Lungenkreislauf finden. STEINBERG (1933) fand in 30 von 60 Fällen von pulmonaler Endangitis obliterans den Ductus arteriosus offen. Das fieberhafte und konsumptive Krankheitsbild, nur selten klinisch diagnostiziert, ist durch Atemnot, remittierendes Fieber, Infektanämie, Endokarditis mit Aortenklappenbeteiligung, Herdnephritis sowie röntgenologisch durch ausgedehnte wolkige Verschattungen (entsprechend multiplen Lungeninfarkten) und durch die charakteristischen Verdichtungen der mykotischen Aneurysmen der Arteria pulmonalis gekennzeichnet.

Generalisierte Endangitis obliterans. Obwohl in der Mehrzahl der Fälle die Endangitis zunächst regional beschränkt auftritt (STAEMMLER 1955), wurden, nachdem BORCHARD (1896), BUERGER (1924) und JÄGER (1932) den Charakter einer Allgemeinerkrankung des Gefäßsystems erkannt hatten, in einer Reihe von Beobachtungen generalisierte Formen der Endangitis obliterans sichergestellt. Charakteristisch für diese Fälle sind die klinische Ähnlichkeit mit der Periarteriitis nodosa, z. B. bei den Fällen von NORDMANN und REUYS (1929); PORTWICH und REINWEIN (1956), WENZL und DECKSTEIN (1949) u. a. Dabei sollen bei den generalisierten Formen die Tendenzen zur Thrombenbildung geringer sein (STAEMMLER 1955). Auf die zahlreichen Übergangs- und Zwischenstufen zwischen der Endangitis obliterans und der Panangitis (s. S. 305ff.) wurde wiederholt hingewiesen (JULITZ 1953; ROSSIER 1955). Wahrscheinlich ist die Zuordnung generalisierter obliterierender Gefäßkrankheiten zum Krankheitsbild der Endangitis obliterans oder zur Panangitis vielfach nur abhängig vom histologischen Nachweis von Gefäßwandnekrosen und damit von der Schnelligkeit des Ablaufs der Gewebsreaktionen. Diese rein zeitlichen und intensitätsmäßigen Differenzen berechtigen zu keinem Rückschluß in pathogenetischer Hinsicht.

ϰ) Diagnose.

Durch Anamnese und Untersuchung kann in typischen Fällen die Endangitis obliterans leicht erkannt werden. Insbesondere wird man bei männlichen Patienten unter 45 Jahren, zumal bei Rauchern, die über kalte Füße, Parästhesien, Schmerzen oder Schweregefühl in den Beinen klagen, immer an eine Endangitis obliterans denken müssen. Thrombophlebitische Schübe wechselnder Lokalisation, Hinweise auf cerebrale Insulte, weiterhin auch Magenulcera und Angina pectoris geben weitere Hinweise.

Unter der Voraussetzung, daß derartige Anamnesen erhoben werden, ist eine sorgfältige Palpation der peripheren Arterien geboten. In Zweifelsfällen dient die Oscillometrie zur Objektivierung von Palpationsanomalien; auch hilft sie Irrtümer infolge Gefäßanomalien zu verhindern. Sekundär spastische Überlagerungen endangitischer Arterienstenosen lassen sich quantitativ durch die verschiedenen Dilatationsteste erfassen.

Arteriographischer Untersuchungen bedarf es in der Mehrzahl der Fälle nicht. Lediglich wenn es z. B. bei Nierenbefall oder präoperativ notwendig ist, Arterienstenosen oder -verschlüsse exakt zu lokalisieren, ist das nicht immer harmlose Verfahren indiziert.

Das Vorkommen atypischer Erscheinungen und die diagnostischen Schwierigkeiten bei primär generalisiertem Auftreten oder bei primär visceralem Organbefall seien ausdrücklich hervorgehoben.

λ) Differentialdiagnose.

a) Die Unterscheidung endangitischer Gefäßverschlüsse gegenüber arteriellen Embolien ist nicht immer einfach. Die Schnelligkeit und Plötzlichkeit der klinischen Ausfälle, der Nachweis einer präexistenten Endangitis obliterans, mit einer gewissen Wahrscheinlichkeit auch die Feststellung embolisierungsfähiger Grundkrankheiten (Endokarditiden, Vitien, Arrhythmien, Myokardinfarkte) ermöglichen oft die Unterscheidung. Bei akuten hochfieberhaften Infektionskrankheiten (Pneumonie, Typhus abdominalis, Fleckfieber, Sepsis) kann ebenfalls arterielle Thrombosierung vorkommen. Die Unterscheidung von arteriellen Thromben auf arteriosklerotischer Basis läßt sich mit Hilfe des klinischen Gesamtbildes und des Alters der Patienten meist ermöglichen.

b) Gegenüber anderen entzündlichen Arterienveränderungen ist die Unterscheidung in typischen Fällen leicht, in Sonderfällen oft unmöglich, namentlich wenn kein Aufschluß über den bisherigen Verlauf der Krankheit erhältlich ist. Im allgemeinen unterscheidet sich die Periarteriitis nodosa als schweres allgemeines Krankheitsbild von der Endangitis obliterans, die mehr durch lokale Zirkulationsstörungen gekennzeichnet ist (Portwich und Reinwein 1956).

c) Von der Arteriosclerosis obliterans läßt sich die Endangitis obliterans meist nur durch das jüngere Alter der Patienten unterscheiden. Arteriosklerotische Verschlüsse treten kaum vor dem 45. Lebensjahr, selten vor dem 55. Lebensjahr auf. Hinweise auf thrombophlebitische Schübe werden bei Arteriosklerosen in der Regel vermißt, während sie für Endangitis obliterans kennzeichnend sind. Hautdefekte sind bei Endangitis obliterans in der Regel schmerzhafter als bei der Arteriosklerose. Die Röntgenbilder lassen bei Endangitis obliterans kaum Arterienverkalkungen erkennen, bei Arteriosklerose sind in typischen Fällen oft Kalkeinlagerungen nachweisbar. Der Augenhintergrund wird bei jüngeren Endangitikern meist normal gefunden; bei Arteriosklerose weist er häufig typische Veränderungen (Silberdrahtarterien u. a.) auf. Auf die speziellen endangitischen Augenveränderungen wurde hingewiesen.

d) Gegenüber dem Morbus Raynaud, der in 70% der Fälle Frauen, und zwar an den oberen Extremitäten, befällt, wird die Endangitis obliterans in 98% bei Männern gefunden. Periphere Pulsausfälle sind bei Raynaud selten, bei Endangitis obliterans häufig. Gegenüber dem symmetrischen Befall bei Morbus Raynaud (obere Extremitäten) ist die Endangitis obliterans typisch an den unteren Extremitäten asymmetrisch lokalisiert. Ebenso sind die Raynaud-Ulcerationen häufig symmetrisch und streng akral, die endangitischen Nekrosen stets asymmetrisch, häufig einseitig, mit Neigung zu tiefem Gewebszerfall. Fortgeschrittene Stadien von Endangitis obliterans verursachen Dauerschmerz, bei Morbus Raynaud werden nur die charakteristischen Schmerzanfälle angegeben. Endangitische Verschlüsse weisen häufig einen bei Belastung reproduzierbaren Ischämieschmerz auf (Dysbasia intermittens); bei Morbus Raynaud wird außerhalb der Anfälle keine arterielle Insuffizienz beobachtet.

Die Unterscheidung gegenüber dem sekundären Raynaud-Syndrom läßt sich durch Dilatationsteste (hot box, Sympathicusausschaltung; usw.) treffen; sie ist besonders wichtig, weil organische Gefäßverschlüsse vielfach durch sekundäre Arteriospasmen überlagert sind. Neurovasculäre Schultergürtelsyndrome können neben der sorgfältigen klinischen Untersuchung durch Röntgenaufnahmen des Skelets, durch entsprechende Lagerungs-, Belastungs- und Vasodilatationsteste sowie notfalls durch die Angiographie unterschieden werden.

μ) Verlauf.

Wegen der häufig beschwerdefreien Initialstadien ist eine Erfassung der ersten Anfänge vielfach unmöglich. In solchen Fällen wird man in einer eingehenden Katamnese die oft um Monate oder Jahre der eigentlichen Krankheit vorauseilenden Zustände von Schwäche, Parästhesien, abnormer Ermüdbarkeit, Kältegefühl und Kälteempfindlichkeit zu erfragen suchen, darüber hinaus nach abnormer mechanischer Empfindlichkeit und nach Venenveränderungen fahnden. Dabei ist zu berücksichtigen, daß die Endangitis obliterans eine ausgeprägte Neigung zu langen Remissionen hat (WWEDENSKY 1898; v. HASSELBACH 1939; BACH 1950). COLLENS und WILENSKY (1953) unterscheiden zwischen der aktiven Endangitis obliterans mit Progressionserscheinungen in Form von Schmerzen, Phlebitiden, Gewebsdefekten und anderen Zeichen von arterieller Insuffizienz und der inaktiven remittierenden Form, wie sie z. B. nach Einstellung des Rauchens oder im Anschluß an wirksame Vasodilatationsmaßnahmen beobachtet werden kann. Bei der remittierenden Form stehen nur leichtere Grade von arterieller Insuffizienz, eventuell in Verbindung mit sekundärem Raynaud-Syndrom, im Vordergrund der Beschwerden (BRAEUCKER 1936). BUERGER (1924) vertrat die Ansicht, die Remissionen seien nur subjektive Deutungen; in Wirklichkeit schreite die Krankheit trotz Fehlens objektiver Kriterien währenddessen fort. Jedenfalls können Remissionen über Monate oder Jahre beobachtet werden (GUILLAUME 1927: 7 Jahre; v. HASSELBACH 1939: 6 und 8 Jahre; PERLA 1925: 15 Jahre).

Andererseits können bei Endangitis obliterans Stadien mit rapider Progredienz auftreten, die zu Nekrosen und Gangrän führen. Ein prognostisch ungünstiges Zeichen ist die dunkelblaurote Verfärbung ischämischer Extremitätenteile.

Die Angaben über die Gesamtdauer der Krankheit sind bei den einzelnen Autoren sehr unterschiedlich. Die Zeit vom Beginn der Schmerzen bis zum Auftreten von Nekrosen taxiert BORCHARD (1896) auf 2—5 Jahre. BUERGER ermittelte entsprechende Zeiten zwischen 20 Monaten und 12 Jahren, SUSSI (1930) zwischen 6 Monaten und 7 Jahren. Bei 140 Fällen (VON HASSELBACH 1939) konnte BOSSE (1938) eine mittlere Krankheitsdauer von $7^1/_2$ Jahren feststellen. Ausgesprochen langfristige Verläufe sind keine Seltenheit; BARRON und LINENTHAL (1929) sowie RÖPKE (1938) beschrieben Verläufe von 20 bzw. 16 Jahren Dauer. SAMUELS (1936) kam auf eine Gesamtdauer von 2—8 Jahren, BOSSE (1938) von 11,1 Jahren.

Im allgemeinen sind bei chronischen Verläufen die Einzelerscheinungen milder als bei akuten. v. HASSELBACH (1939) erwähnt allerdings einen Endangitiker, der 17 Jahre lang unter stärksten Schmerzen litt.

Endgültig geheilte Fälle sind selten. GIFFORD und HINES (1951) berichten über einen 33jährigen Patienten, der nach totalem Nicotinentzug 12 Jahre erscheinungs- und beschwerdefrei geblieben war. Es ist zweifelhaft, ob der klinischen Erscheinungsfreiheit ein völliges Sistieren oder nur ein langsameres Fortschreiten der Arterienveränderungen mit der Möglichkeit einer adäquaten Kollateralenentwicklung zu Grunde liegt.

ν) Prognose.

Die Endangitiker haben quoad vitam im allgemeinen eine relativ günstige Prognose (ALLEN, BARKER und HINES 1955). Für den Individualfall entscheidend ist die Beteiligung innerer Organe (Gehirn, Herz, Niere, Darm). Durchblutungsstörungen an lebenswichtigen und reflexempfindlichen Organen entscheiden die Lebenserwartung jedes Endangitikers. Cerebrale Insulte können zu tödlichen Komplikationen führen. Nierenbeteiligung bewirkt vielfach Hypertonie mit letalem Ausgang. Coronare Endangitis obliterans kann durch Myokardinfarkte lebensverkürzend wirken. Intestinalinfarkte führen nicht selten zur tödlichen Perforationsperitonitis. SCHUM (1929) AVERBUCK und SILBERT (1934), sowie FIRRAO (1931) hielten auf Grund ihrer Beobachtungen das Auftreten der Endangitis obliterans in jüngeren Jahren für prognostisch ungünstiger als in älteren

Jahren; v. HASSELBACH (1939) konnte dies nicht bestätigen. Sowohl im jüngeren als auch im älteren Lebensalter gibt es neben blanderen Verläufen immer wieder Einzelfälle mit pausenlosem rapidem Ablauf. Konsequenten Patienten ist es ein Trost zu erfahren, daß die Prognose der Endangitis obliterans durch die gewissenhafte Einhaltung pflegerischer und hygienischer Kautelen sowie die konsequente Vermeidung der Schädlichkeiten (Nicotin, Kälte, Emotionen) verbessert wird.

Die Notwendigkeit von Operationen bei der Endangitis obliterans ist, nachdem die Indikation zur lumbalen Sympathektomie nur für Fälle von erwiesener sekundärer Spastik gestellt wird, bedeutend eingeschränkt. Nach HORTON (1938) machten die Endangitiker unter der Gesamtzahl der Operationen an Gefäßkranken 48—70% aus; 15,6% der Endangitis obliterans Fälle der Mayo-Klinik kamen zu irgendeinem Zeitpunkt zur Amputation, in 9% davon doppelseitig. Der Tod von Endangitikern tritt häufig als Folge von Gefäßverschlüssen ein. AVERBUCK und SILBERT (1934) fanden unter 47 Fällen 22mal vasale Komplikationen als Todesursache, 6mal chronische Infekte, 7mal postoperative Komplikationen und 12mal interkurrente Krankheiten. Ähnlich sind die Erfahrungen bei v. HASSELBACH (1939).

ξ) Therapie.

Die Rolle der Endangitis obliterans als einer schicksalsmäßig progredienten Krankheit kommt in der recht bescheidenen Wirksamkeit aller bisher möglichen therapeutischen Bemühungen zum Ausdruck. Die weitverzweigte, vielfach noch unklare Ätiologie steht einer Kausalbehandlung im Wege. Daher besteht die Therapie im wesentlichen aus symptomatisch angreifenden Maßnahmen, die den Ausgleich der vasalen Schäden und die Herstellung einer kollateralen Zirkulation bezwecken. Eines der wenigen günstigen Momente bei der Endangitisbehandlung ist in dem meist jugendlichen Alter der Patienten zu erblicken, in dem das Gefäßsystem besser anpassungsfähig ist als bei älteren Kranken. Auch der gegenüber akuten Arterienentzündungen mehr chronische Verlauf der Endangitis obliterans läßt eine bessere Entwicklung von Anpassungsvorgängen zu.

Für die praktische Behandlung erhebt sich zunächst die Frage, ob ein aktiver Schub mit akuter arterieller Insuffizienz oder eine inaktive Remissionsphase vorliegt. Die einzuleitende Behandlung ist unterschiedlich. In inaktiven Krankheitsphasen genügt oft die Beschränkung auf Schonungsmaßnahmen. Andererseits kann zu aktives Vorgehen in akuten Stadien erhebliche Schäden anrichten.

Allgemeine Behandlung.

Die wichtigste Verordnung, deren Durchsetzung der Arzt mit allen verfügbaren Mitteln betreiben sollte, ist der absolute *Nicotinentzug*. Jahrelange oder dauernde Remissionen wurden hierbei beschrieben (SILBERT 1927; GIFFORD und HINES 1951). Der Nicotinentzug bildet wahrscheinlich die Voraussetzung jeder wirksamen Endangitisbehandlung. SILBERT (1927) beobachtete allein durch absoluten Nicotinentzug 30 Dauerremissionen bei der Endangitis obliterans. Er erwähnt auch die Wiederkehr progressiver Stadien der Endangitis obliterans bei Wiederaufnahme des Rauchens.

Auch die Vermeidung anderweitig bedingter Vasoconstrictionen ist für den Endangitiker wichtig. *Ergotinhaltige Arzneimittel* sind zu meiden. Vielfach gilt bereits der Genuß von Vollkornbrot oder Pumpernickel, oder auch von Reisbrot wegen der Gefahr einer Verunreinigung mit Mutterkorn als bedenklich. Die therapeutische Verwendung hydrierter Mutterkornalkaloide dürfte in den üblichen

Dosen nicht schaden. Örtliche oder universale *Kälteeinwirkungen*, wie Kaltwasserteilbäder und Freibäder, aber auch die sog. Wechselbäder, sollten Endangitikern generell untersagt werden. Bei Wechselbädern dürfte die Kälteanwendung weit mehr schaden als die Erwärmung nützen kann (WRIGHT 1940; COLLENS und WILENSKY 1953). *Seelische Erregungen* sind wegen der damit verbundenen Ausschüttung von Katecholen die Ursache unerwünschter akzidenteller Gefäßspasmen. Eine wesentliche Allgemeinmaßnahme ist die *Sanierung* des Organismus *von Infektherden*. Sie wird von HOFF (1954) sowie von BOCK (1954) empfohlen; LERICHE (1935; 1936) lehnt sie als wirkungslos ab.

Vorkehrungen gegen mechanische Gewebsschädigungen im Bereiche von Durchblutungsstörungen helfen örtliche *Nekrosen* vermeiden. Haben sich tatsächlich Nekrosen eingestellt, so muß größte Sorgfalt auf die Vermeidung von *Sekundärinfektionen* gelegt werden. Eine wohlüberlegte und beherrschte Nagelpflege und eine sehr konservative Einstellung bei der Behandlung von Verhornungsanomalien (Nägel, Hühneraugen) kann hier Nachteile vermeiden. Gewebsdefekte sollten, auch wenn sie gering sind, unter ärztlicher Überwachung allgemein und lokal antibiotisch behandelt werden. Häufig wird auch darauf hingewiesen, daß bei Durchblutungsstörungen der Beine die Gewohnheit, die Beine übers Knie zu schlagen, wegen der Gefahr von akuten Exacerbationen vermieden werden muß.

Für die intestinale Endangitis ist die frühzeitige Gabe von Antibioticis wichtig. Über die Zweckmäßigkeit spasmolytischer Pharmako-Therapie und operativer Eingriffe kann nur im Individualfall entschieden werden.

In aktiven Krankheitsphasen ist strenge *Bettruhe* indiziert, wobei die Extremitäten waagerecht zu lagern sind (vgl. S. 148). Die Zimmertemperatur sollte, falls ein Wärmebett mit Thermostat nicht zur Verfügung steht, möglichst hoch gehalten werden (WRIGHT 1940). Bei Anwendung von Thermostaten sind Verbrennungen durch Kontakt mit der Wärmequelle peinlichst zu vermeiden. Auf die Gefahr von Gangränbildung bei unsachgemäßer Wärmeanwendung (Steigerung des peripheren Stoffwechsels) wurde bereits hingewiesen (S. 155).

Physikalische Therapie.

An physikalischen Maßnahmen im aktiven Stadium wird in den USA das mittels Motor bewegte Schaukelbett verwendet; das Ausmaß der Kippvorgänge ist regulierbar und wird in Perioden von 1—2 min Dauer durchlaufen. Zur Ausschaltung quälender Ruheschmerzen soll sich die Apparatur bewährt haben. Alle Maßnahmen, die eine Herabsetzung des Allgemeinblutdruckes mit sich bringen, müssen wegen der Gefahr einer Gangränentwicklung vermieden werden. Auch Hochlagerung der arteriell insuffizienten Extremität sowie das sogenannte Gefäßtraining nach BUERGER (1924) sind in aktiven Krankheitsstadien verpönt.

Beim Fehlen einer Thrombophlebitis kann die vorsichtige Behandlung mit intermittierendem Venenverschluß günstig wirken. COLLENS und WILENSKY (1953) empfehlen sie (vgl. allgemeine Therapie). BECKER (1937) berichtet über gute Erfahrungen mit der Saugdruckbehandlung. Bei sachkundiger Handhabung kann die synkardiale Massage nach FUCHS (1945) versucht werden, sobald die Phase der drohenden Gangrän überwunden ist.

Während der Remissionen ist unablässig jede durchblutungsvermindernde Einwirkung zu vermeiden. Darüber hinaus besteht die Möglichkeit des Einsatzes aktiver therapeutischer Maßnahmen.

Bei der Massagebehandlung muß auf die Vermeidung von Phlebitiden geachtet werden. Die Ansichten über die Wirkung von Bestrahlungen mit Ultraschall,

Kurzwellen und Diathermie sind uneinheitlich. Die direkte Röntgenbestrahlung, wie sie früher üblich war (Pfahler 1935; Scupham und de Takàts 1936; Philips und Tunick 1925), wird heute vermieden; statt dessen werden mancherorts die Lumbalganglien und Nebennieren bestrahlt (Fried 1953).

Die Wirkungen der Bäderbehandlung werden uneinheitlich beurteilt. Bei genauer Kontrolle ist durch die Anwendung balneotherapeutischer Fernreize (warme Fernteilbäder) eine Verbesserung der Durchblutung auch im arteriell insuffizienten Bereich zu erwarten, insbesondere eine Beseitigung sekundärer Arterienspasmen.

Medikamentöse Therapie.

Behandlung mit intravenösen Salzlösungen. Koga (1913) beschrieb den günstigen Einfluß von intravenösen Kochsalzinfusionen auf den Verlauf der Endangitis obliterans. Die größten Erfahrungen in dieser Beziehung hat Silbert (1926) gesammelt. Bei wöchentlich 2—3maligen Infusionen von 150 bis 300 cm³ einer 5%igen Kochsalzlösung wurden 84% der Behandelten wesentlich gebessert, in 64% Remissionen erzielt und die Amputationshäufigkeit erheblich gesenkt. Allerdings wurden die Patienten bei völligem Nicotinentzug im Bett gehalten. Bis 1930 konnte Silbert über 19000 derartige Injektionen berichten. Er diskutiert die Gefahr einer passageren Leberschädigung und Nierenreizung; die Annahme liegt nahe, daß es sich damals um Inoculationshepatitiden gehandelt hat. Die Methode wurde auch später verwendet (Schneider 1937/1938). Auch bei transduodenaler (Meyer 1933) und bei subcutaner (Volosin 1936) Anwendung sollen die Wirkungen günstig gewesen sein. Harbinson (1927) ließ große Kochsalzmengen trinken und beschrieb günstige Wirkungen; von Eloesser (1925) konnte dies nicht bestätigt werden. Samuels (1936) sowie Bax (1936) glaubten durch Konzentrationssteigerung der infundierten Salzlösung die Wirkung verbessern zu können. Statt hypertonischer Salzlösungen injizierte Sokolovkij (1937) destilliertes Wasser. Steel (1927) sowie Guimy (1927) injizierten 2%iges Natriumcitrat in der Absicht, thrombotischen Vorgängen entgegenzuwirken, angeblich mit gutem Erfolg. Injektionen von Kaliumcitrat (Eloesser 1925) oder Natriumcitrat (Goyena 1927), Natriumtetrathionat und Natriumthiosulfat (Theis und Freeland 1940; Westh 1954) unterschieden sich nicht wesentlich von anderweitigen Infusionsprozeduren. Die Erklärung für die günstige Beeinflussung der Patienten während der Infusionsbehandlung sah Rogers (1937) in einer Verminderung des Sympathicustonus bei Abfall des Serumcalciumspiegels nach Kochsalzgaben. Silbert (1930) vermutete eine Vermehrung der vermeintlich pathologisch reduzierten Blutmenge bei Endangitis obliterans, was nach den Untersuchungen von Wollheim und Brandt (1927) nicht erwartet werden darf. Puech u. Mitarb. (1952) dachten mehr an osmotische Wirkungen der hypertonischen Lösungen.

Mit intraarterieller Infusion von 250 cm³ Konservenblut einer Temperatur von 6—8°C erzielten Rozovskij und Cernigovskij (1951) Hauttemperaturanstiege zwischen 0,4 und 4°C bei der Überzahl der Behandelten, auch an der durchblutungsgestörten Extremität.

Die erstaunliche Vielzahl der günstigen Beurteilungen der Infusionstherapie in früheren Jahrzehnten läßt sich am ehesten dadurch erklären, daß die Autoren keine ausreichenden Beobachtungen über Spontanverläufe der Endangitis machen konnten; nur zum geringeren Teil ist daneben eine unspezifische Reizwirkung der verschiedenen Prozeduren diskutabel.

Hormontherapie. Insulin, wegen seiner antagonistischen Wirkung zum Adrenalin bei Endangitis obliterans verwendet (Vaquez u. Mitarb. 1932; Beale

1932), hat sich nicht bewährt. Auch die kombinierte Anwendung mit Dextrose (IVANOV 1930), ein Vorläufer der von BÜRGER (1954) empfohlenen Behandlung der Angiopathia diabetica mit hohen KH-Mengen, gewann für die Endangitis obliterans keine Bedeutung. JULITZ (1953) machte darauf aufmerksam, daß Insulin über eine Stoffwechselsteigerung in der Muskulatur zum Auftreten vasodilatatorischer Substanzen mit günstiger Wirkung auf die periphere Durchblutung führt. Die eindeutigen Erfolge der Therapie mit großen Kohlenhydratmengen und Insulin bei diabetischer Angiopathie (BÜRGER 1954; s. S. 440) lassen auch bei anderen arteriellen Verschlußkrankheiten einen therapeutischen Versuch gerechtfertigt erscheinen. Bisher kann über die Erfolge dieser Bemühungen bei Nichtdiabetikern kein einhelliges Urteil abgegeben werden.

In der Annahme, der Endangitis obliterans liege eine Unterfunktion der männlichen Keimdrüsen zugrunde, behandelte MESCANINOV (1928) 25 Patienten mit Rinderhodentransplantationen (21 Besserungen). Ähnlich wie die Behandlung mit Frauenblutinjektionen (OBERTHUR 1927) hat sich das Verfahren nicht durchgesetzt.

Ausgehend von der Tatsache, daß Frauen vor der Menopause von der Endangitis obliterans verschont bleiben, wurden Endangitiker, zunächst ohne Erfolg, durch Transplantation von Rinderovarien (HERZBERG 1926), später durch Östradiolanwendung (SCHLESINGER 1930; SNAPPER 1932; CHAMPY 1935) behandelt. Auf der Grundlage tierexperimenteller Erfahrungen (McGRATH 1935; RATSCHOW und STECKNER 1939) fand die Behandlung der Endangitis obliterans mit weiblichem Keimdrüsenhormon (RATSCHOW und KLOSTERMANN 1938; TEITGE 1937; SUZMANN u. Mitarb. 1938; STEINACH u. Mitarb. 1936) breiten Eingang in die Therapie. Diese generelle Anwendung bei Endangitis wird heute kaum noch ernsthaft in Betracht gezogen (vgl. Kapitel Allgemeine Therapie S. 189).

Gefäßerweiternde Substanzen. Die orale Zufuhr konzentrierter Alkohole (Äthylalkohol) als Kognak oder Whisky wirkt schmerzlindernd und antispastisch; in manchen Fällen ist eine Verbesserung der peripheren Zirkulation zu erzielen.

Das von FREY (1928) in die Therapie eingeführte Padutin war bei der Endangitis-Therapie ohne Erfolg, da die Wirkung kurz ist und die bei ausreichender Dosierung auftretende Blutdrucksenkung unerwünscht sein muß (vgl. allgemeine Therapie). Die Anwendung von Adenosinderivaten läßt gleichfalls zahlreiche therapeutische Wünsche unerfüllt. Die erwiesene Wirkung bei intraarterieller Anwendung von Adenosintriphosphorsäure (HESS 1955) ist nur von kurzer Dauer.

Nitritanwendungen gehen mit nachteiligen Blutdrucksenkungen einher.

Dies gilt auch für das Papaverin und seine Derivate (STEPP 1937; DENK 1938).

Hohe Dosen von Aneurin wurden von BICKEL (1937) empfohlen, ohne daß eine experimentelle Unterbauung der Wirkung bisher vorliegt.

Die Wirkungen eines Gemisches von Magnesiumdehydrocholat und Magnesiumnicotinat bei parenteraler oder oraler Anwendung (vgl. S. 187) sind bei der Endangitis bisher noch nicht hinreichend untersucht.

Neben zahlreichen Empfehlungen für gefäßerweiternde Mittel (vgl. allgemeine Therapie, S. 162ff.) wird gelegentlich Günstiges über die Anwendung vasoconstrictorisch wirksamer, „tonisierender" Substanzen berichtet (RAMOINO 1953), obgleich die theoretische Begründung dieser Therapie äußerst problematisch ist.

Fibrinolyse. Bei künstlicher Fiebererzeugung kommt es nicht nur zu peripherer Gefäßerweiterung, sondern auch zur Steigerung der fibrinolytischen Vorgänge (vgl. S. 199). Für die Endangitis obliterans wurden mit Typhusvaccine (BIERMAN 1936; MENEGHINI 1955) unter Herbeiführung von Temperatursteigerungen von 39—40° C günstige Wirkungen berichtet. Mitunter wird 0,01 g Morphinum hydrochloricum der intravenösen Vaccinespritze beigegeben (COLLENS

u. WILENSKY 1953), was aber reichlich hoch dosiert erscheint. INTROZZI und NINNI (1955) sehen die Wirkung der Behandlung in drei Faktoren: der peripheren Vasodilatation, der Aktivierung der protoplasmatischen Fibrinolyse mit Thrombolyse und der Normalisierung der Heparinaktivierung im Plasma.

Antikoagulantien. CALDÉRON-MONTERO u. Mitarb. (1949) sowie RAVAJOLI (1951) empfehlen Antikoagulantienbehandlung, initial mit Heparin, anschließend mit Cumarinderivaten, bei akuten Schüben von Endangitis obliterans und sehen darin eine wirksame Bekämpfung der Gefäßthrombosierungen. THIES und BOECKER (1953) sammelten günstige Erfahrungen mit einem Präparat aus der Gruppe der seltenen Erden (Thrombodym). Nebenwirkungen (Fieber, Agrypnie, Gelenkschmerz) sind nach WILBRAND (1953) in 6% der Fälle anzutreffen. Wir halten bei jedem Fall von Endangitis obliterans eine Dauertherapie mit Antikoagulantien für angebracht, soweit nicht Kontraindikationen vorliegen (vgl. S. 197).

Antirheumatische Behandlung. Allgemein wird, insbesondere für akute Schübe der Endangitis obliterans, eine antirheumatische Behandlung, meist mit Salicylaten, für zweckmäßig gehalten (ERB 1932; RATSCHOW 1953; COLLENS und WILENSKY 1953). Inwieweit dadurch der gewebliche Gefäßprozeß beeinflußt wird, läßt sich nicht ersehen.

Anwendung von ACTH und Cortison soll den Gefäßprozeß direkt beeinflussen können, weshalb HENRIKSEN (1954), CONTI CAVALLINI und CASALINI (1954) die intraarterielle Hydrocortisonanwendung befürworten. Auch die Dauertherapie bei Endangitis obliterans mit täglich 50 mg Cortison über 5 Monate fand JACQUES (1952) günstig. Prednisolonbehandlung von 11 Endangitikern über 2—23 Monate (Anfangsdosis zwischen 160 und 205 mg innerhalb von 8 Tagen; Fortsetzung mit 10 mg pro Tag) wurde von FREYSCHMIDT (1957) in 8 Fällen erfolgreich, in 2 Fällen wirkungslos gefunden. Nach eigenen Beobachtungen möchten wir die Anwendung antirheumatischer Maßnahmen besonders bei anderweitigen Hinweisen auf rheumatische Prozesse, eventuell in Kombination mit Antibioticis, für indiziert halten.

Auf Grund von Tierversuchen sowie Untersuchungen an 7 Patienten kommen FONTAINE u. Mitarb. (1954), zu der Ansicht, daß durch Cortison und ACTH die Blutgerinnung beschleunigt wird. Die Autoren beobachteten nach Sympathektomien ein weniger stark ausgeprägtes Ansteigen des Blutthrombingehaltes als nach anderen Operationen. Die günstigen Erfahrungen bei Sympathektomie und Arteriektomie (insgesamt 45 Patienten) hinsichtlich der Verhinderung rezidivierender Gefäßthrombosen werden durch die bei diesen Operationen beobachteten günstigen Einflüsse auf den Thrombingehalt erklärt, so daß die lumbale Sympathektomie und die Arteriektomie empfohlen werden.

Cellulartherapie. Seit 1935 wurde die Gewebstherapie nach FILATOV auch bei der Endangitis obliterans verwendet (MINCSEV und BOROK (1951). In letzter Zeit wurde die Frischzellentherapie nach NIEHANS (1954) vielfach propagiert. E. A. MÜLLER (1954) berichtete — nicht unwidersprochen — über günstige Wirkungen bei 12 Endangitikern mit Milz- und Leberzellen, durch die eine Aktivierung der Kollateralenbildung und der Capillarsprossungen bezweckt wird. Antispasmodisch und nerval dämpfend (zentral ?) sollen Placentazellen wirken; außerdem könnten Herz-Nieren- und homologe Keimdrüsenzellen therapeutisch eingesetzt werden (H. WEISS, zit. nach NIEHANS 1954). Weitere günstige Wirkungen werden von RIETSCHEL (1953/54) beschrieben.

Eine ernsthafte Begründung für diese Maßnahmen läßt sich z. Z. nicht geben. Größte Zurückhaltung gegenüber dieser nicht ungefährlichen Therapie ist geboten.

Intraarterielle Gasinsufflation. Der von CSERNA (1930) mitgeteilte Befund, wonach der Sauerstoffgehalt im Venenblut einer endangitisch veränderten Extremität höher ist als im Venenblut der normal durchbluteten Extremität, stellt von vornherein den Sinn der intraarteriellen „Sauerstoffbehandlung“ (vgl. allgemeine Therapie S. 208) in Frage. Mit dieser Therapie wird durch artefizielle Gasembolien eine Art Gefäßtraining herbeigeführt, dessen Eigenart in einer besonders prolongierten reaktiven Nachreaktion besteht. Je nach dem Durchblutungszustand der betroffenen Extremität erweist sich das Verfahren als tolerabel (bei vorhandenen Ausgleichsmöglichkeiten) oder als schädlich. Eine Beeinflussung der kontralateralen Extremität erfolgt nicht nur auf reflektorisch nervalem Wege, sondern auch durch direkten Übertritt von Gasblasen über die Aortengabel auf die andere Seite. Die typische Reaktion des der stenosierten Arterie nachgeschalteten Gebietes besteht in einer emboliebedingten Durchblutungsdrosselung mit späterer langdauernder reaktiver Hyperämie. Neben enthusiastischen Verfechtern der Methode rief das Verfahren auch kritische Stimmen auf den Plan. DENECKE (1938) konnte nur in 17% seiner Behandelten Erfolge verzeichnen. JOURDAN (1952, 1954) lobt die günstige Wirkung subcutaner CO_2-Injektionen; das Gas soll hierdurch direkt an die tiefliegenden Gewebe herangebracht werden und infolge seiner großen Diffundibilität zur Vasodilatation führen.

Weitere Ergebnisse der Endangitisbehandlung mit intraarterieller Gasinsufflation sind S. 210 beschrieben. Bei akut bedrohlichen Arterienverschlüssen verbietet sich die Anwendung wegen Gangrängefahr. In weniger kritischen Stadien der Endangitis ist die intraarterielle Gasinsufflation ein eigenartiger Versuch zur Erzwingung von reparativer Hyperämie. Wir glauben in der Klinik darauf verzichten zu können.

Chirurgische Behandlung der Endangitis obliterans.

Der Versuch einer Kausalbehandlung der Endangitis obliterans ist die operative *Entfernung der Nebennieren*, mit der man im Sinne von OPPEL (1928; 1930) zunächst eine Verminderung der damals angenommenen Hyperadrenalinämie bezweckte. Die erstmals 1912 durchgeführten Eingriffe hatten eine hohe Letalitätsbelastung: bis 7,5%: OPPEL (1928), ARKANIKOW (1934); zwischen 10 und 20%: HERZBERG (1926), SEINKMAN (1927), LEIBOVICI (1928), LAVOCKIN (1930). Demgemäß wurde nur bei schweren generalisierten therapierefraktären Endangitiden die Epinephrektomie empfohlen (SAKAJAN 1928; VAN DER LINDEN 1935), auch wenn die Erfolge bei weniger fortgeschrittenen Fällen günstiger waren (OPPEL 1928; PAOLUCCI 1935). LEGER und TSCHEKOFF (1947) registrierten in 9 von 10 Fällen günstige Wirkungen; WERTHEIMER und GAUTHIER (1947) in 6 von 13 Fällen; WERTHEIMER (1951) steht allerdings dem Verfahren bei der Endangitis grundsätzlich ablehnend gegenüber. LERICHE (1949) vertritt nach 898 Operationen die Ansicht, daß die Operation bei Verschluß von Hauptarterien zwecklos ist; seinem Urteil schließen sich u. a. FONTAINE u. Mitarb. (1952) an; diese sahen postoperative Rezidivfreiheit in 19 von 26 Fällen. Den früher mitgeteilten günstigen Dauerresultaten (OPPEL 1927; BÜTTNER 1932; PAOLUCCI 1935) muß man skeptisch gegenüberstehen. Der schwere doppelseitige Eingriff der Resektion von $^5/_6$ des Gewebes beider Nebennieren, der eine lebenslängliche Hormonsubstitution erforderlich macht, läßt sich nach dem jetzigen Stand der Erfahrungen im allgemeinen kaum verantworten.

War die Theorie des erhöhten Blutadrenalinspiegels mangels ausreichender Nachweismethoden früher ohnehin fragwürdig, so vermochte daran der Nachweis des meist normalen histologischen Aufbaues der operativ entfernten Nebenniere (PAOLUCCI 1935) begreiflicherweise nichts zu ändern. Von FONTAINE (1955) wird die einseitige Nebennierenexstirpation als symptomatischer Eingriff empfohlen, der zweckmäßig mit ein- oder doppelseitiger lumbaler Sympathektomie zu verbinden ist und in 73% der Fälle günstige Resultate zeitigt. Den Eingriff der doppelseitigen Nebennierenexstirpation, der eine schwere endokrine Verstümmelung mit Impotenz u. a. darstellt, hält er nur bei excessiv progredienten Endangitisformen mit drohendem Zwang zur Doppelamputation für vertretbar. Entsprechende Berichte liegen von FERRAND und ELBAZ (1954), GOVAERTS u. Mitarb. (1954) und KUNLIN (1959) vor. Während bei einseitiger Epinephrektomie der kontralaterale Organrest hypertrophiert, müssen doppelseitig operierte Patienten lebenslänglich mit Cortison weiterbehandelt werden.

In der Annahme eines erhöhten Blutcalciumspiegels durchgeführte *Teilresektionen der Nebenschilddrüsen* wurden wieder verlassen (BILLI 1935). Allerdings fand PAOLUCCI (1933) im Tierexperiment nach Parathormongaben endangitische Veränderungen. Der Eingriff hat sich nach KUNLIN (1959) als wirkungslos erwiesen, auch gegen Verkalkungstendenz bei Arteriosklerose.

Die *periarterielle Sympathektomie* wird heute noch gelegentlich, und zwar bei erwiesener Wirksamkeit sekundärer Vasospasmen, als symptomatische Behandlung durchgeführt. Abgesehen davon, daß manche Autoren (v. HASSELBACH 1939; DENECKE 1951) die günstigen Wirkungen als Spontanremissionen erklären, konnte SCHNEIDER (1937) bei Untersuchungen mit der Thermostromuhr keine Steigerung der Durchblutung nach Sympathektomie nachweisen. Die einzigen, allerdings beachtenswerten operativen Erfolge wurden mit der Segmentresektion und mit der Thrombendarteriektomie, eventuell in Kombination mit Arterienplastiken, erzielt (KAUTZKY und SCHRADER 1953). Der Eingriff kann nur dann sinnvoll sein, wenn sich die distal der segmentalen Arterienstenose verlaufenden Gefäße als durchgängig erwiesen haben (Arteriographie) (LERICHE 1937; 1945; FONTAINE 1955; SCHRADER 1955). Lediglich bei nachweisbarem Sekundärspasmus ist von der *Sympathektomie* eine günstige Wirkung zu erwarten (POPKIN 1957).

Ein obsoletes und nur historisch interessierendes Verfahren stellt die *Sympathicodiaphtherese* dar, die durch Aufträufeln einer 5%igen Phenollösung (ADLER 1934) auf die freigelegte Arteria femoralis nach dem Vorbild von LAUWERS (1927) (Ammoniak), NAZAROW (1927) (Alkohol), DOPPLER (1930) eine Unempfindlichmachung chirurgisch freigelegter Gefäße bezweckt, jedoch alsbald als zwecklos verlassen wurde (MONACO 1934). Die Indikation für die übrigen chirurgischen Verfahren ist im allgemeinen Teil dargestellt (s. S. 213).

Bei unerträglichen Schmerzen wird gelegentlich die Durchschneidung des peripheren Nerven (ALLEN 1928; LASKEY und SILBERT 1933; DENECKE; 1934) empfohlen. Bei endangitisch bedingten Fußsohlendefekten empfahl MARTORELL (1951) Durchschneidung des Nervus tibialis posterior distal vom Abgang der motorischen Äste, die nach ROVIRALTA (1935) zur Erhöhung der Hauttemperatur und verbesserter Heilungstendenz führt. Außerdem läßt sich durch die Chordotomie (operative Durchtrennung der schmerzleitenden afferenten Hinterstrangbahnen des Rückenmarks) nach SASAKI (1938), KIRSCHNER (1938) eine Schmerzlinderung erzielen. SASAKI (1938) fand bei 19 Patienten noch erstaunliche Wirkungen, teilweise sogar eine Zunahme der peripheren Durchblutung mit Wiederherstellung der Arbeitsfähigkeit.

Zusammenfassend ergibt sich, daß die therapeutischen Bemühungen bei der Endangitis obliterans, wenn man von den seltenen, aber erfreulichen operativen Erfolgen der segmentalen Arterienresektion mit anschließender Plastik absieht, trotz einer Vielzahl therapeutischer Maßnahmen kaum den Krankheitsablauf verändern. Früher viel gepriesene Methoden — es sei nur an die Therapie mit Salzinfusionen und an die Sexualhormonbehandlung erinnert — wurden wieder verlassen. Die zurückhaltende Bewertung der bislang verfügbaren internen Maßnahmen bei der Endangitis obliterans wird derjenige verständlich finden, dem die Schwierigkeiten bei der Therapiebeurteilung langfristiger Krankheiten, bei so wechselndem Spontanverlauf wie bei den chronischen Endangitiden, klar geworden sind. Um so wichtiger erscheint dagegen die konsequente Ausschaltung exogener Noxen (Nicotin, Kälte, Verletzungen, Emotionen) und die rationelle Anwendung der physikalischen und medikamentösen Therapie unter Berücksichtigung ihrer sich aus dem jeweiligen Phasenablauf ergebenden Indikationen und Kontraindikationen.

b) Periarteriitis nodosa (Panangitis).

α) Historisches.

Obgleich panangitische Veränderungen bereits von PELLETAN (1810) und von ROKITANSKY (1852) unter anderer Bezeichnung beschrieben wurden, gelten die Freiburger Kliniker Adolf KUSSMAUL und Rudolf MAIER seit 1866 als die Autoren, die diese klinische und pathologisch-anatomische Krankheitseinheit zusammenfaßten. Nachdem eine erste vorläufige Publikation über „Aneurysma verminosum hominis“ aus dem Jahre 1866 sich als nicht haltbar erwiesen hatte, lieferten KUSSMAUL und MAIER im gleichen Jahre in einer weiteren Arbeit „Über eine bisher nicht beschriebene eigenthümliche Arterienerkrankung (Periarteritis nodosa), die mit Morbus Brightii und rapid fortschreitender allgemeiner Muskellähmung einhergeht“ die eindrucksvolle Beschreibung zweier klinischer Fälle von Periarteriitis nodosa. Der erste Fall betraf einen 27jährigen Schneidergesellen, der innerhalb von 6 Wochen an akuter Periarteriitis nodosa ad exitum kam; der zweite Fall beschreibt den klinischen Krankheitsverlauf eines Patienten, der nach über 1jährigem Klinikaufenthalt unter ähnlichen Erscheinungen, aber unter mehr chronischem Verlauf, sich noch in klinischer Beobachtung befand.

β) Nomenklatur.

Die ursprüngliche Benennung Periarteritis nodosa wurde erst im 20. Jahrhundert teilweise durch andere Bezeichnungen ersetzt, wie Polyarteriitis acuta nodosa (FERRARI 1903), Meso-Periarteriitis (HART 1909; KÜNNE 1910); Arteriitis nodosa (BEITZKE 1910); Panarteritis (SHICK und KVALE 1953); nekrotisierende Angiitis (ZEEK u. Mitarb. 1948); diffuse nekrotisierende Panangiitis (LIAN und SIGUIER 1953); Polyvasculitis (KNOWLES u. Mitarb. 1953); hypersensitivity angiitis (EDGE u. Mitarb. 1955); allergische Vasculitis (SZYMANSKI 1955); Polyarteriitis nodosa (STROEBE 1959).

Passender würde die Bezeichnung Panangitis erscheinen, in der die Unterschiede, aber auch die Ähnlichkeiten zwischen endangitischen und panangitischen Veränderungen angemessen berücksichtigt sind. Diese Bezeichnung würde auch der Tatsache gerecht, daß nodöse Veränderungen nur in einer Minderzahl der Panangitiden nachweisbar sind.

γ) Definition.

Der Formenkreis der Periarteriitis nodosa umfaßt Arteriitiden von akutem, subakutem oder chronisch rezidivierendem Verlauf und uneinheitlicher Ätiologie, aus deren klinischen und morphologischen Eigenarten der Charakter einer allergischen, alle Wandschichten ergreifenden Entzündung ersichtlich ist. Nur für einen Teil der Fälle läßt sich klinisch die allergische Pathogenese sichern. Die

Abtrennung gewisser morphologisch oder klinisch gekennzeichneter Formen erscheint nicht angängig, wie u. a. durch RANDERATH (1954) ausgeführt wurde.

KNOWLES u. Mitarb. (1953) sowie ZEEK (1953) bevorzugen die klinische Aufteilung der unter dem Sammelbegriff „nekrotisierende Angiitis" laufenden Krankheitsbilder in verschiedene Unterabteilungen: a) hypersensitivity angiitis; b) allergic granulomatous angiitis; c) rheumatic arteriitis; d) Periarteritis nodosa; e) temporal arteritis. Ähnlich setzte sich SZYMANSKI (1955) für die Abtrennung der Periarteriitis nodosa im engeren Sinne, die nach GRIFFITH und VURAL (1915) nicht allergisch bedingt sein soll, von der allergischen Vaskulitis ein. Er unterteilt in a) cutane allergische Vaskulitis; b) generalisierte allergische Vaskulitis; c) granulomatöse allergische Vaskulitis und d) Periarteritis nodosa. Die Kriterien der Unterteilung ähneln denen von ZEEK (1953) sowie KNOWLES, ZEEK und BLANKENHORN (1953). BOCK (1954) hält die Hervorhebung der hypersensitivity arteritis als akute Verlaufsform für berechtigt.

Die Abtrennung einer mikroskopischen Form der Periarteriitis nodosa mit vorwiegend renaler Manifestation (DAVSON u. Mitarb. 1948; WAINWRIGHT u. Mitarb. 1950) fand keine wesentliche Resonanz. Ebenso dürfte eine Separierung der sogen. „rhinogenen Granulomatose" (WEGENER 1939; FAHEY u. Mitarb. 1954) aus dem Gesamtkomplex der Panangitis überflüssig sein.

δ) Vorkommen.

Die Krankheit ist keineswegs auf den Menschen beschränkt, sondern kommt auch bei Tieren vor, so beim Hund (NIEBERLE 1937; STAEMMLER 1934; BALÓ 1924), Hirsch, insbesondere beim Axishirsch (LÜPKE 1906/1907 und JAEGER 1909), beim Kalb (GULDNER 1915), bei der Kuh (NIEBERLE 1941; DRIEUX u. Mitarb. 1950), sowie beim Schwein (JOEST und HARZER 1921; NIEBERLE 1925).

Beim Menschen scheint das männliche Geschlecht häufiger befallen zu werden als das weibliche.

Im Gegensatz zur relativ hohen Morbidität von Weißen und Japanern soll die Periarteriitis nodosa bei Negern seltener vorkommen. Auch bei Chinesen sind nur Einzelfälle bekannt geworden (CREYX u. Mitarb. 1954).

Alter.

Das Haupterkrankungsalter liegt zwischen 20 und 40 Jahren (LUNDQUIST 1931); diese Altersklasse stellt nach COLLENS und WILENSKY (1953) 50%, nach ALLEN, BARKER und HINES (1955) 40% aller Erkrankten. Darüber hinaus scheint aber kein Alter von der Periarteriitis nodosa verschont zu sein. WRIGHT (1948) spricht von Altersstufen zwischen 10 Tagen und 89 Jahren; JOHANSMANN und ZEEK (1954) beschrieben Panangitis bei einem 7 Tage alten Säugling. RUGER (1944) sowie WILMER (1939) und THINNES (1924) berichten über Fälle im Säuglingsalter, TAYLOR und JACOBY (1949) über Auftreten im Kindesalter, desgleichen LEGROS (1949), LELONG u. Mitarb. (1951), HUNGERLAND und GREIFELT (1950), GODER (1956). Nach GODER (1956) wurden bisher über 100 Fälle von Periarteriitis nodosa im Kindesalter beschrieben. Die meisten männlichen Patienten stehen im Alter zwischen 25 und 40, die meisten weiblichen Patientinnen zwischen 30 und 35 Jahren. Nach COLLENS und WILENSKY (1953) scheint weder vor der Pubertät noch nach der Menopause ein Schutz gegen die Erkrankung zu bestehen. GODER (1956) glaubt aus Vergleichen zwischen der Krankheit bei Kindern und bei Erwachsenen (LOOGEN 1952) unterschiedliche Manifestationen ermitteln zu können, wonach im Kindesalter die exanthematischen, pulmonalen, splenischen und lymphadenoiden Formen, im Erwachsenenalter die hypertonischen und hepatischen Bilder häufiger seien.

Einflüsse der Zivilisation.

Entsprechend der Auffassung, daß der Panangitis eine allergische Reaktion auf exogene Antigene zugrunde liege, wird die Krankheit bei Völkern mit geringerer Antigenberührung seltener beobachtet; dies konnten CREYX u. Mitarb. (1954) an Chinesen sowie GVOZDANOVIĆ (1954) in Jugoslawien feststellen.

Häufigkeit.

Absolute Zahlen über die Morbidität bestimmter Populationen sind in der Literatur nicht zu finden. STAEMMLER (1934) bezweifelt jedoch nicht, daß die Krankheit in den letzten Jahrzehnten häufiger geworden ist. ROSKAM u. Mitarb. (1951) bezeichnen die Periarteriitis nodosa geradezu als die Krankheit der Zukunft, und machen den vermehrten Gebrauch chemischer Agentien und Heilmittel hierfür verantwortlich. RICH (1942); sowie RICH und GREGORY (1943) ermittelten am Johns Hopkins Hospital (Baltimore) eine Zunahme um 12% gegenüber der Häufigkeit 7 Jahre früher (1936, dem Zeitpunkt der Einführung der Sulfonamide in die Therapie).

ε) Ätiologie.

Die Suche nach einer Ursache der Periarteriitis nodosa im Sinne eines einheitlichen Entstehungsmechanismus ist bisher erfolglos geblieben. Andererseits ergaben sich ätiologisch bedeutungsvolle Hinweise auf das Vorkommen der Panangitis bei Patienten mit infektiöser und allergischer Anamnese. Die ätiologische Forschung, basierend einerseits auf statistischen Erhebungen aus Vorgeschichte, Symptomatologie und Verlauf, andererseits aus morphologischen Untersuchungen, sieht es als erwiesen an, daß es keinen spezifischen Erreger der Periarteriitis nodosa gibt. Die Krankheit stellt eine gemeinsame Reaktionsform gegenüber verschiedenen Noxen dar.

Die in den ersten 40 Jahren nach der ursprünglichen Beschreibung des Krankheitsbildes kursierenden Vermutungen über eine luische Bedingtheit der Panangitis gehen auf KUSSMAUL und MAIER (1866) zurück, denen sich auf eine Anfrage hin auch VIRCHOW (1866) anschloß. In der Folgezeit wurde diese These u. a. durch CHVOSTEK und WEICHSELBAUM (1877), BENEDIKT (1907), SCHMORL (1903), GRAF (1896), LANGE (1923), VERSÉ (1917) vertreten und konnte sich nur deshalb solange halten, weil die Syphilisspirochäten damals noch nicht entdeckt waren und somit die Voraussetzungen zur Widerlegung der syphilitischen Ätiologie fehlten. Andererseits ist eine gewisse makroskopische Ähnlichkeit mancher Formen der Periarteriitis nodosa mit der nodösen Form der syphilitischen Endarteriitis unbestreitbar. Als sich später eine antiluische Behandlung bei der Panangitis als wirkungslos erwies, und in den herdförmigen Veränderungen der Krankheit sich keine Spirochäten nachweisen ließen, wurde diese Auffassung verlassen. Daran konnte auch der geringe Prozentsatz von Patienten, die zusätzlich an einer Lues erkrankt waren, nichts ändern (SILBERBERG u. LUBLIN 1924; COLLENS und WILENSKY 1953 bezifferten unter ihren Kranken diese Quote mit 9%). Zudem kommt die Periarteriitis nodosa auch bei Tieren vor, für die die Spirochaeta pallida nicht pathogen ist. In dem von GODER (1956) beschriebenen Fall eines 14jährigen Knaben mit konnataler Lues schien allerdings eine Abhängigkeit der Panangitis von der Lues anzunehmen zu sein.

Positive Wa.R. bei Periarteriitis nodosa kommt nicht nur bei gleichzeitiger Lues, sondern auch bei Nichtsyphilitischen zur Beobachtung (KEITH und BAGGENSTOSS 1941; LAMB 1914).

Bemühungen durch Kulturversuche im Blut bakterielle Erreger nachzuweisen, brachten trotz häufiger positiver Einzelergebnisse keinerlei definitive Beweise. Auch der Nachweis von Trichinenantikörpern, Präcipitinen, durch Movitt, Mackenbrock und Clement (1950) erlaubte keine ätiologischen Rückschlüsse, obwohl gemeinsames Vorkommen von Periarteriitis nodosa und Trichinose beschrieben ist (Reimann, Price und Herbut 1943). Noch immer waren die Theorien über eine Wirkung ansteckender Agentien unwiderlegt. v. Haun (1920) versuchte die experimentelle Übertragung auf Tiere; seine teilweise positiven Ergebnisse erwiesen sich als nicht reproduzierbar. Auch gelegentlich beobachtete Epidemien in zoologischen Gärten waren geeignet, hypothetische Annahmen von Infektionen durch einen bestimmten Erreger nicht als ausgeschlossen erscheinen zu lassen. Harris und Friedrichs (1922) schlossen auf Grund ihrer Versuchsergebnisse auf ein Virus als Erreger; ihre Angaben blieben in der Folgezeit unbestätigt. Der Gedanke von Wohlwill (1923) an einen Zusammenhang der Periarteriitis nodosa mit dem virusbedingten Herpes zoster, wurde neuerdings durch die Untersuchung von Feyrter (1954) aktualisiert; demnach wäre auf Grund morphologischer Beziehungen wenigstens an die Möglichkeit auch ätiologischer Beziehungen zu denken.

Das gemeinsame Vorkommen der Panangitis mit anderen allergischen Erscheinungen bildet die allgemein anerkannte Basis für die Auffassung von ihrer allergischen Entstehung. Es muß freilich zunächst offengelassen werden, ob man aus dem Vorkommen anderer allergischer Symptome bei Patienten mit Panangitis bereits auf die allergische Bedingtheit der Krankheit rückschließen darf. Andererseits wurde dem Befall durch andere allergische Krankheiten schon früh Bedeutung beigemessen (Gruber 1923; 1925; 1926; 1944; Bergstrand 1939; Tisell 1941; Rackemann und Greene 1939; Harkavy 1941). Collens und Wilensky (1953) ermittelten aus 197 zugänglichen Fällen mit anamnestischen Angaben, daß nur bei 57 Patienten keine Vorkrankheiten bestanden, alle übrigen Patienten boten Angaben über Bronchialasthma (33 Fälle), Heufieber und Urticaria (7 Fälle), Seruminjektionen (7 Fälle), Impfung mit Gelbfiebervaccine (7 Fälle), Sulfonamidbehandlung (29 Fälle) und Infektionskrankheiten (57 Fälle): auch nach Scharlach trat Panangitis auf (Peale u. a. 1946). Wilson und Alexander (1945) fanden in der Literatur unter 300 Periarteriitis nodosa-Fällen bei 28% allergische Krankheiten, Wilens und Glynn (1951) bei 25% ihres 94 Fälle umfassenden Materials, Harris und Laws (1949) in 20% ihrer Beobachtungen. Sinapius (1954) konnte in 30 von 126 Fällen anamnestisch Asthma bronchiale oder Urticaria eruieren, entsprechend einem Hundertsatz von 24. Die Häufigkeit derartiger Koinzidenz mag nicht als Beweis für die allergische Genese gewertet werden, doch ist sie geeignet die Wahrscheinlichkeit eines solchen Zusammenhanges zu demonstrieren. Zeek und seine Schule (1948; 1952; 1953) erkennt allergische Vorgänge nur für solche Formen von nekrotisierender Angiitis an, die von der eigentlichen Periarteriitis nodosa im engeren Sinn abzutrennen sind; ähnlich spricht sich Szymanski (1955) aus, der die Bezeichnung Periarteriitis nodosa jenen Formen von nekrotisierender Vasculitis zuweist, bei denen keine klinischen Hinweise auf eine Sensibilisierung bestehen. Griffith und Vural (1951) kommen auf Grund einer Korrelation zwischen Klinik und Morphologie von 17 Kranken zu der Auffassung, daß überhaupt keine Beziehung der Periarteriitis nodosa zur Allergie besteht.

Den negativen Beurteilungen der Zusammenhänge steht eine Mehrzahl positiver Äußerungen gegenüber. Knezevic (1944) sieht auf Grund eigener histologischer Studien an drei Fällen die bei Periarteriitis nodosa stattfindende Amyloidablagerung für einen Beweis an, daß ein allergischer Grundprozeß vorliegt. Auch die Versuche von MASUGI und SATO (1934) dürfen als wesentliche Stütze einer allergischen Genese selbst bei vorsichtiger Beurteilung (LETTERER 1948/1953) angesehen werden.

Weitere Beziehungen zum allergischen Formenkreis, insbesondere zum Rheumatismus, ergaben sich aus den Untersuchungen von FRIEDBERG und GROSS (1934), RÖSSLE (1933), SCHÜRMANN und MACMAHON (1933) sowie KULKA, FREIMAN und CLARK (1949). Beobachtungen über Kombinationen von Periarteriitis nodosa mit Endokarditis stammen von SUSSMAN und PRICE (1952), die eine Erkrankung 6—8 Wochen nach Endokarditisbeginn sahen, von GILLESPIE und POTELIAKHOFF (1951), die sie zusammen mit Asthma bronchiale und Libman-Sacks-Endokarditis auftreten sahen. PROUTY u. SCHAFER (1950) beobachteten nach Rattenbißfieber (Streptobacillus moniliformis) eine Periarteriitis. CLARK und KAPLAN (1937), RICH und GREGORY (1943), HEINLEIN (1936 u. 1937), EICKHOFF (1937, 1948), MORE und KOBERNIK (1951) berichteten über experimentelle Erzeugung von Arterienentzündungen mittels Allergisierung durch Fremdserum. Nach Ansicht von SELYE (1942) sowie von MASSON, HAZARD, CORCORAN und PAGE (1950) entspricht die experimentell erzeugte nekrotisierende Arteritis der Periarteriitis nodosa des Menschen, einerlei ob sie durch Reizkörperbehandlung, durch Desoxycorticosteron oder anderweitig in Gang gesetzt wird (HEINTZ, POLLMAN und HANSTEIN 1955). Auch CHIAROLANZA (1953) konnte an Kaninchen durch sensibilisiertes Pferdeserum eine Panangitis erzeugen. BERBLINGER berichtete 1950 über Fälle von Erkrankung nach Injektion von Fremdserum am Menschen, desgleichen RICH (1942). Besonders nach Serumbehandlung mit gleichzeitiger Sulfonamidanwendung fand RICH (1942) solche Zustandsbilder.

MORE u. Mitarb. (1946) fanden unter 375 Autopsien von sulfonamidvorbehandelten Personen 7 Todesfälle nach Sulfonamidallergie; weitere Beobachtungen über den Zusammenhang zwischen Sulfonamidallergie und Periarteriitis nodosa verdanken wir BLACK-SCHAFFER (1945), GOODMAN (1948), SCHEUER-KARPIN (1950), WINKELMAN und MOORE (1950). Nach Sulfathiazoltherapie wurden ebenfalls Erkrankungen beschrieben (LICHTENSTEIN u. FOX 1946).

Auch nach Thiouracilanwendung wurden am Menschen zahlreiche allergische entzündliche Gefäßschäden bekannt (MCCORMICK 1950; BARNUM, DE TAKATS und DOLKART 1951; DALGLEISH 1952; RICH 1942) ebenso nach Thioharnstoff (GIBSON u. QUINLAU 1459).

Penicillinbehandlung führte zu entsprechenden Zustandsbildern in den Beobachtungen von ADELSON (1951), CORDON (1946), HARKAVY (1952), WAUGH (1952), SURDAKOWSKI (1954). Erkrankung nach Therapie mit organischen Arsenverbindungen beschrieben MILLER u. NELSON (1945).

Diphenylhydantion verursachte das Auftreten von Periarteriitis nodosa gemäß den Mitteilungen von FRANKEL und ROTHERNICH (1951), VAN WYKE und HOFFMANN (1948).

Nach Stilbamidin beobachteten BEST und FINE (1951) Periarteriitis nodosa. Weitere Mitteilungen über das Vorkommen der Krankheit nach Anwendung von Paraminobenzoesäure stammen von MCGURL (1952), nach Diodrast von HEJTMANCIK u. Mitarb. (1949). BCG-Impfstoff verursachte Panangitis nach RITAMA und LAHDENSUU (1951). Die Möglichkeit von Periarteriitis nodosa als Zeichen von Streptomycin-Allergie wird von BERBLINGER diskutiert (1954, 1949). LARGE (1957) faßt die zahlreichen Reaktionsformen von allergischen Vaskulitiden im Gefolge von Medikamenten als „iatrogenic allergic vascular disease" zusammen.

Zusammenfassend muß bei dieser Häufung von Erkrankungsfällen der Zusammenhang der Krankheit mit einer Antigen-Antikörper-Reaktion in hohem

Grade wahrscheinlich sein. Vorsichtige Beurteiler, so RANDERATH (1954), KAUFFMANN (1955), räumen ein, daß mindestens ein Teil der Fälle von Periarteriitis nodosa allergisch bedingt sein dürfte und daß für einen weiteren Teil die allergische Genese nicht auszuschließen ist. Trotzdem ist es bisher nicht gelungen, einen speziellen Antigen-Antikörper-Mechanismus experimentell nachzuweisen (BOCK 1954; SARRE 1954). Der Nachweis von präcipitierenden Antikörpern gegen Penicillin hat nach SCHEIFFARTH, BERG und MERCK (1953) nur beschränkte diagnostische Bedeutung. SHERMAN (1953) hält ihn für wertlos. Jedenfalls gilt trotzdem die Periarteriitis nodosa als Prototyp der allergischen Gefäßkrankheit (BOCK 1954). v. ALBERTINI (1954) hält die allergische Genese, deren theoretische Grundlagen von GRUBER (1923) erarbeitet wurden, für gesichert.

Befunde, die für das Vorliegen einer reinen Toxämie sprachen (MCCALL, MARSH, und PENNOCK 1943) wurden bisher anderweitig nicht bestätigt. GUICHARD u. Mitarb. (1954) bringen die Krankheit mit Bleivergiftung im Zusammenhang. MOVITT u. Mitarb. (1950) nehmen ätiologische Zusammenhänge mit Einwirkungen von poison oak[1] an.

Der Zusammenhang von Periarteriitis nodosa mit infektiösen Erkrankungen wie Anginen, Tonsillitiden, Sinusitiden, Appendicitiden, Gelenkrheumatismus und Scharlach läßt es denkbar erscheinen, daß auch kausale Beziehungen zu diesen Krankheiten bestehen, ungeachtet der Tatsache, daß der erdrückenden Überzahl derartiger Krankheiten keine Gefäßentzündung zu folgen pflegt. BOCK (1954) ist von der Bedeutung des Streptokokkeninfektes überzeugt. Wie unlängst RABL (1954) mitteilte, ließen sich jedoch experimentell mit Streptokokken aus infektiösen Herden Veränderungen im Sinne einer Periarteriitis nodosa nicht erzeugen. SARRE (1954) konnte mit Streptokokkenvaccine bei der Hälfte der behandelten Versuchstiere eine pulmonale Periarteriitis nodosa erzeugen. In anderen Organen fehlten jedwede Veränderungen.

Einen weiteren interessanten Gedanken in der Ätiologie lieferten die Befunde von MEESSEN (1954), der durch orthostatischen Kollaps in der Muscularis von Coronararterien bei Kaninchen Verquellungen und Granulome nach Art einer Periarteriitis nodosa erzeugen konnte.

Die heute kaum mehr diskutierte Annahme, Entwicklungsanomalien der Arterien möchten ursächlich der Krankheit zugrunde liegen (EPPINGER 1887), mag auf der morphologischen Ähnlichkeit gewisser Krankheitsvarianten mit den kongenitalen miliaren Aneurysmen der Cerebral- und Coronararterien beruhen.

Als wesentlicher Faktor für die Entwicklung einer Panangitis wie auch für andere pathologische Arterienwandprozesse wird die Hypertonie diskutiert. WILENS und GLYNN (1951) sowie SELYE (1942) messen ihr eine entscheidende Bedeutung bei. Dies geht auch aus den beobachteten Fällen von Arteriitis im kleinen Kreislauf hervor, z. B. beim Eisenmenger-Syndrom (SYMMERS und GILLETT 1951). SMITH und ZEEK (1947) fanden nach einseitiger Nephrektomie und Umwicklung der anderen Niere mit infizierter Seide nekrotisierende Vaskulitiden, als deren Voraussetzung sie das Bestehen einer Hypertonie ansehen. Doch dürfte in einem wesentlichen Prozentsatz der Fälle die Hypertonie auch als Folge einer Panangitis vorkommen. (Vgl. Abschnitt experimentelle Hypertonie WOLLHEIM und MOELLER; dieses Handbuch Bd. IX/5.) Auf die Bedeutung von Ernährungsfaktoren weisen neben den Angaben von GRUBER (1925) auch Beobachtungen von MEESSEN (1954) hin, der in den Nachkriegsjahren und nach der

[1] poison oak = Giftsumach; in Nordamerika und Ostasien wachsender Strauch.

Währungsreform (um 1950 herum) eine ansteigende Häufung von Fällen beobachtete. Schließlich lassen sich auch die Tierversuche von KEMPNER u. Mitarb. (1955) in dieser Richtung verwerten.

ζ) Morphologie.

Charakteristisch für die Periarteriitis nodosa ist die herdförmige Erkrankung mittelgroßer Arterien des muskulären Typs. Kaum jemals werden elastische Arterien befallen, bisweilen allerdings auch sehr kleine Arterien, deren Wand eben noch Muskulatur enthält. Größere Arterien als die Arteria hepatica werden nicht betroffen. Typisch ist das Vorkommen an den Coronar-, Renal- und Mesenterialarterien sowie in der Extremitätenperipherie. Arteriolen und Venolen können sekundär an dem Gefäßprozeß beteiligt sein.

Im Gegensatz zur Endangitis obliterans wird nicht primär die Intima, sondern die Media nach einer Insudation ihrer Muskulatur schwer geschädigt und verändert. Handelt es sich um kleinste Arterien, können die Veränderungen nur mikroskopisch nachweisbar sein (WOHLWILL 1923). Überhaupt wird die Diagnose an der Leiche makroskopisch weniger aus dem Nachweis von Knötchen als durch die Beobachtung der Folgeerscheinungen an den Organen gestellt. Aus einer periarteriitischen oder endangitischen Narbenniere mit buntfleckiger flachbuckeliger Oberfläche läßt sich z. B. bisweilen der zugrunde liegende Gefäßprozeß erkennen, namentlich wenn außerdem Aneurysmen und Blutungen vorkommen.

Das wesentliche Verständnis der Morphe der Periarteriitis nodosa verdanken wir den Arbeiten von GRUBER (1923). Der Krankheitsprozeß wird eingeleitet durch eine Koagulationsnekrose der Mediamuskulatur nach Insudation mit fibrinoiden Massen, und zwar als Auswirkung einer Endothelläsion, sei es an der Intima des befallenen Gefäßes oder an der Intima der Vasa vasorum. In schneller Folge stellen sich Schwellung, Nekrose und Aufspaltung der Mediaelemente ein. Schon in diesem Frühstadium zeigt sich die Intima durch subintimales Ödem gegen das Arterienlumen zu vorgebuchtet. Es kommt sodann zur Zerstörung der Elastica interna, zum Fortschreiten des subintimalen Ödems und der Eiweißdegeneration der Mediamuskulatur. Die Größe der in die Reaktion einbezogenen Herde ist unterschiedlich. Übergreifen auf die Umgebung, kleine Blutungen durch Gefäßrupturen, Lumenthrombosierungen sowie Infarzierungen der nachgeschalteten Gefäßbereiche können sich einstellen. Auch Hämosiderinablagerungen sind nach GRUBER (1923) regelmäßig zu finden. Gleichzeitig mit diesen Vorgängen an Media und Intima kommt es zu Infiltrationen im Adventitiabereich, wobei granulocytäre, manchmal eosinophile Zellen wie bei akuten Entzündungen, manchmal auch mehr Lymphocyten und Plasmazellen, beteiligt sind. Das Auftreten von Riesenzellen (HIERONYMI 1953; JACKSON und KASS 1953) ist häufig, aber nicht spezifisch für Periarteriitis nodosa; nach RANDERATH und SINAPIUS (1954) finden sich bei tierexperimenteller Periarteriitis nodosa kaum Riesenzellen.

Diesem entzündlichen Stadium mit vorwiegend exsudativen und infiltrativen Vorgängen folgt ein granulomatöses Stadium mit Ausbildung von fibroblastischem Granulationsgewebe und Einsprossen von Capillaren in die entzündlich veränderten Gebiete. Dabei kann es zu weiterer Verengerung des Gefäßlumens kommen, die für das letzte Stadium der Krankheit, die Heilung mit Narbenbildung oder Verkalkungen, bestimmend ist. Nur selten werden die hierbei vorkommenden Gefäßverschlüsse durch Rekanalisationsvorgänge ausgeglichen. In der Adventitia und im perivasculärem Gewebe stellt sich gleichfalls Narbenbildung ein. Bleiben befallene Arterienbezirke durchgängig, so wird dort die Sprossung elastischer Fasern nachweisbar (WOHLWILL 1917; GRUBER 1925).

Der wesentliche Vorgang bei der Panangitis ist somit die Ausbildung feld- und ringförmiger Medianekrosen (GRUBER 1925). Die Größe dieser Herde kann gering sein (STAEMMLER 1934); ihr gleichzeitiger Nachweis in mehreren Gefäßen des gleichen Individuums gilt als beweisend für Periarteriitis nodosa. Da nicht immer frische und akute Stadien der Krankheit faßbar sind, ist die Kenntnis auch der Restzustände und der narbigen Ausheilungsstadien wichtig. Sie bestehen aus sklerosierten, alle Arterienwandschichten durchsetzenden Herden, in deren Nachbarschaft häufig Lumenobliterationen zu finden sind. An ein und demselben Individuum kann man, ähnlich wie bei der Endangitis obliterans, nicht selten charakteristische panangitische Veränderungen in verschieden fortgeschrittenen Stadien gleichzeitig nebeneinander vorfinden. Bleibt das Gefäßlumen erhalten und sind die Herde vornehmlich exzentrisch angeordnet, so ergibt sich der merkwürdige Befund von schmalen, längs dem Gefäßverlauf sitzenden, perlschnur- und rosenkranzförmig aneinander gereihten, multiplen Arterienaneurysmen, die auch KUSSMAUL und MAIER (1866) in ihren beiden Fällen bereits beschreiben konnten, die aber nur in etwa 10% der Fälle gefunden werden. Die narbigen Ausheilungszustände bei Periarteriitis nodosa ähneln der Arteriosklerose (JÄGER 1933; STAEMMLER 1934; KNAUER 1935) sind aber besonders stark ausgeprägt, so daß ihr Nachweis besonders in parenchymatösen Organen wie Leber und Pankreas pathognostisch bedeutsam ist. Desgleichen muß bei narbigen Umkleidungen von Aneurysmen (JÄGER 1933) an Periarteriitis nodosa gedacht werden; ebenso bei Vorkommen von „nodöser" Arteriosklerose im jugendlichen Alter.

Nie kommt es nach GRUBER (1925) zu eitriger Entzündung der Arterien bei Periarteriitis nodosa. KNEZEVIC (1944) sowie VOLLAND (1935) beschrieben das Vorkommen von Paramyloid, einer amyloidähnlichen Substanz, in der Arterienwand.

Sind bei Periarteriitis nodosa die Venen betroffen, so handelt es sich nach BUSCHKE (1904) um einen von den Vasa vasorum ausgehenden symptomatischen Prozeß. Auch die bei der Krankheit nicht selten auftretende Thrombophlebitis migrans kann durch Befall der Vasa vasorum erklärt werden. Dagegen kennt RUITER (1953) als Substrat der Thrombophlebitis migrans eine allergische, granulomatöse nodöse Panphlebitis, hauptsächlich mittelgroße Hautvenen befallend. SPIER (1951) unterscheidet die Panvasculitis migrans von der Periarteriitis nodosa durch primäre Lumenobliteration und vertritt die Ansicht, daß die Panvasculitis granulomatosa (RUITER, POMPEN u. WYERS 1948) von der Periarteriitis nodosa dadurch unterscheidbar ist, daß bei letzterer die Venenlumina erhalten bleiben, während sie bei ersterer primär obliterieren und anschließend wieder teilweise rekanalisiert werden.

η) Pathogenese.

Nach geltender Ansicht (GRUBER 1925; RÖSSLE 1933; RANDERATH 1954; v. ALBERTINI 1954) kommt es nach Endothelläsionen zu einer Insudation der Mediaschichten. GRUBER (1925) lokalisiert bei kleineren Gefäßen den Sitz der initialen Endothelläsionen an der Intima des betroffenen Gefäßes, bei größeren Arterien an der Intima der Vasa vasorum im Adventitiabereich. BERBLINGER (1950) fand bei Periarteriitis nodosa nach Serumkrankheit, daß in sklerotisch veränderten Gefäßen der Insudationsvorgang unterbleibt. v. ALBERTINI (1954) sah die Insudationsvorgänge hauptsächlich in der äußeren Media, RANDERATH (1954) daneben auch an der Gefäßintima („Endothelaktivierung", SIEGMUND 1923), und zwar sowohl an kleinkalibrigen wie auch an größeren Arterien. Die herdförmige Schädigung der Media durch Insudation mit fibrinoiden Massen könnte unter Zugrundelegung der Auffassung einer anaphylaktischen Reaktion vergleichsweise als Urticaria des Gefäßes angesprochen werden, die hierauf folgende Nekrose der glatten

Muskulatur als gesteigerter Schultz-Dale-Effekt (von Albertini 1954). Wahrscheinlich sind zahlreiche Ursachenkomplexe in der Lage, prinzipiell ähnliche Reaktionsabläufe nach Art einer Panangitis auszulösen, wie die Einflüsse von Fremdeiweiß (Rintelen 1937; Rich und Gregory 1943; Korting 1955), Hormonanwendung im Rattenversuch (Heintz u. Mitarb. 1955) und die zahlreichen Erfahrungen nach medikamentöser Therapie zeigten. Auf die Ähnlichkeit mit dem allgemeinen klinischen Bild eines septischen Infektes mit geweblicher Hyperergie, aber verminderter Allgemeinreaktionsfähigkeit, wurde vielfach hingewiesen (Bansi 1927).

Donat (1953) sieht in hyperergisch verlaufenden Fällen von Endangitis obliterans und Periarteriitis nodosa nicht Gefäßkrankheiten sui generis, sondern lediglich extreme Varianten einer übergeordneten Panangitis thrombotica obliterans, wobei entweder die intimalen oder die medial-adventitiellen Prozesse im Vordergrund stehen können. Auch die von Mittelmeier (1959) gewählte Einteilung entspricht dieser Überlegung.

Eine Einordnung der Panangitiden in die unbefriedigend definierte Kategorie der Kollagen-Krankheiten (Klemperer 1947) vermittelt keine tragfähigen Anhaltspunkte für die Pathogenese, sondern bezeichnet nur das ubiquitäre Vorkommen von fibrinoider Degeneration im Bindegewebe.

Es gibt kaum eine Krankheit mit stärkerer Variabilität der klinischen Symptomatik als die Panangitis. Dies erklärt sich dadurch, daß die zugrunde liegenden Gefäßprozesse in jeder Körperregion sowohl einzeln als auch hintereinander in verschiedener Stärke und verschiedener Intensität aber auch verschiedener Ablaufszeit auftreten können.

ϑ) Anamnese.

Die Beschwerden sind uncharakteristisch. Neben Inappetenz treten Schmerzen auf. Wegweisend sind die leider nicht immer eindeutigen Gefäßsymptome.

Die zeitlichen Zusammenhänge einer Panangitis mit anderen Krankheiten sind vollkommen regellos. Wenn zahlreiche Autoren die Ansicht äußern, die Krankheit träte häufig als postinfektiöse Nachkrankheit im Anschluß an andere Krankheiten auf, worüber im Abschnitt Ätiologie (S. 307) berichtet wurde, so steht solchen Angaben die Annahme anderer Beobachter gegenüber, daß die Krankheit meist de novo beginne. Scherf und Boyd (1955) halten einen Krankheitsbeginn nach Art fieberhafter Infekte, zunächst ohne spezielle Lokalisation für den üblichen Verlauf. Bisweilen setzt das Krankheitsbild aber nach Art einer perakuten Infektionskrankheit plötzlich in voller Schwere ein.

ι) Symptomatologie.

Allgemeines.

Ein besonderes Kennzeichen der Panangitis ist das Auftreten einer hochgradigen *Prostration* mit Mattigkeit und Adynamie. Bei perakuten Krankheitsverläufen werden die Patienten völlig arbeitsunfähig und bettlägerig.

Das *Fieber* kann hochgradig ausgeprägt oder geringgradig sein oder fehlen. Meist handelt es sich um einen unregelmäßig remittierenden Fiebertyp mit Neigung zu Rückfällen, bei dem Schüttelfröste keine Seltenheit sind. Die Temperaturabfälle sind von starken Schweißausbrüchen begleitet. Undulierende Fieberkurven oder Temperaturen nach Art des Pel Ebstein-Typs kommen vor.

Der *Appetit* ist äußerst reduziert, sowohl als Folge des schlechten Allgemeinzustandes als auch wegen gelegentlicher Beteiligung der Bauchorgane. Auch die oft starken Schmerzen, die medikamentös behandelt werden müssen, wirken appetitmindernd.

Stärker als nur auf Grund des Fiebers und der Appetitlosigkeit zu vermuten, schreitet der allgemeine körperliche Verfall des Patienten voran. Es kommt zu abnormer *Gewichtsabnahme*, die in Verbindung mit der hochgradigen Blässe der Gesichtshaut von KUSSMAUL und MAIER (1866) als „chlorotischer Marasmus“ bezeichnet wurde. Mitunter zeigen sich bräunliche Verfärbungen der Haut, leichter Subikterus oder Verfärbungen nach Art eines café au lait-Kolorits. Die Gewichtsabnahme ist manchmal so rapid, daß der Verdacht einer Simmondschen Kachexie aufkommt. GERMER (1949) wies auf die Bedeutung der Diskrepanz in der Entwicklung von Körpergewicht und arteriellem Blutdruck hin; bei Panangitis ist der Körpergewichtsabfall oft mit einem kontinuierlichen Blutdruckanstieg kombiniert. Allerdings konnte auch bereits ein Fall mit hypophysärer Kachexie bei eosinophiler Infiltration der Hypophyse im Verlaufe einer Periarteriitis nodosa beobachtet werden.

Wegen der starken *Schmerzen*, besonders im Kopfbereich, sind die Kranken schwer beeindruckt, mitunter schlaflos und deprimiert. Jedes beteiligte Organ kann empfindliche örtliche Schmerzen verursachen. Unter den 232 Patienten von GALAN und STABLE (1943) war infolge der Schmerzen in 23 Fällen ein operativer Eingriff am Bauch durchgeführt worden. Analgetische Mittel erweisen sich in der Regel als unwirksam.

Mit dem Fortschreiten der Erkrankung steigt häufig der arterielle *Blutdruck* an. WILENS und GLYNN (1951) fanden unter 94 klinischen Fällen 11mal eine offenbar bereits vor der Erkrankung bestehende Hypertonie. Bei 35 Patienten war der Blutdruck bereits bei der ersten Untersuchung erhöht. Weitere 17 Patienten bekamen den Hochdruck während des Krankheitsverlaufs. Die Autoren fanden andererseits bei den anhypertonischen Fällen Hinweise auf allergische Bedingtheit und äußern die Ansicht, daß frühzeitiges Auftreten von Hypertonie meist bei Fällen mit geringer Verbreitung und geringer Intensität des Gefäßbefalls zu verzeichnen ist, daß aber eine erst präfinal auftretende Hypertonie die Folge eines generalisierten panarteriitischen Prozesses sei. Für 10—15% der Fälle nehmen diese Autoren demnach eine präexistente Hypertonie als entscheidenden ätiologischen Faktor an, wogegen sich bei anhypertonischen Fällen häufig Hinweise auf eine allergische Genese eruieren ließen. Demgegenüber wurde von deutschen Autoren (RANDERATH 1954; BOCK 1954; SARRE 1954) sowie von v. ALBERTINI (1954) die Ansicht vertreten, daß die Hypertonie als Folgezustand der Periarteriitis nodosa aufzufassen sei (vgl. WOLLHEIM u. MOELLER, Hypertonie, dieses Handb. Bd. IX/5, S. 621—624).

Das *Blutbild* bei der Panangitis ist überaus vielgestaltig. Schwerere Fälle zeigen mitunter beträchtliche Leukocytosen zwischen 12000 und 20000, wobei die Zunahme der Granulocyten leukämoide Werte erreichen kann (v. BONSDORFF 1951; SVANBERG 1944). BLACKBURN (1950) beschrieb bei einer 22jährigen Patientin Leukocytosen zwischen 60000 und 100000 und einem Anteil der Eosinophilen von 64 bis 90%. Leukopenien wurden bei Periarteriitis nodosa nur selten beobachtet (ALKIEWICZ 1933). Die bereits erwähnte Neigung zur Eosinophilie, wobei Prozentzahlen bis zu 82% (ROSE u. Mitarb. 1950), 72% (MIELKE 1954) sowie 60% (BOYD 1938) berichtet wurden, ist nicht auf das periphere Blut beschränkt, sondern läßt sich auch im Knochenmark nachweisen (GRIESBACHER 1949). Mehr oder weniger hochgradige Monocytosen dürften mit dem Erkrankungsstadium und der Schnelligkeit des Ablaufes zusammenhängen.

Alle Charakteristika der Blutbilder sind nicht als spezifische Vorgänge zu deuten, sondern unterliegen schwer ersichtlichen pathogenetischen Einflüssen. So wird die Entstehung von Eosinophilie zuweilen mit dem Zerfall von Muskelelementen im Zusammenhang gebracht. COLLENS und WILENSKY (1953) fanden bei mehr als der Hälfte ihrer 159 Fälle überhaupt keine Eosinophilie im peripheren Blutbild; lediglich in 29% der Fälle waren Eosinophilien von 15—75% zu finden. Auch BANSI (1927) hält die Eosinophilie für kein obligates Zeichen der Periarteriitis nodosa, zumal bei der Kombination mit anderen allergischen Krankheiten.

Das rote Blutbild zeigt häufig normo- oder mikrocytäre Anämien. Ihre Entstehung wird begünstigt durch unzureichende Aufnahme und Resorption von Nahrung, vermehrte Abwanderung von Eisen ins RES, gelegentlich durch Blutungen, selten durch hämolytische Vorgänge. DAMESHEK und ROSENTHAL (1951) beschrieben eine symptomatische hämolytische Anämie bei Panangitis. Es erscheint nicht aussichtslos, nach hämolytischen Anämien, besonders bei ikterischen Patienten mit hohen Reticulocytenwerten, zu suchen.

Die Thrombocyten finden sich bei Panangitis trotz zahlenmäßig meist normaler Megakaryocyten im Knochenmark häufig in der Peripherie vermindert. Fälle von Purpura Schönlein sind von GADERMANN und VOIGT (1951) sowie von LOHMANN (1952), von letzterem erfolgreich mit ACTH behandelt, beschrieben worden. Übergänge zum Bild der thrombotischen thrombopenischen Purpura (MOSCHCOWITZ 1925) oder der thrombotischen mikroangiopathischen hämolytischen Anämie (SYMMERS 1953) scheinen vorzukommen. Beziehungen zwischen Purpura Schönlein und den allergischen Vaskulitiden werden auch von RUITER (1952) angenommen. SYMMERS und GILLETT (1951) beobachteten bei Periarteriitis nodosa an den kleinkalibrigen Gefäßen Plättchenthrombosen. SCHENK und VOLLHABER (1954) berichten über 4 Beobachtungen von Periarteriitis nodosa; eine davon zeigte das Bild einer schweren thrombopenischen Purpura. Für die Purpura abdominalis Henoch dürften ähnliche Beziehungen gelten, wenn man die idiosymptomatischen Erscheinungen mit kolikartigen Bauchschmerzen, hämorrhagischer Colitis, Erbrechen, Melaena bei gleichzeitiger hämorrhagischer Nephritis in Betracht zieht.

Die Blutkörperchensenkungsreaktion ist bei akuten und progredient verlaufenden Fällen beschleunigt, was für die meisten kasuistischen Berichte zutrifft. Bei weniger progredientem Verlauf kann sie normal sein (HUNGERLAND und GREIFELT 1950).

An die Möglichkeit des Auftretens von L. E.-Zellen bei vereinzelten allergischen Angitiden (WORKEN und PEARSON 1953) wird von BOCK (1954) erinnert.

Organveränderungen.

Herz. Nach FERRARI (1903) sowie VESZPRÉMI und JANCSÓ (1903) erleichtert die für Panangitiden charakteristische hochgradige Tachykardie, die vor allem in Relation zur Körpertemperatur zu hoch erscheint, die Differentialdiagnose gegenüber dem Typhus abdominalis. Dieses Zeichen wurde früher als eine Auswirkung eines myokardialen Befalls angesehen; seit GRUBER (1923) ist diese Auffassung verlassen. Ebenfalls darf man aus der Tachykardie keineswegs auf eine Vagusaffektion schließen, wie dies von FREUND (1926) angenommen wurde. Die Erhebungen von COLLENS und WILENSKY (1953) ergaben immerhin bei Patienten mit Periarteriitis nodosa eine Coronarbeteiligung in 66—78%, die von ARKIN (1930) in 70%, wobei sich die Fälle etwa gleichmäßig auf knötchenförmige, aneurysmatische oder einfache Panangitis verteilten. Die Untersuchungen von GRUBER sowie LOGUE und MULLINS (1946) außerdem von SPIEGEL (1936) stimmen hiermit überein.

Bei Sektionen wird der Befund subepikardialer Knötchenbildung nur selten erhoben (STAEMMLER 1934). Bei dieser und bei anderen Formen von coronarer Panangitis kommen Myokardinfarkte vor; ihre Ausdehnung ist so gering und ihre Entwicklung so allmählich, daß meist ein Kollateralkreislauf zustande kommt und somit die klinischen und elektrokardiographischen Infarktzeichen gering sind oder fehlen. Nuzum u. Nuzum (1954) fanden bei 64% der untersuchten Kranken ischämische Zeichen im EKG. In seltenen Fällen kann neben einem Coronarverschluß, wie ihn Friedberg und Gross (1934) sowie Friedberg (1950) anführen (Vorhofinfarkt), auch eine Thrombosierung des Lumens befallener Coronaräste dem Infarkt zugrunde liegen (Grant 1940; Jackson und Kass 1953). Coronarrupturen oder Myokardrupturen mit Herztamponade, wie sie von Sinclair und Nitsch (1949) sowie Vance u. Mitarb. (1931) beschrieben sind, scheinen sehr selten zu sein. Häufiger dürfte es zu diffusen ischämischen Herzmuskelveränderungen durch Befall kleinerer Coronaräste (Kauffmann 1955) mit mehr mitigiertem und protrahiertem Verlauf, elektrokardiographisch als Coronarinsuffizienz imponierend (inverses T) (Logue und Mullins 1946; Jackson und Kass 1953), kommen, deren fibröse Ausheilung mit dem Endresultat einer schwieligen herdförmigen Myokarditis die Regel ist (Blaisdell und Porter 1941). Derartige anatomische Befunde konnte Candiani (1952) nachweisen. Unter der Gesamtzahl der Myokardinfarkte dürfte sich die Summe der bei Panangitis vorkommenden infarktoiden, myomalacischen und schwieligen Herzmuskelveränderungen nur gering bemerkbar machen.

Für die klinische Diagnostik erschwerend ist der Umstand, daß beim Eintritt der Herzbeschwerden die Grundkrankheit häufig noch nicht diagnostiziert ist. Andererseits konnte Friedberg (1950) berichten, daß bei einem Patienten mit an anderen Gefäßen lokalisierter Periarteriitis nodosa die subjektiven Angaben des Patienten, der gleichzeitig ein perirenales Hämatom und eine Urämie hatte, nicht entsprechend gewürdigt wurden. Auch gleichzeitiges Vorkommen rheumatischer Endo-, Myo- und Perikarditiden (Goder 1956) erschweren die Diagnostik (Friedberg und Gross 1934).

Neben dieser direkten Läsion des Herzens durch Panangitis der Coronararterien wird in fortgeschrittenen Krankheitsstadien häufig eine sekundäre Herzbeteiligung nachgewiesen, zumal ein erheblicher Prozentsatz der Kranken an kardiovasculärer Dekompensation zugrunde geht. Bei fortschreitender Erkrankung kann es zu schneller Entwicklung einer Hypertonie auf Grund der vasculären Nierenveränderungen, sowie zur Herzinsuffizienz kommen, indem die Entwicklung der Herzhypertrophie dem Hochdruck auf die Dauer nicht Schritt halten kann (Gruber 1925; Staemmler 1955). Diagnostisch ergeben sich aus der Kombination von Hypertonie mit rascher therapieresistenter Insuffizienz vornehmlich des linken Herzens bei fieberhaften Krankheitsbildern mit hoher Blutkörperchensenkungsgeschwindigkeit wichtige Hinweise. In weniger rasch progredienten Fällen wird die Hypertonie zeitweilig durch Linkshypertrophie kompensiert, bis die Patienten später der Herz- oder Niereninsuffizienz erliegen.

Nordmann und Reuyss (1929) beschrieben bei Periarteriitis nodosa Aortenblutung per diapedesin.

Niere. Die in der Literatur niedergelegten Zahlenangaben über Nierenbeteiligung bei der Panangitis schwanken um die Zahl von 80% (Gruber 1925; Arkin 1930; Boyd 1941; Ralston und Kvale 1949). Dabei sind in der Regel beide Nieren befallen. Isolierte Erkrankung nur einer Niere wurde von Powell und Pritchard (1932) beschrieben. Der häufigste Sitz betrifft die Glomerulumarteriolen sowie die Aa. arcuatae und interlobares (Kampmeier u. Shapiro 1953). Siegenthaler und Isler (1956) fanden bei ihrer Beobachtung einer 39jährigen Patientin schwere renale Gefäßschäden, herdförmige fibrinoide Schlingennekrosen und Abflachung der Tubulusepithelien. Bei anhypertonischen Verlaufsformen (Edge u. Mitarb. 1955 u. a.) pflegen charakteristische Arterienveränderungen zu fehlen. Klinisch äußern sich solche Zustände als Niereninfarkte oder als akute oder subakute bis chronische Glomerulonephritiden. Intracapilläre Thrombosen kommen vor. SYMMERS u. GILLET (1951) sowie SYMMERS (1953) beschrieben Drahtschlingenglomeruli bei Panangitis. Subjektiv äußern die Patienten stumpfe oder schärfer empfundene Leibschmerzen. Mitunter kommt es zu schmerzlosen Hämaturien, die, falls man nicht an eine Periarteriitis nodosa denkt, leicht als „essentielle Hämaturie" oder Hypernephrom verkannt werden. Es kann auch Nykturie oder Blasenschmerz sowie Incontinentia urinae vorkommen, allerdings weniger infolge Beteiligung der Niere als infolge direkter Wirkungen auf die ableitenden Harnwege und ihre neurale Versorgung.

Mit Abheilung des akut entzündlichen Stadiums der Panangitis Hand in Hand geht infolge der obliterierenden Arterienvernarbung ein progressiver Untergang von Nierenparenchym im Sinne einer vasculären Schrumpfniere (GRUBER 1925; HESS 1924). Von den Folgezuständen einer Arteriosklerose und einer malignen Nephrosklerose läßt sich dieser narbige Abheilungszustand nur anatomisch, kaum aber klinisch unterscheiden (FAHR 1941; SARRE 1954). Die schubweise Aufeinanderfolge von Gefäßobliterationen und der progressive Schwund von Nierenparenchym sind das anatomische Substrat eines klinisch rapid fortschreitenden Nierensiechtums. Hierbei entwickelt sich dann ein kontinuierlich ansteigender Hochdruck, der besonders zusammen mit der fieberhaften Allgemeinerkrankung einen diagnostischen Hinweis gibt. Rest-N-Anstiege kommen häufig vor (GRUBER 1925; COHEN 1953; GEISLER 1934; JACKSON und KASS 1953), desgleichen Proteinurie nach KING (1950) in 65%, sowie Cylindrurie (THIERS u. Mitarb. 1953; KRUPP 1943; COLE 1952). Aneurysmenbildungen der Nierenarterien mit gelegentlichen Rupturen von interlobulären Arterien können — bei der hochgradigen Hypertonie durchaus verständlich — die gefürchtete und meist tödlich verlaufende Komplikation eines perirenalen Hämatoms (WEVER u. PERRY 1935) hervorrufen; es äußert sich in Kollapszuständen, schweren Schmerzen im Nierenlager und progressiver Urämie, wozu sekundäre Harnwegsinfektionen kommen können. COLLENS und WILENSKY (1953) fanden bei 18 von 195 Fällen perirenale Hämatome.

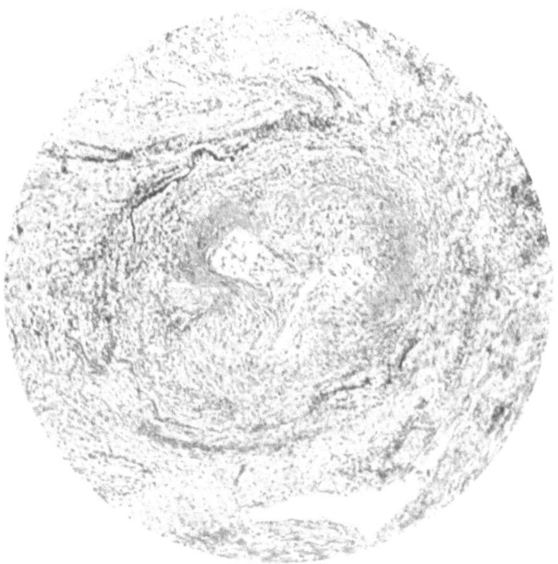

Abb. 56. Periarteriitis nodosa renalis. Links oben und rechts von den Lumina ist noch die hyaline Degenerationsschicht der subintimalen, medialen Zone zu sehen, welche zum Teil verdrängt ist von adventitieller, nach innen vorgedrungener und von subintimaler Gewebswucherung. Nur wenig Reste der zerstückelten elastischen Lamellen sind erkennbar. Die subintimale Wucherung hat 2 Lumina durch brücken- bzw. scheidenwandartiges Vorwuchern entstehen lassen (Optik: Winkel 1a, Oc. 3). (Nach GRUBER 1925.)

Das Überstehen eines renalen Schubes geht mit der Ausbildung einer narbigen interstitiellen Nephritis herdförmigen Charakters (GRUBER 1925) einher. Es gilt als sicher, daß in der Nierenbeteiligung der Hauptfaktor der unmittelbaren Todesursachen an Panangitis zu sehen ist.

Bei der Besprechung der Blutdruckverhältnisse wurde bereits erwähnt, daß eine Hypertonie häufig vorkommt. Im Gegensatz zu amerikanischen Autoren halten Sarre (1954), Randerath (1954), sowie von Albertini (1955) daran fest, daß die Hypertonie bei Periarteriitis nodosa in erster Linie eine Folge, nur selten eine Ursache der Erkrankung darstellt.

Luftwege. Schon das häufige Vorkommen von Periarteriitis nodosa bei Patienten mit Asthma bronchiale (vgl. Kap. Ätiologie) ist ein Hinweis darauf, daß Beteiligungen der Lunge möglich sind. In den letzten Jahrzehnten konnte gezeigt werden, daß der Lungenkreislauf sogar besonders anfällig für hyperergische Arterienentzündungen ist. Dies geht eindrucksvoll aus den Mitteilungen über nekrotisierende granulomatöse Arteriitis der Lungenstrombahn von Churg und Strauss (1951), Ehrlich und Romanoff (1951), Fienberg (1953) u. a. hervor. Außerdem haben Sternberg (1925), Kolpak (1949), Sandler (1938), Arndt und Wittekind (1955), Postel und Laas (1941), Ahlström, Liedholm und Truedsson (1953) kasuistische Mitteilungen über Periarteriitis nodosa im Bereich der Lungenstrombahn gemacht. Im Gefolge der Gefäßveränderungen kommt es zu herdförmigen Pneumonien mit Nekrosen, Absceß- und Kavernenbildung (Sandler u. a. 1950; Churg u. Strauss 1951), wobei ein vasculäres Korrelat der nekrotischen Vorgänge nicht immer anatomisch faßbar ist, ja sogar histologisch fehlen kann (Postel und Laas 1941). Bisweilen werden riesenzellen- und eosinophilenhaltige Granulome gefunden.

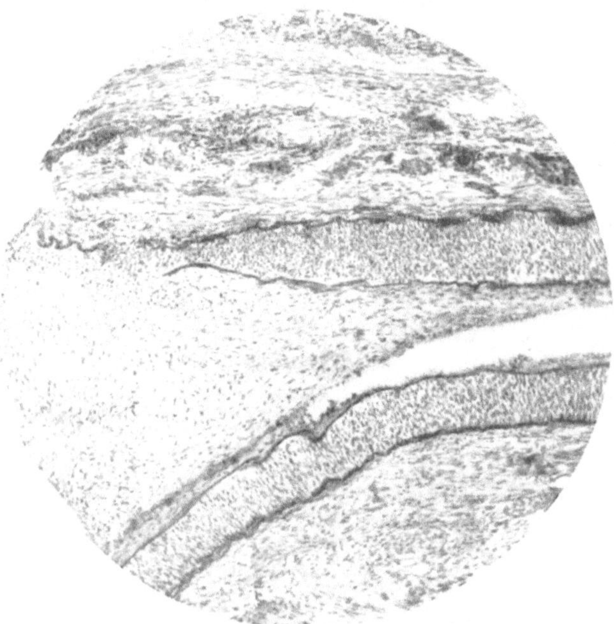

Abb. 57. Periarteriitis nodosa renalis; Media. Elastica interna und externa zerstört, links nahe dem Rand des Gesichtsfeldes. Einbruch von Granulationsgewebe ehemals durch die Lücke von der Adventitia zur Media und Intima, wo sich ein weit ausgreifendes und stärkst vorgebuckeltes subintimales Wucherungspolster gebildet hat, das die Intima der anderen Seite zu berühren scheint (Optik: Winkel, Obj. 1a, Oc. 2). (Nach Gruber 1925.)

Klinisch verläuft das Krankheitsbild mit geringer Temperatursteigerung, Kurzatmigkeit und Schmerzen zwischen den Schulterblättern, manchmal mit Cyanose (Repke 1950). Die klinischen Thoraxbefunde sind wechselnd und unbestimmt. Röntgenologisch werden knotenförmige oder schneeballartige Lungenverschattungen (Carroll 1954) beobachtet. Becker (1938) bezeichnet die Erscheinungen als „Stoppelfeldlunge“. Es kommt zu miliaren Verdichtungen (Unverricht 1949). Repke (1950) hält das Freibleiben der Lungenspitzen von diesen Veränderungen für charakteristisch. Es kommt infolge dieser nekrotisierenden Alveolitis (Edwards u. Mitarb. 1954) mitunter zu rezidivierenden Hämoptysen, deren Auftreten bei Gegenwart nephritischer Befunde auf das Vorliegen einer Panangitis hinweisen. Eine tödliche Lungenblutung bei Periarteriitis nodosa beschrieb STERNBERG (1925). Die Entwicklung bronchialasthmatischer Schübe während der Exacerbationen der Periarteriitis nodosa, worüber C. MÜLLER (1950) sowie MUNDY u. Mitarb. (1951) berichten, wird von COLLENS und WILENSKY (1953) als selten angesehen. Dagegen ist in Analogie zu den morphologischen Lungenveränderungen eine nekrotisierende Tracheobronchitis mit Husten, Dyspnoe und Hämoptyseneigung nicht selten (EDWARDS u. Mitarb. 1954; SWEENEY und BAGGENSTOSS 1949). Durch solche Symptome wird, besonders bei gleichzeitigem Fieber, Gewichtsverlust und starker Inappetenz die Unterscheidung zwischen Panangitis und Lungentuberkulose schwierig. Das konstante Fehlen von Tuberkelbakterien im Sputum kann diagnostisch wegweisend sein. Lungenödem als direkte Folge von pulmonaler Periarteriitis nodosa kommt kaum vor; sein Auftreten bei dekompensierter vasculär-renaler Hypertonie setzt keine Beteiligung der Pulmonalarterien voraus. Heilt die pulmonale Panangitis fibrös aus, entsteht eine sekundäre Pulmonalsklerose. Dabei wurde ein chronisches Cor pulmonale durch QUIRNO u. Mitarb. (1953) beschrieben.

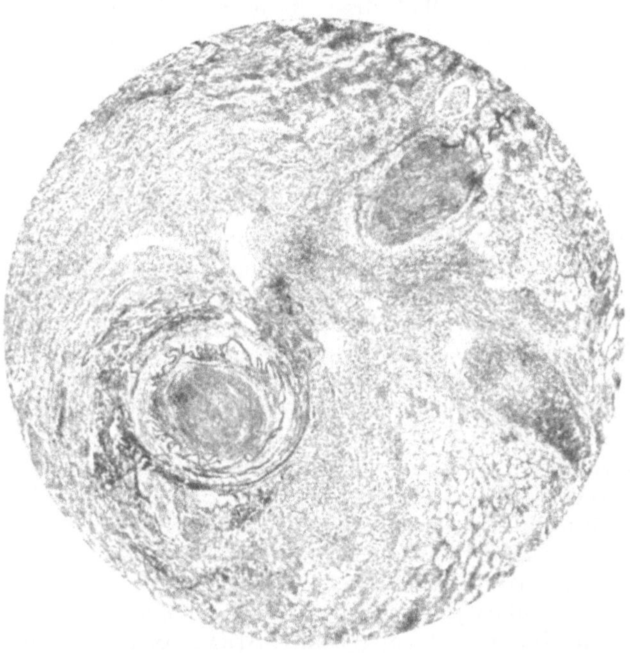

Abb. 58. Periarteriitis nodosa der Niere in Vernarbung. Zerstückelung der Lamina elast. ext. Fibröse Umwandlung unten links im Mediabereich des größeren Arterienquerschnittes. Elastica externa und interna auf dem kleineren Arterienquerschnitt zerstückelt (Optik: Winkel, Obj. 1a, Oc. 4). (Nach GRUBER 1925.)

Besonderer Erwähnung bedürfen die Beziehungen der Periarteriitis nodosa zum Löffler-Syndrom, das von manchen Autoren als mitigierte Verlaufsform einer Periarteriitis nodosa pulmonalis mit relativ guter Heilungstendenz angesehen wird. Die Krankheit verläuft mit uneinheitlichem Fieber, Senkungsbeschleunigung, eosinophiler Leukocytose und wechselnden, flüchtigen Lungeninfiltraten (LÖFFLER 1950; LÖFFLER u. Mitarb. 1952; TOMENIUS 1949; MUMME 1954; ESSELLIER u. Mitarb. 1951). DE ZOYSA (1951) beschäftigt sich mit der Möglichkeit verwandtschaftlicher Zusammenhänge zwischen Periarteriitis nodosa und Löffler-Syndrom einerseits und der tropischen Eosinophilie andererseits, die auch unter dem Namen „Pseudotuberkulose mit Eosinophilie", „benigne eosinophile Leukämie", „eosinophilic lung" u. a. bekannt ist. Er hält diese Zustandsbilder für graduell verschiedene Erscheinungsformen der gleichen Krankheit, die klinisch mit der pulmonalen Panangitis erhebliche Ähnlichkeiten aufweisen, wie hartnäckigen Hustenreiz, asthmoide Bronchitis, eosinophile Leukocytose und röntgenmanifeste fleckige oder glasige Lungenverschattungen, mitunter auch Pleuritiden, Hämoptysen, Pleurodynien, intestinale Störungen und Hautaffektionen. CROFTON u. Mitarb. (1952) unterscheiden 5 verschiedene Arten von eosinophilen Lungenprozessen: das einfache eosinophile Infiltrat nach Löffler mit Neigung zu rascher Rückbildung, das protrahierte eosinophile Infiltrat mit langsamerer Rückbildung und Neigung zu Rezidiven, das Infiltrat mit typischen asthmatischen Erscheinungen sowie die exsudative Pleuritis mit eosinophiler Reaktion. Das eosinophile Infiltrat bei Periarteriitis nodosa zeigt hingegen als prognostisch ungünstig zu bewertenden Faktor eine relativ geringe Rückbildungstendenz. Weitere Mitteilungen finden sich bei von MEYENBURG (1942) sowie FROEHLICH (1953); letzterer beschrieb einen Fall mit passageren Lungeninfiltraten, der sich über 8 Jahre hinzog (vgl. ESSELLIER 1956: dieses Handbuch, Bd. IV/2).

Nasenbluten als Initialsymptom scheint nach Angaben von GODER (1956) im Kindesalter keine Seltenheit zu sein (15%), es kommt gelegentlich auch bei Erwachsenen vor (FISHBERG 1923; POSTEL und LAAS 1941; GOODMAN 1948; GODER 1956).

Die nicht seltene Beteiligung von Nase und Nebenhöhlen (C. MÜLLER 1950) war für manche Autoren ein Anlaß, ein eigenes Krankheitsbild, die sogen. rhinogene Granulomatose von der gewöhnlichen Periarteriitis nodosa abzutrennen. 1939 hatte WEGENER auf Grund eigener Untersuchungen vom anatomisch-pathologischen Standpunkt aus diese Trennung für gerechtfertigt gehalten, obwohl auch die Nierenarterien beteiligt waren. In gleicher Absicht faßten FAHEY u. Mitarb. (1954) insgesamt 29 ihnen zugängliche Fälle der Literatur, davon 7 ihrer eigenen klinischen Beobachtung, zusammen. Lediglich die spezielle Lokalisation, nicht aber Gemeinsamkeit des klinischen Verlaufes sprechen für die Zweckmäßigkeit dieser Separation. Auch ließen sich keine zur Ätiologie und Pathogenese der Periarteriitis nodosa unterschiedlichen Merkmale der rhinogenen Granulomatose nachweisen, weshalb ihre Herausnahme aus dem Formenkreis der Panangitis unangebracht erscheint.

Ebenfalls in diese Kategorie der granulomatösen Luftwegsveränderungen einzuordnen sind die Beobachtungen von KLINGER (1931), der von „Grenzformen der Periarteriitis nodosa“ spricht und sie für morphologische Extreme eines genetisch wahrscheinlich gleichartigen Krankheitsbildes hält. Weitere Beiträge zur rhinogenen Granulomatose gaben v. STRATTON u. Mitarb. (1953), sowie JOHNSSON (1948), MÜHE (1943). Zusammenfassend ist die rhinogene Granulomatose somit eine nekrotisierende, granulomatöse Entzündung des Naseninnern mit Neigung zu Septumperforation, wobei es im Verlaufe eines septischen Krankheitsbildes auch zu einer „toxischen herdförmigen Glomerulonephritis“ (WEGENER 1936) kommt. Übrigens war ASCHOFF (1936) bei der Diskussion der Wegenerschen Befunde „nicht überzeugt, daß Periarteriitis nodosa vorliegt“. Als Komplikation ist auch das Übergreifen der Veränderungen auf die benachbarte Schädelbasis bekannt, die den Verdacht auf eine Pfeifferella-Infektion (Rotz) nahelegt (KLINGER 1931; STEWART 1933). Auch die Unterscheidung von Lupus vulgaris kann wegen der Ähnlichkeit der Erscheinungen im Nasenbereich schwierig sein, besonders bei Gegenwart von Nekrosen und Vernarbungen. Man spricht dann von Periarteriitis nodosa mutilans.

Verdauungstrakt. Nach ARKIN (1930) weisen 50%, nach NUZUM (1954) 65% aller Fälle von Periarteriitis nodosa eine Beteiligung des Magen-Darmkanals auf. Bereits die *Mundschleimhaut* findet sich häufig verändert. Die Erkrankung imponiert als einfache Stomatitis, als ulceröse oder aphthöse Stomatitis, als Glossitis ohne, seltener mit Knötchenbildung, wobei dann reihenförmige Anordnung der Knötchen in Richtung der Gefäßverläufe charakteristisch ist, mitunter auch als vereinzelte Zungen- und Mundschleimhautinfarkte (SCHEUER-KARPIN 1950). LÖHE und ROSENFELD (1931) beobachteten am weichen Gaumen, an der Uvula und an den Tonsillen flächenhafte gyrierte Nekrosen mit randständigem entzündlichem Demarkationswall und Petechien an der hinteren Rachenwand als Zeichen einer Periarteriitis nodosa. GOTTRON (1935) beschrieb rasch fortschreitende knotige Infiltrate in der ganzen Mundhöhle mit Neigung zu Hämorrhagien und Nekrosen. Nach SCHUERMANN (1955) sind solche hämorrhagischen und nekrotischen Mundschleimhautveränderungen in Kombination mit typischen Hautveränderungen bereits prima vista diagnostizierbar. Im Zweifelsfalle entscheidet die histologische Untersuchung. Häufiger als hämorrhagische und nekrotisierende Schleimhautveränderungen verursacht die Periarteriitis nodosa eine einfache Purpura der Mundschleimhaut (SCHUERMANN 1955). Histologische Bilder der Erkrankung bei knotigen Zungenveränderungen beschrieben u. a. GOTTSEGEN und GORLIN (1949).

Eine *Parotitis* bei Periarteriitis nodosa konnten GALAN und STABLE (1943) in 5 von 132 Beobachtungen finden.

*Oesophagus*beteiligung bei Panangitis gilt nach COLLENS und WILENSKY (1953) als selten.

Gastrointestinale Panangitiden führen zu vieldeutigen Symptomen wie Erbrechen (EBERT u. Mitarb. 1951; KAMPMEIER u. SHAPIRO 1953) oder Melaena (LIAN und SIGUIER 1953; LE CLUYSE und DOGUET 1953). Magenulcera mit Perforation sind keine Seltenheit (ROSE, LITTMANN und HOUGHTON 1950).

Am *Duodenum, Jejunum und Ileum* kommt es, wie die Untersuchungen von JERNSTROM und STASNEY (1952) sowie von RABINOVITCH und RABINOWITCH (1954) zeigen, zu hämorrhagischen Infarzierungen. Perforation und Peritonitis stellen eine gefürchtete Komplikation dar (KREUTER 1933; FOSSEL 1935).

Der kolikartige Schmerz wie er bei abdominaler Periarteriitis nodosa häufig im rechten Epigastrium und Hypochondrium auftritt, manchmal von rechts nach links wandernd (BOYD 1941) kann zusammen mit Hinweisen auf peritonitische Zeichen zu chirurgischen Eingriffen veranlassen. Diese sind aber meist nicht gerechtfertigt. Allerdings kann auch paralytischer oder mechanischer Ileus vorkommen (JACKSON und KASS 1953); ZIMMERMAN u. Mitarb. (1954) beschrieben einen Fall mit Intussusception. Häufig liegt dem Abdominalbefund eine Cholecystitis zugrunde (GRUBER 1925; ALLEN 1940; DONNELLY und CAMPBELL 1954; JOYCE, MENNE und SMITH 1939; KLEIN 1949), oder eine Appendicitis (GRUBER 1925; PLAUT 1951). PLAUT (1951) konnte bei 88 von insgesamt 6576 Appendektomien, also in 1,34% eine nekrotisierende Arteriitis histologisch nachweisen, glaubt aber nicht, daß sich diese Panangitiden klinisch von anderweitigen Appendicitiden trennen lasse. Nach Exstirpation des betroffenen Organs kann die Diagnose zunächst versäumt werden, falls nicht der postoperative Verlauf mit Neigung zu weiterer Verschlechterung zur Nachprüfung des histologischen Präparates führt und damit zur Diagnose. Nach SCHERF und BOYD (1955) kann eine klinisch keineswegs atypische Appendicitis den späteren Symptomen einer Panangitis um Monate vorausgehen. Außer geschwürigen Magen- und Darmveränderungen mit klinisch faßbaren oder subklinisch verlaufenden kleineren Blutungen kommt es in seltenen Fällen zu sekundärer Lymphadenitis mesenterialis, postinfarktoider Gangrän und Hämoperitoneum, evtl. Pneumoperitoneum. NUZUM (1954) fand in 25% der Fälle Darminfarkte und Thrombosierungen. Nicht alle abdominalen Zeichen bei Panangitiden werden durch organische Gefäßverschlüsse verursacht; es können auch sekundäre Vasospasmen zu schweren Leibschmerzen führen, außerdem zu Hämatemesis (LIAN und SIGUIER 1953). Obstipationen und Diarrhöen sind häufig. LANGERON u. Mitarb. (1953) beschrieben einen Fall von Periarteriitis nodosa abdominalis als sogenanntes Reiter-Fiessinger-Syndrom, das einer Kombination von Dysenterie mit Conjunctivitis, Urethritis und Synovitis mit subcutanen Knötchen entspricht.

Leber. Für die Häufigkeit der Leberbeteiligung spricht das altbekannte klinische Zeichen von rechtsseitigem Oberbauchschmerz. Seine Ursache bilden vielfach die sogen. roten Leberinfarkte (PASS 1930). Nach PRICE und FLANAGAN (1953) bildet die Periarteriitis nodosa die häufigste Ursache der Leberinfarkte überhaupt. Danach kommt es zu Leberblutungen (STERN 1953) und Hepatomegalie (EBERT, LEAF und SICKLEY 1951). Ikterus kommt weniger häufig vor (FITZGERALD 1954). SCHENK und VOLLHABER (1954) erwähnen das Auftreten schubweiser Exacerbationen unter hepatitisähnlichen Bildern. SIEGENTHALER und ISLER (1956) beschrieben einen ikterisch verlaufenen Fall, bei dem aber der Ikterus durch eine cholangitische Cirrhose bedingt war. Leberabscesse bei Periarteriitis nodosa beobachteten GILLILAND und MANNING (1954). Die Häufigkeit der Leberbeteiligung bei der Panangitis liegt nach ARKIN (1930) bei 65% nach KERNOHAN und WOLTMAN (1954) ebenfalls bei 65%, nach LOHSE (1952) bei 71%, nach MOWREY und LUNDBERG (1954) bei 42—65%.

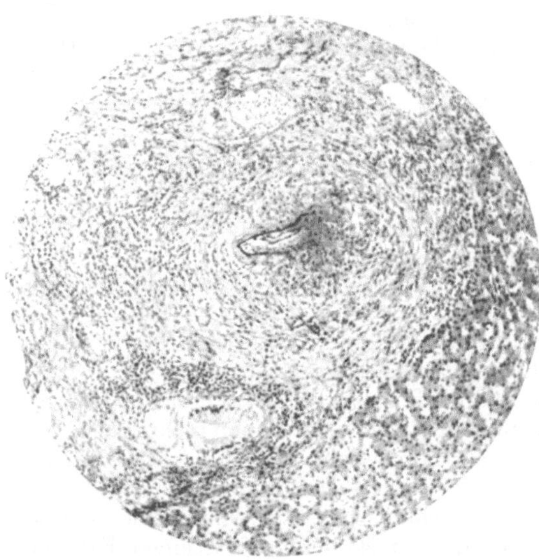

Abb. 59. Periarteriitis nodosa eines Zweiges der A. hepatica. Exzentrische Koagulationsnekrose und Fibrinausschwitzung der Media. Ödem der Adventitia. Elasticafärbung. Mäßige leukocytäre Infiltration (Optik: Winkel 3a, Oc. 2 — Gelbfilter). (Nach GRUBER 1923.)

Im Gefolge einer hepatischen Periarteriitis nodosa kann es bei Männern zur Entwicklung einer Gynäkomastie kommen, die, soweit keine entsprechende Hormonbehandlung durchgeführt wurde, durch den bei hepatischer Funktionsstörung gestörten Vorgang der Steroidinaktivierung erklärt wird. Ähnlich soll hierbei auch durch fehlende Inaktivierung von VDM eine Hypertonie (PLACHTA u. SPEER 1952) zustande kommen können. Schließlich ist der von THIERS u. Mitarb. (1953) mitgeteilte Befund von Porphyrie bei Panangitis zu erwähnen.

An die diagnostische Bedeutung des histologischen Nachweises einer interstitiellen Hepatitis mit bevorzugter Affektion der Glissonschen Felder wird von CANDIANI (1952) erinnert.

Gallenblase. v. KAHLDEN (1884), GRAF (1896), KLOTZ (1917), WALTER (1921), WESEMANN (1921); LEMKE (1922, 1923), sowie hauptsächlich GRUBER (1925), beschreiben Erkrankung der Gefäße der Gallenblase durch Periarteriitis nodosa. Diese Affektion kann bisweilen, wie es GRUBER bei einem 14jährigen Jungen beobachtete, symptomlos verlaufen, teilweise jedoch mit erheblichen krampfartigen Schmerzen im rechten Hypochondrium, lateral und kranialwärts ausstrahlend, einhergehen; das Fieber ist nicht hoch; die Patienten leiden unter Inappetenz, Aufstoßen und Völlegefühl. Ikterus ist selten. Falls er auftritt, könnte er mechanisch durch Infiltration- und Ödembildung erklärt werden (GRAF 1896). Mitunter wurde die Galle leukocytenhaltig, ähnlich der Cholecystitis, gefunden. Als Besonderheit wurde von GRUBER (1925) eine 1883 durch CHIARI niedergelegte Beobachtung einer Blutung in die Gallenblase mit sekundärem Auftreten von Melaena und Hämoptyse berichtet, bei der sich post mortem im Bereich der perforierten Arteria cystica ein Mediaverlust nachweisen ließ.

Pankreas. Die Periarteriitis nodosa kann die Ursache von Pankreasinfarkten werden (FROBOESE 1949; STAEMMLER 1934). In solchen Fällen sind linksseitige Oberbauchschmerzen das führende klinische Symptom. Das Krankheitsbild tritt in Kombination mit Fettgewebsnekrosen unterschiedlicher Ausdehnung auf. Gesicherte Erfahrungen über das Verhalten der Lipase- und Amylase-Werte im Blut, ferner Aldolase und Phosphatase-Werte bei solchen Zuständen sind bisher nicht bekannt geworden. Hyperglykämie und Glykosurie treten nach panangitisbedingten Pankreasinfarkten nur selten auf, dagegen ist mäßiges Fieber häufig. FERRARI (1903), BALÓ (1940) sowie FERENCH (1953) beschrieben Fälle von Diabetes mellitus bei Panangitiden. Im Falle von FERENCH (1953) handelte es sich um einen 30jährigen Patienten mit Milzinfarkt, Proteinurie, Cylindrurie, Hyperglykämie von 265 mg-%, Glykosurie und Acetonurie mit progressiver Hypertonie, final mit komatösen Zuständen und peripherer Gangrän.

Milz. Milzinfarkte bei Panangitiden sind nicht selten (FEITIS 1921; KLINGER 1931; RAKE 1932; FERENCH 1953; BALL und DAVSON 1949; MCNEIL u. Mitarb. 1952). Heilen diese Infarkte narbig ab, bietet sich das Bild einer sog. Fleckmilz. In akuten Stadien läßt sich unter Umständen perisplenitisches Reiben an der Stelle der stechenden Schmerzen finden. Fälle von Milzrupturen sind bisher nicht bekannt geworden.

Nebennieren. Befall der Nebennieren durch Periarteriitis nodosa kann zu einem Morbus Addison oder einem Waterhouse-Fridrichsen-Syndrom führen. THIERS u. Mitarb. (1953), sowie RITAMA u. LAHDENSUU (1951) beobachteten Beteiligung der Nebennieren. STAEMMLER (1934) wies in der Bindegewebskapsel der Nebennieren panangitische Prozesse nach. CERVINI und LONGO (1952) beobachteten, daß beim Auftreten der Krankheit vor der Pubertät die 11-Oxy- und 17-Ketosteroide abfallen. Ein ähnlicher Fall wurde von URECHIA (1941) beschrieben. Auch VAN DER SAR (1953) sah bei einem 14jährigen Negerjungen mit Panangitis Herabsetzung der 17-Ketosteroidausscheidung bei genitaler Hypoplasie. ROSKAM u. Mitarb. (1951) fanden dagegen initial erhöhte 17-Ketosteroid- und 11-Oxycorticosteroid-Ausscheidung im Harn. Unter der Behandlung mit Aspirin (80 g in 8 Tagen), die zu einer klinischen Besserung führte, verminderte sich nur die 17-Ketosteroidausscheidung, wogegen die Ausscheidung der 11-Oxycorticosteroide erhöht blieb.

Hoden und Nebenhoden. ROSE u. Mitarb. (1950) sowie KLINGER (1931) sahen Erkrankung der Hoden und Nebenhodengefäße.

Haut. Bekannt ist die früher häufig vorgekommene Verkennung der cutanen Manifestation der Periarteriitis nodosa (DOUTRELEPONT 1886). In der letzten Zeit findet die cutane Panangitis dagegen steigendes dermatologisches Interesse. Dabei scheint Hautbeteiligung in 15—25% der Fälle von Periarteritis nodosa die Regel zu sein (SILLEVIS-SMITT 1952; KETRON und BERNSTEIN 1939; COLLENS und WILENSKY 1953; SCHERF und BOYD 1955; KORTING 1955). MELCZER und VENKEI (1947) kommen zur Abtrennung einer speziellen Hautform der Periarteriitis nodosa, die bei 15% der Patienten gefunden wird.

Bei den typischen Hautveränderungen handelt es sich um meist schmerzhafte intra- oder subcutane Knötchen, stecknadel- bis hirsekorngroß, bisweilen auch erbsengroß (GRAF 1896); sie sitzen bevorzugt an Vorderarmen, Beinen, Brust und Bauch, entweder isoliert oder gruppenweise längs dem Arterienverlauf angeordnet. Die Streckseiten der Extremitäten werden besonders häufig befallen. Selten finden sich am gleichen Individuum gleichzeitig mehr als 50 Knötchen. Die Knötchen sind gut verschieblich, nur sehr selten pulsierend, gleichen häufig Neurofibromen. Bei Abklingen des Schubes verschwinden sie; bei neuem Schube können sie an anderen Orten auftreten. Gelegentlich kommt es zu geschwürigem Aufbruch der Knötchen mit Exulceration der darüberliegenden Haut. Diese von REYMOND und MIESCHER (1954) als Mikrobide bezeichneten Reaktionsprodukte verschiedener Mikroben (in Anlehnung an BLOCH) sollen als Folge cutaner Überempfindlichkeit auf die im Bronchialsystem resorbierten Bakterien aufzufassen sein. Weniger typisch ist das Auftreten von papulösen oder maculösen, selten von bullösen oder pustulösen Herden (GOTTRON 1935; MIESCHER 1946). Einfache Erythembildungen mit scarlatiniformer Morphe werden als Periarteriitis nodosa exanthematica beobachtet (DAWYDOWSKIE 1924). Auch die von MELCZER und VENKEI (1947) beschriebenen relativ uncharakteristischen Hautveränderungen und die bei SCHERF und BOYD (1955) erwähnten Ekchymosen gehören hierher. Thrombopenische Purpura bei Periarteriitis nodosa beobachteten SCHENK und VOLLHABER 1954. Selten erkranken die mittleren Gesichtsanteile; in solchen Fällen kann aber die Differentialdiagnose gegenüber Lupus vulgaris schwierig sein (RIECKE 1939). LÖHE und ROSENFELD (1931) sahen eine Periarteriitis nodosa unter dem Bilde einer Urticaria gangraenosa mit wechselndem Verlauf nach drei Erysipelschüben in 8—12tägigen Abständen abheilen.

Werden die Gefäße des subcutanen Fettgewebes befallen, entwickeln sich granulomatöse Veränderungen mit narbigen Restzuständen, die von MIESCHER (1946) und GOTTRON (1935) als tuberkuloide lipophage Granulome bezeichnet werden. Affektionen breiterer Schichten am Übergang von Cutis zur Subcutis erzeugen das Bild einer Livedo racemosa (KETRON und BERNSTEIN 1939; CARROLL 1954). Hierbei erscheint in der Haut ein verzweigtes, bläulichrotes, oberflächlich etwas vorspringendes Netzwerk von dendritisch verzweigten Gefäßen, das an Nates, Hüften und Olecranon bevorzugt gefunden wird. Diese Livedo racemosa ist kein für Periarteriitis nodosa spezifisches Zeichen; doch gilt ihr gemeinsames Vorkommen mit subcutanen Knötchen als charakteristisch (MELCZER u. VENKEI 1947), sogar als Hinweis auf Panangitis (SCHERF und BOYD 1955).

Erkranken noch größere Arterien, kommt es zu „Hautapoplexien" mit hämorrhagischer Infarzierung der den Gefäßen nachgeschalteten Hautbezirke. Sind die Gefäße der Muskulatur beteiligt, kann die Abgrenzung gegenüber Dermatomyositis schwierig werden, wie überhaupt die eosinophilen Verlaufsformen von Dermatomyositis mancherorts als Varianten einer Panangitis angesehen werden. ARKIN (1930) hält Muskelbeteiligung in 30% der Fälle von Periarteriitis nodosa für wahrscheinlich. Die nekrotischen Muskelveränderungen führen zu Verstümmelungen mit schweren Funktionseinschränkungen: Periarteriitis nodosa multilans. Gelegentlich, insbesondere in Fällen mit Spontangangrän (FERENCH 1953; CATHALA 1928; DUNGAL 1936; JOYCE u. Mitarb. 1939) kann die Unterscheidung von der Endangitis obliterans klinisch schwierig und erst histologisch möglich sein.

Zur cutanen Manifestation der Periarteriitis nodosa gehören auch die von BODE 1933 beschriebene „multiple neurotische Hautgangrän", wahrscheinlich der von BRANCH und ROBERTS 1951 publizierte Fall eines 8jährigen Jungen mit Spontanamputation, die Beobachtung von SCARZELLA und FORTINA (1952) sowie die Fälle von Dermatitis exfolitativa (VAN WYKE und HOFFMAN 1948). Beobachtungen von LINDEBOOM und ROYER (1943) sowie von MELCZER und VENKEI (1947) bei denen symmetrisches Auftreten der Hautveränderungen auffiel, sprechen für die Möglichkeit einer symmetrischen Erkrankung der nutritiven Gefäße des peripheren Nerven (vgl. Nervensystem).

Der gemeinsame Nenner sämtlicher im Bereich von Haut, Subcutis und Muskulatur vorkommenden panangitischen Manifestationen ist eine obliterierende Panvasculitis (GOTTRON 1935). Ein Charakteristikum der cutanen Periarteriitis nodosa scheint die relative Benignität zu sein; bei dieser Form sollen die meisten Überlebenden der Krankheit zu verzeichnen sein. LINDBERG (1933) sowie Slinger und Starck (1951) halten die Überlebensquote der Patienten mit cutanem Befall für höher als bei visceraler Panangitis. Die relative Benignität solcher Fälle führte zur Bezeichnung „Periarteriitis nodosa obsoleta“ (Spiro 1919) und „Periarteriitis nodosa latens“.

Ob das gemeinsame Vorkommen von Periarteriitis nodosa mit Acanthosis nigricans (Alkiewicz 1933) bei einem leukopenischen Patienten besondere Gründe hat, muß offenbleiben.

Ruiter (1952, 1953) faßt unter dem Begriff „allergische cutane Vasculitis“ alle durch allergisch entzündliche Gefäßveränderungen verursachten Hauterscheinungen mit Nachweis von fibrinoiden Nekrosen der kleinen Coriumarterien zusammen. Klinisch entstehen schmerzhafte bläuliche Verdickungen von rundlicher oder walzenförmig länglicher Form, später in derbe dünne Stränge übergehend, unter Umständen spontan verschwindend. Dabei legt Ruiter besonderen Wert auf die anamnestische Erfassung tuberkulöser Prozesse, durch die ein allergisierender Effekt am Gefäßsystem bewirkt werden soll (nodöse Panphlebitis; Thrombophlebitis migrans). Wahrscheinlich handelt es sich um unspezifische, das heißt nicht durch Tuberkelbakterien hervorgerufene Reaktionen, die jedoch nach Ansicht von Berblinger (1950; 1954) durch Reaktionen zwischen Tuberkelbakterienantigen und zellständigen Antikörpern der Gefäßwand zu erklären sind.

Die Zugehörigkeit weiterer dermatologischer Krankheitsbilder, wie der Granulomata eosinophilica cutis varia (Woerdemann und Prakken 1952) sowie der allergischen Granulomatose (Strauss, Churg und Zak 1951) zum Formenkreis der Panangitis ist noch nicht abgeklärt.

Schließlich ist zu erwähnen, daß im Gefolge panangitischen Befalls der Extremitäten auch ein sekundäres Raynaud-Syndrom auftreten kann (Barnum u. de Takats 1951).

Knochen und Gelenke. Bei genauerer klinischer Beobachtung sieht man häufig eine Mitreaktion der Gelenke bei Schüben von Periarteriitis nodosa. Nur 13 von 43 Fällen in der Arbeit von Lowman (1952) waren frei von Gelenkaffektionen. Wegen der gleichzeitigen Erkrankung von Gelenken, Muskeln und Nerven und der weitgehend ineinandergreifenden Beschwerdekomplexe ist ihre Trennung subjektiv wie objektiv erschwert. Bereits 1897 beschreibt Rosenblath an einem 37jährigen „Hausbursch aus Cassel“ mit autoptisch gesicherter Periarteriitis nodosa neben Extremitätenlähmungen einen Kniegelenkerguß. Nur spezielle morphologische Erhebungen sind in der Lage, für den Einzelfall zu entscheiden, ob ein direkter Befall der Gelenke durch Panvasculitis oder nur eine hyperergische Mitreaktion vorliegt. Hall (1950) nimmt bei einer eigenen Beobachtung eines $8^1/_2$jährigen Mädchens mit Periarteriitis nodosa an, daß für das Ingangkommen der Gefäßkrankheit eine präexistente Polyarthritis rheumatica bestimmend war. Nach Lowman (1952) handelt es sich bei den Gelenkaffektionen um verstreute herdförmige Schädigungen der synovialen Gelenkfläche.

Wepler (1950; 1950) konnte im Verteilungsgebiet der Arteria ilica communis sinistra bei einem 40jährigen, seit langem hüftkranken Patienten beobachten, daß die Periarteriitis nodosa bereits 12 Jahre ante mortem zu nachgewiesenen Knochenveränderungen geführt hatte, die intra vitam als tuberkulös angesehen wurden. Der Kranke starb nach einer Ruptur eines Aneurysma der Arteria ilica communis. Die Obduktion ergab ausgeprägte osteoporotische und osteosklerotische Veränderungen, periostale Bindegewebswucherungen sowie Veränderungen des Bandapparates. Auffällig ist, daß nur die Gefäße (mittlere und kleinere Arterien und Venen) im Periostbereich, nicht im Knochen selbst befallen waren, außerdem der Nachweis verzweigter, perivasculärer, mit dem Gefäßlumen kommunizierender Bluträume und der stellenweise Übergang in Sklerose.

Hypophyse. STAEMMLER (1934) sowie ARKIN (1930) erklären Fälle von Kachexie bei Periarteriitis nodosa durch allgemeine Rückwirkung auf das endokrine System. Auftreten von Simmondscher Kachexie bei Periarteriitis nodosa der Hypophyse wäre vorstellbar, obwohl die Magersucht durch die bei Panangitis übliche starke Reduktion des Körpergewichtes meist ausreichend zu erklären ist.

Diabetes insipidus wurde — zusammen mit lateralem und retroolivarem Bulbärsyndrom — bei einem 41jährigen Hypertoniker mit Goldblatt-Hochdruck bei Periarteriitis nodosa beobachtet (LAFON u. a. 1955). Ein weiterer Fall wurde von AHLSTRÖM u. Mitarb. (1953) beschrieben.

Schilddrüse. JERNSTROM und STASNEY (1952) fanden bei einer 52jährigen Patientin mit Periarteriitis nodosa neben anderen Organbeteiligungen auch Schilddrüsenaffektionen, ohne daß klinische Zeichen einer Beeinflussung der Schilddrüsenfunktion faßbar waren.

Nervensystem und Sinnesorgane. Manifestationen der Periarteriitis nodosa im Bereich des Nervensystems verhelfen der Krankheit zu beträchtlicher Variationsmöglichkeit. Sie gelten andererseits geradezu als kennzeichnend. Nach eingehenden Erhebungen mit umfassender Literaturübersicht, wie sie sich bei STAMMLER (1950) findet, zeigen 58% aller Fälle von Periarteriitis nodosa eine Beteiligung des Nervensystems; bei 13% ist das Zentralnervensystem, bei 35% das periphere Nervensystem, bei weiteren 10% sind zentrales und peripheres Nervensystem gleichzeitig betroffen. ARKIN (1930) dagegen hatte Erkrankung am Nervensystem nur in 8% finden können.

Zentralnervensystem. Bei Gehirnbefall finden sich Veränderungen an den Hirngefäßen. So kommt es zu diffusen Kopfschmerzen, oft doppelseitig, manchmal von einseitigem migräneartigen Charakter. Schwindel wird häufig beschrieben (SACKI 1924; BAU 1934; BOGAERT u. Mitarb. 1932). In einem Teil der Fälle werden flüchtige Hemiparesen, bevorzugt im Facialisbereich, beobachtet (MACKAY u. Mitarb. 1950). Gelegentlich kommt es zu Hemianopsien, muskulären Augenkoordinationsstörungen, Schnauzkrämpfen, Sprachstörungen und Konvulsionen (SAGAL 1955; RAEDER u. ROOT 1955), entweder in Form generalisierter oder herdförmiger Rindenepilepsien (FELLER 1929; HESS 1924; KIMMELSTIEL 1927; ERLANDSON 1931; FABRIS und VITALI 1932; TONKIEN und PULVERTAFT 1948). Je nach Sitz der Veränderungen werden auch Hemiplegien, Papillenödem und Stauungspapille (ARKIN 1930; KERNOHAN und WOLTMAN 1938), sowie Massenblutungen, evtl. mit Durchbruch ins Ventrikelsystem beobachtet. Derartige Prozesse sind zwar bei bekannter Diagnose verständlich, können aber, namentlich in Fällen ohne andersartige differentialdiagnostisch verwertbare Organbefunde, sich der klinischen Erkennung entziehen.

Besonders schwierig ist es, aus unbestimmten Verwirrtheitszuständen, Bewußtlosigkeit (BANSI 1927; BRINKMANN 1922; KROETZ 1921) oder gar aus leichteren psychischen Störungen wie Negativismus und Ratlosigkeit (WEIGELT 1924), Anhaltspunkte für das Vorliegen einer Periarteriitis nodosa zu gewinnen. So wird die Unterscheidung von Hirntumoren, disseminierter Encephalitis und anderen Hirnprozessen kaum möglich sein, wenn nicht frühere Schübe der Krankheit oder extraneurale Manifestationen diagnostisch zu Hilfe kommen. Auch weitere bei Panangitiden vorkommende Störungen wie Drehschwindel, Nystagmus, cerebelläre Ataxien, pseudobulbäre Sprachstörungen, Skotome und flüchtige Amaurosen, passagere und permanente Ertaubung (STAMMLER 1950) sind diagnostisch vieldeutig und keineswegs per se verwertbar. Bei Akusticusveränderungen wird nach den Untersuchungen von McNEIL u. Mitarb. (1952), OLINER u.

Mitarb. (1953), Druss und Maybaum (1934), Spiegel (1936) Taubheit beobachtet; diese Ausfälle werden in der Literatur der letzten Jahre „Cogans-Syndrom“ benannt.

Am Auge finden sich bei Panangitiden verschiedene Arten von spastischen, hämorrhagischen und exsudativen Fundusveränderungen (Gjertz u. Mitarb. 1939; Kyrieleis 1936; Manges und Baehr 1921; Herson und Sampson 1949; Goldstein und Wexler 1929; Nover 1952). Die kleinen, grauen, unscharf begrenzten chorioiditischen Herde, ähnlich denen bei Miliartuberkulose, können Hinweise auf einen panangitischen Gefäßprozeß geben. Bei Verschluß der Arteria centralis retinae kann es zu totaler Amaurose kommen, ein Befund, der allerdings weniger bei Periarteriitis nodosa als bei Arteriitis temporalis vorzukommen scheint (Touraine u. Mitarb. 1950). Im Abheilungsstadium imponieren die chorioiditischen Herde am Fundus als Petechien mit weißem Zentrum. Bei fortgeschrittener Erkrankung der Nieren wird außerdem eine Retinitis angiospastica panangitica beobachtet. Eine Identität der panangititischen Augenveränderungen mit der Nekroskleritis nodosa (Petrohelos 1956) scheint nicht vorzuliegen.

Neben Lähmungen der Binnenmuskulatur des Auges (Scherf und Boyd 1955) werden Lähmungen der äußeren Augenmuskulatur beobachtet, die zu Strabismus infolge Abducens- oder Ocolomotoriusausfällen führen. Die Augenmuskellähmungen können auch durch panangitische Herde im Kerngebiet der entsprechenden Hirnnerven zustande kommen. Einseitiger Exophthalmus deutet bei Panangitis auf Erkrankung des orbitalen Zell- und Fettgewebes hin. Nystagmus weist auf zentrale Läsionen bzw. auf Veränderungen im Bereich des 8. Hirnnerven hin. Glaukomatöse Zustandsbilder und Ablatio retinae können entweder durch Herde an den Augengefäßen oder als Folgeerscheinungen einer renalen Hypertonie bei Panangitis zustande kommen. In anderen Fällen hinterlassen Schübe von Periarteriitis nodosa Augenmuskelparesen, isolierte Ptosen u. a., die bei gleichzeitigen anderweitigen Ausfällen wie Dysphagien, Gaumensegel- und Zungenlähmungen auf das Grundleiden hinweisen können. Anhand einer Beobachtung von Takayasuscher Erkrankung, bei dem obliterierende panangitische Veränderungen der Hirnartierien vorlagen, unterscheiden Karapata und Vakhnitskii (1957) zwischen herdförmigen Hirnausfällen auf der Basis arterieller Thrombosen und diffusen Cerebralerscheinungen auf Grund organischer Hirngefäßverschlüsse im Gefolge der Panangitis. Die Autoren halten durch das Vorkommen dieser „multiplen obliterierenden Panarteritis“ die Ansicht für überholt, wonach bei Takayasu-Erkrankung die intrakranialen Gefäße nicht beteiligt seien.

Außergewöhnlich selten sind bei Periarteriitis nodosa klinische Querschnittslähmungen (Gruber 1925; Richardson 1928, Loogen 1952). Extrapyramidale Symptome wie Tremor, Tonusveränderungen, Athetose (Germer 1949), Myoklonie unklarer Genese (Spiegel 1936) und Enthirnungsstarre (Horanyl 1952) werden gleichfalls nur in Einzelfällen gefunden. Häufiger tritt eine Meningitis auf, vor allem nach kleineren oder größeren Subarachnoidalblutungen oder Platzen basaler panangitischer Aneurysmen oder nach Durchbruch infarzierter Hirnbezirke in das Ventrikelsystem (McNeil u. Mitarb. 1952; v. Bogaert u. Mitarb. 1933). Mitunter kommt es zu einer typischen Pachymeningosis haemorrhagica. Einfache meningeale Reizerscheinungen können auch ohne Blutungen durch Ödem und Schwellungen, verbunden mit gleichzeitiger Hirndrucksteigerung, erzeugt werden. Im Liquor wird neben Eiweißvermehrung (Jaklitsch und Zigeuner 1954) häufig eine Pleocytose gefunden, bei der die Zellvermehrung meist zwischen 100/3 und 1500/3 Zellen, gelegentlich auch höher liegt. Die Mastixkurve kann Eiweißvermehrung vom Paralyse-Typ zeigen. Unterschiedliche Eiweißgehalte im zisternalen und im lumbalen Liquor gestatten vielleicht Rückschlüsse auf die

Lokalisation panangitischer Gefäß- und Parenchymveränderungen (JAKLITSCH, ZIGEUNER 1954). Die Meningitis bleibt meist bakteriologisch negativ (HEILEMANN und BREDT 1940, WEIGELT 1924; BENNETT und LEVINE 1929). Histologisch wurden in den Meningen Rundzellinfiltrate beobachtet, allerdings meist unabhängig von den Gefäßprozessen (KRAHULIK u. Mitarb. 1935). KOURILSKY u. Mitarb. (1938) fanden wie früher schon SPIEGEL (1936) häufiger Veränderungen an den Meningen als an der Nervensubstanz selbst (vgl. BERBLINGER 1954).

Die zahlreichen psychischen Symptome müssen teilweise durch herdförmigen Befall des Gehirns, teilweise durch allgemeine Rückwirkungen der Krankheit auf die Hirnfunktion erklärt werden. Wie JAKLITSCH und ZIGEUNER (1954) hält auch N. MÜLLER (1954) nicht alle bei Panangitis am Zentralnervensystem gefundenen Veränderungen für Folgen vasculär bedingter Ischämien. Die histologischen Befunde lassen nämlich die entsprechenden für Ischämien typischen Parenchymveränderungen vermissen, so daß es, z. B. für die diffusen corticalen Verfettungen, naheliegt, pathogenetisch an die Auswirkungen panangitisch bedingter Leber- und Nierenschäden zu denken. Zustände von Verwirrtheit und Bewußtlosigkeit, Depressionen, Negativismus und Zustände von seltsamer Ratlosigkeit sind beschrieben (BANSI 1927; WEIGELT 1924; JULICH 1950). Auch Verfolgungsideen sollen vorkommen. Kleine petechiale Hirnblutungen werden für diese Syndrome ursächlich diskutiert.

Interesse verdient die Beobachtung von D'ESHOUGUES und JORDA (1952), die bei einem 39jährigen Mann mit schmerzhafter Periarteriitis nodosa an Vorderarm und Hand mit Hyperhidrosis das psychiatrische Bild einer Zwangsneurose sahen, die nach wochenlanger Dauer auf Psychotherapie zurückging.

Als charakteristisch gilt für die Beteiligung des Zentralnervensystems bei Periarteriitis nodosa, daß die graue Substanz von Rinde und Stammganglien bevorzugt ist, während die weiße Substanz sowie Kleinhirn, Oblongata und Rückenmark seltener betroffen sind (STAMMLER 1950). Zu gegenteiliger Ansicht kam BRENNER (1938), der in der weißen Substanz mehr panangitische Herde als in der Hirnrinde finden konnte. Durch die mittelbaren gefäßabhängigen Neuronenveränderungen ist die Möglichkeit einer absteigenden Degeneration der Nervenbahnen mit entsprechenden neurologischen Auswirkungen gegeben. Die narbige Abheilung erfolgt durch Einlagerung von Gitterzellen in die Herde (PETTE 1928; WOHLWILL 1923), wodurch sich morphologische Beziehungen zur Encephalitis periaxialis ergeben (KULKOW 1941). Der Anatom sieht sich gegenüber den eindrucksvollen klinischen Syndromen oft enttäuschend geringen Befunden gegenüber, wobei es schwierig ist, die nachgewiesenen Veränderungen mit den klinischen Zeichen in Einklang zu bringen.

In einer eingehenden Studie befaßt sich WECHSLER (1959) mit dem Problem der Rückenmarksbeteiligung bei der Periarteriitis nodosa. Er schildert einen klinisch und anatomisch untersuchten Fall mit spastischen Lähmungen, Sensibilitätsstörungen und progressivem cerebralem Abbau. Die Arterien des Zentralnervensystems enthielten zahlreiche Adventitiagranulome. Von Interesse sind aber besonders die im Bereich der Medulla spinalis beobachteten Randentmarkungen, vorzugsweise im Bereich des rostralen Thorakalmarkes, das versorgungsmäßig ein Grenzgebiet insofern darstellt, als es teilweise aus aortalen Arterienabgängen, teilweise aus dem Gebiet der A. vertebralis durchblutet wird (LINDENBERG 1957). Die in diesen Bereichen gesehenen Schädigungen der weißen Substanz (bei Freibleiben der gegen O_2-Mangel noch empfindlicheren grauen Substanz) sind nicht durch Ischämiewirkung erklärbar. WECHSLER (1959) deutet die dort auftretenden Wandhyalinosen und Fibrosen im Sinne dyshorischer Störungen durch Trans- und Exsudationen „myelinfeindlicher" Substanzen im Gefolge der arteriitischen Veränderungen. Diese Ansicht erscheint im Hinblick auf die ähnlichen Gedankengänge von N. MÜLLER (1954) sowie JAKLITSCH und ZIGEUNER (1954) bemerkenswert.

Peripheres Nervensystem. Das periphere Nervensystem läßt bei Periarteriitis nodosa hauptsächlich zwei typische Bilder entstehen, eine Mononeuritis multiplex von unbestimmter Verteilung, sowie eine meist von distal nach proximalwärts fortschreitende nahezu symmetrische Polyneuritis; letztere bevorzugt besonders als Peroneus- oder Vorderarmlähmung die distalen Extremitätenbereiche (KREUTER 1933; FERRARI 1903; FREUND 1926; KROETZ 1921). Mitunter entspricht die Polyneuritis dem Typ Guillain-Barré (LIVERSEDGE und LEATHER 1953).

Die sensiblen Ausfälle verursachen nach STAMMLER (1950) Paraesthesien, Hypaesthesien, epikritische und protopathische Anaesthesien, sowie Allaesthesien und Mißempfindungen verschiedenster Art (BEITZKE 1910; GAGSTETTER 1934; SILBERMANN 1929). Hirnnervenaffektionen beobachteten MISCH (1929) sowie TSCHAMER (1920). LOVSHIN und KERNOHAN (1948) beobachteten Phrenicusaffektionen, BELIKOVA (1951) sowie VEITH (1949) das Vorkommen von Polyradiculoneuritis.

Die bei Affektionen der peripheren Nerven auftretenden Muskel- und Nervenschmerzen sind überaus heftig, häufig refraktär gegen Analgetica. Durch die gleichzeitigen trophischen Störungen wird die Haut bläulich verfärbt, rissig oder abnorm glänzend und trocknet aus. Andererseits haben D'ESHOUGUES und JORDA (1952) Hyperhidrosis beschrieben.

Unter den noch häufigeren motorischen Störungen werden in erster Linie Paresen genannt (GRUBER 1925; HEIDENREICH 1949; ROSENBLATH 1897). Schmerzhafte Infiltrate erfordern die diagnostische Abgrenzung gegenüber einer Myositis (CATHALA 1928). Die Unterscheidung von einer Poliomyelitis kann mitunter gleichfalls schwierig sein (HERLITZ 1930). Beim Befall von Muskelnerven kommt es zu Atrophien sowie zur sogen. Pseudomyositis. Areflexie durch Ausschaltung der zum Reflexbogen gehörigen Neurone ist keine Seltenheit. Die elektrische Untersuchung läßt je nach Ausbreitung und Stadium der Erkrankung, verschiedene Übergangsstufen von der Neuritis bis zur kompletten Entartungsreaktion mit entsprechenden Veränderungen der Chronaxie erkennen (LOVSHIN und KERNOHAN 1948). Am häufigsten werden neben den Armnerven der N. ischiadicus, der N. phrenicus sowie die Hirnnerven betroffen (FAHRLÄNDER u. KLINGLER 1954).

Die neuralen Ausfälle bei Panangitis werden nach jetzt geltender Ansicht durch panangitische Veränderungen der nutritiven Nervengefäße erklärt (v. ALBERTINI 1954; GERLACH 1922; MISCH 1929; NABHOLZ 1939; HOLTERMANN 1923; P. S. MEYER 1921; hauptsächlich LOVSHIN und KERNOHAN 1948). Wie groß freilich die Schwierigkeiten sein können, diesen Sachverhalt nachzuweisen, wird klar, wenn man die Befunde berücksichtigt, die bei eindeutiger Nervendegeneration das korrelative Substrat an den zuständigen Gefäßen vermißten (SCHMINCKE 1921; WOHLWILL 1923). GRUBER (1925) machte darauf aufmerksam, daß auch durch schrumpfende paravasculäre Vorgänge bei Periarteriitis nodosa neurale Störungen erklärbar sind. Der gemeinsame Verlauf von Gefäßen und Nerven leistet dem Übergreifen der Panvasculitis auf das Perineurium allenthalben Vorschub.

Wiederholt ist die Frage gestellt worden, ob die Ausfälle am Nervensystem nicht die Folge einer direkten, bislang unbekannten Noxe seien und keines vasculären Substrates bedürften. Solche Gedanken lagen nach den häufigen Diskrepanzen zwischen Morphe und Klinik nahe (KIMMELSTIEL 1927; WOHLWILL 1923) und ließen die jetzt weitgehend akzeptierte Erklärung neurologischer Ausfälle allein durch vasculäre Wirkungen lange Zeit umstritten. Baló und Nachtnebel (1929) verfochten die eigenartige These, daß die Polyneuritis bei Periarteriitis nodosa durch eine vasculäre Pankreasschädigung entstehe, wobei aus Pankreasnekrosen lecithinolytische Fermente freigesetzt würden, die zu neuralen Schäden Anlaß gäben. Die gründlichen und erfolgreichen Untersuchungen von Lovshin und Kernohan (1948) konnten aber an den kleinen nutritiven Arterien zwischen Nervenbündel und Epineurium sowie an den etwas größeren Arterien, seltener an den kleinsten Gefäßen im Perineurium, den einwandfreien Nachweis von Medianekrosen und panangitischen Infiltraten führen und damit den sicheren Nachweis einer Erkrankung an Periarteriitis nodosa erbringen. Im Gefolge dieser Veränderungen kommt es zu Infarktbildungen im Nerven, zu sekundärer Degeneration mit Markscheidenzerfall bis zum Schwund ganzer Achsencylinder (Gruber 1925; Pette 1928; Lovshin und Kernohan 1948).

Eine ausreichende Erklärung für die Neigung zu symmetrischer Anordnung der Herde am peripheren Nervensystem steht noch aus.

Rückbildung von Paresen und Sensibilitätsstörungen ist nach den Erfahrungen von Brinkmann (1922), Gerlach (1922), Gohrbandt (1927), Nabholz (1939) und Pette (1928) möglich. Für solche Fälle wäre entweder ein kollateraler Ausgleich der Durchblutungsstörung oder die Rekanalisation thrombosierter oder obliterierter Gefäße anzunehmen.

ϰ) Diagnose.

Bei multiplen Durchblutungsstörungen mit Schmerzen und rheumatoiden Allgemeinsymptomen wird man eine Panangitis in Betracht ziehen müssen. Die Ausbreitungsmöglichkeiten und Manifestationsorte der Krankheit umfassen alle Organsysteme und jeden gefäßversorgten Körperbezirk. Bei vielfältigen und oft unbestimmten Symptomen sollte häufiger, als es geschieht, an die Diagnose Periarteriitis nodosa gedacht werden. Im Material von Grant (1940) — 350 Patienten — wurde die Diagnose nur in $^1/_7$ der Fälle klinisch gestellt.

Von den Hilfsuntersuchungen, die in Zweifelsfällen diagnostisch weiterhelfen können, seien im folgenden genannt:

Die Probeexcision ist bei positivem Ausfall des histologischen Nachweises beweisend für die Krankheit. Dagegen lassen negative histologische Befunde eine Panangitis keineswegs ausschließen. So sahen Julich (1950) sowie Siegenthaler u. Isler (1956) bei einem auf Grund einer Probeexcision zunächst als negativ erklärten Fall später die Verdachtsdiagnose einer Periarteriitis nodosa durch das Ergebnis der Obduktion doch noch bestätigt. Da in den meisten Fällen nicht eine Excision aus der Haut zur Diskussion steht, an der die Morphe der Krankheit ohnehin deutlich in Erscheinung tritt, sondern in der Regel aus der Muskulatur, so muß die Probeexcision tunlichst aus solchen Bereichen erfolgen, in denen sich die funktionellen Ausfälle auch klinisch zeigen. Bioptische Möglichkeiten eröffnen sich auch in der gezielten Leberpunktion unter laparoskopischer Kontrolle, aus deren histologischem Befund sich in manchen Fällen die Diagnose stellen läßt (Dönhardt und Mies 1952). Brauchbare Anhaltspunkte für die Beurteilung von Behandlungseffekten lassen sich ebenfalls so gewinnen. Dies fordert nach Angabe von Kalk und Wildhirt (1954) eine besonders strenge und kritische Einstellung des Untersuchers. Durch röntgenmanifeste Veränderungen im Lungenbereich kann die Diagnose höchstens verdachtmäßig, nicht aber mit Sicherheit gestellt werden (Repke 1950).

Die Untersuchung des Augenhintergrundes trägt nach Auffassung von REPKE (1950), KALK und WILDHIRT (1954), KYRILEEIS (1936) beträchtlich zur Sicherung der Diagnose bei.

λ) Differentialdiagnose.

Die differentialdiagnostische Abgrenzung der Panangitis verursacht mitunter Schwierigkeiten gegenüber der Erkennung eines Typhus abdominalis, einer Miliartuberkulose oder einer Sepsis. Auch Verwechslungen mit fieberhaften Endokarditiden können vorkommen, besonders in Fällen, in denen unter der progressiven Hypertonie eine relative Mitralinsuffizienz entsteht. Bei unregelmäßigen Fieberverläufen nach Art des Pel-Ebstein Fiebertyps ist die Unterscheidung von einer Lymphogranulomatose oder vom generalisierten Lupus erythematodes oft schwierig. Bei Erkrankungen der Muskulatur muß zunächst eine Trichinose ausgeschlossen werden; bei letzterer werden hauptsächlich Zwerchfell und Augenmuskeln befallen, bei Periarteriitis nodosa dagegen die distalen Extremitätenbereiche. Beträchtliche Ähnlichkeit ergibt sich in Fällen von Dermatomyositis (Polymyositis). Bei letzterer können jedoch die extramuskulären Organsysteme nicht befallen sein, wenngleich das Anfangsstadium beider Krankheiten schwer zu unterscheiden ist. Weitere Verwechslungsmöglichkeiten mit Polyneuritiden und Poliomyelitiden lassen sich mitunter nur durch eine sorgfältige Verlaufsbeobachtung sowie durch die bei Panangitis überwiegend faßbare Beteiligung anderer Organsysteme ausschließen. Gegenüber bestimmten Formen von Nephritis, insbesondere der rezidivierenden Pyelonephritis und gegenüber der malignen Nephrosklerose (FAHR 1941) läßt sich die Krankheit klinisch häufig zunächst nicht abgrenzen.

Mit Asthma bronchiale, Lungentuberkulose, Lungentumoren, Bronchiektasen kann eine weitgehend übereinstimmende Symptomatologie gefunden werden. Sonderformen der Periarteriitis nodosa, von WEGENER (1939) als rhinogene Granulomatose abgetrennt, ähneln mit ihren ulcerativen und nekrotischen Prozessen den klinischen Bildern von Melioidosis (Rotz; Pfeiferella-Infektionen).

Beträchtliche Schwierigkeiten macht die Unterscheidung zwischen Periarteriitis nodosa und Endangitis obliterans, wie überhaupt bei beiden durch Allergie bedingten Krankheiten keine streng trennbaren Formen vorzuliegen brauchen, sondern Zwischenstufen durchaus möglich sind (ROSSIER 1955). In Zweifelsfällen wird weniger der klinische Verlauf als der histologische Befund entscheidend sein. Auch das Vorkommen von Thrombophlebitis migrans ist bei beiden Krankheiten möglich.

Bei Lungeninfarkten und Lungenembolien nach Thrombophlebitis, bei unklaren chronisch rezidivierenden und bei hämorrhagischen Pneumonien sollte an die Möglichkeit einer Periarteriitis nodosa gedacht werden. Auch schwer deutbare röntgenologisch nachweisbare Lungenverdichtungen sowie histologische Hinweise auf sklerosierende Veränderungen der Lungengefäße jüngerer Patienten stellen häufig fehlgedeutete Symptome dar. Schließlich sollte man noch daran denken, daß, wie GRUBER 1925 gezeigt hat, hinter mancher typischen Cholecystitis und Appendicitis eine Periarteriitis nodosa stecken kann, die in Anfangsstadien leicht übersehen wird. Beachtung verdient das Vorkommen von allergischer hyperergischer Arteritis bei streptomycinbehandelten Patienten mit tuberkulöser Meningitis (BERBLINGER 1954), wobei die Arterienveränderungen als Reaktionsprodukt zwischen Tuberkelbakterienantigen und zellständigen Antikörpern der Gefäßwand aufgefaßt werden.

Die Beteiligung der innersekretorischen Organe sollte daran erinnern, daß fieberhafte Krankheitsbilder mit schwer deutbaren inkretorischen Störungen durch Panangitis erklärbar sein können.

Überhaupt kommt es darauf an, hinter der auf den ersten Blick verwirrenden Vielfalt und den Variationen der klinischen Bilder die Regel zu sehen, daß gerade der anscheinend wahllose Befall verschiedenster Bereiche nur bei einer Krankheit des Gefäßsystems möglich ist.

μ) Verlauf und Prognose.

Schon die Tatsache, daß der Hauptteil der Kasuistik über Periarteriitis nodosa sich aus pathologisch-anatomischen Beobachtungen zusammensetzt, also meist aus Fällen mit tödlichem Ausgang, spricht für die weitgehend ungünstige Verlaufstendenz der Krankheit. Andererseits wird die Ansicht vertreten (SZYMANSKI 1955), daß leichtere Fälle durchaus vorkommen und sich, besonders bei Übergang in Heilung, häufig dem klinischen Nachweis entziehen. Unter diesen Voraussetzungen wäre die Periarteriitis nodosa eine erheblich häufigere Krankheit, als es die Übersicht nur über die ungünstigen Verlaufsformen erwarten läßt. Über nachgewiesene Abheilung von Panangitiden berichteten SCHMORL (1903); BENEDIKT (1907), v. HAUN (1930), CARLING und HICKS (1923), KNAUER (1935), BLAISDELL und PORTER (1941). HOCHREIN (1951) hält eine Heilung in 50% für möglich; MCGURL (1952) glaubt, daß sich nur 5—10% der Fälle spontan zurückbilden. NUZUM und NUZUM (1954) nehmen an, daß 95% der festgestellten Krankheitsträger ad exitum kommen. Lediglich die cutanen Formen mit geringer oder fehlender Beteiligung innerer Organe würden erfahrungsgemäß mehr chronisch verlaufen, wobei Remissionen über Jahre, ja bis zu 12 Jahren (KLEIN 1949), 20 Jahren (KAMPMEIER u. SHAPIRO 1953) und 25 Jahren beobachtet wurden, für die KNEZEVIC (1944) eine sog. „fibröse Konstitution" verantwortlich macht. Für solche chronischen Formen wählte SPIRO (1919) die Bezeichnung Periarteriitis nodosa obsoleta.

SCHERF und BOYD (1955) rechnen bei diagnostizierten Fällen von Panangitis mit einer Überlebenszeit von durchschnittlich 4 Monaten nach Auftreten der klinischen Hauptsymptome. JÄGER (1933) beobachtete Verläufe über 3, ARKIN (1930) über 4, WEVER und PERRY (1935) über 7, CONTRATTO (1947) über 8, LINDBERG (1933) über 9, sowie NICAUD (1948) über 20 Jahre.

Die individuelle Prognose richtet sich bei jedem akuten Schub danach, welche lebenswichtigen Organe betroffen sind. Insbesondere sind Beteiligung der Nierenarterien, Gefäßarrosion in lebenswichtigen Organen, Darminfarzierung mit Gangrän oder Perforationsperitonitis prognostisch ungünstig. Beim Auftreten solcher Komplikationen kann es innerhalb von Stunden oder Tagen zum Exitus kommen. Auch bei bisher subchronisch oder chronisch verlaufenden Einzelfällen ist ein perakuter, mitunter blitzartiger Zusammenbruch innerhalb kurzer Zeit möglich (FISHBERG 1923; WRIGHT 1948). Terminal ist die Beteiligung von Leber und Gallenblase mit Ikterus häufig. Die gewöhnlichen Todesursachen sind Nephritis, perirenale Blutungen, Herzinsuffizienz sowie Lungen- und Darmkomplikationen.

ν) Therapie.

Man verfügt zur Zeit über keine Mittel, durch die das Auftreten einer Periarteriitis nodosa verhindert werden kann. Zu denken wäre hierbei an Bemühungen, in Infektionsfällen, wie bei Tonsillitiden und Anginen, durch energische antibiotische Behandlung die in der Nachkrankheitsphase auftretende Panangitis in Analogie zu anderen Zweiterkrankungen (Nephritis, Gelenkrheumatismus) auszuschalten. Die Wirkung oder Wirkungslosigkeit derartiger Maßnahmen dürfte jedoch schwer beweisbar sein. Es stellt sich sogar die Frage, ob durch die antibiotische Behandlung nicht erst eine Allergisierung herbeigeführt wird, nachdem sich gezeigt hat, daß ein beträchtlicher Teil der „Hypersensitivity angiitis" (ZEEK u. Mitarb. 1952; 1953) als allergische Reaktion gegen chemische Agentien aufzufassen ist. GALEONE (1952) faßt die bei einer Periarteriitis nodosa terminal beobachtete Glomerulonephritis als direkte Folge einer vorhergegangenen Sensibilisierung durch die Penicillintherapie auf. Andererseits fehlt es nicht an Angaben, daß durch antibiotische Behandlung ein der Sensibilisierung zugrunde liegender Entzündungsprozeß ausgeheilt und dadurch die Panangitis verhindert wird. GOTTSEGEN und PÁNCZÉL (1952) berichten über Heilung eines Falles durch Tonsillektomie und anschließende langdauernde Penicillinbehandlung. LANGERON u. Mitarb. (1953) sahen ebenfalls Besserung nach Penicillintherapie.

Auch durch Sulfonamide (GOLDMAN u. Mitarb. 1942; LEGROS 1949), also ebenfalls durch Stoffe, die zur Sensibilisierung Anlaß bieten können, sollen Abheilungen erzielt worden sein. HOCHREIN (1951) hält eine energische Penicillin- und Sulfonamid-Behandlung bei sichergestellten Erkrankungen für zweckmäßig.

KALK und WILDHIRT (1954) sahen von Terramycin bei gleichzeitiger Gabe von Methionin-Lävosan und Vitamin B-Komplex günstige, durch Leberbiopsie sichergestellte Heilungseffekte. Bei Hinweisen oder begründeten Verdachtsmomenten auf das Vorliegen einer der Periarteriitis nodosa zu Grunde liegenden infektabhängigen Sensibilisierung erscheint eine energische antibiotische Behandlung somit indiziert, unter Bevorzugung von Breitbandspektrum-Antibioticis. Dagegen sollte insbesondere bei Hinweis auf eine allergische, evtl. durch Chemotherapeutica induzierte Genese der Krankheit das fragliche Mittel sofort abgesetzt werden.

Die allergische Komponente bei der Periarteriitis nodosa legte es nahe, gefäßabdichtende Stoffe therapeutisch anzuwenden. Doch ist über die Wirkung von Flavon-Präparaten bisher ein eindeutiges Urteil nicht möglich.

Antirheumatische Behandlung mit Salicylpräparaten soll in Einzelfällen günstig wirken; ROSKAM u. Mitarb. (1951) sahen mit Gaben von 68 g Aspirin innerhalb von 8 Tagen und gleichzeitiger antibiotischer Behandlung eine Periarteritis nodosa abheilen, der wahrscheinlich keine allergische Genese zugrunde lag.

Antihistaminica werden von HUNGERLAND u. GREIFELT (1950) sowie HOCHREIN (1951) empfohlen. Desgleichen konnte SUTHERLAND (1948) mit dem Antihistaminicum Benadryl, kombiniert mit Penicillin, in einem Fall eine Remission von 2jähriger Dauer erzielen.

Bei plötzlichen panangitischen Gefäßverschlüssen empfiehlt HOCHREIN (1951) intraarterielle Injektionen von Acetylcholin und Papaverin, sowie intravenöse Gaben von Muskelextrakten (Embran).

BRANCH und ROBERTS (1951) brachten bei einem 8jährigen Jungen mit Periarteriitis nodosa nach Spontanamputation von Endgliedern Antikoagulantien (Dicumarol und Heparin) in Anwendung; zusammen mit Penicillinbehandlung konnten weitere Nekrosen verhindert werden.

Beträchtliche Bedeutung gewann die Therapie der Periarteriitis nodosa mit Cortison und ACTH. Besonders scheinen die mit Asthma bronchiale kombinierten Verlaufsformen für diese Therapie geeignet zu sein (MUNDY u. Mitarb. 1951; URECHIA 1941). Auch BENHAMOU u. Mitarb. (1954) konnten bei periodisch rezidivierender histologisch gesicherter Periarteriitis nodosa einer 22jährigen Patientin Erfolge erzielen, desgleichen CONRAD u. Mitarb. (1951) bei einer 43jährigen Patientin mit einer Dosis von 2 g innerhalb von 17 Tagen. Freilich lassen sich diese Wirkungen nicht immer reproduzieren und unterliegen beträchtlichen individuellen Schwankungen (VIREIRA u. Mitarb. 1954).

Die Erfahrungen von LAMBERT u. Mitarb. (1951); LECHELLE u. Mitarb. (1953); LEVIN u. Mitarb. (1951); SIMPSON u. Mitarb. (1953); STILLMAN (1950); SYMMERS (1953) sowie FAHRLÄNDER (1953) sprechen dafür, daß mit ACTH Effekte erzielt werden, die denen mit Cortison vergleichbar sind. Trotz Entfieberung, Eosinophilensturz und Abheilung akuter exsudativer Vorgänge lassen sich neue Schübe nicht sicher verhindern. FAHRLÄNDER (1953) führt dies darauf zurück, daß die Fibroblasten und die Grenzflächenpermeabilität durch die ACTH-Wirkung nicht auf die Dauer ausreichend beeinflußt werden können. Die Dosierung richtet sich nach der Akuität des Prozesses. Bei akuten Verläufen sind Tagesdosen von 200 mg Cortison angezeigt, die später reduziert werden können. Für die ACTH-Dosierung gelten die entsprechenden Regeln. In weniger akuten Fällen genügen täglich 40 mg als Anfangsdosis (DE FOSSEY 1955); sekundärer therapiebedingter Diabetes mellitus kommt vor (LEVIN u.a. 1951). An Stelle der ACTH-Therapie scheint zur Zeit die Behandlung mit einem der neueren Prednison- oder Prednisolon-Präparate bevorzugt zu werden, beginnend mit Tagesdosen von 30—50 mg.

Die Antikoagulantien-Therapie ist im allgemeinen nicht ratsam. Vielfach verbietet sie sich wegen exzessiver Hypertonie. In anderen Fällen muß sie wegen der Gefahr von Gefäßwandrupturen und Blutungen unterbleiben.

Wichtig ist, daß bei Anwendung von Cortison und ACTH zwar der entzündliche Gefäßprozeß zur Ausheilung kommt, daß aber hierdurch mit einer weitgehenden Obliteration dieser Gefäße gerechnet werden muß (BAGGENSTOSS u. Mitarb. 1951; DRURY u. Mitarb. 1951). Bei Nierenbeteiligung kann sich dieser Umstand deletär auswirken, indem durch Häufung von Nierenarteriolenverschlüssen ein progredienter renaler Hochdruck mit allen Folgen auftritt (EHRENREICH und OLMSTEAD 1951), der erfahrungsgemäß das Schicksal des Kranken besiegelt. Die Cortison-Therapie und die ACTH-Behandlung sind daher nur bei fehlender Nierenbeteiligung unbedenklich anzuwenden.

Nach den Erfahrungen von BECK u. Mitarb. (1950), die nach ACTH-Therapie Peritonitis beobachteten, halten KNOWLES, ZEEK und BLANKENHORN (1953) bei Fällen von Periarteriitis nodosa im engeren Sinne (nach ihrer Einteilung) die Anwendung von ACTH für schädlich.

Vereinzelt wurden pharmakotherapeutische oder chirurgische Versuche zur Behandlung der Hypertonie bei Periarteriitis nodosa angestellt (SYMMERS und LITCHFIELD 1952).

Schließlich ist die von KEMPNER, PESCHEL und BLACK-SCHAFFER (1955) tierexperimentell als signifikant lebensverlängernd erwiesene Wirkung der Reisdiät zu erwähnen. Nach den Erfahrungen dieser Autoren entwickelte sich bei reisernährten Versuchstieren (mit renaler Inkapsulation bei kontralateraler Nephrektomie nach NaCl-haltiger Nahrung; RACE u. PESCHEL 1954) überhaupt keine Periarteriitis nodosa. Obwohl Vorsicht bei Übertragung solcher Ergebnisse auf die Bereiche der humanen Medizin geboten ist, dürfte ein therapeutischer Versuch mit Reisdiät nach KEMPNER (1944) oder Rohkost in jedem Falle angezeigt sein.

Obwohl nicht alle mitgeteilten Therapieerfolge bei Panangitis als Folgen ärztlicher Maßnahmen zu bewerten sind, sondern sich vielfach aus dem Decursus morbi erklären, muß zugegeben werden, daß seit Einführung der Behandlung mit Cortison und ACTH die Aussichten besser geworden sind, zumindest auf Erzielung von Remissionen.

c) Riesenzellenarteriitis.

(Arteriitis temporalis; granulomatöse Arteriitis; Arteriitis cranialis; Arteriitis gigantocellularis; senile riesenzellige Arterienentzündung).

α) Historisches.

Ohne Kenntnis der bereits 1890 von HUTCHINSON beschriebenen Veränderungen berichteten HORTON, MAGATH und BROWN (1932, 1934) sowie HORTON und MAGATH (1937) über Patienten mit eigenartigen auf die A. temporalis und deren Nachbarschaft beschränkte Arteriitiden. Im Anschluß an diese ersten 8 Fälle wurden bis 1944 allein 36 Fälle an der Mayo-Klinik beobachtet, weitere 20 bis 1949 in der Literatur beschrieben (ALLEN, BARKER und HINES 1955). In seiner Zusammenstellung konnte ROUX (1954) bis zum Jahre 1953 in der Literatur 248 Fälle finden. Mit zunehmender Kenntnis des Krankheitsbildes wurde auch der Kreis der Varianten erweitert. Die Krankheit wird auch häufig von Ophthalmologen und Otolaryngologen, nicht nur von Internisten und Neurologen beobachtet.

β) Definition.

Die Riesenzellenarteriitis unterscheidet sich von der mehr generalisiert auftretenden Periarteriitis nodosa durch die ausgeprägte Beschränkung auf umschriebene Gefäßbereiche, meist auf das Gebiet der Schädelarterien. Allerdings wurden im Laufe der Zeit auch Fälle von Riesenzellenarteriitiden an schädelfernen Arterien festgestellt. Es handelt sich um eine nekrotisierende Panarteriitis, die in ihrem histologischem Substrat der Panangitis, im selektiven Auftreten an einem umschriebenen Körperbereich jedoch den örtlich beschränkten Formen der Endangitis obliterans entspricht. Auf die fließenden Übergänge wurde durch JULITZ (1953) u.a. hingewiesen.

γ) Vorkommen.

Häufigkeit. Nach SCHAERSTRÖM (1953) ist die Riesenzellenarteriitis ein häufiges Leiden. Dieses Urteil findet sich jedoch nicht bei allen Autoren, namentlich bei solchen, die zu einer engeren Definition des Krankheitsbildes neigen. Dabei ist in Rechnung zu stellen, daß die Krankheit oft unzureichend charakterisiert oder anderen Krankheitsbildern zugeordnet wird.

Alter. Zum Unterschied von der Endangitis obliterans und der Panangitis findet sich die Krankheit hauptsächlich bei älteren Menschen, nur selten unter 50 Jahren. Die meisten Kranken weisen ein Alter zwischen 55 und 80 Jahren auf (ROBERTSON 1947; KIMMERLING und NORDIN 1952). Ganz selten sind auch Fälle jüngeren Lebensalters beobachtet worden (TOURRAINE und Mitarb. 1950); GOMES MARQUES (1953) sah einen 30jährigen Patienten; auch die Kranken von COOKE und Mitarb. (1946) sowie MEYERS und LORD (22 Jahre, 1948) waren jünger.

Geschlecht. Wegen der relativ geringen Zahlen und der beschränkten Übersicht werden diesbezügliche Angaben häufig vermieden. KIMMERLING und NORDIN (1952) schätzen die Zahl der erkrankten Frauen doppelt so hoch wie die der Männer.

Rasse. Nach KIMMERLING und NORDIN (1952) sollen fast ausschließlich Angehörige der weißen Rasse erkranken, was bisher weder widerlegt noch bestätigt wurde.

Geographie. Die Krankheit wurde zunächst in den USA und in Uruguay (HORTON und MAGATH 1937), nach dem zweiten Weltkrieg zunehmend auch in Europa diagnostiziert (RATSCHOW 1948, MEHMEL 1954), so daß verschiedene Autoren die Einschleppung einer Infektionskrankheit aus Übersee in Erwägung zogen.

δ) Ätiologie.

Die entzündlichen Gewebsveränderungen legten zunächst den Gedanken nahe, daß es sich um eine Infektionskrankheit handeln könne. Auch manche

Beobachtungen von örtlich gehäuftem Auftreten (BROCH und YTZEHUS 1947; HÖRSTEBROCK 1952) könnten dies nahelegen (STAEMMLER 1955). Die Suche nach dem Erreger blieb bisher erfolglos, obwohl der Nachweis vergrünender Streptokokken (DICK und FREEMAN 1940) und atypischer grampositiver Streptokokken (BOQUIEN u. Mitarb. 1951) diesbezügliche Hoffnungen nähren konnte. Indirekte Hinweise auf eine ätiologische Rolle von Streptokokken sah VARGEDÖ (1950) aus der vereinzelt beobachteten Penicillinempfindlichkeit, HÖÖK und JERNELIUS (1952) in einem gelegentlich festgestellten Streptokokken-Agglutinintiter. Im allgemeinen überwiegen aber die Fälle mit negativem Bakteriennachweis (FRANGENHEIM 1951). Andere Autoren halten ein Virus als Krankheits-

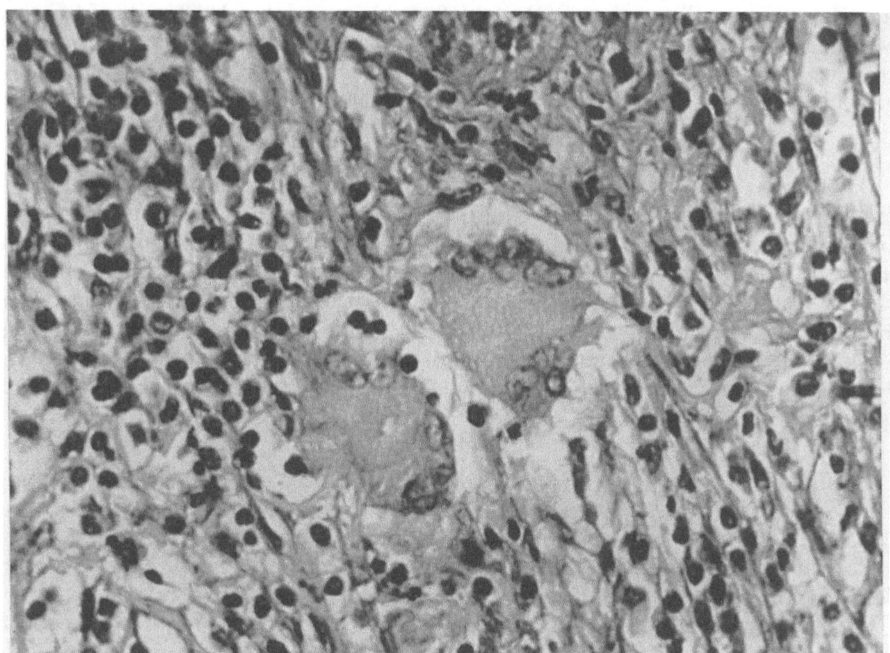

Abb. 60. Riesenzellenhaltiges Granulationsgewebe in der Media der Brustaorta. (Nach REIN 1955.)

erreger für denkbar (KIMMERLING und NORDIN 1952; MEHMEL 1954). Die Zugehörigkeit zum rheumatischen Formenkreis wird überwiegend bejaht (RATSCHOW 1948; RÖMER 1949; RITAMA 1951; HILLENBRAND und TIWISINA 1953; MEYERRATKEN 1953). Das Auftreten einer Riesenzellenarteriitis nach Penicillinbehandlung (ROBERTSON 1947) spricht ebenfalls für eine allergische Genese.

HAUSS und BURWINKEL (1949) beschrieben die Erkrankung nach grippalem Infekt, HÖÖK und JERNELIUS (1952) nach Extraktion eines Zahnwurzelgranuloms. Ähnlich ist das simultane Vorkommen von Endokarditis (MATHIEU u. Mitarb. 1950; BÖTTGER 1951; RITAMA 1951) zu werten. BÖTTGER (1951) konnte bei der Riesenzellenarteriitis auch Aneurysmen finden; er vertrat die Meinung, daß es sich bei der von ihm beschriebenen Krankheit um eine Reaktion auf metastatisch verschleppte, thrombotische, eventuell verkalkte bakterienhaltige Herzklappenauflagerungen handelte, die nach peripherer Embolisierung die Ausbildung riesenzellenhaltiger Granulome in den Arterienwänden herbeiführen. MATHIEU u. Mitarb. (1950) unterscheiden zwischen der artérite temporale primitive, also einer primären Arteriitis temporalis und einer sekundär embolisch entstandenen Art, die hauptsächlich als Lokalisation an herdfernen Körperstellen anzunehmen sei.

Die Zugehörigkeit zum rheumatischen Formenkreis wird von DE SÈZE und DENIS (1953) aus der günstigen Cortisonwirkung gefolgert; ROUX (1954) rechnet die Krankheit zu den Kollagenosen, ohne die infektiöse Ätiologie näher charakterisieren zu können. Beziehungen zur Überempfindlichkeitsangitis, also zum Formenkreis der Panangitis folgerte ROBERTSON (1947) aus dem Auftreten nach Penicillintherapie.

ε) Morphologie.

Die betroffenen Arterien, meist Temporal- oder andere Schädelarterien, sind äußerlich verdickt und können als derbe, manchmal schmerzhafte, subcutan verlaufende Stränge, teilweise mit aneurysmatischen reis- bis erbsengroßen Auftreibungen, meist auch mit etwas geschlängeltem Verlauf getastet werden. Sehr kleine Arterien werden nach FRANGENHEIM (1951) nicht ergriffen.

Histologisch zeigt sich nach einer exsudativen Initialphase mit fibrinoider Verquellung aller Wandschichten, hauptsächlich der Media (ERBSLÖH 1954), das Bild einer granulomatösen subakuten bis chronischen Entzündung mit morphologischen Ähnlichkeiten zur Panangitis. Die Media enthält groß- und kleinzellige Infiltrationen, fibrinoide Verquellungen bis zur Nekrosenbildung und ein fibroblastisches Granulationsgewebe. Die Elastica interna ist häufig fragmentiert und aufgespalten. Die Intima zeigt Ödem (STEIN 1954), Verquellungserscheinungen und proliferative Vorgänge mit einem relativ zellarmen Gewebe, ähnlich der Atherosklerose (MORIN u. Mitarb. 1953). Thrombenbildungen sind, entgegen der Auffassung von CARDELL und HANLEY (1951), die darin ein Unterscheidungsmerkmal gegenüber der Endangitis obliterans sehen wollten, mitunter zu finden (ROBERTSON 1947; KARSNER 1947). Im Adventitiabereich häufen sich Ansammlungen von Fibroblasten und mononucleären Bindegewebszellen; auch werden häufig Riesenzellen vom Langhans-Typ nachgewiesen. Daneben ist besonders der Adventitia- und äußere Mediabereich von cellulären Exsudaten durchsetzt, in denen mehr oder weniger zahlreiche eosinophile Zellen, außerdem Lymphocyten und Plasmazellen gefunden werden (MORIN u. Mitarb. 1953). Die Anhäufung von Riesenzellen (MENEELY und BIGELOW 1953; GRAMBERG-DANIELSEN 1954; HÖÖK und JERNELIUS 1952) war bestimmend für die Bezeichnung granulomatöse oder riesenzellige Arteriitis. Der Nachweis von elastischen Fasern im riesenzelligen Gewebe (KIMMELSTIEL, GILMOUR und HODGES 1952) ist kein Beweis dafür, daß der Prozeß mit einer Degeneration von elastischen Fasern eingeleitet wird; HAMPERL (1953) meint, daß bei gewebszerstörenden Prozessen wie bei der Riesenzellenarteriitis stückweise elastische Fasern erhalten bleiben und damit ins Granulationsgewebe und in die Riesenzellen aufgenommen werden können. SCHAERSTRÖM (1953) sah ebenfalls Aufsplitterungen der Elastica interna. Nach MEYERS und LORD (1948) können Riesenzellen bei der granulomatösen Arteriitis auch fehlen. Das Vorkommen intramuraler Arterienhämatome mit erheblicher Auseinanderdrängung der Wandschichten wird von ERBSLÖH (1954) erwähnt. Auch Aneurysmen können sich auf dem Boden der Krankheit entwickeln (HARRISON u. Mitarb. 1955).

Die Ausheilungs- und Vernarbungsstadien können, wie bei der Panangitis, der Arteriosklerose ähneln und später vielfach nicht mehr von ihr unterscheidbar sein (SCHRADER 1952; MORIN u. Mitarb. 1953). Hinsichtlich der Ausbreitung im Körperbereich wurde entgegen der ursprünglichen Definition bald erkannt, daß neben der A. ophthalmica, A. centralis retinae, A. carotis auch die Coronarien und die A. femoralis befallen sein können (Cardell und Hanley 1951). Auch ein Fall eigener Beobachtung zeigte neben der Erkrankung der A. temporalis die Beteiligung der A. femoralis und schließlich der Coronarien, die zum Tod im Herzinfarkt führte. Walton und Ashby (1951) berichten über Hautmanifestationen, periphere Durchblutungsstörungen mit Fingergangrän, sowie über Darm- Leber- und Milzbeteiligung, also offenbar von Übergangsformen zur Panangitis, ähnlich den von MacDonald und Moser (1937) beschriebenen Bildern. Meneely und Bigelow (1953) sehen in der riesenzelligen Arterienentzündung eine prinzipiell örtliche Krankheit, die fakultativ auf benachbarte Gebiete übergreift. Dabei braucht der Temporalarterienbefall, wie Morin u. Mitarb. (1953) zeigten, nicht im Vordergrund zu stehen und auch nicht den Verlauf des Krankheitsbildes zu bestimmen. Abweichend davon wird von de Sèze und Denis (1953) die Arteriitis temporalis als eine relativ gutartige forme fruste der Panangitis aufgefaßt; ebenso halten Andersen (1947), Vargedö (1950), Chasnoff und Vorzimmer (1944), Ritama (1951) sowie Höök und Jernelius (1952), Zeitlhofer (1954) die Krankheit für eine prinzipiell generalisierte Gefäßkrankheit. Ob man dabei eine autochthone Entstehung der verschiedenen Herde, oder wie Böttger (1951) und Mathieu u. Mitarb. (1950) eine metastatisch embolische Ausbreitung von einem Primärherd aus annimmt, dürfte von den im speziellen Fall erhobenen Befunden abhängig sein. Jedenfalls scheinen fließende Übergänge zur Endangitis obliterans und zur Panangitis zu bestehen (MacDonald und Moser 1937; Jennings 1938; Römer 1949). Schrader (1952) nimmt auch Beziehungen zur Arteriosclerosis obliterans an.

Zur Zeit vertreten die meisten Autoren noch die Ansicht, daß die Riesenzellenarteriitis durch das histologische Gepräge und durch die Eigenart ihrer selektiven Ausbreitung auf bestimmte Körperbereiche hinreichende Gründe bietet, als nosologische Einheit von den übrigen Arteriitiden abgetrennt zu werden.

ζ) Symptomatologie.

Allgemeinsymptome.

Das führende Symptom der Krankheit ist der *Kopfschmerz*, lokalisiert in Schläfe, Scheitel, Stirn oder Hinterhaupt. Er hat migräneartigen Charakter (Peet 1951) oder tritt als dumpfer, bohrender oder nadelstichartiger Schmerz auf. Schrader (1949, 1952) hält ihn nicht für hypoxämisch bedingt. Kajtor (1949) nimmt eine Dysrhythmie der vegetativen Gefäßinnervation an.

Die *Körpertemperatur* ist manchmal subfebril (Frangenheim 1951), manchmal febril (Braae 1950; Römer 1949), manchmal afebril. Höheres Fieber mit Schüttelfrosten wurde beobachtet (Boquien u. Mitarb. 1951; Kimmerling und Nordin 1952). Es entwickelt sich eine erhebliche Senkungsbeschleunigung (Römer 1949; Schulman und Bergenstal 1952), die nach Wuhrmann u. Mitarb. (1950) sowie Erbslöh (1954) durch eine Vermehrung der α^2-Globuline bedingt ist, daneben eine Leukocytose (Worms u. Mitarb. 1953), manchmal mit Anämie (Morin u. Mitarb. 1953) und Hypochromie (Höök und Jernelius 1952). Die Kranken nehmen erheblich an Gewicht ab (Höök und Jernelius 1952), sind schwach, appetitlos und abgeschlagen. Schweißausbrüche sowie Übelkeit und Erbrechen (Römer) werden beobachtet, ferner Gelenkschmerzen (Morin u. Mitarb. 1953), in seltenen Fällen bei mehr generalisierten Verläufen Milz- und Leberschwellung (Walton und Ashby 1951). Dem häufig akuten oder subakuten Beginn steht ein sehr langes, 1—2 Jahre dauerndes Abklingstadium gegenüber (Erbslöh 1954).

Lokalsymptome.

Die *Gefäße*, soweit hautnahe gelegen, sind als verhärtete verdickte Stränge tastbar und sichtbar (vgl. Abb. 61). Die Pulse können palpabel bleiben (SCHRADER 1952; BRAAE 1950) oder fehlen (HÖÖK und JERNELIUS 1952; AVELING und STEVENSON 1952). Die umgebende Haut kann gerötet sein. BRAAE (1950) beobachtete Schwellung der Schläfengegend. Knotenartige Arterienveränderungen sind bisweilen tastbar (KIMMERLING und NORDIN 1952), nach SCHAERSTRÖM (1953) bis zu Erbsengröße. Gelegentlich kommt es zu Hyperaesthesie der benachbarten Hautareale, besonders an der Kopfhaut (KIMMERLING und NORDIN 1952).

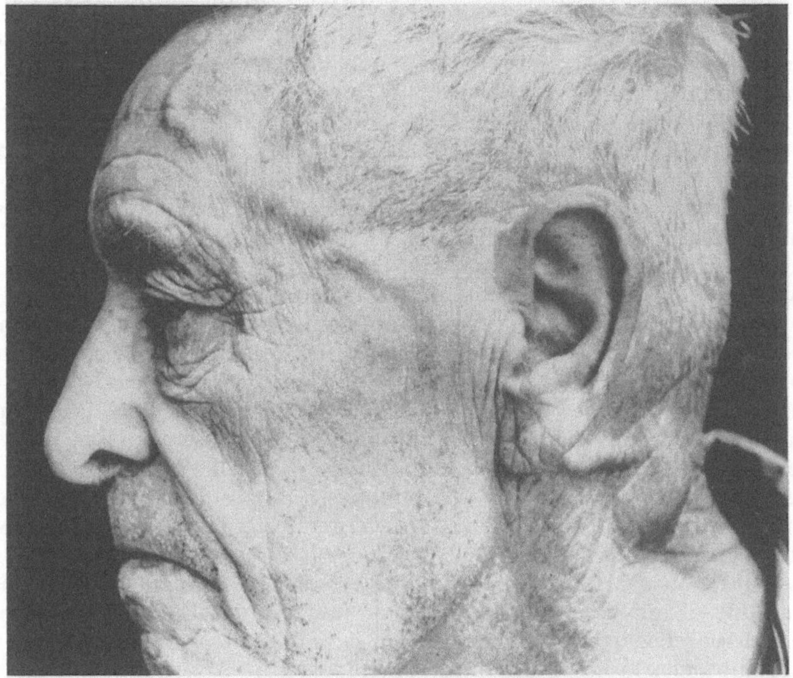

Abb. 61. **Arteriitis cranialis** bei 75jährigem Patienten mit Riesenzellenarteriitis (Med. Univ.-Klinik Würzburg).

Äußere Inspektions- oder Tastbefunde können völlig fehlen. VARGEDÖ beobachtete bei einer 75jährigen Frau eine Erkrankung der A. occipitalis.

Die häufige *Augenbeteiligung* erklärt die Tatsache, daß zahlreiche Patienten augenfachärztliche Hilfe in Anspruch nehmen. Die Augenmanifestationen sind verschiedenartig. HÖÖK und JERNELIUS (1952) sowie GRAMBERG-DANIELSEN (1954) sahen Maculaödeme, die je nach Ausbreitung zu den verschiedensten Sehstörungen führen, wie lokalisierten Anopsien und verschiedenen Skotombildungen (KIMMERLING und NORDIN 1952); außerdem werden rein vasculäre Augenarterienveränderungen mit oder ohne Reaktionen der umgebenden Gewebe, eventuell mit perivasalen Blutansammlungen, beschrieben (MORIN u. Mitarb. 1953). Nach GRAMBERG-DANIELSEN (1954) wird bei Arteriitis cranialis in 50% der Fälle einseitige, in 25% doppelseitige Blindheit beobachtet; MEYERRATKEN (1953) sah bei 50—53% ihrer Patienten doppelseitige Erblindung. BOCK (1954) fand Augenbeteiligung in einem Drittel der Fälle; ERBSLÖH (1954) gibt in 40% Beteiligung der Augen an, CORDES (1954) aus 84 Fällen ebenfalls in 40%. Erblindung tritt häufig sehr rasch, mitunter schlagartig ein. Meist liegt ihr eine

Papillenischämie (ischämische Neuritis) oder ein Verschluß der A. centralis retinae zugrunde (Cordes 1954). Weitere Angaben über Augenmanifestation finden sich bei Cooke u. Mitarb. (1946), Bruce (1950), Bergouignan (1950), Bergouignan und Julien (1950), Mignone und Mortara (1950; Cardell und Hanley (1951), Witmer (1951), Benthaus und Naber (1951), Meyer-Schwickerath (1951), Boquien u. Mitarb. (1951), Cüppers (1941), Krysta (1953), Shannon und Solomon (1954).

Durchblutungsstörungen im *Ausbreitungsgebiet des VIII. Hirnnerven* verursachen Schwindel (Römer 1949; Aveling und Stevenson 1952), calorische Labyrinthübererregbarkeit (Morin u. Mitarb. 1953) sowie Hörstörungen (Aveling und Stevenson 1952; Mignone und Mortara 1950). Von psychiatrischen Störungen werden abnorme Reizbarkeit, delirante Zustände und periodische Absencen (Gramberg-Danielsen 1954), erhebliche Depressionszustände (Robertson 1947) und Demenz (Römer 1949) beschrieben.

Die *neurologischen Ausfälle* sind entsprechend vielgestaltig. Aveling und Stevenson (1952) sahen Desorientiertheit und Aphasie; Gramberg-Danielsen (1954) beobachtete Störungen des Geschmacks- und Riechvermögens; Trismus wurde von Morin u. Mitarb. (1953), parkinsonähnliche Zustände und cerebelläre Ataxien wurden von Gramberg-Danielsen (1954) festgestellt. Als sog. „accidents cerebraux" bezeichnet Roux (1954) vasculäre, mitunter tödliche Hirnblutungen oder Erweichungen. Meningeale Symptome beobachteten Bennett und Baker (1951), mit Erhöhung des Liquoreiweißes. Die Liquorveränderungen sind allerdings völlig uncharakteristisch ohne differentialdiagnostische Bedeutung (Gramberg-Danielsen 1954).

Affektion der *Nasennebenhöhlen* (Morin u. Mitarb. 1953) läßt Beziehungen zur „rhinogenen Granulomatose" (Wegener 1939) vermuten.

Auch im *extrakranialen* Bereich manifestieren sich die klinischen Bilder in örtlichen Durchblutungsstörungen. Kodousek (1955) beobachtete Riesenzellenarteriitiden im Bereich der A. axillaris, Morin u. Mitarb. (1953) sowie Finlayson und Robinson (1957) sahen sie im Bereich der unteren Extremitäten.

Wegen ihrer ausgeprägten Beschränkung auf den *Aortenbogen* und die daraus entspringenden Kopf- und Schulterarterien, des mit der Endangitis obliterans und der Riesenzellenarteriitis gemeinsamen geweblichen Aufbaues läßt sich die sog. „Aortenbogenarteriitis" oder die brachiocephale Arteriitis (Ask-Upmark 1954; Gibbons und King 1957) ungehindert hier einreihen. Sie stellt im Komplex der für das Aortenbogensyndrom (Takayasu-Krankheit 1908; pulseless disease; „umgekehrte Isthmusstenose" nach Volhard 1950; young female's disease) in Frage kommenden Grundkrankheiten neben der syphilitischen Aortitis einen beträchtlichen Teil dar. Das klinische Bild des Syndroms kommt durch sekundäre Thrombosierungen und Einengungen der aus dem Aortenbogen entspringenden Arterien, gelegentlich unter Einbeziehung der Coronarien, zustande und wird im Kapitel arterielle Thrombose dargestellt (s. S. 375). Wesentlich ist das ähnlich der Riesenzellenarteriitis bei der brachiocephalen Arteriitis deutlich ausgeprägte allergisch hyperergische Allgemeingeschehen (Bustamante u. Mitarb. 1954) mit Fieber, Leukocytose und Senkungsbeschleunigung (Chang Hsioh-Teh u. Mitarb. 1955) und der allerdings in weiten Bereichen wechselnde histologische Aufbau. Caccamise und Whitman (1952) sprechen sich auf Grund von 58 Beobachtungen für einen panangitischen Charakter aus; Mangold und Roth (1954), Trias de Bes u. Mitarb. (1954) erklären sich wie Wigand (1941) für ein endangitisches Gepräge. Vielleicht gehören auch Beobachtungen von seröser Mesaortitis (Hommerich 1952) in diesen Formenkreis, sowie die von Mumme (1954) beschriebene Aortitis fibroplastica. Riesenzellen sind häufig feststellbar (Bustamante u.

Mitarb. 1954; KRASNOFF und BRODY 1956; MCMILLAN 1950), jedoch keineswegs obligat (MYERS u. Mitarb. 1956; BARKER und EDWARDS 1955). Eine sorgfältige Unterscheidung von syphilitischer Aortitis ist wegen der guten Therapieaussichten bei letzterer geboten (ASK-UPMARK 1954; MANGOLD und ROTH 1954 u.a.).

Wegen der teilweise gemeinsamen Organmanifestationen erhebt sich natürlich die Frage, ob es sich bei der Arteriitis cranialis nicht vielleicht um eine forme fruste der brachiocephalen Arteriitis handelt, die in ausgeprägter Form den ganzen Aortenbogen mit seinen Abgängen umfaßt.

Myokardinfarkt durch coronare Riesenzellenarteritis wurde von MORRISON und ABITBOL (1955) beobachtet; auch bei dem von CARDELL und HANLEY (1951) beschriebenem 68jährigen Patienten, ebenso wie bei einem unserer Fälle, waren außer Schädel- und Femoralarterien die Coronarien beteiligt; der Tod durch Myokardinfarkt trat allerdings nach einer Bluttransfusion ein. In sämtlichen ihrer 3 Beobachtungen beschreiben MORIN u. Mitarb. (1953) eine Nierenschädigung, einmal davon reversibler Art. Es bestanden Proteinurie, Hämaturie, Cylindrurie sowie eine arterielle Hypertonie. Die nephrogene Entstehung des bei einer 71jährigen Patientin von AVELING und STEVENSON (1952) festgestellten arteriellen Druckes von 160/80 mm Hg ist allerdings ungewiß. RUSSU u. Mitarb. (1956) sahen Coronarbeteiligung mit Herzinsuffizienz bei Morbus Horton.

Am Grunde eines callösen *Ulcus ventriculi* sah KODOUSEK (1955) ebenfalls eine Riesenzellenarteriitis. Hier wie in der Beobachtung von WALTON und ASHBY (1951) (akute Erythrodermie; Dermatitis exfoliativa; Durchfälle) muß die Zuordnung zur Riesenzellarteriitis, noch mehr die Abtrennung von der Panangitis als fragwürdig angesehen werden.

Bei einer ausgebreiteten Manifestation war zunächst außerklinisch eine „*Gallenerkrankung*“ diagnostiziert worden (REIN 1955).

η) Diagnose.

Bei entsprechenden Beschwerden, vor allem bei Augenstörungen mit plötzlicher Erblindung, muß eine mit starken Kopfschmerzen einhergehende Erkrankung von über 60jährigen Patienten den Verdacht auf eine riesenzellige Arteriitis von Schädelarterien erwecken. Bei einem polytopen Auftreten, besonders an Patienten unter 45 Jahren wird demgegenüber eher an eine Panangitis gedacht werden müssen. KAJTOR (1949) gab als diagnostisches Kriterium für Arteriitis temporalis die Nichtauslösbarkeit der Schmerzreaktion auf Histamin nach periarterieller Novocaininfiltration der betroffenen Arterien an. RITAMA (1951) hält die Unterscheidung von der Periarteriitis nodosa dadurch für möglich, daß Patienten mit Temporalarteriitis keine allergischen Allgemeinsymptome, z.B. Bluteosinophilie, zeigen und stützt sich außerdem auf die histologische Diagnose. Es dürfte jedoch aus der gegebenen Übersicht über die Symptomatik ersichtlich sein, daß weder aus der momentanen Reaktion noch aus dem Gewebsbild eine Abgrenzung gegenüber der Panangitis ausreichend begründbar ist. Angiokardiographische Untersuchungsbefunde einer Patientin mit Takayasu-Erkrankung auf der Grundlage einer „idiopathischen Panarteriitis“ werden von COSMA u. Mitarb. (1959) mitgeteilt. Auf die differentialdiagnostische Abgrenzung vom sog. Chavany-Syndrom (vom Sympathicus ausgehender Schläfenschmerz) hat BOCK (1954) aufmerksam gemacht.

ϑ) Verlauf.

Nach ALLEN, BARKER und HINES (1955) erstreckt sich die aktive Phase der Erkrankung auf 2—6 Monate. KIMMERLING und NORDIN (1952) veranschlagen die Zeit bis zur Spontanheilung auf 6 Monate bis zu 2 Jahren;

ERBSLÖH (1954) beschreibt eine Abklingzeit von 16 Monaten; auch ROUX (1954) schätzt die Dauer auf 1—2 Jahre. BRAAE (1950) sah einen Verlauf von über 11 Monaten Dauer.

Die Prognose der Krankheit ist quoad vitam, auch wenn mit Rezidiven gerechnet werden muß, günstig. Allerdings darf bei erheblichen Verlusten des Gesichtssinnes nicht mit Regenerationen gerechnet werden. Übergangsmöglichkeiten in generalisierte Formen werden von SCHRADER (1952) sowie WALTON und ASHBY (1951) diskutiert.

ι) Therapie.

Die kritische Beurteilung therapeutischer Prozeduren ist bei der Chronizität des Krankheitsbildes und seiner Neigung zu Spontanremissionen schwierig. Trotz eindrucksvoller Beobachtungen über Spontanremissionen (KAJTOR 1949; DORET u. Mitarb. 1951; KIMMERLING und NORDIN 1952; DICK und FREEMAN 1940) scheint die Blutkörperchensenkungsgeschwindigkeit nur innerhalb langer Zeitdauer abzuklingen (BRAAE 1950); bei behandelten Fällen bleibt sie ebenfalls lange Zeit beschleunigt (ERBSLÖH 1954).

Manche Autoren halten die Resektion des erkrankten Stückes der betroffenen Arterie für eine kausal wirksame Therapie (JENNINGS 1948, 1949; VARGEDÖ 1950). HILLENBRAND und TIWISINA (1953) sowie MEYERS und LORD (1948) erzielten völlige Beschwerdefreiheit. BOQUIEN u. Mitarb. (1951) konnten jedoch nur vorübergehende Besserung, STEIN (1954) nicht einmal Schmerzfreiheit erzielen, ähnlich den Beobachtungen von BRAAE (1950) und KRYSTA (1953). ALLEN, BARKER und HINES (1955) glauben, daß durch die Arteriektomie der Gesamtverlauf der Krankheit nicht zuverlässig beeinflußt wird.

Stellatum-Blockade war wirkungslos (HÖÖK und JERNELIUS 1952). Mit intravenösen Impletolinjektionen glaubte RIEDERER (1954) das Krankheitsbild gut beeinflußt zu haben. BENNETT und BAKER (1951) sahen nach Infiltration der betroffenen Schläfenbezirke mit 2%iger Procainlösung eine schnelle Remission.

Pyramidon wird von SCHRADER (1949) sowie STEIN (1954), Aspirin von ROSKAM und CAUWENBERGE (1954), Salicylat von KENDALL (1953) empfohlen. Unter Behandlung mit Phenylbutazon war bei 8 Patienten rasche Entfieberung und Schmerzfreiheit mit Abklingen der entzündlichen Erscheinungen zu beobachten (BJÖRKMAN 1958); dabei mag die Beeinflussung einer begleitenden Temporalvenenentzündung heilungsfördernd gewirkt haben.

Nach ACTH-Therapie berichtete SCHAERSTRÖM (1953) über erhebliche Besserung des Allgemeinzustandes (täglich 50 mg; Gesamtdosis 516 mg) mit günstiger Wirkung auf die neurologischen Ausfälle. Mit täglich 6mal 25 mg ACTH erzielten WORMS u. Mitarb. (1953) bereits nach 24 Std Schmerzfreiheit, Verschwinden der Schlaflosigkeit und Wiederkehr des Appetits; allerdings blieben die Blutbildveränderungen bestehen. AVELING und STEVENSON (1952) empfehlen 6stündig 10 mg ACTH bis zum Wirkungseintritt, dann verminderte Dosen; auch Rezidive erweisen sich nach ihren Erfahrungen einer ACTH-Therapie noch zugänglich. WHITFIELD u. Mitarb. (1953) machen für Rezidive den Abbruch der ACTH-Behandlung vor Abschluß des natürlichen Ablaufes verantwortlich; ein günstiger Einfluß auf durchblutungsbedingte Augenschädigungen wurde von ihnen nicht angegeben. Besserung von aortalen nichtluischen Prozessen durch ACTH-Anwendung sahen MOUQUIN u. Mitarb. (1955). Andererseits halten MORIN u. Mitarb. (1953) sowie KRYSTA (1953) die ACTH-Wirkung für unzuverlässig. ERBSLÖH (1954) warnt vor verspätetem und verzetteltem Einsatz der ACTH-Behandlung.

Keine wesentlichen Unterschiede zur ACTH-Wirkung scheint die Behandlung mit Cortison aufzuweisen. Bei einer 65jährigen Patientin konnten SCHULMAN und BERGENSTAL (1952) mit hohen Prednisondosen Beschwerdefreiheit innerhalb von 5 Tagen erzielen; die Symptome kamen mit Ausnahme der Blutkörperchensenkungsreaktion innerhalb von 2 Wochen zum Abklingen. Die Patientin blieb bei einer 6wöchigen Nachbehandlung mit wöchentlich 175 mg Cortison beschwerdefrei. HARRISON u. Mitarb. (1955) berichten über erfolgreiche Cortison- und ACTH-Therapie. Ebenfalls günstige Resultate erzielten DE SÈZE und DENIS (1953), sowie WHITFIELD u. Mitarb. (1653). Dagegen werden die Cortisonwirkungen von MORIN u. Mitarb. (1953), DORET u. Mitarb. (1951) sowie HÖÖK und JERNELIUS (1952) mit Zurückhaltung beurteilt, im Gegensatz zu den positiven Beobachtungen von GIBBONS und KING (1957).

Die Anwendung von Nebennierenrindenpräparaten, kombiniert mit männlichem Sexualhormon, wurde von CHAVANY und TAPTES (1948) empfohlen.

Von den Antibioticis soll sich das Penicillin bewährt haben (VARGEDÖ 1950); allerdings scheinen die Literaturberichte über wirkungslose Penicillinanwendung zu überwiegen (HÖÖK und JERNELIUS 1952; BENTHAUS und NABER 1951; WORMS u. Mitarb. 1953), abgesehen davon, daß ROBERTSON (1949) nach Penicillinbehandlung die Krankheit erst auftreten sah. Durchschlagende Wirkung wollen manche Untersucher von Aureomycin beobachtet haben. RICE-OXLEY und COOKE (1951) verwendeten dabei Tagesdosen von 2 g, erlebten aber nach Absetzen des Medikamentes umgehend ein Rezidiv. BOQUIEN u. Mitarb. (1951) gaben in 9 Tagen 27 g Aureomycin (also auffällig hoch dosiert) und sahen einen Monat später ein tödliches Rezidiv. MIGNONE und MORTARA (1950) haben einen günstigen, WORMS u. Mitarb. (1953) überhaupt keinen therapeutischen Effekt von der Aureomycinbehandlung gesehen.

Über die auf Grund von VERGA (1953) empfohlene periarterielle Histamininjektion liegen keine weiteren Berichte vor. Kaliumjodid per os erwies sich nicht als eindeutig günstig (ALLEN, BARKER und HINES 1955).

Die symptomatische Bekämpfung von Durchblutungsstörungen erstreckt sich bei der Riesenzellenarteriitis auf konservative Maßnahmen (GRAMBERG-DANIELSEN 1954). Antikoagulantien, von GIBBONS u. KING (1957) empfohlen, werden von HÖÖK und JERNELIUS (1952) sowie GRAMBERG-DANIELSEN als wirkungslos bezeichnet; im übrigen wird ihre Anwendung die Gefahr intra- und extramuraler Gefäßblutungen, die bei dieser Art von Arteriitis ohnehin besteht, höchstens steigern. Röntgenbestrahlungen zum Zwecke der Analgesie erwiesen sich als wirkungslos (DANTES 1946).

Bei kritischer Betrachtung scheint eine rechtzeitige energische ACTH- oder Prednisonbehandlung die einzige sinnvolle therapeutische Maßnahme zu sein. Sie sollte mit nicht zu geringen Dosen (beginnend mit 30—50 mg Prednisolon) über längere Zeit fortgesetzt werden.

d) Disseminierte Arteriitis.

Als disseminierte Arteriitis bezeichnen BARKER und BROWN (1933) nach dem Vorgang von BRANSON (1905) sowie PERLA und SELIGMAN (1929) generalisierte Entzündungen von Arterien und Arteriolen ohne Endokardbeteiligung, bei denen es zu Verschlüssen peripherer Arterien und zu digitaler Gangrän kommen kann. Die Krankheit ist abakteriell und verläuft mit hohem Fieber und Beteiligung des Nervensystems. Sie wird vielfach zum Formenkreis der Panangiitis (Periarteriitis nodosa) gerechnet (ALLEN, BARKER u. HINES 1955). MCLETCHIE und GILLIS (1955) betrachten sie als Bindeglied zwischen Endangitis obliterans und Panangitis.

VAN DER SAR (1953) rechnet die Krankheit zu den Kollagenosen. Er konnte einen Fall erfolgreich mit Cortison behandeln.

e) Arteriitis bei Lupus erythematodes disseminatus.

Das unter dem klinischen Bilde einer schweren Allgemeininfektion verlaufende Krankheitsbild des Lupus erythematodes disseminatus ist gekennzeichnet durch hohes Fieber, Mattigkeit, Gewichtsabnahme, Lymphknoten- und Milzschwellungen, Entzündungen der serösen Häute und der Endothelien sowie durch eine schmetterlingsförmige Rötung der mittleren Gesichtsanteile. Das Blutbild zeigt Anämie, Leuko- und Thrombopenie, Hyperglobulinämie, Senkungsbeschleuuigung und in 75% der Fälle den positiven Nachweis von L.E.-Zellen. Positive Wa.R. kommen vor. Ausführliche klinische Beschreibungen der letzten Jahre (SHEARN und PIROFSKY 1952; JESSAR u. Mitarb. 1953; DUBOIS 1953; HARVEY u. Mitarb. 1954); SIEGENTHALER und HEGGLIN (1956), HAUSER (1957) und die hier gebotene Beschränkung auf die Arterienveränderungen erübrigen die eingehende klinische Beschreibung des Syndroms.

Die klinischen Erscheinungen der Krankheit beruhen auf einer generalisierten Arteriitis (BANKS 1941; GUION und ADAMS 1943; BAEHR, KLEMPERER und SCHIFRIN 1935, 1952; LOWMAN und SLOCUMB 1952; PAUTRIER 1953), die nach SIEGENTHALER u. HEGGLIN (1956) in 50% aller Fälle gefunden wird, sowie auf entsprechende Veränderungen der serösen Häute und der Gelenke. Die arteriitischen Veränderungen führen, nach DUBOIS (1953) bei 26%, nach HARVEY u. Mitarb. (1956) bei 10% der Patienten zu einem sekundären Raynaud-Syndrom (ROSS u. WELLS 1953; JESSAR u. a. 1953); sie können Blutungen am Magen-Darmkanal, am Zentralnervensystem und am Auge (in $^2/_3$ der Fälle nach DUBOIS 1953) veranlassen, sowie an den Nieren zu Durchblutungs- und Durchlässigkeitsstörungen führen. Die Nierenstörungen bewirken fakultativ eine Hypertonie und Azotämie.

In den Arterienwänden findet man fibrinoide Nekrosen, die ganze Gefäßwand durchsetzend, die von Fibroblastenwucherungen abgelöst werden. Thrombotische Lumenverschlüsse sind selten. Dagegen kommt es zu periarterieller Sklerosierung mit Kollagenfaserbildung an den Pinselarterien der Milz sowie zu Drahtschlingenbildung (wire-loop) in den Nierenarteriolen und zwar, wie PIRANI u. Mitarb. (1955) sowie DAVIES (1956) feststellten, bereits vor der klinischen Manifestation glomerulonephritischer Symptome.

Entsprechende Veränderungen werden am Endokard gefunden (LIBMAN und SACKS 1923), wobei es gelegentlich auch zur sekundären Besiedlung mit Erregern kommt (KLEMPERER, POLLACK und BAEHR 1941). Die Beteiligung der Tricuspidalklappen gilt als häufig (GROSS 1940). Analoge Venenveränderungen (LOWMAN u. SLOCUMB 1952) können den klinischen Erscheinungen vorausgehen (SIEGENTHALER u. HEGGLIN 1956).

Die als allergisch angesehene Krankheit (v. ALBERTINI 1954; FOX 1943) tritt bei Frauen bekanntlich häufiger als bei Männern auf (FRANK 1956 u. a.) und entspricht in der Häufigkeit etwa dem Vorkommen der Panangitis. Für die Aktivierung des Krankheitsbildes aus latenten oder örtlich beschränkten Phasen werden oft äußere Einflüsse, wie Insolation, Röntgenbestrahlung, Traumen Operationen, Kälte- und Hitzeschädigungen u. a. verantwortlich gemacht. Trotz des gemeinsamen Befundes arteriitischer Veränderungen beim disseminierten Lupus erythematodes wie bei der Panangitis sind die klinischen Unterschiede beträchtlich (BOCK 1954): Während beim generalisierten Lupus erythematodes Milztumor und Leberschwellung, daneben häufig eine charakteristische Gesichtsrötung beobachtet werden, zeigt die Panangitis in höherem Maße Nierenbefall, Affektionen am zentralen und peripheren Nervensystem sowie am Darm. Analog zu den Arterienwandveränderungen liegen auch den Myokardveränderungen bei

Lupus erythematodes disseminatus fibrinoide Nekrosen zugrunde. Nach SHEARN und PIROFSKY (1952) kam es in 24% der Fälle zur Entwicklung einer Herzinsuffizienz. Perikarditiden fand DUBOIS (1953) bei 45% seiner Erkrankten. Die Hautveränderungen (KIERLAND 1940; SCHUERMANN und HAUSER 1950) bedürfen hier keiner Besprechung.

Die entzündlichen Arterienveränderungen beim Lupus erythematodes disseminatus lassen sich durch hoch dosierte Behandlung mit Cortison (SCHUERMANN u. DOEPFNER 1950; STERNBERG u. ROODENBURG 1956; HAUSER 1958; täglich 200—500 mg), Prednison oder Prednisolon (30—50 mg tgl.) zur Abheilung bringen. Die Zweckmäßigkeit dieser Therapie bei Nierenarterienbeteiligung ist, sowohl bei der Periarteriitis nodosa wie beim Lupus erythematodes, angesichts hypertonieerzeugender Nierenischämie fraglich und läßt sich nur im Einzelfalle unter Berücksichtigung von Allgemeinzustand und Nierenfunktion entscheiden. Dabei verdient wiederum der Befund von PIRANI u. Mitarb. (1955) sowie DAVIES (1956) berücksichtigt zu werden, wonach die arteriitischen Nierenveränderungen den klinischen Zeichen der Nephritis (Urinbefund) zeitlich vorausgehen. Demnach wäre das Fehlen des nephritischen Harnsediments kein Freibrief für bedenkenlose Prednisontherapie. Durch diese Therapie werden fieberhafte Temperaturen innerhalb von Stunden, Gelenk- und Pleuraschmerzen innerhalb von Tagen, Lungeninfiltrate und Pleuraergüsse erst nach längerer Behandlung zurückgedrängt, während sich die Veränderungen an Haut, Herz und Nieren manchmal therapieresistent zeigen. Auf Grund dieser Beobachtungen vertritt HEGGLIN (1959) die Ansicht, der Grundprozeß der Krankheit bleibe durch die Steroidtherapie unbeeinflußt. Hier harren noch viele Fragen der Lösung.

f) Arteriitis bei Rheumatismus.

Rheumatische Gefäßveränderungen kommen unzweifelhaft vor. Trotzdem ist die klinische Diagnostik kaum in der Lage, mehr als einen Verdacht zu äußern, wenn sich Hinweise auf Gefäßwanderkrankungen bei gleichzeitigem Bestehen rheumatischer Herz- oder Gelenkveränderungen ergeben. Dabei sind die therapeutischen Konsequenzen, die aus der Feststellung rheumatischer Arterienveränderungen resultieren, unter Umständen schwerwiegend. Besonders bei Beteiligung größerer Gefäße oder der Aorta sollte man Patienten mit rheumatischen Schüben unter strenger Bettruhe halten, um Schädigungen am Locus minoris resistentiae durch vermehrte Belastung möglichst zu verhindern.

Nach STAEMMLER (1955), dessen Darstellung wir hier folgen, wurde die rheumatische Genese von Arterienentzündungen zuerst für Aortenveränderungen bei akutem Rheumatismus diskutiert (GEIPEL 1905; KLOTZ 1913), später auch in Deutschland und Österreich allgemein akzeptiert (CHIARI 1928, 1930, 1932; PERLA und DEUTSCH 1929; RÖSSLE 1933; KLINGE 1933). CH'IN u. Mitarb. (1952) berichten neuerdings wieder über eine derartige Beobachtung. Die Mitwirkung rheumatischer Aortitiden bei der Entwicklung der Aortensklerose, vertreten von KLINGE (1933) und HUECK (1938), blieb umstritten (ASCHOFF 1934; WINTER 1943). Histologisch handelt es sich um Wucherungen der Vasa vasorum (KLOTZ 1913), Ödembildung (CHIARI 1930), Zerstörung elastischer Fasern, um fibrinoide Verquellungen mit herdförmigen Nekrosen (KLINGE 1933) und Bildung von großzelligen Granulomen, ähnlich den rheumatischen Knötchen. Auf den Befall von Hirnarterien wurde durch BODECHTEL (1951) aufmerksam gemacht, ferner durch v. SANTHA (1932). BRUETSCH (1947) fand besonders die Rindenarterien, DENST und NEUBUERGER (1948) fanden mehr die basalen Arterien befallen. Coronare Lokalisation rheumatischer Arteriitiden erwähnen GROSS,

KUGEL und EPSTEIN (1935) sowie VON ALBERTINI (1943, 1944). Die Beziehungen zur Coronaritis und Coronarsklerose (v. ALBERTINI 1944; PAPACHARALAMPOUS und ZOLLINGER 1953; BREDT 1949) sind im Abschnitt Endangitis obliterans erwähnt. Bei 25% der Patienten mit Gelenkrheumatismus konnte CRUICKSHANK (1954) im histologischen Bild rheumatische Arteriitiden feststellen. An den Muskelarterien von Gelenkrheumatikern fanden SOKOLOFF u. Mitarb. (1951) rheumatische Arteriitiden; ähnliche Ergebnisse an den Extremitätenarterien hatte CORDONNIER (1951). Rheumatisch bedingte obliterative Pulmonalarterienentzündung bei einem Fall mit rheumatischer Mitralstenose beobachteten LEVY und JOBARD (1953). Aneurysmatische Dilatation, Dissektion und Berstung der A. pulmonalis bei einer 43jährigen Patientin mit kombiniertem rheumatischem Mitralvitium und rheumatischer Entzündung der A. pulmonalis wurde von ODINOKOVA (1956) mitgeteilt. Mit generalisiertem rheumatischem Befall peripherer Arterien, vermutlich in Verbindung mit Störungen des örtlichen Mucopolysaccharid-Proteinstoffwechsels wird das Sjögren-Syndrom (Dakryosialoadenopathia atrophicans SJÖGREN 1933) in Verbindung gebracht; entsprechende Befunde wurden von HAAS (1951), BEIGLBÖCK und HOFF (1952), sowie CARDELL und GURLING (1954) mitgeteilt. Rheumatische Venenveränderungen sollen selten vorkommen (WAALER 1937).

Die Therapie rheumatischer Arteriitiden erfolgt überwiegend durch Herdsanierung und Verabreichung von Salicylaten oder Prednison. Daß insbesondere eine langzeitige Fortführung einer hochdosierten Cortisonbehandlung zu unerwünschten Komplikationen führen kann, beweist die Beobachtung von FINCK (1955); ein 44jähriger Patient war 5 Jahre lang mit Cortison behandelt worden, unter anderem 6 Monate lang mit täglich 300 mg; neben einem Mondgesicht entwickelten sich Duodenalulcera sowie nekrotisierende Arteriitiden im Bereich von Pankreas, Milz, Nieren und Nebennieren; der Autor diskutiert die Frage, ob dies ein Effekt der Grundkrankheit oder eine Folge der Cortisontherapie war.

In wechselseitiger Beziehung zum rheumatischen Geschehen steht das *Erythema nodosum*, das bevorzugt, wenn auch nicht ausschließlich, Frauen befällt und häufig bei fieberhaften Anginen und rheumatoiden Beschwerden von jugendlichen Individuen auftritt und auf Cortisontherapie günstig reagiert (ALBRICHT u. KUFFEL 1951; WETZEL 1956). Symmetrische Ausbildung von meist erbsenbis bohnengroßen, druckschmerzhaften, flachkugeligen Hautinfiltraten fester Konsistenz mit fakultativer Hautrötung sind typisch. Die zuständigen Arterien weisen rheumatische Wandveränderungen auf (BERGSTRAND 1950), ähnlich wie beim

Erythema induratum Bazin, einem Krankheitsbild der Haut und Subcutis der Extremitäten, das im Gefolge rheumatischer Gefäßwandveränderungen zu einer nicht eitrigen, nicht nekrotisierenden, narbig abheilenden Gewebsveränderung führt. Beziehungen zur Tuberkulose, zum Rheumatismus und zu Kälteeinwirkungen werden diskutiert.

g) Arteriitis bei Allgemeininfektionen.

Bei Streptokokkeninfektionen können in den Arterienwänden einschließlich der Aorta infiltrative und produktive Entzündungserscheinungen auftreten (FAHR 1921; EBERHARD 1926; SIEGMUND 1924; FEY 1941). Im Gefolge davon kann es sogar zu ulcerativen Aortenveränderungen kommen (GERLACH 1921; SIEGMUND 1924).

Bei *Fleckfieber* beschrieb FRAENKEL (1915) nekrotisierend-produktive, an Panangitis erinnernde Prozesse kleiner Hautarterien sowie perivasculäre großzellige Knötchen in der Niere, die in der Folgezeit von CEELEN (1919) und von

Dawydowskie (1924) bestätigt wurden. Entsprechende Aortenveränderungen bei Fleckfieber sahen Herzog (1918), Ceelen (1919), Dawydowskie (1924). Bei späteren Fleckfiebersektionen (Schopper 1943; Wepler 1949) wurden diese arteriitischen Veränderungen von Knötchenform nicht mehr beschrieben, wie überhaupt der Charakter einzelner Fleckfieberepidemien nach Randerath (1943, 1947) und Wepler (1949) zu durchaus uneinheitlichen morphologischen Gewebsveränderungen führen kann, einmal zu granulomatösen Veränderungen, andererseits zu interstitiellen Gewebsveränderungen. Weitere Komplikationen bei Fleckfieber sind unter Thrombose (S. 483) und Capillaren (S. 568) aufgeführt.

h) Tuberkulose der Arterien.

Die Tuberkulose der Arterien hat hauptsächlich pathologisch-anatomische Beschreibungen gefunden, so daß in der folgenden kurzen Übersicht der Darstellung von Staemmler (1955) gefolgt wird.

1. Intimatuberkulose. Die Ausbildung von Intimatuberkeln an der Aorta und an der A. pulmonalis wurde von Weigert (1886), Benda (1904) u. a. beschrieben; solche Intimatuberkel kommen sowohl isoliert als auch im Gefolge einer generalisierten Miliartuberkulose (Haas 1931; Neubert 1938; Waser 1948) vor. Bei Lungentuberkulosen kann sie nicht selten in den Nierenarterien auftreten (Iff 1931 u. a.).

2. Mesarteriitis tuberculosa, die durch die Vasa vasorum die Arterienmedia erreicht (Hedinger 1905; Baumgarten 1933; Gander 1935) und dort Nekrosen, unter Umständen Aneurysmenbildungen bewirkt (Scott u. Mitarb. 1949). Dabei sind hauptsächlich die Aorta, die Carotiden und Femoralarterien befallen.

3. Arterienentzündungen durch Übergriff benachbarter tuberkulöser Prozesse können entweder von tuberkulösen Lymphknoten oder tuberkulösem Knochengewebe ausgehen; auch die Arrosion von Lungenkavernenarterien gehört hierher (Gross 1933). Innerhalb großer tuberkulöser Herde verläuft die verkäsende Tuberkulose von Arterien ohne besondere morphologische Charakteristika („seröse Endarteriitis", Spang 1936). Auch die nach langer Streptomycin-Therapie bei Meningitis tuberculosa festgestellte Arterienveränderung (Eicke 1947; Schallock 1949) wird von Staemmler (1955) in diesem Zusammenhang erwähnt.

i) Syphilis der Arterien.

Arterien jeder Größe können durch die Ansiedlung der Spirochaeta pallida entzündlich verändert werden.

Ähnlich wie bei Panangitis oder generalisierter Endangiitis obliterans wurden gelegentlich generalisierte syphilitische Arteriitiden der mittleren und kleineren Arterien beschrieben (Derick und Hass 1935; Sato 1938), deren unbedingt syphilitische Genese Staemmler (1955) trotz gelegentlich erbrachter Nachweise von Spirochäten bezweifelt. Über die isolierte Erkrankung von Extremitätenarterien unter dem klinischen Bilde der Endangitis obliterans berichteten Jores (1924), Schlesinger (1928), Herxheimer (1931), Castellanos u. Mitarb. (1951).

Die Coronaritis syphilitica wird meist gemeinsam mit syphilitischer Aortitis beobachtet. Ihre klinische Bedeutung liegt in der Lumeneinengung der Coronarostien und wird zur Erklärung plötzlicher Todesfälle vielfach herangezogen. Histologisch kann sich neben den Zeichen chronischer Entzündung auch Gewebszerfall finden (Seydel 1935). Nicht ganz selten soll die Entwicklung von Coronararterienaneurysmen auf syphilitischer Basis beobachtet werden. Scott (1948) ermittelte unter 47 Coronararterienaneurysmen 6 mit syphilitischer

Genese. Burch und Winsor (1942) fanden unter 185 Myokardinfarkten nur 3 Fälle von syphilitischer Genese; diese stammten aus einem Material von 193 Patienten mit Aortitis syphilitica, unter denen 40 Coronarstenosen hatten. Love und Warner (1934) fanden unter 15 Patienten mit luischer Coronarsklerose 4 Myokardinfarkte und 8 Patienten mit Myokardfibrosen. Bei kongenitaler Lues konnte Staemmler (1930) in den kleinen Ästen eine syphilitische Arteriitis nachweisen. Aus diesen Befunden ergibt sich die Folgerung, bei jeder Art von stenosierender Coronarerkrankung um den Ausschluß einer Syphilis bemüht zu sein. Die Therapie syphilitischer Coronariten hat bedeutend bessere Aussichten als die Behandlung andersartiger Arterienveränderungen.

Bei der Syphilis der Hirnbasisarterien unterscheidet Staemmler drei verschiedene Arten:

a) Endarteriitis syphilitica (Heubner 1874), mit Lumeneinengung, feinfaseriger Intimaproliferation, ohne Neubildung elastischer Fasern und ohne regressive Prozesse. Die Erkrankung dürfte von der Adventitia ausgehen (Benda 1904). Im Gegensatz zur Endangitis obliterans findet sie sich vornehmlich im Bereiche der Hirnbasis.

b) Arteriitis gummosa, mit verkäsendem Granulationsgewebe, Wandzerstörungen, teilweise mit Intimawucherungen, ebenfalls von der Adventitia ausgehend, wird hauptsächlich bei Syphilis der Hirnhäute gefunden, an der Arteria vertebralis von Esser (1932) beschrieben.

c) Endarteriitis syphilitica der kleinen Hirnarterien (Schüle 1872; Nissl 1904; Alzheimer 1909) mit starker Wucherung der Wandzellen und mit regressiven Veränderungen. Sie wird auch im Bereich des Rückenmarks festgestellt (Uehlinger 1943); Pentschew (1935) hält sie für nicht syphilitisch.

Die Hirnarteriensyphilis kann bereits in relativ frühen Stadien der Krankheit beobachtet werden. Staemmler gibt an, daß ein Drittel der Fälle innerhalb der ersten 3 Jahre nach der Infektion beobachtet wurde. Für die Entwicklung basaler Aneurysmen mißt ihnen Staemmler (1955) keine besondere Bedeutung zu. Die klinischen Erscheinungen syphilitischer Hirnarterienveränderungen bestehen in choreatischen Symptomen, Parkinsonismus, apoplektiformen Insulten. Lokalisation an der A. basilaris führt zur akuten Bulbärparalyse, am Rückenmark zu Querschnittslähmungen. Charakteristisch ist der normale Liquorbefund und die im Blute positive Wa.R.

Eine energische antiluische Behandlung kann Stillstand der Veränderungen erreichen (vgl. Therapie der Aortensyphilis).

k) Aortitis syphilitica.

α) Historisches.

Döhle (1885) beschrieb in seiner Dissertation („Ein Fall von eigentümlicher Aortenerkrankung bei einem Syphilitischen") an einem 25jährigen charakteristische Mediaveränderungen bei kaum betroffener Intima, die er als eine der Syphilis eigene Aortenerkrankung auffaßte. Früher erfolgte Beschreibungen syphilitisch veränderter Aorten (Helmstedter 1873; Köster 1876; Heiberg 1876/77; Laveran 1877; Vallin 1879; Snow 1880; Verdié 1884) waren sich nicht über das Wesentliche der syphilitischen Prozesse klar geworden. Malmsten (1888) beschrieb eine „sklerogummöse Aortitis", betonte aber zu sehr die Intimaveränderungen. Jakob (1891) fand bei einem $18^1/_2$jährigen Aortitiker eine obliterierende Endarteriitis der Adventitiagefäße und einen rechtsseitigen Coronararterienverschluß. Trotzdem gebührt die Leistung, die Ansicht von der Spezifität der syphilitischen Aortitis schließlich allgemeingültig durchgesetzt zu haben, der Schule von HELLER (1899—1903) am Pathologischen Institut der Universität Kiel (HENTSCHER 1893; PHILIPPS 1896; BACKHAUS 1897; MOLL 1898; KALKER 1899; ISENBERG 1899; BEHNCKE 1902). Nach weiteren Publikationen von HUDÉLO (1893), PUPPE (1894) und von DÖHLE (1895) vermochte HELLER (1899) trotz Unterstützung durch STRAUB (1900) seine Auffassung noch nicht durchzusetzen; erst 1903 wurden nach Vorarbeiten von BOLLINGER (1902), HEYDENREICH (1901) und DOMEYER (1902) sowie KAUFMANN (1901—1903) die produktive Mesaortitis (CHIARI 1903) und die syphilitische Aortensklerose (BENDA 1903) als spezifisch syphilitische Veränderung anerkannt, wobei es in der Folgezeit blieb (FAHR 1904; MARCHAND 1907; HERXHEIMER 1907; LUBARSCH 1910; HERXHEIMER 1931). Nach der Entdeckung der Spirochaeta pallida (1903) erwies sich der Erregernachweis in der Aorta als schwierig und gelang nur selten (REUTER 1906; SCHMORL 1907; RICHTER 1885; LONGCOPE 1910; JAHNEL 1920; MARTLAND 1930 u. a.). Weit größeren Einfluß auf die endgültige und dauernde Rechtfertigung der Döhle-Hellerschen Aortitis hatte die Wa.R., die auch im Leichenblut sehr häufig positiv ausfällt (FRAENKEL und MUCH 1908; PICK und PROSKAUER 1908).

Die früher ziemlich häufige Erkrankung wurde durch die therapeutischen Fortschritte der Salvarsanära, besonders nachdrücklich seit der Einführung des Penicillins zusehends seltener. Ihr Anteil an den Aortenerkrankungen hat in den letzten Jahren erheblich abgenommen.

β) Vorkommen.

Geschlechtsverteilung. Nach HERXHEIMER sind 75% der Träger von syphilitischer Aortitis Männer (216 Fälle). Aus 2526 Literaturfällen errechnete HERXHEIMER (1931) einen Anteil der Männer von 72%. Ursachen des Überwiegens männlicher Patienten werden in der vermehrten körperlichen Beanspruchung der Aorta (KEMP und COCHEMS 1937) sowie im stärkeren Verbrauch von Tabak (COOMBS 1932) vermutet (vgl. Angaben über Beruf).

Rassenverteilung. In den USA wird syphilitische Aortitis bei der schwarzen Bevölkerung häufiger als bei Weißen gefunden (CARTER und BAKER 1931; TURNER 1930). Aus einem von JAFFÉ (1931) ad hoc untersuchtem Sektionsmaterial (Erwachsene über 20 Jahre), wobei jeweils die ganze Aorta histologisch untersucht wurde, ergab sich bei Weißen eine gleiche Verteilung auf Männer und Frauen, bei Negern ein 3mal höherer männlicher Anteil. Allerdings erwies sich die weibliche Aortitis als klinisch weniger bösartig.

Konstitution. SCHLESINGER (1937) hält die Einflüsse der Konstitution für belanglos.

Beruf und soziale Situation. KEMP und COCHEMS (1937) wiesen nach, daß bei Personen mit schwerer körperlicher Arbeit (schwarze Bevölkerung in USA) Aortensyphilis gehäuft auftritt. Auch aus den 633 Beobachtungen von KAMPMEIER (1938) geht hervor, daß Patienten mit schwerer körperlicher Arbeit 60% der Fälle mit Aortitis ausmachen.

Eng verknüpft mit der Schwere und Härte der körperlichen Berufsarbeit ist die soziale Situation der Betroffenen. Den körperlich schwer arbeitenden Schichten fehlte es an Aufklärung und an den finanziellen Mitteln, die zu einer den Erfordernissen der Erkrankung angepaßten Lebensweise und zu einer wirksamen Behandlung nötig waren; hinzu kommen, wie auch jetzt noch, bisweilen Selbstvernachlässigung und Gleichgültigkeit.

Lebensalter, Manifestationszeit. Charakteristisch ist das zahlenmäßige Überwiegen der mittleren Lebensjahrzehnte von 35—60 Jahren (HERXHEIMER 1931). Auch bei WYCKOFF und LINGG (1926) überwogen die 35- bis 50jährigen.

Im Obduktionsmaterial von HERXHEIMER (1931) machen die 40- bis 60jährigen etwa 60% aus. In Ausnahmefällen kommt die Krankheit auch bei 70jährigen (ZEMAN und STORCH 1952) oder bei unter 20jährigen (JAKOB 1891) vor. Nach OBERNDORFER (1913) und HERXHEIMER (1931) kann das Leiden lange Zeit unbemerkt bleiben, jedoch nach der Manifestation rasch voranschreiten. Meist haben die Betroffenen in jungen Jahren eine Lues erworben, an die sich eine schleichend verlaufende chronische Aortitis anschließen kann. Diese ist vielfach die Ursache akuter Todesfälle.

Das Intervall zwischen Krankheitsmanifestation und Tod beträgt nach STADLER (1932) 1—2, nach HERXHEIMER (1931) 1,5—2 Jahre. Bei Angaben über die Zeitdauer von der Infektion bis zum Auftreten von Symptomen ist zu berücksichtigen, daß die Aortitis luica ein langes Latenzstadium haben kann (THOREL 1915). STADLER (1932), WEINTRAUD (1911), DONATH (1909) und HERXHEIMER (1931) stellten fest, daß bei den 35- bis 60jährigen Patienten die Infektion etwa zwischen dem 20. und 40. Lebensjahr stattgefunden hatte. Extrem kurze Entwicklungszeiten sind aber möglich. So berichtet LIEK (1911) über ein Aortenaneurysma bei einem 26jährigen Studenten, 7 Monate post infectionem; nach gleichem Intervall beobachtete REICHE (1926) eine Aortenlues, JESSNER (1927) eine Erkrankung nach 9 Monaten. Andererseits werden Manifestationszeiten von 40—50 Jahren berichtet (SCHLESINGER 1931; GRAU 1911; WODTKE 1924; BOCK 1920; KÜLBS 1928). Die Infektion der Aortenwand mit Syphiliserregern erfolgt nach BOYD und SCHERF (1942) bereits innerhalb eines Jahres post infectionem. Je nach Ausbreitung und Intensität der Entzündungsvorgänge kann die Zeit bis zum Auftreten klinischer Beschwerden in weiten Grenzen schwanken.

Häufigkeit der Aortenlues. Alte Statistiken (zusammengefaßt bei JORES 1924) weisen je nach Zusammensetzung des Materials Unterschiede auf. GRUBER (Mainz 1906—1919) fand Aortitis luica bei 2% der Obduzierten; HART (Dresden 1904) bei 8—9%; SCHILLER (Kiel 1929) bei 11,3%; HERXHEIMER (Wiesbaden 1931) bei 6—7% der Sektionen. JAFFÉ (1931) fand bei seinen Untersuchungen in Nordamerika bei 10,3% der Obduktionen histologisch Aortensyphilis; SYMMERS (New York 1916) bei 6,5%, CLAWSEN und BELL (1927) in 2,6%, TURNER u. Mitarb. (Cincinnati 1939) in 9,1%; MARTLAND (New Jersey 1930) konnte unter 300 Obduktionen von Herzkranken 101 Fälle von kardiovasculärer Syphilis feststellen.

Der Anteil der Aortensyphilis am Prozentsatz der Erkrankten an tertiärer Syphilis schwankt zwischen 20% (WITTGENSTEIN und BRODNITZ 1924) und 83% (HERXHEIMER 1931). STADLER (1932) und GÜRICH (1925) geben 70—80% an; LANGER (1926) bei unbehandelter Syphilis 75%. Hinter diesen Zahlen blieben die klinisch diagnostizierten Fälle erheblich zurück (BLUMGART 1940 und TURNER 1930 geben 10% an). SCHLESINGER (1931) glaubte, daß man auf 25% kommen könne.

Der Anteil der Aortensyphilis an der Gesamtzahl der Herzerkrankungen hat in den letzten Jahren erheblich abgenommen (FRIEDBERG 1956).

Bei der Lues connata soll nach WIESNER (1905) in 67% Aortenlues gefunden werden (bestritten von SCHARPFF 1909). Nach YAMPOLSKY und POWEL (1942) scheint auch in den letzten Jahrzehnten bei der angeborenen Lues die kardiovasculäre Syphilis noch häufig zu sein; ein Teil dieser Kinder stirbt allerdings bald nach der Geburt und die kardioaortalen Zeichen sind von denen bei intra vitam aquirierter Syphilis verschieden. NORRIS (1935) konnte unter 4000 Sektionen nur 2 Fälle von konnataler Aortitis luica finden. Unter 32 Kindern mit konnataler Lues, die vor Vollendung des 2. Lebensjahres starben, fand MCCULLOCH (1930) 3 Fälle von syphilitischen Herzveränderungen. Klinisch trat in seinem Material vor dem 15. Lebensjahr nie ein Zeichen von kardiovasculärer Lues in

Erscheinung. Ein Fall eines 18jährigen Mädchens mit Aorteninsuffizienz und Aortenaneurysma auf der Basis angeborener Syphilis wurde von DOMINGUEZ, SCHARER und PIETRAFESA (1944) beschrieben.

Früher betrug der Anteil der Aortitis syphilitica am Gesamtkomplex der Herz- und Gefäßkrankheiten nach v. ROMBERG (1918) 25—26%, FRÄNKEL (1923) 25%, SCHOTTMÜLLER (1922) 40%. FRIEDBERG (1956) schätzt die Quote in den nördlichen USA auf 0,5%, in den Südstaaten auf einen etwas höheren Anteil an Krankheiten mit luischer Genese. BRUGSCH (1948) schätzt den Anteil auf 1%.

Hoch war der Anteil syphilitischer Erkrankungen an der Gesamtzahl der Patienten mit Aortenklappeninsuffizienz [55% nach PLETNEW (1926), 66% nach UHLENBRUCK (1922) und v. ROMBERG (1918), 75% nach WITTGENSTEIN und BRODNITZ (1926), 77% nach HEIBERG (1892)]. Andererseits läßt sich in durchschnittlich 30—40% aller Fälle von Mesaortitis syphilitica [8—51% in der bei HERXHEIMER (1931) referierten Literatur] eine Aorteninsuffizienz finden. Die kardiovasculäre Lues scheint bis zum Jahre 1930 im allgemeinen zugenommen zu haben; von dieser Zeit an ist sie etwa gleichgeblieben und hat seit Einführung des Penicillin abgenommen.

Beziehungen zur Neurolues. Schon im vorigen Jahrhundert wurde an Beziehungen zwischen der Neurolues und der Aortitis gedacht, lange bevor der Nachweis des gemeinsamen Erregers erbracht war (OPPENHEIM 1890 u. a.). Nach SCHLESINGER (1931) bietet die Hälfte aller Tabiker und mindestens ein Drittel aller Neuroluiker klinisch Zeichen von Aortenlues; noch höher liegt der Hundertsatz der anatomisch feststellbaren Fälle von Aortenlues (51% nach HERXHEIMER 1931). Das mitunter behauptete reziproke Auftreten von Gefäßsyphilis und Neurolues an der gleichen Person (FRISCH 1924; LÖWENBERG 1924) erklärt sich dadurch, daß bei Neurolues oft nur leichte Gefäßveränderungen, meist ohne Aortenklappenbeteiligung vorliegen (FRISCH 1924; SCHLESINGER 1931; v. WAGNER-JAUREGG 1931) offenbar, weil viele Patienten mit Neurolues das Alter, in dem sich die Aortenlues klinisch manifestiert, nicht mehr erleben. Tatsächlich kommen vasale und neurale Lues unabhängig voneinander individuell verschiedenartig zum Ausdruck (STADLER 1932 u. a.). COLE u. Mitarb. (1937) fanden unter 642 Patienten mit kardiovasculärer Lues in 43% eine Neurolues. RAASCHOU-NIELSEN u. KOPP (1957) fanden aus einem Material von 204 wegen Neurosyphilis behandelten Patienten in etwa 20% eine kardiovasculäre Syphilis, und zwar unkomplizierte Aortitiden 11,7%, komplizierte Aortitiden in 8,4%. Männliche Kranke überwogen gegenüber weiblichen in der Morbidität an Aortitis, insbesondere an komplizierter Aortitis; auch bildete die kardiovasculäre Syphilis bei männlichen Patienten häufiger als bei weiblichen die unmittelbare Todesursache.

γ) Morphologie.

Die frühesten und stärksten Veränderungen bei der Aortitis luica finden sich im Anfangsteil der Aorta ascendens (LUBARSCH 1922), und zwar supravalvulär (BACKHAUS 1897; HERXHEIMER 1931). Im Gegensatz zur Ansicht von GRUBER und STADLER (1932) bleiben dabei zunächst die Sinus aortae (Valsalvae) frei und die Veränderungen beginnen erst an der Verbindungslinie der oberen Ansätze der Aortenklappen (MARTLAND 1930). Daß trotzdem die Coronarostien häufig stenosiert gefunden werden, liegt nicht an der Einbeziehung der Sinus aortae in den syphilitischen Aortenwandprozeß, sondern daran, daß die Coronarien häufig einen erhöhten Abgang aus der Aorta aufweisen (v. GLAHN und WILSHUSEN 1924). Auch am Abgang der großen Seitenäste des Aortenbogens brechen diese kritischen Veränderungen ab. Diese charakteristische Lokalisation unterscheidet die Aortitis luica wesentlich von der Aortensklerose.

Makroskopischer Befund.

In reiner Ausprägung erscheinen die luischen Aortenveränderungen als feingerunzelte, chagrinlederartige, weißgraue bis porzellanfarbige Herde, die, teilweise untereinander verbunden, der Gefäßinnenfläche ein baumrindenartiges Aussehen verleihen. Schon daraus ergibt sich wegen der völlig unveränderten Intima ein Sitz der Affektionen in tieferen Wandschichten. Auf Längsschnitten der Aorta treten umschriebene schwartige Verdickungen der Aortenwand bis zu 1 cm Stärke zutage (THOREL 1925; BENDA 1903/04), abwechselnd mit gelegentlichen Verdünnungen der Wand. Die ganze Aorta ist erweitert, die Wand schlaff. Nicht selten zeigen sich allgemeine oder örtlich beschränkte Aussackungen. Regressive Intimaveränderungen, wie Verfettung und Verkalkung werden kaum angetroffen.

Dieses reine Bild kann weitgehend von anderen, nicht zur Aortenlues gehörigen Veränderungen überlagert sein, insbesondere bei älteren Patienten mit Atherosklerose. In solchen Fällen werden erhebliche sklerotische Veränderungen vorzugsweise der Intima (Verfettungen, Verkalkungen, Ulcerationen, wandständige Thrombenbildungen) angetroffen, hinter denen die zusätzlich vorhandenen syphilisbedingten Mediaveränderungen zurücktreten können. Dieser Umstand erklärt sich insbesondere daraus, daß eine Aortenlues der Entwicklung einer Sklerose förderlich ist (HART 1914; OBERNDORFER 1913). In den meisten Fällen ist freilich für den Kundigen die anatomische Diagnose der Aortensyphilis, sei es mit oder ohne begleitende sklerotische Intimaveränderungen, bereits makroskopisch zu stellen (HERXHEIMER 1931). Der rein gummöse Typ der syphilitischen Aortitis ist selten (WEINBERG und BEISSINGER 1946). Eine Unterscheidung von der Aortenbogenarteriitis ist wegen der sehr ähnlichen Lokalisation und wegen der gleichfalls ausgeprägten Mediaerkrankung schwierig.

Die syphilitische Aortenklappeninsuffizienz entsteht durch die Ausdehnung der luischen Aortitis auf die Commissuren der Semilunarklappen. Obduktionsbefunde von CLAWSON und BELL (1927) sowie MARTLAND (1930) sprechen für das Auftreten der Aorteninsuffizienz in 20—35% der Fälle von Aortitis luica. Es kommt zunächst infolge Nekrosen, Narbenbildung und Überdehnung des Aortenringes (GROSS und SILVERMAN 1937), zu einer Dehiszenz der Commissuren auf 0,5 bis 1,0 cm (SAPHIR und SCOTT 1930). Dann fallen die Klappen durch Vernarbung der Verkürzung und Einrollung anheim. Aortenklappenstenosen kommen bei reiner Aortitis luica nicht vor, höchstens in Kombination mit anderen Krankheiten. Coronarstenosen werden in 10—25% der Fälle von Aortitis luica gefunden (MARTLAND 1930; BURCH und WINSOR 1942; KAMPMEIER und MORGAN 1952). BRUENN (1934) fand bei genauen Messungen mit einem Metallconus eine Einengung der Coronarien in 33% der Fälle von Aortitis luica. Die Coronarien sind nur in den wenigsten Fällen selbst luisch verändert (vgl. coronare Lues, S. 347). Daß die syphilitische Aortitis in gewissen Fällen als prädisponierendes Moment bakterieller Endokarditiden fungiert, ist aus Untersuchungen von ACEVES u. Mitarb. (1957) zu entnehmen; unter 1785 Obduktionen wurden 142 Fälle mit luischer Aortitis gefunden; hiervon zeigten 9 Fälle (6,34% der Aortitisfälle und 0,5% des Gesamtmaterials) bakterielle Aortenklappenendokarditiden.

Mikroskopischer Befund.

Die Adventitia zeigt an den kleinen Arterien und Venen Intimawucherungen durch neugebildetes Bindegewebe bis zur Obliteration, ähnlich den Vorgängen bei Endangitis obliterans. Perivasculär finden sich Rundzelleninfiltrate, die sich auch abseits der Gefäße in deutlichen Granulationsherden fortsetzen. Häufig sind die Begleitnerven der Vasa vasorum in der Adventitia durch Rundzelleninfiltrate eingemauert, womit OBERNDORFER (1913) die anginösen Schmerzen erklären wollte. Die Adventitia enthält reichlich bindegewebige Wucherungen mit Neubildung zahlreicher Gefäße. Teilweise wandern diese Gefäße direkt in die Media ein, wo sich wiederum rundzellige Infiltrationen mit partieller Obliteration der eingewachsenen Gefäße finden. Durch wuchernde Bindegewebsmassen („produktive Mesaortitis", CHIARI 1903) erfolgt eine starke Rarefizierung der Mediamuskulatur mit häufiger Unterbrechung der Faserzüge und Zerstörung elastischer Lamellen. Andererseits entwickelt sich in den Mediaherden schrumpfendes Bindegewebe. Riesenzellen, erstmals durch PUPPE (1894) nachgewiesen, sind häufig. Ob die daneben beobachteten Nekrosen nicht nur als eingeschlossene Mediaelemente sondern als Granulationsgewebe mit zentraler Verkäsung („miliares Gumma") aufzufassen sind, war jahrelang umstritten. Die erste histologische Beschreibung von Gummen in einer aneurysmatischen, wahrscheinlich syphilitisch veränderten Aorta wird WINGE (1863) zugeschrieben.

Intimaveränderungen beschränken sich auf aus der Media einwuchernde Granulationen mit Bildung von elastischem Bindegewebe, ohne regressive Veränderungen. Das Hinzutreten einer Aortenatherosklerose zur Aortitis luica führt allerdings zu besonders eindrucksvollen Bildern der bereits syphilitisch veränderten Strukturen (HERXHEIMER 1931).

δ) Pathogenese.

Für die Entwicklung der Aortitis syphilitica als tertiär syphilitische Krankheitserscheinung gibt es verschiedene Erklärungsversuche.

Die eigenartige Lokalisation der beobachteten Veränderungen wollte man zunächst durch die Einflüsse mechanischer Beanspruchung und durch die Eigenheiten des feingeweblichen und makroskopischen Aufbaues der Aorta erklären. Eine primäre Schädigung des in die Aorta eingewobenen arkadenförmigen elastischen Stützsystems mit anschließend verstärkter lymphatischer Durchfeuchtung als Ursache schwerer Media- und Intimaveränderungen wurde von BENEKE (1899) und SOSKIN (1924) angenommen. Man wollte auch lange Zeit die charakteristische Ausbreitung der Aortenveränderungen, die von der Aortenwurzel über den Arcus aortae zur Aorta descendens geringer werden und die Aortenseitenäste verschonen, rein mechanisch erklären. Indes dürfte das auffällige Abbrechen fast aller syphilitischen Veränderungen in Höhe des Zwerchfells hieran Zweifel aufkommen lassen (STADLER 1932; HERXHEIMER 1939). Luische Veränderungen an der Bauchaorta sind selten (CHIARI 1904), wie insbesondere aus den Lokalisationsstudien von TURNBULL (1915) hervorgeht. Frühzeitig wurde an eine maßgebliche Beteiligung des Lymphsystems gedacht (BACKHAUS 1897). v. HANSEMANN (1899) sah in den perivasculären Lymphräumen den Ausgangspunkt der zur luischen Aortitis führenden Lymphangitis. Zu noch weiter gehenden Konsequenzen führte die Auffassung von KLOTZ (1918), der auf Grund des histologischen Nachweises lympho- und plasmocytärer perivasculärer Infiltrate der aortennahen Mediastinalgefäße die bevorzugte Lokalisation der Gefäßsyphilis in der Nähe der Aortenwurzel mit der Vielzahl der dort befindlichen Lymphknoten begründet. Infolge massiver hämatogener Invasion mediastinaler Lymphknoten, bedingt durch die ausgiebige Durchblutung der Lunge (wo die Spirochäten abgefangen werden), käme es zu einer Mediastinitis und Lymphadenitis mit sekundärem Übergriff auf die Vasa vasorum der benachbarten Aortenwand. Ein solch extraaortaler Weg, stärker lymphogen als durch unmittelbaren Spirochätenbefall über die Vasa vasorum, entspräche auch den Auffassungen von MARTLAND (1930), dem der Nachweis von Spirochäten in der Mediastinallymphe gelang. Hierzu dürften Beobachtungen über Lymphknotenaffektionen bei tertiärer Lues sowie bei sekundärer Lues interessieren. Die im Generalisationsstadium der Lues (etwa 6—8 Wochen nach der Infektion) stattfindende Schwellung fast aller Lymphknoten („universale" Lymphknotenschwellung) erfolgt auf hämatogenem Wege im Gegensatz zur lymphogenen Affektion bei der primären regionalen Lymphknotenschwellung. Die universale Lymphknotenschwellung im Generalisationsstadium dauert gewöhnlich Wochen bis Monate, oft jahrelang an (LESSER 1904). Obduktionsbefunde konnten die Beteiligung auch der bronchialen und mediastinalen Lymphknoten erweisen, wobei Lymphknotenschwellungen allerdings röntgenologisch nicht faßbar waren. Nach Befunden von SEIDEL (1895) und ROSENTHAL (1911) werden auch bei tertiärer Lues syphilitisch veränderte Mediastinallymphknoten gefunden, was einleuchtend ist.

Für die Gültigkeit der Annahme eines primär juxtaaortalen lymphogenen Faktors bei der Entstehung der Aortitis luica werden von MARTLAND (1930) weitere Argumente ins Feld geführt. Unter wirksamer klinischer Behandlung läßt sich häufig eine Besserung der Brustschmerzen ohne objektive Befundänderung, insbesondere ohne Änderung der Aortenweite, beobachten. Dies macht eine Periaortitis wahrscheinlich. Zudem ist der bei der Erkrankung beobachtete Schmerz meist nicht pulsatorisch schwankend sondern gleichmäßig, was als weiterer Hinweis auf die primär lymphogene, nicht vasogene Entstehung der Krankheit hinweist. Während erfolgreicher Aortitisbehandlung wird häufig erst nach Lösung der sog. „inkarzerierenden Mediastinitis" (MARTLAND 1930) unter antisyphilitischer Therapie das typische ausladende Pulsieren des Aortenbogens beobachtet. In gleicher Weise spräche die häufige nach der Behandlung auftretende Verbreiterung luischer Aortenaneurysmen bei gleichzeitigem Rückgang der subjektiven Beschwerden für eine syphilitische mediastinale Lymphbahnaffektion mit paraaortalen Infiltratbildungen. Schließlich wird diese Annahme noch gestützt durch therapiesynchrone Dichtigkeitsabnahme aneurysmatischer Aorten und durch die röntgenologisch feststellbare schärfere Konturenbildung (STOKES, BEERMAN und INGRAHAM 1946).

Ein gänzlich abweichender Standpunkt wird von jenen Autoren vertreten, die die Zerstörungen der Adventitia und Media als Folgen einer hämatogenen Besiedlung mit Spirochäten mit reparativer granulomatöser Entzündung ansehen. Naturgemäß wurde diese Ansicht besonders von denjenigen Autoren vertreten, die die Mediaschädigung den Adventitiaveränderungen zeitlich voranstellen (MARCHAND 1907; MOLINARI 1904; MÖNCKEBERG 1905).

ε) Symptomatologie.

In der Mehrzahl der Fälle zeigt die Aortitis syphilitica einen symptomlosen oder oligosymptomatischen Verlauf (SCHLESINGER 1931). Dies macht es erklärlich, daß zahlreiche Patienten zufällig durch eine anderweitig veranlaßte ärztliche Untersuchung zur Kenntnis ihrer Krankheit kommen und daß, falls in fortgeschrittenen Stadien Aortenbeschwerden auftreten, der röntgenologische und klinische Befund der Aortitis schon weit fortgeschritten ist. Vielfach werden die ersten klinischen Erscheinungen erst durch die Komplikationen der Aortitis luica wie Coronarstenosen oder Aortenklappeninsuffizienz merkbar.

Allgemeinsymptome.

Der klinische Allgemeinbefund entspricht einer tertiären Syphilis. Häufig ist die Blutkörperchensenkungsreaktion beschleunigt (LINZENMEIER 1923); doch ist diese Reaktion viel zu unspezifisch, als daß sie für die Diagnostik wegweisend sein könnte. Lymphocytose wurde von Koszynski (1916) beschrieben. Die Wa.R. ist in der Mehrzahl der Fälle positiv, nach Romberg (1918) in 52—83%, nach Redlich und Steiner zit. nach Schlesinger (1931) in 81%, nach Carter und Baker (1931) sowie Coole u. Mitarb. (1937) in 75—95%, nach Arnoldi (1925) in 95%. Friedberg (1956) ist der Ansicht, daß bei verbesserter Laboratoriumstechnik die positiven Ausfälle häufiger werden. Port (1924) meint, daß bei einer positiven Wa.R. im fortgeschrittenen Alter nach dem 50. Lebensjahr regelmäßig eine Aortenlues anzunehmen sei. Durch negative Wa.R. läßt sich eine Aortenlues nicht sicher ausschließen. Bei sorgfältiger Prüfung sollen aber nach Friedberg (1956) nur 1—2% der Patienten mit Aortitis luica seronegativ sein. Friedman und Olansky (1955) halten die luische Genese von kardiovasculären Veränderungen für gesichert, wenn sich im Blut überhaupt Antikörper nachweisen lassen, auch bei negativen Seroreaktionen. Unseres Erachtens kommt den Seroreaktionen eine entscheidende diagnostische Bedeutung zu. Man sollte sie bei Patienten mit breitem Gefäßband und bei Kranken mit anamnestisch faßbaren venerischen Infekten unter keinen Umständen unterlassen. Daß trotz positiven Ausfalls der Wa.R. kein absoluter Beweis für eine syphilitische Erkrankung vorliegt, ist bekannt; auch die ebenfalls zu Aortitis führende Riesenzellenarteriitis zeigt manchmal eine nicht luisch bedingte positive Wa.R. Nach Angaben von K. Meinicke (1957) ist der Treponema pallidum-Immobilisierungstest (T.P.I.-Test; Näheres siehe Nelson und Mayer 1949) bei sämtlichen Spätformen der Lues, auch nach Behandlung, positiv. Negative T.P.I.-Reaktion läßt umgekehrt eine luische Genese von Aortenaneurysmen ausschließen (Kogoj 1955). Der T.P.I.-Test bietet die derzeit größtmögliche Sicherheit, luische von nichtsyphilitischen Gefäßprozessen zu unterscheiden.

Lokalsymptome.

In weiten Bereichen können die durch luische Aortitiden verursachten *Schmerzen* schwanken. Sie gelten nach Huchard (1899) als Folge der durch Spirochäten bedingten Perivasculitis, sind meist retrosternal lokalisiert, und werden als drückend oder wund bezeichnet. Als charakteristisch gilt ihr Auftreten oder ihre Intensivierung unter Blutdruckanstiegen wie bei körperlicher oder emotioneller Belastung. Häufig werden die Schmerzen von verschieden langen Pausen unterbrochen und kehren dann wieder. Manchmal treten die Schmerzen besonders in der Nacht auf. Ausnahmsweise werden sie an atypischer Stelle, etwa im Epigastrium oder über dem Jugulum empfunden (Schlesinger 1931). Ausstrahlende Schmerzsensationen gegen das Kinn und die Schultern, desgleichen ziehende Schmerzen in die linke und in die rechte Thoraxpartie (Warthin 1927) und gegen den Rücken (Deneke 1913, 1924; Guarini 1924) werden beobachtet. Manchmal sind die Zeitabstände der Schmerzwiederkehr untereinander gleich (v. Romberg 1918). Als charakteristisch für die luesbedingten Aortenschmerzen bezeichnet Schlesinger (1931) das Fehlen des bei Angina pectoris und Myokardinfarkt auftretenden Vernichtungsgefühls (Wenckebach und Winterberg 1927; Jagić 1928). Der Plexus brachialis wird im Bereich der linken Fossa supraclavicularis bisweilen druckschmerzhaft gefunden. Auf die leichte psychische Beeinflußbarkeit der Aortenschmerzen hat Schlesinger hingewiesen. Seiner Ansicht nach sind diese Kranken im allgemeinen starken Stimmungsschwankungen, abnormer Erregbarkeit, Depressionen und unruhigem Schlaf unterworfen. Auf die Zweckmäßigkeit einer Untersuchung des Nervensystems (Lues III) darf in diesem Zusammenhang hingewiesen werden. Frank und Worms (1926) beschrieben bei Aortitis luica hyperaesthetische Zonen im

Thorakalsegment 2—4. Differentialdiagnostisch kommt ein Roemheld-Syndrom in Frage (gastrokardialer Symptomenkomplex).

Auskultatorisch wird bei der Aortitis, wahrscheinlich im Zusammenhang mit der Ektasie der Aorta, häufig ein systolisches *Geräusch* über der Aorta und über dem Jugulum festgestellt, gelegentlich sogar tastbares *Schwirren*, das bei bestimmten Kopfhaltungen wechselt. Bei offenem Mund kann es nach Schlesinger (1931) manchmal auf Distanz gehört werden. Kisch (1936) fand systolische Aortengeräusche bei 67% seiner Patienten mit Aortitis syphilitica. Das Verhalten des 2. Aortentones ist unterschiedlich. Er wird manchmal als laut und klingend bezeichnet, manchmal als leise oder fehlend. Er dürfte in erster Linie von der Höhe des Blutdruckes und von der Nähe der Aortenklappe zur Brustwand abhängig sein. Ein Zusammenhang zwischen Hypertonie und Aortensyphilis dürfte nicht zu beweisen sein; Wassermann (1924, 1927, 1928) dachte an die Wirksamkeit von aorticobulbären Gefäßreflexen im Sinne einer sympathicotonen Vasoconstriction. Es dürfte sich bei den Hochdruckpatienten mit Aortitis syphilitica jedoch um Hypertonien handeln, die von der Gefäßkrankheit unabhängig sind.

Blutdruckdifferenzen der oberen Extremitäten untereinander oder zwischen den oberen und unteren Extremitäten sind bei Aortensyphilis häufig.

Pulsationen im Jugulum (Moritz 1926) kommen zwar nicht regelmäßig vor, sind aber nach Angaben von Kraus (1914), Schittenhelm (1922) und Schlesinger (1926, 1928, 1931) nicht selten. In Verbindung mit Pulsationserscheinungen im 1. und 2. Intercostalraum rechts weisen sie auf Aneurysmenbildung hin.

Bei der *Perkussion* wird das Gefäßband in der Regel verbreitert gefunden. Die parasternale Dämpfung reicht allerdings nicht bis zum Jugulum hinauf; sie ist bei kurzem Thorax der Herzsilhouette helmartig aufgesetzt. Berichte über paravertebrale Dämpfungen am Dornfortsatz des 2. und 3. Brustwirbels dürften aneurysmatischen Aortitiden zuzuordnen sein. Gelegentlich soll eine pulsatorische Hebung des kranialen Sternalanteils, auch ohne ausgesprochene Aneurysmenbildung beobachtet werden (Schlesinger 1931).

Röntgenologisch ist die ungleichmäßige oder diffuse Erweiterung der Brustaorta, insbesondere in ihrem Anfangsteil, das wesentliche Charakteristikum der syphilitischen Aortitis (Kreuzfuchs 1920). Die röntgenologische Messung der Aortenbreite diente vielfach zur Differentialdiagnose gegenüber anderen nicht syphilitischen Aortenveränderungen. Dabei wird die Breitendifferenz zwischen Aorta ascendens und Aorta descendens in Isthmushöhe ermittelt, die nach Lenk (1922/23) normalerweise 0,5—1 cm beträgt. Ist sie höher als 1 cm („positive Breitendifferenz"), so spricht dies für Aortenlues. Es gibt allerdings Fälle, bei denen neben der Aorta ascendens auch die Aorta descendens durch syphilitische Veränderungen verbreitert ist. Der fehlende Nachweis einer Breitendifferenz ist also diagnostisch irrelevant. Eine „negative Breitendifferenz" mit größerer Aortenbreite im absteigenden Anteil wird ebenfalls bei Aortenlues gefunden, meist bei Aneurysmen der Aorta descendens. Der Aortendurchmesser, der normalerweise 3,5 cm beträgt, ist bei Aortitis luica meist auf 3,5—5 cm vergrößert (Lippmann-Quiring 1912). Nach den Untersuchungen von Assmann (1924) ist das Verfahren der Aortenmessung wohl mit Einzelfehlern behaftet, gestattet aber trotzdem im allgemeinen und für Durchschnittsberechnungen verbindliche Rückschlüsse. Bei Aortitis luica wird häufig eine über das übliche Ausmaß bei der Aortensklerose wesentlich hinausgehende Dilatation des Aortenbogens gefunden; desgleichen sind nach Assmann (1924) sowie Hubert (1925) Pulsationen im Bereich der Aorta ascendens häufig. Fast regelmäßig findet man bei Aortitiden eine Zähnelung des Aortenbogenrandes als Zeichen einer Periaortitis (Hubert 1925). Kleine nicht hypertrophische Herzen, deren Größe mit einem verbreiterten Gefäßschatten auffällig kontrastiert, sprechen nach SCHITTENHELM (1922), KRAUS (1914), SCHLESINGER sowie ARNETT (1926) für Aortensyphilis. Herzhypertrophie ist erst bei Hinzukommen einer Aortenklappeninsuffizienz zu erwarten. FLANDIN (1927) sah darin einen Beweis für Aortenlues. Weiterhin gibt es gelegentlich spindelartige oder kolbige Auftreibungen der Aortenkonturen, besonders im ersten schrägen Durchmesser. Manchen Untersuchern ist auch eine gesteigerte Schattentiefe der Aorta aufgefallen (ASSMANN 1924; DENEKE 1913; LIPPMANN-QUIRING 1912). VAQUEZ-BORDET (1916) führt dies auf begleitende Aortensklerosen zurück.

Die *peripheren Pulse* lassen hinsichtlich ihrer Amplitude gelegentlich Seitendifferenzen feststellen (KISCH 1936; COOMBS u. Mitarb. 1930; 1932). Pulsverspätungen sollen nur bei Aortenaneurysmen beobachtet werden. L. BRAUN (1927) hält besonders weiche Radialispulse in Verbindung mit röntgenologischen Aortenveränderungen für einen Hinweis auf Aortensyphilis.

Neben den bereits geschilderten uncharakteristischen retrosternalen Schmerzen, bedingt durch die syphilitische Periaortitis, kommt bei Aortitis syphilitica auch echte *Angina pectoris* vor, nach ROMBERG (1918, 1921) bei 14%, nach SCHLESINGER (1931) bei etwa einem Drittel der Patienten. Die Ursache davon ist hauptsächlich in einer Einengung der Coronarabgänge zu sehen. Provoziert werden die Stenokardien, wie gewöhnlich, durch Anstrengungen, reichliche Mahlzeiten, Kälte oder Wind (SCHLESINGER 1931). Bei Kombination von Aortitis luica mit Aorteninsuffizienz treten Stenokardien noch häufiger in Erscheinung. Die Provokation einer Angina pectoris durch eine therapeutisch ausgelöste Jarisch-Herxheimer-Reaktion (vgl. Therapie) ist bekannt.

ζ) Therapie.

Wie die Beurteilung des Therapieerfolges bei chronischen Krankheiten überhaupt, ist auch bei der Aortensyphilis die Entscheidung über die Wirksamkeit verschiedener Behandlungen schwierig. Trotz jahrzehntelanger Erfahrungen in der Salvarsanbehandlung fehlt es noch sehr an einer verbindlichen Auswertung der gesamten Ergebnisse. BARNETT und SMALL (1950) kommen zu dem Schluß, daß es keine eindeutigen Mitteilungen gibt, aus denen die Wirksamkeit von Salvarsan bei der kardiovasculären Syphilis hervorgeht. Zwecks zuverlässiger Beurteilung des Materials halten sie es für notwendig, symptomatische und asymptomatische Fälle von Aortenlues zu trennen und aus den symptomatischen Fällen diejenigen zu eliminieren, die weniger als 1 Jahr beobachtet sind. Ferner müssen die Behandlungsergebnisse nicht zur Patientenzahl, sondern zur Gesamtbeobachtungszeit in Beziehung gesetzt werden. Nach diesen Gesichtspunkten kommen BARNETT und SMALL (1950) in einer Übersicht über 334 Fälle mit luischer Aorteninsuffizienz, Aneurysma oder Kombinationen beider zu dem Urteil, daß die früher übliche antisyphilitische Therapie mit Arsenpräparaten und Schwermetallen oder ausschließlich mit Wismut die Prognose der kardiovasculären Syphilis doch verbessert, wobei Fälle mit frühzeitiger Behandlung erheblich günstiger verlaufen als solche mit spätem Beginn der Therapie.

Wie nur bei wenigen anderen Krankheiten, hat sich bei der Syphilis und insbesondere auch bei der Aortensyphilis das Penicillin eine unbestrittene Vorrangstellung gesichert. Kritische Autoren wie BRUETSCH (1951), die geneigt sind, der Arsen-Wismut-Therapie jeden Einfluß auf luische Aortenveränderungen abzustreiten, halten auf Grund anatomischer und klinischer Untersuchungen die günstige Wirkung von Penicillin auf den syphilitischen Aortenwandprozeß für erwiesen. Sie empfehlen eine Behandlung mit 25 Mill. E Penicillin bei Tagesdosen von 400000—600000 E. Üblicherweise werden, wie bei der Syphilis anderer Stadien und anderer Organsysteme, initial 2,4 Mill. E Penicillin gespritzt, anschließend in 4tägigen Intervallen nochmals 4mal 600000 E; diese Behandlung dürfte auch prophylaktischen Wert haben. Die jetzt als empfehlenswert anzusprechende Dosierung wird später (auf S. 360) angegeben. Auch EISENBERG und BRANDFONBRENER (1953) beurteilen das Stadium der unkomplizierten luischen Aortitis hinsichtlich der Erfolgsaussichten der Behandlung günstig. Bei weiter fortgeschrittener Aortitis soll ihrer Ansicht nach durch die Penicillintherapie keine so drastische Abnahme der tödlichen Verläufe erzielt werden können wie bei frischeren Fällen. Dies ließen Untersuchungen an 167 Fällen mit luischer Aorteninsuffizienz und 11 Fällen mit syphilitischem Aortenaneurysma erkennen. Auf Grund histologischer Untersuchungen von 10 Patienten, die nach Penicillinbehandlung einer vasculären Syphilis obduziert worden waren, konnten SINCLAIRE und WEBSTER (1954) erkennen, daß eine bereits 10 oder mehr Wochen ante mortem eingeleitete Penicillintherapie zu histologisch faßbaren Ausheilungsvorgängen der Aortitis (Rückgang oder Verschwinden lymphocytärer oder plasmocellulärer Aortenwandinfiltrate u. a.) führte, während bei den erst kurz ante mortem Behandelten ausnahmslos schwere entzündliche Aortenveränderungen faßbar waren. WEBSTER und READER (1948) fanden bereits bei histologischen Untersuchungen (45 Obduktionen) schwere aktive Aortitiden der unbehandelten und bei 16 von 19 adäquat mit Arsen-Wismut-Präparaten behandelten Patienten einen deutlichen Rückgang der aortitischen Erscheinungen.

RIMSA und GRIFFITH (1957) geben eine Übersicht über insgesamt 954 Patienten mit kardiovasculärer Lues, von denen bei 27% eine Aortensyphilis vorlag. Die Aortensyphilis war in der Hälfte der Fälle mit Aorteninsuffizienz, in 14% mit Aortenaneurysmen und in 9,3% sowohl mit Aorteninsuffizienz wie mit Aortenaneurysma kombiniert. Besonders bei den jüngeren Patienten soll die Penicillinbehandlung günstig wirken. Nebenwirkungen waren bei der Penicillintherapie seltener als bei den früher üblichen Therapieverfahren. Aus dem Material von KOULUMIES und HEINIVAARA (1957) geht hervor, daß die Wirkung der Penicillinbehandlung von der anatomisch gegebenen Ausgangssituation der syphilitischen Veränderungen abhängt; Patienten mit Aortenklappeninsuffizienz, besonders bei kardiovasculärer Dekompensation, haben eindeutig schlechtere Prognosen, auch wenn die Dosierung ausreichend, d.h. höher als 10 Millionen IE gewählt wird.

Als Nachteile und Gefahren der antibiotischen Behandlung bei kardiovasculärer Syphilis galten lange Zeit das sog. therapeutische Paradoxon und die Jarisch-Herxheimer-Reaktion.

In der Literatur stößt man gelegentlich auf Mitteilungen, aus denen eine während einer Syphilisbehandlung eingetretene Verschlechterung des klinischen Zustandes auf die Wirkungen der Behandlung zurückgeführt wird. Auch ohne therapeutische Beeinflussung werden derartige Zustandsänderungen immer wieder beobachtet und ein eindeutiger Beweis für solche Therapieschäden ist bisher nicht erbracht. Zum größten Teil sind die bei fortgeschrittener Aortensyphilis auftretenden Komplikationen wohl dem Decursus morbi und nicht einer Einwirkung der verwendeten Antibiotica zur Last zu legen.

Die *Jarisch-Herxheimer-Reaktion* kommt dadurch zustande, daß bei wirksamen spirochätoziden Maßnahmen in dem gegen Spirochätensubstanzen allergisierten Organismus Überempfindlichkeitsreaktionen ausgelöst werden. Derartige Reaktionen lassen sich im Tierversuch reproduzieren. Der Reaktionsort sind die syphilitisch veränderten Gewebe (SHELDON und HEYMAN 1949). Allerdings ist nicht erwiesen, daß zwischen leichten und schweren Fällen quantitative Unterschiede in der Reaktion bestehen. Die Jarisch-Herxheimer-Reaktion macht freilich bei den Frühstadien der Syphilis weit stärkere klinische Erscheinungen als in den relativ spirochätenarmen Spätveränderungen im Tertiärstadium. DOLKART und SCHWEMLEIN (1945) geben an, durch das Auftreten einer Angina pectoris zur Unterbrechung der Penicillinbehandlung bei einem Patienten mit luischer Aortitis gezwungen gewesen zu sein. MOORE (1949) erlebte einen Todesfall am 4. Tage nach Penicillinbehandlung bei einem Patienten, der gleichzeitig an einer Neurosyphilis litt. Der von WHORTON und DENHAM (1951) beobachtete, 27 Std nach Penicillininjektion aufgetretene Todesfall war zwar die Folge einer Pulmonalembolie, führte aber zum histologischen Nachweis einer frischen Jarisch-Herxheimer-Reaktion an der Aorta. Über einen tödlichen Coronarverschluß bei einem penicillinbehandelten Patienten mit Aortenlues berichteten BUTTERFLY und FISHMAN (1952). PORTER (1948) verzeichnete den plötzlichen Herztod eines Patienten mit luischem Aortenaneurysma 2 Tage nach hochdosierter Penicillinbehandlung. Das Platzen eines Aortenaneurysmas 49 Std nach Penicillinanwendung bei gleichzeitiger hochfieberhafter Meningitis läßt sich nicht mit Sicherheit durch eine Jarisch-Herxheimer-Reaktion erklären (SCOTT, MAXWELL und SKINNER 1949).

Diese Zwischenfälle gestatten jedoch keinen sicheren Rückschluß darauf, daß sie allein durch die Penicillintherapie verursacht wären.

Aus den Untersuchungen von FARMER (1948) geht hervor, daß Fieberreaktionen an Patienten mit Syphilis auch durch so klein gewählte Penicillindosen hervorgerufen wurden, die nicht in der Lage waren, einen Primäraffekt dunkelfeldnegativ zu machen. Klinische Untersuchungen ließen erkennen, daß bei einer erheblichen Zahl der routinemäßig durchgeführten Syphilisbehandlungen mit Penicillin leichtes bis mäßiges Fieber auftritt. FARMER (1948) fand bei 50% der Patienten geringe Fieberreaktionen, die aber kein Anlaß zur Unterbrechung der Therapie waren. JOHNSON und SHAPIRO (1951) konnten bei Behandlung ihrer 17 Patienten mit kardiovasculärer Lues keine Anzeichen einer Jarisch-Herxheimer-Reaktion feststellen. Von 53 behandelten Kranken von SINCLAIRE und WEBSTER (1951) bekamen 6 eine leichte Jarisch-Herxheimer-Reaktion; sämtliche hatten gleichzeitig eine Neurolues, 5 davon waren mit Schwermetallpräparaten vorbehandelt. Unter den 22 Patienten von TUCKER und FARMER (1947) mit Aorteninsuffizienz und 8 mit Aneurysmen bekamen 5 während der Penicillintherapie Temperaturanstiege zwischen 37,8 und 39,1° C (sämtliche hatten gleichzeitig eine Neurolues), 2 davon eine Angina pectoris. EDEIKEN u. Mitarb. (1950) stellten bei 2 von 12 dekompensierten Patienten mit kardiovasculärer Syphilis leichte Temperatursteigerungen 6—16 Std nach Penicillingabe fest. PERALTA (1949) konnte bei 7,8% seiner 25 Patienten nach Einleitung einer Penicillinbehandlung reversible EKG-Veränderungen von 8—15tägiger Dauer feststellen; entsprechende Leer- und Kontrollversuche liegen nicht vor. RUSSEK, NICHOLSON und ZOHMAN (1949) behandelten 78 Patienten mit kardiovasculärer Syphilis, davon 9 Aneurysmenträger, beginnend mit stündlich 1000 E Penicillin. 20 Patienten dieser Autoren erhielten täglich 6mal 100000 E Penicillin. Dabei traten keine Erscheinungen auf, die auf eine Jarisch-Herxheimer-Reaktion hinwiesen. RUSSEK u. Mitarb. hatten 1946 unter 15 Patienten mit luischer Aortitis einen Fall mit leichteren substernalen Schmerzen am 3. Tage nach Penicillinbehandlung beobachtet. SCHEHL (1953) ermittelte aus 339 penicillinbehandelten Patienten (Literaturzusammenstellung) 15 Fälle mit leichter Jarisch-Herxheimer-Reaktion, wovon bei 13 eine Neurolues bestand.

BRUETSCH (1951) vertritt die Ansicht, daß die Häufigkeit und Schwere der nach Penicillintherapie auftretenden Jarisch-Herxheimer-Reaktion allgemein überschätzt wird und rät dazu, auch ohne vorbereitende Schwermetallbehandlung, deren Wirkung auf die Aortitis ohnehin fragwürdig sei, Penicillin in hoher Dosis zu verabreichen. Auch Butterfly und Fishman (1952) halten die Gefahr der Jarisch-Herxheimer-Reaktion bei penicillinbehandelter kardiovasculärer Syphilis für allgemein überschätzt. Edeiken u. Mitarb. (1952), die an 111 Patienten häufig leichte Fieberreaktionen, nie aber schwere oder gar paradoxe Wirkungen beobachteten, halten die energische Penicillinbehandlung der Aortensyphilis weder bei kardiovasculärer Dekompensation noch bei Angina pectoris für kontraindiziert. Edeiken u. Mitarb. (1953) beobachteten unter 19 penicillinbehandelten Fällen mit kardiovasculärer Syphilis einen Tabiker mit einem nach Therapiebeginn auftretenden Schockzustand. Sie verweisen auf das nicht seltene Vorkommen der Jarisch-Herxheimer-Reaktion während der Behandlung der Neurolues. Scherf und Boyd (1945) vertraten einen besonders vorsichtigen Standpunkt und warnen vor den Folgen der therapieinduzierten Schrumpfung aortitischer Veränderungen, die zu einer weiteren Verengung der Coronarostien führen kann.

Den Weg zur Verhinderung der Jarisch-Herxheimer-Reaktion sah man früher in einer Vorbehandlung mit Wismut, deren Wert aber zweifelhaft ist. Von 20 sonst nicht vorbehandelten Patienten mit Spätsyphilis, bei denen der Penicillinbehandlung 1—2 Wismutinjektionen vorausgingen, wurden in 2 Fällen Temperaturanstiege über 37,8° C verzeichnet (Schehl 1953). Eine einschleichende Behandlung mit kleinen Penicillindosen wird von Olansky (1947) nicht empfohlen. Sie wurde von pädiatrischer Seite bei der Behandlung der konnatalen Lues eingehend untersucht (Seelemann und Kornatz-Stegmann 1952). Der Versuch, durch Wirkung von ACTH die allergische Reaktion auszuschalten, schlug am Kaninchen fehl (Sheldon, Heyman und Evans 1952). Für die Humantherapie wird von de Graciansky, Grupper und Grenier (1952) sowie von de Graciansky u. Mitarb. (1955) die Anwendung von Cortison vor der Penicillinbehandlung empfohlen, desgleichen von Braunsteiner (1957). Man verwendet zur Vorbehandlung täglich 150 mg Cortison über 3 Tage, anschließend 10 bis 18 Tage lang 100 mg sowie 10—16 Tage lang 50 mg mit einer Fortsetzung in abfallender Dosierung.

Bei unkomplizierten Fällen von Aortensyphilis ist eine Behandlung mit 20 Mill. E Penicillin indiziert (Tagesdosis 800000 E). Coronargefährdete Patienten könnten sicherheitshalber mit 2—3 Wismutinjektionen pro Woche (1 cm^3 einer 1,5%igen Lösung) vorbehandelt werden. Bei Patienten mit Stenokardie oder mit Allergieneigung bietet die Vorbehandlung mit Prednison (2 Tage je 25 bis 30 mg per os) unter strenger Kochsalzkarenz größere Sicherheit; unter sukzessiver Verminderung der Dosis wird das Prednison in den ersten 3—5 Tagen der Penicillintherapie abgesetzt. Eine Kontrolle der Körpertemperatur (stündliche Messungen rectal) über die ersten 24 Std ist bei gefährdeten Patienten angezeigt. Fieberanstiege ohne Coronarbeschwerden zwingen nicht zur Unterbrechung der Behandlung. Im Falle von Stenokardien, die sich als refraktär gegen Calciumbehandlung und gegen Theophyllin-Präparate erweisen, entscheidet der klinische Zustand des Patienten zusammen mit dem EKG über Fortsetzung oder Abbruch der Penicillintherapie. Bei Penicillinunverträglichkeit kann eine Behandlung mit Tetracyclinen versucht werden. Ein Vorteil dieser Therapie ist in der oralen Anwendung zu sehen. Generelle Vorbehandlung mit Wismut oder Jod kann als überholt angesehen werden.

Äußerst wichtig ist die Vermeidung körperlicher Belastung bei Aortensyphilis. Beim Fehlen von Blutdruckanstiegen können zusätzliche Schädigungen der Aortenwand verhindert werden. Auch nach Abschluß einer spezifischen antiluischen Therapie sollte noch mehrere Monate eine strenge körperliche Schonung eingehalten werden.

3. Thromboembolische Arteriopathien.

a) Akuter Arterienverschluß.

(Arterielle Embolie; akute arterielle Thrombose.)

Embolische Verschlüsse von Organ- oder Extremitätenarterien bedeuten je nach Kaliber der verschlossenen Arterien, je nach der Empfindlichkeit der betroffenen Zirkulationsbereiche gegen Anoxie und je nach den örtlichen Möglichkeiten der kollateralen Gefäßversorgung eine stärkere oder mindere Belastung der betroffenen Organe und des gesamten Organismus. In schweren Fällen sind von seiten des Nervensystems und des vegetativen Systems tiefgreifende Reaktionen zu beobachten, so z. B. Schock, Kollaps, Veränderungen des Zucker- und Mineralhaushaltes. Auch wenn der Gesamtorganismus den Insult des akuten Arterienverschlusses überstanden hat, kann es noch zu schwerwiegenden Folgen und lebensbedrohlichen Komplikationen kommen, z. B. durch Infektion oder notwendig werdende Amputationen.

Der akute arterielle Verschluß kann durch autochthone Thrombose oder durch arterielle Thromboembolie erfolgen. Da eine Unterscheidung dieser beiden Durchblutungsstörungen oft nicht möglich ist, erscheint die gemeinsame Besprechung gerechtfertigt.

α) Ätiologie.

Soweit akute arterielle Verschlüsse nicht durch ortsständig gewachsene Thromben verursacht sind, müssen sie — sieht man von den nur sehr selten in Frage kommenden paradoxen Embolien aus dem Venensystem durch ein offenes Foramen ovale ab (INGHAM 1938) — im Bereich des ,,Angiodendron rubrum" (WOHLWILL 1935), also zwischen den Venae pulmonales und den Endarterien des großen Kreislaufs entstehen.

In seltenen Fällen kann durch Loslösung thrombotischen Materials aus den Lungen eine Thromboembolie in die arterielle Peripherie stattfinden, z.B. bei blastomatöser Thrombose von Lungenvenen (GROTH 1940; BLUM 1950). Arterielle Embolie nach Lungenschußverletzung beschrieb MEESSEN (1941).

Der linke Vorhof ist besonders bei Kranken mit Herzklappenfehlern und daraus resultierender Dilatation des linken Vorhofs ein häufiger Ausgangspunkt arterieller Embolien. Bekanntlich ist die Neigung zur Gerinnselbildung in dilatierten Vorhöfen erheblich gesteigert, wie die häufigen Obduktionsbefunde derartiger Herzen (Thromben im Herzohr) beweisen. Unregelmäßige hämodynamische Verhältnisse bei Patienten mit Vitien in Verbindung mit Flatter- und Flimmerarrhythmien begünstigen die Loslösung von Vorhofsthromben, die oft zu multiplen Arterienembolien führen (WEISS und DAVIS 1933; LANGE 1947; HAIMOVICI 1950; DALEY u. Mitarb. 1951; WOLLHEIM 1952; DE TAKATS 1954; JEPSON 1955; ALLEN, BARKER und HINES 1955). JEPSON (1955) sah Flimmerarrhythmie bei 84% der Emboliepatienten.

WOLLHEIM (1952) beobachtete unter 172 klinischen Mitralvitien 10 periphere Embolien, unter 47 Mitralvitien mit absoluter Arrhythmie während der gleichen Beobachtungszeit 7 periphere Embolien, während von 162 Patienten mit Flimmerarrhythmie ohne Mitralvitium nur 2 Embolien hatten. Die kleineren septischen Embolien sind dabei nicht mitgerechnet. DALEY u. Mitarb. (1951) sahen bei 194 Patienten mit rheumatischen Mitralvitien, die periphere Embolien bekamen, insgesamt 391 embolische Ereignisse.

Bei floriden Endokarditiden kommt es häufig (,,Stadium embolicum") zur Loslösung valvulärer Thromben (BOQUIEN u. Mitarb. 1952 u. a.) mit arterieller Embolisierung.

Eine weitere Quelle dieser Embolien bilden die im ventrikulären Parietaltrabekelsystem zur Abscheidung gekommenen Thromben, die besonders nach Myokardinfarkten zu fürchten sind (Lange 1947; Levital und Mazovec 1950; Raevskaja 1950; Hellerstein und Martin 1947; Lary und de Takats 1954). Sie stellen nach Wessler und Silberg (1953) etwa ein Drittel aller peripheren Embolien dar. Hauptsächlich bilden sich an den ischämischen Wandbezirken in Verbindung mit starken oder schwächeren aneurysmatischen Wandstellen derartige zu peripheren Embolien führende Thromben (Koccurek 1949); Schlichter, Hellerstein und Katz (1954) sahen sie bei 20% aller Myokardinfarkte, Jepson (1955) bei 16%. Linksseitige Herzdilatationen mit unvollständiger systolischer Entleerung des Inhalts — Vermehrung des Restblutes — begünstigen außerdem die Entstehung wandständiger Thromben. Im Material der Würzburger Klinik wurden unter 182 Myokardinfarkten 12 Fälle mit peripheren arteriellen Embolien beobachtet (Schneider 1958). Unter den Ursachen arterieller Embolien erwähnt Askey (1957) Dilatation der Vorhöfe und Ventrikel, Umschlagen von Vorhofflimmern in Sinusrhythmus, Systolenvergrößerung aus verschiedenen Ursachen.

Aus dem arteriellen Kreislauf selbst können wandständige Abscheidungsthromben losgelöst und peripherwärts embolisiert werden. Doch dürfte der Anteil dieser Vorkommnisse an der Gesamtzahl der arteriellen Embolien nur gering sein. Nach Haimovici (1950) lassen sich 96% aller arteriellen Embolien durch linksseitige Herzaffektionen erklären. Auf die Beobachtungen von Wollheim (1952) an Patienten mit Flimmerarrhythmie und Mitralvitium wurde bereits auf S. 361 hingewiesen. Sklerotische Rauhigkeiten der Aorten- und Arterienwände, ferner die durch Entzündungen, Traumen, Tumoren, Wandaneurysmen (Their und Granroth 1950) verursachten Wandveränderungen sind die Ursache der Thrombosen. Hierher sind auch die Thrombosierungen bei Endangitis obliterans zu rechnen, die allerdings fast durchwegs ortständig bleiben und selten peripher weiterbefördert werden. Arterienthrombosen nach äußeren Gewalteinwirkungen sind häufig (Bryant 1881; Platt 1930; Anderson 1919; Schär und Neff 1935; Le Fevre 1939; Lowenberg 1940; Perry und Allen 1943; Poinot u. Mitarb. 1950; Rob u. Standeven 1956 u. a.). Platt (1930), Valls-Serra (1951) sowie Rob u. Standeven (1956) beobachteten Patienten, bei denen durch den Gebrauch von Achselkrücken eine akute Thrombose (mit Arteriitis) der A. axillaris auftrat. Arterielle Thrombose nach Preßlufthammerarbeit beschrieb Lowenberg (1940). Außerdem gehören die postoperativen Thrombenbildungen im arteriellen System hierher. Gelegentlich kommt es auch zu artefizieller Embolisierung von Fremdkörpern in den arteriellen Kreislauf, z. B. bei unbeabsichtigter Injektion von metallischem Quecksilber während der Blutentnahme aus der Arterie mit Auftreten von Rötung, Schwellung und Schmerzen in der Peripherie (Lathem u. Mitarb. 1954), bei fehlerhafter Injektion öliger Wismutlösungen (Arruda und de Lemos-Cordetro 1952) oder nach intraarteriellen Injektionen von Chinin, Salvarsan, Sulfapyridin und Sulfothiazol (Jacobsen 1952).

Mit dieser Aufzählung sind nicht alle vorkommenden arteriellen Embolien zu erklären. Warren u. Mitarb. (1954) konnten bei 12% der akuten arteriellen Verschlüsse den Ausgangspunkt nicht finden. In einem Teil dieser Fälle dürfte an autochthone Thrombosierungen zu denken sein.

Neben der Embolisierung von Blutbestandteilen kommen auch Fett- und Luftembolien in den arteriellen Kreislauf vor. Fettembolien ereignen sich deshalb häufig in der Gefäßperipherie, weil ein Teil der zunächst in die Lunge eingeschwemmten Fettpartikel diese wieder verläßt und erst in den Capillaren des großen Kreislaufes abgefangen wird. Cerebrale Fettembolien sind nach SWANK und DUGGER (1954) mindestens teilweise für die cerebralen Symptome von Patienten mit stumpfen Körpertraumen verantwortlich.

Luftembolien kleineren Ausmaßes in die arterielle Peripherie bewirken durch eine Verlegung der Arterien und Arteriolen zunächst eine Drosselung der Durchblutung, die alsdann, und zwar bis zur Entfernung des embolisierten Gases aus der Blutbahn, zu einer intensiven lokalen reparativen Hyperämie führt. Außer bei der therapeutischen Verwendung (JUDMAIER 1956 u. a.) kommt es nur bei Vorhof- oder Ventrikelseptumdefekt durch die sog. paradoxe Embolie zur arteriellen Luftembolie (DURANT u. Mitarb. 1949; FELIX 1951).

Unter der Bezeichnung „falsche Embolie", „Pseudoembolie" oder „pseudoembolischer Arterienverschluß" (PLOTEGHER 1950; LEMAIRE u. Mitarb. 1954) versteht man Arterienverschlüsse durch protrahierte Spasmen, die weder durch Thromben noch durch Arteriitiden verursacht sind. Diese Zustände können nach Venenpunktion, intravenösen Injektionen, Plasmatransfusionen als Resultate von veno-arteriellen Reflexen bei Personen mit ausgeprägten vasomotorischen Störungen auftreten (LEMAIRE u. Mitarb. 1954). Im Kapitel „Thrombophlebitis und Phlebothrombose" wird das Bild der Phlegmasia coerulea dolens (s. S. 492) näher besprochen. Auf die Beziehungen der Arteriosklerose zur arteriellen Thrombose ist S. 435 hingewiesen.

β) Symptomatologie.

Beim Verschluß größerer Extremitätenarterien verspürt der Kranke in der Regel einen scharfen, schlagartig beginnenden, meist von Anfang an heftigen Schmerz. Daß die in den ersten Minuten bereits einsetzenden Schocksymptome (Schweißausbruch, allgemeiner Verfall, Blutzuckeranstieg u. a.) vorwiegend durch den Schmerz ausgelöst werden, ist deshalb wahrscheinlich, weil diese Reaktionen in der Narkose unterbleiben. Der plötzliche Schmerzbeginn ist aber nicht obligat; ALLEN, BARKER und HINES (1955) sahen ihn nur in 50—60% ihrer Fälle; bei den übrigen Kranken kommt der Schmerz erst im Laufe von Stunden zur vollen Entwicklung. Auch bei zunächst fehlendem Schmerz wird das embolische Ereignis vom Kranken bemerkt. Er spürt ein auffälliges, taubes oder kribbelndes Gefühl in der embolisierten Extremität, zu dem sich dann allmählich ein dumpfer, wachsender Schmerz gesellt. Die Muskeln im betroffenen Bereich sind steif und gehorchen nicht mehr der willkürlichen Innervation, die Sensibilität im betroffenen Hautbereich wird allmählich beeinträchtigt. Die Pulsationen embolisierter Arterien sind aufgehoben. Entwickelt sich eine Ischämie der peripheren Nerven, so läßt sich auf ihrer Grundlage der Verlust motorischer und sensibler Funktionen erklären (BURTON 1952). Die Hautoberfläche der embolisierten Extremität kühlt sich im ischämischen Bereich merklich ab, je nach der Umgebungstemperatur. Die oberflächlichen Hautvenen sind meist kollabiert. Soweit sie vorher über das Niveau der Haut vorsprangen, imponieren sie nunmehr als eingesunkene „Venenrinnsale". Auffällig ist die besonders bei Hochlagerung der betroffenen Extremität hervortretende wachsblasse Verfärbung der ischämischen Gewebsbezirke. Handelt es sich um größere Embolien, so kann sich im Laufe von Stunden, vornehmlich an den distalen Abschnitten, eine cyanotische dunkelblaue Hautverfärbung herausbilden.

Die Dauer dieser Symptome ist unterschiedlich. Nach 48 Std verschwinden die Muskelkontrakturen und es kommt zur allgemeinen Erschlaffung bei Weiterbestand der Paresen. Eine stärkere oder geringere Muskelschwäche bleibt häufig auf die Dauer bestehen (BURT u. Mitarb. 1952), ähnlich den Ausfällen beim sog. Lériche-Syndrom (vgl. S. 372). Nach kleinen Embolien und bei guter Kollateralversorgung können sich die Erscheinungen innerhalb von Tagen weitgehend zurückbilden. In solchen Fällen nehmen auch die Schmerzen und Paresen ab, während Hautfarbe und Hauttemperatur allmählich normalisiert werden.

Vielfach wird ein kollateraler Arterienspasmus nach akuten Arterienverschlüssen angenommen. SEIFERT (1931) macht ihn für den Initialschmerz verantwortlich. Postembolische Spasmen der Arterien und Kollateralen sind allerdings schwer mit exakten Methoden festzulegen. Zumindest für einige Stunden, vielleicht auch für eine individuell verschiedene längere Zeitspanne, wird überwiegend ein Spasmus angenommen (GOSSET, BERTRAND und PATEL 1932; MULVIHILL und HARVEY 1931; AUSTIN 1954; CAITHAML 1954). Die postembolische Gewebsischämie erklärt RICHARDS (1954) für die Mehrzahl der Fälle nicht spastisch, sondern durch Herabsetzung des arteriellen Druckes distal der embolisierten Stelle, wobei das Maß des „critical closing pressure" (BURTON 1949; 1954) unterschritten wird.

Die durch initiale Arterien- und Kollateralenspasmen verstärkte postembolische Ischämie scheint in manchen Fällen trotz Ausbildung von Kollateralen fortzubestehen. Hierbei liegt es nahe anzunehmen, daß distal des Embolus inzwischen Arterienthromben entstanden sind, die die ursprünglich vorwiegend spastische Ischämie in der Folgezeit weiter unterhalten. KRAUSE und CRANLEY (1956) sehen in diesem distal vom Aortenverschluß sich ausbildendem Thrombus die wesentliche Gefährdung der embolisierten Extremität.

Bei Dauerischämie kommt es zu Veränderungen aller zirkulatorisch ausgeschalteten Gewebe, die schließlich nekrotisch werden. Die dabei auftretenden schweren ischämischen Nervenschmerzen sind gefürchtet. Die Entwicklung sekundärer Venenthrombosen im Bereich der embolisierten Extremität (LINDBOM 1951; JEPSON 1955; nach HAIMOVICI 1950 in 7% der Fälle) beruht ebenfalls auf Stase und hypoxischer Venenwandschädigung; infolge dieser sekundären Venenthrombosen wird gelegentlich in der ischämischen Extremität Venenerweiterung, teilweise Ödembildung beobachtet.

Die durch arterielle Embolien am Gesamtkreislauf ausgelösten Reaktionen richten sich nach der Größe des Prozesses und nach der Empfindlichkeit der betroffenen Individuen. Sie dürften teilweise auf neuralem, teilweise auch auf humoralem Wege zustande kommen; man denke nur an den Übergang von Fermenten der ischämischen Gewebsbereiche ins Blut. Inwieweit die bei derartigen Zustandsbildern beobachteten Hypovolämien (Schock oder Kollaps) Ursache oder Folgen akzidenteller arterieller Thrombosen sind, wird nicht immer zu entscheiden sein. WOLLHEIM (1956) beobachtete bei einer 63jährigen Patientin mit altem Hinterwandinfarkt gleichzeitig mit einer Mesenterialarterienembolie einen frischen Hinterwandinfarkt mit ausgesprochener Verminderung der aktiven Blutmenge, Blutdruckabfall und tubulärer Niereninsuffizienz.

γ) Diagnose.

Diagnostische Schwierigkeiten bei akutem Arterienverschluß können zunächst daraus entstehen, daß die Symptome nicht schlagartig einsetzen (RICHARDS 1954); in solchen Fällen wird durch den allmählich wachsenden Schmerz, die Hautabkühlung, die motorischen und sensiblen Ausfälle und durch das Fehlen der Arterienpulse der akute arterielle Verschluß ersichtlich.

Differentialdiagnostisch ist die akute Phlebothrombose leicht auszuschließen durch die gleichbleibende oder — bei Thrombophlebitiden — sogar ansteigende

Hauttemperatur, die rasche Entwicklung von Ödemen, das völlige Fehlen motorischer und sensibler Ausfälle, sowie durch den völlig andersartigen Schmerz. Der Schmerz bei Thrombophlebitis wird durch Druck von außen erheblich intensiver im Gegensatz zum Schmerz bei arterieller Ischämie, der dumpf, tief und durch äußere Manipulationen kaum zu beeinflussen ist. Nur selten kommt es bei akuter Thrombophlebitis zu extrem starken reflektorischen Arterienspasmen (Phlegmasia coerulea dolens), wie sie bei arteriellen Embolien auftreten.

Für die Lokalisation des Embolus gilt die Regel, daß er erheblich weiter proximal sitzt, als es die Ischämie im Hautbereich vermuten läßt. So zeigt sich beim Verschluß der A. poplitea die ischämische Zone erst unmittelbar supramalleolär, beim Femoralisverschluß je nach Höhe im Unterschenkelbereich, beim Verschluß der Ilica communis am Oberschenkel. Oszillometrische Untersuchungen sind zur Lokalisation des Arterienverschlusses in allen Fällen geeignet, in denen die Arterien vor dem Verschluß frei durchgängig waren. Aus hautthermometrischen Untersuchungen lassen sich nur Schlüsse auf die kollaterale Versorgung der Hautareale ableiten. Digitoplethysmographische Untersuchungen haben für die Diagnose akuter Arterienverschlüsse kaum Bedeutung, obwohl organische Arterienstenosen mit Sicherheit feststellbar sind; eine Lokalisationsdiagnose ist damit nicht möglich.

In Zweifelsfällen lassen sich Arterienverschlüsse arteriographisch finden. Es sei darauf hingewiesen, daß durch Kontrastmittel bei schlechtem Abfluß und langer Verweildauer in den Arterien Intimaschäden bewirkt werden (DENECKE 1941 u. a.). Vor einer routinemäßigen Anwendung arteriographischer Prozeduren bei akuten Verschlüssen möchten wir besonders für solche Fälle warnen, bei denen Aussicht auf einen Erfolg rein konservativer Maßnahmen besteht.

In solchen Fällen kann man durch sorgfältige Palpation der peripheren Arterien, Oszillometrie und durch die Beobachtung von Hauttemperatur und Hautfarbe meist hinreichenden Aufschluß für die Beurteilung der großen Arterien gewinnen.

δ) Therapie.

Zunächst muß nach akutem Arterienverschluß dafür gesorgt werden, daß schädliche Maßnahmen unterbleiben. Kontraindiziert ist Hochlagerung der betroffenen Extremität, wodurch die Gewebsischämie und der daraus resultierende Schaden verstärkt würde. Die Extremität soll vielmehr in waagerechter oder leicht abwärts hängender Position bequem und weich gelagert werden. Gefährlich ist ferner die Anwendung äußerlicher Wärme durch heiße Umschläge, Wärmeflaschen, Heißluftkästen u. a. Hierdurch wird der periphere Stoffwechsel gesteigert, ohne daß eine entsprechende Blutzufuhr auf arteriellem Wege möglich ist, so daß es leichter zur Entwicklung von Nekrosen kommt. Es ist jedoch nötig und zweckmäßig, die betroffene Extremität vor Auskühlung zu schützen und in Watte einzupacken, insbesondere wenn nicht die Möglichkeit besteht, die Zimmertemperatur konstant bei 30° C zu halten. Unter dieser Außentemperatur ist die Vasodilatation optimal. Die Verwendung von Thermostaten (30—33° C) (KVALE 1952) zur Umhüllung der Extremitäten muß durch genaue Kontrolle der Temperatur sowie durch mechanische Sicherungen gegen Verbrennungen (etwa bei unbeabsichtigter Annäherung an die Wärmequelle) geregelt sein. Äußere Kälteanwendungen müssen unterbleiben. Allgemein blutdrucksenkende Maßnahmen sind ebenfalls kontraindiziert.

Jeder akute arterielle Verschluß größeren Ausmaßes erfordert die Zusammenarbeit des Internisten und Chirurgen. Der Patient muß zunächst gegen weitere Schädigungen geschützt und in strenger Bettruhe gehalten werden. Bei starken

Schmerzen ist die Anwendung von Opiaten oft unumgänglich. Etwa auftretende Kollaps- oder Schockzustände werden durch Plasmainfusionen bekämpft. Der arterielle Blutdruck soll aufrechterhalten werden (JEPSON 1955). Mit der Anwendung von Adrenalin und Noradrenalin ist allerdings wegen der unerwünschten peripheren Gefäßkontraktion Zurückhaltung zu empfehlen. Für die örtliche Anwendung von gefäßerweiternden Substanzen (intraarteriell) sind hauptsächlich das Papaverin und seine Derivate (Eupaverin) geeignet. Durch ihre Wirkung soll der reflektorische postembolische Arterienspasmus aufgehoben werden (COLLINS 1932; 1938; ALLEN und MACLEAN 1935; DE TAKATS 1936; MADSEN 1940; HAIMOVICI 1950). Die Dosierung beträgt 0,03—0,1 g Papaverin oder Eupaverin pro dosi. Dem Alkohol, per os als Kognak oder Whisky mehrmals täglich eßlöffelweise gegeben, wird ein gefäßerweiternder Effekt zugeschrieben (BROWN und COOK 1932). An weiteren Vasodilatantien werden diskutiert die Adenosintriphosphorsäure (HESS 1956) sowie mit erheblichen Einschränkungen Priscol (STONE und COOPER 1950), das aber nur die Hautgefäße erweitert; Tetraäthylammoniumbromid (GRAHAM 1951) sowie die sehr fragwürdige intravenöse Gabe von Äther (TEITELBAUM 1950).

Die wichtigste therapeutische Maßnahme stellt eine rationelle postembolische Antikoagulantienbehandlung dar, durch die sich chirurgische Eingriffe vielfach erübrigen (RICHTER u. Mitarb. 1947; ALLEN 1947). Der hauptsächliche Effekt ist die Verhinderung der Ausbildung postembolischer, distal des Arterienverschlusses sitzender arterieller Thrombosen, deren Entstehung durch anoxische Gefäßschädigung und durch das Fehlen der Blutströmung begünstigt wird. Die Mehrzahl der Autoren befürwortet einen sofortigen Einsatz der Antikoagulantien, weil hierdurch Operationen umgangen werden können, andererseits die operativen Möglichkeiten nicht beeinträchtigt sind. Die Befürchtungen von GROTH (1940), daß durch die Antikoagulantientherapie hämorrhagische Komplikationen nach der Operation verursacht werden, gelten nur für den Fall von operativen Eingriffen an der Aorta (BURT u. Mitarb. 1952; JEPSON 1955). Über günstige Erfahrungen der Heparinbehandlung bei peripheren arteriellen Embolien berichten MURRAY und BEST (1938), OLOVSON (1938/39), LINDGREN und WILANDER (1941), RICHTER u. Mitarb. (1947) (subcutane Heparindepots), ALLEN (1947), KNEPPER u. Mitarb. (1950), NELSON und KREMEN (1950), WESSLER und SILBERG (1953). Mit dem Heparinoid Thrombocid konnten BABIOCH (1950), SCHRECK (1951) ebenso wie JOHOW u. THIES (1951), EYSHOLDT (1950; 1952; 1953), ESSER u. SCHOLL (1951), HAUSER (1952), MATIS, BAUER u. ROCKSTROH (1950), FRIEDRICH (1951) ebenfalls gute Wirkungen erzielen. Wir sehen aber keinen Grund zu seiner Anwendung und ziehen Heparin vor. Die zu einer ausreichenden Gerinnungshemmung erforderliche Heparindosis beträgt, soweit nicht eine intravenöse Infusionstherapie vorgezogen wird, 4—6mal 10000 E oder 3—4mal 15000 E pro Tag. Bei Heparinoiden ist diese Dosis entsprechend höher zu wählen. BURT u. Mitarb. (1952) schalten bei Aortengabelembolien nach 1stündiger Heparinbehandlung und bislang wirkungsloser konservativer Therapie die Heparinwirkung durch Protaminsulfat (intravenös) aus. Nach der dann ausgeführten Operation wird von BURT u. Mitarb. sowie JEPSON (1955), abweichend vom Verhalten bei peripheren Embolektomien, keine Heparinbehandlung mehr durchgeführt. Teilweise bedient man sich während operativer Eingriffe an den großen Beckenarterien der örtlichen Heparinisierung (WYLIE und MCGUINESS 1953), wobei durch Polyäthylen-Katheter mittels Infusionspumpe Heparinlösung in die distal der abgeklemmten Aortenbereiche liegenden Arteriengebiete eingebracht wird (FREEMAN und GILFILLAN 1952). Von manchen Autoren wird die Heparinbehandlung für Tage bis Wochen fortgesetzt, von anderen jedoch postoperativ abgebrochen, weil sie die Hämorrhagiegefahr für größer halten als die Thrombosierungsgefahr in großkalibrigen Arterien. Gleichzeitig mit der Heparintherapie muß eine Cumarinbehandlung einsetzen, wobei die Herabsetzung der Thromboplastinwerte (nach QUICK) auf 20—30% der Norm zweckmäßig ist. Die Cumarintherapie setzt die durch Heparinanwendung erreichte initiale antikoagulatorische Wirkung in einer Dauertherapie fort und hat sich durchwegs bewährt (ALLEN 1947; REINIS 1950; VAN DER VEER 1953; WRIGHT u. Mitarb. 1953). Dabei werden Rekanalisierungsvorgänge im Bereiche thrombosierter Arterien erleichtert und appositionelle Thrombenbildungen verhindert. Die Anwendung von Heparin erfolgt in der Regel während 2—3 Tagen in den oben genannten Dosen bis zum Wirkungseintritt der gleichzeitig angewendeten Cumarinpräparate; letztere werden je nach klinischer Notwendigkeit am besten über lange Zeit oder dauernd und auch außerhalb der stationären Behandlung fortgesetzt.

Den gleichen Zweck, die distal des Verschlusses gelegenen Arterienbereiche vor Stase- und Hypoxieschäden zu schützen, verfolgt die von GREEN (1954) vorgeschlagene Autoperfusionstherapie; hierbei wird aus der A. radialis Blut über ein Schlauchsystem in die distal des Embolus lokalisierten Arterienbereiche geleitet, bis zu einer Dauer von 8 Std. Ein Versuch dieser Therapie erscheint zumindest bei Verschlüssen großer Arterien geraten.

Vereinzelt wird bei thrombotischen Vorgängen vor den Anwendung von Ascorbinsäure wegen der Begünstigung des Gerinnungsvorgangs gewarnt (BUKHOVSKAYA 1957).

Von den chirurgischen Verfahren steht die operative Embolektomie an erster Stelle (OLOVSON 1938/39; SCOTT und WILLIAMS 1949; STIPA 1950; KNEPPER u. Mitarb. 1950; DENES 1950; AUSTIN 1954). Bedeutung gewinnt sie für solche Fälle, in denen es sich um die operative Entfernung embolisierten Tumormaterials handelt (GROTH 1940; BLUM 1950). Erweist sich der Eingriff wegen einer irreversiblen Ischämie als nötig, so soll er möglichst frühzeitig ausgeführt werden, nach HAIMOVICI (1950) möglichst innerhalb von 4 Std, nach AUSTIN (1954) innerhalb von 4—6 Std, zumindest nach 8—10 Std frustraner konservativer Behandlung. WARREN, LINTON und SCANNELL (1954) verglichen die hinsichtlich des Erfolges, Extremitäten zu konservieren, bei verschieden weiter operativer Indikationsstellung erzielten Resultate. In den Jahren 1947—1953 wurden 47,7% der akuten Arterienverschlüsse operiert, in den Jahren 1937—1946 nur 22,7%; bei stärkerer operativer Tendenz (1947—1953) werden die Erfolge als besser bezeichnet. Zuverlässige Verlaufsstatistiken eines größeren Materials von arteriellen Embolien, insbesondere solche, die Aufschluß über den Spontanverlauf geben, liegen bisher nicht vor.

Bei embolischen Verschlüssen der Aorta terminalis konnten BURT u. Mitarb. (1952) in 8 von 16 Fällen nicht operativ vorgehen; zwei dieser Patienten, bei denen der Verschluß inkomplett war, erholten sich. Die operierten Patienten wiesen nach verschiedenen Zeiten Verbesserungen der peripheren Zirkulation auf. Weitere Operationserfolge konnten von BURGESS und HARTWELL (1949), WILSON (1949), PATEL u. Mitarb. (1950), TAYLOR (1951), WELLS und DENNEEN (1951), FRASER und GOLDBERG (1951) mitgeteilt werden.

Arterienresektionen werden weniger häufig vorgenommen (SHNAYERSON 1951; STEINHARDT 1950; VALLS-SERRA 1951). Mitunter lassen sich durch knochenplastische Eingriffe thromboseauslösende Hindernisse beseitigen wie in dem von DURANTE und GROSSI (1949) behandelten Fall mit Thrombosierung der A. subclavia durch Schultergürtelsyndrom.

Die Unterbindung peripherer Venen, von SEIDEL (1955) anhand einer Beobachtung von Rückbildung peripherer Ischämie nach akzidenteller Venenthrombose bei vorheriger erfolgloser Sympathektomie günstig beurteilt, wird von anderen Autoren (LAWRENCE und DODDS 1955) nicht empfohlen.

Die Bedeutung der Sympathektomie für die Behandlung des akuten Arterienverschlusses erkennen vor allem jene Autoren an, die von der Wirksamkeit des postembolischen Arterien- und Kollateralenspasmus überzeugt sind. Trotz günstiger Erfahrungen (BROWN und ADSON 1925; CRAIG, HORTON und SHEARD 1933; PIERI 1950; CAITHAML 1954) erscheint besonders bei akuten Ischämien die Gefahr einer durch Blutdruckabfall verursachten ischämischen Gangrän beachtenswert. Nach Tierversuchen von FLASHER u. Mitarb. (1954) ist bei drohenden Hautnekrosen an den Acren das Verfahren vorteilhaft. Weniger riskant ist eine paravertebrale Novocainblockade, die sich nach den Angaben von MILWIDSKY u. Mitarb. (1952) sowie LARY und DE TAKATS (1954) bewährt hat. CAITHAML (1954) empfiehlt die Kombination der paravertebralen Sympathicusblockade mit intravenöser Infusion von Panthesin-Hydergin (60—100 cm³ einer 0,3%igen Panthesinlösung mit 0,6—1,2 mg Hydergin in 200—300 cm³ physiologischer Salzlösung). Diese Behandlung ist auch zur Ergänzung eventuell notwendiger Embolektomien geeignet. Von der früher verwendeten Spinalanaesthesie mit subarachnoidaler Novocaininjektion (EMMETT 1934) macht man keinen Gebrauch mehr.

Wenn sich auch in gewissen Fällen die Embolektomie nicht umgehen läßt, so können zahlreiche Patienten durch energische und zweckmäßige konservative Behandlung mit Antikoagulantien, eventuell mit intraarterieller Anwendung gefäßerweiternder Mittel, über das Stadium der drohenden Gangrän hinweggebracht werden. Wegen der hohen Quote letaler Ausgänge bei großen Embolektomien im Bereich der terminalen Aorta (nach MILWIDZKY u. Mitarb. 1952 verlaufen bis zu $^2/_3$ der Fälle tödlich) wird vielfach ein möglichst konservatives Verhalten empfohlen. RICHARDS (1954) hält seine Ergebnisse für besser als die bei operationsfreudiger Einstellung. Es sind mehrere Fälle beschrieben, bei denen unter konservativer Therapie Aortengabelembolien mit befriedigendem Endresultat überstanden wurden, z. B. von GESENIUS (1950): Im Falle von JIRZIK (1955) fehlt die aortographische Bestätigung.

Zur Therapie von Fettembolien empfahl RAPPERT (1939) wiederholte intravenöse Gaben von je 10 cm³ einer 20%igen Lösung von dehydrocholsaurem Natrium. In der mitunter als verblüffend günstig bezeichneten Wirkung will er sogar eine Bestätigung der Diagnose Fettembolie sehen.

ε) Prognose.

Die Aussichten, eine periphere Embolie zu überstehen, hängen von der Schwere des Insultes sowie vom allgemeinen und vom kardiovasculären Zustand des Patienten ab. Erst in zweiter Linie ist die Perfektion der chirurgischen Technik in Rechnung zu stellen. Kardiovasculär dekompensierte Patienten, insbesondere Kranke mit Herzdilatation, haben eine bedeutend schlechtere Prognose, als bislang herzgesunde Individuen mit nicht dilatiertem Herzen und normalem Herzrhythmus. Akzidentelle Infektionskrankheiten verschlechtern die Aussichten erheblich, desgleichen hochgradige periphere Arteriosklerosen, Cerebral- und Coronarsklerosen sowie Diabetes mellitus. Statistiken lassen keinen verbindlichen Rückschluß auf die Allgemeinprognose zu, weil je nach dem in die Operationsindikation einbezogenen Patientenkreis der Anteil an hoch riskanten Fällen verschieden ist. ALLEN, BARKER und HINES (1935) konnten für die Erfolge der konservativen und der chirurgischen Behandlung folgende Statistik aufstellen: Unter 46 Embolien und 54 akuten Arterienthrombosen (insgesamt

100 Patienten) wurden 12 amputiert. Fünf von diesen kamen anschließend ad exitum. Außerdem starben 12 nichtoperierte Kranke. 31 embolisierte Extremitäten erholten sich postoperativ; 3 Patienten starben ohne Gangrän. Von 54 akuten Thrombosen an 60 Extremitäten erholten sich 29 Extremitäten (1 Patient starb ohne Gangrän); 31 Extremitäten wurden gangränös und brachten 14 Patienten ohne Amputation ad exitum; 15 Patienten mußten amputiert werden, davon 7 mit letalem Ausgang. Demnach hat der embolische Verschluß eine etwas günstigere Prognose als der thrombotische.

b) Arterielle Thrombose.

Die Entstehung arterieller Thrombosen auf der Basis von Lumenveränderungen sowie von Oberflächenveränderungen der Intima, sei es entzündlicher oder degenerativer Art, ist leicht erklärlich. Schwerer verständlich sind die Kausalzusammenhänge in solchen Fällen, in denen arterielle Thromben bei glatten Arterienwänden gefunden werden. Nach E. Müller (1955) und Meessen (1939) kommt es auf Grund von fibrinoiden Verquellungen der Intima, die häufig nur unbedeutende morphologische Veränderungen erkennen läßt, zu arteriellen Thrombosen. Apitz (1944) nimmt an, daß sich auf dem Boden dieser Fibrinimprägnation Agglutinationsthromben ohne wesentliche Mitwirkung von Gewebsthrombokinase ausbilden können. Hypoxische Faktoren sowie verlangsamte Zirkulation bei vermindertem Blutdruck können dabei begünstigend wirken. Finden sich bei unauffälligen Gefäßwänden an voneinander entfernten Stellen des Körpers derartige Arterienthrombosen, so sprechen manche Autoren von „Fernthrombosen". E. Müller (1955) erwähnt den Fall einer 61jährigen Patientin mit Pankreascarcinom, Lebermetastasen und Ascites, bei der solche Fernthromben auftraten und über eine Coronarthrombose zum Tode führten.

Die funktionellen Ausfälle im Gefolge von thrombotischen Arterienverschlüssen gleichen weitgehend den Symptomen beim embolischen Arterienverschluß. Doch ist ihre Ausprägung und Ausbreitung in der Regel langsamer, bisweilen schleichend oder schubweise (de Wolfe u. Mitarb. 1954). Eine gewisse Tendenz des Thrombenwachstums von distal nach proximal ist häufig unverkennbar.

Schrader (1955) hat auf die erheblichen Diskrepanzen zwischen den klinischen und den pathologisch-anatomischen Initialstadien thrombotischer Arterienprozesse unter Berufung auf die Ergebnisse von Wylie und McGuiness (1953) aufmerksam gemacht; diese Autoren stellten fest, daß erst dann klinische Zeichen einer arteriellen Insuffizienz manifest werden, wenn der ursprüngliche Arterienquerschnitt auf etwa 10% des Ausgangswertes beschränkt ist.

Bei Verschluß einer Hauptarterie wird die kollaterale Versorgung des von der Zirkulation abgesperrten Gebietes durch kleinere noch offen stehende Arterien übernommen, die mit dem Stromgebiet anderer Arterien Verbindungen aufnehmen. Edwards (1954) unterscheidet hinsichtlich der verschiedenen arteriellen Gefäßversorgung 3 Klassen; am günstigsten sind die Voraussetzungen für die kollaterale Blutversorgung an solchen Organen und Körperbezirken, deren Durchblutung bereits normalerweise durch mehrere, aus verschiedenen Richtungen kommende Hauptarterien erfolgt. Die ungünstigsten Verhältnisse finden sich bei einseitiger Gefäßversorgung, wobei die betreffenden Gebiete besonders vulnerabel und vermehrt nekrosegefährdet sind. Im Extremitätenbereich gilt besonders die Ferse als ein Gebiet mit ungünstiger kollateraler Blutversorgung (Stucke 1956).

Distal des Arterienverschlusses kommt es zu einer Erweiterung der Arterie; dieses Gebiet ist das Ziel zahlreicher kollateraler Versorgungsarterien (Flasher u. Mitarb. 1951). Durch spezielle Untersuchungstechnik konnten Akrawi und

WILSON (1950) an amputierten Gliedmaßen feststellen, daß in den obliterierten Arterien neben der Capillarisierung des Verschlußthrombus und neben den im Thrombengewebe sich ausbildenden endothelausgekleideten Sinus noch anderweitige längsverlaufende Kanäle mit elastischer Auskleidung angelegt werden, die bis in die schmalen offenen Seitenäste des Arterienstammes hineinreichen und damit eine wichtige Funktion bei der Kollateraldurchblutung übernehmen.

α) Thrombosen der Digitalarterien.

Digitale Arterienthromben äußern sich durch starke, irreversible Cyanose. Die Rückbildungstendenz ist schlecht. Schmerzen können fehlen. Im Falle der Gangrän steigern sie sich zur Intensität typischer ischämischer Nervenschmerzen.

β) Thrombosen im Beinbereich.

Je weiter peripher der Arterienverschluß lokalisiert ist, desto ungünstiger sind die Aussichten für eine Kollateralzirkulation und desto größer ist die Gefahr von Nekrosenbildungen.

Arterielle Thromben im Popliteabereich sind deshalb besonders gefährlich, weil die Kollateralverhältnisse extrem ungünstig liegen. Dies gilt besonders für Thrombosen der A. tibialis posterior. Ein weiterer ungünstiger Faktor sind zusätzliche proximal lokalisierte Arterienstenosen, etwa im Femoralis- oder im Ilicabereich; in solchen Fällen ist, besonders bei rascheren Verläufen, die Extremität erheblich gefährdet.

Die Thrombose der A. femoralis beginnt meist am distalen Eingang des Adductorenkanals (LINDBOM 1952). Die hier lokalisierten Arterienstenosen sind nach SCHRADER (1950) und WANKE (1953) die häufigsten arteriellen Durchblutungsstörungen überhaupt (Arteriose der A. femoralis, SCHRADER 1950). Hinsichtlich der Thromboseneigung nimmt die A. femoralis eine Sonderstellung ein (WEIS 1950). Die Thrombosen werden dadurch begünstigt, daß im Verlaufe der 20 bis 25 cm langen Strecke des Adductorenkanals die Arterie keine Seitenäste abgibt, wodurch vermehrte Gelegenheit zur Thrombosierung besteht. Demgemäß wird ein von distal nach proximal fortschreitendes Wachstum der Femoralarterienthromben, das klinisch lange Zeit latent bleiben kann, beobachtet (keine Obliteration von Kollateralarterien). Die Symptome dieses Verschlusses bestehen hauptsächlich in einer Dysbasie der Wadenmuskulatur (Femoralis-Syndrom; Palma-Syndrom: BUSTOS 1950; BUSTOS und BASCH 1951). Die Kollateralversorgung ist meist günstig und wird durch die A. profunda femoris übernommen, die eine Verbindung zu den nicht thrombosierten Bereichen der A. femoralis distal vom Adductorenkanal herstellt und nur äußerst selten selbst der Thrombose anheimfällt (SCHRADER 1955). SCHRADER (1955) sah nur einmal unter 450 arteriellen Durchblutungsstörungen das Verschlußsyndrom der A. profunda femoris (vgl. BERNASCONI und PALOMBA 1953). Die Hauptbedeutung der Thrombosen der A. femoralis liegt nicht so sehr in der unmittelbaren Wirkung auf die arterielle Versorgung der Peripherie, die meist ausreichend kompensiert wird, sondern in der Gefahr des Fortschreitens in den Bereich der A. ilica. Therapeutisch erübrigen sich operative Eingriffe, da Nekrosen kaum auftreten. Übungsbehandlung macht die arterielle Insuffizienz geringer.

γ) Beckenarterienthrombosen.

Thrombosen der A. ilica externa können sowohl isoliert, d.h. ohne gleichzeitige Thrombosen der A. femoralis, vorkommen wie auch in Verbindung mit Femoralisthrombosen; letzteres ist doppelt so häufig (SCHRADER 1955). Isolierter thrombotischer Verschluß der A. ilica externa zeigt sich durch eine charakteristische Dysbasia intermittens der Wadenmuskulatur an. Während bei akutem Auftreten (Embolie) eine Gangrän sich entwickeln kann, ist die Prognose bei den weniger schlagartigen Verschlüssen der A. ilica externa wesentlich besser. Ätiologisch kommen nur selten traumatische Veränderungen in Frage (ARNULF und DU COLOMBIER 1952), meist endangitische oder arteriosklerotische Prozesse.

Die mit Femoralisthrombose kombinierte Form der Thrombose der A. ilica externa führt ebenfalls zur Claudicatio, wobei bisweilen durch zusätzliches Übergreifen auf die A. ilica interna eine Oberschenkelclaudicatio geringeren Ausmaßes hinzutreten kann. Da die Prozesse durch ihren langsamen Verlauf meist Gelegenheit zur Ausbildung von Kollateralen geben, kommt es selten zu trophischen Störungen. In Einzelfällen können isolierte und kurze segmentale Stenosen der A. ilica externa operativ zugänglich sein. Auf die A. ilica communis übergreifende Verschlüsse sind inoperabel (SCHRADER 1955).

Die Thrombose der A. ilica communis, trotz ihres häufigeren Vorkommens gegenüber den Aortenthrombosen in der Literatur früher stiefmütterlich behandelt (DE WOLFE u. Mitarb. 1954; SCHRADER 1955), ist ebenso häufig wie die ascendierende Femoralis-Ilica-externa-Thrombose und 7mal häufiger als die Aortenthrombose. Sie verursacht in typischen (isolierten) Fällen dysbatische Schmerzen im Hüft- und Oberschenkelbereich, weil die für die Durchblutung dieser Gebiete zuständige Ilica interna beim Ilica-communis-Verschluß nur über Anastomosen mit Blut versorgt wird. Bei Männern führt doppelseitige Thrombosierung nicht selten zu Erektionsschwäche, da der A. ilica interna auch die Füllung der Corpora cavernosa penis obliegt, und zwar um so mehr, je näher die Stenose an den Abgang der Ilica interna heranreicht. Dieses Symptom ist differentialdiagnostisch zur Erfassung isolierter Ilica interna-Thrombosen verwertbar. Bei Verschlüssen distal des Abgangs der A. ilica interna, also in der A. ilica externa, finden sich keinerlei Oberschenkel-, Hüft- und Erektionsbeschwerden, sofern die proximalwärts der Stenose verlaufenden Arterien frei sind. Ruheschmerzen kommen bei isolierten Ilica communis-Stenosen kaum vor. SCHRADER (1955) erwähnt das Auftreten unwillkürlicher Extremitätenzuckungen bei Nacht im Bereich der befallenen Muskulatur. Fehlen oder erhebliche Abschwächung der Leistenpulse kann durch Palpation und Oszillographie nachgewiesen werden. Ilica communis-Stenosen führen auch zur Blässe der Extremitätenhaut, besonders im Oberschenkelbereich. Für Ilica-interna-Verschlüsse gilt das Auftreten von Glutaeusparästhesien als charakteristisch (SCHRADER 1955). Die Hauptbedeutung der Ilica-Thrombosen besteht in ihrer häufigen Aszendenz in die Aorta (STRAUS u. Mitarb. 1946; SCHRADER 1955). Gesellt sich zu Beckenarterienthrombosen ein peripherer Arterienverschluß, besonders im Bereich der A. poplitea und der A. tibialis posterior, so kommt es nur in 75% dieser Fälle zur Kompensation, in 25% tritt Nekrose ein. Entstehen die Beckenarterienthrombosen ascendierend aus Verschlüssen peripherer Arterien, so ist wegen der Unmöglichkeit der Kollateralversorgung (kein Anschluß an eine distale Hauptarterie) die Prognose ungünstig. Isolierte segmentale Ilicaverschlüsse können in Einzelfällen durch Operation (Desobstruktion oder Arterienresektion mit nachfolgender Transplantation) erfolgreich beeinflußt werden. SZILAGYI und OVERHULSE (1955) sahen bei 27 eigenen Fällen 76% günstige postoperative Verläufe, wobei sie sich der arteriellen Gefäßverpflanzung bedienten.

δ) Thrombosen der Bauchaorta.

Die Häufigkeit der Bauchaortenthrombosen schätzt SCHRADER (1955) nach der umfangreichen Literatur auf etwa 1% der arteriellen Durchblutungsstörungen. STARER u. SUTTON (1958) fanden bei Durchsicht eines

4 Jahre umfassenden Obduktionsmaterials die Aortenthrombose in 0,12—0,15%. Es ist Schraders Verdienst, einen ausgezeichneten monographischen Überblick über die bis 1955 mitgeteilten Beobachtungen über die Thrombosen der Beckenarterien erarbeitet zu haben. Darüber hinaus konnte er die Symptomatologie dieser Zustandsbilder, die bisher zu schematisch und unkritisch gehandhabt wurde, auf bisher unerreichte Art in verständlicher Form darstellen. Ermöglicht wurde dies durch klinische und aortographische Subtildiagnostik. Einzelheiten über historische, statistische und kasuistische Fragen sind der Schraderschen Monographie zu entnehmen, deren Ausführungen wir uns nur im wesentlichen anschließen können.

Pathogenetisch sind zu unterscheiden:

a) Ascendierende, aus einer Thrombose der A. ilica communis entstehende Aortenthrombosen; sie werden am häufigsten klinisch festgestellt;

b) descendierende Thrombosen, die von der Aorta in die Bifurkation gelangen;

c) ascendierende Thrombosen, die von der A. femoralis ausgehend über die Aa. ilicae die Aorta erreichen.

Bogardus u. Mitarb. (1954) machten auf den pathogenetischen Faktor des Blutaufpralls auf die Beckenarterienwände aufmerksam, welcher der Entwicklung von Intimaveränderungen Vorschub leistet.

Es wäre falsch, Totalverschlüsse der Aorta und der großen Beckenarterien als unvereinbar mit dem Leben zu bezeichnen. Charakteristisch ist bei diesen Thrombosen vielmehr der lange, torpide und meist schleichende Verlauf mit Anamnesen von über 10 Jahren Dauer (in 20% der Fälle), durchschnittlich 5 Jahren Dauer, sowie das hohe Alter der Kranken. Gewöhnlich findet man die Zeichen vorzeitiger Alterung und allgemeiner Sklerose, verbunden mit organischen Herzveränderungen, selten nur Hypertonie und Diabetes (Schrader 1955). Den Hauptanteil der Kranken bilden Männer zwischen 40 und 60 Jahren. Starer u. Sutton (1958) errechneten aus ihren 32 Beobachtungen von Aortenthrombosen ein Durchschnittsalter von 51,3 Jahren.

Symptomatologie. Das charakteristische Syndrom des Aortenverschlusses sah man in Erektionsstörung, Atrophie und Schwäche der Beinmuskulatur, Blässe und Kälte der Haut (Lériche 1923). Hinzu kann Haarausfall an den unteren Extremitäten kommen (Milanes u. Mitarb. 1952). Auf Grund der Erfahrungen von Cleland (1944), Wanke (1953), Barnett u. Mitarb. (1952), Loose und Harms (1954); de Wolfe u. Mitarb. (1954) sowie Wanke und Alnor (1955) sind hierzu noch der doppelseitige dysbatische Wadenschmerz, die Claudicatio der Hüftmuskulatur (Kramer u. Mitarb. 1958) und vor allem das Fehlen der Femoralispulse zu rechnen (Schrader 1955).

Nach Milanes u. Mitarb. (1952) stellt die Arteriosklerose den Hauptanteil der Patienten; auch de Wolfe u. Mitarb. (1954) halten sie für das am häufigsten zugrunde liegende Krankheitsbild. Daneben spielen die Endangitis obliterans, thromboembolische Insulte aus dem linken Herzen, sowie seltener myxomatöse Bildungen in den Herzhöhlen (Young u. Mitarb. 1947) eine Rolle. Trotz vielfach behaupteter Progressionsneigung der Aorta- und Ilicathrombosen wird von anderer Seite (de Wolfe u. Mitarb. 1954; Milanes u. Mitarb. 1952) gerade das geringe Fortschreiten der Thrombosen betont. Unter 31 Fällen konnten de Wolfe u. Mitarb. (1954) nur einmal die Aszendenz einer Ilicathrombose zur Aortengabelthrombose beobachten. Eines der Kernsymptome der Aortengabelverschlüsse ist die Erektionsschwäche männlicher Patienten, bedingt durch den gleichzeitig vorhandenen doppelseitigen Ilica interna-Verschluß (Barnett u. Mitarb. 1952; Schrader 1955). Das Symptom wurde von Loose (1954) unter 550 aortographierten Patienten insgesamt in 21,3% der Fälle gefunden.

Der klinische Beschwerdetyp der Aortengabelthrombose ist nach SCHRADER (1955), sowie WYLIE und MCGUINESS (1953) nicht konstant, weil das Ausmaß der Stenosierung bzw. Thrombosierung im Bereich der A. ilica communis und der A. ilica interna sowie die Beteiligung von Becken-, Hüft- und Oberschenkelarterien sehr wechselnd sein kann. SCHRADER (1955) kommt auf Grund einer Auswertung der Symptome an 154 Aortenthrombosen zu folgenden charakteristischen Zeichen:

1. Doppelseitiger dysbatischer Wadenschmerz in 90% der Fälle, wobei die Gehstrecke zwischen 30 und 50 m durchschnittlich beträgt (nur selten Hüft-, Kreuz- und Gesäßschmerzen).

2. Krampfartige nächtliche Ruheschmerzen der Wade, die jedoch durch (häufig simultan vorhandene) weiter peripher lokalisierte Arterienstenosen verursacht sind; außerdem Ruheschmerzen im Bereich von Füßen und Zehen, besonders bei Fällen, die aus ascendierenden Femoralisthrombosen hervorgegangen sind.

3. Erektionsschwäche männlicher Patienten, weniger konstant die als Wadendysbasie.

4. Nur selten Bauchschmerzen.

Der Befund ist ferner charakterisiert durch abgefallene Hauttemperatur, Blässe oder Cyanose im Bereich der Beine, durch erheblich verzögerte reaktive Hautrötung (5 min), durch charakteristische Änderungen im Ballistokardiogramm (ELKIN und COOPER 1949), sowie vor allem durch das Fehlen der Leisten- und Fußpulse, was nicht nur oszillographisch sondern palpatorisch leicht feststellbar ist. Das letztgenannte Symptom bietet zusammen mit der doppelseitigen Wadendysbasie das wesentliche Zeichen für die Diagnose des Aortenverschlusses. STARER und SUTTON (1958) beschrieben ein systolisches Geräusch, das über den Processus spinales der Lendenwirbelsäule hörbar ist und durch Strömung in arteriellen Kollateralen zustande kommen soll.

Für Fälle, bei denen ein operativer Eingriff überhaupt in Erwägung gezogen werden kann, liefert die Aortographie (Nachweis des Abbruches des Kontrastmittelschattens in der Aorta) weitere spezielle Aufschlüsse. Außer mit Hilfe der abdominalen Palpation, bei der das Fehlen von Aortenpulsationen festgestellt werden kann, bietet die Aortographie die einzige Entscheidungsmöglichkeit, ob es sich um eine Aortenthrombose oder um eine doppelseitige vollständige Thrombose beider Aa. ilicae communes handelt. Ohne aortographische Untersuchung ist auch unter sonst günstigen Voraussetzungen an einen operativen Eingriff nicht zu denken (GESENIUS 1950; CARROLL u. Mitarb. 1952; ELLIOTT und PECK 1952; KEKWICK u. Mitarb. 1952; SHAPIRO 1952; MILANES u. Mitarb. 1952; DE WOLFE u. Mitarb. 1954). Durch dieses Verfahren läßt sich auch das Ausmaß der Kollateralzirkulation (SZILAGYI und OVERHULSE 1955 u. a.) feststellen.

Oszillographische Untersuchungen wurden von GESENIUS (1950) und ÖRNDAHL (1953), weiterhin besonders ausführlich von SCHRADER (1955) mitgeteilt.

Daß trotz dieser diagnostischen Möglichkeiten die Unterscheidung gegenüber einer generalisierten Panangitis, namentlich beim Hinzukommen eines renalen Hochdrucks, schwierig sein kann, geht unter anderem aus der Mitteilung von PORTWICH und REINWEIN (1956) hervor.

Die bei Aortengabelverschlüssen einspringenden Kollateralen kommen zustande

a) über die A. mesenterica caudalis durch Verbindungen mit der A. ilica interna;

b) über die A. thoracica interna durch Verbindungen mit der A. epigastrica cranialis und der A. epigastrica caudalis;

c) über die Aa. intercostales durch Verbindungen mit der A. epigastrica caudalis usw., sowie

d) über die A. mesenterica cranialis zur A. mesenterica caudalis (Riolan-Anastomose[1]) zum Bereich der A. ilica interna.

Die relativ besten Kollateralzirkulationen werden bei den proximal sitzenden isolierten Ilica communis-Thrombosen, sowie bei auf die Aorta beschränkten Thrombosen gefunden (GESENIUS und NEUBART 1950).

Die erhebliche Zahl unvollständiger thrombotischer Verschlüsse (DE WOLFE u. Mitarb. 1954) führt zu Überschneidungen und Durchbrechungen der oben skizzierten Beschwerdekomplexe. Unvollständige Verschlüsse im Ilicabereich bewirken nur selten (nach DE WOLFE u. Mitarb. 1954 nur in einem von 47 Fällen) Impotenz und verursachen überwiegend Glutaeusparästhesien und Muskeldysbasie im Bereich der Beine.

Begleitende Thrombophlebitiden gelten nicht als häufig (W. M. BOYD 1950; LUETH 1940; SCHRADER 1955). Durchblutungsstörungen des Rückenmarks kommen nach SCHRADER (1955) im Gefolge von Aortenthrombosen nicht zustande.

Die *Prognose* der Beckenarterienthrombosen ist bei 55—65jährigen hinsichtlich der Erhaltung der Extremitäten im allgemeinen auf 3—5 Jahre gut; bei 30—40-jährigen Patienten soll sie wegen des schnelleren Krankheitsablaufes ungünstiger sein. STARER u. SUTTON (1958) konnten unter 32 Patienten mit Aortenthrombose in 20 Fällen eine langsame Progredienz, bei 12 Patienten dagegen einen klinisch akuten Beginn des Beschwerdekomplexes verzeichnen.

Die allgemeine Lebenserwartung bei isolierten Beckenarterienthrombosen schätzt SCHRADER (1955) auf 10—15 Jahre. Doch muß bei generalisierten Gefäßkrankheiten, z. B. typischen Endangitiden, mit erheblich kürzerem Verlauf gerechnet werden.

Die *Therapie* soll, da eine befriedigende chirurgische Behandlung in der Regel nicht zur Verfügung steht, bei umfangreichen Beckenarterienthrombosen grundsätzlich konservativ sein (DE WOLFE u. Mitarb. 1954; SCHRADER 1955). Der operative Eingriff sollte auf segmentale Stenosen mit guter distaler Durchgängigkeit der Arterien beschränkt werden (FONTAINE 1955; LUKE 1954). Wenn trotzdem kasuistische Mitteilungen über erfolgreiche Gefäßtransplantationen bekannt wurden (GIBERSON u. Mitarb. 1954; MEILLERE 1950; OUDOT 1951) ändert dies nichts an der sehr ungünstigen Statistik, die aus der chirurgischen Literatur hervorgeht. Durch Thrombendarteriektomie kann nur bei kurzen segmentalen Stenosen ein Erfolg erzielbar sein. Selten sind die Fälle, bei denen eine Umgehungsoperation (by-pass operation mit Arterienplastik) sinnvoll ist. In der Frage der Heparinisierung vor, bei und nach operativen Eingriffen werden verschiedene Standpunkte vertreten. Der vordringlichste Zweck, die Verhinderung der Thrombenbildung distal der während der Operation abgeklemmten Arterienbereiche, läßt sich durch maschinelle Infusion während der Operation mittels Polyäthylenkatheter erreichen. Über den Wert einer post operationem fortgesetzten Heparin- und Antikoagulantienbehandlung gibt es unterschiedliche Meinungen.

Sympathektomien sind bei Beckenarterienthrombosen meist nicht nötig, da ohnehin keine Hautdefekte sondern meist nur Dysbasien vorliegen. In Einzelfällen mit drohenden Hautnekrosen kommt der Eingriff in Frage.

Bei der allgemein gesteigerten Operationsgefährdung der Patienten, die nach GOTTLOB (1952) und SCHRADER (1955) sich aus der kardiovasculären Situation ergibt, muß Zurückhaltung bei der Indikationsstellung als zweckmäßig erscheinen.

---

[1] Benannt nach JEAN RIOLAN (Riolanus), Paris (1577—1657).

Als Komplikationen von Bauchaortenthrombosen sind Verschlüsse der A. spermatica möglich; SHANK (1950) beschrieb einen derartigen Verschluß durch ein Aneurysma der A. ilica communis.

Abdominale Schmerzen konnte SCHRADER (1955) nur in 5 von 154 Fällen von Aortenthrombose beobachten, obwohl sie zufolge der häufigen Mesenterialarterienverschlüsse öfter zu erwarten wären. Bei etwa $^3/_4$ aller Aortenthrombosen wird die A. mesenterica caudalis verschlossen gefunden; doch sind Fälle von Sigmoidgangrän (THEIS 1952; THOMSON 1948) relativ selten, da das langsame Fortschreiten der Aortenthrombose die Möglichkeit einer Kollateralversorgung begünstigt (MERSHEIMER u. Mitarb. 1953). Sogar beim Verschluß der A. mesenterica cranialis sind die klinischen Symptome der arteriellen Insuffizienz des Intestinalbereiches nach SCHRADER (1955) mitunter gering. Bei plötzlichem Auftreten kann der Verlauf akut tödlich sein (vgl. DE LORENZO und SMANIO 1950; LOIZZI 1953).

Wird in eine Aortenthrombose der Abgang einer Nierenarterie oder beider Nierenarterien einbezogen, kann es je nach dem Grad der Nierenischämie zur Entwicklung einer renalen Hypertonie kommen (vgl. WOLLHEIM und MOELLER: Hypertonie, dieses Handbuch Bd. IX/5, S. 625). Jeder renale Hochdruck bei Patienten mit Durchblutungsstörungen sollte nicht nur an streng intrarenale Gefäßprozesse denken lassen, sondern auch an die therapeutisch ungleich dankbareren Aorten- und Nierenarterien-Thrombosen. Entsprechende Fälle wurden in den letzten Jahren vielfach mitgeteilt (STAHNKE 1928; WANG 1949; BOHLE 1950; FREEMAN u. Mitarb. 1954; BRASS 1950; MALISOFF und MACHT 1951; MARTORELL 1953; SCHRADER und GADERMANN 1953; FELLMANN und ZOLLINGER 1953; HUEBER u. Mitarb. 1954; POUTASSE 1956; HILLENBRAND und WOLF 1956; KRAUTWALD u. Mitarb. 1955; CARSTENSEN 1957; WYATT u. FELSON 1957).

Klinisch wird von MALISOFF und MACHT (1951) sowie von POUTASSE (1956) ein abdominaler oder seitlicher Schmerz (Nierengegend) beschrieben, der dem rapiden Blutdruckanstieg vorausgeht. Bei einseitigen Prozessen können urographisch eventuell einseitige Ausfälle der Nierenfunktion festgestellt werden. Im Bereich der erkrankten Niere kommt es zunächst zur Verminderung der Gesamtdurchblutung, später zur Abnahme des Glomerulumfiltrats. Die wichtigste diagnostische Methode ist die Aortographie. Therapeutisch ist entweder an eine operative Desobstruktion verlegter Nierenarterien oder an einseitige Nephrektomie zu denken, falls eine suffiziente Zweitniere vorhanden ist. Die Heilung derartiger Patienten durch Operation ist beschrieben (MALISOFF und MACHT 1951; FREEMAN u. Mitarb. 1954; POUTASSE 1956 u. a.).

ε) Aortenbogensyndrom.

Obwohl bereits seit über 100 Jahren klinische Beobachtungen über das Aortenbogensyndrom gesammelt wurden, verdankt man die Kenntnis dieses Krankheitsbildes hauptsächlich den Beobachtungen der letzten 50 Jahre, die sich mit Durchblutungsstörungen im Bereiche des Kopfes und des Schultergürtels befaßten. Das gemeinsame dieses hauptsächlich im Bereiche des Aortenbogens und seiner Abgangsäste auftretenden Krankheitsbildes sind thrombotische Arterienverschlüsse auf entzündlicher Grundlage, die zu Stenosierungen in den aortennahen Bereichen der Schulter- und Kopfarterien führen. Obwohl es sich um keine nosologische Einheit handelt, sondern nur um eine weitgehend übereinstimmende klinische Symptomatologie, ist die Besprechung dieser Zustände und ihre Zusammenfassung unter der Bezeichnung Aortenbogensyndrom berechtigt. Bezüglich des älteren Schrifttums sei auf die Arbeit von HARDERS und WENDEROTH (1955) verwiesen.

Nach dem Japaner TAKAYASU (1908) wird die progressive obliterierende brachiocephale Arteriitis als „pulseless disease“ benannt. Ob die zunächst in Japan häufiger als in der übrigen Welt gestellte Diagnose des Krankheitsbildes (SHIMIZU 1948; SHIMIZU und SANO 1951) auf ein wirklich gehäuftes Vorkommen in diesem Lande zurückzuführen ist, läßt sich nicht beurteilen, zumal in letzter Zeit die Beobachtungen des Krankheitsbildes in Europa und Amerika erheblich zugenommen haben. In Afrika wurde von STERNE (1956) ein Fall beschrieben. HARDERS und WENDEROTH (1955) empfehlen die Eliminierung der formes frustes zugunsten einer Beschränkung auf die voll ausgebildeten Krankheitsbilder, während ROSS und MCKUSICK (1953) auch nicht voll entwickelte Zustände in ihre Untersuchungen einbezogen haben. Die Veröffentlichungen über sonstiges Vorkommen isolierter Carotisthrombosen (SWANSON 1951) und über Thrombosen der Armarterien (SCHAPOSNIK u. Mitarb. 1951) sind spärlich, wenn man von Fällen mit Endangitis obliterans (s. S. 285) absieht.

Bisher sind nach KALMANSOHN und KALMANSOHN (1957), HARDERS und WENDEROTH (1955) bereits weit über 100 Fälle von Aortenbogensyndrom in der Literatur mitgeteilt. Jedoch ist hieraus kein sicherer Rückschluß auf die Häufigkeit der Krankheit angängig, da das Syndrom bisher viel zu wenig Beachtung fand. KALMANSOHN und KALMANSOHN (1957) referieren über 90 in Japan und 32 außerhalb Japans beobachtete Fälle; deren Durchschnittsalter wird mit 31 Jahren angegeben. Die Krankheit tritt anerkanntermaßen bei jungen Frauen bevorzugt auf.

Pathogenese. Die dem Syndrom zugrunde liegenden Gefäßkrankheiten weisen lediglich eine gemeinsame Lokalisation auf. In vielen Fällen ließ sich eine syphilitische Aortitis als Grundlage ermitteln. Daß die syphilitischen Veränderungen im Gegensatz zu früheren Ansichten nicht streng auf die Aorta beschränkt bleiben, sondern in die Halsgefäße hineinreichen können, wurde von HÖLSCHER (1914) festgestellt. HARDERS und WENDEROTH (1955) sehen nach gründlicher Durchsicht der Literatur in der Syphilis die häufigste Ursache des Aortenbogensyndroms; meist handelt es sich dabei um eine diffuse Aortitis luica, seltener um luische Aortenaneurysmen (TÜRK 1901; TÖPPICH 1921; CRAWFORD 1921; STADLER 1932; COHEN und DAVIE 1933; KAMPMEIER und NEUMANN 1930; BITTORF 1947; BARKER 1949; LAMPEN und WADULLA 1950; VOLHARD 1950; ROSS und MCKUSICK 1953; FINCK 1954 u.a.). Überschneidungen mit gleichzeitig vorhandenen Aortensklerosen werden häufig angetroffen, zumal das Alter der Patienten keineswegs regelmäßig so niedrig ist, wie die Bezeichnung „young female arteritis“ (SKIPPER und FLINT 1952) vermuten läßt. Vielfach werden riesenzellige Arteriitiden gefunden (BUSTAMANTE u. Mitarb. 1954; MCMILLAN 1950; KRASNOFF und BRODY 1956), häufig auch riesenzellfreie Entzündungen (BARKER und EDWARDS 1955; MYERS u. Mitarb. 1956). Von MANGOLD und ROTH (1954) sowie CACCAMISE und WHITMAN (1952) wurden histologisch Endangitiden, von BROWN (1929) eine Periarteriitis nodosa, von SHIMIZU und SANO (1951) tuberkulöse Arteriitiden festgestellt. Nicht selten waren aneurysmatische Aortenveränderungen für die Durchblutungsstörungen verantwortlich (CRAWFORD 1921; BOYD 1924; KAMPMEIER und NEUMANN 1930), die erklärlicherweise zu funktionell gleichartigen Störungen führen können. Die Hereinnahme des Begriffes der Kollagenkrankheiten zur Erklärung des Syndroms (CHANG HSIOH-TEH u. Mitarb. 1955) bringt mehr Unklarheit in den Komplex als die Anerkennung verschiedenartiger unspezifischer Arterienentzündungen, wie der serösen Mesaortitis (HOMMERICH 1952) und rheumatischer Arteriitiden. Mit einer gewissen Wahrscheinlichkeit sind zum rheumatischen Formenkreis auch die Patienten mit young female arteritis zu rechnen, in der Regel junge Frauen zwischen 15 und 30 Jahren, hauptsächlich aus feuchtem Küstenklima (Japan,

Nordsee usw.), die anamnestisch vielfach rheumatische Erkrankungen aufweisen (Ask-Upmark 1954). Koszewski und Hubbard (1957) setzen sich für die Bezeichnung „branchiale Arteritis" wegen der auffälligen Lokalisation in der Kiemenbogengegend ein. Schließlich kann auch durch eine cervicale arteriovenöse Fistel das Syndrom hervorgerufen werden (Lewis und Stokes 1942), außerdem durch multiple Embolien (Alergant 1954). Fälle mit traumatischer Genese wurden von Broadbent (1875) (zit. nach Ross und McKusick 1953) sowie Cohen und Davie (1933) mitgeteilt. Kongenitale Kleinheit der aus dem Aortenbogen entspringenden Gefäßostien (Skipper und Flint 1952) sowie Gefäßanomalien im Aortenbogenbereich (Kampmeier und Neumann 1930; Ask-Upmark 1954) werden ebenfalls in die ätiologischen Erwägungen einbezogen. Auf die häufig komplexen Ursachen des Syndroms durch mehrere der genannten ätiologischen Faktoren wird von Harders und Wenderoth (1955) aufmerksam gemacht.

Symptomatologie. Während der akuten Schübe der dem Krankheitsbild zugrunde liegenden Prozesse sind entzündliche Allgemeinsymptome zu beobachten. Die Blutkörperchensenkung ist beschleunigt (Joob 1947; Frovig und Löken 1951; Ask-Upmark 1954 u. a.); es besteht Leukocytose und vielfach Fieber. Fehlende Senkungsbeschleunigung, Normocytose u. a. können trotz nachweisbarer Aortenbogensyndrome in den nicht entzündlichen Stadien der Krankheit vorkommen. Über das Verhalten der Eiweißkörper mit initialer Vermehrung der α_2-Globuline und anschließender Gamma-Globulinsteigerung wurde bereits bei der Riesenzellenarteriitis berichtet.

Im Mittelpunkt des klinischen Bildes stehen die Durchblutungsstörungen im Bereich des Kopfes und der oberen Extremitäten. Die Kranken sind cerebral leistungsunfähig und neigen zu Ohnmachtszuständen, besonders beim Stehen und beim Gehen, deren Intensität im Laufe längerer Krankheitsdauer zunimmt (Bustamante u. Mitarb. 1954; Wang Ming-Chèn 1958). Dagegen ist das Befinden im Liegen bedeutend besser (Mangold und Roth 1954). Muskelkrämpfe ähnlich den Zustandsbildern beim Adams-Stokes-Syndrom werden häufig beobachtet (Currier u. Mitarb. 1954), können sogar Anlaß zur Verwechslung mit Hirntumoren geben (Giffin u. Mitarb. 1939). Die Sehstörungen beruhen in erster Linie auf Ischämie des Auges, wobei sich örtliche Sehschwächen verschiedener Intensität bis zur totalen Amaurose einstellen können (Whitman 1952; Caccamise und Okuda 1954). Als charakteristisch gilt die Abnahme der Sehfähigkeit beim Gehen, weshalb Frovig (1946) von visueller Claudicatio spricht, und die Besserung beim Liegen. Der Netzhautarteriendruck ist insbesondere initial (Heydenreich 1957) erniedrigt, teilweise unter 10 mm Hg (Giffin u. Mitarb. 1939), was sich durch äußerliche Kompression der Halsschlagadern noch verstärken läßt. Im Netzhautbereich können ophthalmoskopisch Unterbrechungen der Blutsäule (Raeder 1927), sog. sludge phenomena und ähnliche Zustände beobachtet werden (Harders und Wenderoth 1955). Die Pupillen sind meist weit, die Iris bekommt dünnes, schleierartiges Aussehen. Linsentrübungen sind häufig. Oota (1940) sowie Whitman (1952) beschrieben peripapilläre arteriovenöse Anastomosen, Skipper und Flint (1952) Anastomosenbildungen im Irisbereich. Wang Ming-Chèn (1958) sah vermehrte Schlängelung und Dilatation von dunkelgefärbten Venen im Retinabereich. Bei einem Patienten dieses Autors waren in liegender Position die beim Aufsetzen deutlichen Pulsationen der Arteria centralis retinae nicht erkennbar. Über die erheblichen Einschränkungen der Sehfähigkeit (Bustamante u. Mitarb. 1954; Stefanescu u. Mitarb. 1956; Garrido u. Mitarb. 1953 u. a.) und die Gesichtsfeldeinschränkungen (Sato 1938 u. a.) sind sich die meisten Autoren einig. Auch Retinaatrophien, Degenerations- und Pigmentherde sowie Glaukombildungen mit

Opticusatrophie (Lewis und Stokes 1942) kommen vor. Manche Veränderungen dürften nicht allein auf ischämischer Basis, sondern auch durch Folgen einer arteriellen Hypertonie bedingt sein, z. B. cotton-wool-Exsudate (Lampen 1952), Netzhautblutungen und die Glaukome mit Opticusatrophie (Kalmansohn und Kalmansohn 1947). Das rechte Auge wird meist stärker geschädigt als das linke (Ask-Upmark 1954; Frovig 1946; Skipper und Flint 1952). In einigen Fällen ist auch die Hörfähigkeit vermindert (Crawford 1921; Marinesco und Kreindler (1936); doch sind diese Veränderungen seltener, weil die für die Innenohrversorgung zuständige A. vertebralis häufig nicht in den Prozeß einbezogen ist.

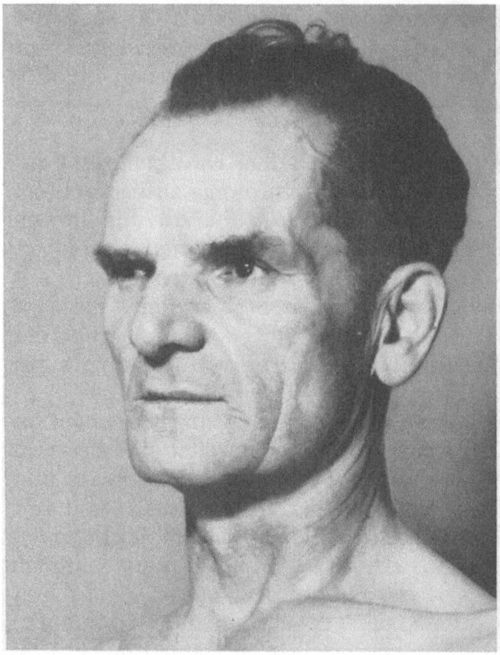

Abb. 62. „Knochenschädel" mit Enophthalmus und Atrophie des Temporalmuskels. (Nach Harders und Wenderoth 1955.)

Der gesamte Kopfbereich kann durch die Minderdurchblutung trophisch gestört sein. Harders und Wenderoth (1955) bieten eine eindrucksvolle Abbildung eines solchen „Knochenschädels" (vgl. Abbildung 62).

Sämtliche Weichteile und Muskeln treten gegenüber den Knochenteilen zurück. Es können sogar Entkalkungsvorgänge an den Knochen vorkommen (Marinesco und Kreindler 1936). Durch Knorpelatrophien kann es an der Nase zu Septumperforation (Harbitz 1926) und Sattelnasenbildung (Aggeler u. Mitarb. 1941; Marinesco und Kreindler 1936) kommen. Im Mundbereich sind Zahnverluste und marginale Parodontitiden beobachtet (Brown 1939; Martorell und Fabre 1954). Kaumuskelschwäche (Dysbasia masticatoria) beschrieb Ask-Upmark (1954). In vereinzelten Fällen wurden Ulcerationen beobachtet, so an der Nasenspitze (Caccamise und Whitman 1952) und an der Ohrmuschel (Kouretas und Djacos 1941). Schleimhautatrophie soll nach Kalmansohn und Kalmansohn (1957) keine Seltenheit sein.

Die oberen Extremitäten stehen unter einer besonders quälenden arteriellen Insuffizienz (Ask-Upmark 1954), wodurch kaum das Heben der Arme möglich ist (Chang Hsioh-Teh u. Mitarb. 1955). Armmuskelatrophien (Martorell und Fabre 1954) sowie Handmuskelschwund (Marinesco und Kreindler 1936) wurden festgestellt. Auffällig ist die Neigung zu starker Auskühlung der Arme (Lampen und Wadulla 1950; Harders und Wenderoth 1954) und zu trophischen Veränderungen der Nägel, außerdem zu Trommelschlegelfingern (Marinesco und Kreindler 1936).

Das Fehlen der Pulse und die Kleinheit der oszillometrischen Ausschläge waren für die Bezeichnung „pulseless disease" bestimmend.

Die kaudalen Körperbereiche lassen in charakteristischen Fällen eine arterielle Hypertonie erkennen (Lampen und Wadulla 1950; Lampen 1952; Stefanescu und Nicolaescu 1956), verbunden mit Tachykardie und Leukocytose als Zeichen eines übermächtigen Sympathicuseinflusses. Der Hochdruck ist durch die verminderte Druckwirkung im Carotisbereich als Entzügelungshochdruck zu erklären (LAMPEN und WADULLA 1950; VOLHARD 1950). Nach HARDERS und WENDEROTH (1955) wäre daneben auch die ätiologische Rolle der Einengung des arteriellen Windkessels durch den Grundprozeß, des Übergriffes der Aortitis auf aortale Vagusfasern (STADLER 1932) sowie der Reaktion auf die zentrale Hypoxämie und Hypoxie zu diskutieren. LAMPEN (1952) bezeichnet diesen Hochdruck als einen Erfordernishochdruck mit sinnvoller Wirkung (Behebung der kranialen Ischämie), (vgl. WOLLHEIM und MOELLER dieses Handb., Bd. IX/5).

Für Fälle mit ausgeprägter Hypertonie der kaudalen und Hypotonie der kranialen Körperbereiche ist wohl die Bezeichnung „umgekehrtes Isthmusstenosen-Syndrom" gerechtfertigt (VOLHARD 1950). Die Ischämie der kranialen Körperbereiche führt dabei zur Ausbildung charakteristischer Kollateralkreisläufe (BITTORF 1947; TÜRK 1901; FROVIG und LÖKEN 1951 u. a.) über die Aa. intercostales (teilweise mit Rippenusuren) sowie über die Schulterblattarterien, wobei das Blut von caudal nach kranial fließt.

Häufig (CACCAMISE und WHITMAN 1952) wird bei Patienten mit Aortenbogensyndrom ein hypersensitives Carotissinussyndrom beobachtet, das bei der ohnehin herabgesetzten Hirndurchblutung die Neigung zu cerebralen Ischämien erheblich steigert (LEWIS und STOKES 1942; CACCAMISE und WHITMAN 1952; TRIAS DE BES u. Mitarb. 1955). Hierbei dürften cerebrale, kardiale und vasale Faktoren wirksam sein (S. WEISS u. Mitarb. 1936; H. FRANKE 1948). Durch Druck auf den Carotissinus von Patienten mit Aortenbogensyndrom kommt es zu charakteristischen Krampfanfällen, eventuell mit Asystolie (GADRAT 1952).

Diagnose. Bei Kenntnis des Krankheitsbildes bietet sich die Diagnose in Fällen mit kranialer Mangeldurchblutung von selbst an. Differentialdiagnostisch müssen multiple Embolien sowie Hirntumoren ausgeschlossen werden. Wesentlich ist die Unterscheidung syphilitisch bedingter Erkrankungen von den übrigen wegen der unterschiedlichen Therapie. Im allgemeinen wird aus dem Grad der Blutdrucksteigerung im kaudalen Körperbereich eine Beurteilung des Ausmaßes der Carotisstenosierung ermöglicht. Stenokardische Brustschmerzen beim Aortenbogensyndrom können sowohl auf einer coronaren Durchblutungsstörung als auch auf Veränderungen am Aortenbogen beruhen.

Auf die diagnostischen Möglichkeiten durch Auskultation und Phonographie wurde durch LAMPEN und WADULLA (1950), KROSCH (1954), MYERS u. Mitarb. (1956) sowie CREVASSE u. LOGUE (1958) hingewiesen.

Therapie. Für entzündliche Schübe akuter Aortitiden und Arteriitiden wird Cortisonbehandlung empfohlen (ASK-UPMARK und FAJERS 1956; GIBBONS und KING 1957; KOSZEWSKI und HUBBARD 1957). Im allgemeinen dürfte eine Initialbehandlung mit 100 mg pro die angezeigt sein, die nach wochen- bis monatelanger Durchführung über Jahre allmählich vermindert (2 Jahre nach KOSZEWSKI und HUBBARD 1957) fortzusetzen ist. Die bei Anwendung von Prednison und Prednisolon erforderlichen initialen Tagesdosen liegen zwischen 25 und 50 mg. Auch mit ACTH liegen günstige Erfahrungen vor (MOUQUIEN u. Mitarb. 1955). Trotz Steroidbehandlung kann es zu einer Zunahme der Katarakte kommen (ASK-UPMARK 1954); JERVELL (1954) bezeichnet die Wirkung der Steroide als unzureichend. Antikoagulantienbehandlung hat sich gelegentlich bewährt (JERVELL 1954; GIBBONS und KING 1957).

Erweist sich bei einem Patienten eine luische Aortitis als Grundkrankheit, wobei die Diagnose hauptsächlich auf einer positiven Wa.R. und einem positiven Ausfall des Nelson-Testes fundiert sein sollte, so bietet eine wirksame antisyphilitische Behandlung günstigere Aussichten als bei nichtsyphilitischen Aortitiden (ROSS und MCKUSICK 1953). LAMPEN und WADULLA (1950) machen auf die

Gefahrenmomente einer Herxheimer-Reaktion aufmerksam. Wir empfehlen der Penicillinbehandlung eine Vorperiode mit 2—3tägiger Prednisonanwendung (vgl. Lues-Behandlung) vorauszuschicken.

Soweit eine tuberkulöse Aortitis in Frage kommt, ist tuberkulostatische Therapie angezeigt (Harders und Wenderoth 1955).

Die Frage des Klimawechsels bei rheumatischen Erkrankungen wurde von Ask-Upmark (1954) diskutiert.

Entwickelt sich auf der Basis der Hypertonie eine Herzinsuffizienz, so ist, wenn andere Mittel nicht zum Ziele führen, Digitalisanwendung trotz Steigerung der Empfindlichkeit des Carotissinus unumgänglich.

Für Einzelfälle könnten Arterienresektionen oder operative Anastomosenbildungen therapeutisch in Erwägung gezogen werden (Mangold und Roth 1954).

Prognose. Die Prognose des Aortenbogensyndroms richtet sich nach der Grundkrankheit und nach der Progressionstendenz des bisherigen Verlaufes. Syphilitische Syndrome sind prognostisch günstiger zu beurteilen, desgleichen langsamere Verlaufsformen. Im übrigen ist bei ausgeprägtem Krankheitsbild der Augenhintergrund, die Nierenfunktion und die kardiovasculäre Situation entscheidend für die Prognose.

4. Deformierende Arteriopathien.

a) Ulcus cruris ischaemicum bei Hypertonie.

α) Historisches.

Unabhängig voneinander beobachteten Martorell (1945) sowie Hines und Farber (1946; 1946) das Auftreten von Ulcera cruris ohne venöse Insuffizienz und ohne Arteriosclerosis obliterans. Nach Ansicht von Wright (1952) sind auch unter den von Haxthausen (1940) beschriebenen Fällen von Ulcera cruris arteriosclerotica solche Beobachtungen enthalten.

β) Morphologie und Pathogenese.

Es handelt sich um eine arterielle Insuffizienz, hervorgerufen durch histologisch nachweisbare Wandverdickung und Lumeneinengung der Arteriolen, die sich im Gefolge chronischer Hypertonien, insbesondere bei Frauen zwischen 50 und 70 Jahren einstellen kann. Die Ulcera treten entweder spontan oder im Gefolge kleiner mechanischer Insulte auf. Vereinzelt sind Beobachtungen an Männern mitgeteilt worden (Ucar 1949; Farber und Schmidt 1950; Martorell 1950; Wright 1952; Hines und Farber 1952). Die Mitwirkung arteriolärer Thrombosen am Lumenverschluß ist nicht obligat. Farber und Hines (1947) wiesen bei diesen vorzugsweise im fibularen Knöchelbereich lokalisierten Ulcera nach, daß die Arteriolenveränderungen denjenigen des Stadiums II der Hypertonie entsprechen und hauptsächlich im Bereich der Arteriolen mit einem Dickendurchmesser von 300—700 μ vorkommen. Die bevorzugte Erkrankung von Frauen erinnert an die Hinweise von Ratschow (1950) bezüglich der Neigung zu Intimafibrosierungen unter Oestrogenwirkung.

γ) Symptomatologie.

Allen, Barker und Hines (1955) schildern das Krankheitsbild als eine schmerzhafte umschriebene Hautrötung, in deren Bereich innerhalb von 8—10 Tagen eine Nekrose zur Entwicklung kommt. Bei kleinen Kontusionen erfolgt die Nekrosenbildung rascher. Die Durchmesser der Ulcera werden mit 1—11 cm angegeben. Als charakteristisch gilt die geringe Heilungstendenz und die Neigung zu Sekundärinfektionen, ferner die erhebliche Schmerzhaftigkeit.

Unter den 42 Patienten der Mayo-Klinik (HINES und FARBER 1952) waren 70% älter als 60 Jahre, 33 Frauen und 9 Männer. Die Lokalisation betraf in 27 von 42 Fällen die Knöchelgegend, 8mal die Rückseite des Unterschenkels, 7mal die Vorder- oder Innenseite des Unterschenkels. Der Klinikaufenthalt dauerte 1—16 Monate, durchschnittlich 4,6 Monate, also erheblich länger als bei Ulcera auf der Basis einer venösen Insuffizienz. Bei 3 Patienten kam es zu Rezidiven.

Differentialdiagnostisch erwähnen ALLEN, BARKER und HINES (1955) die Abgrenzung gegenüber Zuständen von chronischer venöser Insuffizienz; venös bedingte Ulcera cruris bevorzugen bekanntlich das Einzugsgebiet der Vena saphena im tibialen Unterschenkelbereich. Weiterhin können sich gegenüber der Perniosis differentialdiagnostische Schwierigkeiten ergeben. Die Patienten mit Ulcus hypertonicum haben außer der Hypertonie meistens ein Alter über 40 Jahre; die Ulcera sind fast immer in der Einzahl vorhanden im Gegensatz zu den multiplen Pernioherden; eine gesteigerte Kälteempfindlichkeit wird oft nicht angegeben. Nekrosen auf der Basis einer Insuffizienz größerer Arterien entwickeln sich meist acral. Beim Ulcus cruris hypertonicum wird jedoch keine ausgeprägte arterielle Insuffizienz gefunden, weil sich die Störung nur im Bereiche kleinkalibriger Arteriolen bemerkbar macht. Die Unterscheidung von senilen Hautulcera, Erythema induratum Bazin, syphilitischen Hautveränderungen und Artefakten ist in der Regel bei Kenntnis dermatologischer Veränderungen möglich.

δ) Therapie.

Neben waagerechter, jedoch nicht erhöhter Lagerung empfiehlt sich konsequente Bettruhe und die Anwendung milder Vasodilatantien. Besondere Sorgfalt ist auf die Vermeidung von sekundären Infektionen zu verwenden. Sympathektomie soll unterschiedlich wirken; ALLEN, BARKER und HINES (1955) empfehlen zunächst Sympathicusblockade oder Hexamethoniumbehandlung. Die Richtlinien der Behandlung sind im Abschnitt Hypertonie, (WOLLHEIM und MOELLER, dieses Handb., Bd. IX/5, S. 444ff.) dargestellt.

b) Arteriosklerose.

α) Historisches.

Nach Mumienbefunden (RUFFER 1911) scheint die Arteriosklerose bereits im frühen Altertum vorgekommen zu sein. Die wissenschaftliche Beschäftigung mit der Krankheit ist allerdings erst für wesentlich spätere Zeiten sicherzustellen. FALLOPIUS (1523—1565) beschrieb in seinen „Medici mutinensis observationes" (Padua 1562) Veränderungen, die der Arteriosklerose entsprechen. Der Entdecker des Blutkreislaufes, HARVEY, wies in seinem 1628 in Frankfurt a. M. erschienenen Traktat „Excercitatio anatomica de motu cordis et sanguinis in animalibus" bereits auf die Fortleitungsbehinderung von Pulswellen in verdickten und starr gewordenen Arterien hin. COWPER (1666—1709) beschrieb die Behinderung der Blutströmung in verdickten und verkalkten Arterien: "Of ossifications or petrifications in the coats of arteries, particularly in the valves of the great artery." A. v. HALLER erwähnt 1755 in seinen „Opuscula pathologica" eindeutig arteriosklerotische Herde und MORGAGNI zeigte 1761 in seinen epochemachenden „De sedibus et causis morborum per anatomen indagatis libri quinque", daß es sich bei den Arterienverhärtungen nicht um Knochenbildungen, sondern um Ablagerungen anorganischer Substanzen handelt; er faßte die den Verkalkungen vorausgehenden weichen, herdförmigen Verdickungen als eine Art von Eiterung der Gefäßinnenhaut auf. SCARPA stellte 1804 fest, daß die herdförmigen, später als arteriosklerotisch bezeichneten Ulcerationen der Gefäßintima angehören.

β) Nomenklatur und Definition.

Der Name Arteriosklerose wurde erstmals 1833 von dem Straßburger Pathologen JOHANN FRIEDRICH LOBSTEIN (1777—1835) gebraucht und konnte sich zur umfassenden Bezeichnung der nosologisch und morphologisch zusammengefaßten Arterienveränderungen, die auf Grund von Ernährungsstörungen der Gefäßwand entstehen, in der Folgezeit auch mit der zunehmenden Entwicklung der wissenschaftlichen Kenntnisse behaupten. In gleichem Sinne wird häufig auch die 1904 von MARCHAND eingeführte Bezeichnung Atherosklerose benützt, die zunächst nur Verhärtungszustände der Arterien im Gefolge von intimalen Lipidablagerungen (Atheromatosen) beschreiben sollte, sich allmählich aber für alle anatomischen Folgezustände der Atheromatose einbürgerte. Ursprünglich wollten MARCHAND (1904) sowie HUECK (1920) vom anatomischen Standpunkt aus die Arteriosklerose von der Atherosklerose unterschieden wissen. STAEMMLER (1955) sowie W.W. MEYER (1955) halten dagegen die gemeinsame Bezeichnung Arteriosklerose für angängig. SINAPIUS (1954) als Morphologe sowie HOCHREIN und SCHLEICHER (1956) als Kliniker ziehen die Bezeichnung Atherosklerose vor, da in ihr sowohl die Atheromatose als auch die Sklerose zum Ausdruck kommt, ohne einen ursächlichen oder zeitlichen Zusammenhang zu präjudizieren.

Die nosologische Einheit Arteriosklerose bezeichnet herdförmige Arterienveränderungen mit ihren gestaltlichen und funktionellen Auswirkungen, wie Elastizitätsverlust, Verhärtung, Strukturänderung, Deformation. Sie geht wesentlich über das hinaus, was einer bloßen Verhärtung (σκλερός = hart) entspricht. VIRCHOWs Auffassung, daß die Arteriosklerose, von ihm 1858 als „Endarteriitis chronica nodosa sive deformans" bezeichnet, einen entzündlichen Vorgang[1] im morphologischen Sinne darstellt, wurde im Laufe des folgenden Jahrhunderts zunehmend von der Auffassung verdrängt, daß es sich um degenerative, durch Ernährungsstörungen der Gefäßwand bedingte Abnutzungserscheinungen handelt (ASCHOFF 1928), die sich von entzündlichen und von spastischen Gefäßveränderungen trennen lassen. Freilich häuften sich in den letzten Jahrzehnten wieder Hinweise von anatomischer Seite, daß bei Arteriosklerose doch Zeichen der Entzündung im strengen Sinne nachweisbar sind (BREDT 1941; HOLLE 1943), womit die Virchowsche Auffassung eine posthume Rechtfertigung erfährt.

Anatomisch versteht man unter Arteriosklerose eine in akuten Schüben rezidivierende, meist langfristig fortschreitende Erkrankung der Arterien, die mit Ablagerungen abnormer Stoffwechselprodukte, Zerfallserscheinungen und reparativen Gewebsreaktionen einhergeht und zur Deformierung der Arterienwände führen kann (STAEMMLER 1955). Gegenüber der Deutung als Abnutzungskrankheit im pathogenetischen Sinne, wird von STAEMMLER (1955) der Ausdruck Arteriosklerose rein deskriptiv verwendet.

Die Arteriosklerose ist überaus häufig und gewinnt mit dem Ausbau der zivilisatorischen Errungenschaften (HIRSCH 1952) und mit der sukzessive länger werdenden Lebensdauer der Menschen wachsende Bedeutung. Während sich die Forschung mit morphologischen Fragen bereits eingehend befaßt hat, konnten die zugrunde liegenden Stoffwechselprobleme noch nicht ausreichend geklärt werden. Die bisherigen Kenntnisse auf dem letztgenannten Gebiet sind noch so lückenhaft, daß die Grundlagen für eine wirksame Prophylaxe und Behandlung der humanen Arteriosklerose erst in den Anfängen stecken.

---

[1] Nach ASCHOFF (1921, 1936) verstand VIRCHOW darunter keine defensive, gegen infektiöstoxische Substanzen gerichtete Entzündung, sondern mehr eine Ernährungsstörung (JORES 1924; ROTTER 1949).

γ) Morphologie und Pathogenese.

Die neuere morphologische Arterioskleroseforschung nimmt als Beginn der arteriosklerotischen Herdbildungen eine örtliche Ernährungsstörung der Gefäßwand mit Veränderung der Endothelpermeabilität an (E. MÜLLER 1955). Ihr zufolge kommt es zu einem akuten Ödem der Intima mit Plasmainsudation intimaler Kollagenstrukturen (HUECK 1920; RÖSSLE 1933; CHIARI 1939; 1941), also zu einer plasmatischen Durchtränkung und Insudation der Intima (BREDT 1941; HOLLE 1943; W. W. MEYER 1949; 1952). Als Prädilektionsstellen solcher Vorgänge werden die Bereiche der Intercostalarterienabgänge aus der Aorta, die Zirkumferenz der großen von der Bauchaorta abgehenden Arterien, der Teilungssporn der Aorta sowie die Abzweigungsbezirke der Arterien der kranialen Körperbereiche aus der Aorta und die Verzweigung im Bereich des oberen Ramus interventricularis anterior der A. coronaria sinistra angesehen (BÜCHNER 1955). Die intimalen Primärphasen der Plasmainsudation gelten als reversibel, können also innerhalb kurzer Zeit wieder verschwinden. Nach SCHETTLER (1955) sowie HOCHREIN und SCHLEICHER (1956) muß hierbei eine Störung im Fett- und Cholesterinstoffwechsel noch nicht mitwirken, wenigstens nicht bei der kommunen Arteriosklerose ohne präexistente Stoffwechselstörungen. Auch MEESSEN (1939), ROTTER (1949) und E. MÜLLER (1955) treten dafür ein, daß die in den Frühstadien anzutreffenden Intimaödeme zunächst fettfrei sind, was aus Histaminversuchen von MEESSEN (1949), HUEPER (1941) sowie aus Experimenten im Unterdruck (BÜCHNER 1942) hervorgeht. An geschockten Individuen sowie an Versuchstieren im Schock ließen sich initiale Intimaödeme als Vorstadien späterer Sklerosen nachweisen (POLLAK 1952). SINAPIUS (1950) konnte an 38 von 259 Obduktionsfällen, also in etwa 15%, Plasmainfiltrationen der Intima nachweisen, anfangs noch reversibel, später nach chronischer Rezidivierung permanent und auch größenmäßig und graduell zunehmend.

Bei Persistenz solcher Herde kommt es zu zunehmender Eiweißimprägnation der plasmatisch durchtränkten Intimafasern mit anschließender Hyalinbildung und Faserneubildung. Möglicherweise könnten die anfangs noch reversiblen Plasmaanstauungen bereits mit Einlagerung von Eiweiß und vielleicht auch von Lipiden in die Intima einhergehen, ohne daß Verfärbungen oder makroskopische Vorwölbungen der transparenten Intima erkennbar sein müssen (SINAPIUS 1952; E. MÜLLER 1955). Der histologische Schnitt zeigt eine schwach eosinfärbbare homogene Masse zwischen den Intimafasern. Ihre Metachromasie kennzeichnet sie als schleimähnliche, mucoide Bindegewebssubstanz, wie sie auch unter normalen Verhältnissen besonders in der Media anzutreffen ist. Andererseits werden ihr aber doch Beziehungen zur Ablagerung von Lipiden und Salzen nachgesagt (HUECK 1920, 1938; SCHULTZ 1927). LETTERER (1934) diskutiert die Frage, ob die mucoiden Substanzen vielleicht durch Quellung von Kittsubstanzen in Erscheinung treten. d.h. „demaskiert" werden. Die Rolle von Mucopolysacchariden bei der Lipideinlagerung war Gegenstand der Untersuchungen von DE MAURIZI DINA und GALLETTI (1958) sowie von SCHWARTZ und GILMORE (1958). Unter der Wirkung von Sauerstoffmangel wird in diesen Herden eine spätere Kondensation des in dünner Lösung angesammelten Eiweißes und als Folge des Wasserverlustes ein Auftreten homogener, zellfreier, auffällig glänzender Ablagerungen von Fällungshyalin angenommen (E. MÜLLER 1932). Das Hyalin ist eine eiweißartige Substanz; seine Anhäufungen imponieren als porzellanweiße, vorwiegend um Gefäßabgänge angeordnete Intimaverdickungen. Im Bereich der Hyalinherde kommt es nicht selten zur Ausprägung von präkollagenen, später kollagenen Fasern, durch die das befallene Gewebe verhärtet wird, was strenggenommen die Bezeichnung Sklerose verdient.

Ein anderer Weg der Intimaherdbildungen läßt entweder direkt aus den Plasmainsudationen (E. MÜLLER 1955) oder aus dem bereits hyalinisierten Intimagewebe (BÜCHNER 1955) Lipidstrukturen hervortreten, chemisch nachweisbar durch Fettreaktionen, polarisationsoptisch identifizierbar als Cholesterinester. Diese Herde sind makroskopisch gelb; ihr Hervortreten bezeichnet man als „Lipoidphanerose". Dabei gilt es als wesentlich, daß diese gelben Lipidosen nicht durch sekundäre Einlagerungen von Cholesterin in das Intimahyalin zustande kommen, sondern durch das Hervortreten vorher unsichtbarer, jedoch in Ödemflüssigkeit und Hyalin bereits vorhandener Cholesterinester, etwa im Sinne einer Änderung der kolloidalen Phase. Dies entspräche der Tatsache, daß auch im Plasma die Cholesterinester an Globuline gebunden sind, sowie der Annahme, daß mit zunehmender Dehydratation der Hyalinmassen eine Entmischung von Eiweißen und Lipiden im Sinne der Lipidphanerose stattfände. In analoger Weise bieten andere bradytrophe Gewebe, wie Sehnen, Zwischenwirbelscheiben und Gelenkknorpel, ebenfalls das Bild einer primären Eiweißfällung mit sekundärer Lipidose im Sinne der Lipidphanerose. Hand in Hand mit diesen Entmischungsvorgängen darf ein Abwandern von Lipiden in die Tiefe der Arterienwand in Richtung der Media angenommen werden, wobei die atheromatösen und arteriosklerotischen Bezirke sich flächen- und tiefenmäßig vergrößern. Während dieser Vorgänge können in den herdnahen Mesenchymzellen, die von KUNTZ und SULKIN (1949) als lokale Endothelzellen aufgefaßt werden, Fettsubstanzen gespeichert werden; man spricht von lipidgefüllten Schaumzellen[1].

Auf das Vorkommen von carotinoiden Substanzen in atherosklerotischen Herden haben ASCHOFF (1934) und neuerdings BLANKENHORN (1956) hingewiesen.

Die herdförmig angehäuften Cholesterinester können unter Wasseranreicherung in Cholesterin und Fettsäuren gespalten werden, wobei es wegen des Volumenzuwachses des Herdes zu geschwürigen Aufbrüchen der Intima kommen kann. Besonders bei jugendlichen Individuen ist diese Quellungsbereitschaft als Ursache akuter Quellungsnekrosen für gewisse Fälle von Coronartodesfällen bedeutsam. Derartige Veränderungen bilden bereits den Übergang zum Stadium der Herddesorganisation (E. MÜLLER 1955). Geschwürig aufgebrochene Atherome können nach Entleerung der Lipidmassen wieder überhäutet, endothelisiert werden. Andererseits kann durch Neuablagerungen auch eine Vergrößerung und Verdickung des Substanzdefektes mit Übergreifen auf die Media erfolgen; dann kommt es zur Neubildung kollagener und elastischer Fasern, wobei nach STAEMMLER (1955) die in sklerotischen Herden vorkommenden elastischen Fasern nur zum geringen Teil aus der Elastica interna stammen, sondern hauptsächlich im Intima- und Mediaherd neu gebildet werden. Ferner besteht die Möglichkeit von Thrombenbildungen am Geschwürsgrund. Das Einsprossen von Gefäßen aus der Media führt nicht selten zu intramuralen Blutungen (AUFDERMAUR 1952; WARTMAN 1950; PATERSON 1950), wobei thromboplastische Substanzen freiwerden und eine Thrombenbildung begünstigen. BLAKE (1957) konnte nach Todesfällen an Coronarattacken intramurale Coronarwandhämorrhagien häufig (36%) beobachten

[1] Schaum- oder Wabenzellen, die nach SCHETTLER (1956) in allen xanthomatösen Geweben vorkommen können, sind in der Lage, Lipide (Cholesterin, Phosphatide, Neutralfett) zu speichern. In der Zelle kommt es durch peptisierende Phosphatid-Wirkung zu feinvacuoliger Verteilung der Lipide, wogegen das Cholesterin körnig verteilt bleibt. Die Zellen sind mesodermaler Herkunft. HUEPER (1941) nimmt an, daß durch Störung des Gasaustausches an der Intimaoberfläche infolge niedergeschlagener Cholesterinmassen ein Einsickern von Cholesterin in die Intima stattfindet, deren Zellen sich durch Cholesterinaufnahme in Schaumzellen verwandeln. LEARY (1949) hält die Schaumzellen für lipophage Strukturen des RES, eine Ansicht, die von GORDON (1947) sowie von SIMONTON und GOFMANN (1951) abgelehnt wird. STAEMMLER (1955) hält die Schaumzellen für Histiocyten.

und zwar bei über 50jährigen Männern mit Coronartod in 59%, bei den über 45-jährigen Frauen mit Coronartod in 18%, hingegen nie bei Patienten unter 45 Jahren. Die sekundäre, reparative Vascularisation im arteriosklerotischen Herd ist keineswegs beweisend für die primär entzündliche Genese der Gefäßwandnekrosen; sie läßt sich vielmehr morphologisch von primär entzündlichen Vorgängen unterscheiden (MEESSEN 1939).

Für die Entwicklung arteriosklerotischer Herde scheint eine Faserverdichtung der oberflächlichen Intimazonen durch Erschwerung der Diffusion eine Rolle zu spielen; es kommt zu Ernährungsstörungen und Gewebserstickungen im Kerngebiet der Intima sowie zu Nekrosen in den blut- und lumenfernen, medianahen Intimabereichen. DUGUID (1949) mißt dieser Diffusionsstörung schlechthin primäre Bedeutung bei, wenn er die Fibrinauflagerung auf die innere Gefäßoberfläche als den Anfang der Arteriosklerose bezeichnet, infolgedessen es zu sekundärer Endothelüberziehung und Faserbildung käme. Auf das Vorkommen von Polysaccharidanhäufungen im Bereich des inneren Mediadrittels der Arterien wies TAYLOR (1953) hin.

Im Bereich der Lipidosen kommt es häufig zur Ausfällung von Calciumcarbonat und Calciumphosphat (SCHÖNHEIMER 1926). Solche Bezirke imponieren als starre weiße Platten, die die Arterien in steife, brüchige Kalkrohre mit eingeengtem Lumen verwandeln (Arteriopathia chronica deformans nach ASCHOFF 1921). Bemerkenswerterweise sind Kalkablagerungen nicht durchwegs irreversibel, sondern sie können unter bestimmten Umständen wieder abgebaut und aufgelöst werden (W. W. MEYER 1949).

Die Meinung, die Arteriosklerose wäre ein diffuser, gleichmäßig progredienter, an die allgemeine Gewebsalterung gekoppelter Prozeß, bedarf nach diesen Ausführungen einer weitgehenden Korrektur. Es handelt sich in Wirklichkeit um eine auch in jüngeren Altersstufen auftretende Arterienveränderung von typisch schubweisem Verlauf, charakterisiert durch Remissionen und Rezidive. Die herdförmigen Arterienveränderungen unterliegen nach Lokalisation, Ausdehnung und Intensität den größtdenkbaren Variationen. Als Folgen der deformativen Wandveränderungen können Aneurysmen, Lumenthrombosierungen und Gefäßrupturen auftreten. Pathogenetisch bilden aber die Quellungsbereitschaft hyalinisierter Intimaherde mit Wasseraufnahme, der Volumenzuwachs und die Herdzerreißung die wesentlichen Krankheitsvorgänge. Auch in bereits lipidspeichernden Herden können noch akute Quellungen stattfinden, namentlich in den tiefer gelegenen Wandschichten mit erschwerter Diffusion, gesteigerter Hypoxie und Acidoseneigung. Je nach Menge und Art des Insudationseiweißes unterliegt die Wasserbindungs- und Quellungsfähigkeit quantitativen Schwankungen.

Auf Grund eingehender Untersuchungen an der Lungenschlagader (BREDT 1941) und der Aorta (HOLLE 1943) wird die Arteriosklerose wieder als echte Entzündung aufgefaßt. Die entzündliche Reaktion ist nach BREDT (1941) die monomorphe Antwort der Arterie auf hämatogen einwirkende Schädlichkeiten, die am Stoffwechselmechanismus (Ernährung) ihrer bradytrophen Substanz angreifen. BREDT (1941) sieht in der serösen, fibrinoiden und mucoiden Aufquellung der Intimagrundsubstanz nach vorausgegangener Insudation, sowie in der Intimahyperplasie mit Lipidphanerose das akute, floride Krankheitsstadium. Die folgenden Ausgleichs- oder Stillstandsphasen umfassen die Neubildung kollagener und elastischer Fasern mit Einlagerung von Hyalin und Verfestigung der Intimaherde; der sehr träge Stoffaustausch begünstigt hierbei zusätzliche Lipideinlagerung. Das 3. Stadium der Umbildung (Phase der nicht obligaten Ablagerungsvorgänge) besteht in Lipidablagerungen bis zur Atherombildung, Verkalkung und verstärkter Hyalinisierung.

HOLLE (1943) unterscheidet zwischen Lipidose und Atheromatose einerseits sowie Sklerose andererseits. In letzterer sieht er den aus vorhergegangenen serös-zelligen Entzündungen und serös-ödematösen Flüssigkeitsergüssen der subendothelialen Räume resultierenden Ausheilungszustand. Lipidose und Atheromatose wären demnach nur graduell unterschiedliche Produkte der serös-ödematös-entzündlichen subintimalen Flüssigkeitsansammlungen.

Weitere Untersuchungen von BREDT und STADLER (1940) an der A. pulmonalis von Trägern entzündlicher Klappenvitien des linken Ventrikels führten zur Annahme multipler, den Vorgängen an der Herzklappe parallel laufender entzündlicher hyperergischer Gefäßprozesse. Auch MERKEL (1940), LINZBACH (1944) sowie ROTTER (1949) vermochten auf Grund ihrer histologischen Untersuchungen die entzündlichen Kriterien der Arteriosklerose nicht eindeutig zu widerlegen; allerdings sehen sie in der Druckerhöhung im Pulmonalkreislauf einen wesentlichen ursächlichen Faktor zur Provokation entzündlicher Reaktionen über Hypoxydosen und Ernährungsstörungen der Gefäßwand. Eine Kernfrage der Morphogenese liegt darin, ob das Wesentliche des Vorgangs die intimale Eiweißinsudation ist, wobei den Lipiden nur eine Nebenrolle zufallen würde, oder ob eine primäre Einpressung von Fettsubstanzen aus dem Plasma in die Intima vorliegt. Jedenfalls liegt bei der Arteriosklerose eine Diffusionsstörung insofern vor, als der normale Flüssigkeitsstrom von der Intima über die Mediaschichten zu den Adventitiavenen behindert oder unterbunden ist (SCHETTLER 1955). Dieser heute überwiegend akzeptierten Ansicht steht die Meinung von LEARY (1949) gegenüber, daß die Eiweiße nicht plasmagelöst in die Gefäßwand eintreten, sondern von Lipophagen des RES aufgenommen und in der Gefäßwand festgehalten werden. Auch die Annahme von WINTERNITZ, THOMAS und LECOMPTE (1937), daß der arteriosklerotische Prozeß durch Blutungen aus den Vasa vasorum eingeleitet werde, fand wenig Zuspruch, ebenso wie die Ansicht von HUEPER (1941), wonach bei gestörtem kolloidalem Plasmagleichgewicht sich an der Intima ein feiner Cholesterinfilm ablagere, der durch Behinderung des Gasaustausches das Endothel schädige und die Plasmalipide in tiefere Gefäßwandschichten eindringen ließe. Die alten Auffassungen von THOMA (1922) sowie BEITZKE (1928; 1930), die den initialen Vorgang bei der Atherogenese in die Media verlegten, konnten sich nicht halten, wenngleich es feststeht, daß sich unter stark sklerosierten Plaques oft erhebliche Mediaschäden finden (SCHULTZ 1927; KLINGE 1932). Neben der Möglichkeit, daß entzündliche Mediaveränderungen die Entwicklung einer intimalen Arteriosklerose begünstigen, dürfte für solche Fälle eine präexistente Arteriosklerose kaum auszuschließen sein, die ihrerseits über Störungen der Durchsaftung zu entzündlichen Mediaveränderungen führen kann (STAEMMLER 1955). Daß im Einzelfalle durch entzündliche Mediaveränderungen die Tendenz zur Intimasklerose verstärkt wird, ist seit den Untersuchungen von HERXHEIMER (1931) an syphilitischen Aorten bekannt.

Zusammenfassend ist festzustellen, daß die arteriosklerotische Herdbildung durch Stoffwechsel- und Ernährungsstörungen der bradytrophen Arterienwände zustande kommt. Jeder zur Ausbildung gekommene Herd tendiert zwangsläufig zu weiteren Stoffwechselstörungen der Arterienwand und somit zu örtlichen Rezidiven und zur Progredienz der Krankheit. Bei der Betrachtung von Morphe und Pathogenese der Arteriosklerose als einer ätiologisch überaus komplexen und morphologisch uneinheitlichen Veränderung sollte man sich von dem Gedanken leiten lassen, daß gestaltliche Unterschiede durchaus nicht immer ursächlichen Verschiedenheiten entsprechen und daß morphologische Gemeinsamkeiten noch viel weniger durch gemeinsame Ursachen bedingt sein müssen.

δ) Verlaufsformen.

Koch (1928) sowie Rühl (1929) unterscheiden hinsichtlich Verlaufsform („Gangart") und Ausbreitung der Arteriosklerose verschiedene Typen, die allerdings in reiner Ausprägung selten sind. Die zentral thorakale Arteriosklerose befällt bevorzugt Aortenbogen und Aorta thoracica, die zentral abdominale Form die Bezirke der Bauchaorta, die sehr häufige „descendierende Form" die unteren Extremitätenarterien.

Merkwürdigerweise werden bisweilen die Arterien einzelner Organe nahezu selektiv befallen, z. B. die Hirnarterien bei der weitgehend nach eigenen Gesetzen auftretenden Cerebralsklerose (Kuroyanagi u. Mitarb. 1957; Roberts u. Moses 1957; Boehle u. Mitarb. 1958; Kallner 1958), die Coronararterien bei manchen Fällen von starker Coronarsklerose, nicht selten auch die Nierenarterien. Andererseits werden bestimmte Organe, z.B. das Rückenmark (Staemmler 1955) auch bei sonst stark ausgeprägter Arteriosklerose relativ geringfügig und selten betroffen. So ist die ungleichmäßige Ausbreitung und das herdförmige Auftreten stärkerer Arterienveränderungen ein Charakteristikum der Arteriosklerose. Als besonders anfällige Prädilektionsstellen gelten die dorsale Wand der Aorta (Ranke 1922), die Knochenkanalstrecke der A. carotis interna (Dörfler 1939; Albrecht 1951). Nach Malinow u. Mitarb. (1957) unterliegen Aorten- und Coronar-Atheromatosen durchaus differenten Steuerungen. Konstitutionelle Einflüsse s. S. 390.

Die primär idiopathische Pulmonalsklerose ist eine seltene obliterierende Pulmonalarterienveränderung unbekannten Ursprungs, die tödlich verläuft. Klinisch besteht primär eine pulmonale Insuffizienz, die zu einer Insuffizienz des rechten Herzens führt. Bis zum Jahre 1952 konnten Parmley und Jones 28 Fälle aus der Literatur und 3 eigene Beobachtungen des Krankheitsbildes verzeichnen. Die Autoren betonen die Unterschiede zu den sekundären Pulmonalsklerosen im Gefolge anderer Krankheiten. Im Vordergrund steht eine fibröse Intimaverdickung der kleinen Pulmonalarterienäste.

Im Bereich einzelner Organe, z.B. von Nieren, Hirn, Pankreas und Milz können neben Sklerose der großen Arterien auch sog. Arteriolosklerosen mit Erkrankung kleinerer Arterien gefunden werden.

Diese Formen der Sklerose gehören ebenfalls zum Kreis der Arteriosklerosen, wenngleich ihr Auftreten zu vorwiegend organpathologischen Symptomen führt, die in den Spezialabschnitten dieses Handbuches abgehandelt werden. Die hier interessierenden Durchblutungsstörungen durch Sklerosierung der Extremitätenarterien lassen sich unter der Abteilung Arteriosclerosis obliterans zusammenfassen (S. 429).

ε) Ätiologie.

Bei dem heutigen Stand der ätiologischen Forschung kann man nicht von *einer* Ursache der Arteriosklerose sprechen. Auch bei Kenntnis einer Vielzahl konditionaler Faktoren sind die wesentlichen Ursachenkomplexe noch Gegenstand der wissenschaftlichen Diskussion. Daran wird auch nichts durch die Tatsache geändert, daß in Einzelfällen dieser polyätiologischen Erkrankung besondere Faktoren dominieren. Hirsch (1951) hat sich der Mühe unterzogen, 2400 Publikationen über Arteriosklerose hinsichtlich ihrer wissenschaftlichen Fragestellung zu sichten: von den Arbeiten beschäftigen sich 28,2% mit dem Lipidstoffwechsel, 17,3% mit Einflüssen der Hypertonie, 14,5% mit hormonalen Faktoren, 11,3% mit toxischen Wirkungen, 6,8% mit Altersfaktoren, 5,6% mit physikalischen Einwirkungen, 5% mit Infekten, 4% mit Vitamin D-Wirkungen und 1% mit psychischen Einflüssen. Hieraus geht die Polyätiologie der Arteriosklerose eindrucksvoll hervor. Im schroffen Gegensatz zu der schier unübersehbaren Zahl von Publikationen über Genese und Ätiologie der Arteriosklerose steht die geringe Ausbeute an gesicherten Erfahrungen. Trotz vieler wertvoller Beiträge zur Lösung dieser Fragen sind fundamentale Probleme noch völlig ungeklärt. Häufig führen neue Befunde lediglich zu einer Ausdehnung der Fragestellung in weitere Bereiche, ohne daß die gefragten Zusammenhänge geklärt werden. Andererseits erweisen sich manche Fragen bei näherem Zusehen als Scheinprobleme.

Die Ätiologie der humanen Arteriosklerose ist schon dadurch schwierig zugänglich, weil sich die pathologischen Veränderungen über lange Zeitabschnitte hin zu entwickeln pflegen und die Generationsfolge des Menschen langfristig ist. Hinzu kommen die Schwierigkeiten der intravitalen Diagnose und die beschränkten Möglichkeiten, klinische und metabolische Untersuchungen mit entsprechenden anatomischen Erhebungen (Biopsie; Obduktion) am gleichen Objekt zu sichern.

Gestaltet sich die ätiologische Analyse der humanen Arteriosklerose bereits schwierig, so muß in den Versuchen, die Wertigkeit ätiologischer Faktoren durch Tierexperimente abzuklären, ein besonders mühsamer Weg bei der Verfolgung dieses Zieles gesehen werden. Dies erhellt schon daraus, daß je nach Species des verwendeten Versuchstieres erhebliche Unterschiede in der Induzierbarkeit der Arteriosklerose bestehen. Die Sklerose läßt sich bei der einen Tierart leicht, bei der anderen nur unter größten Schwierigkeiten erzeugen. Weiterhin kann die Prädisposition mancher Tierspecies zu spontaner Arteriosklerose eine Fehlerquelle bei der Beurteilung der Experimente bilden; so neigen z. B. Hühner und Enten zu spontaner Atherosklerose, während Hunde und Kaninchen dies weitgehend vermissen lassen. Besonders leicht läßt sich die Arteriosklerose bei den pflanzenfressenden Kaninchen erzeugen, relativ leicht auch bei manchen Omnivoren. Dagegen ist die experimentelle Atherogenese bei Meerschweinchen, Hamstern und Enten schwieriger zu verwirklichen. Ganz besonderen Schwierigkeiten begegnet die Arterioskleroseerzeugung bei Hunden und bei Ratten. Ausschlaggebend für diese Unterschiede sind nicht nur Stoffwechseleigenarten, sondern auch unterschiedliche anatomische Voraussetzungen an der Gefäßversorgung der Wände der größeren Arterien (KATZ 1952).

Allgemein wird die Beurteilung morphologischer Befunde bei der Arteriosklerose dadurch erschwert, daß unter differenten Versuchsbedingungen morphologisch ähnliche Zustandsbilder auftreten können, während nahezu identische Versuchsbedingungen durchaus nicht stets zu gleichen Resultaten führen. Die relativ kurzfristig verlaufenden Tierexperimente sind ohnehin nur beschränkt geeignet, repräsentative Aufschlüsse für Fragen der langfristig zur Entwicklung kommenden humanen Arteriosklerose zu vermitteln. Ähnlich problematisch ist die Vergleichbarkeit von Fütterungsversuchen an Tieren mit den Ernährungsverhältnissen des Menschen. Man hat sich also zu vergegenwärtigen, daß Tierversuche nur mit erheblichen Einschränkungen für die menschlichen Verhältnisse verbindlich sein können. Trotzdem kann man nicht auf sie verzichten und man verdankt ihnen wichtigste Erkenntnisse.

Alter.

Die Arteriosklerose als typische oder sogar obligate Altersveränderung der Arterien zu bezeichnen, würde eine Verfälschung der Sachlage bedeuten. Arteriosklerotische Veränderungen werden bereits im Säuglingsalter, allerdings meist in reversibler Ausprägung beobachtet. Vom 20. Lebensjahr ab kommen nach RÖSSLE (1919) Arteriosklerosen der Coronarien insbesondere beim männlichen Geschlecht regelmäßig und gehäuft vor; dieser Autor fand am deutschen Sektionsmaterial des ersten Weltkrieges z. B. Coronarsklerosen bei den 15—20jährigen in 10,6%; diese Quote steigt bei den 45—50jährigen auf 50% an. Zu ähnlichen

Ergebnissen gelangten ENOS u. Mitarb. (1953) bei Obduktionen während des Korea-Krieges, wobei allerdings erhebliche Unterschiede zwischen den US-Soldaten und den einheimischen Kriegern bestanden. Das Fortschreiten der pathologischen Veränderungen mit steigendem Lebensalter, wobei die oben beschriebenen akuten Phasen mit relativ chronischen Prozessen und langdauernden Remissionen abwechseln können, erklärt die Erfahrung, daß klinische Erscheinungen manchmal erst relativ spät, d. h. nach Summation mehrfacher Rezidive am gleichen Ort, in Erscheinung treten. Die statistische Sicherung einer Altersdisposition zu Arteriosklerose an der Schweizer Bevölkerung (SCHINZ und REICH 1955) kann nicht darüber hinwegtäuschen, daß kaum die Möglichkeit besteht, weitere, im Alter wirksame Faktoren statistisch ausreichend zu erfassen und zu zuverlässigen Angaben über die ätiologische Rolle des Alters zu gelangen.

Die sehr divergenten Zahlenangaben über die Häufigkeit der Arteriosklerose in Obduktionsstatistiken sind auf Anlegung unterschiedlicher Maßstäbe, teilweise aber auch auf unterschiedliche Morbiditätsverhältnisse zurückzuführen. Im Material von FOX (1933) fehlte eine Arteriosklerose nur in 9 von 736 Obduktionen, hingegen bei GRODDECK (1939) in 33%. Mit Vorbehalt zu verwerten sind auch die Mitteilungen über erhebliche Grade von Arteriosklerosen bei Säuglingen und bei Kindern (JAFFÉ 1926; IFF 1931; ALBERT 1939; HIRSCH 1941; HUEPER 1941; HAUSE und ANTELL 1947; LIPMAN u. Mitarb. 1951); bei diesen Beobachtungen handelt es sich meist nicht um gewöhnliche Arteriosklerosen, sondern um stoffwechselbedingte Sonderfälle (ZINSERLING 1925).

Mit der Abgrenzung der Arteriosklerose als pathologische Veränderung („Pathosklerose") von den physiologischen, mit zunehmendem Alter eintretenden Arterienveränderungen hat sich M. BÜRGER (1957; 1958) und seine Schule beschäftigt. Die mit steigendem Lebensalter eintretenden Änderungen der Struktur und Funktion der Arterienwand, denen eine pathologische Bedeutung nicht beizumessen ist, fallen unter den Begriff der „Biomorphose" (BÜRGER 1957; 1958). Es handelt sich dabei an der Aorta um einen mit fortschreitendem Alter linear zunehmendem Anstieg des Aortenvolumens, das vom 20. bis zum 75. Jahre um 60% zunimmt (MEYER 1958), mit Elastizitätsverlust (Abnahme der druck-passiven Dehnbarkeit nach SIMON und MEYER 1958) und Gewichtszunahme (BENEKE 1899; 1930). Histologisch finden sich dabei auch Verdünnung, Aufsplitterung und Fragmentierung der elastischen Mediaelemente und der Elastica interna (GRAY u. Mitarb. 1953), wobei besonders starke Bindegewebsneubildungen (BUDDECKE 1958) in Erscheinung treten. In den großen muskulären Arterien kommt es zum Anstieg der Lumenweite und der Gefäßlänge (Schlängelung) sowie zu einer Wandverdickung (MEYER 1958). Hand in Hand damit geht eine zunehmende Verfestigung der Gefäßwand mit Anreicherung von Mineralien bei fortschreitendem Alter, worüber HEVELKE (1958) eingehend berichtet hat. Im Bereich der Lungenarterie (Pulmonalisgabel) findet man mit zunehmendem Alter eine fortschreitende Gewichtszunahme (MEYER und RICHTER 1955), und zwar auch bei Fällen ohne pulmonale Hypertonie. Die angiochemischen Veränderungen (HEVELKE 1958) sind in diesem Bereich allerdings geringer.

Damit werden unter den Begriff der „Physiosklerose" im Rahmen der Biomorphose alle physiologischen und weitgehend obligaten Altersveränderungen der Struktur und Funktion der Arterien zusammengefaßt (HIERONYMI 1956). Die „Pathosklerose" in Form der Arteriosklerose stellt demgegenüber den über das physiologische Maß hinausgehenden Skleroseanteil dar; HEVELKE (1958) bezeichnet sie als Komplikation der Physiosklerose.

Zur Frage der ätiologischen Rolle des Altersfaktors ergibt sich daraus, daß ihm für die Arteriosklerose nur konditionale Bedeutung zukommt, daß aber für die Entwicklung der über das physiologische Maß hinausgehenden Veränderungen, also der pathologischen Arteriosklerose, die Mitwirkung weiterer Faktoren notwendig ist. Das verallgemeinernde Urteil von Leipert (1955), daß niemand seiner Arteriosklerose entgehe, vorausgesetzt er erreiche das erforderliche Alter, dürfte also wohl zu lakonisch formuliert sein.

Geschlecht.

Die unterschiedliche Häufigkeit der Arteriosklerose bei männlichen und weiblichen Personen wird seit langem diskutiert. Zweifelsfrei steht fest, daß Frauen vor der Menopause seltener als gleichaltrige Männer (Moses 1954; P. D. White 1958) und auch seltener als Frauen nach der Menopause (Barr 1955) erkranken. Der Grund hierfür wird in einer protektiven Wirkung von Oestrogenen auf die Gefäßwände gesehen, wozu noch spezifisch auf die Coronararterien wirkende Faktoren kommen (Boas und Epstein 1954). In Übereinstimmung damit fanden Rivin und Dimitroff (1954), daß stilböstrolbehandelte Patienten mit Prostatacarcinomen seltener und geringer als unbehandelte gleichartige Kranke an Coronarsklerosen erkrankten und daß andererseits bei Patientinnen mit Mamma-Carcinom nach Kastration häufiger eine Coronarsklerose auftrat als bei nicht ovarektomierten Frauen. Ein vermehrtes Auftreten von Coronarsklerose bei ovarektomierten Frauen fanden auch Wuest, Dry und Edwards (1955).

Da durch Pick, Stamler, Rodbard u. Katz (1952) tierexperimentell erwiesen ist, daß bei bereits manifester Coronarsklerose unter Oestrogengaben trotz weiterer Cholesterinfütterung die Coronarsklerose reduzierbar ist, obgleich der Cholesterinspiegel erhöht und die Aortenatheromatose bestehen bleiben, sind diese Wirkungen hormonal bedingt und näher im Abschnitt Sexualhormone (S. 414) zu besprechen.

Konstitution.

Levy (1926), Wilens (1947) sowie Adlersberg u. Mitarb. (1950) fanden ein gehäuftes Zusammentreffen von Arteriosklerose mit Fettsucht. French und Dock (1944)vermuten für die Coronarsklerose ähnliche Zusammenhänge mit der Fettsucht. Jedoch sind diese Zusammenhänge schwer zu sichern, auch wenn man die gemeinsame Wirkung alimentärer Hyperlipämien auf beide Krankheiten in Rechnung stellt. Campbell (1953) kam zu dem Schluß, daß Fettsucht per se keineswegs zu besonders schwerer oder frühzeitiger Arteriosklerose disponiere. Faber und Lund (1949) konnten bei Trockengewichtsbestimmungen an den Aorten von Fettleibigen keine altersungewöhnlichen Gewichtsvermehrungen feststellen. Entsprechend wird der Kausalzusammenhang zwischen Arteriosklerose und Fettsucht von zahlreichen Autoren zurückhaltend beurteilt (Schettler 1955; Yater u. Mitarb. 1948). Untersuchungen von Spain, Bradress und Huss (1953) konnten aus 111 Obduktionen Fettsüchtiger (Lebensalter unter 46 Jahren) 36 Fälle von Coronarsklerosen sicherstellen; nach der somatotypischen Einteilung von Sheldon u. Mitarb. (1940) konnten 24 dem mesomorphen Typ, der etwa dem athletischen Habitus entspricht, zugeordnet werden, während ektomorphe (analog dem pyknischen Habitus) und endomorphe Typen (entsprechend dem asthenischen Habitus) nur selten vertreten waren. Moses (1952) konnte feststellen, daß Personen mit langlebigen Vorfahren, die wiederum aus langlebigen Familien stammten, seltener und geringer arteriosklerotisch wurden, was zwar für eine familiär verankerte spezielle Disposition gegen Arteriosklerose spricht, jedoch die erhöhte Neigung von Angehörigen kurzlebiger Familien noch nicht beweist, geschweige denn erklärt. Es ist möglich, daß die kürzere Lebenserwartung fettsüchtiger Personen, wie sie aus Versicherungsstatistiken ersichtlich ist (ALLEN, BARKER und HINES 1955), nur teilweise durch endogene Faktoren und durch häufigeres Vorkommen von Arteriosklerose zu erklären ist, andernteils auch auf die Wirkung übergeordneter Faktoren, z. B. von Überernährung, zurückzuführen ist. Unter 513 Patienten mit Arteriosklerose fanden BOEHLE, BIEGLER und HOHNBAUM (1958) bei Personen mit hohem Serumlipidspiegel und Neigung zu Korpulenz in jüngeren Jahren bevorzugt Coronarsklerosen, bei Leptosomen ohne signifikante Erhöhung der Serumlipide eine Neigung zu Cerebralsklerose und zu peripherer Sklerose. Arteriosklerotische Frauen befanden sich meist in fortgeschrittenem Alter, hatten pyknischen Habitus und vermehrte Serumlipide.

Nach ADLERSBERG, PARETS und BOAS (1949) sowie P. D. WHITE (1958) konnten rassische Faktoren, wie sie für bestimmte Stoffwechselstörungen, z. B. für die familiäre Xanthomatose gesichert sind, bei der Arteriosklerose bzw. Coronarsklerose bisher nicht nachgewiesen werden. Andererseits soll die Lipidstoffwechselstörung weitgehend dominant vererbt werden (ADLERSBERG, PARETS und BOAS 1950). Hierher dürfte die von COPPO (1951) beschriebene Häufung von dominant vererbter Hyperlipämie und Hypercholesterinämie, verbunden mit verstärkter Neigung zu Arteriosklerose zu rechnen sein, wie sie in der Provinz Emilia (Italien) vorkommt.

Gewisse kontitutionelle Verschiedenheiten könnten (neben klimatischen Einflüssen auf den Stoffwechsel) auch teilweise für etwaige Unterschiede der Morbidität an Arteriosklerose bei den gleichermaßen fettreich essenden Kirgisen und Eskimos verantwortlich sein. Trotz einer fast reinen Fleisch-Fett-Ernährung scheint bei den Eskimos keine Häufung an Arteriosklerose vorzukommen (auch unter Berücksichtigung der durch Tuberkulose, akute Infektionskrankheiten und tödliche Unfälle hohen Frühsterblichkeit; ABS 1956), im Gegensatz zu den Kirgisen (KUCZYNSKI 1925; EHRSTRÖM 1951; KATZ und STAMLER 1952). Jedoch dürfte die im Verhältnis zur Lebensweise knappe Eskimoernährung und die üppige Kirgisenernährung (vgl. S. 395) die Unterschiede zum größten Teile erklären.

Geographische Faktoren.

Es fehlt nicht an Berichten, nach denen in verschiedenen Gebieten die Erkrankungshäufigkeit an Arteriosklerose different ist. Die Mumien der alten Ägypter sollen deutlichere Zeichen von Arteriosklerose zeigen als die in Peru gefundenen. KATZ und STAMLER (1952) diskutieren bezüglich der Häufung der Arteriosklerose bei den Kirgisen und des geringen Vorkommens bei den Eskimos, ätiologisch neben rassischen Faktoren auch geographische Einflüsse. Daß die weiße Rasse stärker betroffen ist als die negroide, dürfte mehr auf die Lebensweise als auf die geographische Lage zurückgeführt werden. Ähnlich wird das vermehrte Auftreten von Arteriosklerose bei USA-Negern gegenüber Afrika-Negern erklärt (HIGGINSON und PEPLER 1954). HENSCHEN (1953) kommt auf Grund von 11000 während des zweiten Weltkrieges in Stockholm durchgeführten Obduktionen zu dem Schluß, daß in Nordschweden die Arteriosklerose selten, in Mittel- und Südschweden aber häufig ist. Neben Unterschieden des Klimas und Altersaufbaues der Bevölkerung hält er, ebenso wie EHRSTRÖM (1951), hierfür hauptsächlich die unterschiedliche Lebensweise für bestimmend. Die in Nordschweden übliche fettarme lactovegetabile Kost soll in geringerem Maße atherogen wirksam sein als die in Mittel- und Südschweden üppige Ernährung. Auch die Erhebungen von WILENS (1947), MALMROS (1950), BJÖRCK (1951; 1956) und A. KEYS u. ANDERSON (1954) sprechen dafür, daß in Ländern mit knapper Ernährung die Morbidität an Arteriosklerose geringer ist. Untersuchungen von Obduzierten unter 40 Jahren auf den Gehalt der Aorten an fibrinösen und fettigen Einlagerungen zeigten keine Unterschiede zwischen Weißen aus Costa Rica, Indianern aus Guatemala sowie Weißen und Negern aus New Orleans (STRONG u. Mitarb. 1958); lediglich eine verstärkte Ausbildung fibrinöser Plaques bei der Bevölkerung von New Orleans war erkennbar.

Aus diesen Sachverhalten läßt sich also keineswegs die Wirksamkeit spezifischer geographischer Faktoren im Sinne einer Förderung der Atherogenese ableiten; vielmehr werden die Unterschiede, soweit überhaupt vorhanden, weitgehend durch die verschiedene Lebensweise erklärbar. GEIRINGER u. Mitarb. (1950) sind der Ansicht, daß die von verschiedenen Autoren wie JAFFÉ (1926) sowie WESTENHOEFFER (1911) angegebenen geographischen Unterschiede ebenfalls auf Unterschiede in Lebensweise und Altersaufbau der Bevölkerung zurückzuführen sind.

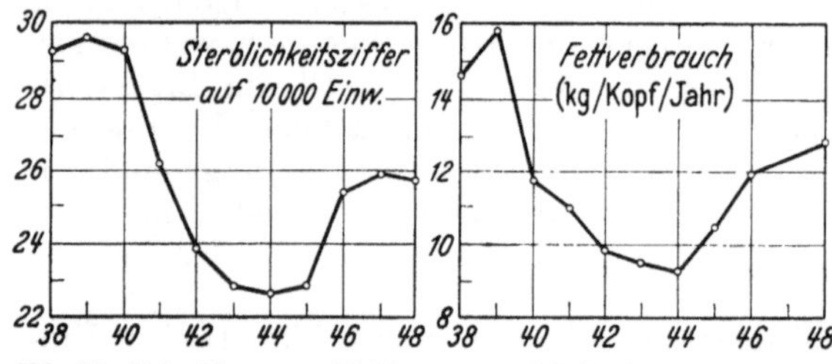

Abb. 63. Koinzidenz von Fettkonsum und Zahl der Todesfälle an Sklerosefolgen während der Jahre 1938 bis 1948 in Nordeuropa. (Nach G. BJÖRCK in KEYS und WHITE 1958.)

Lebensweise.

a) Ernährung. Bereits im ersten Weltkrieg wurde unter der Nahrungsmittelknappheit in Deutschland (ASCHOFF 1930) und in Dänemark (HINDHEDE 1920) eine Abnahme der Arterioskleroseháufigkeit festgestellt. Nach WILENS (1947) war auch während des zweiten Weltkrieges in Ländern mit unzureichender, untercaloriger und fettarmer Ernährung ein Rückgang der Sterblichkeit an Arteriosklerose und deren Folgen zu beobachten. Dies sind eindrucksvolle Belege für die Beeinflussungsmöglichkeit der Atherogenese, worauf GORDON (1951), FIRSTBROOK (1951) sowie BJÖRCK (1956) hingewiesen haben (vgl. Abb. 63). Zu entsprechenden Ergebnissen kamen WALKER und ARVIDSSON (1954) in Südafrika, FIRSTBROOK (1951) in China, STROM (1948), STROM und JENSEN (1951) für Norwegen, VARTEINEN und KANERVA (1947) in Finnland, MALMROS (1949; 1950) sowie HENSCHEN (1953) für Schweden, A. KEYS u. Mitarb. (1952) für Italien und für Spanien (1954). Das im zweiten Weltkrieg immer reichlich ernährte Dänemark ließ hingegen keine Abnahme der Arterioskleroseháufigkeit und Sterblichkeit erkennen (TERBRÜGGEN 1951). LUSZTIG (1951) stellte an 1500 Obduktionen in Ungarn den Effekt reichlicher Ernährung hinsichtlich der Atherogenese fest. Besonders eindrucksvoll sind die Erhebungen von ENOS, HOLMES und BEYER (1953); sie fanden an reichlich ernährten US-Soldaten in Korea stärkere Grade von Coronarsklerose als an den kärglich ernährten einheimischen Kriegern. LYON u. Mitarb. (1952) sahen bei fett- und cholesterinarmer Diät weniger Myokardinfarkt-Rezidive. Desgleichen sprechen sich PIHL (1952) sowie OPPENHEIM (1946), STEINER (1946) und WILENS (1947) für ein Zusammentreffen von fett- und calorienbeschränkter Kost und geringerem Auftreten von Arteriosklerose aus. Vor allem die lactovegetabile Kost gilt in diesem Zusammenhang als prophylaktisch wirksam (ODIER 1953). Diese Erfahrungen stimmen überein mit den Untersuchungen von OPPENHEIM (1925) sowie von SNAPPER (1941) an fettarm lebenden Chinesen. STEINER (1946) stellte bei 150 Obduktionen an der Okinawa-Bevölkerung nur 7mal eine Arteriosklerose fest. Nach DONNISON (1929) steht der seltene Arteriosklerosebefall bei Kenya-Negern in starkem Kontrast zum Verhalten der USA-Neger, die bekanntlich erheblich häufiger an Arteriosklerose erkranken als die Südafrika-Neger, was durch Obduktionen von HIGGINSON und PEPLER (1954) sichergestellt ist.

Auf Grund seiner umfassenden Erhebungen in zahlreichen Ländern kommt A. KEYS (1950/51) zu der Ansicht, daß vom 30. Lebensjahr ab die Höhe der Zufuhr an Nahrungsfett für die Entstehung der zu Arteriosklerose prädisponierenden Hypercholesterinämie wesentlich ist. KEYS sah, daß die Morbidität an Arteriosklerose dann gering war, wenn Fette und Lipide weniger als 20% der Nahrungszufuhr ausmachten; stieg ihr Anteil auf 30% an, so war die Arteriosklerosehäufigkeit wesentlich höher. HOCHREIN und SCHLEICHER (1956) erfuhren von 80jährigen Greisen, daß sie zeitlebens bescheiden gelebt hatten und besonders in ihrer Jugend eher calorienarm ernährt worden waren.

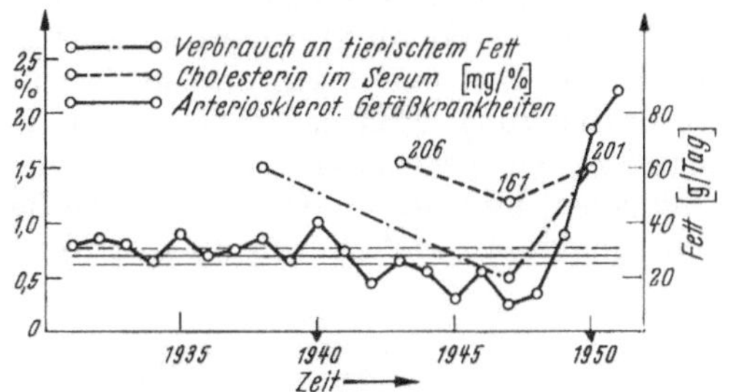

Abb. 64. Verhalten von Fettkonsum, Serumcholesterin und Arterioskleroschäufigkeit im Vergleich zum jeweiligen Fettverbrauch. (Nach APPEL 1953.)

APPEL (1953) faßt die zwischen 1930 und 1950 erreichbaren Zahlen über die Häufigkeit arteriosklerotischer Gefäßkrankheiten, Verbrauch an tierischem Fett und die durchschnittlichen Serumcholesterinspiegel in der einheimischen Bevölkerung unter Verwendung von Unterlagen von SCHETTLER (1955) in Abb. 64 zusammen.

Daß der Fettgehalt der Nahrung ein wesentlicher Faktor der Atherogenese sein kann, ergibt sich nach dem oben Gesagten zunächst aus der Koinzidenz von hohem Fettkonsum mit Atherosklerosehäufung und Hypercholesterinämie (Abb. 65) in den USA und in Nordeuropa und aus der relativen Seltenheit der Atherosklerose in Asien, Afrika, Südamerika und den Mittelmeerstaaten mit niedrigem Fettverzehr; andernteils lassen sich die Zusammenhänge zwischen Atherosklerosehäufigkeit, insbesondere Morbidität an Coronarsklerose, auch aus den in bestimmten Populationen erkennbaren Unterschieden zwischen der minderbemittelten und der reichen Bevölkerung [Untersuchungen in Madrid, Neapel und auf Guatemala (TEJADA u. GORE 1957); Kapstadt, Nord- und Süditalien] feststellen, ferner in Untersuchungen eingewanderter Bevölkerungsschichten, deren Lebensweise und Fettverzehr sich von ihrem Heimatland unterscheidet (Italiener in den USA; Japaner und Angehörige der weißen Rasse in Hawai) (KEYS 1958; WHITE 1958; TOOR u. Mitarb. 1957 [vgl. Abb. 66]; KEYS u. Mitarb. 1958). Schließlich ergeben sich besonders interessante Aufschlüsse, wenn man

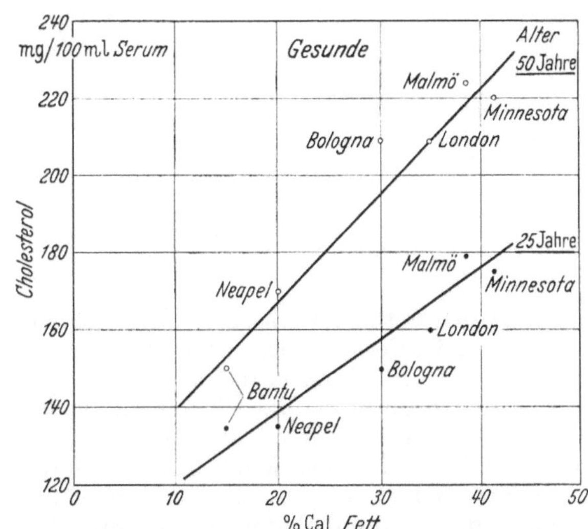

Abb. 65. Beziehungen zwischen geographisch unterschiedlichen Ernährungsweisen (Anteil der Fette am Gesamtcalorienverbrauch) zum Serumcholesterin bei gesunden 25- und 50jährigen Männern. (Nach A. KEYS und P. D. WHITE 1956.)

Bevölkerungsgruppen mit quantitativ gleichem Fettkonsum, aber verschiedener Zusammensetzung der Nahrungsfette, hinsichtlich ihrer Morbidität an Coronarsklerose bzw. Arteriosklerose vergleicht (Finnland und Herakleion auf Kreta). Über Ernährungsverhältnisse und Sklerosehäufigkeit in Ost- und Westfinnland vgl. auch die Untersuchungen von REINE u. Mitarb. (1958).

Die Morbidität an Coronarsklerose nimmt mit dem Anteil der Nahrung an gesättigten Fettsäuren zu, ebenso der durchschnittliche Serumcholesterinwert der Bevölkerung. Dagegen fällt er mit dem Anteil der Nahrung an mehrfach ungesättigten Fettsäuren ab und bleibt unbeeinflußt vom Anteil an monoethenoiden Fettsäuren (Ölsäure). Gleiche Aufschlüsse, darüber hinaus sogar gleichsinnige Veränderungen an den Versuchspersonen, ergaben sich bei langfristigen Untersuchungen mit einer Diät von zwar konstantem Fettgehalt, jedoch verschiedener Fettzusammensetzung hinsichtlich des Gehaltes an mehrfach gesättigten Fettsäuren (KEYS 1958). Die Untersuchungen von CAREN und CORBO (1958) konnten dagegen nicht die Ursache eines Mangels an ungesättigten Fettsäuren bei der Atherogenese unterbauen.

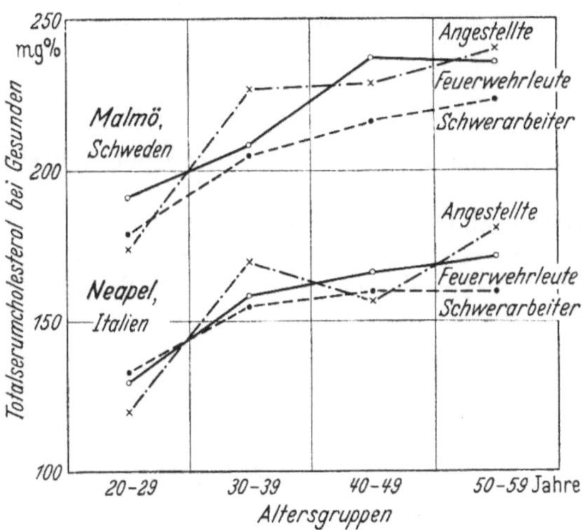

Abb. 66. Unterschiede im Serumcholesterin bei gesunden berufstätigen Männern verschiedener Altersklassen in Malmö und in Neapel. (Nach A. KEYS in A. KEYS und P. D. WHITE 1956.)

Ein Ansteigen der Blutlipide nach fetthaltigen Mahlzeiten führt gleichzeitig zu einer Erhöhung der Gerinnbarkeit des Blutes, wodurch bei bestehender Arterienstenose ein thrombotischer Arterienverschluß provoziert werden kann.

Trotz dieser vielversprechenden Ausblicke, die sich aus der Kenntnis des Fettstoffwechsels ergeben, sind an der Pathogenese der Arteriosklerose und der Coronarsklerose noch eine Anzahl weiterer Faktoren maßgeblich beteiligt (KEYS 1958; KATZ 1958).

Ebenso schädlich wie die Überernährung kann auch eine Hungerkost sein. Dystrophie ruft zwar nach GIRGENSOHN (1955) keine Arteriosklerose hervor, doch kann nach HOCHREIN und SCHLEICHER (1956) durch eine länger dauernde Hypoproteinämie und Dysproteinämie eine Störung im Cholesterinstoffwechsel zustande kommen, die zu verminderter Infektionsresistenz und zu hypovitaminotischen Störungen führt. Die anschließende Fettpolyphagie in der Auffütterungsphase kann dann ein wesentlicher Anlaß zur Entwicklung einer Arteriosklerose sein. Über solcherart induzierte Cerebralsklerosen an Spätheimkehrern berichtete DÖRING (1952; 1954). Mangel an Vitamin B_1 und Vitamin B_2 scheint nach den Untersuchungen von McCARRISON (1944) an Thiaminmangeltauben die Atherogenese zu fördern, hauptsächlich im Bereich der A. lienalis. Auch bei Pellagra konnte THATCHER (1936) die vermehrte Sklerosierung kleinerer Arterien feststellen. Von Bedeutung für die Atherogenese scheint auch das Vitamin B_6 (Pyridoxin) zu sein. SCHROEDER (1955) wies auf die Ergebnisse von Vitamin B_6-Mangel bei Ratten hin, an denen sich Arteriosklerosen entwickeln. Die Ablagerungen von Fetten und Mucopolysacchariden scheinen bei B_6-Mangel begünstigt zu werden. Als Coenzym des Aminosäure- und Fettstoffwechsels gewinnt das Vitamin B_6 Bedeutung, insbesondere bei einseitiger Ernährungsweise. Es ist in Hefe, Reiskleie sowie in der Melasse von Zuckerrüben und in gesunden Getreidekeimlingen vorhanden, im Mehl jedoch nur in sehr geringem Maße. SCHROEDER (1955) nimmt an, daß in der amerikanischen Kampftruppenverpflegung ein B_6-Mangel vorhanden war und diskutiert dessen Zusammenhang mit den bereits erwähnten Befunden von ENOS, HOLMES und BEYER (1953; 1955). Bei zu starker Zufuhr von Spurenelementen (Cadmium, Blei, Aluminium) in der Nahrung, sowie bei hoher Belastung mit gesättigten Fettsäuren soll der Verbrauch an Vitamin B_6 gesteigert sein.

Der Eiweißreichtum der Nahrung scheint per se noch nicht zur Arteriosklerose zu führen, wie DONNISON (1929) an der Bevölkerung von Kenya feststellen konnte. Auch bei den Eskimos, deren Nahrung relativ hohe Eiweiß- und Fettanteile aufweist, sowie bei manchen Bewohnern gemäßigter Zonen mit hohem Eiweißverbrauch wird die Arteriosklerose nicht gehäuft gefunden (BERTELSEN 1935; 1940; RODAHL 1954; ABS 1956; KATZ und STAMLER 1953). Bei den Kirgisen, die viel fettes Hammelfleisch essen, ist die Sklerose häufiger (KUCZYNSKI 1925). Dieser Unterschied dürfte in der Hauptsache durch die einerseits besonders karge Ernährung der Eskimos — nach ABS (1956) täglich 2700—2800 cal bei unerhört hartem Daseinskampf —, andererseits durch die exzessiv üppige Lebensweise der nach den Beschreibungen von KUCZYNSKI (1925) trägen Kirgisen erklärt werden. Im übrigen ist die Beurteilung der Morbidität an Arteriosklerose bei den Eskimos durch anderweitig bedingte hohe Frühsterblichkeit erschwert (ABS 1956).

b) Soziale Stellung, Beruf, Beschäftigung. JAFFÉ (1926) glaubte nach seinen Erfahrungen in Venezuela, daß wohlhabende Bevölkerungskreise vermehrt von Arteriosklerose betroffen werden und bezieht dies auf Wirkungen der üppigen Lebensweise. Aus ähnlichen Ursachen dürfte, sofern überhaupt feststellbar, die höhere Arterioskleroseqoute von Großstädtern und Geistesarbeitern erklärlich sein.

Die ätiologische Rolle emotionaler Faktoren („sozioökonomischer Stress") wird neuerdings auch von FRIEDMAN und ROSENMAN (1957) als bedeutsam eingeschätzt; die Autoren kommen zu dem Schluß, daß der Faktor der Ernährung, und der Einfluß der Sexualhormone keineswegs eine ausreichende Erklärung für die in der USA-Bevölkerung, insbesondere bei Männern so häufigen Coronarinfarkte darstellen. Wenn es auch zweifellos Bevölkerungsgruppen gibt, bei denen die diskutierten Faktoren wahrscheinlich zu machen sind, so lehnen FRIEDMAN und ROSENMAN (1957) auf Grund ihrer Untersuchungen an Männern und Frauen der gehobenen sozialen Schichten in USA den direkten Zusammenhang zwischen Coronarsklerose und Fettkonsum ab. Auf Grund der Beobachtungen von STEWART (1950), FRIEDMAN und ROSENMAN (1950); P. D. WHITE (1951) spielt die aufregende und verantwortliche Berufstätigkeit für die Häufigkeit der Coronarinfarkte eine Rolle. Zu entsprechenden Ergebnissen kamen YATER u. Mitarb. (1948) sowie GERTLER und WHITE (1954). Auch die Häufung von coronarbedingten Todesfällen in bestimmten Monaten (STRØM und JENSEN 1951; PIHL 1952), sowie der Anstieg der Letalität um das 7fache des Ausgangswertes in der Zeit von 1907—1949 (MORRIS 1951) weist in die gleiche Richtung, wenngleich solche Hinweise nur statistische Gültigkeit haben und im Individualfall irrelevant bleiben müssen.

Arbeiter mit verstärkter Beanspruchung der unteren Gliedmaßen, insbesondere Schwerstarbeiter, sollen zu lokaler Arteriosklerose der Beinarterien, Arm- und Handarbeiter, Straßenpflasterer und Wäscherinnen zu einer Arteriosklerose der Armarterien neigen (KÜLBS 1928). An direkt mechanische Einwirkungen, etwa mittels Intimaläsionen denkt AUFDERMAUR (1952). Bei Rechtshändern soll der rechte Arm, bei Linkshändern der linke bevorzugt von Arteriosklerose befallen werden (KÜLBS 1928). Bei einer 35jährigen Patientin, die im 2. Lebensjahr eine rechtsseitige poliomyelitische Lähmung erlitt, konnte MARCHAND (1904) eine selektiv verstärkte Atheromatose der linksseitigen Beinarterien durch funktionelle Überbeanspruchung finden.

Gegenüber diesen Literaturhinweisen, aus denen eine vermehrte Anfälligkeit überbeanspruchter Arterien für lokale Sklerose zu ersehen ist, scheint der Faktor der körperlichen Bewegung für den Allgemeinstoffwechsel insofern günstig zu sein, als WOLFFE (1957) anhand von Untersuchungen von 300 Sportlern und 300 ehemaligen Spitzensportlern feststellte, daß Zeichen für Arteriosklerose bei aktiv tätigen Athleten fehlen, während sie bei vergleichbaren Personen mit verhinderter körperlicher Betätigung vermehrt nachweisbar sind.

Mechanische Einwirkungen.

Daß bei örtlicher Schädigung eine lokale Arteriosklerose entstehen kann, konnte SCHLICHTER (1948) nach Katheterisierung der Aorta zeigen. Es bleibt allerdings unklar, warum andere lokal begrenzte Arterioskleroseformen bestimmte geschädigte Arterienbezirke verschonen, wie z. B. bei der Mönckeberg-Sklerose der Beine die Gegend des Kniegelenkes weniger betroffen wird (MÖNCKEBERG 1915; DOCK 1953). Soweit nicht Besonderheiten der Gefäßernährung (DOCK 1953) hierfür bestimmend sind, könnten in letzterem Falle auch mechanische Faktoren eine fördernde Wirkung auf die Atherogenese ausüben. Auch die häufig anzutreffende Lokalisation arteriosklerotischer Herde an arteriellen Gabelungen und an den Abgängen von Seitenästen weist auf mechanische Entstehungsfaktoren hin (ASCHOFF 1921). Neben Wirbelbildungen im Gefäß dürften dehnende und scherende Kräfte, Ungleichmäßigkeiten des intraarteriellen Druckes und Unregelmäßigkeiten der Blutströmung vorliegen (THOMA 1922; ERICH MÜLLER 1955). Eingehend hat sich DORMANNS (1935) mit dem Problem der Intimawucherung als Anpassungssyndrom auseinandergesetzt.

Eine besondere Form der Arteriosklerose mit betonten regenerativen Intimaverdickungen tritt in altersatrophischen Organen auf, z. B. als Ovulations- und Menstruationssklerose an den Ovarial- und uterinen Arterien (PANKOW 1906; SOHMA 1908; HUECK 1920; 1938). Ähnlich liegen die Verhältnisse wohl bei Hodenatrophie und Kryptorchismus sowie in pyelonephritischen Narbengebieten (LINDER 1938). Mechanische Faktoren dürfen nach der Auffassung von STAEMMLER (1955) dahingehend definiert werden, daß sie im wesentlichen nur als Lokalisator, sei es in begünstigendem oder verhinderndem Sinne wirksam sind. Dagegen werden die Experimente über anderweitige mechanische Einwirkungen (KLOTZ 1913; BORST und ENDERLEN 1909) nicht als überzeugend angesehen. Über die Wirkungen des intraarteriellen Hochdrucks vgl. Abschnitt „Zirkulationsstörungen" (S. 397).

Thermische Einwirkungen.

ZINK (1938) fand, daß nach Verbrennungen als Ausheilungszustand einer in bestimmten Gefäßbereichen entstandenen Arteriitis eine Arteriosklerose resultieren kann. Auch die morphologischen Restzustände von Erfrierungen, insbesondere wenn Arteriitiden vorausgegangen sind, dürften schließlich einem arteriosklerotischen Bild gleichkommen.

RUBENSTEIN (1958) gelangt zur Auffassung, daß auch örtliche Unterkühlung vermittels der begleitenden Venen als lokalisierende arteriosklerosebegünstigende Faktoren wirksam sein können.

Zirkulationsstörungen.

a) Hypertonie. Lange bekannt ist die Sklerosierungsneigung von Arterien, die einem dauernd erhöhtem Blutdruck ausgesetzt sind (ASCHOFF 1939; LANGE 1951; RAU 1956), (vgl. auch WOLLHEIM u. MOELLER dieses Handbuch Bd. IX/5, S. 351 ff.). Jedem Pathologen und Kliniker ist die Entwicklung der Pulmonalsklerose bei langfristiger Erhöhung des Druckes im Lungenkreislauf sowie bei Cor pulmonale chronicum geläufig (LEOPOLD 1950; MERKEL 1947; PARMLEY und JONES 1952; H. SCHMIDT 1953). ROTTER (1949) erklärt auch etwaige Pulmonalsklerose bei linksseitigem Myokardinfarkt durch hämodynamische Rückwirkungen auf den Lungenkreislauf.

v. SCHRÖTTER (1901) fand Pulmonalsklerosen bei Myxom des linken Vorhofs. W. W. MEYER u. RICHTER (1956) sahen anatomisch eine mit der Sklerose gleichlaufende Gewichtszunahme der A. pulmonalis, die graduell der pulmonalen Hypertonie entsprach. Bei Mitralvitien läßt sich an der stärker druckbeanspruchten Mitralsegelseite ein erhöhter Sklerosebefall feststellen. Ähnliches gilt für die prävertebralen Aortenanteile und durchwegs für sämtliche besonders druckexponierten Stellen als Orte beschleunigter Gefäßalterung (SCHETTLER 1955). Am eindeutigsten manifestiert sich die Arteriosklerose bei arterieller Hypertonie des großen Kreislaufs. Trotz der Schwierigkeiten klinischer Feststellung einer solchen Arteriosklerose in früheren Zeitpunkten ihrer Entwicklung konnte WAKERLIN (1952) bei 60% der Patienten mit fixierter Hypertonie klinische Zeichen von Arteriosklerose feststellen, während unter den Hypotonikern die Arteriosklerose relativ selten zu sein scheint (SCHETTLER 1955). In Rattenversuchen von DEMING u. Mitarb. (1958) entwickelte sich bei hypertonisch gemachten Tieren nach Cholesterinfütterung eine stärkere Hypercholesterinämie und Hyperlipämie und ein höherer Grad von Sklerose als bei normotonischen Tieren, so daß als Ursache des stärkeren Sklerosebefalls der hypertonischen Ratten neben der örtlichen Gefäßwirkung auch die stärkere Lipidose zuständig sein könnte. MOSCHCOWITZ (1954) geht soweit, daß er den bevorzugten Befall der Beinarterien an Arteriosklerose mit der durch aufrechte Haltung des Menschen bedingten stärkeren hydrodynamischen Belastung der Beinarterien erklärt. Der vom Lumen her durch die Intima stattfindende Flüssigkeitsstrom zur Ernährung der Arterienwand kommt in erster Linie durch den intravasalen Filtrationsdruck (hydrostatischer Blutdruck, vermindert um den onkotischen Druck) zustande. Mit diesem Saftstrom werden neben den physiologischen Nährstoffen auch gröberdisperse Stoffteilchen eingepreßt, die unter veränderten geweblichen Bedingungen im Gewebe steckenbleiben und niedergeschlagen werden können, was zu weiteren Durchsaftungsstörungen Anlaß gibt. Die Tatsache, daß Patienten mit Aortenisthmusstenose hauptsächlich im Gebiet des hohen Blutdrucks eine Arteriosklerose erkennen lassen, spricht ebenfalls für die Bedeutung der mechanischen Druckwirkung auf die Entwicklung der Arteriosklerose.

Ein gewisser sklerosebegünstigender Faktor ist darin zu sehen, daß in Arterien, die unter erhöhtem Blutdruck stehen, als Anpassungserscheinung eine Wandhypertrophie zur Entwicklung kommen kann. Die verdickte Gefäßwand stellt höhere Ansprüche an die Ernährung und Durchsaftung als die normale, wodurch wiederum eine verstärkte Skleroseneigung erklärbar wird. Die enge Korrelation zwischen Hypertonie und Arteriosklerose läßt sich eindrucksvoll an dem weitgehend aneinander gekoppelten Auftreten dieser Störungen deutlich machen (DAVIS und KLAINER 1940; SMITH 1950; MASTER 1953).

b) Hypotonie und Schock. Zwar steht es fest, daß Patienten mit relativ niedrigem Blutdruck, z. B. Astheniker, relativ selten und geringfügig sklerotische

Arterien bekommen (ALLEN, BARKER und HINES 1955; SCHETTLER 1955), doch kann ein unphysiologisch verminderter Blutdruck so nachteilig auf die Ernährungs- und Funktionszustände der Arterien wirken, daß Gefäßschädigungen mit Übergang in Sklerosen zur Entwicklung kommen können. BÜRGER (1954) sieht in einem Unterdruckfaktor im Schädelbereich eine Verursachung für die nicht seltenen Gehirngefäßblutungen bei Sklerotikern, worauf auch SCHALTENBRAND (1953) hingewiesen hat.

Auch Schockzustände können zur Störung der arteriellen Blutversorgung führen, wodurch die Initialphasen mancher Arteriosklerosen erklärbar sind. Hierauf wurde besonders von MEYER (1952), POLLAK (1952), E. MÜLLER (1955) hingewiesen, vor allem im Zusammenhang mit den Auswirkungen der Hypoxie. Die bei Schock auftretenden Permeabilitätsveränderungen, bedingt durch Plasmaeiweißstörungen und Veränderungen der osmotischen Kräfte führen zu plasmatischer Intimainsudation mit sekundärer Ablagerung von Cholesterin und Fett. Hierbei dürften der im Schockzustand herabgesetzte Albumingehalt des Blutes und die Verminderung der Plasmastabilität durch Einwirkung auf die Solphasen des Cholesterins bestimmend sein. POLLAK (1951) konnte an Kaninchen durch Albumininfusionen die durch Cholesterin provozierbaren Intimaschäden vermindern oder ausschalten, während nach alleiniger intravenöser Gabe von Cholesterin, insbesondere nach Anwendung von 75 mg Cholesterin und 50—500 mg Hämoglobin schwere Intimaschäden an Pulmonalgefäßen und Aorta auftraten, wodurch die Tiere in einer Frist von durchschnittlich 8 min getötet wurden. Auch für die Schockzustände beim Menschen dürften derartige Vorgänge nicht bedeutungslos sein.

c) Zirkulatorisch bedingte Hypoxien. Für die bradytrophen Gewebe der relativ dicken, an die Sauerstoffversorgung erhebliche Anforderungen stellenden Arterienwände sind die Wirkungen unzureichender Sauerstoffzufuhr besonders nachteilig. In Verfolgung der Untersuchungen von WARBURG (1926) über die bezüglich der O_2-Versorgung verschieden anspruchsvollen Gewebe und ihre kritische Grenzschichtdicke konnte LINZBACH (1944) durch Untersuchungen am Knorpel sowie an den Arterien zeigen, daß durch O_2-Mangel Ödembildung und Nekrose, später Deformationen und Degenerationen, Lipidosen und Calcinosen hervorgerufen werden können. Zu analogen Schlüssen waren HUEPER (1941) sowie später ROTTER (1949) gekommen. ROTTER (1949) kommt auf Grund von Untersuchungen über die Genese der Arteriosklerose zur Feststellung, daß die einleitende Dyshorie (SCHÜRMANN und MACMAHON 1933) durch eine primäre Ernährungsstörung der Gefäßwand zustande kommt, wobei für die Bereiche der elastischen Arterien die Entwicklung einer typischen Arteriosklerose zustande kommt. Gegenüber der Ansicht von BREDT (1941), der für die Entwicklung der Pulmonalsklerose und der Arteriitis pulmonalis hauptsächlich eine entzündliche Reaktion auf allergischer Basis annimmt, mißt ROTTER (1949), ähnlich wie STAEMMLER (1955), der Ernährungsstörung infolge Blutdruckerhöhung das kausale Moment bei. Das gemeinsame Verhalten aller bradytrophen Gewebe entspricht nach ROTTER (1949) den Folgen einer durch Ernährungsstörung bedingten Gewebsschädigung, womit die Beobachtung übereinstimmt, daß die ersten und frühesten Veränderungen an Orten stärkster mechanischer Belastung zu finden sind. Maßgeblich für solches Verhalten soll die Eigenschaft dieser Gewebe sein, keine Capillaren zu enthalten und in dem umhüllenden Bindegewebe Sperrarterien zu bergen, jedenfalls gegenüber capillarisierten Strukturen trophisch benachteiligt zu sein. Bei der am alternden Gewebe zunehmenden Quellung der Grundsubstanz mit konsekutiver Dichtezunahme wird durch Erschwerung der Säftezirkulation die Ernährungsstörung effektiv. Durch die somit zur Entwicklung kommenden Narben („Sklerosen“) kommt es zu erneuten und vermehrten Zirkulations- und Ernährungsstörungen, wodurch teilweise der fortschreitende Charakter der Arteriosklerose verständlich wird. LINZBACH (1944) hält das Verhältnis von inneren und äußeren Oberflächen des Gefäßes zum Gefäßvolumen für wichtig. Von dieser Relation hängt es ab, ob die Säfte die ganze Dicke der Gefäßwand durchdringen und wie groß der capillarenfreie Teil der Gefäßwand ist; diese Relation bestimmt also eine etwaige Ernährungsinsuffizienz.

d) Entzündlich bedingte Zirkulationsstörungen. Die Frage, ob durch entzündlich verursachte Mediaveränderungen die Entwicklung einer intimalen Sklerose begünstigt wird, ist quantitativ noch nicht ausreichend abgeklärt.

Einerseits weiß man, daß entzündliche oder narbige Mediaveränderungen zu einer betonten Ausprägung der in ihrem Bereich entstehenden intimalen Arteriosklerose Anlaß geben und daß an den Aorten von Kindern, die an Infektionskrankheiten verstarben, häufig Intimalipidosen gefunden wurden (SALTYKOW 1914; 1915; LUBARSCH 1922; FABER 1949; SCHMIDTMANN 1922) und daß durch Bakterieninjektionen tierexperimentell ähnliche Veränderungen provozierbar sind (KLOTZ 1913; SALTYKOW 1914). Auch kommt es bei Infektionskrankheiten, namentlich wenn sie gehäuft innerhalb kürzerer Zeit auftreten, zu intimalen Reaktionen (SIEGMUND 1924; DIETRICH 1925; HOCHREIN und SCHLEICHER 1956), denen in der Abheilungsphase eine Arteriosklerose folgen kann. Bei rheumatischen Erkrankungen fanden SCHULTZ (1927) sowie KLINGE (1932) im Bereich einer herdförmigen Mesaortitis rheumatica auffällige polsterartige Intimaveränderungen, die sie als sekundäre Folgen der Aortitis ansehen, was der Auffassung von HUECK (1920) entspricht. SCHETTLER (1955) fand bei 15% der von ihm untersuchten Patienten mit Arteriosklerose in der Anamnese ein Vorkommen von rheumatischen Krankheiten.

Andererseits warnt STAEMMLER (1955) davor, die Bedeutung derartiger Zusammenhänge zu überschätzen, ohne sie wie GROTEL u. Mitarb. (1940) völlig abzulehnen. STAEMMLER empfiehlt Vorsicht bei der Beurteilung des Entstehungsmodus der superponierten Intimaplaques, da solche bei sehr viel schwereren Mediaschäden, z.B. bei mucoider Degeneration (GSELL 1928; ERDHEIM 1930) fehlen können. Auch das gehäufte Auftreten von Arteriosklerosen auf dem Boden einer Mesaortitis rheumatica von Jugendlichen hält STAEMMLER (1955) für nicht gesichert. MACCALLUM (1933) kommt zu dem Schluß, daß die Beweise für die infektiöse Genese der Arteriosklerose unzureichend sind, obwohl Beobachtungen über Lipidablagerungen der Intima bei Typhus abdominalis, allerdings reversibler Art, vorliegen. Insbesondere bedürfte die Rolle von Infektionen für die Hervorrufung von Dauerschädigung an den Gefäßen noch einer eingehenden Unterbauung. Die Mitwirkung von Fokalinfekten in der Atherogenese wird zwar von HOCHREIN und SCHLEICHER (1956) positiv beurteilt, dürfte jedoch noch zu beweisen sein. Allergische Reaktionen mit Bakterieneiweißen oder anderen antigenwirksamen Substanzen können am Gefäßsystem zu fibrinoiden Verquellungen und Granulombildungen (VAUBEL 1932) führen und Permeabilitätsstörungen verursachen (LINZBACH 1943). Die nach gesicherten Arteriitiden, z.B. Periarteriitis nodosa oder Endangitis obliterans, hinterbleibenden Gefäßschäden sind histologisch häufig nicht von gewöhnlichen Arteriosklerosen zu unterscheiden.

e) Blutungen in die Gefäßwand. WINTERNITZ, THOMAS und LE COMPTE (1937) messen intramuralen Gefäßblutungen eine wesentliche ätiologische Rolle für die Atherogenese zu. Obwohl an diese Entstehungsursache bei einer Arteriosklerose seltener gedacht wird, dürfte der Gedanke nicht von der Hand zu weisen sein, zumal bei diagnostischen Eingriffen mit Arterienpunktionen und anderen Intimaläsionen Gelegenheit zur Ingangsetzung dieses Mechanismus besteht. Befunde über die Lokalisation atherosklerotischer Herde im Bereich von Zirkulationshindernissen machanischer Art oder von örtlichen Kauterisationsschäden der Adventitia sind nach SCHETTLER (1956) stichhaltige Hinweise für den sklerosebegünstigenden Effekt lokaler Durchblutungsstörungen. Nach BLAKE (1957) kommen intramurale Hämorrhagien im Bereich der Coronararterien besonders bei über 50jährigen Männern häufig vor.

f) Thrombosen. DUGUID (1949) sowie DUGUID und ANDERSON (1952), ferner McLETCHIE (1952) vertreten die Ansicht, daß der initialen Hyalinose der kleineren Arterien und Arteriolen in der Regel ein partieller oder totaler Gefäßverschluß vorausgeht, gefolgt von einer Organisation des Gerinnsels vom Endothel aus. Auch in solchen Fällen würde es sich um eine auf einer Zirkulationsstörung beruhende Atherogenese handeln.

g) Vasoaktive Substanzen. Vasoconstrictorische Stoffe wie Adrenalin und ähnliche Körper dürften unter bestimmten Voraussetzungen ebenfalls bei der Atherogenese mitbestimmend sein, weniger durch Veränderungen der Diffusionsvorgänge vom Lumen des Hauptgefäßes her als durch Konstriktion der Vasa vasorum, die die selektive nach Adrenalinwirkung auftretende Mediasklerose zu einem gewissen Grad erklärbar macht. Möglicherweise können Einwirkungen vonseiten des Nervensystems, z. B. bei Emotionen und psychischen Traumen, die Allgemeinzirkulation und auch die Blutversorgung zirkulatorisch schwierig zugänglicher Gefäßbereiche behindern. So wird von LANGE (1951) sowie HOCHREIN und SCHLEICHER (1956) die Ansicht vertreten, daß durch den Anpassungsgrad des Gefäßsystems an psychische und nervale Faktoren sowie durch sympathicotone Reizzustände im Sinne der neurozirkulatorischen Dystonie die zirkulatorischen Voraussetzungen für die Atherogenese mitbestimmt werden.

Toxische Einwirkungen.

a) Nicotin. Trotz unzweifelhafter vasospastischer Wirkungen von Nicotin erscheint die Ansicht, Nicotin sei ein gesicherter ätiologischer Faktor bei der Atherogenese, nicht eindeutig beweisbar. Da sich im Tierexperiment durch Nicotin eine Nebennierenhyperplasie erzeugen läßt, teilweise sogar bis zur Adenombildung (STAEMMLER 1955), ließen RAAB (1932) sowie ASCHOFF (1939) die Möglichkeit einer solchen Wirkung offen. Im Tierversuch bewirkt Nicotin eine starke Zunahme der Cholesterinsklerose (MASLOVA 1956). Ob die Nicotinwirkung direkt an der Gefäßwand angreift oder über eine Adrenalinausschüttung zu erklären ist, wofür die von HUEPER (1941) gefundenen Mediaveränderungen sprechen würden, muß zunächst unentschieden bleiben. In vergleichenden Untersuchungen fanden WEINROTH und HERZSTEIN (1946) bei Nichtrauchern unter 40 Jahren keine Arteriosklerose, bei einer entsprechenden Rauchergruppe jedoch ein Vorkommen von Arteriosklerose in 25—30%. Auch die Untersuchungen von KEYS, KARVONEN u. FIDANZA (1958) zeigten höhere Serumcholesterinspiegel und niedrigere Blutdrucke bei Rauchern (Helsinki und Ostfinnland) gegenüber Nichtrauchern. Demnach darf ein, wenn auch mittelbarer Einfluß von Nicotin auf die Atherogenese, sei es über das Nervensystem oder über eine Adrenalinausschüttung mit entsprechenden Gefäßwirkungen, keineswegs als ausgeschlossen gelten. Auf die allgemeinen Wirkungen des Zigarettenrauchens (BÜCHNER 1941) kann hier nicht eingegangen werden. BORNEMANN und HOCHREIN (1955) sowie HOCHREIN und SCHLEICHER (1956) halten eine Wirkung von Nicotin in atherogenem Sinne für wahrscheinlich. Auf die indirekten Wirkungen des Zigarettenrauchens (SCHMIDT 1941) mit Steigerung des Kohlenmonoxydspiegels im Blute um 8,7% und auf die Frage spezifischer metabolischer und coronarer Effekte sei hier nur hingewiesen.

b) Blei. Die Beobachtung von RUTISHAUSER (1936) über Entstehung einer malignen Nephrosklerose unter Bleieinwirkung legt den Gedanken nahe, das Blei könne die Atherogenese begünstigen. Schlüssige Beweise für solche Annahmen sind bisher nicht erbracht worden. KOELSCH (1927) hält die Wirkung des Bleies auf die Gefäße für durchaus unbewiesen, ihre Annahme für wissenschaftlich nicht hinreichend fundiert (vgl. Beitrag Hypertonie; WOLLHEIM u. MOELLER, dieses Handbuch Bd. IX/5, S. 771ff.).

c) Alkohol. Die früher häufig wiederholte Behauptung, daß fortwährender reichlicher Genuß von Alkohol zu Arterienschäden und Arteriosklerose führen würde, erscheint heute eindeutig widerlegt. Bestenfalls beruhen solche Ansichten auf emotionalen oder ethischen Gründen (WEISS und MINOT 1933). Unter 286 Fällen von alkoholischer Lebercirrhose im Alter von weniger als 50 Jahren konnte CABOT (1904) nur bei 6 Kranken eine Arteriosklerose feststellen; hingegen fand GROTEL (1940) bei mohammedanischen Pilgern, die bekanntlich keinen Alkohol trinken dürfen, relativ häufig Arteriosklerose. Diesen Beobachtungen, nach denen der Alkoholgenuß die Arteriosklerose eher einzuschränken als zu fördern geeignet erscheinen sollte, steht die Beobachtung von WELLS (1906) gegenüber, der überhaupt keinen Unterschied in der Häufigkeit der Arteriosklerose zwischen Alkoholikern und anderen Personen fand. Auch WILENS (1947) sowie COLLENS und WILENSKY (1953) messen dem Alkoholgenuß keinerlei ätiologische Rolle in der Atherogenese zu.

d) Coffein. In der Literatur finden sich keine Hinweise, die einen ätiologischen Zusammenhang zwischen Coffein und Arterioskleroseentwicklung beweisen.

e) Adrenalinabkömmlinge. Die Wirkungen von Adrenalin wurden bereits unter den Zirkulationsstörungen erwähnt. Bekanntlich handelt es sich hier um eine auch morphologisch keineswegs typische Arteriosklerose, sondern eher um eine der Mönckeberg-Sklerose vergleichbare Erscheinung, wobei nekrotische Arterienwandveränderungen (FISCHER-WASELS 1938; JOSUÉ 1904) wie sekundäre Verkalkungen vielleicht dystrophischer Art, oder möglicherweise auch Kalkmetastasen, eine Rolle spielen. Bereits BRAUN (1908) sowie LANGE (1924) konnten nach allerdings schwachen Adrenalindosierungen Intimaverdickungen feststellen. Es ist wahrscheinlich, daß Adrenalin mitunter zu Ernährungsstörungen der Gefäßwand, sei es durch Verengung oder Sperrung der Vasa vasorum oder durch Erzeugung einer relativen Acidose mit konsekutiver Calciumeinlagerung in die Grundsubstanz der geschädigten elastischen Mediaelemente führt, wodurch die zur Tendenz einer Arteriosklerose, insbesondere vom Typ der verkalkenden Mediasklerose, gefördert wird (Literatur s. ERB jr. 1905; ZIEGLER 1905; B. FISCHER 1905; SCHEIDEMANTEL 1905; v. RZENTKOWSKI 1904).

f) Siliciummangel. Der Befund von SCHULZ (1901), wonach der alternde Organismus an Silicium verarmt, führte zu der Vorstellung, daß die im Alter gehäuft auftretende Arteriosklerose damit in ursächlichem Zusammenhang stehe. Hinzu kam, daß in der Volksmedizin neben Jod und Knoblauch auch der Kieselsäure eine Schutzwirkung gegen die Arteriosklerose zugeschrieben wurde (HESSE 1939). Bereits 1906 hatte OLIVIER in Frankreich gegen Arteriosklerose das Trinken einer verdünnten Natron-Wasserglaslösung empfohlen; später wurden Silicatlösungen auch intravenös und intramuskulär angewandt (HESSE 1939); so von PELESSIER 1920; SCHEFFLER 1920; STRUWE 1925 und KÜHN 1926).

CURSCHMANN (1925) denkt bei dieser Wirkung an unspezifische Reizeffekte, zumal neben Veränderungen der Leukocytenzahl (KÜHN 1926; ZIMMER 1923) auch Herdreaktionen auftreten können (THOMA 1922). Untersuchungen an 16 Kaninchen von HESSE (1939) zeigten, daß sich die Cholesterinfütterungssklerose durch orale Beimischung von Ricinolsäureäthylester und Silicylricinolsäureäthylester nicht beeinflussen läßt; auch die Hypercholesterinämie bleibt unverändert. Der Autor schloß hieraus, daß von Siliciumgaben kein Effekt auf die Atherogenese erwartet werden kann.

g) Hypervitaminose D. Nach neueren Beobachtungen (PFEIFFER 1956) kann durch Hypervitaminose D eine Aortenatheromatose entstehen, im Gefolge davon eine Aortensklerose. Bereits 1929 war durch PUTSCHAR, 1936 durch THATCHER und durch GERLACH auf toxische Vigantolwirkungen hingewiesen worden. Diese Vergiftungsart hat insbesondere seit Einführung hochkonzentrierter Vitamin D-Präparate Bedeutung gewonnen. Besonders bei gleichzeitiger Verabreichung von Calcium (JELKE 1949) und bei Fällen von Hypoparathyreoidismus (JELKE 1949), von Schilddrüsenunterfunktion (FANCONI und DE CHASTONAY 1950), bei Nephropathien (SECRETAN 1948) sowie in Fällen von Hypovitaminosen A und B_1 (JUNG 1942) liegt die toxische Vitamin D-Schwelle tiefer als sonst. Nach den Angaben von ANNING u. Mitarb. (1949) lassen sich durch Tagesdosen von 375—1500 E pro kg Körpergewicht innerhalb einiger Tage bisweilen toxische Wirkungen erzeugen; bei anderen Menschen werden höhere Dosen oft über Jahre hinaus ohne jede Schädigung vertragen. Die sich ausbildende Arteriosklerose kann in schweren Fällen irreversibel sein (ZELLWEGER und ADOLPH 1954). Pathogenetisch werden zwei Ansichten vertreten. Manche Untersucher, wie WAGNER (1949) sowie FANCONI und DE CHASTONAY (1950), erklären die toxischen Wirkungen durch erhöhte intestinale Calciumresorption und vermehrte renale Phosphat- und Calciumverluste, also durch Transmineralisationsvorgänge. Andererseits wird die Meinung geäußert, daß hohe Vitamin D-Dosierungen im Sinne einer echten Gewebsnekrosenbildung wirken, wobei eine sekundäre Calcinose auftreten würde. Die örtliche Gewebsacidose leistet der sekundären Verkalkung wohl erheblichen Vorschub. Prophylaktisch würden sich bei länger dauernden Vitaminbehandlungen mit Vigantol Kontrollen des Serum- und Urincalcium empfehlen, andererseits wiederholte Spaltlampenuntersuchungen der Cornea, auf der bereits geringe Einlagerungen von Calcium nachweisbar sind.

Durch überreichliche Lebertranzufuhr können sich ebenfalls schwere Sklerosen entwickeln, wie die Beobachtung von HAUSE und ANTELL (1947) zeigt.

Im Tierversuch führte die Verabreichung von bestrahltem Ergosterin bei Kaninchen zu typischen Mediasklerosen, während sich durch Cholesterinverabreichung Intimalipidosen ausbildeten.

h) Vitamin E (Tocopherol). Ein Überangebot an *Vitamin E* begünstigt nach Untersuchungen von MARX u. Mitarb. (1949) die Atherogenese bei Ratten. Der Effekt ließ sich durch Zufütterung von Cholesterin + Gallensäure hemmen; allerdings handelte es sich um ein ungereinigtes Tocopherolpräparat.

i) Schwefelkohlenstoff. Bei länger dauernder Einatmung schwefelkohlenstoffhaltiger Beimischungen zur Luft entwickelt sich nach ATTINGER (1948; 1952), VIGLIANI und CAZZULLO (1950) sowie LEWEY (zit. nach ATTINGER 1952) eine schwere allgemeine Sklerose, hauptsächlich mit Hirn-, häufig mit Nierenbeteiligung; in 34% der Beobachtungen von LEWEY waren die Serumcholesterinwerte erhöht. ATTINGER (1952) hält die von VIGLIANI und CAZZULLO (1950) als „vasculopatia arteriosclerotica solfocarbonica“ benannte generalisierte Gefäßkrankheit für eine der häufigsten Folgen der chronischen Schwefelkohlenstoffeinwirkung. Die Krankheit gilt vor allem deshalb als gefährlich, weil sie in der Regel „auch nach definitiver Entfernung des Erkrankten aus der schwefelkohlenstoffhaltigen Atmosphäre bis zur Invalidität und bis zum letalen Ausgang fortschreitet“ (ATTINGER 1952).

k) Ammoniumhydroxyd. Experimentelle Arteriosklerosen bei Vergiftung mit Ammoniumhydroxyd sind durch v. BALÓ (1938) beschrieben; die morphologisch der Adrenalinsklerose entsprechenden Veränderungen kommen beim Kaninchen nach Gabe von täglich 50—80 cm³ einer 0,5%igen Ammoniumhydroxylösung zustande, wobei sich eine starke Verminderung der Alkalireserven mit acidotischer Stoffwechsellage entwickelt, die zur Zerstörung elastischer Fasern in der Aorta mit späterer Verkalkung führt.

Stoffwechselfaktoren

Die eminente Bedeutung von Stoffwechseleinflüssen für die Atherogenese erhellt schon aus den tierexperimentellen Erfahrungen. Verschieden geartete und unterschiedlich ausgeprägte Arteriosklerosen sind im Tierversuch eindeutig reproduzierbar. Im gleichen Sinne spricht die gesicherte Erfahrung, daß bei bestimmten, mit Veränderungen des Stoffwechsels einhergehenden Krankheiten sich regelmäßig sekundäre Arteriosklerosen einstellen. Im Mittelpunkt der ätiologisch pathogenetischen Betrachtungsweise des Stoffwechselgeschehens bei der Arteriosklerose stehen die Lipide, von denen wiederum dem Cholesterin eine besondere Bedeutung zukommt.

Cholesterin. Durch Fütterung mit Fleisch, Milch und Eiern konnte IGNATOWSKI (1909) bei Kaninchen eine Atherosklerose erzeugen. WINDAUS (1910) konnte zeigen, daß die atheromatösen Arterienherde stark cholesterinhaltig sind, wenn auch die frischesten, initialen Veränderungen meist noch keine gröberen Lipideinlagerungen erkennen lassen. In fortgeschrittenen Stadien werden Ausmaß und Charakter der Arteriosklerose durch die Menge der Lipideinlagerungen wesentlich mitbestimmt. Da sich außerdem gewisse Hinweise für Hypercholesterinämien bei bestimmten Phasen von menschlicher Arteriosklerose fanden, kann es nicht verwundern, daß ANITSCHKOW und CHALATOW (1913) sowie ANITSCHKOW (1914) den Fragen nach der ätiologischen Bedeutung von Cholesterin für die Atherogenese nachgingen.

Wie fast überall im Körper, läßt sich Cholesterin auch in normalen Arterien nachweisen. In arteriosklerotisch veränderten Arterien ist das freie Cholesterin vermehrt, sind aber die Cholesterinester vermindert (SCHETTLER 1955). Sämtliche Arterien, einschließlich der Aorta, scheinen die Fähigkeit der Cholesterinsynthese zu besitzen (GOULD 1951). Auf Grund der durch Cholesterinfütterung besonders leicht induzierbaren Kaninchenarteriosklerose gewann der Cholesterinstoffwechsel wesentlich an Bedeutung und Interesse für die Erforschung der Atherogenese.

Das Cholesterin, das den Hauptanteil der Steroide beim Menschen ausmacht, ist im Blute Gesunder zu etwa 60—100% an Protein gebunden, während diese Bindung bei Patienten mit Arteriosklerose unter 40% herabgesetzt sein kann (MORRISON, SOBEL und WOLFSON 1950). Die $S_f > 40$ Lipoproteine enthalten nur 5% Cholesterin, die $S_f < 40$ Lipoproteine etwa 30% (Erklärung des Begriffes S_f s. S. 408). Der Blutspiegel des Cholesterins beträgt beim Menschen normalerweise bis 240 mg-% (LEIPERT, PIRINGER und PILGERSTORFER 1953). KATZ, STAMLER und HORLICK (1950) fanden Normalwerte zwischen 107 und 320 mg-%, im Mittel 194 mg-%. Nach den Erhebungen von BÜRGER (1939), A. KEYS (1951) sowie SCHETTLER (1955) zeigen die durchschnittlichen Serumcholesterinwerte gewisse geographische, aber mindestens teilweise durch Ernährungsunterschiede erklärbare Unterschiede. Nach den Untersuchungen von KEYS (1951) ist in der englischen Bevölkerung bis zum 55. Lebensjahr ein Anstieg im Serumcholesterin zu verzeichnen; demgegenüber kann man in Südeuropa solche Anstiege nur bis zum 30. Lebensjahre finden, wahrscheinlich als Folge einer geringeren Fettaufnahme mit der Nahrung. Nicht alle in der Literatur mitgeteilten Angaben über Cholesterinwerte sind kritisch verwertbar; SCHETTLER

(1955) läßt nur die mit der Digitonin-Methode ermittelten Zahlen gelten; er selbst fand unter 1116 Patienten mit Coronarsklerosen insgesamt 786mal Erhöhung des Serumcholesterin über 220 mg-%. Es ist jedoch gesichert, daß in seltenen Fällen das Cholesterin trotz Arteriosklerose niedrig sein kann, vor allem im Greisenalter von 80—100 Jahren (Pomeranze, Boyd und Goldbloom 1953). Auf starke Schwankungen der Cholesterinwerte bei Sklerotikern wurde von Steiner und Domanski (1942) hingewiesen.

Schlichter u. Mitarb. (1949) zeigten, daß manche Formen von experimenteller Arteriosklerose sich nicht als direkte Folgen von Gefäßschädigungen entwickeln, sondern erst nach dem Hinzukommen einer Hypercholesterinämie manifest werden. Firstbrook (1950) fand, daß jedes Gewebe im Erkrankungszustand seinen Cholesteringehalt steigert, was durch das vermehrte Wirksamwerden von Enzymen bei Zellschädigungen erklärbar ist. Andererseits steht fest, daß bei verschiedenen Zuständen mit Hypercholesterinämie, wie Nephrose, Diabetes mellitus oder verschiedenen Lipidosen, eine vermehrte Speicherung von Cholesterin in der Intima obligat ist (Leutenegger 1931; Morrison u. Mitarb. 1950; Root und West 1953; Levy und Boas 1936). Im allgemeinen soll der Cholesteringehalt der Arterien parallel zum Schwefelgehalt mit zunehmendem Alter gleichmäßig ansteigen; bei der Xanthomatose soll aber der Schwefelgehalt normal bleiben (Schettler 1955). Durch Schwefelsäureesterbildung wird die Einlagerung von Cholesterin in die Gefäßwand begünstigt (Faber 1949). Eindeutig erwiesen ist die atherogene Wirkung exzessiv und dauernd erhöhter Cholesterinspiegel durch die Beobachtungen an Patienten mit essentieller familiärer Hypercholesterinämie (Adlersberg 1951; Boas 1952; Garn u. Mitarb. 1951; Boas und Adlersberg 1952; Gertler 1954), bei Kranken mit tuberöser, hypercholesterinämischer Xanthomatose (Adlersberg, Parets und Boas 1949; Gofman u. Mitarb. 1951) sowie bei Patienten mit bestimmten chronischen Nierenerkrankungen (Gubner und Ungerleider 1949; Steiner und Domanski 1942). Bei Nierenveränderungen mit Dysproteinämie stellen sich ebenfalls häufig Arteriosklerosen ein, wie aus den Versuchen mit Injektion von Uranylacetat (10 mg pro kg Körpergewicht subcutan) an cholesteringefütterten weißen Kaninchen (Moses und Longabaugh 1950) hervorgeht. Gleiches wurde bei Hypothyreosen stärkeren Grades beobachtet (Hoelzer 1940; Merkel 1940; Bartels und Bell 1939; Hueper 1945; Doerr und Holldack 1948; Blumgart u. Mitarb. 1953; Katz 1958). Bekanntlich führt sowohl der kongenitale Schilddrüsenmangel als auch das Myxödem des Erwachsenen zur Hypercholesterinämie mit entsprechenden Folgeerscheinungen (Merkel 1940; Rotter 1949; Linzbach 1952; E. Müller 1955). Demgegenüber kommen Arteriosklerosen bei Hypocholesterinämie infolge von Hyperthyreosen kaum vor (Schettler 1955; Jaeger 1955; Gubner und Ungerleider 1949).

Gegen die meist an Herbivoren, vereinzelt an Erdhörnchen (Bragdon 1954), häufig an Kaninchen durchgeführten Tierversuche (Ignatowski 1909; Anitschkow und Chalatow 1913; Anitschkow 1914; Wacker und Hueck 1913) wurde eingewandt, eine bei der Cholesterinfütterung gleichzeitig erzeugte Hypertonie sei für die Entwicklung der Sklerose möglicherweise bestimmend (Schmitdmann 1922). Doch wurde von Anitschkow (1925) eine Blutdruckerhöhung in der von Schmidtmann (1922) behaupteten Regelmäßigkeit nicht gefunden. Außerdem zeigten Lenel u. Mitarb. (1948), daß bei durch Kochsalzgaben induzierten Hypertonien an Hühnern nur im Falle gleichzeitiger Cholesterinfütterung eine Arteriosklerose entsteht, ohne Cholesterinfütterung hingegen nur eine ganz leichte „Spontanatherosklerose". Dauerversuche an Kaninchen und Hühnern (Anitschkow 1914; Zinserling 1925) ließen erkennen, daß es keineswegs exzessiv hoher

Grade von Hypercholesterinämie als Voraussetzung der Atherogenese bedarf. KATZ und STAMLER (1952) konnten in Hühnerversuchen mit einer Beimischung von nur 0,25% Cholesterin zur Nahrung innerhalb von 15—20 Wochen, übrigens bei relativ geringen Lipidabweichungen im Plasma und Gewebe, erhebliche Sklerosen erzeugen, weshalb diese Autoren auch geringgradigen Hypercholesterinämien, wie sie etwa bei der sog. „xanthomatösen Tendenz“ vorliegen, eine Bedeutung für die humane Atherogenese zuerkennen. Bei Carnivoren und Omnivoren, wie z.B. Katze und Hund, gestaltet sich die Erzeugung einer Cholesterinfütterungssklerose schwieriger, läßt sich jedoch bei zusätzlicher Schilddrüsenausschaltung mittels Thiouracil in der Regel erzielen (STEINER, KENDALL und BEVANS 1949). Daß in diesen Fällen dem Cholesterin der maßgebliche sklerogene Effekt zuzuschreiben ist, geht hervor aus den Hundeversuchen von GUTMAN u. Mitarb. (1949), die unter Gaben von 0,5—1,0 g Thiouracil pro Tag den Cholesterinspiegel nur von 155 auf 284 mg-% steigern konnten, unter gleichen Thiouraciltagesdosen bei Zusatz von täglich 10 g Cholesterin im Laufe von 14 Monaten Cholesterinanstiege auf Werte zwischen 932 und 2176 mg-% sahen. Die graduelle Ausprägung der Sklerose entsprach dabei etwa der Höhe des Cholesterinspiegels. Bei Werten unter 400 mg-% kamen innerhalb von Jahresfrist keine Atherosklerosen zur Entwicklung. Obwohl die bei Thiouracil-Cholesterin-Fütterungsversuchen zur Herbeiführung von Sklerosen erforderlichen Cholesterinwerte jenseits der für den Menschen gültigen Bereiche liegen, sind GUTMAN u. Mitarb. (1949) der Ansicht, daß schon Hypercholesterinämien bis 250 mg-% bei längerer Wirkungsdauer atherogen wirksam sind, also Werte, wie sie z.B. im postpneumonischen Stadium über Wochen bestehen können.

Als Omnivoren liefern Hühner brauchbarere Vergleichsbedingungen für die Humanpathologie als Kaninchen. Erhalten sie im Dauerversuch täglich 0,25 bis 2,0 g Cholesterin, werden Sklerosen erzeugt, deren Intensität etwa der zugeführten Cholesterindosis entspricht, nicht aber calorienabhängig ist (KATZ 1952), nachdem gezeigt wurde, daß sich zwar der Grad der Sklerose durch Calorienbeschränkung vermindern läßt, aber noch signifikant höher liegt als bei cholesterinfreien Kontrolltieren. Wichtige Aufschlüsse wurden von den Semistarvation-Versuchen an Hühnern erwartet, also aus Experimenten mit intermittierenden Perioden von jeweils geänderten Ernährungsbedingungen. Während Hühner unter 1—5-tägiger Cholesterinverabreichung, jedoch sonst normalen Lebensbedingungen, nur eine geringe Hypercholesterinämie entwickeln, stellt sich bei quantitativer Beschränkung der Nahrung in den cholesterinfreien Intervallen ein erheblich stärkerer Grad von Hypercholesterinämie und auch Arteriosklerose ein, quantitativ etwa vergleichbar den Resultaten einer dritten Hühnergruppe mit pausenloser Cholesterindauerernährung. Daraus geht hervor, daß die Wirkung periodischer exogener Cholesterinzufuhr bei intermittierenden Hungerperioden stärkere Grade von Hypercholesterinämie und Atherosklerose erzeugt als bei Zwischenperioden mit normaler, ausreichender Ernährung. Die Ursachen dieser Hypercholesterinämie im Hungerzustand sind noch nicht ausreichend geklärt. Vögel im Hungerzustand entwickelten gegenüber Kontrolltieren (Serumcholesterinwert 176 mg-%) eine Hypercholesterinämie von 333 mg-%, unter zusätzlicher Thiouracilverabreichung sogar von 365 mg-%, bei Gabe von täglich 20 oder 30 cm^3 Leinöl (nicht aber bei Gabe von Cocosöl) ließ sich die Hypercholesterinämie verhindern; dabei war ein starkes Absinken des Körpergewichts und der Plasmamenge zu beobachten; daraus schlossen YACOWITZ u. Mitarb. (1957), daß die Starvation-Hypercholesterinämie eine metabolische Kompensationsmaßnahme des Lipidstoffwechsels gegen die Wirkungen des abgesunkenen Plasmavolumens darstelle.

Der Regulation des Plasmacholesterinspiegels untergeordnet scheint nach den Untersuchungen von Hellmann u. Mitarb. (1957) mit C^{14}-markiertem Cholesterin (allerdings an einem Patienten mit Xanthoma tuberosum) auch die intestinale Cholesterinausscheidung zu sein. Unter Butterernährung wurde ein Anstieg des Plasmacholesterins von 478 auf 720 mg-% bei gleichzeitigem Rückgang der Cholesterinausscheidung im Stuhl beobachtet; nach Umstellung auf Getreideöl kam es dagegen zu einem Abfall des Plasmacholesterins auf 340 mg-% mit entsprechender stercoraler Mehrausscheidung.

Am Kaninchen kommt es unter Cholesterinfütterung zum Anstieg der Phosphatide in Plasma- und Aortenwand; die Phosphatidsynthese kann nach Versuchen mit P^{32} von Zilversmit u. Mitarb. (1954) in der Arterienwand selbst erfolgen. Bei langdauernden alimentären Hypercholesterinämien erwerben Kaninchen die Fähigkeit, Cholesterin abzubauen, so daß die Hypercholesterinämie trotz weiterbestehender Cholesterinfütterung unter 300 mg-% absinkt. Gutman u. Mitarb. (1949) zeigten, daß diese cholesterinolytische Fähigkeit an die Funktion der Schilddrüse gebunden ist. Die Cholesterinfütterungssklerose des Kaninchens ähnelt morphologisch der humanen Arteriosklerose bei schwerer Xanthomatose, unterscheidet sich aber erheblich von der kommunen Arteriosklerose mit nur wenig veränderten Plasma- und Gewebscholesterinwerten. Die am Huhn und insbesondere am Hund erzeugten experimentellen Sklerosen kommen der gewöhnlichen menschlichen Arteriosklerose bedeutend näher. Einen gewissen Aufschluß für das Verhalten bestimmter Tierspecies hinsichtlich der Serumlipide liefert nach Horlick u. Mitarb. (1948, 1949) der Cholesterintoleranztest, bei dem das Verschwinden von intravenös zugeführtem Cholesterin aus dem Blut zeitlich und quantitativ erfaßt wird. Die Cholesterin-disapperance-time beträgt beim Kaninchen 72 Std, beim Huhn 24 Std, bei der Ratte 12 Std. Wenn auch keine sicheren Rückschlüsse auf das individuelle Verhalten nach oraler Cholesterinzufuhr möglich sind, so ist doch eine gewisse Koinzidenz zwischen der Skleroseinduzierbarkeit und der Hypercholesterinämieneigung mancher Tierarten auffällig. Katz (1952) vertritt die Meinung, daß nicht nur bei Hühnern und Kaninchen, sondern auch beim Menschen mit relativ geringgradigen, alimentär erzeugbaren Hypercholesterinämien die Entwicklung von Sklerosen erreichbar ist. Er hält dabei die vom Körper pro Zeiteinheit aufnehmbare Cholesterinmenge (Cholesterin input load), also die Menge Cholesterin, die der Organismus adsorbieren, transportieren, umsetzen und ausscheiden kann, für maßgeblich.

Erhalten junge Hähne zusätzlich zu ihrer Fütterung mit 2% Cholesterin auch 5% Öl (Rodbard u. Mitarb. 1953), so zeigen sie nach 7 Wochen Cholesterinspiegel von 200—500 mg-%; in der 8. Woche schnellt bei gleichbleibender Ernährung das Cholesterin auf 800—900 mg-% hoch und hält sich auf dieser Höhe auch in den folgenden 12 Wochen. Nach der 20. Woche kommt es allmählich zum Abfall auf 300—500 mg-%. Dieser Cholesterinspiegelhöhe entspricht graduell etwa die entstandene Arteriosklerose. Ausreichende Erklärungen für dieses Verhalten, bei dem auch hormonale altersabhängige Faktoren wirksam sein dürften, sind noch nicht beigebracht (Katz u. Mitarb. 1954).

Wesentlich für das Zustandekommen der humanen Säuglingsatheromatose (Albert 1939) erscheint die Angabe von Hueper (1941), daß der beim Säugling mit 60 mg-% sehr niedrige Cholesterinspiegel der Neugeborenenperiode durch die Milchernährung auf das 2—3fache gesteigert wird. Bereits in dieser Phase werden in bestimmte Gefäßabschnitte (aortales Mitralsegel, Aortenklappen, Umgebung der Intercostalarterienabgänge der Aorta) Cholesterinester in das Endothel aufgenommen, ein Befund, wie er auch von Bragdon (1952) an saugenden Kaninchen erhoben wurde. Allerdings kommen diese alimentären Intimalipidosen wieder zur

Rückbildung. POLLAK (1953) wies nach, daß intravenös zugeführtes Cholesterin beim normalen Menschen innerhalb einiger Minuten vom Endothel aufgenommen wird.

Trotz zahlreicher Beobachtungen, die für eine ätiologische Rolle des Cholesterin in der Atherogenese sprechen, erscheint eine vorsichtige Beurteilung der Kausalzusammenhänge geraten. Cholesterin ist der einzige Stoff, durch den bei peroraler Anwendung eine Arteriosklerose zu erzeugen ist. Seine Rolle bei der familiären Hypercholesterinämie und bei der Säuglingsatheromatose dürfte kaum zu bezweifeln sein. Für die Mehrzahl der Fälle von kommuner Arteriosklerose ist die Bedeutung allerdings umstritten (TERBRÜGGEN 1951; HIRSCH 1952; NORDMANN 1952), die Bedeutungslosigkeit von Cholesterin aber nicht nachgewiesen. So ereigneten sich 40% der Coronarverschlüsse von bislang gesunden 45—62jährigen Männern bei Serumcholesterinwerten von über 265 mg-% vor dem Anfall; ebenso hoch ist etwa der entsprechende Prozentsatz mit Serumcholesterinwerten unter 225 mg-% (MOORE und PAGE 1958; DAWBER und GORDON 1958).

THANNHAUSER (1952) unterscheidet zwischen intracellulärer Anhäufung von Cholesterin in Intima und Subintima sowie einer extracellulären Ablagerung und Kristallisation von Cholesterin. Im ersteren Falle kommt es bei intakter Gefäßwand zur Cholesterinaufnahme der Zellen. Im zweiten Falle wird unabhängig vom Serumcholesterinspiegel bei geschädigten Gefäßen das Cholesterin im extracellulären Raum abgelagert. Der erste Typ trifft für die Verhältnisse bei der familiären Hypercholesterinämie zu; hierbei ist das alimentär zugeführte Cholesterin von ausschlaggebender pathogenetischer Bedeutung. Bei der zweiten Art der Cholesterinablagerung hält THANNHAUSER (1952) einen Einfluß von seiten des Nahrungscholesterins für unwahrscheinlich.

HELLMAN u. Mitarb. (1955) fanden bei Untersuchungen mit radioaktiv markiertem Cholesterin spätere Anstiege und Gipfel der markierten Substanzen im Plasma, als dies nach Gabe von biosynthetischem Cholesterin typisch ist. Demnach kann eine stoffwechselmäßige Vermischung exogen zugeführter Cholesterine mit den endogen anfallenden nicht ausgeschlossen werden.

Zusammengefaßt scheint auch bei Erwägung mancher berechtigter Einwände und bei Zurückhaltung angesichts überspitzter Hypothesen die ätiologische und pathogenetische Rolle der Hypercholesterinämie für die Atherogenese erwiesen. Hauptstützen dieser Ansicht sind 1. der erhöhte Cholesteringehalt sklerotisch veränderter Arterienwände; 2. die Beobachtung, daß tierexperimentell nur bei erhöhtem Serumcholesterin Arteriosklerosen erzeugt werden können und 3. die Erfahrung, daß bei Patienten mit ausgeprägten Arteriosklerosen häufig erhöhte, bei Bevölkerungsgruppen mit niedriger Sklerosemorbidität vergleichsweise niedrige Serumcholesterinwerte gefunden werden.

Verhältnis Cholesterin/Phospholipide (C/P). Die quantitative Relation zwischen dem wenig wasserlöslichen Cholesterin und den gut wasserlöslichen Phospholipiden beträgt normalerweise 1; Vergrößerung des Quotienten C/P durch Zunahme des Cholesterinanteiles führt zu Trübung des Serums. Die Ansicht von AHRENS und KUNKEL (1949), man könne auf Grund von Beobachtungen an Patienten mit xanthomatöser biliärer Lebercirrhose und gleichzeitig vermindertem C/P pathogenetische Rückschlüsse für die Arteriosklerose ziehen, wird von SCHETTLER (1955) nicht vorbehaltlos übernommen, zumal auch bei biliären Xanthomatosen Arteriosklerosen vorkommen sollen. Im allgemeinen wird das C/P bei chronischer Lebercirrhose erniedrigt gefunden, wobei auch die Häufigkeit der Arteriosklerose als gering gilt. Für Zustände von Arteriosklerose konnten GERTLER und OPPENHEIMER (1954) gesteigerte C/P Quotienten nachweisen. Möglicherweise wird durch Phospholipide das Cholesterinolysevermögen des Blutes (LOEPER 1928),

d. h. das Lösungsvermögen von Serum gegenüber Cholesterinzusätzen in vitro gesteigert. Das Cholesterinolysevermögen wird durch Lecithin nachweislich erhöht (SCHÖNHOLZER 1940). JACKSON und WILKINSON (1952) halten das Verhältnis C/P = freies Cholesterin: Phospholipiden für bedeutungsvoller im Hinblick auf die Atherogenese als das Verhältnis Gesamtcholesterin zu Phospholipiden, weil das Gesamtcholesterin nach ihrer Auffassung keine echte biologische Größe darstellt.

SIMMS, HARMISON und BEST (1954) halten für das Zustandekommen der Arteriosklerose die sog. Lipphanogene und Antilipphanogene im Blut für maßgeblich. Wird zu Gewebskulturen, die Lipphanogen und Antilipphanogen enthalten, kolloidales Cholesterin zugesetzt, dann nimmt die Menge des freien Antilipphanogens ab, die des freien Lipphanogens jedoch zu, z.B. bei acidotischem Diabetes mellitus (HARMISON u. SIMMS 1957). Gleichzeitig wird vorzugsweise in den Gefäßen sudanpositives Fett abgelagert. Die Autoren bringen diese Beobachtungen in Zusammenhang zur Fettablagerung bei Arteriosklerose. Die Lipidphanerose erfährt hierdurch keine Klärung.

Lipoproteine. In den letzten Jahren gewannen die Lipoproteine vor allem durch die Untersuchungen von GOFMAN und seiner Schule sowie LINDGREN u. Mitarb. (1951), JONES u. Mitarb. (1951) erhebliche Bedeutung. Im allgemeinen wird zwischen den α- und β-Lipoproteinen unterschieden. Sie sind die Träger von etwa 75% der gesamten Plasmalipide (ONCLAY u. Mitarb. 1958). Über Zusammensetzung, Nachweis sowie physikalische und chemische Charakterisierung dieser Stoffe vgl. SCHETTLER (1955). Für die Untersuchung der in stetiger Größen- und Gestaltänderung befindlichen Eiweiß-Lipid-Symplexe hat sich die Ultrazentrifugierung nach vorheriger Veränderung des spezifischen Gewichtes durch Lösungsmittelzusätze bewährt. Nach der Geschwindigkeit der Sedimentierung der Teilchen in der Ultrazentrifuge lassen sich die Lipoproteide gewichtsmäßig fraktionieren (SVEDBERG und PEDERSEN 1940). Die gewonnenen Fraktionen werden nach SVEDBERG-flotation-Einheiten eingeteilt.

GOFMAN (1950) erkannte, daß die Kaninchenserofraktionen der Lipoproteide $S_f < 10$ ohne Beziehung zur Arteriosklerose sind. Dagegen zeigten arteriosklerotische Kaninchen einen Anstieg der Fraktion S_f 10—30. Die $S_f > 100$-Lipoproteine lassen nicht ohne weiteres Beziehungen zur Arteriosklerose erkennen, wenn auch ein inverses Verhalten nicht sicher auszuschließen ist. Bei Menschen mit Coronarsklerose im Alter von 41—60 Jahren konnte GOFMAN (1950) eine Vermehrung der S_f 12—20 Lipoprotein-Fraktion nachweisen (später auch LYON u. Mitarb. 1952; BARR u. Mitarb. 1951); dieses Verhältnis korrespondierte 2- bis 10mal häufiger mit Arteriosklerose als das Verhältnis zwischen Gesamtcholesterin und Arteriosklerose. Die S_f 20—100-Fraktion stand zur Arteriosklerose dagegen nicht in signifikanter Korrelation. Eine weitere Unterteilung der S_f 20—100-Fraktion ergab, daß hauptsächlich die S_f 35—100-Fraktion signifikante Beziehungen zur Atherogenese liefert, und zwar ohne Rücksicht auf Alter und Cholesterinspiegel. Demnach wäre nach GOFMAN u. Mitarb. (1950) in erster Linie durch Vermehrung der Lipoproteinriesenmoleküle der Fraktionen S_f 12—20 und S_f 35—100 die Arterioskleroseneigung repräsentiert. Diese Fraktionen fanden sich bei Angina pectoris und Myokardinfarkt, bei Arteriosklerose, bei Diabetikern mit Gefäßkomplikationen, außerdem bei Myxödem, Nephrose und essentieller Hypercholesterinämie vermehrt, bei isolierten Cerebralsklerosen hingegen nicht. GOFMAN u. Mitarb. (1950) nehmen an, daß die physiologische Umwandlung großer lockerer Moleküle in kleinere dichtere Moleküle bei der Arteriosklerose auf der Stufe S_f 12—20 pathologischerweise inhibiert ist. Allerdings zeigt sich bei Kaninchen mit Cholesterinfütterung und gleichzeitiger Injektion von radioaktiv markiertem P und C, daß der Anstieg radioaktiver S_f 10—20-Moleküle in präformierten S_f 10—20-Aggregaten unterbleibt, was nach SCHETTLER (1955) gegen die Auffassung einer Störung des Lipidtransportes bei der Atherogenese spricht. GOFMAN u. Mitarb. (1950) glauben, daß die Analyse der S_f 12—20- und S_f 35—100-Lipoproteine eine Arteriosklerose bestätigen oder ausschließen kann, ungeachtet eines erhöhten, normalen oder erniedrigten Cholesterinwertes; sie halten die Gesamtcholesterinwerte für die Altersstufe zwischen 41 und 50 Jahren sogar für irreführend.

Ein Teil des Serumcholesterins soll nach GOFMAN u. Mitarb. (1950) teilweise an die S_f 20-, teilweise an die S_f 20—100-Lipoproteine gebunden sein; jedoch insgesamt nur 10% des Gesamtcholesterins. Anstiege der S_f 12—20-Fraktionen nach cholesterinreicher Ernährung fand DEPISCH (1953). Die Tatsache, daß nur geringe Cholesterinanteile an die für die atherogenetisch entscheidend gehaltenen Lipoproteinmoleküle gebunden sind, bildet die wesentliche Stütze für die Ansicht von GOFMAN u. Mitarb. (1950), daß allein die S_f- 12—20 und S_f 35—100-Fraktionen, nicht jedoch der Cholesterinspiegel, für die Atherogenese repräsentativ sind („atherogener Index"). Nach BLOOM (1952) weist ein erheblicher Teil der Patienten mit hohen Cholesterinwerten auch erhöhte S_f 10—20-Lipoproteine auf.

Bei grober Schätzung sollen 35%, bei subtilerer Trennung der Einzelfaktoren sogar 75—80% aller ätiologischen Faktoren der Arteriosklerose durch den atherogenen Index faßbar sein. Auf die Unsicherheit von Einzelbestimmungen weisen WATKIN u. Mitarb. (1954) hin.

EIBER u. Mitarb. (1954) wiesen an Hand von Lipoproteinuntersuchungen an 80—100jährigen auf die Häufung von niedrigen atherogenen Indices bei Menschen mit schweren Kalksklerosen hin.

BIGGS und COLLMAN (1953) konnten bei Fütterung von Kaninchen mit tritiummarkiertem Cholesterin eine gesteigerte enterale Resorption von Cholesterin sowie pathologische Umwandlungen der Lipoproteinspektren im Serum beobachten. Hunde wiesen jedoch unter der gleichen Prozedur diese Veränderungen nicht auf; Patienten mit Stoffwechselstörungen verhielten sich hinsichtlich ihrer Cholesterin- und Lipoprotein-Spektren ähnlich wie Kaninchen, während Gesunde ein ähnliches Verhalten wie Hunde erkennen ließen. NIKKILÄ (1953) sowie SWAHN (1952), desgleichen SOULIER und ALAGILLE (1953) konnten bei Kranken mit Arteriosklerose, sowie ROSENBERG u. Mitarb. (1954) bei Coronarsklerotikern eine Vermehrung der β-Lipoproteide sowie der α_2-Globuline finden.

Über die elektrophoretische Untersuchung der Serumlipide berichteten ferner MALMROS (1953), SWAHN (1952), LI CHIEN-CHAI (1958), GEINITZ u. SCHILD (1956), KROETZ u. FISCHER (1954), RAYNAUD u. D'ESHOUGUES (1955), KÜHN u. WIEDING (1955), GIBERT-QUERALTO (1955).

In der Folgezeit konnten die Befunde und Befundbewertungen von GOFMAN und seinen Mitarbeitern (Donner-Laboratorium. Los Angeles, Kalifornien) keineswegs voll bestätigt werden. In umfangreichen Paralleluntersuchungen, die von drei anderen Laboratoriumsgruppen in der Zeit von 1951—1956 durchgeführt wurden, nämlich LEWIS, HOLMSTED und PAGE in Cleveland; LAWRY, MANN und STARR an der Harvard-Universität sowie HANIG und LAUFFER in Pittsburgh, und die schließlich von MOORE vom National Heart Institute der USA statistisch ausgewertet wurden, ergaben sich beträchtliche Schwierigkeiten wegen der Unstimmigkeit der von GOFMAN und seiner Gruppe angewandten technischen Abweichungen der Methode und der Patientenauswahl. Untersuchungen gleicher Seren an den verschiedenen Laboratorien ergaben erheblich voneinander abweichende Resultate, wofür neben anderen Ursachen auch die Verwendung unterschiedlicher Serummengen für die Untersuchung bestimmend war. Während GOFMAN, JONES, STRISOVER und TAMPLIN (1956) die erhöhte Infarktgefährdung der Patienten mit Coronarsklerose aus dem atherogenen Index für erkennbar halten, ist nach dem Urteil von LEWIS, HOLMSTED, PAGE, LAWRY, MANN, STARR, HANIG, LAUFFER, MOORE und YEAGER (1956) eine klinische Prognose aus den Ergebnissen der Lipoproteinbestimmung ebensowenig möglich wie aus der Ermittlung der Cholesterinwerte im Serum. Abgesehen von den technischen Ungenauigkeiten sind bei diesen Methoden die Einzelbestimmungen durch die biologischen Schwankungen belastet. Nach MOORE und PAGE (1958) stimmt der „atherogene Index" (GOFMAN u. Mitarb. 1953) weitgehend mit der Gesamtheit der Lipidfraktionen S_f 0—400 überein ($r = 0,99$; $r^2 = 0,98$). Es besteht aber auch eine hohe Korrelation zwischen atherogenem Index und Serumcholesterinwert ($r = 0,94$; $r^2 = 0,88$) (MOORE und PAGE 1958). Die praktische Bedeutung der technisch komplizierten und sehr aufwendigen Lipoprotein-Fraktionierung mittels Ultrazentrifuge wird hierdurch erheblich gemindert. Diese Erfahrungen entsprachen den Ergebnissen von WATKIN, LAWRY, MANN und HALPERIN (1954), die bei 68 erwachsenen Männern so starke Abweichungen der Einzelwerte festgestellt hatten, daß die Ermittlung altersmäßig abgestufter Normalwerte für Gesamtcholesterin und Lipoproteinfraktionen unmöglich war; vor allem hielten diese Autoren die diagnostische und prognostische Verwertung von Einzelbestimmungen der S_f 12—20-Lipoproteine bei einem Serumspiegel von mehr als 50 mg-% für nicht vertretbar.

Mucoproteine. Untersuchungen von SCHWARTZ u. GILMORE (1958) ergaben, daß Arteriosklerotiker gegenüber Gesunden eine hochsignifikante Steigerung der Mucoprotein- und Hexosaminspiegel im Serum aufwiesen. Dabei wird eine Mucopolysaccharid-Depolymerisation in der Arterienwand angenommen.

Neutralfette. LEIPERT u. Mitarb. (1950) sowie LEIPERT (1955) sehen in Auf- und Abbaustörungen der Lipide die zentralen Ursachen der Atherogenese. Nach ihrer Meinung führte mangelhafte Oxydation der Fette zu Hyperlipämie und Hypercholesterinämie, wobei die schädlichen Wirkungen auf die Gefäßintima durch Globuline gesteigert, durch feindisperse Albumine („Schutzeiweiß") vermindert werden sollen. Auf die eminente Häufung von vorzeitiger Gefäßsklerosierung bei Hyperlipämie wurde von SOFFER und MURRAY (1954) hingewiesen. Bei Greisen fanden POMERANZE u. Mitarb. (1953) niedrige Serumlipidwerte trotz erheblicher Sklerosen.

Unter fettfreier Ernährung läßt sich an Hühnern eine stärkere Sklerose erzeugen als unter Normalkost; auch läßt sich durch fettfreie Ernährung die endogene Hyperlipämie und Hypercholesterinämie nach Oestrostilbenanwendung und demgemäß die Entwicklung einer Arteriosklerose nicht verhindern (KATZ 1952). Auch auf die Regression der tierexperimentell erzeugten Arteriosklerose hat fettfreie Ernährung keine von der Normalkost unterschiedliche Wirkung. Diese Beobachtung, zusammen mit der Erfahrung, daß alleinige Zufuhr von Neutralfett nicht zur Entstehung, sondern höchstens zur Förderung einer in Entwicklung befindlichen Arteriosklerose bei gleichzeitiger Cholesterinfütterung im Tierversuch führt (KATZ u. Mitarb. 1952), begründete die Zweifel daran, ob eine fett- und cholesterinarme Ernährung überhaupt der Atherogenese entgegenwirkt. Nach KEYS (1950), MELLINKOFF u. Mitarb. (1950) und KATZ (1952) wird allerdings der durchschnittliche Blutcholesterinspiegel beim Menschen durch Einschränken des Fettgehaltes der Nahrung gesenkt. Dabei wird die Einschränkung von Fett und Cholesterin nur bei erhöhtem Cholesterinspiegel für notwendig gehalten. Die Veränderungen der Plasmalipide nach Nahrungsaufnahme schwanken nach SETALA (1948) individuell in weiten Bereichen. Während die nach Fettmahlzeit auftretende Vermehrung der Chylomikronen bei den meisten Menschen alsbald zurückgeht, wird in anderen Fällen ein protrahierter Anstieg mit Spätgipfelbildung beobachtet. MORETON (1947; 1950) sah bei Arteriosklerotikern im Dunkelfeld erkennbare Chylomikronenvermehrung, wobei neutralfetthaltige Riesenmoleküle mit Durchmessern von 0,5 μ bei 1900facher Vergrößerung faßbar waren. WOLDOW u. Mitarb. (1954) fanden bei Normalen 5 Std nach Genuß von 200 cm³ süßer Sahne den Blutfettspiegel bereits normalisiert, bei Arteriosklerotikern jedoch, ebenso wie den Lipoproteinspiegel, noch deutlich erhöht. Bei völlig fettfrei ernährten Patienten mit Arteriosklerose konnten ZINN und GRIFFITH (1950) das Verhältnis der Chylomikronen (große Fettmoleküle[1]) zu den Lipomikronen (Neutralfett) gegenüber Gesunden erhöht finden. Nach Resorption einer Testmahlzeit mit 20 g Fett zeigte sich jedoch kein Unterschied zwischen Gesunden und Patienten mit Arteriosklerose. Daraus ist zu schließen, daß die Stoffwechselstörung bei Arteriosklerose nicht in der Transportphase des Nahrungsfettes, sondern (jedenfalls bei Mahlzeiten von weniger als 20 g Fettgehalt) in der Transportphase des endogenen Fettstoffwechsels verankert ist.

GOTTFRIED u. Mitarb. (1954) konnten bei Patienten mit Arteriosklerose häufig Gesamtcholesterin und Gesamtlipide über die Norm erhöht finden. POMERANZE u. Mitarb. (1954) beobachteten bei Patienten mit Fettsucht und Arteriosklerose abnormes Ansteigen der Plasmalipide. MARFORI-SAVINI u. Mitarb. (1950; 1951) sahen allerdings den Hauptanteil der Hyperlipämie in einem Anstieg des Cholesterin und nur geringen Ausmaßes der Neutralfette. Untersuchungen von TOOR u. Mitarb. (1957) an yemenitischen Einwanderern nach Israel zeigten, daß die Lipid- und Cholesterinwerte im Serum bei erst kürzlich nach Israel Eingewanderten bedeutend niedriger sind als bei bereits länger Immigrierten. Auch die Sterblichkeitsrate an Atherosklerose bei bereits länger Immigrierten stimmte mit jener der einheimischen Bevölkerung von Israel überein und lag viermal höher als bei den erst jüngst eingewanderten gleichalterigen Untersuchten. Dies kann als Beweis für den gewichtigen Einfluß der Ernährung auf die Atherogenese angesehen werden.

Gegen die Hühner-Arteriosklerose scheint Fettbeschränkung wirkungslos zu sein, nachdem KATZ und STAMLER (1949; 1952) bei 40% der einjährigen und 75% der zweijährigen Hühner mit fettbeschränkter Ernährung Arteriosklerosen finden konnten.

Zwischen tierischen und pflanzlichen Fetten bestehen nach PETERSON (1951) sowie POLLAK (1953) beträchtliche Unterschiede in der atherogenen Wirkung; Sojabohnenöl-Verfütterung führte nicht zur Arteriosklerose. Auch am Menschen führt die Beigabe pflanzlicher Fette zur Nahrung zur Senkung pathologisch erhöhter Cholesterinspiegel (POLLAK 1953; BEST u. Mitarb. 1954). KEYS u. Mitarb. (1959) konnten neuerdings durch spezielle Diätformen mit konstantem Gesamtfettgehalt, aber variabler Zusammensetzung wesentliche und reproduzierbare Veränderungen der Serumcholesterinwerte erzielen.

Die günstige Wirkung von Sitosterolen wurde durch Hühnerversuche mit Sojabohnen (PETERSON 1951), Kaninchenversuche (POLLACK 1953) sowie Untersuchungen am Menschen bei freier Diät (BEST u. Mitarb. 1955) erwiesen. BEST und DUNCAN (1956) konnten an 6 Patienten mit Hypothyreose durch Zufuhr von täglich 20—25 g β-Sitosterol vor dem Frühstück eine signifikante Abnahme des erhöhten Cholesterinserumspiegels um 20,1% bei freier Diät erzielen; bei euthyreoten Patienten mit Hypercholesterinämie hatte die Abnahme nur 15,6% betragen (DUNCAN und BEST 1955). In Versuchen mit hypothyreoten Ratten

---

[1] Chylomikronen bestehen hauptsächlich aus Triglyceriden und enthalten geringe Anteile von Cholesterin und Phospholipiden; ihre Stabilisierung im Blut soll durch eine oberflächliche Proteinschicht erfolgen (FRENCH, MORRIS u. ROBINSON 1958).

konnte durch Zulage von 5% β-Sitosterol zur Nahrung ebenfalls der Anstieg des Cholesterins und der Lipide im Serum und Leber verhindert werden. Die Untersucher (Best und Duncan 1956) erklären die bessere Wirkung der Sitosterole bei Hypothyreosen dadurch, daß bei diesen Zuständen der endogene Cholesterinumsatz noch geringer ist.

Ein Zusammenhang zwischen Neutralfettgehalt der Nahrung und des Blutes mit der Atherogenese erscheint somit naheliegend, zumal bei fettarmer Ernährung die coronare und aortale Sklerose selten ist, z.B. in Japan (Keys 1953; Bruger u. Oppenheim 1951). Bei essentieller Hyperlipämie kommt es trotz früherer gegenteiliger Beobachtungen (Movitt u. Mitarb. 1951; Thannhauser 1952; Schettler und Dietrich 1953) doch gelegentlich zu beträchtlichen Arteriosklerosen (Malmros 1949; Lever 1954, Trenckmann 1956). Außerdem erscheint es erwiesen, daß die bei Arteriosklerose nicht selten anzutreffende Hypercholesterinämie durch fettarme Ernährung, nicht aber durch Cholesterinbeschränkung, vermindert werden kann. Die Herabsetzung der Ketokörper im Blut bei Arteriosklerose (Ponomareva 1953) wird als Ausdruck einer verlangsamten und verminderten Fettoxydation aufgefaßt, die der Atherogenese Vorschub leistet. Neben dem Gesamtfettverzehr scheint besonders die Aufnahme von tierischem Fett den Cholesterinspiegel hoch zu halten, während die pflanzlichen Fette (Sitosterole), die intestinale Cholesterinresorption wahrscheinlich einschränken. Auf die erheblichen individuellen Schwankungen der Werte wurde durch Goldbloom (1952) hingewiesen. Über die Wirkung der ungesättigten Fettsäuren auf die Hyperlipidämie und Hypercholesterinämie wird auf S. 425 und 429 berichtet.

Hormonale Faktoren.

Schilddrüse. Bei mangelnder Schilddrüsenfunktion kommt es, wie durch Untersuchungen von Rosenman, Byers und Friedman (1952) im Rattenversuch festgestellt wurde, zu vermindertem Cholesterinumsatz, wodurch das Serumcholesterin ansteigt (Katz 1958). Damit sind die Voraussetzungen für intracelluläre Cholesterinablagerungen in den Gefäßen gegeben (Thannhauser 1952). Bei Hypothyreosen wird die Entwicklung einer Arteriosklerose nach Eiselsberg (1895) [Beobachtungen am thyreoidektomierten Schaf] begünstigt. Entsprechende Untersuchungen bei dystopischem Hypothyreoidismus (Merkel 1940) und bei kongenitaler Schilddrüsenaplasie (Hoelzer 1940) belegen dies. Shapiro (1927) sah nach Thyreoidektomie Atherosklerosen vom Typ der Cholesterinfütterungssklerosen; analoge Beobachtungen stammen von Steiner und Kendall (1946). Umgekehrt läßt sich das Auftreten alimentärer Hypercholesterinämien durch Anwendung von Thyreoidea sicca verhindern, wobei auch ein antiatherogener Effekt wirksam wird (Dauber und Katz 1942). Die im Gefolge experimenteller Oestrostilbenanwendung auftretende Hyperlipämie läßt sich, ebenso wie die damit einhergehende Aortenatheromatose, durch intermittierende Behandlung mit Schilddrüsensubstanz verhindern. Hypothetisch wird dafür eine direkte Beeinflussung des Cholesterinstoffwechsels oder eine die Cholesterinablagerung im Gewebe hemmende Wirkung, teilweise auch eine mittelbare Wirkung über Änderung der Gewebspermeabilität in Anspruch genommen (Schettler 1955). Mit der den Grundumsatz steigernden Schilddrüsenwirkung scheint der antiatherogene Effekt nicht direkt gekoppelt zu sein, weil bei andersartig bedingter Hyperthyreose, z. B. nach Dinitrophenol oder Thyroxingaben, die Hypercholesterinämie und die Atherogenese unbeeinflußt bleiben sollen (Bainborough und McMillan 1952). Gutman u. Mitarb. (1949) nahmen auf Grund von Cholesterinfütterungsversuchen am Kaninchen unter Thyreoideawirkung einen vermehrten Cholesterinabbau an. Bruger und Oppenheim (1951) halten die antiatherogene Wirkung für eine unspezifische Begleiterscheinung der Zufuhr verschiedener Stoffe

z. B. Jod, Thiocyanat, Alkohol, Alloxan, Benzol und gleichgeschlechtlicher Sexualhormone. Tatsächlich konnten MOSES und LONGABAUGH (1950) die experimentelle Cholesterinfütterungssklerose am Kaninchen durch Gaben von Kaliumjodid verhindern. Jedoch wurde dies von MARDONES u. Mitarb. (1951) als indirekte Jodidwirkung über die Schilddrüse erklärt, da nach pharmakodynamischer oder operativer Ausschaltung der Schilddrüse sich experimentell Sklerose in gleicher Weise erzeugen läßt. MARDONES u. Mitarb. (1951) sowie DRABKIN (1951) konnten eine gleichgerichtete signifikante Korrelation zwischen Schilddrüsenfunktion und Cytochrom C-Gehalt der Leber feststellen; sie nehmen an, daß Jodsalze über eine Schilddrüsenfunktionssteigerung den für den antiatherogenen Gewebsschutz bestimmenden Cytochrom C-Gehalt der Leber erhöhen. Beim Hund läßt sich eine Arteriosklerose bekanntlich schwerer erzeugen als bei Herbivoren. Sie entwickelt sich bei Zugabe von Thiouracil ausgezeichnet (STEINER u. Mitarb. 1949). Jedoch kommt es bei alleiniger Thiouracilwirkung nur zu geringer Hypercholesterinämie (bis 248 mg-%); erst bei gleichzeitiger Cholesterinfütterung kam es zu den von GUTMAN u. Mitarb. (1949) beobachteten exzessiv hohen Cholesterinwerten, die nach 14 Monaten die Höhe von maximal 2176 mg-% erreichten. Werte bis 1000 mg-% an thiouracil-cholesterin-behandelten Hunden beobachteten auch DAVIDSON u. Mitarb. (1951). Durch Behandlung mit radioaktivem Jod hyperthyreot gemachte Ratten lassen nach DUNCAN und BEST (1954) eine Potenzierung der hypercholesterinämisierenden Wirkung der Cholesterinfütterung bei zusätzlichen Gaben von Thiouracil erkennen; Hand in Hand damit zeigte sich ein entsprechend verstärktes Absinken des Cholesteringehaltes der Leber. Wurde in den Kontrollversuchen genügend l-Thyroxin gegeben (3 μg/100 g/Tag), so fielen bei den Cholesterin-Thiouracil-Ratten die Lebercholesterinwerte noch stärker. Cholesterin-Ratten ohne Thiouracil hatten bei Thyroxinanwendung entsprechend höhere Lebercholesterinwerte und keine Hypercholesterinämie. DUNCAN und BEST (1957) kommen zu dem Schluß, daß die Thiouracilwirkung an der cholesteringefütterten Ratte unabhängig von dem antithyreoidalen Effekt die Atherogenese beeinflußt.

Die an Vögeln im Hungerzustand nach etwa 4 Wochen erzielbare Hypercholesterinämie ist ebenfalls durch Thiouracil steigerbar (YACOWITZ u. Mitarb. 1957).

Therapeutische Thyreoidektomie von Herzkranken führt nach den Untersuchungen von BLUMGART u. Mitarb. (1953) zu durchschnittlichen Anstiegen des Serumcholesterinwertes um 125 mg-%.

Aus diesen Beobachtungen geht hervor, daß durch Schilddrüsenunterfunktion die Atherogenese begünstigt wird (KATZ 1958). Dabei ist die atherogene Wirkung von Thiouracil nach den Ergebnissen von DUNCAN und BEST (1957) unabhängig von dem antithyreoidalen Effekt.

Nebennieren. Wie von KATZ u. Mitarb. (1953) gezeigt wurde, neigen cholesteringefütterte Hühner unter Cortisonwirkung verstärkt zu Aorten- und Coronarsklerose, auch wenn Hypertonie und Hyperlipämie fehlen. Cholesteringefütterte Kaninchen dagegen lassen unter Cortison eine Hemmung der Atherogenese erkennen, trotz gleichzeitiger Hypercholesterinämie (ADLERSBERG, SCHAEFER und WANG 1954). Der antiatherogene Cortisoneffekt kann durch Hyaluronidase ausgeschaltet werden, wobei die Ablagerungstendenz von Cholesterin in Arterien und Leber zunimmt (WANG, SCHAEFER und ADLERSBERG 1955).

Am Menschen bewirkt tägliche Zugabe von 60—200 mg Cortison Anstiege von Phospholipiden und Cholesterin im Serum, während unter DOCA diese nicht zu beobachten sind (ADLERSBERG, SCHAEFER und DRITCH 1950). ACTH wirkt bei täglicher Dosierung von 75—100 mg in gleichem Sinne wie Cortison (ADLERSBERG

u. Mitarb. 1950; Stamler u. Mitarb. 1954). Ähnlich wie Toluidinblau, Alloxan und Röntgenbestrahlung scheint Cortison den Abbau von Makromolekülen zu hemmen (Bloom 1952); diese Blockierung der Molekularspaltung ließ sich für die Bereiche der S_f 40—100-Lipoproteine im Kaninchenversuch bestätigen (Bloom und Pierce 1952), am Menschen jedoch nicht. Stamler, Pick und Katz (1951) sahen bei Normalernährung von Hühnern unter DOCA keine, bei leichter Cholesterinzufütterung dagegen gesteigerte Atherogenese.

Hypophyse. Unter der Annahme, daß bei Morbus Cushing eine Überproduktion an ACTH vorliegt, die das Serumcholesterin ansteigen läßt, könnte ein Erklärungsversuch für das häufige Auftreten von Arteriosklerosen bei dieser Krankheit naheliegen. Wexler und Miller (1957) konnten an Ratten durch ACTH-Verabreichung innerhalb von Wochen schwerste Arteriosklerosen erzeugen.

Nebenschilddrüsen. Bezüglich der Neigung zu Atherosklerosen bei Hyperparathyreoidismus ist auf die Beobachtungen bei Hypervitaminose D zu verweisen (S. 402).

Keimdrüsen. An jungen Hähnen lassen sich durch Oestrostilbenimplantationen Hyperlipämie, Hypercholesterinämie und Atherosklerose erzeugen (Chaikoff u. Mitarb. 1948; Siperstein u. Mitarb. 1953). Hierbei handelt es sich nicht um Spontansklerosen (Horlick und Katz 1949), sondern um typische Cholesterinsklerosen mit gewissen Ähnlichkeiten zur humanen Atherosklerose. Die Entwicklung von Coronarsklerosen an cholesteringefütterten Hähnen wird dagegen durch Oestrogenverabreichung gehemmt. Setzt man cholesteringefütterte Hähne mit bereits manifester coronarer und allgemeiner Arteriosklerose unter Oestrogenwirkung, so kommt es bei erhöht bleibendem Cholesterinspiegel zur Normalisierung des C/P-Quotienten und zur selektiven Rückbildung der Coronarsklerose, während die Aortensklerose bestehen bleibt (Pick u. Mitarb. 1952). Der coronaren Schutzwirkung der Oestrogene geht die Steigerung der plasmatischen Phospholipide parallel. Nach Katz (1958) gelten hier für verschiedene Gefäßbezirke unterschiedliche biologische Gesetze.

Mit der protektiven Oestrogenwirkung wird auch erklärt, daß Frauen im präklimakterischen Alter von der Coronarsklerose relativ verschont bleiben (Barr 1955). Vielleicht beruht hierauf auch das gegenüber Nichtdiabetikerinnen gehäufte Vorkommen von Atherosklerose bei diabetischen Frauen (Rodriguez-Minon u. Mitarb. 1951), wenn man unterstellt, daß Diabetikerinnen häufiger als Nichtdiabetikerinnen hormonell insuffizient sind. Die Beobachtungen von Wuest, Dry und Edwards (1953) über die Häufigkeit der Coronarsklerose bei ovarektomierten Frauen weisen ebenfalls auf einen antiatherogenen Oestrogeneffekt hin, ebenso das seltene Auftreten von Atherosklerose bei oestrostilbenbehandelten Prostatacarcinomträgern (Rivin und Dimitroff 1954). Während Gertler, Putson und Jost (1943) bei diäthylstilboestrolbehandelten kastrierten Männern fallende Cholesterin- und steigende Phospholipidwerte fanden und nach Gertler und Oppenheimer (1953) bei Greisinnen die Serumlipide (außer Neutralfett) und Lipoproteinfraktionen S_f 10—20 erhöht sind, wird von Gofman (1950) sowie Glas u. Mitarb. (1953) eine derartige Sexualhormonwirkung für unbewiesen gehalten. Auch die Angabe von Barr (1955) über ungünstige Beeinflussung humaner Serumlipidfraktionen durch Methyltestosteron wird uneinheitlich beurteilt.

Der Modus der antiatherogenen Oestrogenwirkung (Barr 1955) ist noch ungeklärt; diskutiert wird eine direkte Einwirkung auf die Gefäßwand sowie eine Allgemeinwirkung, die in einer Aktivierung des Cholesterinstoffwechsels besteht. Ferner käme eine hemmende Wirkung auf die Nebennierenrinde und auf den hyperlipämisierenden Effekt der Hypophyse in Frage (Hochrein und Schleicher 1956).

Barr (1955) fand bei gesunden jungen Männern deutlich erhöhte β-Lipoproteine und verminderte α-Lipoproteine; auch die S_f 10—20-Lipoproteine waren gegenüber gleichaltrigen Frauen erhöht; die Heparinklärungswirkung im Plasma war weniger prompt.

Die protektive Oestrogenwirkung beschränkt sich, wie auch im Tierexperiment (Katz 1958), am Menschen auf die Coronarsklerose, und läßt die Aortensklerose unbeeinflußt, wie eingehende Erhebungen an 32000 Textilarbeitern ergaben (Boas und Epstein 1954). Insgesamt erscheint der Mechanismus der Beeinflussung von Blut- und Gewebslipiden auf hormonalem Wege noch in vieler Hinsicht ungeklärt (Boyd und Oliver 1958).

Arteriosklerosefördernde oder -hemmende Krankheiten.

Hochrein und Schleicher (1956) geben eine Übersicht über Interferenzen verschiedener Krankheiten mit der Arteriosklerose, wobei zwischen synatherogenen und dysatherogenen Zuständen unterschieden wird. Die Mehrzahl der erstgenannten Störungen wurde bereits bei der Besprechung der Ätiologie erwähnt. Die auf die Atherogenese hemmend wirksamen Faktoren sind in erster Linie konsumptive Krankheiten wie Lungenphthise (Hochrein 1926), ferner Perniciosa, Leukämie, Plasmocytom und Malignome (Nordmann 1952; Creed u. Mitarb. 1955; Spain u. Mitarb. 1956); ob beim Bronchialcarcinom deshalb häufiger Arteriosklerose gefunden wird (Creed und Mitarb. 1955), weil durch vermehrten Zigarettenkonsum häufige Einwirkungen gesteigerter Katecholausschüttung auf die Gefäßwände zu Ernährungsstörungen führen, läßt sich schwer objektivieren. Außerdem wird bei Lebercirrhosen unverhältnismäßig selten Arteriosklerose stärkeren Grades gefunden (Gertler und Oppenheimer 1954 u. a.). Der dysatherogene Effekt könnte hierbei durch verminderte Inaktivierung von Oestrogenen erklärt werden sowie durch die bei biliären Cirrhosen erhöhten Phosphatidwerte, die dem erhöhten Cholesterin im Sinne einer Normalisierung des C/P-Quotienten entgegenwirken.

Als eindrucksvoller Befund fällt die Seltenheit der Arteriosklerose bei Geisteskranken auf. Manuelidis (1952) fand Arteriosklerosen bei Geisteskranken um 50% seltener als bei geistig Normalen. Die zugrunde liegenden Ursachen sind unklar.

Diabetes mellitus. Fälle, bei denen durch arteriosklerotische Durchblutungsstörungen am Pankreas ein Diabetes mellitus zustande kommt, haben für die Untersuchung diabetischer Faktoren der Atherogenese außer Betracht zu bleiben. Zudem muß bedacht werden, daß nicht jede Arteriosklerose eines Diabetikers, ausschließlich durch diabetogene Stoffwechselstörungen verursacht zu sein braucht und daß der Anteil der Stoffwechselfaktoren an der Pathogenese in individuell weiten Bereichen variieren kann (Katz u. Mitarb. 1953; Pomeranze und Kunkel 1950; Schettler 1955).

Während die Gefährdung des Diabetikers durch Arteriosklerose in der Vorinsulinära wegen der kurzen Lebenserwartung nicht zur Manifestation kam, ergab sich durch die beträchtlich verbesserte Lebenserwartung seit Einführung des Insulins und anderer moderner Therapeutica eine beachtliche Häufung der Morbidität an Arteriosklerose bei Diabetikern.

Unzweifelhaft sind Diabetiker von der Arteriosklerose stärker und häufiger betroffen als altersgleiche Nichtdiabetiker (Friedman 1935; Morrison u. Mitarb. 1948; Sharpey 1936; Joslin 1952; Root 1949), wenngleich Radenai u. Mitarb. (1937) und Rodriguez-Mignon u. Mitarb. (1951) davon nicht überzeugt sind. Nach Joslin (1927; 1930) verstarben vor 1922 etwa 20% der Diabetiker an

Folgen der Arteriosklerose. Diese Quote ist in der Zeit von 1944 bis 1948 bereits auf 70% angestiegen. Heute sterben die Diabetiker am weitaus häufigsten an den Folgen ihrer Arteriosklerose. Außerdem sind Diabetiker zu einem unverhältnismäßig hohen Prozentsatz an der Gesamtzahl der Arteriosklerotiker beteiligt.

WARREN (1938) fand bei 484 Obduktionen von Diabetikern in 434 Fällen eine Arteriosklerose. Bei einer Diabetesdauer über 15 Jahre kam es in 57,4% der Fälle infolge begleitender Arteriosklerose zu tödlichen Komplikationen.

WHITE und WASKOW (1948) konnten bei 50 bis 75% ihrer diabetischen Patienten röntgenologisch Verkalkungen der Arterien finden, AARSETH (1953) bei 55% von 312 Diabetikern. Dabei entwickelte sich in dem Material von AARSETH (1953) bei 8% der Patienten eine Arteriosclerosis obliterans, bei 2,5% eine Fußgangrän. BELL (1950) fand, daß in einem Material von 28240 Sektionen die Extremitätengangrän bei Diabetikern 40mal häufiger vorkommt als bei Nichtdiabetikern; die Hälfte aller Männer sowie $^2/_3$ aller Frauen mit Beingangrän waren Diabetiker. DRY und HINES (1941) konnten an gleichaltrigen Personen zeigen, daß bei Diabetikern die Arteriosklerose 11mal häufiger als bei Nichtdiabetikern vorkommt; außerdem wurde sie bei diabetischen Männern durchschnittlich 10 Jahre früher, bei diabetischen Frauen sogar 20 Jahre früher als bei gleichaltrigen Nichtdiabetikern festgestellt. Auch RODRIGUEZ-MINON und PALACIOS MATEOS (1951) fanden Arteriosklerose signifikant häufiger bei Diabetikerinnen als bei Nichtdiabetikerinnen. Obwohl sich der Beweis für eine Korrelation zwischen Arteriosklerose und Diabetes mellitus nicht führen läßt (AARSETH 1953; SCHETTLER 1955), der außerdem für den Individualfall unverbindlich wäre, lassen sich häufig kombiniertes Vorkommen von Diabetes und Fettsucht oder Diabetes und Hypertonie feststellen (vgl. dieses Handbuch, Beitrag Hypertonie WOLLHEIM und MOELLER Bd. IX/5, S. 337), so daß MOINAT und SCHEIDEGGER (1954) von einem charakteristischem Syndrom der hypertonischen Diabetiker sprechen. Klinisch gehört dazu neben der diabetischen Retinopathie eine starke Proteinurie, der Nachweis doppelbrechender Körper im Urinsediment sowie ein Gesamtlipidwert unter 800 mg-% mit Verschiebungen einzelner Eiweißkörper.

Als hauptsächliches kausales Bindeglied zwischen dem Diabetes mellitus und der Arteriosklerose kommt die bei stoffwechselmäßig schlechter gestellten Diabetikern nachweisbare Hyperlipämie in Frage (BARACH und LOWY 1952; SCHETTLER 1955). Sie könnte eine plausible Erklärung für die vorzeitige Atheromentwicklung der Arterienwand geben. RICKETTS (1955) hält sie zur Erklärung diabetischer Arteriosklerosen nicht für ausreichend. KEIDING u. Mitarb. (1952) untersuchten 144 Patienten mit mindestens 10jähriger Diabetesdauer, deren Diabetes zwischen dem 1. und 30. Lebensjahre manifest geworden war, auf ihre Cholesterin- und Lipoproteinfraktionen im Vergleich zu 196 normalen Kontrollpersonen. Sie fanden zunächst einen allgemeinen Anstieg der S_f 12—20-Lipoproteine mit fortschreitendem Lebensalter, gefolgt von einem Abfall mit Eintritt des Senium. Die S_f 21—35 sowie S_f 35—100-Lipoproteine waren im allgemeinen bei Männern höher als bei Frauen. Signifikante Beziehungen zur verabreichten Insulindosis waren nicht erkennbar. Patienten mit günstigem oder erträglichem Krankheitsverlauf zeigten in den ersten 25 Jahren keine deutlichen Cholesterin- oder S_f 12—20-Lipoproteinveränderungen, nach Ablauf von 25 Jahren jedoch abfallende Fraktionen von Cholesterin und von Lipoproteiden S_f 12—20, 21—35, 35—100. Im Gegensatz hierzu entwickelte sich nach 25 Jahren Diabetesdauer bei Patienten mit ungünstiger Verlaufsform ein Anstieg der genannten Cholesterin- und Lipoproteinfraktion. Auch zu den renalen Komplikationen ergab sich eine Beziehung von seiten der S_f 12—20-Lipoproteine: 118 Diabetiker ohne Nierenerkrankung hatten nur in 10% Werte dieser Fraktion von über 70 mg-%; 26 Diabetiker mit Nierenerkrankungen und Retinitis angiospastica zeigten die über 70 mg% erhöhten S_f 12—20 Lipoproteide in 31%. Cholesterinerhöhungen über 260 mg-% waren bei nephropathischen Diabetikern (ohne Beziehung zur Retinitis) in 58%, bei Nierengesunden nur in 24% der Fälle nachzuweisen.

Nach Untersuchungen von ROOT u. Mitarb. (1939) erwiesen sich gut eingestellte Diabetiker nach 20jährigem Verlaufe zu 60%, schlecht eingestellte nur zu 20% frei von Gefäßverkalkungen. Diese Beobachtungen sprechen doch gegen die Belanglosigkeit der diabetischen Stoffwechselstörung für die Atherogenese und weisen darauf hin, daß die Atherogenese durch den Diabetes mellitus zumindest in manchen Fällen beschleunigt und intensiviert wird.

Als weiterer metabolisch wirksamer Faktor sind starke Blutzuckerschwankungen zu bewerten; so konnten MAGYAR u. Mitarb. (1955) die Entwicklung von Adrenalin- und Noradrenalinsklerosen als Folge gehäufter Hyperglykämien im Kaninchenversuch nachweisen. STAFFIERI (1952) vermutet osmotische Schädigungen deı arteriellen Grundsubstanz durch gehäufte Blutzuckerspitzen, wodurch den Lipidablagerungen Vorschub geleistet wäre. BÜRGER (1954) erwähnt die Wirkung von Acidosekörpern, die zu einer allgemeinen Fermentvergiftung beim Diabetiker führen, wofür die im Stauungsblut acidotischer Diabetiker nachweisbare Hemmung der Hämoglykolyse sowie die Glucuronsäureausscheidung im Urin spricht. Wenn auch nicht spezifisch, so doch allgemein bedeutsam dürften Veränderungen des Cholesterinspiegels beim Diabetes mellitus für die Atherogenese sein. Entsprechend der individuell unterschiedlichen Tendenz wird eine allerdings mit der Sklerose nicht korrelierte Steigerung des Serumcholesterinspiegels, die unabhängig von der diabetischen Einstellung ist, oft beobachtet (GIBBS u. Mitarb. 1933; SCHETTLER und LUKAS 1951; FROEHLICH 1951). Häufig lassen sich beim Diabetiker auch pathologische Erhöhungen des C/P-Quotienten finden (POMERANZE und KUNKEL 1950). Signifikante Steigerungen der S_f 12—20-Lipoproteine konnten HANIG und LAUFFER (1952) nur bei 2 von 40 Diabetikern feststellen, was mit den Ergebnissen von KEIDING u. Mitarb. (1952) in Einklang zu bringen ist.

Trotz kritischer Einwände (BOAS 1952) darf es somit als sehr wahrscheinlich gelten, daß die Arteriosklerose durch diabetische Stoffwechselveränderungen acceleriert werden kann (ANDERSON 1949; ROOT u. Mitarb. 1939; MORRISON 1951; MEGIBOW u. Mitarb. 1953; SCHETTLER 1955; HOCHREIN und SCHLEICHER 1956), was auch in der Kalkulation der Versicherungen entsprechend berücksichtigt wird. Über die Klinik der diabetischen Arteriosklerose vgl. S. 437.

Pankreatitis. Auf Grund von Wechselwirkungen zwischen verschiedenartigen Pankreaserkrankungen sowie den Serumlipasen und den Serumlipoproteinen (ORVIS und EVANS 1957) könnten Einflüsse der Pankreatitis im Sinne einer verstärkten Atherogenese diskutiert werden. Während bei Pankreasinsuffizienz die Lipoprotein-Lipasen und die Serumlipide normal oder niedrig, bei Pankreasexstirpation fehlend gefunden wurden, sahen die genannten Autoren während des Ablaufs akuter Pankreatitiden erhöhte Cholesteringehalte der β-Serumproteine und erhöhte Serumlipasen. Sie schlossen daraus, daß bei akuter Pankreatitis die fermentative Wirkung der Lipoprotein-Lipase auf die β-Serumlipoproteine gehemmt sei. Ein Einfluß der Pankreatitis auf die Atherogenese ist damit natürlich noch nicht eindeutig sichergestellt.

Vitamin C-Mangel. WILLIS (1957) macht auf die schnelle Resorption der bei skorbutischen (Vitamin C-Mangel-bedingten) Meerschweinchen aufgetretenen arteriosklerotischen Plaques unter Ascorbinsäurezufuhr aufmerksam; er weist auf die Verbindlichkeit und therapeutische Konsequenz gerade dieser ohne Hypercholesterinämie reproduzierbaren Skleroseart und ihre Beeinflussung hin.

ζ) Allgemeine Diagnostik.

Aus den über die ätiologischen Einzelheiten mitgeteilten Beobachtungen geht hervor, daß es eine für den Individualfall beweisende oder ausschließende Diagnostik der Arteriosklerose aus chemischen oder physikalischen Veränderungen des Blutes nicht gibt. Andererseits ergab sich eine statistisch signifikante Häufung bestimmter stoffwechselmäßig bedingter Abweichungen, deren Nachweis im Einzelfall als indirekter Hinweis auf Arteriosklerose bewertet wird, insbesondere dann, wenn gleichzeitig Durchblutungsstörungen oder Gefäßverkalkungen nachgewiesen werden. So gelten im allgemeinen gesteigerte Serumcholesterinwerte trotz der Einwände von CAZZOLA und MILLO (1951) insbesondere an jüngeren Individuen als differentialdiagnostische Hinweise auf Arteriosklerose, insbesondere Erhöhungen des veresterten Cholesterins. Untersuchungen des Serumcholesterins in stündlichen Abständen bei Individuen mit Normalkost und mit antiatherogener Spezialdiät ließen keine wesentlichen Änderungen bei Aktivität und Ruhe erkennen, so daß die Anfertigung von Tageskurven des Cholesterinspiegels in den meisten Fällen überflüssig ist (SHAPIRO, ESTES und HILDEMAN 1957). Die relative und absolute Abnahme der Phospholipide, der Anstieg des C/P-Quotienten, die Vermehrung der Gesamtlipide, hauptsächlich durch Steigerung der β-Lipoproteine bei Verminderung der α_1-Lipoproteine sind weiterhin kennzeichnend für arteriosklerotische Stoffwechselstörungen. Fett-Toleranzteste bei gesunden Individuen beiderlei Geschlechts von 20—25 Jahren zeigen Anstiege der Neutralfette mit Gipfelpunkt nach 3 Std; Zumischung ungesättigter Fettsäuren bewirkt späteres Kulminieren der Lipämie, erst nach 5—6 Std, mit anschließender rascherer Klärung der Plasmen. Diese Versuche mit 70—80 g Nahrungsfett zeigten auch erhöhte Gerinnbarkeit des Blutes nach der maximalen Hyperlipämie (HIRSCHHORN u. Mitarb. 1957).

Auf die diagnostischen Möglichkeiten, diese Veränderungen mit der Lipidelektrophorese zu erfassen, wurde wiederholt hingewiesen, zuletzt durch die Untersuchungen von BANSI u. Mitarb. (1955) u. a. Die Zunahme der durch Ultrazentrifugierung gewinnbaren Fraktionen der S_f 12—20- und S_f 35—100-Lipoproteine und der mikroskopisch nachweisbaren Chylomikronen (POMERANZE u. Mitarb. 1954; MORETON 1947; 1950), insbesondere nach Belastung mit Fettmahlzeit, stellt bereits ein subtileres Kriterium dar, das aber nach LITTLE und SHANOFF (1957) mit der Fehlerbreite von 20—40% bei der Differenzierung von Coronarpatienten mit Infarktgefährdung nicht zuverlässiger als die Cholesterinbestimmung ist.

GOFMAN (1955) empfahl zur Erfassung sklerosegefährdeter Individuen Reihenuntersuchungen aller 25—30jährigen Männer, eventuell unter Fettbelastung.

Nach MOORE und PAGE (1958) entspricht der atherogene Index der Gesamtheit der Lipoproteinfraktionen S_f 0—400; da Einzelbestimmungen von Serumlipidfraktionen ohnehin relativ unsicher sind und eine weitgehende Übereinstimmung des atherogenen Index mit dem Serumcholesterin besteht, wird man sich für praktische Zwecke vielfach auf Serumcholesterinbestimmungen, tunlichst unter verschiedenen Bedingungen, z.B. Nahrungszufuhr, beschränken können.

Bei etwa 20% der Arteriosklerotiker werden diabetische Stoffwechselstörungen nachgewiesen (ALLEN, BARKER und HINES 1955). Bei männlichen Arteriosklerotikern fand BERNHARD (1951) erniedrigte Tributyrase-Werte im Serum. Der Glykogengehalt sklerotisch veränderter Arterien erwies sich im Amputationspräparat vermindert, im Gegensatz zu den gesteigerten Glykogenwerten bei der Endangitis (SCHMIDT und HILLENBRAND 1953). Untersuchungen am Amputationspräparat ergaben weiterhin, daß die meisten Fermente, insbesondere die

Succinodehydrogenase, Succinoxydase, Cytochromoxydase, Hexokinase und Adenosintriphosphatase der Muskulatur im nicht nekrotischen Gewebe annähernd normal sind, was dafür spricht, daß die zur Amputation Anlaß gebenden trophischen Störungen nicht durch Änderungen dieser Fermente hervorgerufen werden (SCHMIDT, SCHLIEF und HILLENBRAND 1955; SCHLIEF, SCHMIDT und HILLENBRAND 1955).

Der röntgenologische Nachweis kalkdichter Schatten im Bereich der Arterienverläufe bildet einen direkten Beweis für das Vorliegen arteriosklerotischer Veränderungen, zumindest für die Existenz sklerotisch und mit Kalkeinlagerung ausgeheilter Prozesse der Arterienwand. Auf die Wichtigkeit des Nachweises kalkdichter Arterienwandverschattungen im Bereich der Aorta lumbalis, die sich am besten im Röntgenbild mit seitlichem Strahlengang dokumentieren, wurde vielfach hingewiesen. Verbreiterung und vermehrte Schlängelung sklerotischer Aorten führt zur Vortäuschung von Aneurysmen, sogar von Mediastinaltumoren, die differentialdiagnostisch durch Schichtverfahren klärbar sind (OHARA u. TANNO 1958).

Da wegen der teilweise fließenden Übergänge zwischen Endangitis obliterans und Arteriosclerosis obliterans ohnehin meist auf eine scharfe Unterscheidung dieser Übergangsformen verzichtet wird, wäre es unangebracht, mit Hilfe von Abweichungen des Lipidstoffwechsels, die für den Individualfall ohnehin nicht beweisend sein können (VOIGT und SCHRADER 1955; LEINWAND und MOORE 1954), eine scharfe Unterscheidung treffen zu wollen.

Aus dem Augenhintergrundsbefund erscheinen Rückschlüsse auf die Sklerose sonstiger Arterien nur mit Vorbehalt angängig zu sein. BETETTO (1957) untersuchte bei Arteriosklerotikern die Arteria und Vena centralis retinae; dabei fand er, daß bei Sklerose der großen Gefäße zwar die Augengefäße stets, wenn auch nicht immer erheblich, verändert waren, daß aber keine direkte Korrelation zwischen der Arteriosklerose des Gesamtkörpers und der Augen bestand. In weiteren Untersuchungen (BETETTO 1957) zeigte sich jedoch eine quantitative Korrelation der Augengefäßveränderungen mit sklerotischen Veränderungen der Hirngefäße, besonders der Arteria cerebralis anterior, die von BETETTO (1957) als Folge einer provinziell veränderten Hämodynamik angesehen wird. BETETTO (1958) fand auch Hinweise dafür, daß in Fällen von renaler Arteriosklerose die Augenhintergrundsarteriolen nicht beteiligt sind. Patienten mit renaler Arteriolosklerose zeigen hingegen Veränderungen. Die Arteria centralis retinae ist bei allen Arten von Nierengefäßsklerosen verändert.

Der Arcus lipoides corneae in seinen verschiedenen Stärkegraden (G. MEYER 1928), der auf einer Einlagerung von Lipiden in das Hornhautgewebe beruht (TAKAYASU 1901), wird bisweilen als diagnostischer Hinweis auf eine bestehende Arteriosklerose angesehen. Die Veränderung kann bereits im dritten Lebensjahrzehnt auftreten (ROHRSCHNEIDER 1925); im sechsten Dezennium wurden aus einem Material von 400 Untersuchten bei 80%, im siebten Dezennium bei 90% die Veränderungen des Greisenbogens gefunden, bei Männern in dei Regel stärker ausgeprägt als bei Frauen (ROHRSCHNEIDER 1958). Vor allem im jugendlichen Alter — Arcus juvenilis — kommt die Veränderung oft bei bestehender Lipidstoffwechselstörung zur Manifestation. Starke Ausprägung bei 40—60jährigen Individuen spricht ebenfalls im allgemeinen für eine Störung des Lipidstoffwechsels. Direkte Schlüsse von einem Arcus lipoides corneae auf Arteriosklerose sind jedoch nach ROHRSCHNEIDER (1958), insbesondere im fortgeschrittenen Alter, nur mit erheblichen Einschränkungen angängig.

Eine Steigerung der Pulswellengeschwindigkeit soll sich nach LAKSHINA (1956) zur diagnostischen Erfassung von Aortensklerosen benutzen lassen.

η) Prophylaxe und Therapie.

Der Mangel an einer wirksamen Therapie der arteriosklerotischen Stoffwechselstörungen erklärt die Vielzahl der therapeutischen Versuche.

Symptomatische Therapie.

An Allgemeinmaßnahmen wird Fokalsanierung, Ausgleich allergischer Reaktionen und Infektionsprophylaxe für richtig gehalten (HOCHREIN und SCHLEICHER 1956). Durch Vermeidung allgemeiner Noxen der Gefäßernährung (Kälte, Nässe, Nicotin, Emotionen) wird in bestimmten Grenzen sicherlich der Atherogenese entgegengewirkt. Zweckentsprechendes körperliches Training soll Hypoxien der empfindlichen bradytrophen Strukturen vermeiden helfen.

Die Verabreichung adenosinhaltiger Organextrakte hat sich trotz der geringen metabolischen Effekte noch nicht überlebt, leistet aber wenig. Die Anwendung durchblutungsfördernder Mittel ist im allgemeinen Teil bei der Therapie der arteriellen Insuffizienz erwähnt (s. S. 162ff.). Sicherlich kann von einer wirksamen antihypertonischen Behandlung eine Beeinflussung der Atherogenese erwartet werden. Hinsichtlich der therapeutischen Probleme bei Hypertonie sei auf WOLLHEIM und MOELLER, dieses Handbuch, Bd. IX/5, S. 444 verwiesen.

Diät.

Eine führende Rolle im Rahmen der antiatherogenen Allgemeinmaßnahmen beanspruchen diätetische Vorkehrungen (DOCK 1953). Sicherlich wirkt eine fettreiche Ernährung ungünstig auf den Stoffwechsel, wie unter anderem die Rattenversuche von HARTROFT und THOMAS (1957) zeigten, in denen eine Anreicherung der Nahrung mit Butter oder Speck besonders die arteriosklerotischen Komplikationen wie Coronarthrombosen und Myokardinfarkte erheblich steigerte. Nach HATCH, ABELL und KENDALL (1955), die bei 23 Patienten die Wirkung von partiellem (täglich 4 g Fett) und bei 44 Patienten die Wirkung von totalem Fettentzug untersuchten, fallen die Lipid- und Lipoproteidwerte hierbei nicht unter die Norm ab; auch werden die S_f 12—20-Lipoproteine nicht gesenkt, sondern im Gegensatz zu dem Befund von GOFMAN (1952) und WALKER u. Mitarb. (1953) sogar gesteigert; die Autoren befürworten deshalb eine allgemeine Beschränkung der Calorienaufnahme. Zu ähnlichen Ergebnissen kamen MOSES (1952) und GROSS (1957). WALKER u. Mitarb. (1953) fanden bei Einhaltung einer fettarmen Ernährung den Cholesteringehalt der Nahrung ohne Einfluß auf das Verhalten der Serumlipoproteine. Dagegen sahen LYON u. Mitarb. (1952) bei fett- und cholesterinarmer Ernährung eine Normalisierung der S_f 10—20-Lipoproteinfraktionen von Coronarsklerotikern. Auch POMERANZE u. Mitarb. (1954) beobachteten bei Patienten mit vermehrter alimentärer Hyperlipämie und Arteriosklerose eine Abschwächung der alimentären Hyperlipämie unter Fettbeschränkung. Auf Grund von Tierversuchen sehen KATZ u. Mitarb. (1952) in der alleinigen Einschränkung der Calorienzufuhr keine ausreichende antiatherogene Maßnahme, weil im Tierversuch ohne Cholesterinentzug die Verhinderung der Atherosklerose nicht gelingt.

Diätetisch wird für arteriosklerosegefährdete Personen eine calorienbeschränkte, cholesterin- und fettarme Ernährung empfohlen (ODIER 1953). Im allgemeinen sollte dabei die tägliche Fettzufuhr auf 30—50 g beschränkt werden (MORRISON 1951; 1952; MORRISON, ZWIERLEIN und WOLFSON 1950; WALKER u. Mitarb. 1953; SCHETTLER 1956). Die zusätzliche Beschränkung des tierischen Eiweißes in der Nahrung (TERBRÜGGEN 1951) wird nicht einheitlich beurteilt. RODBARD u. Mitarb. (1953) empfehlen intermittierende Perioden von cholesterinfreier und cholesterinhaltiger Ernährung. SCHETTLER (1956) hält 4—5tägige Saftfastenperioden, darüber hinaus auch Diätkuren mit Reis, für günstig. Den zweifellos striktesten Grad der Lipideinschränkung stellt das Reisdiätregime nach KEMPNER (1944, 1949, 1954) dar. Unbeschadet der therapeutischen Einstellung verschiedener medizinischer Richtungen besteht darüber Einigkeit, daß bei Patienten mit Hypercholesterinämie eine erhebliche Reduzierung der Fettzufuhr angezeigt ist (POUMAILLOUX und TÉTRÉAU 1952), und zwar auf 20% der Calorienzufuhr.

Über die Wirkung der Eierernährung am Menschen liegen keine zuverlässigen Angaben vor. Versuche an Kaninchen (O. J. POLLAK 1957) ergaben bei Verfütterung von 1 Ei/Tag/Tier über 21 Tage sehr erhebliche Anstiege der Serumcholesterinwerte, und zwar nach rohem Ei auf das 3fache, nach weichem oder verlorenem Ei auf das 5fache, nach Rührei (mit 1 g Butter) auf das 6fache, nach hartgekochtem oder in Gebäck verarbeitetem Ei auf das 10fache und nach Spiegelei (mit 1 g Butter) auf das 14fache.

Zweckmäßig erscheint es, sklerosegefährdeten Patienten eine Liste der cholesterinreichen Speisen zu geben, sie also vor übermäßigem Genuß von Eiern, Fischleber, Butter, Hirn und sonstigen tierischen Eingeweiden zu warnen.

Ein günstiger Effekt auf den Lipidstoffwechsel wird den pflanzlichen Fetten (Sitosterole) nachgesagt. Manche Untersucher sind sogar überzeugt, daß die Zufuhr pflanzlicher Fette den schädlichen Effekt anderer Nahrungsfette ausgleichen kann (MALMROS 1949; 1950; PETERSON 1951; PETERSON u. Mitarb. 1952; BEST u. Mitarb. 1954; BEST und DUNCAN 1956). Der bei Neugeborenen vorliegende Serumcholesterinspiegel von 60—80 mg-% erfährt unter Ernährung mit evaporierter Milch eine Erhöhung auf 140—180 mg-%; signifikant geringer ist dieser Anstieg bei Zusatz von Kornöl zur evaporierten Milch; unter Sojabohnenmilch fehlt der Anstieg fast völlig (POMERANZE 1957). Rattenversuche von HEGSTED (1957) mit Nahrungsfett, das zu gleichen Teilen aus Cocosöl und Safflоröl (aus Carthamus tinctorius) bestand, zeigten eindrucksvolles Absinken des Serumcholesterins. Nach Gaben von Cocosfett sahen AVIGAN und STEINBERG (1957) bei Ratten eine Steigerung, nach Verfütterung von Getreideöl eine Senkung der Serumcholesterinwerte; im letztgenannten Falle entsprach dem Serumcholesterinabfall eine Zunahme des Cholesteringehaltes der Leber. Die günstige Wirkung von Safflor-Öl ließ sich auch am Menschen, und zwar an 71 Personen entweder mit normaler oder fettarmer Ernährung, nachweisen (ROEN 1957). An 15 Patienten konnte durch Nahrungszusätze von β-Sitosterol und von Safflor-Öl über 18 bis 53 Wochen eine Erniedrigung des β-Lipoprotein-Cholesterins um 20% erreicht werden, ohne daß das Körpergewicht und die α-Lipoprotein-Cholesterinfraktion verändert wurden; die Beobachtung der gleichen Autoren, daß bei kombinierter Gabe von β-Sitosterol und Safflоröl die β-Lipoprotein-Cholesterine sogar um 32% abfielen, wird als Hinweis dafür angesehen, daß im Safflоröl außer den Sitosterolen noch zusätzliche Faktoren wirksam sind. STEINER u. Mitarb. (1957) beobachteten an Patienten mit Hyperlipämie und Coronarsklerose, daß (nach Vorbeobachtungsperiode) unter Zusatz von täglich 65—120 g Safflоröl der Serumcholesterinwert nach 10—15 Tagen um 21%, der β-Lipoproteidwert um 5—7% abfiel; nach Übergang auf die Normalkost wurden die ursprünglichen Cholesterinwerte nicht wieder erreicht, die β-Lipoproteinwerte regenerierten sich bis zum Ausgangswert; bei erneuter Gabe von 65—120 g Cocosfett erfolgte ein rascher Anstieg aller Lipide bis zum Ausgangswert.

Die antiatherogene Wirkung von Getreideöl läßt sich zumindest teilweise durch den Gehalt an Sitosterolen erklären (BEVERIDGE u. Mitarb. 1957). Andernteils wird die Auffassung vertreten (MALMROS u. WIGAND 1955; KINSELL u. Mitarb.

1956; BRONTE-STEWART u. Mitarb. 1956), die Wirkung sei dem Gehalt an ungesättigten Fettsäuren zuzuschreiben. Wie der Effekt der sog. essentiellen Fettsäuren (hauptsächlich Linolsäure, Linolensäure und Arachidonsäure) auf den Lipidstoffwechsel im einzelnen zustande kommt, und in welcher Weise etwa Interferenzen mit dem Pyridoxinstoffwechsel vorliegen (SCHROEDER 1955), ist noch ungeklärt (MANN 1957). Die Cholesterinfütterungssklerose an Hähnchen läßt sich durch Zusatz einfach ungesättigter Fettsäuren zur Nahrung verhindern (STAMLER, PICK und KATZ 1957). Zusätze von verschiedenen Pflanzenölen in gleichen Mengen zeigten stärkste antiatherogene Effekte bei Kornöl, weniger ausgeprägt bei Weizenkeimöl; rohes Reisöl vermochte die Atherogenese sogar zu intensivieren (PICK, STAMLER und KATZ 1957). Zur Klärung der Frage, ob verschiedene Fette eine spezifische antiatherogene Wirkung ausüben, dienten die Untersuchungen von HORLICK (1957) mit fettarmer (10 g pro Tag; 4% der Gesamtcalorien) Standardkost und verschiedenen Zusätzen von Fett. Unter der fettarmen Standardkost sank der Serumcholesterinspiegel nach 7—10 Tagen um 25—35% ab, trotz guter enteraler Resorption. Die sodann verabfolgten Testfette (40% der Gesamtcalorien Äthyllinoleat; Äthylstearat) bewirkten keine weiteren Veränderungen der Cholesterinfette bei normaler Resorption. Dies spricht dafür, daß weder dem mehrfach ungesättigten Äthyllinoleat noch dem vollgesättigten Äthylstearat eine spezifische Wirkung auf das Serumcholesterin zuzuschreiben ist. Kontrollversuche mit Butterzusatz führten zum sofortigen Anstieg der Serumcholesterinwerte. POTTENGER und PROHN (1952) beobachteten an hypercholesterinämischen Patienten unter fett- und cholesterinreicher Kost bei Zulagen von Sojabohnenöl erhebliche Abfälle der Serumcholesterinwerte. Ob die günstige Wirkung der Sitosterole durch Verminderung der enteralen Lipidresorption (HERNANDEZ u. Mitarb. 1953) oder durch Beeinflussung des intermediären Stoffwechsels (JOYNER und KUO 1955; FRIEDMAN u. Mitarb. 1955) zu erklären ist, bedarf noch weiterer Untersuchungen.

Im allgemeinen wird die antiatherogene Wirkung besonders den Fetten aus Mais, Sonnenblumen, Leinsamen, Sojabohnen, Erdnüssen und Safflor zugeschrieben. Dagegen gelten Cocosfett und Palmöl als ungünstig; auch das rohe Reisöl (PICK u. Mitarb. 1957) scheint sowohl im Tierversuch als auch am Menschen keine vorteilhaften Wirkungen zu entfalten; nach Beobachtungen von LARSEN (1957) zeigen Japaner trotz ihres Verzehrs an Reis und ungesättigten Fettsäuren keine niedrigeren Cholesterin- und β-Lipoproteinwerte.

Sklerosegefährdete Individuen sollten also die tierischen Fette einschließlich Butter tunlichst vermeiden (SCHETTLER 1956; HOCHREIN und SCHLEICHER 1956). Ungünstig wirken auch Cocos- und Palmfett, Reisöl und gehärteter Walrat. Von manchen Autoren werden spezielle Anwendungsformen der antiatherogenen Diät empfohlen. Eine Mischung aus Magermilch und Getreideöl brachte in den Untersuchungen von MOSES u. Mitarb. (1957) das Cholesterin und die Lipide innerhalb von 3 Wochen zum Absinken um 25—60% des Ausgangswertes.

An weiteren antiatherogenen Diätzulagen erwähnen HOCHREIN und SCHLEICHER (1956) den Yoghurt der Bulgaren, den Wabenhonig der Russen und die getrockneten Aprikosen des Himalayavolkes der Hunza. Nach ROFFO (1954) wirken auch Artischocken cholesterinolytisch; im Zusammenhang damit werden Untersuchungen von SCHÖNHOLZER (1942) mit Chophytol erwähnt.

Medikamentöse Behandlung.

Heparin. HAHN (1943) konnte hyperlipämische Hundeplasmen durch Heparinzusätze in vivo zur Aufhellung bringen. Dieser Vorgang ist in vitro nicht reproduzierbar. Jedoch fanden ANDERSON und FAWCETT (1950), daß mit dem heparinisierten Plasma die lipämisch getrübten Plasmen anderer Tiere in vitro zur Klärung gebracht werden konnten. Die Wirkung scheint demnach auf einem Komplex von Heparin mit einem Plasmafaktor — heparin clearing factor — zu beruhen (SCHETTLER 1955). Die zur Plasmaklärung notwendigen Heparinmengen betragen nur etwa 10% der zur Antikoagulantienbehandlung verwendeten Dosis. Der Heparin clearing factor soll in den Capillarwänden mancher Gewebe und in den Mastzellen gebildet werden können. Beim Menschen kommt es nach Heparingabe zum Anstieg der Konzentration ungesättigter Fettsäuren im Blut, zur Produktion eines auf Chylomikronen hydrolytisch wirksamen Enzyms, zum Abbau der Chylomikronen und zur Zerstörung der Riesenmoleküle der Fraktionen S_f 10—20 (BLOOM 1952) und S_f 20—50 (HERBST und HURLEY 1954; FRENCH, MORRIS u. ROBINSON 1958). Die experimentelle Cholesterinfütterungssklerose am Kaninchen läßt sich durch Heparin hemmen. Der koagulatorische Antagonist von Heparin, das Protaminsulfat, erwies sich auch als chylolytischer Heparinantagonist. SCHOTZ und PAGE (1957) fanden Hyperlipämien nach Protaminanwendung, die sich an Normaltieren und an cortisonbehandelten Tieren reproduzieren ließen, an adrenalektomierten, hypophysektomierten und cortisonbehandelten Ratten jedoch unterblieben. Die Heparinklärungswirkung ist im Plasma männlicher Normalpersonen geringer als bei Frauen (BLOCK u. Mitarb. 1951). Gleichsinnige Effekte sind mit Gummi arabicum, Glykogen und Laevanpolyschwefelsäureestern im Hundeversuch erzielbar (INDERBITZIN 1954). Die inhibitorische Wirkung von Humanplasma auf den Heparin-Klärungseffekt wurde von DAY und WILKINSON (1958) bei Arteriosklerotikern, Diabetikern, Nephrotikern und Normalen verschiedener Altersstufen untersucht, wobei eine eindeutige Altersabhängigkeit der Plasma-Hemmwirkung auf die Heparinklärung in vitro festgestellt wurde.

Die Heparinbehandlung der atherosklerotischen Stoffwechselstörungen ist noch unzureichend fundiert, weil der zugrunde liegende Wirkungsmechanismus noch nicht vollauf geklärt ist. Sicherlich sind neben Plasmafaktoren auch Gewebsfaktoren beteiligt. Wahrscheinlich handelt es sich sogar um eine physiologische Heparinfunktion, die durch die Heparintherapie substituiert wird. Möglicherweise spielt der Heparineffekt bei der individuell unterschiedlichen Transportfunktion der Plasmalipide eine Rolle; so erleichtert er die Passage der überwiegend aus Neutralfett bestehenden Chylomikronen durch die Capillaren und Gewebe, wo Neutralfette stoffwechselmäßig umgesetzt werden. Freilich ist durch wiederholte Heparininjektionen der Klärungseffekt auf lipämisches Plasma erschöpfbar, wodurch erklärlich wird, daß der Heparinspiegel im Plasma erst über indirekte Sekundärwirkungen zum Klärungseffekt beiträgt. Darauf beruht wahrscheinlich die Tatsache, daß bei alimentärer Hyperlipämie von Arteriosklerotikern der Heparin-Klärungseffekt deutlich geringer ausfällt als bei Normalen (OLIVER und BOYD 1953; SPITZER 1954; BRAGDON und HAVEL 1954, BLOCK u. Mitarb. 1955), was den Konzentrationsabfall der S_f 35—100-Lipoproteide anbelangt. Nach Ansicht von GOFMAN (1952), GRAHAM u. Mitarb. (1951), JONES u. Mitarb. (1951) soll durch chronische Heparinanwendung bei der Arteriosklerose der Lipoproteinspiegel der Norm angenähert werden. GIBERT-QUERALTO u. Mitarb. (1955) beobachteten 1 Std nach Injektion von 25 mg Heparin intravenös (2mal wöchentlich) Abfall der β-Lipoproteine zur Norm. An Normalen fanden HERBST und HURLEY (1954) elektrophoretische Verschiebung der β-Lipoproteide in Richtung des Albumingipfels. Über günstige klinische Wirkungen durch Behandlung mit 3mal wöchentlich 5000 E Heparin intravenös bei verschiedenen Sklerosen in mehrmonatigen Therapieversuchen wird von KELLER (1954) berichtet. ENGELBERG und MASSELL (1953) fanden bei 10 von 13 Patienten mit peripherer Arteriosclerosis obliterans günstige Effekte durch wöchentlich 2—3malige Injektionen von je

100 mg Heparin. Bei Angina pectoris wurde von LYON u. Mitarb. (1952) nach einmaliger Heparininjektion Anfallsfreiheit über 3—10 Tage berichtet. DELACHAUX (1958) empfiehlt 2mal wöchentlich 50 mg Heparin intravenös. Die Möglichkeiten der oralen Heparinanwendung werden von SCARDIGLI u. Mitarb. (1955) diskutiert. Die bisherigen positiven Stellungnahmen über die therapeutischen Möglichkeiten der Beeinflussung des Lipidstoffwechsels sind insbesondere für längere Behandlungsdauer noch nicht einwandfrei belegt (BINDER u. Mitarb. 1953; GRÜNER u. Mitarb. 1953; CHANDLER und MANN 1953). Bei essentieller Hyperlipämie ist der klärende Heparineffekt nur passager (SOFFER und MURRAY 1954). Im Tierversuch (Cholesterinfütterungs-Sklerose bei Hähnchen) bewirkt Heparin per os keine Hemmung der Atherogenese und keine Beeinflussung der Cholesterinwerte, aber eventuell eine Hemmung der antiatherogenen Oestrogenwirkung; analog hierzu zeigt sich unter Dicumarolanwendung per os sogar eine Steigerung der coronaren Atherogenese und eine fehlende Wirkung auf die Aortenatherogenese (STAMMLER, PICK und KATZ 1957).

Roßkastanienextrakte. Die intravenöse Injektion von Gemischen aus Roßkastanienextrakten und Vitamin B_1 (Venostasin) führt nach Untersuchungen von SCHIMERT und SCHWARZ (1953) zur Erniedrigung gesteigerter Serumcholesterinwerte; die Autoren erklären dies als Wirkung einer reaktiven Heparinämie auf das Lipidspektrum. MAGNANI (1955) sah günstige Wirkungen solcher Extrakte auf die Ausprägung von Intimaablagerungen.

Da durch *Hyaluronidase* die Permeabilität der Intima für Cholesterin gesteigert wird, verspricht sich MOSES (1954) durch therapeutische Anwendung von phosphoryliertem Hesperidin, einer Substanz mit ausgesprochenem Antihyaluronidaseeffekt, günstige Wirkungen bei Arteriosklerose. Nach ADLERSBERG u. Mitarb. (1954) soll bei niedrigem Cholesterinspiegel die Hyaluronidase allerdings antiatherogen wirken.

Elastasepräparate. Aus Untersuchungen von BALÓ und BANGA (1953), wonach bei arteriosklerotischen Patienten die Pankreaselastasewerte vermindert sind, ergab sich die Begründung für eine Substitutionstherapie durch Elastasepräparate. Fermentgemische, z. B. Gemische aus Thyronisase, Tryptase, Citrogenase, Lipoxydase und Aminooxydase werden von WILLINGE-WITTERMANS (1954), FISCHER (1956) bei Arteriosklerose empfohlen, ebenso von AHRENS und KUNKEL (1949), HOOGERWERF (1955) und BROUWER (1955). LASZLO und SCHULER (1954) nehmen an, daß bei fortschreitender Arteriosklerose die elastischen Arterienbestandteile weniger resistent gegen die Elastaseaktivität werden, wobei Hemmungswirkungen wandständiger Lipide diskutiert werden.

Lipocaic-Faktor. Schon aus Beobachtungen von FLECKSEDER (1908) hätte sich ergeben können, daß im Pankreas Inkrete gebildet werden, deren Funktion in einer Regulation der Fettverteilung zwischen Blut und Gewebe liegt. Die Entwicklung einer Fettleber beim pankreaslosen diabetischen Hund läßt sich durch Zufütterung von rohem Pankreas verhindern (CLARK, EILERT und DRAGSTEDT 1945); die Fettspaltung im Darm kann durch Zufütterung von Pankreassekret ermöglicht werden und ist nicht von der Kontinuität des Ductus pancreaticus mit dem Darm abhängig (ALLEN u. Mitarb. 1943). Versuche, aus dem Pankreas die Antifettleber-Faktoren zu isolieren, führten zur Darstellung des Lipolysin, dem auch Bedeutung für die Atherogenese beigemessen wird (WOLFFE u. Mitarb. 1935; 1954). Die Wahrscheinlichkeit, daß der Antifettleberfaktor ein Inkret ist, geht aus Versuchen hervor, in denen die Nichtersetzbarkeit durch Zufütterung von frischem Pankreassekret nach Totalexstirpation der Bauchspeicheldrüse oder nach Unterbindung des Ductus pancreaticus gezeigt wurde (VAN PROHASKA u. Mitarb. 1936). Bei den von verschiedenen Arbeitsgruppen isolierten Stoffen handelt es sich wahrscheinlich nicht um identische Faktoren (WOLFFE u. Mitarb. 1935; MACKAY 1937; CHAIKOFF u. Mitarb. 1948). Eine wesentliche Rolle bei der Fettleberentstehung von pankreatektomierten Tieren spielt nach STAMLER und KATZ

(1951) sowie Katz (1952) das mit der Nahrung zugeführte Fett. Bei fettarmer Ernährung reicht der in der Nahrung vorhandene Gehalt an lipotroper Substanz zur Verhinderung der Leberverfettung aus. Bei stärkerem Fettgehalt der Nahrung kommt es dagegen zur Leberverfettung (Dragstedt und Dragstedt 1954; Dragstedt u. Mitarb. 1954).

Auffälligerweise kommt es bei Kaninchen mit Alloxandiabetes nicht zu Verfettungen und Atherosklerosen, sondern sogar zur Hemmung der Atherogenese (McGill und Holman 1949) bei normalen C/P-Quotienten (Payne und Duff 1949; Pierce 1952; Cook u. Mitarb. 1954). Ob dafür spezifische Pankreaswirkungen oder einfache Unterernährungseffekte bestimmend sind, ist noch unentschieden. Nach Katz (1952) läßt sich an pankreatektomierten Hunden durch Glucocorticoidwirkung Hyperglykämie erzeugen. Dabei wird die Bedeutung der lipotropen Faktoren in einem Ersatz für die bei übermäßiger Glucocorticoidwirkung einspringende (nach Pankreatektomie fehlende) Pankreasfunktion gesehen, was allerdings bisher nur für den Hund bewiesen ist.

Trotz unzureichender Klärung der theoretischen Grundlagen war man mit dem therapeutischen Einsatz lipotroper Substanzen nicht zurückhaltend. In erster Linie wurden Cholin (Leipert 1955), Betain (Morrison und Wolfson 1952) sowie Inosit (Schettler 1955 u. a.) verwendet. Ritzkalla (1955) rechnet auch die Glutaminsäure zu den lipotropen Substanzen. Neben Arteriosklerosen wurden auch Vitamin D-Sklerosen (Mazzone 1954) in die therapeutischen Untersuchungen einbezogen. Inosit erwies sich in den Untersuchungen von Davis und Oester (1952) am Kaninchen als unwirksam, desgleichen Cholin bei der Thiouracil-Cholesterin-Arteriosklerose des Hundes (Davidson, Meyer und Kendall 1950/1951). Die therapeutische Konsequenz aus den Untersuchungen von Hartroft u. Mitarb. (1952), die bei Ratten unter Cholinmangel-Diät vermehrt Arteriosklerosen beobachteten, erwies sich demnach als unfruchtbar. Die klinischen Wirkungen von Gemischen aus Cholin, Inosit und Methionin wurden von Abrahamson (1952) günstig beurteilt, von Katz u. Mitarb. (1952) sowie Goldbloom u. Mitarb. (1954) jedoch bestritten.

Ungesättigte Fettsäuren. Ungesättigte (wegen mangelnder Synthetisierbarkeit im menschlichen Körper als „essentiell" bezeichnete) Fettsäuren in der Nahrung scheinen für die Verhinderung von Hypercholesterinämie und Hyperlipidämie eine Rolle zu spielen (Keys u. Mitarb. 1955; Ahrens 1957; Kinsell u. Mitarb. 1952). Vermehrte enterale Zufuhr von Polyensäuren steigert die enterale Cholesterinausscheidung (Hellmann u. Mitarb. 1957). Hypercholesterinämie und Hyperlipidämie lassen sich durch gesteigerte Zufuhr von Polyensäuren (als Zusatz zur Nahrung) der Norm annähern (Schettler und Eggstein 1958). In Konsequenz zu dieser Auffassung wird bei Hyperlipidämie und Hypercholesterinämie eine Diät empfohlen, die keine tierischen Fette enthält, dafür aber reichlich ungesättigte Fettsäuren. Verwendbar sind hauptsächlich pflanzliche Öle (Olivenöl, Erdnußöl, Maisöl und das zwar etwas weniger wirksame, aber geschmacklich bessere Sonnenblumenöl, vgl. S. 421/422); in zweiter Linie kommen auch spezielle Margarinesorten aus Pflanzenölen in Frage.

Magnesiumhaltige Präparate. Wegen günstiger Einwirkung auf die Cholesterinolyse, Thrombolyse und Fibrinolyse wurden von Keeser und Benitz (1953) magnesiumhaltige Präparate (Theomagnol) zur Atherosklerosebehandlung empfohlen. Als Begründung werden außerdem der im Alter verminderte Magnesiumgehalt des Körpers sowie die günstige sedative Wirkung angeführt (Seliger 1952; Jantsch 1956, Muth 1956).

Phenyläthylessigsäure. Cottet u. Mitarb. (1954) sowie Cottet und Mathivat (1955) berichten über erfolgreiche Hemmung der endogenen Cholesterinsynthese durch Behandlung mit Phenyläthylessigsäure (2-phenyl-Buttersäure). Nach einmonatiger Therapie (3mal 0,8 g per os) wurden Dauersenkungen der vorher erhöhten Serumcholesterinfraktionen beobachtet; Kopfschmerzen, Ohrensausen und Stenokardie verschwanden. Als Nebenwirkungen werden bei dieser allgemein choleretisch wirksamen Substanz leichte Verdauungsbeschwerden angegeben. Die gleiche Substanz führte in den Untersuchungen von Rossi u. Rulli (1956) nach 8 Wochen langer Anwendung von täglich 2—3 g zur Senkung des Blutcholesterinspiegels.

Das Diäthanolaminsalz des Camphersäureesters des α-4-Dimethylbenzylalkohols zeigte im Hühnerversuch bei Hypercholesterinämie antiatherogene Wirkung (Clarkson u. Mitarb. 1956).

Enterale Fettresorption. In der Absicht, der enteralen Fettresorption entgegenzuwirken, wurden verschiedene Substanzen verwendet, wie z. B. Aluminiumhydroxyd-Gel (Baeder u. Mitarb. 1954), Borsäure, Jodacetat u. a. (Rodbard u. Mitarb. 1950). Durch die Zufuhr von Phospholipiden wurde eine Normalisierung des bei Arteriosklerose häufig gestörten C/P-Quotienten angestrebt (Hahn 1943; Ahrens und Kunkel 1949; Loeper und Loeper 1955). Durch Injektion von Humanalbumin, das durch Verbesserung der Lipidspektren antiatherogen wirksam ist (O. J. Pollak 1951), lassen sich leider keine Dauerwirkungen erzielen, so daß dieser therapeutische Weg praktisch ungangbar ist (Schettler 1956).

Lecithin. Ein hemmender Einfluß auf die Cholesterinsklerose beim Kaninchen zeigte sich unter Lecithinfütterung (Mininni u. Mitarb. 1951; Pollak 1951). Die von Morrison (1957) installierten Mengen von täglich 36 g Lecithin am Menschen führen zwar zu Senkungen des Cholesterinspiegels, erweisen sich jedoch oft als unverträglich. Die Untersuchungen von Mjasnikov (1950) mit Lecithin und Nicotinsäure ließen keinen Abfall der Cholesterinwerte erkennen.

Nicotinsäure. Nach Nicotinsäuregaben (täglich 3 g über 2 Wochen) fanden Altschul und Hoffer (1957; 1958) an 12 Studenten deutliches Absinken des Serumcholesterins. Der gleiche Effekt wurde an 24 Patienten ohne spezielle Diät von Parsons und Flinn (1957) beobachtet. Auch Achor u. Mitarb. (1957) berichten über Lipid- und Cholesterinabfälle im Serum; sie waren bei Frauen stärker als bei Männern und fehlten bei Patienten mit Xanthoma tuberosum. Die Nicotinsäuretherapie gilt als harmlos; Nebenwirkungen sind bekannt in Form von Pruritus, Hautrötung, Anorexie und Nausea.

Riboflavin und Thiamin erwiesen sich in den Untersuchungen von Mjasnikov (1950) nicht als antiatherogen wirksam; dagegen betont der gleiche Autor, ebenso wie Morrison (1952) sowie Loeper und Loeper (1955) die Wichtigkeit einer ausreichenden Zufuhr von Ascorbinsäure. King (1953) nimmt eine vermehrte Neigung zu Cholesterinbildung unter Vitamin C-Mangel an. Auch von Willis (1957) wird eine günstige Beeinflussung arteriosklerotischer Prozesse am Menschen durch Ascorbinsäure für wahrscheinlich gehalten.

Vitamin B_6 (Pyridoxin). Schroeder (1955) diskutiert arteriosklerotische Schäden als Folge einer Verknappung der Nahrung an Vitamin B_6 (Pyridoxin), so z. B. im Zusammenhang mit den autoptisch gehäuft gefundenen Coronarsklerosen bei amerikanischen Soldaten in Korea (Enos u. Mitarb. 1953, 1955). Versuche an Kaninchen mit Cholesterinfütterung von Capretti und Magnani (1951) ließen unter B_6-Wirkung allerdings sogar eine verstärkte Atherogenese erkennen. Doch wird als therapeutische Konsequenz von Untersuchungen an sklerotischen Rhesus-Affen (nach Vitamin B_6-Mangel; Rinehart 1949; 1952) die Anwendung von Kombinationspräparaten aus Vitamin B_6 und Heparin therapeutisch empfohlen (Rinehart 1949, 1952). Failey (1957) sowie Goldner u. Valtan (1958) verwendeten Pyridoxin (täglich 400 mg per os) in der Vorstellung, durch vermehrte Umwandlung von Tryptophan in Nicotinsäure den Cholesterinspiegel zu senken; der Effekt war bei Diabetikern nicht überzeugend, so daß zunächst zur kombinierten Anwendung von Pyridoxin mit Nicotinsäure geraten wird.

Vitamin A. Untersuchungen über die antiatherogenen Eigenschaften fettlöslicher Vitamine, die in Anbetracht der chemischen Beziehungen dieser Stoffe zu den hoch oberflächenaktiven Stoffen der Phytole diskutierbar sind, wurden durch Beobachtungen von Hühneratherosklerosen (Cholesterinfütterung bei alten Hähnen mit Spontanatheromatose; Untersuchungen der akzidentellen Lipidosen) angestellt (WEITZEL, SCHÖN und GEY 1955); dabei ergab sich bei Verabreichung von Vitamin K_1 keine signifikante Beeinflussung, bei Fütterung von Vitamin E in hoher Dosierung eine Abnahme der Atherogenese und bei Verabreichung von Vitamin A eine durchwegs beträchtliche Hemmung der Atherogenese. Eindeutige Untersuchungen, die die Übertragung dieser Ergebnisse auf die menschliche Pathologie zum Gegenstand haben, stehen bisher nicht zur Verfügung. Die positiven Stellungnahmen von SHUTE und SHUTE (1954) blieben nicht unwidersprochen (vgl. S. 402).

Hormone und Organextrakte. Gegen die Cholesterinsklerose des Huhns erwiesen sich kombinierte Anwendungen von Oestrogenen und Androgenen als wirksam, was die Entwicklung der Aorten- und Coronarsklerosen anlangt (STAMLER, PICK und KATZ 1953). PAGE (1954) erwähnt die Oestrogentherapie als kausal wirksames Prinzip gegen Coronarsklerose. Durch die Wirkung von Oestrogenen werden nach Beobachtungen von RUSS, EDER und BARR (1955) pathologisch erhöhte β-Lipoproteinspiegel gesenkt, während durch Androgene diese Fraktion, auch bei gleichzeitiger Oestrogengabe, gesteigert wird. Zu entsprechenden Feststellungen waren hinsichtlich der parenteralen Oestrogenwirkung GITMAN und GREENBLATT (1953) gekommen. Der Effekt der Oestrogentherapie beschränkt sich allerdings auf die Coronarveränderungen. Bei Claudicatio arteriosclerotica hatten GODDEN und HINES (1955) negative Resultate. KATZ (1958) empfiehlt Dosen von etwa 10 mg Premarin pro Tag über mehrere Jahre. Unter fettarmer Ernährung sahen BOSSAK u. Mitarb. (1957) bei Anwendung von 0,1—0,2 mg Äthyloestradiol pro Tag innerhalb von 6 Wochen signifikante Senkungen der Cholesterin- und Lipidwerte im Serum, während Placebo-Kontrollen ohne Wirkung blieben. Die starke Feminisierung durch Oestrogene versucht man durch Präparate mit spezifisch geringerer Feminisierungstendenz zu umgehen. DAVIS u. Mitarb. (1957) sahen bei entsprechenden Therapieversuchen mit einem solchen Präparat (Manvene) gute Wirkungen. Durch zusätzliche Gabe von Androgenen läßt sich die Feminisierung teilweise verhindern, ohne daß der Oestrogeneffekt vermindert wird (EDGREN u. Mitarb. 1957; KATZ 1958).

Am Sittich läßt sich die Cholesterinfütterungssklerose auch durch Gaben von 30 mg Stilboestrol (3mal wöchentlich) verhindern (BLOHM u. Mitarb. 1957).

Die Ansichten über die Wirkung der Jodtherapie bei Arteriosklerose gehen trotz günstiger Beurteilungen auseinander. GOLDBERG (1952) macht für die beobachteten Wirkungen auf die Blutlipide bei Verabreichung von täglich 3mal 12 Tropfen einer 10%igen Jodtinktur über Perioden von 10—30 Tagen zentrale Jodwirkungen verantwortlich. SEEL (1951) hält Dosierungen von 6—12 mg organischer Jodpräparate für ausreichend. HOFF (1954) steht den Erfolgen der Jodtherapie kritisch gegenüber.

Die Behandlung mit Schilddrüsenhormon ist angesichts der meist notwendigen hohen Dosierung prinzipiell nicht unbedenklich (PUIG 1954; PRIDDLE 1951; LERMAN und WHITE 1946; TURNER 1933). Angesichts der von DRABKIN (1951) sowie MARDONES u. Mitarb. (1951) festgestellten Korrelation der Schilddrüsenwirkung mit dem für den antiatherogenen Gewebsschutz maßgeblichen Cytochrom C-Gehalt der Leber wurde eine Verabreichung von Cytochrom C als vorteilhaft bezeichnet (AMMON 1941, 1946; SCHOBER 1954; DAVIS und OESTER 1952).

Von der Anwendung von Trijodthyronin (täglich 0,4—6,0 g in 3maliger intravenöser Applikation) versprechen sich SACHS u. Mitarb. (1957) wegen der lipolytischen Wirkung eine Verminderung der atherogenen Tendenz. Sie beobachteten unter dieser Therapie eine Senkung der Cholesterin-, Lipid-, und Lipoproteinwerte im Blut innerhalb von 1—4 Tagen; nach Aussetzen der Therapie verschwanden die erzielten Verbesserungen der genannten Serumlipidspiegel wieder innerhalb von 7—15 Tagen.

Cortison und ACTH führen bei der Cholesterinsklerose des Kaninchens zur Verminderung der Atheromatose bei gleichzeitiger Steigerung der Werte von Cholin, Phospholipiden und Gesamtlipiden im Plasma (ADLERSBERG, SCHAEFER und WANG 1954; GORDON u. Mitarb. 1954; STUMPF und WILENS 1954). An cholesteringefütterten Hähnen wurde durch Prednison und durch Desoxycorticosteronacetat eine Beschleunigung der Atherogenese erzielt, wobei Blutdruckwirkungen mit im Spiele waren (KATZ u. Mitarb. 1952). Eine therapeutische Anwendung der Nebennierensteroide, Steroide und des ACTH bei der humanen Arteriosklerose wird zur Zeit nicht diskutiert.

Der gegenüber dem Gesamtblut geringere Gehalt des durch die Nabelschnur abströmenden Placentarblutes an Cholesterin und Lipoproteinen veranlaßte Versuche mit Trockenzellen aus Placenta bei Patienten mit Arteriosklerose, bei denen neben subjektiver Besserung auch Annäherung der Lipidfraktionen an die Norm festgestellt wurden (KUHN und KNÜCHEL 1954). Ursächlich für die Wirkung könnte der hohe Cholingehalt der Placenta sein (MISCHEL 1956). Sogar Anwendung in Salbenform wurde versucht (BURGER und WENZEL 1953).

Lipidlösliche Extrakte aus dem Hypophysenvorderlappen zeigen nach SELIGER (1954) cholesterinabbauende Wirkung, Senkung der Chylomikronen. Durch lipidarme Hirnextrakte (Cerebrosidgemische) konnten JONES u. Mitarb. (1953) die experimentelle Cholesterinfütterungssklerose von Küken signifikant hemmen. Die therapeutische Verabreichung von alkoholischem Hirnextrakt über 3 Monate (JONES u. Mitarb. 1957) bei 50 Patienten mit Hypercholesterinämie führte je nach Höhe der Hypercholesterinämie zu beträchtlichen Senkungen des Serumcholesterins; der Abfall betrug 20% bei Ausgangswerten von über 300 mg-%, 15% bei Cholesterinwerten von 250—300 mg-% und 10% bei Cholesterinwerten unter 250 mg-%. Ähnlich günstige Ergebnisse am Menschen mit ätherextrahiertem Rinderhirn in pulverisierter Form waren von MALINOW u. Mitarb. (1952) beobachtet worden. Über den von KORN (1955) aus Gefäßgewebe isolierten lipolytischen Enzymextrakt liegen noch keine praktischen Erfahrungen vor.

Mit Herzmuskelextrakten (Recosenin) konnten SIEDEK und HAMMERL (1956) deutliche Abnahmen der Serumcholesterine sowie bei langfristiger Verabreichung verminderte Tendenz zur alimentären Hyperlipämie beobachten. Den Hauptvorteil des Präparates sehen sie in der gegenüber Heparin verstärkten Gefäßwirksamkeit. DAVIS, OESTER und FRIEDMAN (1955) untersuchten bei der Adrenalin-Thyroxin-Arteriosklerose der Albinoratte die Wirkung von verschiedenen Adenylderivaten. Adenosinmonophosphat hatte dabei einen geringeren antiatherogenen Effekt als Heparin auf die Adrenalin-Thyroxinsklerose, gleiche Wirkung wie Heparin auf die Cholesterinsklerose. Auf beide Sklerosetypen wies jedoch die Adenosintriphosphorsäure maximale, signifikante Hemmwirkungen auf. Über die Zeitdauer dieses Effektes und über die Anwendbarkeit der Ergebnisse am Menschen existieren noch keine brauchbaren Untersuchungen.

Kombinierte Präparate. Pathologisch erhöhte Serumcholesterinwerte sollen durch ein Gemisch von Phospholipiden mit ungesättigten Fettsäuren und Theophyllin-Rhodan-Komplexen (Lipostabil; Nattermann) gesenkt werden (SCHETTLER 1955; KNÜCHEL 1955; ROTH 1956; KÜCHMEISTER u. Mitarb. 1956; SCHROEDER und OCHEL 1956.) Nach 2—3wöchiger Anwendung des Präparates (dreimal täglich eine Kapsel) sahen die letztgenannten Autoren Absinken von Gesamtcholesterin und Cholesterinestern im Serum; gleichzeitig näherte sich der C/P-Quotient der Norm. Nach Absetzen der Medikation wurden die Ausgangswerte in 18—21 Tagen wieder erreicht. Nach KÜCHMEISTER u. Mitarb. (1956) sinken auch erhöhte β-Lipoproteide ab.

Ähnliche Wirkungen wurden dem Kombinationspräparat aus oberflächenaktiven Substanzen, Cholin und Inosit (Polysorbat 80) nachgesagt (SHERBER und LEVITES 1953), ferner einer Kombination von Lipocaic-Faktor mit Heparin (Senapsyl) (DELGA 1957).

Erhöhte Serumcholesterinwerte sollen ohne Veränderung der Elektrophoresefraktion der β-Lipoproteide durch die alkoholunlösliche Fraktion des Gesamt-Sojabohnen-Phosphatid-Komplexes gesenkt werden, der zu $^2/_3$ aus Lipositol, zu $^1/_3$ aus Cephalin besteht (SACHS und DANIELSON 1957). Noch nicht ausreichende Erfahrungen liegen über ein anderes Kombinationspräparat vor, das Linolsäure, Tocopherol, Vitamin A und Polyensäuren enthält (Lipomatan; Troponwerke Köln-Mülheim).

Zusammenfassend ergibt sich, daß die Behandlung der Arteriosklerose nach dem bisherigen Stand der Untersuchungen nicht vollkommen hoffnungslos erscheint, aber doch die praktisch zugänglichen Einwirkungsmöglichkeiten noch sehr beschränkt sind. Am aussichtsreichsten sind prophylaktische Maßnahmen zur Beseitigung atherogener Ernährungseinflüsse durch geeignete Diät. Um die Konsequenzen der neueren Ergebnisse hinsichtlich des Einflusses der Nahrungsfette durchzusetzen, bedarf es einer breiten Aufklärung in der Öffentlichkeit, daneben auch persönlicher Konzessionen der einzelnen Patienten bezüglich ihrer Selbstbeherrschung. Weiterhin läßt sich durch Ausgleich von hormonalen und metabolischen Störungen in Einzelfällen der Stoffwechsel antiatherogen beeinflussen; diese Bemühungen liegen ausschließlich in klinischen und ärztlichen Bereichen. Gewisse Aussichten werden ferner durch prophylaktische Sexualhormonbehandlung coronarsklerosegefährdeter Männer (KATZ 1958) eröffnet. Ein kurzfristig wirksamer medikamentöser Schutz vor der Arteriosklerose oder vor dem Fortschreiten dieser Krankheit ist bisher nicht möglich.

ϑ) Arteriosclerosis obliterans.

Während in den vorausgehenden Abschnitten Morphologie, Pathogenese, Ätiologie und Therapie der allgemeinen Arteriosklerose besprochen wurden, sollen im Abschnitt Arteriosclerosis obliterans die Folgezustände der mit Lumenverengerung einhergehenden Form der Arteriosklerose im Bereich der Extremitäten dargestellt werden.

Die in akuten Schüben ablaufende Krankheit, Arteriosklerose, ist keineswegs ein Privileg vorgerückter Altersstufen, sondern kommt, wie KIRCH (1928) sowie E. MÜLLER (1942) gezeigt haben, sehr häufig bereits in jüngeren Lebensjahrzehnten vor. Allerdings bleiben die Träger der Frühformen der Arteriosklerose klinisch oft erscheinungsfrei. Die Häufung arteriosklerotischer Schübe mit sekundären Deformationen der Arterien, Thrombenbildungen, aneurysmatischen Ausbuchtungen, führen früher oder später zur Lumeneinengung stärkeren Grades und damit zur arteriellen Insuffizienz. Dieses klinische Zeichen tritt auf, wenn der gewebliche Prozeß schon beträchtliches Ausmaß erreicht hat, was meist erst im vorgerückten Alter der Fall ist. Auf die Diskrepanz zwischen anatomischem und klinischem Bild wurde von pathologisch-anatomischer (BÜCHNER 1941; 1955) sowie von klinischer Seite (WYLIE u. MCGUINESS 1953; SCHRADER 1955) wiederholt hingewiesen.

Vorkommen.

Trotz der Häufigkeit von arteriosklerotischen Veränderungen in niedrigen Altersstufen wird die Arteriosclerosis obliterans hauptsächlich bei Patienten über 50 Jahren beobachtet. Die meisten Patienten, insbesondere Frauen, kommen erst im Alter zwischen 50 und 70 Jahren in ärztliche Behandlung, wenngleich anamnestisch ein Beschwerdebeginn zwischen dem 40. und 50. Lebensjahre manchmal zu eruieren ist (Campione 1955; Allen, Barker und Hines 1955).

Das Verhältnis männlicher und weiblicher Patienten ist zwar nicht so einseitig ausgeprägt wie bei der Endangitis obliterans; doch sind Männer erheblich häufiger betroffen als Frauen. Hines und Barker (1940) fanden eine Relation von 6:1 für Männer und Frauen.

Wahrscheinlich kommt die Arteriosclerosis obliterans ebenso wie die allgemeine Arteriosklerose auf der ganzen Erde annähernd gleichmäßig verteilt vor. So hat man auf der Tagung der internationalen Gesellschaft für geographische Pathologie 1934 keine geographischen Häufungen der Arteriosklerose feststellen können, die nicht durch den Altersaufbau oder die Lebensweise der untersuchten Bevölkerung erklärbar waren; entgegengesetzte Ansichten dürften meist durch Vermutungen oder Eindrücke, nicht durch zuverlässige Untersuchungen begründet sein (Staemmler 1955). Dabei ist es nicht möglich, überhaupt einen einwandfreien Überblick zu bekommen, weil in den zur Verfügung stehenden Statistiken kaum je der Grad der festgestellten Arteriosklerosen vergleichbar definiert ist. Die Untersuchungen an gefallenen Soldaten in Korea (Enos u. Mitarb. 1953, 1955) haben allerdings gezeigt, daß zwischen Personenkreisen mit grundsätzlich andersartigen Lebens- und Ernährungsbedingungen doch erhebliche Unterschiede im Auftreten der Arteriosklerose regelmäßig zu finden sind. Demnach wären geographische Unterschiede vornehmlich auf die Lebensweise zu beziehen. Keys (1953, 1956) stellte auf Grund weitläufiger geographischer Untersuchungen nach dem zweiten Weltkrieg fest, daß in Ländern mit Neigung zu Überernährung und reichlichem Fettgenuß eine eindrucksvolle Erhöhung der Erkrankungen und Sterbefälle an Arteriosklerose gegenüber Ländern mit knapper, fettarmer Ernährung (z.B. Japan) festzustellen ist. Hierzu sei auf den Abschnitt „Ätiologie der Arteriosklerose", S. 392 verwiesen.

Pathophysiologie der Arteriosclerosis obliterans.

Herdförmige Arterienverengungen erweisen sich besonders für langwegige Arterien im Extremitätenbereich als gefährlich. In peripheren Arterienbereichen ist die Möglichkeit einer örtlichen Summation aufeinander treffender arteriosklerotischer Veränderungen mit daraus resultierender Stenosierung besonders groß. Als wesentlicher Faktor für den Eintritt örtlicher Zirkulationsstörungen durch arteriosklerotische Veränderungen erweist sich die Schnelligkeit des Lumenverschlusses. Rasch eintretende Verschlüsse, klinisch ähnlich dem Zustand von arteriellen Embolien, treffen auf eine Extremität ohne hinreichenden Kollateralkreislauf. Langsam auftretende Verschlüsse geben dem Organismus Zeit und Anreiz, die arterielle Insuffizienz rechtzeitig durch Kollateralenbildung auszugleichen. Während die Endangitis obliterans als chronisch ablaufender, bereits in jüngeren Jahren stenosierend wirksamer Prozeß frühzeitig die Kollateralenbildung in Gang setzt, zeigt die Arteriosclerosis obliterans einen schubweisen Verlauf mit plötzlichen Exacerbationen. Bei ungünstiger Lokalisation der Arterienstenosen kann es dabei zu größeren Gewebsnekrosen kommen. Die Gefahr hierfür ist um so beträchtlicher, je weiter distal der Verschluß sich ereignet. Proximalwärts lokalisierte Arterienstenosen belassen hingegen bedeutend bessere Möglichkeiten für die Ausbildung von Kollateralen, weil die zur Verfügung stehenden anastomosierenden Gefäßbereiche umfangreicher sind. Ein Nachteil bei der Arteriosclerosis obliterans liegt ferner in der stärkeren Alterung der beteiligten Gewebe, wodurch die biologische Anpassungsfähigkeit schlechter ist als bei jugendlichen Durchblutungsstörungen. Da die Arteriosclerosis obliterans häufig die kleinsten Arterien unbeeinflußt läßt, kann ein gewisser Ausgleich der Durchblutungsstörungen durch periphere Arteriolendilatation zustande kommen. Maßgeblich für die Kompensation einer sklerosebedingten arteriellen Insuffizienz ist neben Sitz und Ausdehnung der Durchblutungsbehinderung die zur Ausbildung der Kollateralen verfügbare Zeit. So kann beim Vergleich zweier Extremitäten mit verschieden stark ausgeprägter organischer Arterienstenosierung die Gewebsernährung bei dem weniger stark veränderten Bein schlechter sein als beim organisch stärker veränderten. Der klinische Verlauf oder die sorgfältig erhobene Anamnese geben jedoch darüber Auskunft, daß zum Ausgleich der Störung am stärker veränderten Bein bereits längere Zeit zur Verfügung stand, während die Gegenseite mit den vermehrten funktionellen Ausfällen erst später betroffen wurde.

Symptomatologie.

Dysbasia intermittens. Die periphere Gewebsischämie führt zunächst zum Auftreten von Schmerzen. Häufig wird Dysbasia intermittens beobachtet. Bei langsam oder schubweise fortschreitenden Arteriosklerosen tritt sie in der Regel einseitig auf und bleibt dann lange Zeit stationär. Als charakteristisch möchten wir die schubweisen Exacerbationen mit nachfolgenden langsamen Remissionen bezeichnen. Die dabei auftretenden Veränderungen in Belastungstesten, z. B. der Gehstrecke, werden häufig als Wirkung der eingesetzten therapeutischen Maßnahmen verkannt. Je nach dem Sitz der Arterienstenose können die dysbatischen Schmerzen in verschiedenen Extremitätenbereichen auftreten; Stenosen der A. ilica interna führen zur Minderversorgung der Hüft- und Oberschenkelmuskulatur, solche im Bereich der Ilica externa machen sich im Bereich der Waden bemerkbar.

Ruheschmerzen. Vielfach kommt es zu Ruheschmerzen, denen nach Schrader (1955) neben der weiter zentralwärts lokalisierten Arterienstenose meist noch eine weiter peripherwärts sitzende Durchblutungsstörung zugrunde liegt.

In nekrosegefährdeten Gewebsbereichen stellen sich häufig nächtliche, sehr starke Schmerzen ein, bedingt durch Ischämie der peripheren Nerven. Als typisch gelten bei der Arteriosklerose auch brennende Schmerzen bei erniedrigter Hauttemperatur.

Muskelatrophien und Muskelschwächen. In Fällen von fortgeschrittener arterieller Insuffizienz stellen sich neben den Schmerzen häufig Muskelatrophien und Muskelschwächen ein, wobei die Rolle akzidenteller Thrombenbildungen individuell durch Untersuchung zu klären ist. Edwards (1952) beschrieb im Oberschenkelbereich Atrophien der Adductoren, der Mm. quadricipes und glutaei.

Pulsationen. Die Pulsationen der peripheren Arterien, faßbar entweder palpatorisch durch manuelle Untersuchung oder oszillographisch (Kuhn u. Wieding 1955), erweisen sich häufig als unregelmäßig. Gewöhnlich sind in verschlossenen Arterien keine Pulsationen mehr tastbar. Die Beurteilung der Arterienpulsationen gestattet jedoch keine Rückschlüsse auf Gewebsernährung und anderweitige Versorgung der Endstrombahn. Für die in Gang gesetzten Kollateralen ist sie völlig irrelevant.

Hautverfärbung. Bei schweren Fällen von Arteriosclerosis obliterans zeigt sich an den Zehen sowie am Fußrücken häufig eine ausgeprägte Rötung, die durch

Dilatation von Arteriolen und Capillaren zustande kommt. Die Abhängigkeit der Hautverfärbung von der Lage der Extremität dient als funktionelles Kriterium.

Seltener kommt es zu ausgedehnten Sklerosen mit Thrombosierungen, die weite Bereiche der Aorta umfassen können (ABRAMS u. GERE 1957; KRONBERGER 1957; vgl. Kapitel, Thrombose S. 371).

Temperaturveränderungen im Bereich der Haut geben Aufschluß über die Ernährung der peripheren Gewebe sowie eventuell über zusätzlich wirksame Arterienspasmen. Werden bei vasodilatierenden Maßnahmen (Erwärmung des Rumpfes; Sympathicusblockade) Hauttemperaturanstiege beobachtet, so handelt es sich dabei um spastisch bedingte Hautischämien. Temperaturdifferenzen beider Beine lassen sich unter der Voraussetzung, daß der Untersuchte länger als 30 min in einem gut durchwärmten Raum waagerecht gelegen hat, bereits in geringen Ausmaßen (1—2° C) zur Feststellung arterieller Insuffizienzen heranziehen. Außerdem sollte zwischen der proximal und distal gemessenen Hauttemperatur an der gleichen Extremität die Differenz 10° C nicht überschreiten (CASTRO 1954). Auf Störungen des Nagel- und Haarwachstums wurde bereits im allgemeinen Teil hingewiesen.

Nekrosen. Nicht ganz selten kommt es bei arteriosklerotischen Verschlüssen distaler Beinbereiche zu Nekrosen. Sie imponieren zunächst als schmerzhafte bläulich-schwarze Blasen der Haut, meist im Bereich von Zehen, Füßen oder der tibialen Unterschenkelanteile. Multiple Hautgangrän bei Arteriosclerosis obliterans an Kopf, Rumpf und Extremitäten beschrieb WEBER (1955). Bei Hinzukommen örtlicher Infektionen kann die Schmerzhaftigkeit bedeutend zunehmen. Auch ein Übergreifen auf benachbarte Bezirke mit Befall ganzer Extremitätenteile ist bei der Arteriosklerose möglich. Als besonders gefährdet gegen Infektionen gelten diabetisch-arteriosklerotische Nekrosen. Auf die Rolle banaler, sonst unterschwelliger Traumen für die Entstehung der Nekrosen wird immer wieder hingewiesen.

Diagnostik.

In der Regel ist die Diagnose der Arteriosclerosis obliterans durch das Alter der Patienten, durch die Vorgeschichte, durch Pulsationsanomalien der großen peripheren Arterien sowie durch die charakteristischen Hauterscheinungen möglich.

Die entscheidenden diagnostischen Überlegungen beruhen weniger auf der Abgrenzung arteriosklerotischer Gefäßverschlüsse von endangitischen, sondern auf der Abgrenzung der Durchblutungsstörung gegenüber anderen Krankheiten.

Der Nachweis einer Stoffwechselstörung ist zwar im Einzelfall nicht beweisend dafür, daß die Durchblutungsstörung eine Folge der Stoffwechselstörung ist; jedoch kann häufig ein solcher Zusammenhang nachgewiesen werden. Die Oszillometrie und Oszillographie erweisen sich bei der Arteriosclerosis obliterans als brauchbare Mittel zur Objektivierung der Befunde, wenn auch die Pulsationsausfälle meist mit manueller Palpation erkennbar sind.

Die digitale Plethysmographie, insbesondere die äußerst empfindliche Photoplethysmographie (vgl. S. 73/74), ist für die Diagnostik deshalb von Bedeutung, weil sich mit ihrer Hilfe organische Gefäßverschlüsse einwandfrei gegenüber funktionellen Verschlüssen differenzieren lassen.

BICK u. JUNGMANN (1953) versuchten charakteristische sphygmographische Befunde der Arteriosclerosis obliterans gegenüber der Endangitis herauszuarbeiten, wobei sich hohe Minutenvolumina, lange Austreibungszeiten und hohes E/W fanden.

Die EKG-Veränderungen können in gleicher Weise, wenn auch etwas seltener (Folli u. Mitarb. 1955), durch Endangitiden hervorgerufen sein, zumal fließende Übergänge zwischen Coronaritis und Coronarsklerose angenommen werden (v. Albertini 1943). Phonographisch faßbare Geräusche von sklerotischen Arterienstenosen beschrieb Edwards (1952). Über elektromyographische Veränderungen s. S. 95.

Der Nachweis von Verkalkungen im Röntgenbilde deutet auf sklerotische Arterienveränderungen hin und pflegt bei Endangitis obliterans durchwegs zu fehlen. Andererseits ist durch den Nachweis von verkalkten Gefäßen keinerlei Hinweis auf die Durchgängigkeit der Arterien zu gewinnen. Die Kombination röntgenmanifester Kalkschatten im Arterienbereich mit klinischen Durchblutungsstörungen macht die Diagnose einer Arteriosclerosis obliterans in hohem Grade wahrscheinlich. Büchsel (1954) konnte röntgensichtbare Gefäßverkalkungen bei einem Drittel der Patienten ohne Durchblutungsstörungen und bei zwei Dritteln der untersuchten Patienten mit Durchblutungsstörungen feststellen; er verweist auf ähnliche Resultate von Pratt (1949). Als Prädilektionsstellen gelten die Arterien distal des Knies sowie der Mittelteil der A. femoralis. Geht es um die Feststellung der Durchgängigkeit der Arterien, so kann ein exakter Aufschluß durch ein gutes Arteriogramm erwartet werden (Greenwald u. Mitarb. 1955). Auf Grund von 84 Femoralisarteriogrammen fanden Margulis, Nice und Murphy (1957) zwei charakteristische Zeichen für die Beteiligung kleinerer Arterien an der Durchblutungsstörung: Mikroaneurysmen in Form kleiner Wandausbuchtungen, die sich histologisch, wahrscheinlich infolge Gewebskollapses der Präparate nicht darstellen lassen sowie unvermittelte Abbrüche der Gefäßverläufe, wobei diese endständig leicht dilatiert sind („clubbing"). Auf die Wichtigkeit der arteriographischen Diagnostik beim Verschluß der Arteria carotis, der meist arteriosklerotisch bedingt ist, und die differentialdiagnostische Abgrenzung gegenüber Hirntumoren notwendig macht, wurde durch Silverstein (1959) hingewiesen.

Für operative Eingriffe ist das Arteriogramm unentbehrlich (Messent u. Mitarb. 1954); ebenso wird man es in allen Fällen heranziehen, bei denen eventuell eine Amputation in Frage kommt. Bei den meisten anderen Störungen dagegen sollte man nach Möglichkeit auf die Arteriographie verzichten, zumal bei schlechter Durchgängigkeit der Arterie die Gefahr zusätzlicher Intimaschädigungen und Thrombosen besteht. Von Greenwald u. Mitarb. (1955) wurde die Darstellung mittels arteriellen Katheters empfohlen.

Sekundäre durchblutungsbedingte Gewebsveränderungen wie Osteoporose, Knochenatrophie, in seltenen Fällen osteomyelitische Prozesse und Gelenkzerstörungen (besonders bei diabetischen Durchblutungsstörungen), kommen zwar bei der Arteriosclerosis obliterans vor, sind aber ohne Bedeutung für die Differenzierung gegenüber andersartigen Durchblutungsstörungen.

Die Differentialdiagnose kann in Fällen von beginnender arterieller Insuffizienz mitunter Schwierigkeiten bereiten, besonders wenn die Kranken gleichzeitig Knochen- und Gelenkveränderungen aufweisen. In diesen Fällen entscheidet der Bewegungsschmerz, der auch ohne statische Belastung, also etwa bei der Roll- und Lagerungsprobe auslösbar ist. Dagegen spricht der Schmerz bei einfacher statischer Belastung nicht für eine Arteriosclerosis obliterans. Auch bei einwandfrei nachweisbaren orthopädischen Erkrankungen sowie bei Osteomyelitiden im Fußbereich begnüge man sich nicht mit diesen Befunden, sondern versuche jeweils den Ausschluß einer arteriellen Insuffizienz durch entsprechende Belastungsproben. Der Hauptschmerz bei der arteriellen Insuffizienz ist bei Stenosen der A. ilica externa und der A. femoralis in der Wade, nur ganz geringgradig im

Bereiche der Fußmuskeln an der Planta pedis lokalisiert. Kombinationen mit andersbedingten, nicht dysbatischen Schmerzen im Fußbereich können bei Arteriosclerosis obliterans vorkommen.

Die Unterscheidung von spastischen Arteriopathien gelingt meist leicht, soweit es sich nicht um sekundäre Vasospasmen bei organischen Arterienstenosen handelt. In solchen Fällen muß durch Vasodilatationsteste der spastische Anteil der Durchblutungsstörung quantitativ erfaßt werden.

Venenerkrankungen sind gewöhnlich leicht von der Arteriosclerosis obliterans zu unterscheiden, da hierbei bewegungs- und belastungsunabhängige Schmerzen, sowie meist gesteigerte Hauttemperaturen vorliegen. Besteht gleichfalls zusammen mit der Venenerkrankung eine arterielle Insuffizienz, so kann es sich entweder um eine Thrombophlebitis bei Endangitis obliterans oder um eine sekundäre Arteriospastik bei primärer Thrombophlebitis handeln. Belastungs- und Vasodilatationsproben werden auch hier meist die Unterscheidung gestatten.

Periphere Neuritiden sind gewöhnlich völlig anders lokalisiert als der dysbatische Muskelschmerz. Zeigt sich allerdings ein hartnäckiger Ruheschmerz bei einem Patienten mit nachweisbarer Dysbasie, so besteht der Verdacht, daß distalwärts der für die Dysbasie verantwortlichen Arterienstenose eine weitere arterielle Durchblutungsbehinderung besteht (Schrader 1955).

Die Unterscheidung von arteriellen Embolien ist gelegentlich unmöglich, namentlich wenn es sich um rasch auftretende Arterienstenosen handelt. In solchen Fällen dürfte, wenn sich die Durchblutung der bedrohten Extremitäten nicht zeitgerecht einstellt, ein operativer Eingriff nach vorhergehender arteriographischer Diagnostik zu erwägen sein. Der Nachweis organischer Herzkrankheiten, von Herzdilatationen und von Flimmerarrhythmien würde im Zweifelsfalle zugunsten der Möglichkeit einer arteriellen Embolie sprechen. Über die wesentlichen Unterscheidungsmerkmale zwischen Arteriosklerose und Endangitis vgl. Tabelle 11.

Tabelle 11. *Differentialdiagnostische Tabelle.* (Nach Allen, Barker und Hines 1955.)

	Endangitis obliterans	Arteriosclerosis obliterans
Alter beim Beginn der Symptome	fast immer weniger als 50 Jahre alt	fast immer älter als 40
Geschlecht	99% Männer	83% Männer
Befall der oberen Extremitäten .	40% der Fälle	selten
Bestehen oder Anamnese von oberflächlicher Thrombophlebitis . .	40% der Fälle	nie
Röntgenologisch sichtbare Verkalkung der Arterien	fehlt	bei 69% der Männer
Hypertonie	selten in frühen Jahren der Erkrankung	in 34% der Fälle
Diabetes mellitus	selten in frühen Jahren der Erkrankung	in 20% der Fälle
Plasma-Lipide	meist normal	häufig erhöht, besonders bei jüngeren Patienten

Komplikationen.

Grundsätzlich stellt bereits die Stenose und Obliteration von Arterien eine Komplikation des eigentlichen arteriosklerotischen Gefäßprozesses dar. Bedarf es doch wiederholter Schübe der Krankheit an der gleichen Stelle, bis es, nach Einschaltung regressiver Veränderungen, allmählich zur Stenosierung kommt.

Arterielle Thrombose. Die häufigste zum Verschluß von sklerotischen Arterien führende Komplikation ist die arterielle Thrombose. Sie wurde im Abschnitt „Thromboembolische Arteriopathien“ S. 369ff. besprochen. Trotz jahrelang bestehender schwerer Arteriosklerosen braucht eine Thrombose nicht einzutreten; in solchen Fällen kommt es nicht oder nur selten zur arteriellen Insuffizienz. In anderen Fällen kommt es bereits bei relativ geringen sklerotischen Wandveränderungen zur Thrombosenbildung. Eine Gesetzmäßigkeit der individuell verschiedenen Neigung zur Bildung arterieller Thromben ist bisher nicht nachzuweisen. (Wright 1948). Fullerton (1956) hält Beziehungen zwischen Hyperlipämie und Thrombosebereitschaft für wahrscheinlich.

Aneurysmen. Eine zweite Komplikation besteht im Auftreten arterieller Aneurysmen auf der Basis arteriosklerotischer Wandveränderungen. Diese Aneurysmen werden besonders in der Aorta und deren Verzweigungsgebieten sowie im Bereich der A. poplitea, außerdem im Schädelbereich, gefunden (vgl. Abschnitt „Arterielle Aneurysmen“ S. 441ff.). Die Aneurysmenbildung bleibt oft lange Zeit mit einer guten Funktion der arteriellen Versorgung verträglich, kann dabei jedoch durch Kompressionserscheinungen an peripheren Nerven Schmerzen verursachen. In solchen Fällen kann die Resektion der Aneurysmen mit eventueller plastischer Überdeckung durch Venentransplantate sinnvoll sein.

Therapie.

Die Kausaltherapie der Arteriosklerose wurde bereits im allgemeinen Abschnitt besprochen. Da es sich bei obliterierender Arteriosklerose um fortgeschrittene Krankheitsstadien handelt, wird die Geltung der allgemeinen therapeutischen Richtlinien zwar nicht eingeschränkt; doch stehen im Vordergrund die symptomatischen Maßnahmen gegen die arterielle Insuffizienz.

Der wichtigste ärztliche Schritt ist die Aufklärung des Patienten über seine Krankheit, wobei eine pessimistische ärztliche Einstellung dem Patienten tunlichst nicht bekannt gegeben werden soll. Vielmehr soll der Kranke darüber aufgeklärt werden, was er positiv zur Besserung seines Zustandes tun kann.

Die Allgemeinmaßnahmen, die im Abschnitt „Allgemeine Therapie“ der arteriellen Insuffizienz, S. 148 besprochen sind, haben die Tatsache zu berücksichtigen, daß bei obliterierender Arteriosklerose die Ischämie häufig auf bisher nicht ischämisches Gewebe trifft, wobei es zu erheblichen Schwierigkeiten der Kollateralzirkulation kommen kann. In kritischen Fällen mit drohender Gewebsnekrose müssen daher Blutdruckabfälle sowie alle Arten von Gewebsschädigung peinlichst vermieden werden. Man verhindere falsche, zu hohe Lagerung der betroffenen Extremität, unsachgemäße Wärmeanwendung sowie mechanische und chemische Schädigungen der Haut. Milde, dosierte und kontrollierte Wärmeanwendung bis 33° C, eventuell in einem Thermostatenbett mit entsprechenden Sicherungen gegen Verbrennung, kann sich günstig bei der Behebung akzidenteller Initialspasmen auswirken. Die zweckmäßige Zimmertemperatur ist zwischen 26 und 30° C. Auf die günstigen Wirkungen peroraler Alkoholgaben (4stündlich 30—50 cm^3 Cognak) gegen Schmerzen und Spasmen wurde bereits hingewiesen. Voreilige und unvorsichtige Maßnahmen, z. B. arterielle Gasinsufflation im akuten Stadium, bergen die Gefahr der Gangrän. Auch vor wiederholten therapeutischen Arterienpunktionen möchten wir mit Wessler (1955) wegen der Thrombosegefahr warnen.

Die wichtigste therapeutische Maßnahme in akuten ischämischen Stadien bei Arteriosclerosis obliterans ist wegen der Häufigkeit thrombotischer Komplikationen eine möglichst frühzeitige Antikoagulantienbehandlung bei gleichzeitiger Aufrechterhaltung eines für die periphere Durchblutung hinreichenden Blutdruckes.

Vielfach kommt es dabei bereits zur Abnahme der ischämischen Schmerzen. Über ihre Durchführung vgl. S. 192ff., 366. ENGELBERG und KUHN (1954) konnten unter Heparinwirkung (100 mg intravenös oder 200 mg subcutan) eine Zunahme der arteriovenösen O_2-Differenz um 25—35% finden. Unter der Wirkung von Cumarinderivaten beobachteten CASTRO und STRITZLER (1955) Besserung der ischämischen Schmerzen bei unveränderter Dysbasie.

In Remissionsstadien können neben der Antikoagulantienbehandlung aktive therapeutische Maßnahmen nach den individuellen Verhältnissen in Frage kommen. MÜSEBECK und HEUER (1958) wollen Günstiges unter Anwendung von Ganglienblockern gesehen haben. SAMUELS (1958) berichtet über gute Erfolge der Anwendung von Pentaerythroltetranitrat (80 mg, 2mal täglich; Behandlungsdauer 3—12 Monate; Verschwinden der Dysbasie in 78% und Besserung der Oscillometerwerte in 50% bei guter Verträglichkeit).

Bei drohender Gangrän wurden von ALONSO (1950) Milzextrakte, von BICK und LORCH (1953) intravenöse Injektionen von 4 cm³ Priscol mit 10 cm³ einer 1%igen Novocainlösung empfohlen. Am wichtigsten ist bei drohenden Nekrosen eine sorgfältige interne und schonende äußerliche antibiotische Behandlung. Gegen Pilzinfektionen wird von ALLEN, BARKER und HINES (1955) eine Kaliumpermanganatlösung 1:5000 zur vorsichtigen Abspülung der Füße empfohlen.

Die chirurgische Therapie befaßte sich besonders in den vergangenen Jahren mit der Sympathektomie bei arteriosklerotischen Gefäßverschlüssen. Abgesehen davon, daß die Gefahr unerwünschter Blutdruckabfälle mit konsekutiver Gangrän besteht, sind die Erfolge besonders deshalb dürftig, weil dysbatische Beschwerden überhaupt nicht (HOLMBERG 1950; EDWARDS und CRANE 1956; SMITH u. Mitarb. 1952; SILBERT u. ZAZEELA (1958) verschwinden, und auch die Abheilung von Nekrosen (GERBER u. Mitarb. 1949) nicht regelmäßig erfolgt. Lediglich FRYMARK und SULLIVAN (1953) berichten über Rückbildung der Claudicatio bei 40% der Sympathektomien. Einige Autoren (JEMERIN 1949 u. a.) empfehlen die Sympathektomie in Fällen von drohender Amputation stets auszuführen, da die Stumpfheilung besser sein soll. In 17 von 79 lumbalen Sympathektomien von FRYMARK und SULLIVAN (1953) kam es postoperativ zur Gangrän. Paradoxe (gegenseitig lokalisierte) Gangrän nach einseitiger Sympathektomie wurde von KLEITSCH und KEHNE (1950) beobachtet; es handelte sich um eine Aortenthrombose mit Sigmoidgangrän. Daß die Erfolge der Sympathektomie von der Auswahl des Materials abhängen und bei Fällen mit ausgedehnten Sklerosen, starker Dysbasie, peripheren Ödemen, unwirksamer Novocainblockade ungünstig sind (SMITH u. Mitarb. 1952), ist verständlich. Wenig ausgedehnte, lokalisierte, insbesondere segmentale Arterienstenosen werden dagegen mit anderen Eingriffen besser versorgt sein. Man sollte bedenken, daß jede allgemeine Gefäßerweiterung, sei es, daß sie chemisch oder thermisch zustandekommt an der sympathektomierten Extremität zu einem Abfall der peripheren Pulsamplitude führt (HAGLIN, MURPHY u. FELDER 1957).

Die Methode der Wahl ist in geeigneten Fällen, d. h. bei segmentaler Arterienstenose mit distalwärts offenem Lumen, die Desobstruktion oder die Resektion der Stenose mit anschließender plastischer Versorgung, wofür meist auto- oder homoioplastisches Venenmaterial verwendet wird. Allerdings gelten die günstigen Indikationen der Arterienplastik nur für Stenosen im Beckenbereich, eventuell auch im Femoralisbereich (KAUTZKY und SCHRADER 1953; DYE u. Mitarb. 1953; HORTON 1956), weil bei den engeren peripheren Arterien sich postoperativ vielfach Thrombosen einstellen. Über die eindrucksvollen Erfolge bei strenger Indikationsstellung wird von KUNLIN (1952), KAUTZKY und SCHRADER (1953), FONTAINE (1955) u. a. berichtet. Letzte therapeutische Konsequenz bleibt die Amputation (vgl. S. 219).

Prognose.

Bei arteriosklerotisch bedingten arteriellen Insuffizienzen ist die Prognose grundsätzlich schlechter als bei anderweitigen Durchblutungsstörungen, da der Prozeß in jedem Falle als progredient anzusehen ist. Beobachtungen von 1198 Patienten (SILBERT u. ZAZEELA 1958) ergaben, daß Kranke mit schwerer Hypertonie und Raucher eine schlechtere Prognose hatten, desgleichen Diabetiker gegen Nichtdiabetiker. Eine sorgfältige langfristig durchgeführte Antikoagulantientherapie ist am ehesten geeignet, diese ungünstigen Aussichten zu verbessern. Prinzipiell gelten peripher lokalisierte Arterienstenosen, insbesondere distal des Knies, als wesentlich ungünstiger, weil die Kollateralen hierbei schlechter funktionieren. Am ungünstigsten sind die von der Peripherie zentralwärts aufsteigenden, sklerotisch bedingten Thrombosierungen (SCHRADER 1955).

Durch exogene Traumen, unzureichenden Kälteschutz, ungeeignete Lebensweise (Nicotingenuß), insbesondere aber durch diabetische Stoffwechselkomplikationen verschlechtert sich die Prognose erheblich.

ι) Arteriosklerose bei Diabetes mellitus.

Über die ätiologischen Beziehungen zwischen Diabetes mellitus und Arteriosklerose wurde S. 415 berichtet. Außerdem wird auf die Darlegung von LASCH und MATTHES (dieses Handbuch Bd. IX/4) verwiesen.

Bei länger dauerndem Diabetes mellitus kommt es zur Acceleration der Arteriosklerose und häufig zur arteriellen Insuffizienz auf dem Boden okklusiver Arteriopathien. Das letztgenannte Zustandsbild wird von LUNDBAEK (1957) zum spätdiabetischen Syndrom gerechnet, das eine Minderzahl von Diabetikern aus letztlich ungeklärter Ursache betrifft. LUNDBAEK (1957) glaubt sich zu der Annahme berechtigt, daß in solchen Fällen eine Kombination von Arteriosklerose mit verstärkter metabolisch bedingter Atheromatose vorliegt (WARREN und LECOMPTE 1952). Die Diskussion um die Spezifität der diabetischen Arteriosklerose — Angiopathia diabetica specifica (BÜRGER 1954) — ist noch nicht entschieden; sie läßt auch keinen allgemeinverbindlichen Entscheid erwarten. Trotz morphologischer Übereinstimmung (LISA 1942; RICKETTS 1948; BREDT zit. nach BÜRGER 1954) ist die klinische Sonderstellung des Krankheitsbildes einleuchtend, zumal der histochemische Aufbau sklerotischer Arterien von Diabetikern ebenfalls Abweichungen von der kommunen Arteriosklerose, vor allem im Bereiche der Beinarterien, erkennen läßt (HEVELKE 1954).

Morphologie.

Wie erwähnt, kommt es beim Diabetes mellitus häufig zur prämaturen Manifestation der arteriosklerotischen Intimaveränderungen, ohne daß sich signifikante histologische Unterschiede zu anderen Arteriosklerosen nachweisen lassen (BREDT, zit. nach BÜRGER 1954). Bei der chemischen Differenzierung der Gefäßwandbestandteile zeigt sich in Aorten von Diabetikern ein Cholesteringehalt von 33%, bei Arteriosklerotikern ohne Diabetes von 17,5% und von Normalen von 11,5%, wodurch eine vermehrte Einlagerung bei Diabetikern bewiesen ist. Auch Galaktoside sind in diabetischen Arterien reichlicher vorhanden als in nichtdiabetischen. Darüber hinaus konnte HEVELKE (1954; 1955) nachweisen, daß in mittleren Altersklassen die Gewichts-, Asche- und Calciumgehalte insbesondere der Beinarterien von Diabetikern höher sind als bei Normalen und bei Arteriosklerotikern ohne Diabetes; in weiter fortgeschrittenen Altersklassen erfolgt wieder eine Angleichung der Befunde und eine Abnahme dieser Unterschiede. Bei Untersuchungen des Cholesterin- und Calciumgehaltes der Aorten fanden FABER und LUND (1950) keine wesentlichen Unterschiede zwischen Diabetikern und Nichtdiabetikern.

Pathogenese.

Neben metabolischen Faktoren (vgl. S. 415) fungieren als pathogenetische Bindeglieder zwischen Diabetes und Atherosklerose die erheblich schlechtere capilläre Durchblutung (Matthes 1941; Megibow u. Mitarb. 1953; Bárány 1955) sowie eine universelle Permeabilitätsstörung (Küchmeister 1952). Matthes (1941) fand in den acralen Bereichen (Großzehe) photoplethysmographisch nachweisbare Zirkulationseinschränkungen. Auch die Untersuchungen mittels Calorimetrie (Mendlowitz u. Mitarb. 1953) und Hauttemperaturmessungen vor und nach Priscolanwendung (Handelsman u. Mitarb. 1952) sprechen für einen peripheren Beginn der diabetischen Durchblutungsstörung. In mikroplethysmographischen Untersuchungen konnten Megibow u. Mitarb. (1953) bei 47 Diabetikern unter 45 Jahren eine eingeschränkte periphere Zirkulation nachweisen; bei 22 Patienten fanden sich asymmetrische Ausschläge zur kontralateralen Großzehe unter Nitroglycerineinwirkung, bei 15 Patienten Ungleichmäßigkeiten der digitalen Durchblutung.

Scherf und Boyd (1955) halten, ebenso wie Kramer (1932), einen Zusammenhang der Ausbildung der Arteriosklerose mit der Dauer des Diabetes für wahrscheinlich; nach ihrer Ansicht haben nach 10jähriger Diabetesdauer 90% der Patienten eine allgemeine Arteriosklerose. Bei den 28 Patienten von Wessler und Silberg (1953) kam es nach einer Diabetesdauer von durchschnittlich 7 Jahren zum Auftreten einer arteriellen Insuffizienz. Im Material von Brandman und Redisch (1953) bekamen 30% der Diabetiker nach 5jähriger Diabetesdauer, 52% nach 15jähriger Diabetesdauer Durchblutungsstörungen.

Während die Untersuchungen von Root u. Mitarb. (1939) auf eine Häufung von Gefäßverkalkungen bei schlecht eingestelltem Diabetes hinweisen, wird von Semple (1953), obgleich in seinem Material nur 2 von 28 Diabetikern stoffwechselmäßig optimal eingestellt waren, keine direkte Abhängigkeit des Auftretens der arteriellen Insuffizienz von der Güte der Einstellung als bewiesen angesehen, ähnlich von Ricketts (1948). Diabetische Gangränen sollen auch beim Coma diabeticum oder bei stoffwechselmäßig besonders schwer kontrollierbaren Diabetesformen relativ selten sein (Wessler und Silberg 1953). Das gelegentliche Vorkommen einer Gangrän bei nicht senilen Diabetikern oder sogar bei jungen Leuten (Kiefer u. Mitarb. 1926) und Kindern (Lawrence 1950) mit Diabetes beweist infolge der stets exzeptionellen Bedingungen (Gewebsischämie durch physikalische oder infektiöse Einwirkungen bei kritischer Stoffwechsel- oder Allgemeinsituation), daß keineswegs jeder diabetischen Gangrän ein sklerotischer oder thrombotischer Arterienlumenverschluß zugrunde liegen muß.

Der periphere Angriffspunkt der diabetischen Stoffwechselstörung (Nordmann 1933) im Bereich von Capillaren und kleinen Arterien führt nach Bürger (1939; 1954) zu Störungen an der Synapse zwischen Gefäßsystem und Muskulatur. In diesem Zusammenhang wird der gesteigerte Grundumsatz als Folge des unökonomischen Stoffwechsels diskutiert. Unterstellt man, daß angiotoxische (bisher hypothetische) Acidosekörper für die Störungen des Gewebsstoffwechsels beim Diabetiker verantwortlich sind, so ergeben sich daraus nach Bürger (1954) therapeutische Ansatzmöglichkeiten. Hierbei muß zuerst berücksichtigt werden, daß insulininduzierte Hypoglykämien zu erheblichen Gewebsschäden führen können und daß bei ungünstigen Stoffwechselverhältnissen neben der Sauerstoffversorgung der Nachschub an Kohlenhydraten für die Aufrechterhaltung der Gewebsernährung entscheidend ist (vgl. die Ausführungen über Therapie, S. 440).

Symptomatologie.

Die klinische Besonderheit der Arteriosklerose von Diabetikern bildet das häufige Vorkommen von arterieller Insuffizienz aller Abstufungen bis zur Gangrän. KRAMER (1932) fand arterielle Insuffizienzen unter 13000 Diabetikern bei 6%, DRY und HINES (1941) fanden sie in 4% ihres Materials, ebenso LEUTENEGGER (1931). AARSETH (1953) beobachtete bei 8% von 312 Diabetikern, BÜRGER (1954) bei etwa 12% und JOSLIN (1949) bei 14% seiner Diabetiker eine arterielle Insuffizienz. SEMPLE (1953) sah unter 52 Patienten mit Fußgangrän die Hälfte mit Diabetes mellitus. Unter 100 Diabetikern mit Lebensalter über 50 Jahren fand er bei 42 Kranken eine Arteriopathie und bei 10 eine arterielle Insuffizienz. BELL (1950) beobachtete arteriosklerotische Gangrän bei 24% der obduzierten Diabetiker, während dieser Prozentsatz bei Nichtdiabetikern nur 0,6% betrug.

Der bevorzugte Befall von Männern ist weniger deutlich ausgeprägt als bei Arteriosclerosis obliterans der Nichtdiabetiker; während das Verhältnis von männlichen zu weiblichen Patienten bei diesen 6:1 beträgt, zeigen Diabetiker eine entsprechende Quote von nur 2:1 (DRY und HINES 1941; LUNDBAEK 1957). Auch aus dem Material von BÜRGER (1954) (229 Männer und 240 Frauen) ist die gegenüber Nichtdiabetikern vermehrte Gefährdung der Frauen ersichtlich. Gleichsinnige Angaben finden sich bei RICKETTS (1955).

Vorzugsweise werden die Beinarterien betroffen, während ischämische Zustände in anderen Körperbereichen sehr viel seltener sind. Am häufigsten finden sich diabetisch-arteriosklerotische Gefäßverschlüsse im Bereich der Arterien des Unterschenkels, Knöchels und Fußes und deren Seitenäste. Im Bereiche der oberen Extremität, also an den Fingern, sind diabetische Gefäßverschlüsse nur in 0,4% (JOSLIN 1949) bis 0,5% (BÜRGER 1954) zu verzeichnen. Noch seltenere Lokalisationen sind Gesicht, Nase, Ohren und Zunge. Für die Hirnarteriosklerose der Diabetiker nimmt JORDAN (1936) ein vorzeitiges Auftreten an (GRAFE 1955).

Gegenüber nichtdiabetischen arteriosklerotischen Gefäßverschlüssen kommt der ischämische Schmerz bei Arteriosclerosis diabetica nur selten und in geringer Ausprägung vor. Insbesondere der dysbatische Schmerz gilt als selten (SEMPLE 1953; BÜRGER 1954). KLINGER und DALLE COSTE (1953) beobachteten allerdings bei einer 20jährigen Diabetikerin ein ausgeprägtes Claudicatio-Syndrom.

Kältegefühl, Taubheit und Parästhesien kommen hingegen häufig vor (LUNDBAEK 1957).

Fehlen der peripheren Arterienpulsationen beschränkt sich meist auf fortgeschrittene Fälle von diabetischer Arteriosklerose; gegenüber der kommunen Arteriosclerosis obliterans ist es seltener (BÜRGER 1954; LUNDBAEK 1957).

Röntgenaufnahmen diabetisch-arteriosklerotisch veränderter Extremitäten lassen manchmal intensive Verschattungen der Arterienverläufe ohne Kontrastmittelfüllung erkennen, insbesondere an den kleineren Arterienästen (LUNDBAEK 1957). MARGULIS u. Mitarb. (1957) fanden, daß bei arteriographischer Untersuchung diabetische Arteriopathien eine wesentlich ungünstigere Ausbildung von arteriellen Kollateralen aufweisen als unkomplizierte Arteriosklerosen. Häufig finden sich röntgenmanifeste Knochenveränderungen, nach AZERAD (1953) Auswirkungen einer primären arteriellen Insuffizienz des Knochengewebes mit konsekutiver Nekrosenbildung.

Der letztgenannten Erscheinung ähnlich wird nach neueren Untersuchungen (BÁRÁNY 1956) die bei Diabetikern häufige periphere „Neuritis“ als Zirkulationsstörung der Vasa nervorum aufgefaßt (WOLTMAN und WILDER 1921).

Ein Kennzeichen der ischämisierenden diabetischen Arteriopathie ist der fast ausschließlich acrale Beginn der Nekrosen, und zwar im Bereich von Zehen und Ferse. Außerdem neigen diabetische Gangränen in stärkerem Maße zu infektiösen Komplikationen mit Übergang in feuchte Gangrän.

Therapie.

Die wichtigste prophylaktische Maßnahme liegt in der guten Kontrolle des diabetischen Stoffwechsels (ROOT 1954). Auch von DUNLOP (1954) sowie von GRAFE (1955) wird eine gewisse Beeinflussung der Häufigkeit diabetischer Gefäßverschlüsse von der Güte der Einstellung des Stoffwechsels für wahrscheinlich gehalten. KINSELL u. Mitarb. (1955) empfehlen Beschränkung der Fettzufuhr und Verwendung von Sitosterolen; BÜRGER (1954) legt bei seiner kohlenhydratreichen Aufbaukost auf die gleichzeitige ausreichende Insulinzufuhr Wert. Er nimmt an, daß durch Insulin die capilläre Austauschfläche zwischen dem Gefäßsystem und dem Gewebe vergrößert und der Durchtritt von Stoffen durch die Capillarmembran erleichtert wird. CAZZOLA und PRADELLI (1952) fanden nach intraarterieller Gabe von 40 E Insulin eine erhöhte Heparinaktivität im Plasma, sowie eine Verlängerung der Prothrombinzeit; sie nehmen eine Freisetzung von Heparin als Folge der Insulinwirkung an und erklären hierdurch die günstigen Wirkungen der Insulintherapie. Bei der Behandlung mit hohen Kohlenhydratmengen (täglich 200—600 g Kohlenhydrate) läßt sich eine ausreichende Stoffwechselkontrolle nur durch Verwendung von Altinsulin bei häufigen Blutzuckerkontrollen sicherstellen. Mehr als 300 g Kohlenhydrate lassen sich im allgemeinen nicht für längere Zeit verabreichen. Die von BÜRGER (1954) mitgeteilten Erfolge dieser Therapie, von denen wir uns wiederholt überzeugen konnten, bedeuten zweifellos einen großen Fortschritt in der Behandlung dieser Kranken. Auf die Gefahren hypoglykämischer Zustände, bei denen sich akute Gefäßverschlüsse mit distaler Gangrän entwickeln können, wurde von LIPPMANN (1954) hingewiesen.

Die gesteigerte Infektionsgefährdung bei diabetischen Durchblutungsstörungen macht eine sorgfältige Fußhygiene bei Vermeidung jeglicher Traumen und Hautinfektionen notwendig (LIPPMANN 1954; GRAFE 1955; WESSLER 1955; LUNDBAEK 1957). Bei drohender Infektion ist die rechtzeitige Gabe von Antibioticis in ausreichender Menge wichtig.

Die Anwendung gefäßerweiternder Substanzen leistet bei der diabetisch-arteriellen Ischämie wenig. NUYT (1954) hatte bei Anwendung von Cyclospasmol (vgl. S. 178) günstige Eindrücke. Dauertropfinfusionen mit Nicotinsäureamid (vgl. S. 180) erweisen sich häufig als vorteilhaft.

Von chirurgischen Maßnahmen kommen bei der diabetischen Arterienobliteration wegen der peripheren Lokalisation nur Sympathektomie und Amputation in Frage. Die Erfolge der Sympathektomie verglichen BERRY und FLOTTE (1955) bei 93 Diabetikern mit denen von 182 Nichtdiabetikern; im gangränösen Stadium ließen sich Unterschiede nicht erkennen; im prägangränösen Stadium durchgeführte Sympathektomien waren bei Diabetikern von einem ungünstigeren Verlauf gefolgt als bei Nichtdiabetikern. Außerdem fanden sich altersmäßige Unterschiede, indem der Eingriff bei Diabetikern unter 55 Jahren in 48% erfolgreich war, bei Diabetikern über 65 Jahren nur in 12%.

Bei fortschreitender Gangrän mit beginnender oder unmittelbar drohender infektiöser Komplikation läßt sich trotz Einsatz aller verfügbaren Maßnahmen (Stoffwechselkontrolle; Behandlung mit hohen Kohlenhydratmengen und Insulin nach BÜRGER 1954; durchblutungssteigernden Maßnahmen; Antibiotica) die Amputation manchmal nicht umgehen. Dieser Eingriff gilt bei Diabetikern als besonders gefährlich, weil bei ihnen neben der Kontrolle des Kreislaufs die Beherrschung von metabolischen und infektiösen Komplikationen schwierig ist.

McLaughlin und Heider (1955) berichten über die Überlebenszeit von 172 amputierten Diabetikern; nach 3 Jahren lebten noch 65%, nach 5 Jahren noch 41% der Amputierten. Von 284 beinamputierten Diabetikern von Silbert (1952) überlebten ebenfalls 65% die nächsten 3 Jahre; bei 30% dieser Überlebenden mußten innerhalb von 3 Jahren Amputationen des zweiten Beines durchgeführt werden, bei 51% innerhalb von 5 Jahren.

Prognose.

Die quoad vitam und hinsichtlich der Konservierung von Extremitäten sehr ungünstige Prognose der Arteriosclerosis obliterans diabetica ist aus diesen Ausführungen ersichtlich. Im Material von Silbert u. Zazeela (1958) (1198 Patienten mit peripheren Durchblutungsstörungen) betrug der Anteil der innerhalb von 10 Jahren verstorbenen Patienten bei den Diabetikern 38%, bei den Nichtdiabetikern nur 11%. Auch die Amputationsrate der Diabetiker lag mit 34% erheblich über jener der Nichtdiabetiker (8%).

ϰ) Die Mediasklerose (Mönckeberg 1903).

Eine topische und morphologische Variante der Arteriosklerose bildet die insbesondere von pathologisch-anatomischer Seite als grundsätzlich andersartige Veränderung aufgefaßte sog. Mediasklerose (Mönckeberg 1903), bei der ringförmige, die Circumferenz der Arterie umfassende Kalkeinlagerungen in die Media dem Gefäß ein gänsegurgelartiges, „schnürlsamtartiges" Aussehen verleihen. Diese Sonderform einer Arteriosklerose kommt durch verstärkte Hyalinisierung, Faserneubildung und Verkalkung der Media zustande (Büchner 1955). Intimaschäden pflegen gering zu sein oder ganz zu fehlen. Die Intensität des Gesamtbefalls des Organismus durch die Mönckeberg-Sklerose steht in keinem Verhältnis zur Arteriosklerose gewöhnlicher Art der betroffenen Individuen. Hauptsächlich soll die Mediasklerose die Arterien befallen, die stärker an das umgebende Gewebe fixiert sind, vornehmlich an Punkten geringer mechanischer Beweglichkeit (Dock 1950). Thoma (1922) sowie Singer (1953) schreiben verstärkten mechanischen Druckeinwirkungen eine pathogenetische Rolle zu. Das wesentliche Kennzeichen der typischen Mediasklerose ist das Fehlen der Lumeneinengung. Silbert, Lippmann und Gordon (1953) fanden in ihren 53 Fällen von extrem entwickelter Mönckeberg-Sklerose keine Zeichen von arterieller Insuffizienz und keinen Anhalt für Lumenthrombosierung.

Die Mediasklerose stellt somit einen von der kommunen Arteriosklerose verschiedenen Sklerosierungstyp dar. Er weist morphologische Gemeinsamkeiten mit jenen Veränderungen auf, wie sie im Experiment bei Hypervitaminose D, bei langdauernder UV-Bestrahlung und bei verstärkter Adrenalineinwirkung zur Entwicklung kommen. Die Ursache der Störung bei einer Frühgeburt sah Iff (1931) in einer unvollkommenen Ausreifung der Grundsubstanz.

Die klinische Bedeutung der Mediasklerose ist wegen des Fehlens von Stenosierungen des Arterienlumens gering.

c) Arterielle Aneurysmen.

Unter arteriellen Aneurysmen sind abnorme umschriebene Arterienerweiterungen auf Grund pathologischer Wandveränderungen zu verstehen. Das Vorkommen derartiger Gebilde war bereits im Altertum bekannt (Claudius Galenus, 138—201 nach Christus). Über den Zusammenhang zwischen Aortenaneurysma und Syphilis wurden schon von Ambroise Paré (1510—1590) Erwägungen angestellt.

Morphologie.

Anatomisch lassen sich 4 Haupttypen von Aneurysmen unterscheiden:

1. Aneurysma fusiforme; spindelförmiges Aneurysma mit gleichmäßiger, über die ganze Circumferenz des Gefäßes reichender Erweiterung eines Arteriensegments; typisch ausgeprägt bei manchen Fällen von syphilitischen Aneurysmen.

2. Aneurysma sacculare; sackförmiges Aneurysma, nur in einem umschriebenen Teil der Circumferenz ausgeprägt, mit umschriebener Verdünnung von Teilen der Arterienwand; bei Aortensyphilis und Arteriosklerose an der Aorta, an den Arterien der Schädelbasis und im Bereich der A. poplitea häufig vorkommend;

3. Aneurysma dissecans; in Wirklichkeit keine Ausbuchtung des Gefäßes, sondern eine Aufspaltung der Arterienwand in deren Längsrichtung, besser als intramurales Arterienhämatom bezeichnet; kommt fast nur an der Aorta vor;

4. Aneurysma falsum; es handelt sich überhaupt um kein Aneurysma, sondern eine komplette Ruptur der Gefäßwand mit äußerlicher Abdeckung, so daß das Gefäß in ein periarterielles Hämatom eingebettet ist.

Ätiologie.

Ursächlich kommen für die Ausbildung von arteriellen Aneurysmen folgende Faktoren in Frage:

1. Syphilitische Arterienentzündung, die vor allem im Bereich des Aortenbogens und der Brustaorta beobachtet wird und bei Patienten mit tertiärer Lues wahrscheinlich über eine syphilitische mediastinale Lymphangitis unter Einbeziehung der Vasa vasorum (Vasa aortae) zu periaortitischen und mesoaortitischen Wandveränderungen führt (KLOTZ 1918; MARTLAND 1930) (vgl. Aortitis luica, S. 353). Syphilitische Aneurysmen kommen als spindel- oder sackförmige Gebilde vor; besonders die sackförmigen können beträchtliche Größe erreichen und zu Rückwirkungen an den benachbarten Organen führen. Im Material von BRINDLEY und STEMBRIDGE (1956) machten sie 54% aller festgestellten Aortenaneurysmen aus.

2. *Arteriosklerose*; in fortgeschrittenen Fällen von Arteriosklerose kommt es neben den Intimaveränderungen zu stärkeren Mediaschäden (vgl. Abschnitt Arteriosklerose), wobei Aussackungen der Gefäßwand zu beobachten sind. Hypertonie stellt einen zusätzlichen prädisponierenden Faktor dar. Arteriosklerotische Aneurysmen kommen hauptsächlich im Bereich der Aorta und der A. poplitea vor. Fusiforme arteriosklerotische Aneurysmen finden sich nicht ausschließlich in der Bauchaorta, sondern, wenn auch seltener, auch in der Aorta thoracica; Prädilektionsstellen sind Orte mit mangelnder Gewebspolsterung und stark wechselnden axialen Stellungen, z.B. die Beugestellen der Extremitäten (Aneurysma der A. poplitea!). Wesentliche Bedeutung dürfte die Arteriosklerose auch für die Entwicklung des intramuralen Aortenhämatoms besitzen. Die Träger arteriosklerotischer Aneurysmen sind häufig älter als 60 Jahre; Männer erkranken weitaus häufiger als Frauen. Die häufigste Komplikation bildet die wandständige Thrombose im Bereich der Aneurysmen, durch die sich Beziehungen zu Durchblutungsstörungen im Bereiche der Bauchorgane, seltener der kranialen Körperabschnitte (vgl. Aortenbogensyndrom, S. 375), und relativ häufig zu Störungen der caudalen Körperabschnitte (vgl. Aortenthrombose, S. 371) ergeben. Aortenrupturen kommen hier weniger häufig vor als bei luischen Aneurysmen. Im Material von BRINDLEY und STEMBRIDGE (1956), das die Obduktionen von 1892—1953 umfaßt, machen die arteriosklerotischen Aneurysmen 21% aller Aortenaneurysmen aus.

3. Mykotische Entzündungen der Arterienwand. Durch mykotische Invasion der Arterienwand mit Kokken, Tuberkelbakterien oder Pilzen (Actinomyces u. a.), sei es über die Vasa vasorum oder durch das Endothel, kann es zu entzündlichen Mediaveränderungen kommen, aus denen sich Aneurysmen entwickeln können. Bei bakterieller Endokarditis kommt es nach den Untersuchungen von DIETRICH (1926), GERMER und FISCHER (1951) zu mykotischen Arteriitiden; HENDRICH (1952) konnte in 13 von 91 Fällen von Endocarditis lenta autoptisch Aneurysmen finden. SHNIDER und COTSONAS (1954) berichten über 59 in der Literatur mitgeteilte Fälle von mykotischen Aneurysmen bei bakteriellen Endokarditiden, wobei die unteren Extremitäten 18mal, die Hirnarterien 17mal, die Mesenterialarterien 14mal und die Aorta 5mal betroffen waren. Auf die pathogenetische Möglichkeit der intravasalen Entstehung mykotischer Aneurysmen wurde von STENGEL und WOLFERTH (1923) hingewiesen. BARKER (1954) betont die komplexe Ätiologie, bei welcher neben der örtlichen Schädigung durch entzündliche Vorgänge auch hämodynamische Mehrbeanspruchungen und allgemeine Gewebsschädigung bei septischen Zuständen eine Rolle spielen. Als klinisches Zeichen erwähnt er örtliche Schmerzen und systolische Geräusche über dem Aneurysma. In Einzelfällen kann ein mykotisches Arterienwandaneurysma auch die Rolle des Sepsisherdes übernehmen, was LACHNIT (1951) bei einem Fall von therapieresistenter Endocarditis lenta durch Totalheilung mittels chirurgischer Beseitigung des Aneurysmas eindrucksvoll exemplifizierte.

Äußerst selten dürfte das ursprünglich von THOMA (1890), später von BITTORF (1905) erwähnte Vorkommen von Traktionsaneurysmen sein; diese Gebilde kommen durch Narbenzug der umgebenden Gewebe (tuberkulöse Lymphknoten) zur Entwicklung.

4. Andersartige Arterienwandentzündungen. Bei entzündlichen Medianekrosen kleinerer und mittlerer Arterien können sich kleine Aneurysmen bilden, die durch knotenförmige Ausbuchtungen entlang dem Arterienverlauf ein charakteristisches rosenkranzförmiges Bild ergeben. Neben der Periarteriitis nodosa scheint auch die Riesenzellenarteriitis in ihren verschiedenen Spielarten, wie sie wahrscheinlich manchen nichtsyphilitischen Aortitiden beim Aortenbogensyndrom zugrunde liegt, zu analogen Gewebsveränderungen führen zu können. Beim Befall größerer Gefäße kommt es zur Entwicklung entsprechend größerer Aneurysmen. Auch bei der Endangitis obliterans können größere Extremitätenarterien aneurysmatisch werden (PEMBERTON und MAHORNER 1932). Schließlich werden im Bereich der Aorta und größerer Extremitätenarterien bei Personen jüngeren oder mittleren Alters örtliche Medianekrosen beobachtet, in deren Gefolge lokalisierte Periarteriitiden mit sekundärer Aneurysmenbildung, eventuell periarterielle Hämatome oder direkte Gefäßrupturen, entstehen können (WEPLER 1950).

5. Kongenitale Fehlbildungen. Die Arterienmedia kann infolge kongenitaler Fehlbildungen innerhalb umschriebener Gefäßsegmente zu Aneurysmenbildungen führen, wobei wachstumsbedingte Verschiebungen und intraarterielle Druckwirkungen eine Rolle spielen. Prototypen hierfür sind die Aneurysmen der A. carotis interna und des Circulus arteriosus cerebri (Willisii). In Beziehung zu dieser Aneurysmengruppe dürfte auch das Vorkommen aneurysmatischer Aortenveränderungen beim Marfan-Syndrom zu setzen sein (BAER, TAUSSIG und OPPENHEIMER 1943; LINDEBOOM und WESTERVELD-BRANDON 1950; MCKUSICK 1955; MOSES 1951; SIEGENTHALER 1956).

6. Traumatische Einwirkungen sind auf penetrierende oder stumpfe Gewalteinwirkungen zurückzuführen, die über Läsionen äußerer Arterienwandschichten und über spätere Narbenzugwirkungen eine Aussackung des Gefäßes herbeiführen (LOUTFY 1950; GOYETTE u. Mitarb. 1954). War die nach einer penetrierenden

Verletzung auftretende Blutung auch gering, so kann darin noch kein Beweis für die Unversehrtheit der Arterien gesehen werden, zumal periarterielle Hämatome (Aneurysma falsum) zunächst abgedeckt sein können. ALLEN, BARKER und HINES (1955) halten die falschen Aneurysmen für häufiger als die echten. Auf die Häufung traumatischer Aortenaneurysmen als Folge der zahlreichen Autounfälle wiesen JOHNSTON u. Mitarb. (1953) hin. Die Überlebenszeit nach derartigen Aneurysmenbildungen kann in weiten Bereichen schwanken. DIEMER (1955/56) berichtet über eine Überlebenszeit von 30 Jahren bei einer Patientin mit traumatischem Aortenaneurysma.

Anderweitige Arterienwandveränderungen, wie die Medionecrosis idiopathica cystica (GSELL 1928; ERDHEIM 1929/30), kommen ebenfalls ätiologisch für die Aneurysmenentwicklung in Frage (MATTISON und CLUFF 1956; BRINDLEY u. STEMBRIDGE 1956), desgleichen unspezifische Intima- und Mediaveränderungen im Aortenbogenbereich, sowie entzündliche Endarteriitiden (PEMBERTON und MAHORNER 1932). Physikalische Druckwirkungen auf die elastischen Gefäßbestandteile, besonders bei gleichzeitigen arteriosklerotischen Veränderungen, werden diskutiert (DAL BORGO 1953).

Experimentell lassen sich durch Venentaschentransplantate aus der Vena jugularis externa am Hund arterielle Aneurysmen erzeugen (GERMAN und BLACK 1954).

α) Aneurysmen der Aorta.

Gegenüber den Vollbildern der Aortenaneurysmen sind zunächst die sog. diffusen Aortenaneurysmen oder Aortektasien abzugrenzen, wie sie bei Hypertonie, insbesondere in Fällen von Isthmusstenose der Aorta und beim Marfan-Syndrom vorkommen (JORES 1924). Auch die circumscripten Erweiterungen der Aortenwurzel bei Personen mit vegetativer Stigmatisierung, besonders mit Hyperthyreosen (HAYNAL 1949; DETERTS und MOELLER 1954) sind hierher zu rechnen. Ob diese längst bekannten (ZDANSKY 1939) Aortektasien tatsächlich relative Aorteninsuffizienzen hervorrufen können, ist nicht einwandfrei geklärt.

Aortenaneurysmen entstehen nach der Theorie von v. RINDFLEISCH (1893) vorzugsweise an Stellen verstärkten Blutdrucks, die sich an der sog. „Brandungslinie“, einer leicht spiralig ausgebildeten Aortenstrecke lokalisieren, die vom Bulbus aortae über die äußere Circumferenz des Aortenbogens zu den dorsalen Anteilen der Aorta descendens verläuft. JORES (1924) stellte aus Obduktionsstatistiken 1462 Fälle von Aortenaneurysmen zusammen, unter denen sich nur 194 Bauchaortenaneurysmen befanden; auch in anderen Statistiken der damaligen Zeit (EMMERICH 1888; MAXIMOFF 1910) überwiegen die Brustaortenaneurysmen über die Bauchaortenaneurysmen um ein Vielfaches. Neuere Statistiken lassen einen Rückgang der relativen Häufigkeit von Brustaortenaneurysmen und eine entsprechende Zunahme der Bauchaortenaneurysmen erkennen. CRANLEY u. Mitarb. (1954) fanden unter 221 Fällen (das sind 1,4% der Obduzierten) 189 Brustaortenaneurysmen und 22 Bauchaortenaneurysmen.

Unter 9273 Obduktionsfällen beobachteten BRINDLEY und STEMBRIDGE (1956) insgesamt 412 Aortenaneurysmen an 369 Individuen, also etwa bei 4% der Obduzierten. Die Aneurysmen der Brustaorta fanden sich häufiger bei Negern; Aneurysmen der Bauchaorta waren bei Weißen häufiger.

αα) Aneurysmen der Aorta thoracica.

a) Aneurysmen der Sinus aortae Valsalvae. Der häufigste Sitz luischer Brustaortenaneurysmen ist die Aorta ascendens und der Arcus aortae. Bei Lokalisation dicht am Ursprung der Aorta aus dem Herzen entstehen die Aneurysmen der

Sinus aortae (Valsalvae). Hierzu werden nach JORES (1924) auch die am Ansatzpunkt der Aortenklappensegel lokalisierten Aneurysmen gerechnet (HEYMANN 1874; v. KRZYWICKI 1889). Aneurysmen des rechten Sinus Valsalvae sind häufiger als solche des linken und des dorsalen Sinus (NOACK 1919). Verantwortlich dafür ist die Nachbarschaft des rechten Sinus zur Pars membranacea des Ventrikelseptum (v. KRZYWICKI 1889), wodurch der rechte Sinus eine geringere mechanische Widerstandsfähigkeit bekommt. Gegenüber endokarditischen, hypertonischen und anderweitigen hämodynamischen Faktoren (HART 1905) gilt heute vorwiegend die angeborene Entstehung als wahrscheinlich. Besonders einleuchtend ist dies für Fälle von gemeinsamer Erkrankung sämtlicher drei Sinus Valsalvae (MICKS 1940) sowie für Doppelaneurysmen (HAUBRICH 1951; KAHN u. Mitarb. 1957). Kombinationen von Sinusaneurysmen mit Aortenbogenaneurysmen kommen vor (HAUBRICH 1951). Von 19 in der englischen Literatur in der Zeit zwischen 1914 und 1956 mitgeteilten Beobachtungen von syphilitischen Sinusaneurysmen wurde nur in einem Fall (TOMPKINS 1941) die Diagnose intra vitam gestellt (MERTEN u. Mitarb. 1956). Neben syphilitischen Aneurysmen werden jedoch auch angeborene Sinusaneurysmen in den letzten Jahren festgestellt. Sie kommen bisweilen vergesellschaftet mit zweizipfeliger Aortenklappe (MORGAN-JONES u. Mitarb. 1949; VENNING 1951; BASABE u. Mitarb. 1954; HEAT u. Mitarb. 1958), mit Isthmusstenose (DUBILIER u. Mitarb. 1955; HEAT u. Mitarb. 1958) und mit Arachnodaktylie bei Marfan-Syndrom (STEINBERG und GELLER 1955) vor, während erworbene Sinusaneurysmen in der Regel bei bakteriellen Endokarditiden (MORGAN-JONES u. Mitarb. 1949) oder bei Syphilis (VENNING 1951) gefunden werden.

Wenn sich das Aneurysma in die vordere Herzwand einsenkt (SOMMER 1910; GLASS 1912; NOACK 1919), spricht man von einem intramuralen Aneurysma. LEVI und ZORZI (1949) stellten 59 Fälle von Sinusaneurysmen aus der Literatur zusammen und fügten zwei eigene Beobachtungen an, bei denen es zur Perforation in den rechten Ventrikel kam; dieselbe Komplikation beschrieben RAMAGE u. Mitarb. (1950). SHIPP u. Mitarb. (1955) sahen Durchbruch eines Sinusaneurysma in die A. pulmonalis, wobei sich klinisch durch die aortopulmonale Fistel eine paroxysmale Dyspnoe zeigte und röntgenologisch ein mitralvitiumähnlicher Befund einstellte. Die gleiche Komplikation war von HUEBER und MAYER (1953) beobachtet worden.

Die diesbezüglichen diagnostischen Möglichkeiten wurden von HERRMANN und SCHOFIELD (1947) erörtert. Das Hauptsymptom dieser Patienten, die häufig eine Aorteninsuffizienz haben, besteht in einem plötzlichen Anfall von schwerster Atemnot, ausgeprägter Rechtsinsuffizienz, Verbreiterung der Pulmonalarterie mit Entwicklung maschinenähnlicher Geräusche. Die Angiokardiographie dieser Patienten ist wegen des schlechten Allgemeinzustandes oft nicht durchführbar. Röntgenologisch sollte bei umschriebenen Kalkeinlagerungen in der Nähe der Aortenklappen an Sinusaneurysmen gedacht werden. Nicht durchgebrochene Sinusaneurysmen konnten vereinzelt angiokardiographisch nachgewiesen werden (CHAVEZ u. Mitarb. 1947; PEABODY u. Mitarb. 1950; DOTTER und STEINBERG 1951; SUSSMAN und BRAHMS 1951), auch durch retrograde Aortographie (FALHOLT und THOMSEN 1953). Weitere Mitteilungen stammen von OSTRUM u. Mitarb. (1938); JONES und LANGLEY (1949).

Sinusaneurysmen sind, soweit sie rechtzeitig, d. h. vor dem Eintritt von Komplikationen, diagnostiziert werden, bei syphilitischer Genese relativ aussichtsreich zu behandeln. Nach MERTEN u. Mitarb. (1956) wirkt die Penicillintherapie lebensverlängernd. Andererseits kann das Auftreten von Sinusaneurysmen durch eine möglichst frühzeitige Penicillinbehandlung verhindert werden

(EISENBERG und BRANDFONBRENER 1953). Die chirurgische Behandlung von Sinusaneurysmen (KIRKLIN 1954) auf dem Wege über den rechten Vorhof erweist sich meist als zwecklos.

b) Aneurysmen im Bereich des Ductus arteriosus Botalli. Im Bereich des aortalen Abgangs des Ductus arteriosus Botalli können nach THOMA (1890) diffuse Aneurysmen entstehen. Ein persistierender Ductus arteriosus Botalli entspringt an der Innenseite des distalen Aortenbogenendes und ist mit dem Lumen der A. pulmonalis sinistra verbunden; teilweise findet sich aortenwärts eine Erweiterung des Verbindungsganges. THOMA (1890) nahm an, daß durch Zug des schrumpfenden Ductus arteriosus Botalli eine Ausziehung der Aortenwand stattfindet („Traktionsaneurysma"). Auch BITTORF (1905) hielt die Entstehung von Aortentraktionsaneurysmen durch schrumpfende tuberkulöse Lymphknoten für möglich. Dieser mechanische Zugfaktor wurde von BENDA (1902) abgelehnt, der allein dem intraaortalen Druck pathogenetische Bedeutung für Aneurysmenentstehung zubilligte (Dilatationsaneurysmen; ROEDER 1901). KNEIDEL (1949) berichtet aus der Literatur über 30 Fälle von Aortenaneurysmen im Bereich des Ductus Botalli aus der deutschen und englischen Literatur, 80% bei Kindern und 20% bei Erwachsenen; an einem eigenen Fall von unklarem Mediastinaltumor beschreibt er anatomische und röntgenologische Einzelheiten. Die Aneurysmen liegen meist dorsal der Trachea und des linken Hauptbronchus, vereinzelt präkardial. In Verdachtsfällen ist neben dem klinischen Befund des offenen Ductus Botalli die röntgenologische und angiokardiographische Darstellung einer Verschattung des fraglichen Aortenabschnittes zur Diagnose unentbehrlich. Auch intramurale Hämatome im Bereich des Ductus Botalli, also Veränderungen im Sinne eines Aneurysma dissecans des Ductus arteriosus sind beschrieben (ROEDER 1901; ESSER 1902; WAGENER 1904/1907).

c) Aneurysmen des Arcus aortae und der Aorta descendens. Während luische Aortenaneurysmen vorzugsweise in der Aorta ascendens und im Arcus aortae lokalisiert sind und dadurch die Abgänge der großen Kopf- und Armarterien in den Prozeß einbeziehen, kommt das arteriosklerotische Aneurysma in sämtlichen Teilen der Brustaorta etwa gleichmäßig vor. Für eine vielleicht feststellbare zahlenmäßige Bevorzugung des Arcus aortae sind Kombinationen von Aortensklerose und entzündlichen Aortenveränderungen maßgeblich. Traumatische Aneurysmen sind im Bereich der Brustaorta ebenfalls häufig zu finden (JOHNSTON u. Mitarb. 1953). Dabei ist der aufsteigende Teil und der Bogenbereich der Aorta stärker und häufiger betroffen als der wirbelsäulennahe Bezirk der absteigenden Aorta, der auch mechanisch besser geschützt ist (GOYETTE u. Mitarb. 1954). Kombiniertes Vorkommen am Bogen und an der Aorta descendens ist ebenfalls beschrieben (HAUBRICH 1951).

Ätiologie. Syphilitische Brustaortenaneurysmen machten in der Vorpenicillinära nach ALLEN, BARKER und HINES (1955) 70—85% sämtlicher Thoraxaortenaneurysmen aus. Die arteriosklerotischen Aneurysmen blieben demgegenüber zahlenmäßig zurück. Entsprechend einer in den letzten Jahrzehnten spürbar werdenden Verringerung der Syphilismorbidität geht die Häufigkeit der luischen Aneurysmen allmählich zurück, was sich in einer relativen Abnahme der Brustaortenaneurysmen und in einer relativen Zunahme der Bauchaortenaneurysmen äußert. Die gehäuften Erkrankungen von Negern an Brustaortenaneurysmen syphilitischer Genese dürften sich nicht durch die rassischen Eigenarten, sondern wie bereits im Abschnitt „syphilitische Aortitis" (S. 349) ausgeführt ist, durch die schwere körperliche Arbeit dieser Bevölkerungsschicht, zum Teil auch durch ungenügende Frühbehandlung der Lues, erklären. Übrigens scheint die Aortenlues bei Afrikanegern sogar auffällig selten vorzukommen (COOMBS 1932). Diese Feststellungen von JAFFÉ (1931) wurden später durch SALEEBY und McCARTHY (1938), SCOTT (1944) sowie BRINDLEY und STEMBRIDGE (1956) im wesentlichen bestätigt.

Neben syphilitischen Aneurysmen der Brustaorta gibt es rheumatisch (DONEV 1957), bakteriell und kongenital bedingte. Der Anteil dieser Gruppen läßt sich quantitativ noch nicht hinreichend abschätzen. BRINDLEY und STEMBRIDGE (1956) fanden unter 9273 Obduktionen insgesamt 412 Aortenaneurysmen an 369 Individuen (vgl. S. 442). Davon war in 54% eine syphilitische, in 21% eine arteriosklerotische, in 10% eine medionekrotische (Medionecrosis idiopathica cystica; GSELL 1928) und in den restlichen Fällen eine unbekannte Genese anzunehmen. Bemerkenswerte Befunde wurden bei 5 Patienten im Alter von 15—37 Jahren von McGUIRE, SCOTT und GALL (1958) erhoben; die Kranken waren bei negativen Lues-Sero-Reaktionen und leerer Anamnese an einer chronischen, zu Aortenklappeninsuffizienz führenden Aortitis mit Intimaverdickung, Media- und Adventitiainfiltration, sowie Elasticazerstörung verstorben, wobei eine Verdickung und Retraktion der Aortenklappensegel zustande kam.

Hinsichtlich der klinischen und anatomischen Auswirkungen bestehen zwischen syphilitischen und nichtsyphilitischen Brustaortenaneurysmen keine großen Unterschiede. Bei stärkerer Größenzunahme werden Verdrängungserscheinungen auf die benachbarten Organe und Gewebe beobachtet. Sogar Arrosionen der benachbarten Knochenstrukturen im Bereich von Sternum, Rippen und Wirbelkörpern (ESKUCHEN 1923; JUNGHANNS 1939) sind bekannt. Der Zusammenbruch von Wirbelkörpern soll dabei wegen der Ausbildung leistenartiger Verstärkungszüge in Wirbelknochen selten sein (SCHMORL und JUNGHANNS 1932). Ferner kommt es zu partieller (BORST 1901) oder totaler Lungenatelektase durch Kompression von Bronchien (BRAUN 1955). Auch Stenosierungen der Pulmonalgefäße sowie der oberen Hohlvenen durch Aortenaneurysmen sind bekannt (JORES 1924).

Symptomatologie. Ein wesentliches allgemeines Kennzeichen von Aneurysmen ist darin zu sehen, daß subjektive Beschwerden über lange Zeit vermißt werden können, so daß die Erkrankung erst in relativ späten Stadien erkannt wird. Nicht selten bringt erst die Obduktion nach unerwarteten Todesfällen Aufklärung darüber, daß der Verstorbene schon lange Zeit ein Aneurysma hatte. Auch bei klinischen Untersuchungen, die aus anderen Gründen veranlaßt werden, werden nicht selten Aortenaneurysmen als Zufallsbefunde festgestellt. Die Häufigkeit symptomloser oder oligosymptomatischer Verläufe bei der Aortenlues wurde bereits erwähnt (S. 354).

Schmerzen im Bereich des Thorax sind bei Patienten mit Brustaortenaneurysmen trotzdem nicht selten. Drückende, bohrende, mitunter brennende Schmerzen, die manchmal pulsatorisch an Intensität schwanken oder bei bestimmten Körper- oder Kopfhaltungen auftreten, lassen sich katamnestisch häufig eruieren. Sie erklären sich entweder durch direkte Druckwirkungen der Aneurysmen auf die mediastinalen Nervenplexus oder durch periaortale Veränderungen; letzteres dann, wenn es sich um mesaortitische und periaortitische Prozesse, wie bei der Lues und bei entzündlichen Aortitiden handelt. Die Verwechslung mit Intercostalneuralgien tritt in zahlreichen Anamnesen zutage. Bei Arrosionen der Wirbelsäule können radikuläre Schmerzen auftreten. Nicht selten wird der durch das Aneurysma ausgelöste Schmerz als Angina pectoris gedeutet, ein Fehlschluß, der besonders bei entsprechenden kardial bedingten EKG-Befunden unterlaufen kann. Charakteristische elektrokardiographische Zeichen für Aortenaneurysmen gibt es nicht. Vielmehr werden dabei alle möglichen Abweichungen, sogar Wilsonblock-Formen (CRAWFORD und DE VEER 1932), gefunden.

Unangenehme Klopfsensationen im Thorax, besonders bei Lageänderungen, wie Drehen und Bücken oder Liegen auf einer Seite, sind nicht immer harmlos, sondern gelegentlich durch aneurysmatische Aortenveränderungen bedingt. Bei Kompression der Luftwege durch Aortenaneurysmen können Kurzatmigkeit oder atemsynchrone Schmerzen entstehen, desgleichen abnormer und auffälliger Hustenreiz (Currens und White 1949), wobei entweder eine Irritation hilusnaher Nervenfasern oder ein mechanischer Druck auf den Bronchialbaum ausgeübt wird.

Die äußere Untersuchung des Patienten läßt mitunter Pulsationen der vorderen Thoraxwand erkennen, wobei die aufgelegten palpierenden Finger pulsatorisch auseinander gedrängt werden (Bambergersches Zeichen). Aortenbogenaneurysmen verursachen nicht selten am oberen Sternalrand und im Jugulum pulssynchrone Vorwölbungen. Hierher gehört auch das Oliver-Cardarelli-Symptom, kenntlich an einem systolischen Tiefertreten des Larynx. Besonders spindelförmige Aortenaneurysmen im Arcusbereich können bei systolischer Kalibererweiterung den für dieses Symptom verantwortlichen Zug am Bronchialbaum in caudaler Richtung bewirken. Nicht ganz selten zeigt die Haut über dem Aneurysmabezirk eine auffällige Venenzeichnung. Vereinzelt wird eine pulssynchrone Erschütterung des ganzen Kopfes (Mussetsches Zeichen) oder ein systolisch und diastolisch über der Aorta palpabler (auch auskultabler) Doppelstoß (Broadbentsches Zeichen) beobachtet.

Perkutorisch lassen sich bei Brustaortenaneurysmen häufig Verbreiterungen des Gefäßbandes in den parasternalen Anteilen feststellen. Auch am Rücken des Patienten kann links paravertebral eine Klopfschallverkürzung gefunden werden. Auskultatorisch lassen sich häufig systolische Geräusche hören, manchmal als Distanzgeräusche oder als deutliches Schwirren, entweder ohne weiteres auffällig oder bei geöffnetem Mund des Patienten besser hörbar. Nebenerscheinungen an den Atemwegen, verursacht durch Kompression von Trachea oder Bronchien, zeigen sich durch Stenosengeräusche in diesen Bereichen oder durch pulmonale Atelektasen an. Absceßbildungen atelektatischer Lungenanteile nach aneurysmenbedingten Bronchialverschlüssen sind selten. Dagegen kommt es relativ häufig zu plötzlich einsetzenden Recurrens- und Stimmbandlähmungen (Heiserkeit). Dieses gelegentlich auch bei Mitralstenosen vorkommende Ortner-Syndrom ist allerdings kein Privileg der Aneurysmen; Vartio und Halonen (1950) sahen es unter 2020 Mitralstenosen 5mal. Druckerscheinungen am Nervus recurrens können sich auch durch einen mangelhaften Kehldeckelschluß anzeigen, wobei das Schlucken dünner Flüssigkeiten Beschwerden macht. Die endotracheale Untersuchung läßt in solchen Fällen häufig pulsierende Vorwölbungen der Trachealwand erkennen. Die Verwechslung solcher Gebilde mit tumorverdächtigen Wandinfiltrationen kann zu Probeexcisionen verleiten, deren Ausgang stets letal ist. Bei Kompressionen des Oesophagus kommt es zu langdauernden dysphagischen Beschwerden, mitunter auch zu sackförmigen Erweiterungen des Oesophagus oberhalb der komprimierten Stelle.

Auf die Symptomatik der aneurysmatisch bedingten Einengung der aus dem Aortenbogen abgehenden Hauptarterien des kranialen Körperbereiches mit Blutdruckabfall im Armbereich und Ischämien im Kopfbereich wurde an Hand der Besprechung des Aortenbogensyndroms hingewiesen. Diagnostisch wichtig ist in diesem Zusammenhang die Messung des Blutdrucks an beiden Armen und im Beinbereich. Expansive Verdrängungserscheinungen durch Brustaortenaneurysma können zu Venektasien der oberen Thoraxapertur und zu Lymphstauungen im Kopf-Armbereich führen (Stokesscher Kragen) sowie zum Vollbild einer oberen Hohlvenenstenose (vgl. S. 499). Einseitiger Befall der abführenden

Venen des Kopf-Armbereiches führt zu Gesichtscyanose und einseitiger Extremitätencyanose.

Bei Wirbelsäulenarrosionen können sich in den betroffenen Segmenten Schmerzerscheinungen einstellen, bei Durchbruch in den Subarachnoidalraum meningeale Symptome (SCHLESINGER 1931), sowie komplette Paraplegien innerhalb von Stunden (SCHLESINGER 1931). Druckerscheinungen auf den Sympathicus führen zum Horner-Syndrom, zu halbseitig ausgebildeten Schweißneigungen und vasomotorischen Erscheinungen in den betroffenen Bereichen. Bradykardien, spastische Dyspnoe und unstillbarer Hustenreiz sprechen für mechanische Druckerscheinungen auf den Vagus, Zwerchfellparesen und Singultus für Druck auf den Nervus phrenicus, Nervenausfälle im Armbereich für den allerdings äußerst seltenen Aneurysmendruck auf den Plexus brachialis (SCHLESINGER 1931). Steigerung der Brust-, Mediastinal- und Rückenschmerzen beim Liegen kann nach LIEBIG (1941) ein Hinweis auf Wirbelsäulenarrosion sein; Hochstand der A. subclavia wurde von GERHARDT (1897) bei Aortenaneurysmen berichtet.

Komplikationen. Die gefürchtete Komplikation der Aortenaneurysmen insbesondere im Thoraxbereich ist die Aneurysmenperforation, die fast ausnahmslos tödlich verläuft. Selten erfolgt der Durchbruch eines Aneurysmas durch die Thoraxwand nach außen (R. MEYER 1957), relativ selten auch in die Trachea oder die Bronchien, sowie in die Pleura (Vortäuschung eines Exsudates). Der Durchbruch in die obere Hohlvene (ENGLAND 1953) führt zu übermäßiger Venenfüllung und positivem Venenpuls, auf der arteriellen Seite zu einer Amplitudenzunahme bei Tachykardie („Aorteninsuffizienz bei intakter Aortenklappe“). Beim Durchbruch ins Perikard tritt der Tod durch Herztamponade ein. Der Durchbruch in den rechten Vorhof führt zu ähnlichen Symptomen wie der Einbruch in die obere Hohlvene. Über Ruptur einer eitrigen Aortitis bei Aneurysma spurium berichtet MERKEL (1950). Die chirurgische Versorgung akut durchgebrochener Brustaortenaneurysmen dürfte kaum gelingen.

Als weitere Komplikationen beschreibt SCHLESINGER (1931) die sog. Tochter- oder Enkelaneurysmen. Dabei handelt es sich um kleinere Sekundärausbuchtungen der Aneurysmen, durch die mechanische Wirkungen auf erstaunlich weite Distanzen vom normalen Strombahnverlauf hervorgerufen werden können. Das Vorkommen multipler Aneurysmen wurde ebenfalls beobachtet (GRAVES 1927; SCHLESINGER 1931).

Diagnose und Differentialdiagnose. Raumverdrängende Prozesse in den mediastinalen oder paramediastinalen Thoraxanteilen erfordern obligatorisch den diagnostischen Ausschluß von Aortenaneurysmen. Durch die vielfältigen Spielarten der Aneurysmen erklären sich manche Fehldiagnosen, bei denen der Befund zunächst als nicht typisch genug für ein Aortenaneurysma mißdeutet wurde. Die Röntgenuntersuchung bemüht sich um Isolierung der verdächtigen Verschattungen vom Verlauf der Aorta durch Drehung vor dem Schirm und durch Schichtverfahren (OHARA u. TANNO 1958). Erst wenn die Diskontinuität einer Verschattung von der Aorta einwandfrei feststeht, ist ein Aortenaneurysma als ausgeschlossen zu betrachten. Der Nachweis von Pulsationen der verdächtigen Verschattungen ist völlig irrelevant und kein Diagnosticum. Kompressionserscheinungen an Oesophagus, Trachea und Bronchien, Lungenatelektasen unklarer Genese, sollten den Gedanken an ein Aortenaneurysma nahelegen. Läßt sich durch die einfache Röntgenuntersuchung der Zusammenhang der Verschattungen mit der Aorta nicht einwandfrei klären, so kann durch Angiographie die Unterscheidung von Mediastinaltumoren anderer Art noch möglich sein (STEINBERG u. Mitarb. 1949; PEABODY u. Mitarb. 1950; CELIS u. Mitarb. 1951;

MERTEN u. Mitarb. 1956). Aortographische Untersuchungen erweisen sich nach BÄTZNER (1950) mitunter als zweckmäßig. Allerdings halten wir die direkte Einbringung von 20 cm^3 Kontrastmittel in den Aneurysmasack für zu gefährlich.

Die Bronchoskopie kann wichtige Hinweise liefern, insbesondere bei pulsierenden Vorwölbungen in den Bronchialbaum (cave excisionem).

Syphilitische Brustaortenaneurysmen weisen meist eine positive Wa. R. auf, die als wichtiges diagnostisches Kriterium bei positivem Ausfall gilt. Arteriosklerotische Aneurysmen und andere nicht syphilitische Aneurysmen können nur mit den übrigen Hilfsmitteln erkannt werden.

Prognose. Allgemein gilt die Lebenserwartung beim Brustaortenaneurysma als geringer gegenüber dem Bauchaortenaneurysma. SCHLESINGER (1931) hält die Prognose syphilitischer Aneurysmen für schlechter als die von nichtsyphilitischen Aortenerweiterungen. Diese Ansicht ist seit Einführung des Penicillin noch nicht eindeutig widerlegt worden.

LESCHKE (1930) fand an den Berliner Krankenhäusern eine Sterblichkeit von 33% der aufgenommenen Brustaortenaneurysmen. KAMPMEIER (1938) sah bei Aneurysmen der Aorta ascendens eine durchschnittliche Überlebenszeit von 9—12 Monaten, bei Aneurysmen am Aortenbogen von 6—9 Monaten und bei Aneurysmen der Aorta descendens von 8—20 Monaten. Demgemäß nehmen die Aortenbogenaneurysmen den schnellsten und ungünstigsten Verlauf. Ähnlich verhalten sich die von JOHNSTON u. Mitarb. (1953) gefundenen Überlebenszeiten, die im Durchschnitt 6—9 Monate betrugen.

Ein wesentlicher Einfluß kommt der Größe der vorhandenen Aneurysmen zu, und zwar hauptsächlich hinsichtlich des Breitenzuwachses der Aorta. Ferner beeinflussen körperliche Anstrengungen und belastende Lebensweise die Prognose ungünstig. Komplikationen durch Herzinsuffizienz und thromboembolische Erkrankungen verschlechtern gleichfalls die Lebenserwartung (MARTLAND 1930; LEARY 1940).

Die operativen Möglichkeiten sind beim Brustaortenaneurysma erheblich beschränkter als beim Bauchaortenaneurysma (DE BAKEY, COOLEY und CREECH 1955).

Therapie. Die antisyphilitische Behandlung führt zwar zur Unterbrechung der entzündlichen Vorgänge in der Aorta, jedoch nicht zu einer Restitutio ad integrum, auch nicht zur Wiederherstellung der durch den Entzündungsprozeß zerstörten Mediaanteile. Frühere Behauptungen, daß syphilitische Aortenaneurysmen durch spezifische Behandlung kleiner werden können (SCHLESINGER 1931; KÜLBS 1928 u. a.), lassen sich kaum beweisen. Immerhin ist zu erwarten, daß bei wirksamer antisyphilitischer Behandlung die Progredienz der Krankheit vermindert wird.

Angesichts der schwierigen, früher unmöglichen therapeutischen Beeinflußbarkeit verstieg man sich bei der Therapie der Aortenaneurysmen zu den abenteuerlichsten Methoden. Durch Kälteapplikation, Thoraxkompressionen, Umspritzungen der Aneurysmasäcke mit Ergotin, künstliche Einführung von Fremdkörpern (Drähte, Uhrfedern, Kokonfäden) in die Aneurysmasäcke versuchte man die Koagelbildung zu fördern und dadurch die Perforation hintanzuhalten.

Die wichtigste Maßnahme beim Aneurysma ist die strenge Vermeidung körperlicher Anstrengungen, in schweren oder progredienten Fällen Bettruhe. Ist das Aneurysma luischer Genese, kommt hierzu die antisyphilitische Therapie (vgl. S. 357ff.). Auf diese Weise dürften sich zusätzliche Vergrößerungen von Aneurysmen manchmal vermeiden lassen. Ist das Aneurysma mit arterieller Hypertonie kombiniert, so muß eine wirksame antihypertonische Behandlung möglichst früh eingeleitet werden. Neben salzarmer Kost ist die Anwendung von Barbituraten sowie von antihypertonisch wirksamen Substanzen (vgl. WOLLHEIM u. MOELLER, Kapitel Hypertonie dieses Handbuch, Bd. IX/5 S. 491ff.) empfehlenswert.

Die chirurgische Behandlung hat sich über die früher üblichen Bemühungen um eine Thrombosierung der Aneurysmen (Drahtung und Elektrolyse: PENICK 1938; Elektrokoagulation: BLAKEMORE und KING 1938) bereits hinweggesetzt. Soweit eine Schichtenvernähung nicht in Frage kommt (GOYETTE u. Mitarb. 1954), kann versucht werden, das Aneurysma von außen her abzudecken (wrapping), (POPPE 1949/1954) oder zu resezieren. In solchen Fällen ist eine anschließende plastische Versorgung durch homologe Transplantate notwendig (GOYETTE u. Mitarb. 1954). Sackförmige Aneurysmen eignen sich für diese Therapie am besten. Diesbezügliche Erfahrungen sind durch DUBOST u. Mitarb. (1951), DUBOST und DUBOST (1953; 1954), CERNICH u. Mitarb. (1951), COOLEY u. Mitarb. (1954), MAHORNER (1955), MARTIN u. Mitarb. (1956) u. a. mitgeteilt worden.

COOLEY, DE BAKEY und CREECH (1956) berichteten über 68 operierte Brustaortenaneurysmen, unter welchen 23, also etwa $^1/_3$ innerhalb der ersten Woche post operationem verstarben. Damit betrug die Quote der Überlebenden weniger als $^2/_3$ und liegt damit erheblich ungünstiger als bei den Operationen von Bauchaortenaneurysmen. Teilweise werden bei Operationen plastische Kunststoffe zur Deckung und Überbrückung der Gefäßdefekte eingesetzt (HUFNAGEL und RABIL 1955 u. a.).

ββ) Bauchaortenaneurysmen.

Immer noch bleibt die Häufigkeit der Bauchaortenaneurysmen hinter jener der Brustaortenaneurysmen zurück, wie das in früheren Zeiten bereits festgestellt wurde (OSLER 1905; LUCKE und REA 1921; VIAR und LOMBARDO 1952). MANIGLIA und GREGORY (1952) konnten unter 6000 Obduktionen aus den Jahren 1906—1951 insgesamt 31 Bauchaortenaneurysmen gegenüber 70 Brustaortenaneurysmen finden. Dieses Verhältnis verschiebt sich seit der Penicillinära zunehmend zugunsten der Bauchaortenaneurysmen. Bereits seit dem Jahre 1931 wurde von MANIGLIA und GREGORY eine Zunahme der relativen Häufigkeit von arteriosklerotischen und abdominalen Aortenaneurysmen gegenüber den luischen vorwiegend thorakal lokalisierten verzeichnet. Nach VIAR und LOMBARDO (1952) wird hauptsächlich bei Personen über 50 Jahren das arteriosklerotische Aneurysma gefunden. Die Minderzahl von syphilitischen Bauchaortenaneurysmen, von ALLEN, BARKER und HINES (1955) auf 5—10% der Bauchaortenaneurysmen geschätzt, ist vorzugsweise kranial des Abganges der A. coeliaca aus der Aorta lokalisiert (JORES 1924).

Seltener als die arteriosklerotischen und syphilitischen Bauchaortenaneurysmen kommen traumatisch oder mykotisch bedingte Aneurysmen vor (WRIGHT u. Mitarb. 1956). Zumeist handelt es sich um männliche Kranke; sie haben doppelt so häufig Bauchaortenaneurysmen wie Frauen (MILLS und HORTON 1938), und sind meist älter als 51 Jahre (86%). Kombinationen mit Hypertonie gelten als häufig.

Das Vorkommen mehrerer Aneurysmen am gleichen Patienten ist keine Seltenheit. SCHERF und BOYD (1955) geben an, daß 18—20% der Bauchaortenaneurysmen multipel auftreten. WRIGHT (1948) beobachtete 7 arteriosklerotische Aneurysmen bei einem Individuum, allerdings nicht sämtlich an der Aorta.

Symptomatologie. Der größte Teil der Bauchaortenaneurysmen, nach SCOTT (1944) sogar 80% bleibt klinisch symptomenfrei (BARRAT-BOYES 1957). Als häufigste subjektive Beschwerden werden Bauchschmerzen angegeben; ihre Heftigkeit, Dauer und ihr Charakter kann in weiten Bereichen schwanken. Meist erstrecken sich die Schmerzen auf das mittlere Abdomen, manchmal in die Lumbal- oder Nierengegend, mitunter in das Scrotum oder in die Labien ausstrahlend.

Pulssynchrone klopfende Schmerzen sind keine Seltenheit. Zeitweilig stellt sich daneben Übelkeit, Erbrechen sowie Taubheit im Bereiche der unteren Extremitäten ein (vgl. Aortenthrombose, S. 371). Durch Kompressionswirkungen auf die benachbarten Organe können Störungen von seiten des Magens, des Darmes und der übrigen Baucheingeweide hervorgerufen werden. Die Allgemeinerscheinungen bestehen in Obstipation, Übelkeit, Erbrechen, Meteorismus, mitunter in peritonealen oder peritonitischen Symptomen. KARABIN (1942) beobachtete paralytischen Ileus. Als Komplikationen sind Durchbrüche der Aortenaneurysmen zu befürchten, die häufig in das retroperitoneale Gewebe, seltener direkt ins Peritoneum oder ins Innere des Magen-Darmkanals erfolgen (COGGESHALL und GENOVESE 1950; RATTINO 1943; KRÜCKEMEYER 1953). Gelegentliche Durchbrüche von Bauchaortenaneurysmen in die Vena cava caudalis (VIAR und LOMBARDO 1952) führen zum klinischen Bilde der großen a-v Fistel mit Pulsamplitudenzunahme, Tachykardie und stärkstem Venendruckanstieg; im Anschluß daran kommt es meist zum Durchbruch ins Intestinum oder in andere Gebiete. Im Falle von VIAR und LOMBARDO (1952) entwickelte sich eine Dickdarmblutung.

In den meisten Fällen können abdominale Aneurysmen als mehr oder minder deutlich pulsierende Gebilde getastet werden, sofern nicht die Adipositas der Bauchdecken das verhindert. Allerdings erfordert die Beurteilung des Palpationsbefundes kritische Zurückhaltung, zumal auch an normalen Aorten, besonders bei schlaffer Bauchwand, Pulsationen und Vorwölbungen tastbar sein können. Dabei kann die bei älteren Personen mitunter feststellbare Schlängelung der Aorta irreführend ein Aneurysma vermuten lassen. Nur in einer Minderzahl von Fällen sind im Aneurysmenbereich über dem Abdomen schwirrende Geräusche vorwiegend systolischer Ausprägung hörbar. Die Röntgenuntersuchung kann bisweilen bereits auf Leeraufnahmen im sagittalen oder transversalen Strahlengang wichtige Hinweise liefern, wenn die Aneurysmenwände stärker verkalkt sind. Das Schichtverfahren läßt weitere Differenzierungen zu. Erst wenn mit diesen Mitteln keine ausreichende Klarheit zu gewinnen ist, ist die translumbale Aortographie zu diskutieren, nach AURIG und RADKE (1956) ein unerläßliches Diagnosticum zur Erfassung von Bauchaneurysmen. Vielfach kann man dabei auf die hohe, subdiaphragmale Aortographie nicht verzichten (vgl. Aortographie, S. 130ff.). Manche Bauchaortenaneurysmen lassen sich wegen Ausfüllung mit thrombotischem Material arteriographisch nicht darstellen.

Der klinische Beschwerdetyp der Bauchaortenaneurysmen kann gewisse Ähnlichkeiten mit den Beschwerden bei Aorten- oder Ilicathrombosen aufweisen (LÉRICHE 1923; SCHRADER 1955). ESTES (1950) fand bei 102 Patienten mit Bauchaortenaneurysmen 38mal Bauchschmerzen, in 14 Fällen Rücken- und Kreuzschmerzen. DUBOST u. DUBOST (1953, 1954) sowie DUBOST u. Mitarb. (1951) fanden bei 5 Bauchaortenaneurysmen in 3 Fällen eine Dysbasia intermittens. DE BAKEY und COOLEY (1953) beobachteten bei 7 operierten Fällen von Bauchaortenaneurysma 3mal arterielle Durchblutungsstörungen im Bereich der unteren Extremitäten. Auch die Abgrenzung gegenüber Tumoren des Bauch- und Nierenbereiches kann sich sehr schwierig gestalten.

Die Prognose muß immer noch grundsätzlich ungünstig gestellt werden, wenn auch in weniger hohem Maße als bei den Brustaortenaneurysmen. Nach WRIGHT u. Mitarb. (1956) sind 85—95% der Patienten 5 Jahre nach Feststellung der Erkrankung nicht mehr am Leben, was etwa der Verlaufsprognose beim Carcinom vergleichbar ist. Anstrengende körperliche Arbeit und arterielle Hypertonie verschlechtern die Prognose. Nach SCHERF und BOYD (1955) beträgt die durchschnittliche Überlebenszeit nach der Diagnosestellung 6 bis

12 Monate. Sterben die Kranken nicht an einer interkurrenten Krankheit sondern an dem Aneurysma, so erfolgt dies meist durch Perforation in der geschilderten Weise.

Therapie. Die älteren chirurgischen Verfahren der Drahtung und Elektrokoagulation haben nicht die erwünschten Erfolge gebracht. In letzter Zeit beginnt sich allmählich eine effektivere Therapie abzuzeichnen, basierend auf den beachtlichen Erfolgen der modernen Gefäßchirurgie (WRIGHT u. Mitarb. 1956). Neben der prothetischen Versorgung mit synthetischem Material (Cellophan, Nylon usw.) wurde mit Fascientransplantation (MONAHAN 1944) vielfach Günstiges erreicht. Für Fälle mit schweren destruktiven Veränderungen der Aorta ist die Aortektomie mit nachfolgender Gefäßplastik (Transplantation von tiefgekühlten menschlichen Aorten) das ideale Verfahren. PRATT (1949), DUBOST und DUBOST (1951), hauptsächlich DE BAKEY, COOLEY und CREECH (1955) verfügen über größere Erfahrungen und Erfolge. Die letztgenannte Gruppe hat bereits über 150 Aortenresektionen berichtet, davon 89 auf Grund von Aneurysmen (76 abdominale, 13 thorakale; 61 wegen Verschluß, 10 wegen Isthmusstenosen; 51 wegen Thrombosen der Bauchaorta). Die Operationsletalität der 89 Aneurysmenträger betrug 22% (20 Tote), bei den Thrombosen nur 3% (2 Tote). Außerdem hatten die rupturierten Aneurysmen mit zuletzt 36% Operationsletalität eine bedeutend schlechtere Prognose als die nichtrupturierten Bauchaortenaneurysmen, bei denen DE BAKEY (zitiert nach WRIGHT u. Mitarb. 1956) zuletzt unter 71 Operierten nur 5 verlor (7%). Die Todesfälle waren auch bei Patienten über 60 Jahre mit 32% doppelt so häufig wie bei Patienten unter 60 Jahren (16%), allerdings handelte es sich dabei um die ältere Statistik (DE BAKEY und COOLEY 1953) von 49 Operationen an Bauchaortenaneurysmen. In einer späteren Statistik berichten COOLEY, DE BAKEY und CREECH (1956) über 185 operativ versorgte Bauchaortenaneurysmen mit einer Letalität von 24 innerhalb der ersten postoperativen Woche. Diese bemerkenswert günstige Statistik dürfte beim Aortenaneurysma von anderen Behandlungsmethoden kaum überboten werden (BEERMAN u. Mitarb. 1958). Ein spezielles Problem ist die Beherrschung der nach Lösen der Aortenklemmen mit Abnahme des peripheren Widerstandes und Freiwerden peripherer gefäßerweiternder Substanzen auftretende arterielle Hypotonie; KENYON und COOPER (1956) empfehlen hierfür die Anwendung von arteriellen Staubinden an den Extremitäten, durch die sich eine allmähliche, weniger brüske Widerstandsabnahme erzielen läßt.

Sogar rupturierte Bauchaortenaneurysmen haben nach neuesten Ergebnissen (s. oben) Chancen, mit dem Leben zunächst davonzukommen.

γγ) Intramurales Aortenhämatom.

(Aneurysma dissecans aortae.)

Die in der pathologischen Anatomie übliche Bezeichnung „Aneurysma dissecans aortae“ (LAENNEC 1819) wird dem bereits von MORGAGNI (1761) beschriebenen Krankheitsbild nicht gerecht. Es handelt sich nämlich um eine Aufspaltung der Aortenwand im Längsverlauf des Gefäßes, also um ein Hämatom in der Media, das größere Teile der Circumferenz und beträchtliche Längsausdehnungen der Aorta umfassen kann und zur Progredienz neigt. Dagegen erscheint der Begriff Aneurysma in diesem Zusammenhang fehl am Platze. Wir verwenden daher die Bezeichnung „intramurales Aortenhämatom“ oder „progressives intramurales Aortenhämatom“ für entsprechende klinische Bilder. Durch Zusammenarbeit von klinischer und pathologisch-anatomischer Seite konnte der Zusammenhang zwischen klinischen Symptomen und den zugrunde liegenden geweblichen Vorgängen so weit abgeklärt werden, daß die Diagnose aus der Kenntnis der Symptomatologie möglich ist.

Vorkommen. Obduktionsstatistiken zufolge kann unter 400—500 Sektionen ein Fall von progressivem intramuralem Aortenhämatom erwartet werden. SCHERF und BOYD (1955) zitierten 12 Fälle aus 3129 Obduktionen. Im Material von LODWICK (1953) wird sogar auf 212 Sektionen 1 Fall errechnet. MOTE und CARR (1942) fanden unter 5339 Obduktionen (ohne gewaltsame traumatische Todesursache) in 1,1% intramurale Aortenhämatome. HALPERT und BROWN (1955) sahen unter 1393 Obduktionen 12 Fälle von intramuralem Aortenhämatom, also etwas weniger als 1%. In einer Stadt von 20000 Einwohnern konnten GALBRAITH und NORMAN (1954) innerhalb eines Jahres 3 Fälle beobachten. Die Häufigkeit der Krankheit scheint in den letzten Jahrzehnten angestiegen zu sein, wobei allerdings noch nicht abzuschätzen ist, inwieweit diese Zunahme auf verbesserte anatomische Diagnostik zurückzuführen ist. An der Mayo-Klinik beschrieb KIRKPATRICK (1949) bis zum Jahre 1948 insgesamt 22 Fälle, BURCHELL (1955) in den nächsten 7 Jahren weitere 18 Fälle. Am Massachussetts-General-Hospital überblickten GLENDY, CASTLEMAN und WHITE (1937) bislang 21 Fälle; DAVID, MCPEAK, VIVAS-SALAS und WHITE (1947) weitere 17 Fälle. BAER und GOLDBURGH (1948) konnten 44 eigene Fälle, PORCHET-BRAUCHLI (1956) 24 eigene Fälle mitteilen. In Sammelstatistiken wurden von PEACOCK (1863) bereits über 80 Fälle, von BOSTROEM (1888) 177, von SHENNAN (1934) etwa 300 Fälle besprochen. SCHNITKER und BAYER (1944) erwähnen 580 Fälle; davon waren 31 jünger als 20 Jahre, 141 unter 40 Jahren; unter den 580 Fällen befanden sich 49 Frauen, davon 24 in der Gravidität.

Wenn auch grundsätzlich keine Altersstufe verschont bleibt — unter den Beobachtungen finden sich ein 14 Monate altes Kind und eine 100 Jahre alte Frau — scheint das Krankheitsbild vorzugsweise im höheren Alter aufzutreten. ALLEN, BARKER und HINES (1955) geben als mittleres Erkrankungsalter 60 Jahre, SCHERF und BOYD (1955) 40—60 Jahre an.

Männer scheinen häufiger betroffen zu sein als Frauen.

Morphologie und Pathogenese. Von BURCHELL (1955) wird die Tatsache hervorgehoben, daß die Aorta, die normalerweise einem intraluminalen Druck von 3000 mm Hg gewachsen ist, in ihrer Längsrichtung überraschend leicht aufzuspalten ist (KLOTZ 1918). Man kann das Krankheitsbild überhaupt nur so erklären, daß schwere Mediaschäden zur intramuralen Hämatombildung führen. Allerdings konnte festgestellt werden, daß die Lues trotz ihres selektiven Befalls der Aortenmedia keine wesentliche Rolle beim Zustandekommen des Krankheitsbildes spielt (KLOTZ und SIMPSON 1932; BURCHELL 1955). Dagegen soll nach ALLEN, BARKER und HINES (1955) das kombinierte Vorkommen von Syphilis und Arteriosklerose an der Aorta dem Auftreten von Wandhämatomen Vorschub leisten.

Rein morphologisch unterscheidet SHENNAN (1934) einen akut auftretenden Zustand von Aortenhämatom mit sackartiger oder schnittartiger Dissektion (Typ I) sowie einen langsamer zur Entwicklung kommenden Typ mit partieller Obliteration und Endothelialisierung (Typ II).

Die Entstehung der Aortenhämatome als Folge primärer Blutungen aus den Vasa aortae in die äußeren Mediaschichten würde zunächst nur einen pathogenetischen Faktor berücksichtigen. Ein weiterer wäre darin zu sehen, daß besonders bei Aorten mit tiefen, bis in die Media reichenden sklerotischen Geschwüren ein Eindringen von Blutmassen vom Lumen her bis in die äußeren Mediaschichten möglich ist. Hinzu käme die ständige pulsatorische Beanspruchung der Aortenwand. Daß der erstgenannte Faktor (Blutungen aus den

Vasa aortae) tatsächlich besteht, wird durch anatomische Beobachtungen belegt, bei denen Intimadefekte vermißt wurden (BURCHELL 1955). Als Prädilektionsstellen für Aortenrisse gelten die vermehrt mechanisch beanspruchten äußeren Aortenbogenanteile, insbesondere im Ascendensbereich 2—4 cm peripher der Aortenklappen (dort meist querverlaufende Risse), sowie im Descendensbereich in Höhe des Aortenisthmus (dort meist längsverlaufende Aortenrisse) (GORE u. SIEWERT 1952). Als Ursachen hierfür werden Beziehungen zu Nachbargefäßen, ungleichmäßige hämodynamische Belastung sowie ungleichmäßiger feingeweblicher Bau angegeben (v. RINDFLEISCH 1893; LÖFFLER 1918; SHENNAN 1934). Auffällig ist das gehäufte Vorkommen von Aortenhämatomen bei Isthmusstenosen, sowohl proximal wie distal derselben. Die Auseinanderdrängung der Mediaschichten von der Einrißstelle aus kann sich herz- oder peripherwärts ausbreiten; letzteres ist häufiger. In typischen Fällen können $^1/_3$ bis $^2/_3$ der Aortencircumferenz in die Veränderung einbezogen werden. Die in dem betroffenen Bereich aus der Aorta abzweigenden Arterien bleiben manchmal noch mit dem ursprünglichen Lumen in Verbindung. Häufig kommt es aber zur Abtrennung des Gefäßes an der Abgangsstelle, nicht nur bei kleineren Arterien (Arteriae intercostales) sondern auch bei den großen von der Aorta abzweigenden Hauptarterien. Hierdurch sind die äußerst dramatischen klinischen Verläufe zu erklären. Nach peripherwärts kann sich die Mediaabspaltung bis in die Becken- und Beingefäße fortsetzen. An den verschiedensten Stellen kann ein retrograder Einbruch des Hämatoms ins ursprüngliche Gefäßlumen erfolgen, was eine Art von funktioneller Kompensation herbeiführt. Die neue vom Aortenhämatom gebildete Gefäßwand (bestehend aus den Begrenzungen des Aortenhämatoms) kann von Endothel ausgekleidet werden und als sog. „doppelläufige Aorta" fungieren. Falls in größerer Ausdehnung die totale Aortencircumferenz disseziert ist, kann der innere Teil des Gefäßes nach Art eines Embolus durch den Blutstrom nach peripher getrieben werden. Die wichtigsten Komplikationen der Aortenhämatome sind Verschluß großer Aortenäste, Perforation nach außen (mitunter in die Sinus aortae, ins Perikard, ins Mediastinum, in die Pleura; letzteres besonders häufig links, sowie ins Abdomen oder ins retroperitoneale Gewebe: BURCHELL 1955). Aorteneinrisse werden in 50% der Fälle an der Aorta ascendens, in 30% am Aortenbogen und in 20% an der Aorta descendens gefunden. Die dabei entstehenden Hämatome sind häufig über längere Abschnitte lokalisiert. Die Aorta ascendens war in 70%, der Aortenbogen in 90% und die Aorta descendens in 80% der Fälle beteiligt. Bei dieser Zusammenstellung von 22 Beobachtungen erwähnt BURCHELL (1955) auch die Einbeziehung abzweigender Aortenäste: die rechte und linke Coronararterie waren je 2mal, der Truncus brachiocephalicus 5mal, die A. carotis sinistra 6mal, die A. subclavia sinistra 7mal, die A. coeliaca und mesenterica cranialis je 2mal, die A. renalis sinistra 9mal, die A. renalis dextra 2mal, die A. ilica sinistra 12mal und die A. ilica dextra 9mal in den Prozeß einbezogen. Deutlich wird hieraus eine häufigere Erkrankung der linksseitigen Körperarterien ersichtlich, was wohl durch die exzentrische Position am Aortenbogen mit der entsprechend gesteigerten Belastung erklärt werden muß.

Ätiologie. Zusammenhänge mit der idiopathischen cystischen Medianekrose (GSELL 1928; ERDHEIM 1929/30) werden als wahrscheinlich angesehen. Auch die sog. Mediadegeneration junger Menschen (GORE 1953), deren Ätiologie ungeklärt ist, wird ätiologisch diskutiert. Auf Grund von 4 Beobachtungen, bei denen ein kombiniertes Aortenklappenvitium, ein Aneurysma der Aorta ascendens und cystische Medianekrosen gleichzeitig vorhanden waren, nehmen MCKUSICK u. Mitarb. (1957) an, die cystische Medianekrose der Aorta sei eine unspezifische Folgeerscheinung einer hämodynamischen Belastung der Aorta. Unterschiedlich beurteilt wird die Rolle der Arteriosklerose. SHENNAN (1934) konnte unter 218 Fällen von Aortenhämatomen nur in 2,5% einen Ausgang von arteriosklerotischen Herden wahrscheinlich machen. ALLEN, BARKER und HINES (1955) messen jedoch solchen Herden, namentlich wenn sie mit syphilitischen Mediaveränderungen zusammentreffen, pathogenetische Bedeutung bei. WILLIUS und CRAGG (1941) schließen aus solchen Kombinationen auf eine erhöhte Wahrscheinlichkeit für Mediablutungen aus den Vasa aortae.

Ein unbestritten begünstigendes Moment für das Auftreten von Aortenhämatomen ist ein höherer Grad von arterieller Hypertonie (HALPERT u. BROWN 1955), worauf schon LÖFFLER (1918) hinwies. Nach ALLEN, BARKER und HINES (1955) ließen sich bei 49—60% der Patienten mit Aortenhämatomen arterielle Hypertonien nachweisen. Gleiche Beobachtungen machte BURCHELL (1955) bei Patienten jüngeren Alters mit Aortenhämatomen. Neben der permanenten Blutdrucksteigerung, besonders der mit Retinitis angiospastica einhergehenden Form, scheint auch passageren Blutdrucküberhöhungen, sei es auf emotioneller Basis (PEACOCK 1863) oder durch körperliche Anstrengung (15% der 77 Fälle von CHERRY und CHERRY 1941), eine Bedeutung zuzukommen. Der Faktor der Hypertonie dürfte auch bei Fällen von Aortenhämatomen in Kombination mit Isthmusstenosen wesentlich sein. Bei 10% aller an unbehandelter Isthmusstenose verstorbenen Patienten von BURCHELL (1955) wurden autoptisch Aortenhämatome als Todesursache nachgewiesen. Allerdings ist der Hochdruck der kranialen Körperbereiche nur für solche Fälle von Aortenhämatomen bei Isthmusstenose zu diskutieren, in denen das Hämatom herzwärts der Stenose liegt. Für den Rest der Fälle sind entwicklungsbedingte Besonderheiten der Gefäßstruktur anzunehmen, vor allem cystische Medianekrosen (BROUSTET u. Mitarb. 1955).

Für die Bedeutung erbmäßig verankerter Faktoren spricht das Vorkommen von Aortenhämatomen beim Marfan-Syndrom (SIEGENTHALER 1956; McKUSICK 1955; GONIN u. Mitarb. 1958; VAN BUCHEM 1959). WHITTAKER und SHEEHAN (1954) kamen zur Annahme lokalisierter „abiotrophischer" Züge innerhalb einer Familie, in der gehäuft Marfan-Syndrome auftraten, die davon nicht betroffenen Familienmitglieder hingegen zu Aortenhämatom und Aortenruptur neigten. Auch auf Zusammenhänge zwischen Marfan-Syndrom, Trichterbrustbildung und Aneurysma falsum wurde aufmerksam gemacht (BURCHELL 1955).

Auf Grund von 49 Beobachtungen von Fällen mit Aortenhämatomen und Aortenrupturen, wovon in 24 Fällen eine Gravidität vorlag, kommen SCHNITKER und BAYER (1944) zur Annahme, daß Schwangerschaft ein prädisponierender Faktor für degenerative Aortenveränderungen sei, inbegriffen Medianekrose und Mediadissektion. FURMAN u. Mitarb. (1952) fanden in der Literatur unter 43 Fällen von Isthmusstenose mit Gravidität nur in 4 Fällen tödliche intramurale Aortenhämatome mit kurzfristigem Verlauf. Ihrer Ansicht nach wird durch die Schwangerschaft in Fällen von angeborener Aortenanomalie das Auftreten intramuraler Hämatome begünstigt.

Die ätiologische Rolle der Aortensyphilis wird von KLOTZ (1918) sowie ALLEN, BARKER und HINES (1955) gering bewertet. Umstritten war der von WEISS (1935) beschriebene Fall eines großen sackförmigen Aortenaneurysmas mit Aortenhämatom; BURCHELL (1955) nimmt wegen Fehlens syphilitischer Veränderungen in den dissezierten Gefäßbereichen hierbei an, daß trotz positiver Seroreaktionen kein syphilitisches Aneurysma vorlag, zumal sich das Aortenhämatom an einer Stelle befand, die typisch für traumatische Aneurysmen ist, und außerdem die Aorta ascendens frei von syphilitischen Veränderungen war. Seltener wurde bisher die Genese von Aortenhämatomen auf der Basis von mykotischen Aneurysmen mitgeteilt (BARTOL u. Mitarb. 1943). Wohl zu wenig berücksichtigt wurde bisher die Riesenzellenarteriitis, die bekanntlich starke Mediaveränderungen hinterlassen kann. Ein derartiger Fall wurde von McMillan (1950) [granulomatöse Aortitis] mitgeteilt.

Unter den mechanischen Faktoren spielen neben dem erhöhten intravasalen Blutdruck traumatische Einwirkungen die Hauptrolle; vor allem plötzliche Bremsungen durch Aufprall, Stauchungen und Thoraxkompressionen sind als auslösende Faktoren von Bedeutung. Gesicherte Beobachtungen beschränken sich allerdings auf Aneurysmata falsa und auf komplette Aortenrupturen. Burchell (1955) beobachtete bei einem Patienten ein Aortenhämatom 6 Monate nach Autounfall und hält einen Zusammenhang damit für wahrscheinlich. Sportunfälle müssen individuell nach sorgfältiger Prüfung hinsichtlich ihrer Ätiologie beurteilt werden. Eiseman und Rainer (1958) empfehlen nach Ablauf von 4 Wochen bei allen Fällen von schweren Thoraxtraumen Röntgenuntersuchungen; für den Fall, daß nach längerem Intervall ein Aneurysma festgestellt wird, sind Kontrollen im Abstand von 6 Monaten ratsam.

Diskutiert wurde ferner die Bedeutung der pulsatorischen Schwankungen des arteriellen Blutdrucks, dessen Wirkung mit einem Valsalva-Versuch verglichen wurde (Burchell 1955). Insbesondere wurden Schädigungen durch ziehende, dehnende und scherende Kräfte erörtert.

Kountz und Hempelmann (1940) beobachteten bei drei hypertonischen Patienten nach Thyreoidektomie das Auftreten von Aortenhämatomen, das im Zusammenhang mit Schilddrüsenunterfunktion und Atherogenese beachtlich erscheint. Bestätigungen dieser Befunde von anderer Seite stehen noch aus. Beaven und Murphy (1956) sahen bei 44 Hypertonikern 9mal Aortenhämatome auftreten, davon bei 6 Patienten mit maligner Hypertonie. Das Ereignis trat jeweils nach Behandlung mit Methonium und Pentolinium ein, wobei eine spezifisch-biotoxische Wirkung ähnlich wie bei Tyramin (Duff 1939) diskutiert wurde. Tierexperimentell konnten an Ratten durch Fütterung mit Aminonitril (Wawzonek u. Mitarb. 1955) sowie mit der Wickensorte Lathyrus odoratus (Bachhuber und Lalich 1954) Aortenhämatome und Aortenrupturen erzeugt werden, wobei ebenfalls toxische sowie hypoproteinämische Faktoren erwogen werden.

Lopes de Faria (1955) erzeugte am Kaninchen durch ein- oder zweimaligen orthostatischen Kollaps regelmäßig Aortenmedianekrosen, die ausdehnungsmäßig etwa dem Grad und der Dauer der Kollapse entsprachen. Thies (1956) fand bei 50 Obduktionen von prämortal kollabierten Individuen mit erstaunlicher Regelmäßigkeit Nekrosen und Ödeme der Aortenmedia; besonders erwiesen sich die muskulären Elemente dabei verändert. Die beiden letztgenannten Autoren nehmen an, daß die durch Blutdruckabfälle bedingten Ernährungsstörungen der Aortenwand für die Veränderungen bestimmend sind. Ähnliche pathogenetische Faktoren dürften für die Fälle von Medianecrosis aortae nach Verbrennungskollaps (Zinck 1940) und im Histaminkollaps des Hundes (Hueper und Ichniowski (1944) anzunehmen sein. Nach Lopes de Faria (1955) sind Ernährungsstörungen und Durchflutungsschäden auch bei der Medianekrose im Gefolge von Infektionskrankheiten (Wiesel 1906; 1907; Stoerk und Epstein 1920; Jores 1924; Siegmund 1929) sowie bei anderweitigen Zuständen von arteriellem Blutdruckabfall (Meessen 1939; 1944; 1947) anzunehmen.

Durch diese Untersuchungen wird das pathologisch-anatomische Bild der Medianecrosis aortae (Stoerk und Epstein 1920; Gsell 1928; Erdheim 1930), das nach Cellina (1931) nicht selten bei besonders alten Menschen anzutreffen ist und dessen Manifestation an der Aorta ascendens zu Aortenrupturen prädestinieren soll, in instruktiver Weise abgerundet.

Symptomatologie. Katamnestische Erhebungen an Patienten mit Aortenhämatomen sowie die Durchsicht von Krankengeschichten (PORCHET-BRAUCHLI 1956) lassen erkennen, daß bei etwa 60% der Kranken Symptome von Stenokardie, allgemeiner Unpäßlichkeit und Hypertonie angegeben wurden.

Die klinischen Erscheinungen des intramuralen progressiven Aortenhämatoms entwickeln sich dann innerhalb kurzer Zeit so alarmierend, daß ihnen direkte diagnostische Hinweise zu entnehmen sind.

Das häufigste Direktsymptom ist ein sehr heftiger Schmerz, der nur in einer Minderzahl von Fällen bis zu 40% (nach PORCHET-BRAUCHLI 1956 sowie nach BAER 1954) fehlt. Dabei wird diskutiert, ob die Schmerzfreiheit mancher Patienten nicht durch vorher eingetretene Hirnarterienverschlüsse verursacht ist. Die Schmerzen sind exorbitant heftig, schneidend oder reißend unablässig andauernd. Örtlich breiten sie sich meist von der ersten bis zur sechsten Rippe, nicht selten auch im Bereich von Hals und Schädel, Ohr und Gesicht aus, häufig auch im Abdomen (RUKSTINANT 1955), sowie in Becken und Femoralbereich, oft auch in Rücken- und Lumbalbereich (WEAVER 1956). Es kommt zu Schweißausbruch und klinischen Zeichen von Schock. Der Blutdruck kann initial abfallen, jedoch mitunter erheblich ansteigen, etwa auf Werte von 250 mm Hg, was in diesem Ausmaß differentialdiagnostisch gegenüber dem Myokardinfarkt ins Gewicht fällt. Typische Stenokardien werden vom Patienten meist nicht angegeben, wenn auch eine Angina pectoris und ein Myokardinfarkt während der Entwicklung von Aortenhämatomen nicht selten ist (BURCHELL 1955). In den Anfangsstadien finden sich beim Aortenhämatom häufig auch Übelkeit, Erbrechen, Stuhldrang, Schweißausbrüche bei kalten Extremitäten und andere Zeichen stärkster Vagusreizung.

Die klinische Untersuchung hat sich um die Erfassung objektiver Befunde, wie Blutdruckdifferenzen im Bereich der Extremitäten (PORCHET-BRAUCHLI 1956 u. a.), permanente oder transitorische Doppelgeräusche über der Aorta, Auftreten von Heiserkeit infolge Recurrensparesen, Horner-Syndrome sowie örtliche Ischämien im Bereiche von Kopf, Extremitäten, Nieren und Abdominalorganen zu bemühen. Dabei werden von seiten des Zentralnervensystems Hemi- und Paraplegien, von seiten der Extremitäten Pulslosigkeit und arterielle Thrombosen, von seiten der Nieren Zustände von Anurie, von seiten der Abdominalorgane akute Syndrome, die zum paralytischen Ileus führen, beobachtet. Übersteht der Patient die dramatischen Initial- und Progressionsphasen der Hämatomentwicklung, so pflegen danach Fieber, Leukocytose bis 30000 und akute blutungsbedingte Hypovolämien aufzutreten. Derartige Hypovolämien lassen sich in der ersten Phase durch einfache Untersuchungen von Hämoglobin, Hämatokrit und Erythrocytenzahlen nicht feststellen, sondern nur durch Blutmengenbestimmungen (WOLLHEIM und SCHNEIDER 1954). Erst später stellt sich mit Einstrom von Flüssigkeit in den Kreislauf die posthämorrhagische Hämodilution ein, die auch in den relativen Blutbildwerten deutlich wird. Mediastinale Blutungen können sich gelegentlich durch Ekchymosen an der oberen Thoraxapertur und im angrenzenden Halsbereich äußern. Direkte Einbrüche in die Lunge mit Hämoptysen kommen vor (3 von 9 Fällen von GALBRAITH und NORMAN 1954; Fall 6 von PORCHET-BRAUCHLI 1956). Bei Verschluß des Truncus brachiocephalicus oder der A. carotis communis sinistra können neben Hemiplegien auch kontralaterale Hemiplegien mit homolateraler Blindheit zustande kommen. Eventuell kommt es zu paraplegischen Erscheinungen im Armbereich als Folge von Arterienverschlüssen (Arteriae intercostales). MOERSCH und SAYRE (1950) beobachteten passagere Paraplegie in einem Falle, bei dem durch ein intramurales Mediahämatom der Aorta die Intercostalarterien zunächst komprimiert, später nach Abhebung des Intercostalostium von der Intima der Aorta aber wieder durchgängig wurden. Die relative Seltenheit von Rückenmarksischämien dürfte eine Folge davon sein, daß vielfach nur die linke Seite betroffen ist, wobei die rechtsseitigen Arteriae intercostales durchgängig bleiben. In gleicher Weise ist der Befall von Niere und Hoden links durch die überwiegend linksseitige Lokalisation mit Einbeziehung der linken A. renalis und A. spermatica erklärbar. Hämaturie kann auf Niereninfarkte hinweisen (Porchet-Brauchli 1956). Im Falle von Hanser (1926) kam es unter mechanischer Rückstauung eines retromediastinalen Hämatoms zur Hämoglobinurie über das Nierenbecken ohne Beteiligung des Nierenparenchyms. Wird die Nierendurchblutung durch Aortenhämatom ausgeschaltet, können renale Hypertonien auftreten. Ob in anderen Fällen die mitunter sehr hohen

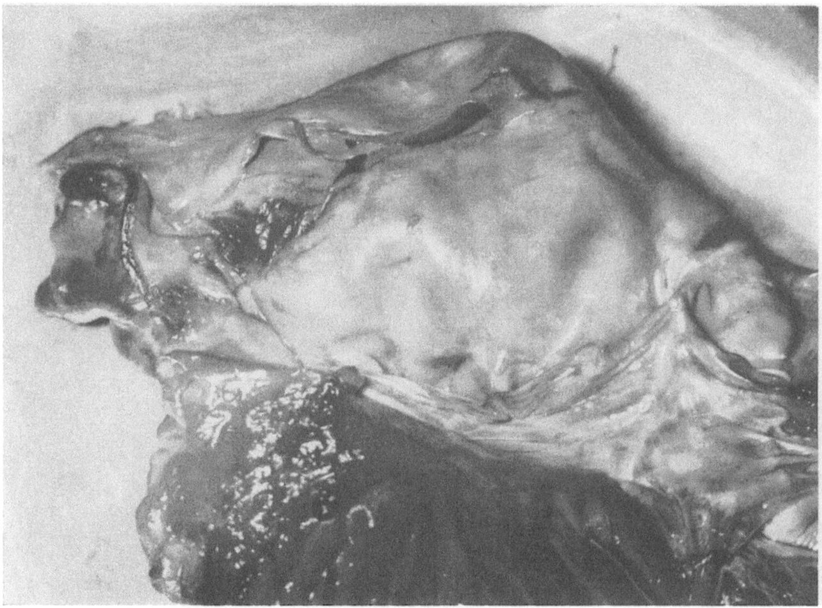

Abb. 67. Intramurales Aortenhämatom bei 60jähriger Patientin (Med. Univ.-Klinik Würzburg, Path. Institut der Univ. Würzburg, Privatdozent Dr. Dhom).

Blutdruckwerte als Entzügelungshypertonien — besonders bei Tachykardie — durch den Verschluß der Carotiden zu erklären sind, läßt sich nicht generell entscheiden. Auch auf der Basis der Hirnischämie wäre die Entwicklung einer Hypertonie vorstellbar. Kommt es bei progressivem Aortenhämatom zum Abriß der Aorta vom Herzen, so kann sich die Aortenklappe bei jeder Diastole gleichsam in den Ventrikel hineinstülpen (Klotz und Simpson 1932). Dieser Vorgang erklärt das doppelte Aortengeräusch. Abweichend davon nehmen Resnik und Keeffer (1925) an, daß durch Einströmen und Ausströmen aus dem Hämatom diese Schallphänomene zustande kommen, ebenso Nissim (1946). Einsickern kleiner Blutmengen in den Perikardialsack führt zum Hämoperikard — elektrokardiographisch sah Wuhrmann (1940) Hinweise auf Perikarditis im Stadium I —, Eindringen von großen Blutmengen zur Herztamponade (Burchell 1955).

In einem selbst beobachteten Fall erkrankte eine 60jährige Frau am Morgen vor der Klinikeinlieferung plötzlich mit schweren Brustschmerzen, Schweißausbruch und Schüttelfrost. Der vermutete Myokardinfarkt konnte klinisch nicht sichergestellt werden. Es entwickelte sich eine Aortenklappeninsuffizienz bei einem arteriellen Blutdruck von 140/70 mm Hg sowie eine Leukocytose von 11000. Am folgenden Tage kam die Patientin nach 2maligem akutem Kollaps unter den Zeichen rechtsseitiger Hemispastik an einer Herztamponade ad exitum. Bei der Autopsie (Path. Institut der Universität Würzburg: Privatdozent Dr. Dhom) wurde ein Hämoperikard bei Perforation eines intramuralen Aortenhämatoms in den Herzbeutel gefunden, die sich auf der Basis einer idiopathischen Medianekrose entwickelt hatte (vgl. Abb. 67).

Durchbrüche in die Pleura sowie ins retroperitoneale Gewebe sind bekannt (Rukstinant 1955). In einem Drittel der Beobachtungen von Galbraith und Norman (1954) wurde infolge von Mesenterialarterienbeteiligung, vielleicht auch wesentlich auf der Basis von Hämatombildungen, eine Hyperbilirubinämie

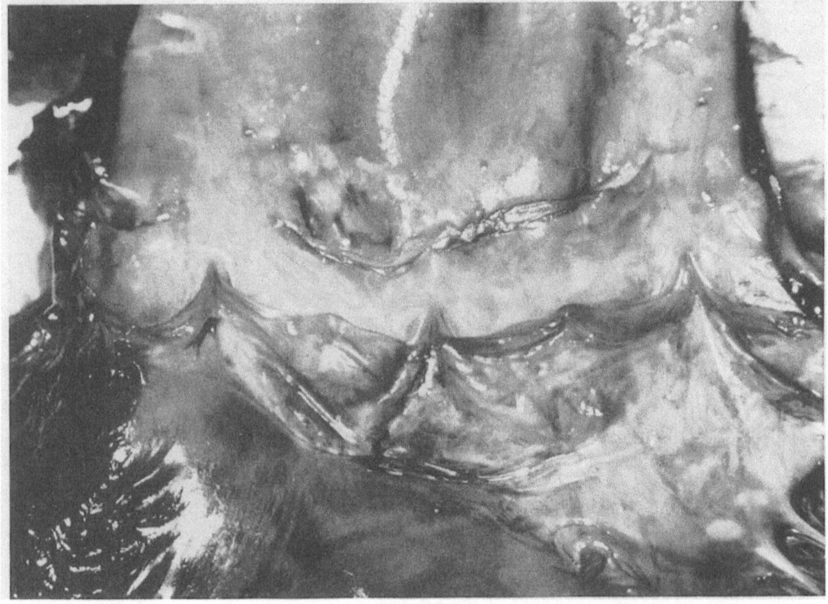

Abb. 68. Intramurales Aortenhämatom bei 56jährigem Patienten (Med. Univ.-Klinik Würzburg, Path. Institut der Univ. Würzburg, Privatdozent Dr. Cain).

beobachtet. Lodwick (1953) weist besonders auf die tiefsitzenden Bauchaortenaneurysmen mit Verschluß einer oder beider Arteriae ilicae communes hin. Verschwinden und Wiederkehr der Beinarterienpulse lassen sich unter Umständen durch Wiedereinbruch eines Aortenhämatoms ins ursprüngliche Lumen erklären.

In einem weiteren selbstbeobachteten Falle wurde ein 56jähriger Mann (in den letzten 5 Jahren hatte er insgesamt 5 Autounfälle nach Angaben der Angehörigen) nach vorübergehenden Brustschmerzen unter der Diagnose eines Beinarterienverschlusses in die Klinik eingewiesen. Die Beindurchblutung kam im Laufe der folgenden Stunden wieder spontan in Gang und der Kranke konnte am nächsten Morgen, 8 Std nach Klinikaufnahme, beschwerdefrei sein Frühstück einnehmen. Eine Stunde später perakuter Exitus an Herztamponade. Bei der Obduktion (Pathologisches Institut der Universität Würzburg, Privatdozent Dr. Cain) fand sich unmittelbar distal der Aortenklappen ein 3,5 cm langer, quer zur Aortenlängsachse verlaufender Einriß mit Perforation in den Herzbeutel und Hämoperikard. Bei histologischer Untersuchung kein sicherer Anhalt für idiopathische Medianekrose. Die Aortendissektion reichte peripherwärts von der

Einrißstelle bis in die linke A. ilica communis, wo ein Wiedereinbruch in das Aortenlumen erfolgt war. Hierdurch war auch die Wiederherstellung der Beindurchblutung erklärlich. Die Perforation des Aorteneinrisses ins Perikard hatte dann unmittelbar zum Tode geführt (vgl. Abb. 68).

Bei Schmerzerscheinungen im Inguinalbereich ist vor Verwechslung mit Hernien zu warnen.

Diagnose und Differentialdiagnose. Baer und Goldburgh (1948) konnten bei einem Viertel ihrer 44 Patienten die Diagnose des Aortenhämatoms klinisch stellen.

Wenn sich bei Patienten in schlechtestem klinischem Allgemeinzustand Hinweise auf perakut auftretende Schmerzen ergeben, die im Bereich des Aortenverlaufes fortschreiten, sollte an Aortenhämatom gedacht werden. Angaben über exzessive Hypertonien, Seitendifferenzen des Blutdrucks oder Pulslosigkeit, röntgenologische Hinweise auf Aortendilatation, perkutorischer Nachweis von Verbreiterung der Gefäßdämpfung im oberen Mediastinum, stellen positive Zeichen für das Krankheitsbild dar. Als typische Komplikationen gelten linksseitiger Hämothorax, akute Abdominalerscheinungen, Hemi- oder Paraplegien, akute Oligurien ohne sonstige Erklärung. Angiokardiographische Untersuchungen sowie Aortographien kommen angesichts des perakuten Krankheitsverlaufes kaum in Frage. Auch eingehende Röntgendiagnostik wird meist erst nach Überstehen der Initialphase möglich sein.

Die Unterscheidung vom Myokardinfarkt wird dadurch ermöglicht, daß Infarktzeichen im EKG bei Freibleiben der Coronararterienabgänge fehlen. Ist, wie im Falle von Levinson u. Mitarb. (1950) ein Hinterwandinfarkt vorhanden, stellt sich die Aufgabe der diagnostischen Abgrenzung gegenüber Lungenembolien; weitere Symptome von seiten des Aortenhämatoms ermöglichen die Unterscheidung. Die Einbeziehung der Coronarabgänge in das Aortenhämatom wird, sofern sie vorkommt, kaum nennenswerte Zeit überlebt. Ein weiteres Kriterium ist das nach Myokardinfarkten häufigere Absinken des Blutdrucks gegenüber dem oft rapiden Blutdruckanstieg beim Aortenhämatom (s. oben).

Die Plötzlichkeit der klinischen Abläufe könnte auch zur Verwechslung mit Herzrupturen führen, bei denen allerdings die Anamnese auf einen vorausgegangenen Myokardinfarkt hinweist.

Die typischen schweren akuten Bauchschmerzen legen die Differentialdiagnose mit thromboembolischen Baucharterienprozessen nahe, ferner mit akuten Pankreatitiden und Niereninfarkten. Auch neurologische Krankheiten müssen angesichts der manchmal bizarren Schmerzsensationen im Bereich von Abdomen und Rücken erwogen werden. Einen seltenen Fall mit akuter Paraplegie teilt Burchell (1955) mit; dabei wurde wegen fehlender Schmerzen ursprünglich eine Thrombose der Spinalarterien angenommen; bei einer späteren Isthmusstenosenoperation wurde dann das Aortenhämatom gefunden.

Auf das Aortenbogensyndrom sowie auf das Syndrom des Verschlusses der Bauchaorta und ihrer Abzweigungen wurde im Abschnitt „arterielle Thrombosen" (S. 375 und S. 371) hingewiesen.

Mitunter wird die Diagnose von Aortenhämatomen irrtümlich gestellt, etwa bei Hämatomyelie (Brandenburg und Sayre, zitiert nach Burchell 1955) oder bei multiplen Embolien. Ausschlaggebend kann in derartigen Fällen der Nachweis des stark ausgeprägten Aortengeräusches sein. Auf die Unterscheidung gegenüber Hernien im Inguinal- und Femoralbereich wurde hingewiesen.

Verlauf und Prognose. Etwa ein Drittel der Patienten stirbt in den ersten Stunden; die Hälfte überlebt den ersten Tag nicht. Nach Shennan (1934) überlebten 58% der Patienten den ersten Tag der klinischen Erscheinungen, 26% den zweiten Tag und nur 7% die erste Woche. Überlebenszeiten zwischen 2 und 30 Jahren stellen Raritäten dar. Manchmal kommt es, nachdem die Patienten aus der Klinik entlassen sind, zu akut tödlichen Rezidiven und zu schubweisen Verschlechterungen. Nach PEACOCK (1863) soll die Überlebenszeit vom Beginn der Erkrankungen an etwa proportional der Entfernung des Primäreinrisses von der Aortenklappe sein. MOERSCH und SAYRE (1950) konnten allerdings einen Fall mit Paraplegie beobachten, der 5 Monate überlebte.

Erholt sich der Patient von der ersten akuten Phase, so kann es in der Folgezeit (25% der Fälle) immer noch zur Ruptur oder zur tödlich verlaufenden Herzinsuffizienz kommen (PEERY 1942; LEVINE u. Mitarb. 1951). HALPERT und BROWN (1955) sahen in 12 Fällen 5mal Ausgang mit Perikardblutung, 2mal mit Pleurablutung.

Therapie. Häufig verhindert der perakute Verlauf des progressiven Aortenhämatoms alle therapeutischen Schritte. Früher konnte außer einer Palliativbehandlung, die sich auf Gaben von Narkotica beschränkte, bei Aortenhämatomen nichts unternommen werden.

Bereits bei den ersten Erscheinungen stellen sich jedoch verschiedene therapeutische Probleme. Hypertonien erfordern eine wirksame antihypertonische Behandlung, unter Umständen mit Reserpin 1—5 mg i.v., Veratrumalkaloiden, Hydrochlorothiazid oder Ganglienblockern u. a. Nach PEERY (1942), LEVINE u. Mitarb. (1951), PORCHET-BRAUCHLI (1956) soll die Hälfte der Patienten an Herzinsuffizienz zugrunde gehen. PYCKE (1953) behandelte erfolgreich mit Hexamethonium. Die Anwendung von Antikoagulantien, wie z. B. in dem von BRUMFITT (1954) mitgeteilten Fall, ist mit Rücksicht auf den zugrunde liegenden Prozeß im allgemeinen absolut kontraindiziert.

Spätfolgen der Aortenhämatome können in Ausnahmefällen operativ behandelt werden. So berichteten GURIN u. Mitarb. (1935) über einen Fall mit operativer Wiedereinschaltung einer durch Aortenhämatom obturierten A. femoralis.

Die notfallchirurgische Behandlung der Aortenhämatome steht noch in den Anfangsstadien. Nach dem Vorgang von PAULLIN und JAMES (1948) konnte ABBOTT (1949) bei 2 Patienten durch Abdeckung des betroffenen Aortensegmentes eine mehr als zweijährige Überlebenszeit erreichen. Auf die Möglichkeiten der Aortentransplantation nach vorheriger Resektion wurde bereits an Hand der Aneurysmentherapie hingewiesen. Nach DE BAKEY u. Mitarb. (1955) haben jedoch rupturierte Aortenprozesse eine doppelt so hohe Letalität wie nichtrupturierte. In 4 von 6 Fällen konnten DE BAKEY u. Mitarb. (1955) eine Plastik von intramuralen Aortenhämatomen erfolgreich durchführen.

β) Arterielle Aneurysmen der kranialen Körperbereiche.

Die Aneurysmen des kranialen Körperbereiches sind seltener als die im Strömungsgebiet der Bauchaorta und distal davon. Ihre Entstehung ist am häufigsten traumatisch, seltener durch mykotische oder nekrotisierende Arteriitiden, relativ selten auch durch Arteriosklerose bedingt. Als Prädilektionsstellen gelten A. subclavia, A. axillaris und A. brachialis. Im Bereich der Kopfarterien werden Aneurysmen seltener gefunden, obwohl bei älteren Patienten mit Hypertonie und Arteriosklerose häufig elongierte und gewundene Carotiden beobachtet werden, die mitunter schwer von Aneurysmen unterscheidbar sind („gebuckelte Carotis"; BROWN und ROWNTREE 1925).

Aneurysmen des *Truncus brachiocephalicus* (A. anonyma; GASBARRINI 1950) verursachen klinische Erscheinungen in der Nähe des rechten Sternoclaviculargelenkes, wie örtliche Schmerzen, Palpitationen, Entwicklung eines palpablen pulsierenden Gebildes, mitunter Schwirren. Als Komplikation kann Jugularvenenstenose mit Ödem der rechtsseitigen Gesichts- und Halsanteile auftreten. Die distal des Aneurysmas gelegenen Carotis- und Brachialispulse sind vermindert, der Blut- und Pulsdruck dieser Bereiche herabgesetzt. Die Röntgenuntersuchung ergibt ein schattendichtes Gebilde an entsprechender Stelle. Nicht immer lassen sich Kaliberschwankungen nachweisen. Differentialdiagnostisch ist eine Aortenelongation mit hohem Abgang des Truncus brachiocephalicus zu erwägen.

Aneurysmen der *A. subclavia* wurden — 2 Fälle — von Imler, Hayne und Stovell (1951) mitgeteilt. Meist dürften allerdings derartige Aneurysmen an der Subclavia (Temple 1950) und der Axillaris (de Takats und Lary 1955) traumatisch entstanden sein, gelegentlich auch auf der Basis mykotischer Arteriitiden. Dies gilt auch für die Aneurysmen der A. occipitalis (Kappis 1903), die nach Jores (1924) Orangengröße erreichen können, sowie für jene der A. temporalis (Manz 1898; Pupovac 1907; Smith 1949).

Auch für die extrakranialen Aneurysmen der *A. carotis* ist in der Regel eine traumatische oder mykotische Genese anzunehmen. Moser (1911) beschrieb ein solches Aneurysma von Hühnereigröße, Werner (1902) eines mit Verkalkung. Ein wahrscheinlich mykotisches Aneurysma bei Cholangitis lenta wurde von Braun (1951) beschrieben. Kunos u. Mitarb. (1952) beobachteten einen 57jährigen Patienten mit Aneurysma der A. carotis communis dextra mit hypersensitivem Carotis sinus-Syndrom vom vagokardialen Typ, das durch periarterielle Sympathektomie erfolgreich behandelt wurde. Schwierig ist mitunter die Diagnose von Aneurysmen der A. vertebralis (Krey 1891; Smoljak 1950); ohne Vertebralisarteriographie ist sie wohl kaum mit Sicherheit zu stellen.

γ) Arterielle Aneurysmen der Hirnbasis.

Die Pathogenese der Hirnarterienaneurysmen fand frühzeitig zunehmende Beachtung (Krey 1891; Hofmann 1894). Die ursprünglich vindizierte syphilitische Entstehung (Heller 1899; Saathoff 1905) wurde bereits durch Benda (1904) nach dem Vorgang von Baumgarten (1878) abgelehnt, obgleich vielfach noch an der Entstehung auf syphilitischer Basis festgehalten wurde (Marchand 1903; Versé 1907). Heute gilt das luische Hirnbasisaneurysma als selten (Bigelow 1955).

Die arteriosklerotische Genese dieser Gebilde, unter anderem von Kerpolla (1919) verfochten, wird von Jores (1924) zurückhaltend beurteilt. Berger (1923) nahm noch in 65% der Hirnbasisaneurysmen arteriosklerotische, in 15% embolische und in 10% Lues sowie in weiteren 10% Hypoplasie als Entstehungsursache an. Auch heute (Bigelow 1955) ist man geneigt, der Arteriosklerose noch eine beschränkte Rolle zuzuerkennen, wie es auch von van Rijssel (1934) und Robertson (1949) vertreten worden war.

Die embolische Genese wurde vor allem für Fälle mit gleichzeitiger Endocarditis ulcerosa durch Ponfick (1873), Eppinger (1888) und Pitt (1890) angenommen. Für eine Minderzahl von Fällen wird auch jetzt noch eine mykotische Genese anerkannt (Rathmell u. Mitarb. 1952; Bigelow 1955).

Der bevorzugte Sitz von Basisaneurysmen an der A. communicans anterior, die der Sitz reicher Varianten und Anomalien ist, führte Busse (1906) zur Ansicht, daß hypoplastische Gefäßentwicklungsstörungen zur Aneurysmenentstehung führen. Williams u. Mitarb. (1955) sahen unter 143 obduzierten Fällen mit Basisaneurysmen in 90% eine Lokalisation im Bereich der A. carotis interna und ihrer größeren Äste; demgegenüber ist das Auftreten von Aneurysmen im Bereiche der A. basilaris (Stern 1954) selten.

Neuere klinische Untersuchungen zeigten, daß zahlreiche sog. „spontane Subarachnoidalblutungen“ durch Aneurysmen der basalen Hirnarterien zustande kommen (Hansen und v. Staa 1939; Martland 1939). Allerdings ist der Nachweis der Gebilde in tabula am formolfixierten Gehirn schwierig (Usawa 1929; Cleland 1937; Scheid 1953). Dagegen gelingt er bei Abspülen des Blutextravasates von der frisch entnommenen Hirnmasse relativ leicht. In etwa $^1/_4$ der Fälle werden die sack- oder beerenförmigen Aneurysmen der Hirnbasisarterien sogar in der Mehrzahl gefunden (Bigelow 1955).

Die Häufigkeit der bereits von Morgagni (1761) beschriebenen Basisaneurysmen ist beträchtlich. Bis 1938 konnten McDonald und Korb (1939) insgesamt 407 Publikationen mit 1125 Befunden registrieren.

Die Anfänge der klinischen Diagnostik gehen nach Scheid (1953) hauptsächlich auf Gull (1859) zurück. Das wesentliche diagnostische Hilfsmittel ist die Lumbalpunktion (Quincke 1891; Bittorf 1916). Weitere Möglichkeiten hinsichtlich der Lokalisation ergeben sich durch die Carotis- und Vertebralisarteriographie (Brobeil 1950; Decker 1951). Bei Kopfsektionen werden in etwa 0,8% der Fälle (Fearnsides 1916), nach Suter (1949) noch seltener, Basisaneurysmen gefunden. Sämtliche Altersklassen beider Geschlechter werden betroffen. Die Größe der Gebilde schwankt von der Grenze der Sichtbarkeit bis zu Kleinapfelgröße (Scheid 1953). Selbstheilung durch Thrombosierung ist möglich.

Weitaus die meisten sackförmigen Basisaneurysmen, vor allem die multipel auftretenden, entstehen wahrscheinlich auf kongenitaler Grundlage (Scheid 1953). Im Gegensatz zu den arteriovenösen Fisteln handelt es sich aber nicht um angeborene Mißbildungen; lediglich die Anlage hierzu ist angeboren. Nach Forbus (1928/29; 1930) bestehen an den Teilungsstellen der Hirnarterien häufig kongenitale Mediadefekte, erklärbar durch Entwicklungsanomalien im Bereich der Muscularis. Aus solchen angeborenen Muscularislücken entwickeln sich beim Hinzukommen von Dehnungseffekten (Größenwachstum; Blutdruck) die basalen Aneurysmen. Kombinationen dieser Gebilde mit Aortenisthmusstenose (Bigelow 1955), Persistenz des Ductus arteriosus Botalli und vasculären Hirntumoren (Abel und Cutting 1950) und mit Cystennieren (Snapper und Formijne 1939; Suter 1949) werden als Hinweis auf allgemeine mesenchymale Entwicklungsstörungen gewertet. Demgegenüber treten traumatische Faktoren ätiologisch in den Hintergrund; Kahlau (1938) hält ihre Anerkennung nur bei nachgewiesener schwerer Gewalteinwirkung und bei Fehlen sonstiger Erklärungen und Befunde für gerechtfertigt.

Klinisch können Kopfschmerzen bereits vor Auftreten einer Blutung vorhanden sein, manchmal jahrelang, wie in Fällen eigener Beobachtung. Im übrigen ist der Spielraum der klinischen Symptome groß; neben fast erscheinungsfreien Verläufen und tumorartigen Symptomen gibt es alle Übergänge. Jefferson (1938/39) unterscheidet zwischen einem apoplektischen und paralytischen Typ. Die meisten Subarachnoidalblutungen verlaufen nach dem apoplektischen Typ, wobei zwischen einem hinteren, sämtliche Trigeminusäste betreffenden, zwischen einem mittleren, nur den ersten und zweiten Trigeminusast ergreifenden sowie einem vorderen, allein den ersten Ast betreffenden Sinus cavernosus-Syndrom unterschieden wird. Das gemeinsame führende Symptom ist der Kopf- und Stirnschmerz mit reißenden Ausstrahlungen ins Ausbreitungsgebiet der Hirnnerven, der oft jahrelang besteht. Bei extraduraler Lokalisation bleibt der Liquor unblutig. Bei Größenzunahme des Aneurysmas kann sich Exophthalmus, Opticusatrophie und Papillenschwellung einstellen, Übergriffe auf die Dura und die benachbarten Knochen kommen vor. Extradural liegen auch die Aneurysmen im Sellabereich, die klinisch mit einseitigem Kopfschmerz, Hemianopsie und Oculomotoriusparesen verlaufen. Die supraclinoidalen Aneurysmen sind dagegen intradural und verursachen Subarachnoidalblutungen (SCHEID 1953; SCHEID, dieses Handbuch, Bd. V/3). Bezüglich der speziellen Charakterisierung der verschiedenen Lokalisationen sei ebenfalls dorthin verwiesen. Der zweite seltenere Typ nach JEFFERSON (1938/39), der paralytische Typ, ist durch sog. Nachbarschaftssymptome gekennzeichnet (BECKER 1951), durch die mitunter die topische Diagnose möglich ist. Über Carotido-basiläre Anastomosen (vgl. DECKER und HIPP (1958) sowie WIEDENMANN und HIPP (1959), RUPPRECHT und SCHERZER (1959); sie sind klinisch häufig stumm.

Die klinische Diagnose ergibt sich aus der Symptomatologie und den Ergebnissen von Lumbalpunktion und Arteriographie. Nicht alle Basisaneurysmen führen zur Liquorblutung; nicht alle Basisaneurysmen sind arteriographisch darstellbar.

Die Prognose ist unsicher. Es kann zu völliger Erholung oder unaufhaltsam zum Exitus kommen. Kleinere Blutungen kommen vielfach durch Spontanthrombosierung der Arteriendefekte zum Stillstand. In solchen Fällen werden die Symptome langsam allmählich zurückgebildet. Rezidive von wechselnder Stärke werden beobachtet.

Therapeutisch wird in schwereren Fällen die Carotisligatur (WECHSLER u. Mitarb. 1950) empfohlen, in leichteren Fällen genügt Ruhigstellung, eventuell verbunden mit Blutdrucksenkung. Die direkte operative Versorgung des geplatzten Gefäßes (DANDY 1928; 1937) oder die Überdeckung durch plastische Eingriffe (TÖNNIS 1937) zeitigten zunächst keine überzeugenden Erfolge; doch ist die Technik in letzter Zeit verbessert worden (OLIVECRONA 1950). Falls der röntgenologische Nachweis eines Aneurysmas geglückt ist, empfiehlt sich die operative Versorgung im Intervall, d.h. nach Rückbildung der klinischen Erscheinungen der Liquorblutung.

δ) Miliare Hirnarterienaneurysmen.

Neben den soeben beschriebenen sack- oder beerenförmigen Hirnbasisaneurysmen gibt es andere, innerhalb der Hirnsubstanz gelegene sog. miliare Hirnarterienaneurysmen, die meist nur mikroskopisch erkennbar sind und allenfalls Stecknadelkopf- bis Linsengröße erreichen. Ihre Erforschung ist neben CHARCOT und BOUCHARD (1868) den Arbeiten von LOEWENFELD (1886) zu verdanken. Von den echten, miliaren Aneurysmen wollte JORES (1924) die sog. Scheinaneurysmen (EPPINGER 1888; ELLIS 1909; PICK 1910) abgrenzen, die auf Blutansammlungen zwischen Arterie und Neuroglia oder zwischen Adventitia und Muscularis in den sog. Virchow-Robin-Räumen zurückzuführen sind. Ursächlich liegen den miliaren Aneurysmen Gefäßwandschäden auf arteriosklerotischer oder vasomotorischer Basis sowie intravasale Blutdrucksteigerungen zugrunde; diese Auffassung von LOEWENFELD (1886) wird dadurch gestützt, daß die miliaren Aneurysmen in der Gegend apoplektischer Hirnherde gehäuft auftreten (SCHEID 1953). Es handelt sich demgemäß um Aneurysmata spuria, d. h. um intra- oder extramurale Hämatome auf der Basis erworbener Gefäßveränderungen. Bei Hochdruck kommt es, wie ANDERS und EICKE (1939; 1940) zeigten, zu Hyalinose der subendothelialen Strukturen, Ernährungsstörungen und Mediaschädigung mit Ausweitung und Tonusverlust.

Die durch das Platzen solcher miliarer Aneurysmen verursachten „Kugelblutungen" machte HILLER (1935) für eine große Zahl kleinerer apoplektischer Insulte verantwortlich.

Echte Verbindungen zwischen dem arteriellen und venösen Hirnkreislauf werden im Kapitel „arteriovenöse Fisteln" abgehandelt. Dort finden sich auch Angaben über die Carotis-cavernosus-Fisteln.

ε) Aneurysmen der Arteria pulmonalis.

Im Bereich der A. pulmonalis werden zweierlei Aneurysmen unterschieden: die diffuse hilusnahe Pulmonalisektasie und die umschriebenen spindel- oder sackförmigen Pulmonalisaneurysmen. Die erstgenannte Form ist in diesem Handbuch: GROSSE-BROCKHOFF, LOOGEN und SCHAEDE, Bd. IX/3, sowie MATTHES, ULMER und WITTEKIND, Bd. IX/4).

Die umschriebenen Pulmonalarterienaneurysmen sind nach BOYD und McGAVACK (1939) zu 80% am Truncus arteriae pulmonalis lokalisiert, nach COSTA (1929) sogar in 85%, nach DETERLING und CLAGETT (1947) in 89%. Ätiologisch handelt es sich nicht überwiegend um luische Aneurysmen (BARTH 1910). BOYD und McGAVACK (1939) beziffern die Häufigkeit luischer Pulmonalarterienaneurysmen auf 31,7%, DETERLING und CLAGETT (1947) auf 39%. Eine wesentliche Rolle für die Genese dieser Gebilde scheint die Persistenz des Ductus arteriosus Botalli zu spielen (KRÜCKEMEYER 1953). Dies um so mehr, weil nicht nur die arteriellen Drucke des großen Kreislaufs in das Niederdrucksystem der A. pulmonalis übergeleitet werden, sondern auch Invasionen mykotischer Noxen aus dem großen Kreislauf in dieses System ermöglicht werden. Bei offenem Ductus Botalli in Verbindung mit einer septischen Allgemeininfektion sind also die Voraussetzungen zur Entwicklung mykotischer Pulmonalarterienaneurysmen gegeben (LISSAUER 1905; STEINBERG 1933; PLENCZNER 1939; USCHOLD 1952; BARKER 1954). Durch EDGREN (1937) sowie HÖRA und WENDT (1941) wurde das klinische Bild der subakuten „Thromboendarteriitis pulmonalis" typisiert: schleichendes septisches Krankheitsbild, eventuell mit Milztumor, Aorteninsuffizienz, auffälliger Befund an der A. pulmonalis mit Hinweisen auf Ductuspersistenz, Lungeninfarkte, pulsierende, meist hilusnahe Gebilde bei der Röntgenuntersuchung. BRAUN und KLEINFELDER (1956) sprechen sich für eine vorsichtige Beurteilung von pulmonalen Gefäßprozessen aus. Neben der Persistenz des Ductus arteriosus Botalli werden auch andere kongenitale Entwicklungsstörungen bei Pulmonalarterienaneurysmen gefunden, von BOYD und McGAVACK (1939) in 43,2% aller Fälle, von DETERLING und CLAGETT (1947) in 47% aller Fälle. Aneurysmatische Dilatation, Dissektion und Berstung der Arteria pulmonalis bei einer 43jährigen Ärztin mit kombiniertem rheumatischem Mitralvitium und rheumatischer Entzündung der Arteria pulmonalis wurde von ODINOKOVA (1956) mitgeteilt.

Arteriosklerotische Genese der Aneurysmen fanden BOYD und McGAVACK (1939) in 30%, DETERLING und CLAGETT (1947) in 23% der Fälle. Als selten gilt die traumatische Genese, wie sie in den von MARBLE und WHITE (1920) sowie von CASTEX u. Mitarb. (1951) publizierten Fällen beschrieben ist.

Die klinische Diagnose bei voll ausgebildeten Krankheitsbildern mit septischem Verlauf und Ductuspersistenz ist beim Nachweis umschriebener Verschattungen im Röntgenbild und bei ausgeprägter Symptomatologie (Dyspnoe, Cyanose, pulmonale Stauung, Hämoptyse, eventuell parasternales Schwirren und oberflächliches systolisches Reiben im zweiten Intercostalraum links, Hypertrophie und Dilatation des rechten Herzens bei rechtstypischem EKG und unauffälligem linken Ventrikel) möglich.

Über multiple, peripher lokalisierte Aneurysmen der A. pulmonalis bei einer 30jährigen Graviden mit Hämothorax berichtete THOMSEN (1953). SPITZBARTH und FASSBENDER (1949) beschrieben bei einem 32jährigen Patienten mit rechtsseitiger Oberlappentuberkulose ein solitäres Aneurysma der A. pulmonalis dextra; sie vermuteten eine rheumatische Genese und diskutieren die Möglichkeit, daß durch abnorme Durchblutungsverhältnisse der Lunge die Tuberkulose im rechten Oberlappen zur Entwicklung kam. Als Quelle tödlicher Lungenblutungen bei Lungentuberkulosen wurde von RASMUSSEN (zitiert nach POSSELT 1908; 1909) auf die Rolle von Aneurysmaberstungen im Bereich der A. pulmonalis hingewiesen. PLESSINGER und JOLLY (1949) berichteten über 667 Obduktionen von Lungentuberkulose mit 56 Fällen von derartigen Aneurysmaberstungen; 49 davon waren an massiver Lungenblutung gestorben; bei 7 wurde ein nicht geplatztes Aneurysma der A. pulmonalis autoptisch nachgewiesen. Bei 29 der 49 an Hämoptyse Verstorbenen stellte das Aneurysma die Blutungsquelle dar. In 11 der untersuchten Fälle handelte es sich um eine Ausstülpung der A. pulmonalis, wobei das fibrosierte umgebende Gewebe die Kontraktion des Gefäßes verhindert haben soll.

ζ) Arterielle Aneurysmen im Abdominalbereich.

In selteneren Fällen werden an der *A. hepatica* Aneurysmen beschrieben (MESTER 1905; MERKEL 1913). Diese sackförmigen Aneurysmen können hilär oder intrahepatisch lokalisiert sein. Über multiples Vorkommen, wobei die Aneurysmen teilweise untereinander in Verbindung standen, berichtete VERREY (zit. nach JORES 1924). Klinisch werden dabei kolikartige Schmerzzustände, manchmal nur geringere Beschwerden beobachtet. Bei Berstungen kann es zu tödlichen Hämorrhagien (BRUWER und HALLENBECK 1957) oder zur Spontanheilung nach Thrombosierung kommen. Neben Perforationen in die freie Bauchhöhle wurde auch der Durchbruch ins retroperitoneale Gewebe (MARQUES 1950) sowie in den Ductus hepaticus (MESTER 1905; SCHULTZE 1905), oder in die Pars hepatoduodenalis mit Ausbildung eines Hämaskos sowie in die Lebervenen mit Ausbildung eines Varix aneurysmaticus (SACHS 1892), in den Magen (KRÜCKEMEYER 1953) sowie in andere Organe beobachtet (M. B. SCHMIDT 1894; GRUNERT 1904). BRUWER und HALLENBECK (1957) verzeichneten von 90 in der Literatur mitgeteilten Fällen von Aneurysma der Arteria hepatica in 58 Fällen paroxysmale Schmerzen im rechten Oberbauch und Epigastrium, in 40 Fällen Hämorrhagien und in 36 Fällen Verschlußikterus. In günstigen Fällen kann die operative Versorgung gelingen (GRANT u. Mitarb. 1950).

Über Aneurysmen der *A. pancreatico-duodenalis* berichtet SCHULTZE (1905).

Aneurysmen der *A. lienalis*, bei denen klinisch Linksschmerzen zu erwarten sind, wurden von LINDBOOM (1914), GRIEBEL (1920), als mykotische Aneurysmen bei Endokarditis von PALMER (1950) u. a. beschrieben. In einer Übersicht, die ein Sektionsmaterial von 28512 Fällen in 47 Jahren erfaßt, berichten SHEPS u. Mitarb. (1958) über 46 Milzarterienaneurysmen (0,16%). Davon betrafen 68% Frauen; die meisten Fälle wurden im 6., 7. und 8. Lebensjahrzehnt beobachtet. Von den 46 Fällen führten 3 zu tödlicher Ruptur, 11 zu Milzvergrößerung.

Aneurysmen der *A. renalis* gelten im allgemeinen als selten. Bereits OESTREICH (1891) konnte Nierenarterienaneurysmen im intrarenalen und extrarenalen Bereich beobachten. In letzter Zeit lieferten SIMON (1950), SHARP und GREEN (1950), BERNEICKE und POLLOCK (1950), sowie ABESHOUSE (1951) kasuistische Beiträge. HEIDENBLUT (1955) referierte über die Röntgendiagnostik verkalkter Renalarterienaneurysmen, wobei ein kugeliger oder ovaler kalkdichter Ringschatten mit aufgehelltem Einschluß entweder im Gebiet des Nierenhilus oder in der Umgebung des Nierenbeckens auszumachen ist. Bei geeigneter Drehung des Patienten läßt sich im Bereich der Kalkschicht eine Verdünnung oder ein Defekt nachweisen. Kymographische Pulsationen konnte HEIDENBLUT (1955) bisher nicht beobachten. Die Aussichten einer arteriographischen Darstellung dieser Gebilde hält er für gering. Die funktionellen Ausfälle der Nierenarterienaneurysmen richten sich nach Sitz und Größe.

Nach WOLLHEIM und MOELLER (Kapitel Hypertonie in diesem Handbuch Bd. IX/5) kann es bei den meist traumatisch entstandenen Nierenarterienaneurysmen je nach Lokalisation und Größe zur Drosselung der renalen Durchblutung kommen; nähere Ausführungen im Kapitel „renale Hypertonie“ Bd. IX/5, S. 595ff.

η) Arterielle Aneurysmen im caudalen Körperbereich.

Neben der selteneren mykotischen oder traumatischen Genese steht bei den Arterien der unteren Körperregionen die arteriosklerotische Entstehung, vor allem bei Patienten über 60 Jahren, im Vordergrund. Die Aneurysmen der A. ilica (Ghon 1907) können durch Kompression der ableitenden Harnwege dysurische Beschwerden und Abflußstörungen verursachen. Durch Druck auf die Nerven kommt es zu Hüft- und Kreuzschmerzen. Vor allem bei größerer Ausdehnung der Aneurysmen werden die Rückwirkungen beträchtlich; so beschrieben Kirkland und Starr (1953) ein fußballgroßes Aneurysma der A. ilica interna. Häufig lassen sich Verdrängungserscheinungen rektoskopisch nachweisen (Kratzer und Dilcher 1950; Reboul und Chavoix 1951).

Im Extremitätenbereich finden sich hauptsächlich an der A. poplitea, und zwar nach Janes (1953) in 92% der Fälle auf arteriosklerotischer Basis, sowie an der A. femoralis (Zoulek u. Mitarb. 1950), im Bereich des Trigonum femorale relativ häufig arterielle Aneurysmen. Es handelt sich vorzugsweise um Arterienbereiche mit geringer muskulärer Einpolsterung und starker Knickungsbeanspruchung.

Linton (1949) berichtete über 14 Patienten mit arteriosklerotischen Aneurysmen der A. poplitea, von denen 13 durch die von ihm empfohlene Therapie — lumbale Sympathektomie und nach 10 Tagen Aneurysmektomie — zunächst geheilt werden konnten; ein Patient starb postoperativ an den Folgen einer Hämorrhagie und an einer nach der Sympathektomie aufgetretenen Coronarthrombose.

Das klinische Bild der Extremitätenaneurysmen kann lange Zeit beschwerdefrei verlaufen, es sei denn, es handle sich um Aneurysmen im Gefolge von Traumen oder Arterienwandnekrosen. Mechanischer Druck auf benachbarte Nerven kann zu Schmerzen, Parästhesien und Lähmungen führen, außerdem entwickeln sich häufig arterielle und venöse Durchblutungsstörungen. Arterielle und venöse Thrombosen sowie thromboembolische Komplikationen sind keine Seltenheit (Wright 1948). Rupturen dieser Aneurysmen lassen sich durch plötzliches Auftreten halbkugeliger Vorwölbungen erkennen. Derartige Ereignisse erfordern Unterbindung der arteriellen Blutzirkulation und schnellstmögliche gefäßchirurgische Versorgung.

Die Diagnostik von Arterienaneurysmen der Extremitäten ist durch die meist oberflächliche Lage erheblich vereinfacht. Mitunter hört man schwirrende Strömungsgeräusche als weiteren diagnostischen Hinweis. Auch verkalkte Arterienwände im Aneurysmenbereich erleichtern die Diagnose. Nur in unklaren Fällen sind Arteriographien nötig. Die Unterscheidung von arteriovenösen Fisteln ist in einfachen Fällen durch den fehlenden Venendruckanstieg sowie durch die fehlende Änderung der venösen Sauerstoffsättigung möglich. Dagegen gestatten Gefäßgeräusche keinesfalls eine Unterscheidung zwischen Fistel und Aneurysma. Auch Tumoren lassen sich gelegentlich nur schwer von Aneurysmen unterscheiden. In dem von Dos Santos, Lamas und Caldas (1931) beschriebenem Fall handelte es sich allerdings um eine Beckenarterienstenose durch Uterusmyom.

Unkomplizierte arteriosklerotische Aneurysmen ohne Vergrößerungstendenz, ohne Schmerzen und ohne Neigung zu peripherer Ischämie brauchen nicht operativ versorgt zu werden. Lediglich bei Schmerzen, Größenzunahme und arterieller Insuffizienz, ferner bei posttraumatischen Aneurysmen mit Neigung zur Progression (Bowie und Kay 1949) ist die operative Behandlung indiziert. Postoperative Antikoagulantienbehandlung ist bei peripher lokalisierten Arterienaneurysmen notwendig. Manche Autoren kombinieren den Eingriff mit einer lumbalen Sympathektomie (RICHARDS und LEARMONTH 1942 u. a.).

Zur gleichen Gruppe von peripheren arteriellen Aneurysmen dürfte die von FONTAINE, DANY und MULLER (1949) angegebene, auf der Basis degenerativer Muscularisveränderungen entstehende arterielle Aneurysmenbildung gehören. Bei dieser „Dystrophia polyaneurysmalis arterialis" wird ein abwartendes Verhalten empfohlen; lediglich bei arteriellen Verschlüssen und drohender Gangrän sind operative Eingriffe indiziert.

d) Arteriovenöse Fistel.

In Unterscheidung von den beim Menschen normalerweise angelegten und einem stark wechselnden Blutdurchfluß angepaßten arteriovenösen Anastomosen bezeichnet der Begriff „arteriovenöse Fistel" eine abnorme krankhafte Verbindung (pathologischer Kurzschluß) zwischen arteriellen und venösen Kreislaufanteilen. Für diesen Begriff werden auch die Bezeichnungen „arteriovenöses Aneurysma", „varicöses Aneurysma", kavernöses Angiom, einfaches Angiom, plexiformes Angiom, arterielles Angiom und arteriovenöser Shunt verwendet. Alle angeborenen oder erworbenen pathologischen arteriovenösen Kurzschlüsse, durch die unter Umgehung des Capillarkreislaufes Blut aus dem arteriellen Windkessel ins Venensystem übertritt, werden am eindeutigsten als arteriovenöse Fistel bezeichnet.

α) Angeborene arteriovenöse Fistel.

Pathologie.

Die angeborene Fistel beruht auf Entwicklungsstörungen, wobei der zunächst gemeinsam angelegte arterielle und venöse Gefäßschenkel mangels ausreichender Differenzierung durch Kurzschlüsse verbunden bleibt, statt sich völlig zu separieren (SABIN 1918; RIENHOFF 1924). Die Persistenz der zunächst zahlreichen angelegten arteriovenösen Verbindungen kann also die manifesten sowie die latenten Stadien der arteriovenösen Fisteln erklären (SEEGER 1938), wie überhaupt die prompte und vollständige Trennung des gemeinsamen Gefäßplexus in einen arteriellen und venösen Anteil ein entwicklungsphysiologisch erstaunlicher Vorgang ist (REID 1925).

Angeborene Fisteln können über kürzere oder längere Zeit latent bleiben, dann aber unter geeigneten Bedingungen während des Individuallebens in Erscheinung treten. Häufig ist dies im kindlichen Wachstumsalter bereits der Fall (WARD und HORTON 1940), manchmal erst im späteren Leben, eventuell unter ungewöhnlicher körperlicher Belastung. WRIGHT (1948) beobachtete, daß sich bei Personen, die sich beruflich bislang sitzend beschäftigt hatten, nach monatelangem körperlich anstrengendem Kriegsdienst arteriovenöse Fisteln ausbildeten; auch das zivile Leben bietet solche Anlässe.

Lokalisation.

Der häufigste Sitz von angeborenen Fisteln sind die Extremitäten. Nach peripherwärts können sie sich bis in die Bereiche der Finger erstrecken (HORTON und GHORMLEY 1935). Weniger häufig ist ein weiter zentraler Sitz, z. B. im Bereich der A. carotis und Vena jugularis (RIENHOFF 1924; BIGGER und LIPPERT 1937; BRET 1954), im Bereich von Gesicht und Hals (WARD und HORTON 1940), im Bereich des Mittelohres und des äußeren Gehörganges (HORTON und HEMPSTEAD 1938), nicht selten auch im Schädelbereich (HORTON u. Mitarb. 1935; RUSSELL und NEVIN 1940; OLIVECRONA 1949; 1950; 1951; OLIVECRONA und LADENHEIM

1957; SCHEID 1953). STEINBERG u. Mitarb. (1958) berichten über 21 Mitteilungen aus der Literatur und eine eigene Beobachtung von arteriovenöser Fistel im Coronarbereich, die einen angiokardiographisch darstellbaren Gefäßkomplex an der anterolateralen Herzwand aufwies, der sich synchron mit der Aorta ascendens füllte. Man hörte ein charakteristisches spätsystolisches Geräusch mit frühdiastolischem Maximum, bei Einatmung lauter, optimal im 4. bis 5. Intercolestalraum der Medioclavicularlinie. In dem von BOSHER u. Mitarb. (1959) mitgeteilten Fall lag neben einer angeborenen Fistel zwischen linker Arteria coronaria und rechtem Vorhof eine Persistenz des Ductus arteriosus vor; operative Fistelbeseitigung und Ductusunterbindung führte innerhalb von 30 Std zum Tode an pulmonaler Hypertension. Auf die Fisteln im Lungenbereich braucht an dieser Stelle nicht eingegangen zu werden (vgl. GROSSE-BROCKHOFF, LOOGEN und SCHAEDE, dieses Handbuch, Bd. IX/3).

Entweder handelt es sich um einfache direkte, d. h. einwegige arteriovenöse Fisteln, oder, was bei angeborenen Fisteln meist der Fall ist, um vielwegig angelegte Verbindungen, deren topische Ausbreitung die operative Ausschaltung manchmal erschwert. Vielfach laufen diese Verbindungen über einen aneurysmatischen Sack, der mit Venen in Verbindung steht. Eine derartige Beobachtung bei einem 34jährigen Patienten, bei dem es zu multiplen angiomatösen Gebilden im Beckenbereich kam, die durch kardiovasculäre Dekompensation ad exitum führten, wurde von GORDON u. Mitarb. (1952) beschrieben.

Nach CASSEL u. Mitarb. (1957) handelt es sich bei den arteriovenösen Fisteln im Milzbereich, also Verbindungen zwischen der A. lienalis und der Milzvene, die in der Einzahl oder multipel vorkommen können (WEIGERT 1886; GOODHART 1889; BLAKEMORE 1948; SIGWART 1953; STENER 1955; CASSEL u. Mitarb. 1957), vorwiegend um angeborene Defekte; Ascitesbildungen wurden bisher nur bei Fisteln in der Einzahl beschrieben. Ihre Diagnose wird durch Gefäßgeräusche, Pfortaderverkalkungen mitunter durch Ascites sowie durch den aortographisch nachgewiesenen Fistelbefund ermöglicht; operative Therapie kann nach Lage der Verhältnisse in Frage kommen (CASSEL u. Mitarb. 1957). Ähnlich liegen die Verhältnisse bei hepatoportalen Fisteln, also Verbindungen zwischen A. hepatica und Vena portae (STRICKLER u. Mitarb. 1952; MADDING u. Mitarb. 1954).

Größe und Durchgängigkeit der Verbindungskanäle sind für die klinischen Auswirkungen der Fistel auf Herz und Kreislauf bestimmend.

Symptomatologie.

Angeborene Fisteln werden besonders in der Altersgruppe unter dem 20. Lebensjahr beobachtet. Erhebliche Unterschiede zwischen beiden Geschlechtern scheinen hinsichtlich der Morbidität an angeborenen Fisteln nicht zu bestehen.

Manchmal ergeben sich bereits dadurch Hinweise auf eine Fistel, daß die Patienten auch anderweitige Entwicklungsanomalien aufweisen.

Häufigstes und wichtigstes klinisches Symptom ist die Ausbildung von Varicen, besonders wenn sie ohne ersichtlichen Anlaß, im jugendlichen Alter und auffällig schnell erfolgt. Bei allen Varicenträgern ist also eingehend nach arteriovenösen Fisteln zu fahnden. Einseitige, ungewöhnlich lokalisierte oder gar mit Ulcerationen oder einseitig gesteigertem Längenwachstum einhergehende Varicen sind in hohem Maße verdächtig auf zugrunde liegende arteriovenöse Fistelbildungen.

Der Nachweis arterieller Pulsationen im Varicenbereich beweist die Anwesenheit einer arteriellen Fistel, ebenso das Auftreten von Schwirren und anderen Geräuscherscheinungen. Gewebsnekrosen und Ulcera im Gefolge arteriovenöser Fisteln bevorzugen gegenüber den varicösen Geschwüren bei Thrombophlebitis die distaleren Bereiche des Fußes.

Über die Hälfte der Patienten mit angeborenen arteriovenösen Fisteln zeigen Muttermale von blauroter oder portweinartiger Färbung im Sinne diffuser oder kavernöser Hämangiome (ALLEN, BARKER und HINES 1955). Ihre Gegenwart ist bei Anwesenheit von Varicen und vermehrtem Längenwachstum, sowie bei auffälligen Temperaturdifferenzen auf arteriovenöse Fistel verdächtig. Anomalien des Haarwuchses und der Schweißsekretion im Fistelbereich kommen vor, scheinen aber unregelmäßig ausgebildet zu sein.

Die Feststellung gesteigerten Längenwachstums von Extremitäten darf nicht zur Annahme verleiten, die längere, varicenbehaftete Extremität sei die normale und an der kürzeren seien die pathologischen Veränderungen zu suchen. Manchmal wird trotz arteriovenöser Fistelbildungen keine Veränderung des Größenwachstums festgestellt, bisweilen auch nur eine Dickenzunahme der Extremität. Selten dagegen bleibt die fistelbehaftete Extremität kürzer oder dünner als die Normalseite. Bei generalisierter arteriovenöser Fistelbildung sind Hypertrophien größerer Körperbereiche, ja sogar ganzer Körperseiten möglich (HORTON 1932). Kaum jemals fehlen dabei Venenerweiterungen, nävoide Hautmißbildungen und Hauttemperaturabweichungen. Die Steigerung der Hauttemperatur im Fistelgebiet kann bis zu 6° C über die Temperatur der normalen Seite hinausgehen.

Trotzdem der Blutdurchfluß (Shunt) angeborener Fisteln meist geringer ist als der bei erworbenen Fisteln, läßt sich auch hier durch Kompression der zuführenden Arterie proximal der Fistel eine Pulsverlangsamung (BRANHAM 1890; WIGDOROWITSCH 1915) sowie ein Verschwinden der vorher vorhandenen Geräusche oder Vibrationen feststellen.

Entnimmt man proximal der Fistel venöses Blut, so wird in der Regel ein gegenüber Normalverhältnissen erhöhter Sauerstoffgehalt gefunden, entsprechend einer helleren Venenblutfarbe (BROWN 1929). Zur Sicherung empfiehlt sich allerdings Kontrollabnahme an entsprechenden Punkten der fistelfreien gegenseitigen Extremität des gleichen Patienten zum gleichen Zeitpunkt. Neben dieser gewöhnlichen Sauerstoffanalyse wurde von VEAL und MCCORD (1936) ein verfeinertes Verfahren angegeben, das durch Anlegen multipler Staubinden eine segmentale Separation verschiedener Extremitätenbereiche und damit eine genauere Erfassung der Shuntverhältnisse in getrennten Venensegmenten ermöglicht. Diese Methode eignet sich zur Erkennung und Lokalisation tief unter der Körperoberfläche sitzender Fisteln. Der Proband entleert durch Erheben des Beines aus waagerechter Lage die Venen und bekommt am erhöhten Bein Staubinden in verschiedener Höhe angelegt, je nach der Zahl der getrennt zu untersuchenden Gefäßsegmente. Alsdann wird in senkrechter Position die Füllung der Venen und Varicen abgewartet. Blutentnahmen aus den einzelnen Venensegmenten ermöglichen Vergleiche der jeweiligen Sauerstoffsättigung. Sind Stauungszustände chronischer Art vorhanden, so läßt sich durch passagere O_2-Atmung mitunter Klarheit schaffen; das Kriterium der arteriovenösen Fistel bilden dabei der plötzliche O_2-Anstieg im Venenblut bei gleichzeitig steilem Abfall der arteriovenösen O_2-Differenz gegenüber der Phase vor der Sauerstoffatmung (KLEIN 1950). In ähnlicher Weise läßt sich für die Shunt-Diagnose der arteriovenösen Fisteln die Untersuchung der Farbstoffverdünnungskurven von Evans blue (T 1824) oder die Konzentrationsbestimmung von J^{131}-Albumin anwenden (SCHREINER u. Mitarb. 1953; PRITCHARD u. Mitarb. 1952).

Diagnose.

In typischen Fällen ist die Diagnose bei Ausprägung einiger der genannten klinischen Zeichen leicht möglich. Die quantitative Erfassung des Shunt läßt sich durch die Bestimmung der arteriovenösen Sauerstoffdifferenz gewinnen. Die besten morphologischen Aufschlüsse ergeben sich durch Arteriographie. Dabei ist besonderer Wert auf eine schnelle Folge der Aufnahmen (Serienangiographie) zu legen, weil der Abstrom des Kontrastmittels aus der arteriellen Gefäßbahn erheblich beschleunigt ist. Als charakteristisch gilt die Dilatation der zuführenden Arterien, die unzureichende Arterienfüllung distal der Fistel zugunsten einer vermehrten Füllung abführender Venen und der schnelle Schwund des Kontrastmittels (Allen und Camp 1935). Manche Untersucher bedienen sich dabei der operativen Freilegung des Gefäßes (Bätzner u. Mitarb. 1950).

Differentialdiagnostische Schwierigkeiten können angeborene Fisteln mitunter durch Geräuschbildungen und Amplitudenänderungen machen; Bret (1954) erwähnt die Abgrenzung gegenüber dem offenen Ductus Botalli. In der Beobachtung von Gordon u. Mitarb. (1952) war die Unterscheidung von Angiosarkomen in diesem Bereich schwierig.

Therapie.

Die operative Versorgung angeborener Fisteln wird durch die meist multiple Anlage dieser Gebilde erschwert. Über die Zweckmäßigkeit der operativen Ausschaltung ist man sich dagegen seit langem einig (Reid 1925; Pemberton und Saint 1928). Vielfach kommt es nach Unterbindung von Fisteln postoperativ zu Rezidiven bisher klinisch latenter benachbarter Fistelanlagen. So konnte Wright (1948) bei einem Patienten innerhalb von 5 Jahren 5 operative Eingriffe allein an einem Finger verzeichnen. Vielfach reicht die arterielle Unterbindung proximal der Fistel oder die gemeinsame Unterbindung von Arterie und Vene ebenfalls nicht aus, und es wird zu irgend einem Zeitpunkt doch die Amputation nötig (Lewis 1940). Beschränkt sich die Fistelbildung auf einen Finger, so halten Allen, Barker und Hines (1955) die Amputation a priori für erwägenswert. Über die kardiovasculären Rückwirkungen s. S. 475ff.

Die Radiumbestrahlung und der Behandlung mit sklerosierenden Injektionslösungen nach Art der Varicenverödungsmittel ist ein Notbehelf ohne überzeugende Wirkungen (Veal und McCord 1936; Smith und Horton 1937).

Als rein konservative Maßnahmen lassen sich Bandagen und Gummistrümpfe verwenden, wodurch bisweilen örtliche Zirkulationsstörungen eingeschränkt werden können. Bandagierung oberflächlicher Venen wirkt dem Übertritt größerer Blutmassen in die Venen entgegen und begünstigt normale Zirkulationsverhältnisse.

Die zweifelhaften Operationsaussichten gebieten eine sorgfältige präoperative Untersuchung. In Fällen mit kardiovasalen Rückwirkungen von seiten der Fistel wird die Operation zum lebensnotwendigen Eingriff.

Arteriovenöse Fistel im Schädelbereich.

Die im Bereiche des Schädels angetroffenen arteriovenösen Fisteln entstehen aus angiomatösen Fehlbildungen oder aus Aneurysmata spuria, also äußerst selten traumatisch, überwiegend anlagebedingt. Hinweise auf Entwicklungsstörungen können durch gemeinsames Vorkommen mit extrakranialen Mißbildungen, Hämangiomen, mitunter pulsierenden Hämangiomen im Bereich der Kopfschwarte gegeben sein. Sogar Kommunikationen zwischen intra- und extrakranialen Fisteln kommen vor (Scheid 1953).

Das bevorzugte Alter der klinischen Manifestation ist das frühe Erwachsenenalter, in dem wachstumsbedingte Verschiebungen im Gefäßbereich wirksam werden und pathologische Fehlanlagen zur Auswirkung kommen lassen.

Klinisch imponieren die intrakranialen Fisteln durch epileptische Anfälle, generalisiert oder herdförmig, die bei Wiederholung ein gleichförmiges Bild bieten. OLIVECRONA (1950) konnte sie in 45% aller Fälle finden. Etwas geringer ist die Häufigkeit subarachnoidaler und intracerebraler Blutungen, nämlich 36% der Fälle (OLIVECRONA 1950).

Eingehende klinische Untersuchung läßt mitunter systolische Gefäßgeräusche im Schädelbereich erkennen, selten Zeichen von Hirndrucksteigerung (TÖNNIS 1937). Kopfschmerzen und psychische Anfälle können vorkommen.

Bei entsprechender Symptomatologie, d. h. bei begründetem Verdacht, sollte die Diagnose durch eine Carotis- oder Vertebralisangiographie sichergestellt werden. Als Gelegenheitsbefund erwähnt SCHEID (1953) den Nachweis von Gefäßverkalkungen in thrombosierten aneurysmatischen Gebilden. Manchmal gelingt der Nachweis einer verminderten arteriovenösen Sauerstoffdifferenz durch Blutentnahmen aus der Vena jugularis (HORTON, ZIEGLER und ADSON 1935).

Therapeutisch läßt sich durch die Ligatur der A. carotis in manchen Fällen eine günstige Wirkung erzielen. Dabei ist vor dem Auftreten eines Carotissinus-Syndroms (ROSEMAN u. Mitarb. 1945) zu warnen. In anderen Fällen kann durch Unterbindung der A. cerebri media (JAEGER 1950) oder durch Exstirpation der Gefäße des Fistelbereiches (OLIVECRONA 1951; OLIVECRONA und LADENHEIM 1957) Abhilfe geschaffen werden.

β) Erworbene arteriovenöse Fistel.

Nach penetrierenden Verletzungen, mitunter auch durch Unfälle und kriminelle Delikte (Stichverletzungen), ausnahmsweise im Gefolge von operativen Eingriffen (SMITH u. Mitarb. 1957) sowie nach stumpfen Gewalteinwirkungen (Unfälle) kommt es zu erworbenen, traumatischen arteriovenösen Fisteln. Die äußeren Einwirkungen können dabei mitunter geringfügig sein; WRIGHT (1948) beobachtete bei einem Mädchen nach Sturz auf einen Schotterhaufen eine arteriovenöse Fistel am Gesäß.

Seltener entwickeln sich Fisteln als Folgen bakterieller Arteriitiden auf dem Wege über ein mykotisches arterielles Aneurysma.

Pathologie.

Erworbene Fisteln sind überwiegend einwegig ausgebildet, wobei allerdings sackartige aneurysmatische Zwischenkanäle (erweiterte Venen) verschiedenen Ausmaßes gefunden werden.

Die Lokalisation erworbener Fisteln ist grundsätzlich im Bereiche des ganzen Körpers möglich. Aortocavale Fisteln wurden im Bereich der Bauchaorta von DECKER (1950) beschrieben. FRANKLIN und POLLOCK (1955) sammelten 125 in der Literatur niedergelegte Fälle von aortocavalen Fisteln, denen meist die Perforation von Aortenaneurysmen in die Vena cava caudalis oder cranialis zugrunde lag. An Hand von drei eigenen Beobachtungen weisen die Autoren auf die klinischen diagnostischen Kriterien des Syndroms hin. Die Überlebenszeit in 111 Fällen betrug durchschnittlich 42 Tage; bei 16 Patienten erfolgte der Tod 24 Std nach Fisteldurchbruch. Arteriovenöse Fisteln zwischen Aortenbogen und Vena brachiocephalica sinistra beschrieb PROCTOR (1950). Über einen weiteren Fall einer Fistelbildung zwischen Aorta und Arteria pulmonalis nach Stilettverletzung mit Exitus nach 3 Monaten durch Dekompensation berichten CAZALS und ROY (1952). Arteriovenöse Fisteln im Bereich der Kopfschwarte (AMYES und COURVILLE 1950) sowie im Bereich der A. carotis und Vena jugularis kommen häufiger vor (BIGGER und LIPPERT 1937; CABANIÉ 1947; GAGE 1950; ANTON und COOPERMAN 1950; DIEULAFÉ u. Mitarb. 1950). Desgleichen sind sie im Bereich des Truncus brachiocephalicus (FRANKLIN und MANKIN 1955), des Truncus thyreocervicalis (wobei sich in der Beobachtung von Nusselt 1949 durch Arterienerweiterung über eine gesteigerte Schilddrüsendurchblutung eine besonders starke Hyperthyreose ausgebildet und nach Unterbindung zurückgebildet haben soll), der A. axillaris (Williams 1952), der A. humeralis (Chaves 1950) beschrieben. Im Gebiet der A. ilica communis (Nusselt 1949; Smith u. Mitarb. 1957), sowie im Beinbereich (Zaninni 1950; Masturzo 1950; Kaiser und Karcher 1949; Cabrera und Monroy 1951; Stenger 1952; Fontaine u. Mitarb. 1950; Bourde u. Mitarb. 1955; Dry und Horton 1936; Wigdorowitsch 1915; Branham 1890), eventuell sogar an beiden Beinen (Servelle u. Mitarb. 1954) sind traumatische Fistelbildungen beobachtet. Relativ selten werden sie im Bereich der Nierenarterien gefunden (Rieder 1942; Gütgemann, Grosse-Brockhoff und Kaiser 1951; Baron u. Koeneman 1955); dabei kann es zur Ausbildung einer renalen Hypertonie kommen (Garritano u. Mitarb. 1956). Berneike und Pollock (1950) sahen unter 56 arteriovenösen Fisteln der Niere 11mal eine arterielle Hypertonie; in 3 Fällen konnte diese durch Nephrektomie beseitigt werden. Zur Frage der bei renaler arteriovenöser Fistel nicht obligaten Hypertonie (Pearse und McMillan 1947) s. Abschnitt „Hypertonie“: Wollheim u. Moeller, dieses Handbuch (Bd. IX/5 S. 601). Auch zwischen Arteria und Vena uterina (Reynolds u. Mitarb. 1949), sowie als Folge von Pneumolyse (Jacob u. Mitarb. 1951) oder an den Zwerchfellgefäßen nach Thorakocenthese (Elkin 1949) sind Fisteln bekannt.

Im Gefolge von arteriovenösen Fisteln kommt es zur Erweiterung zunächst der Venen mit starker Wandhypertrophie (Maybury 1941). Bei kleineren Fisteln können sich die Venen innerhalb von Monaten dem veränderten Blutdruck so anpassen, daß sie in ihrem histologischen Aufbau mit Arterien zu verwechseln sind. Berstungen der aneurysmatischen Venenausbuchtungen sind möglich. Auch die zuführenden Arterien proximal der Fistel erweitern sich erheblich (Fick 1933), gelegentlich sogar die Arterien distal der Fistel (Hoher u. Mitarb. 1951). Nach experimenteller Einpflanzung von Venen bei plastischen Eingriffen im Fistelbereich kommt es zu Intimaverdickung und Entwicklung elastischer Elemente sowie zu bindegewebigen Umbauvorgängen (Hermannes 1924). An den Arterien wird dagegen mitunter sogar Abnahme der Mediamuskulatur beobachtet, wobei ein Dehnungseffekt diskutiert wird (Allen, Barker und Hines 1955). Bemerkenswert ist der intensive Kollateralkreislauf zum Zwecke der Ernährung der distal der Fistel gelegenen Gewebe (Fick 1933).

Pathophysiologie und Symptomatologie.

Unmittelbar im Anschluß an die Entstehung traumatischer Fisteln können kleinere oder profusere Blutungen vorkommen. Erst in ihrem Gefolge oder aber sofort kann sich das typische klinische Bild entwickeln. Die meisten traumatischen arteriovenösen Fisteln kommen nach einer Dauer von 2—4 Monaten in ärztliche Behandlung, seltener in Abständen bis zu 2 Jahren nach ihrer Entstehung. Dies konnten Elkin und Warren (1947) an Hand von 375 Beobachtungen feststellen. Besonders langes Bestehen erklärt sich dadurch, daß kardiale Rückwirkungen mitunter erst nach vielen Jahren eintreten. Derartig langfristige Manifestationen bis zu 30 Jahren (Linder 1951) oder sogar 43 Jahren (Mörl 1954) sind beschrieben.

Im Bereiche der Fistel kommt es zu Vibrationen, Schwirren und Gefäßgeräuschen, die hauptsächlich systolisch ausgeprägt sind, aber häufig in die Diastole hineinreichen (vgl. Diagnostik, S. 478). Bei zeitweiliger Verlegung der Fisteln durch äußere Kompression oder durch Blutgerinnsel kann es zu Unterbrechungen der örtlichen physikalischen Erscheinungen kommen. In einer beschränkten Zahl von Fällen entwickelt sich im Gefolge einer arteriovenösen Fistel eine subakute Endarteriitis, soweit nicht die Fistel überhaupt durch ein mykotisches Arterienaneurysma entstanden ist (YATER u. Mitarb. 1940; STATLAND und GORR 1949; COHN und LIPSITCH 1951; WILLIAMS 1952; CURTIN u. Mitarb. 1957). Auch das Vorkommen einer sekundären bakteriellen Endokarditis ist keine Seltenheit (CUTLER und WOLF 1946; KAISER und KARCHER 1949; GRIMAULT 1951; PETER 1950; HECKLER und TICKELIS 1952; PARMLEY u. Mitarb. 1954; CURTIN u. Mitarb. 1957). In derartigen Fällen ist die antibiotische Ausheilung an die Bedingung der vorherigen Fistelausschaltung geknüpft.

Die künstliche Anlegung von arteriovenösen Fisteln im Femoralisbereich zum Zwecke der antihypertonischen Behandlung (LIAN und WELTI 1950; 1952; LIAN 1952), als therapeutische Maßnahme von MARTORELL (1951) abgelehnt, kann zur Ausbildung einer Herzinsuffizienz führen, die durch Venenligatur nur unzureichend beeinflußt werden kann.

Örtlich entwickelt sich bei einer arteriovenösen Fistel der Zustand einer schweren venösen Insuffizienz. Der Venendruck steigt stark an. Es kommt zu lokalisierten Ödemen, Pigmentierungen, chronisch indurativen Zellgewebsveränderungen im Sinne einer Stauungsdermatose sowie unter Umständen zu Ulcerationen der Haut. Dieser Zustand der Phlebarteriektasie (NICOLADONI 1875) ähnelt den klinischen Bildern der Thrombophlebitis. Während bei gewöhnlicher venöser Insuffizienz die Ulcera cruris hauptsächlich in der Knöchelgegend, meist tibial im Abflußgebiet der Vena saphena zu finden sind, bevorzugen die Ulcerationen im Gefolge von Fisteln distalere Bereiche. Dabei kann es zu acraler Gangränbildung kommen, verursacht durch die Shunt-bedingte arterielle Insuffizienz.

Werden Fisteln vor Abschluß des epiphysären Knochenwachstums erworben, so kann es zu vermehrtem Längenwachstum der befallenen Extremität kommen. LEWIS (1940) nimmt ursächlich Anpassungserscheinungen der Durchblutungsgröße an die distal der Fistel wirksame Ischämie an.

Die Tatsache, daß auch distal einer länger bestehenden Fistel die Hauttemperatur erhöht sein kann (NUSSELT 1949), bildet ein weiteres diagnostisches Kriterium gegenüber der kommunen Thrombophlebitis. Bei thrombophlebitisch bedingten Ulcera cruris kann bei Erniedrigung der Umgebungstemperatur meist ein Absinken der Hauttemperatur beobachtet werden, ein Effekt, der bei fistelbedingten Ulcera weit weniger ausgeprägt ist (FORMAN und HOLLING 1950; ELKIN und WARREN 1947). Am stärksten ist die Erhöhung der Hauttemperatur in der unmittelbaren Umgebung der Fistel. Weiter distalwärts gleichen sich die Temperaturen der Umgebungstemperatur an, ohne in der Regel bis zum Wert der normalen gegenseitigen Extremität abzusinken. Es besagt nichts, wenn die Zehentemperatur beider Extremitäten unter geringeren Außentemperaturen gleich ist. Mitunter kann an den Acren fistelbehafteter Extremitäten die Temperatur sogar niedriger sein als an der normalen Seite, besonders bei starker arterieller Insuffizienz mit drohender Nekrose.

Die eindrucksvollen Rückwirkungen der Fisteln auf den Gesamtkreislauf erweckten von jeher ein reges Interesse. Bei einem relativ geringen Prozentsatz von Fistelträgern konnte eine signifikante Verkleinerung des Herzvolumens (NUSSELT 1949) beobachtet werden, namentlich bei leichteren Fällen. Fisteln mittlerer Größe bewirken dagegen regelmäßig eine Herzdilatation, ebenso größere arteriovenöse Fisteln. Das Ausmaß der Rückwirkungen steht mit der Größe des Shunt, ferner mit der Lokalisation der Fistel in Beziehung. HOLMAN (1937) erklärte das meist geringere Ausmaß der Rückwirkungen distal lokalisierter Fisteln durch einen in der Peripherie weniger hohen Arteriendruck. Nach STENGER (1952) ist aber weniger die Entfernung der Fistel vom Herzen als die unterschiedlich ausgeprägte Neigung der proximal der Fistel verlaufenden Arterien zur Dilatation für das Ausmaß der hämodynamischen Rückwirkungen bestimmend. Arterien vom elastischen Typ gelten als weniger ausweitungsfähig; muskuläre Arterien werden besonders stark dilatiert.

Durch Abstrom von Blut aus dem arteriellen Windkessel kommt es zur Erhöhung der Umlaufgeschwindigkeit des Blutes, zum Anstieg des Venendruckes und zu vermehrter diastolischer Füllung des Herzens, mittelbar auch zum Anstieg des Herzminutenvolumens. Dieser Mechanismus ist jedoch nur bis zu dem Punkte möglich, in dem das Stadium der Herzinsuffizienz eintritt. Nach den Ausführungen von PORTER und BAKER (1937) kann eine arteriovenöse Fistel lange Zeit kompensiert bleiben. Beobachtungen über jahrzehntelange Kompensation (21 Jahre nach PORTER und BAKER 1937; 34 Jahre nach MÖRL 1951) liegen vor. Für die bei Fistelbildungen auftretende Tachykardie wird mancherorts ein Bainbridge-Reflex angenommen (NICKERSON u. Mitarb. 1951; MÖRL 1951); andere Autoren halten den Marey-Reflex (Pulsfrequenzsteigerung zum Ausgleich des Mitteldruckabfalles) für wahrscheinlicher (GORDON u. Mitarb. 1952). Nach Versuchen von JAHAN (1949), bei denen sich Pulsfrequenzänderungen auch ohne Venendruckänderungen nachweisen ließen (Kompression und anschließende Freigabe der Fistel), sowie nach Untersuchungen von FICK (1933) ist die Wahrscheinlichkeit eines Bainbridge-Reflexes gering. Zu analogen Ergebnissen am Menschen kamen LEQUIME, DENOLIN und JONNART (1951); diese Autoren fanden unter verschiedener Körperlage veränderliche Schlagvolumina, welche sie durch Schwankungen des Shunt erklären.

Bereits im Stadium der Kompensation ist bei der arteriovenösen Fistel das Herzminutenvolumen stark erhöht (FRANK u. Mitarb. 1955). Die im Gefolge der Fisteln auftretende Herzinsuffizienz (FICK 1933; HINES und WAUGH 1936; HOLMAN 1937) ist eine typische Plusdekompensation (WOLLHEIM 1931) mit den Kriterien der high output failure (SABISTON u. Mitarb. 1956; WARREN, NICKERSON und ELKIN 1951), wobei die klinische Ähnlichkeit mit dem adrenergischen Verhalten der Hyperthyreose (GAUER und LINDER 1948; BISHOP u. Mitarb. 1955) bemerkenswert ist. Die Plusdekompensation der a-v-Fistel stellt eine lebensbedrohliche Komplikation dar, insbesondere dann, wenn sich bei größeren Fisteln in rascher Folge Tachykardie, Herzklopfen, Dyspnoe und Stauung im großen Kreislauf einstellen (NANU u. Mitarb. 1922; HINES u. WAUGH 1936; DAVISON u. Mitarb. 1953). Die bestehende Plusdekompensation führt, wird die Fistel nicht beseitigt, über kurz oder lang zum Tode. Als auffallendes klinisches Zeichen beschreibt HOLMAN (1937) das Bedürfnis der Fistelträger, in hockender und kauernder Stellung etwas Erleichterung zu finden, ähnlich manchen Patienten mit angeborenen Vitien.

Bereits HOLMAN (1937), später JONNART u. Mitarb. (1952) stellten fest, daß bei Öffnung (Freigabe) der Fistel zunächst der Blutdruck systolisch und diastolisch absinkt, worauf es zum Anstieg von Pulsfrequenz, Venendruck und Herzminutenvolumen kommt. Initial soll es auch zu einer Abnahme der Herzgröße und Verminderung des Arterienkalibers proximal der Fistel kommen, wohl als Rückwirkung des verminderten peripheren Widerstandes. Bei längerem Bestehen der Fistel mit starkem Abstrom von Blut aus dem arteriellen Windkessel wird die Durchblutung des Strombahngebietes distal der Fistel immer schlechter. Mit Eintritt der Herzinsuffizienz kommt es zur Zunahme der aktiven Blutmenge (ROWNTREE und BROWN 1929; WOLLHEIM 1931; ROSCOE und DONALDSON 1946; ELKIN und WARREN 1947; GAUER und LINDER 1948; ZISSLER 1955; EPSTEIN und FERGUSON 1955). In Herzkatheteruntersuchungen an Patienten mit Fisteln im Bereich der A. femoralis und poplitea konnten EPSTEIN u. Mitarb. (1953) bei

Verschluß der Fistel durch manuelle Kompression einen sofortigen Anstieg des diastolischen Arteriendruckes bei Amplitudenabnahme und Pulsfrequenzabnahme feststellen; bei Wegnahme der Kompression und Freigabe der Fistel stellte sich sofort der vorherigeZustand wieder ein. Das Schlagvolumen schien bei manchen Patienten unter Fistelkompression größer. Bestimmungen des Herzminutenvolumens mit der Farbstoffdilutionsmethode bei Patienten mit arteriovenösen Fisteln zeigten erhöhte Werte, verkürzte Kreislaufzeit und vergrößertes Schlagvolumen. Kompression der Fistel veränderte das Herzminutenvolumen in Richtung der Normalwerte. In Hundeversuchen konnten FRANK und Mitarb. (1955) feststellen, daß bei kleineren Fisteln mit Shunt-Verlusten unter 20% des Herzminutenvolumens die Steigerung des Minutenvolumens quantitativ dem Shunt-Verlust entspricht. Bei Shunt-Verlust über 20% blieb der Herzminutenvolumenanstieg hinter dem Shunt-Verlust zurück und die periphere Gesamtdurchblutung sank entsprechend ab, desgleichen der arterielle Blutdruck. Da in diesen Fällen der venöse Rückfluß zunächst noch gering war, kam es nicht zu einem weiteren Anstieg des Herzminutenvolumens über 20%. Erst bei Zunahme der aktiven Blutmenge stellte sich eine weitere Steigerung des Herzminutenvolumens über 20% hinaus ein. Aus Untersuchungen von FERGUSON u. Mitarb. (1954) an Hunden mit arteriovenösen Fisteln im Stadium der Herzinsuffizienz geht hervor, daß ein weiterer Zuwachs an aktiver Blutmenge im Stadium der Herzinsuffizienz (Kochsalzinfusion) keine zusätzliche Minutenvolumensteigerung mehr erbringen kann, da das Herz insuffizient war. HILTON u. Mitarb. (1955) konnten durch Clearance-Untersuchungen am Hund mit arteriovenösen Fisteln eine Einschränkung der Gesamtdurchblutung und des Glomerulumfiltrates feststellen; sie erklären die Salz- und Wasserretention und den Anstieg der Plasmamenge, mittelbar auch der Blutmenge, durch diese Nierenveränderungen; außerdem zeigte sich nach Schluß der Fistel eine überschießende Salz- und Wasserdiurese. Gleichsinnige Ergebnisse hatten EPSTEIN u. Mitarb. (1953) in Diureseuntersuchungen erhalten, bei denen sich eine Hemmung der renalen Elektrolytausscheidung zeigte. ELKIN und WARREN (1947) beobachteten Zunahme der Blutmenge um Werte bis 1000 cm^3 pro m^2 Oberfläche. Die Vermehrung der aktiven Blutmenge erwies sich bei operativer Beseitigung der Fistel als reversibel, wie HOLMAN (1937) an 3 Kranken beobachtete. Schon früher sahen PEMBERTON und SAINT (1928) nach Ausschaltung einer (kongenitalen) Fistel einen Blutmengenabfall von 106 auf 88 cm^3/kg Körpergewicht. Ungünstig wirkt sich bei den hämodynamischen Veränderungen die Tatsache aus, daß mit Zunahme des Minutenvolumens und mit Abnahme des peripheren Widerstandes eine Dehnung des proximal der Fistel gelegenen arteriellen Querschnittes stattfindet, die die Gesamtzirkulation zusätzlich verschlechtert und der Herzinsuffizienz Vorschub leistet. Die Notwendigkeit des kompensatorischen arteriellen Umgehungskreislaufes in die Bereiche distal der Fistel bedeutet eine weitere Belastung für das Herz (FICK 1933; DETERLING u. Mitarb. 1947). Die Anpassung an die gesteigerten Bedürfnisse der peripheren Durchblutung ist nur unter Einschaltung von Tachykardie und enormer Vergrößerung der Blutdruckamplitude möglich. NUSSELT (1949) spricht anhand einer Beobachtung einer arteriovenösen Fistel im Bereich der A. mesenterica cranialis in Verbindung mit der Vena portae die Meinung aus, daß die Herzinsuffizienz unterbliebe, wenn die Fistel im Portalkreislauf, d. h. unter Zwischenschaltung der Leber, sich ausbilde. Diese Ansicht ist jedoch nicht ohne weiteres zu übernehmen, da entsprechende Erfahrungen mit größeren Fisteln des gleichen Stromgebietes nicht vorliegen.

Sphygmographische Untersuchungen von Fistelträgern (KAISER und KARCHER 1949; GAUER und LINDER 1948) deuten darauf hin, daß die Herzminutenvolumenzunahme einem Abfall des peripheren Widerstandes bis 40% entspricht. Oszillographische Untersuchungen ergaben proximal der Fistel vergrößerte, distal der Fistel verringerte Amplituden. Über Untersuchungen des Kreislaufminutenvolumens mittels Dilutionsmethoden (venöser Herzkatheter; Arterienpunktion) bei arteriovenöser Fistel mit J^{131}-markiertem Albumin berichteten Pritchard u. Mitarb. (1952), mit T 1824 (Evans blue) Schreiner u. Mitarb. (1953) sowie Broadbent und Wood (1954).

Nach Verschluß einer arteriovenösen Fistel durch Kompression kommt es zum unmittelbaren Anstieg des arteriellen Blutdruckes, ebenso bei chirurgischer Unterbindung. Fick (1933) stellte fest, daß der Blutdruckanstieg nach Fistelverschluß bei noch nicht vollzogener hämodynamischer Anpassung an die Fistel zur Wiederherstellung des ursprünglichen Blutdruckes, bei vollzogener Anpassung jedoch zu exzessiv überhöhten Werten führen kann (vgl. ferner Beitrag Hypertonie, Wollheim u. Moeller, dieses Handbuch Bd. IX/5, S. 769). Hierbei kann die vorübergehende Behandlung mit blutdrucksenkenden Substanzen notwendig werden, weil als Folge der plötzlichen Widerstandserhöhung im großen Kreislauf akute Herzinsuffizienzen eintreten können. Lüchtrath (1953) berichtet über ein tödliches Lungenödem nach operativer Versorgung einer Fistel zwischen Aorta und Vena brachiocephalica. Aderlässe können bei derartigen akuten Linksinsuffizienzen mit Lungenödem zunächst nützlich sein. Bei Verschluß der Fistel kommt es ferner zu sofortiger Verminderung der Pulsfrequenz, was von Branham (1890) in klassischer Ausprägung (Frequenzabfall von 80 auf 35/min) beschrieben ist. Der Venendruck erfährt durch die Wegnahme des Shunt eine wesentliche Entlastung. Das Herzminutenvolumen fällt ab; das Schlagvolumen kann durch relative Verlangsamung der Schlagfolge dabei zunehmen. Die Herzdilatation verhält sich nach Fistelverschluß uneinheitlich. Während Wachsmuth (1943) bei Kompression der Fistel die Größenabnahme unter Röntgenkontrolle sofort eintreten sah, wird in den Untersuchungen von Gauer und Linder (1948) meist eine längere Zeitdauer („viele Stunden") bis zur signifikanten Verkleinerung des Herzminutenvolumens angegeben. Der weitere Verlauf bringt Normalisierung des Blutdrucks, der aktiven Blutmenge und der Kreislaufzeit (Wollheim 1931; Fick 1931; Pirner 1951; Elkin und Warren 1947).

Diagnose.

Die Entwicklung einseitig lokalisierter, genetisch unklarer Varicen nach Verletzungen oder Gewalteinwirkungen, die Ausbildung einer chronischen venösen Insuffizienz und die merkliche Steigerung der Hauttemperatur im Bereiche der geschädigten Extremität gegenüber der Gegenseite sind so auffällige Symptome, daß sie von einem einigermaßen sich selbst beobachtenden Menschen entsprechend wahrgenommen werden. Für den Arzt ergibt sich daraus bereits der Verdacht auf das Vorliegen einer arteriovenösen Fistel, der durch spezielle Untersuchungen dann erhärtet oder entkräftet werden muß. Schwirren und Geräuschbildungen mit hauptsächlich systolischer Akzentuation (Edwards und Levine 1952), die bei Kompression der zuführenden Arterien verschwinden, gelten als sichere Kriterien der Fistel. Auffallend weit distal lokalisierte Ulcerationen und Nekrosen in Gegenwart frisch entstandener Varicen bei gleichzeitiger Temperatursteigerung der Haut sind bei hoher Blutdruckamplitude, insbesondere aber bei Plusdekompensation mit hoher Blutdruckamplitude, weitere klinische Diagnostica. Die Venendrucksteigerung wird, zumindest örtlich im Fistelbereich, nie vermißt (Nusselt 1949). Venenblutanalysen bestätigen durch Verminderung der arteriovenösen Differenz gleichfalls den Verdacht; auch geben sie Aufschluß über das Ausmaß des Shunt (Elkin und Warren 1947). Ein einfacher Handgriff mit

Kompression der Fistel oder der proximalen Arterien führt bei ausgeprägtem Shunt zu einem atropinreversiblen Pulsfrequenzabfall (KRAMER und KAHN 1946) mit Blutdruckanstieg (BRANHAM 1890; WIGDOROWITSCH 1915; ELKIN und WARREN 1947). Bei offener, nicht komprimierter Fistel wird mitunter die Transmission arterieller Pulswellen ins venöse System beobachtet (PORTER 1924).

Die Infrarotphotographie gestattet eindrucksvolle Darstellung der erweiterten Venensysteme auch in Fällen, bei denen der äußerliche Eindruck weniger imposant ist (GAUER und LINDER 1948).

Die Veränderungen im EKG müssen als unspezifisch bezeichnet werden und entwickeln sich im Gefolge systolischer und diastolischer Überlastungsschäden (CABRERA und MONROY 1951). Die Messung des Druckes im aneurysmatischen Venensack der arteriovenösen Fisteln ergab in den Untersuchungen von FREEMAN (1947) ohne Kompression den Wert von etwa 40 mm Hg, nach Kompression ein Absinken auf etwa 10 mm Hg. Besteht keine Herzinsuffizienz, so ist aus dem Verhalten des Venendruckes im aneurysmatischen Venensack ein Aufschluß darüber möglich, ob noch andere Gefäße außer der Hauptfistel in den Aneurysmensack einmünden.

Arteriographische Untersuchungen sind, falls ein operativer Eingriff erwogen wird, unumgänglich (YATER 1936). Sie liefern Auskünfte über Größe und genaue Lokalisation der Fistel, teilweise auch über die hämodynamischen Verhältnisse im Fistelbereich. Bei kleineren Fisteln empfiehlt sich die Darstellung über den arteriellen Schenkel, bei großen Fisteln können sich mitunter auch die zuführenden Arterien der Darstellbarkeit entziehen. Nicht selten sind die größeren und kleineren Venen distal der Fistel als erweiterte, extrem gewundene und zahlenmäßig vermehrte Gebilde feststellbar. Manchmal gelingt es hingegen nicht, die distalen Arterienbereiche mit Kontrastmittel zu füllen (ALLEN und CAMP 1935). Bei der Arteriographie ist es zweckmäßig, die Arterie proximal der Injektionsstelle zu komprimieren und das Kontrastmittel in distaler Richtung rasch zu injizieren. Trotzdem ist eine schnelle Sequenz der Aufnahme notwendig wegen des raschen Übertrittes auf die venöse Seite. Typisch für die Fistel ist das Erscheinen des Kontrastmittels in den von der Fistel abführenden Venen. Bei ungewöhnlichem Lokalbefund kann die Deutung der Arteriogramme schwierig sein.

Differentialdiagnose.

Mitunter ergeben sich Schwierigkeiten bei der Abgrenzung von Fisteln gegenüber einfachen segmentären Erweiterungen großer Arterien oder bei Kompression von außen (FONTAINE und DANY 1947). Die Ausbildung von Knochenkonturveränderungen, wie sie von BOWIE und KAY (1949) bei einer Fistel im Bereich der A. tibialis anterior nach Revolverschuß als glattwandige Tibiadellen beobachtet wurden, kann zu Verwechslungen mit Knochensarkomen führen. Die hämodynamische Abgrenzung gegenüber einer gleichzeitig bestehenden Aorteninsuffizienz verursacht diagnostische Schwierigkeiten, weil durch die Aorteninsuffizienz ebenso wie durch die Fistel die Blutdruckamplitude vergrößert wird. Die Einschaltung von entsprechenden Untersuchungen (Blutdruckmessung nach Fistelkompression usw.) kann oft diagnostisch weiterhelfen, außerdem die Auskultation (KAISER und KARCHER 1949; EDWARDS u. LEVINE 1952; PARMLEY u. Mitarb. 1954).

Therapie.

Nur höchst selten kommen arteriovenöse Fisteln traumatischer Genese zum spontanen Verschluß und damit zur Selbstheilung (DRY und HORTON 1936), so daß mit solchen Verläufen praktisch nicht gerechnet werden kann. Die zahlreichen Versuche einer unblutigen Beseitigung der Fistel, zu denen man früher bisweilen seine Zuflucht nahm, sind völlig zwecklos (CALLANDER 1920).

Die Therapie der Wahl ist die chirurgische Ausschaltung der Fistel durch Unterbindung, möglichst mit Resektion des venösen aneurysmatischen Sackes. Hierdurch wird die chronische venöse Insuffizienz beseitigt, die Varicenbildung zum Stillstand gebracht. Auch dem vergrößerten Längen- und Dickenwachstum von Extremitätenteilen wird durch Beseitigung der Fistel entgegengewirkt, solange die Epiphysen der Röhrenknochen noch nicht geschlossen sind. Noch wesentlicher ist die Rückbildung der kardiovasculären Auswirkungen der Fistel und die Beseitigung der Herzinsuffizienz (FICK 1933; HINES und WAUGH 1936).

Eine erfolgreiche chirurgische Versorgung von arteriovenösen Fisteln setzt erhebliche Erfahrung voraus. Allerdings sollte mit dem Eingriff so lange gewartet werden, bis eine ausreichende Kollateralzirkulation der distalen Extremitätenteile zustande gekommen ist, wozu nach COHEN und SCHULENBURG (1941) häufig eine Zeit zwischen 3 und 6 Monaten benötigt wird. Zur präoperativen Feststellung eines ausreichenden Kollateralkreislaufes wird von MASSELL (1947) ein spezieller Fluoresceintest angegeben. Mit einem Bügel wird zunächst die traumatische Fistel komprimiert. Dann werden an beiden Extremitäten in Abständen von 8 cm parallele Hautritzungen in proximal-distaler Richtung angelegt. Nach intravenöser Gabe von Fluorescein entsteht Fluorescenz im Bereiche der Hautritzungen. Die Kollateraldurchblutung der zu operierenden Extremität ist dann ausreichend, wenn der distalste Fluorescenzpunkt an der kranken Extremität nicht mehr als 8 cm weiter proximal liegt als an der gesunden. SHUMACKER (1954) empfiehlt folgenden Test: nach einer arteriellen Blutsperre am elevierten Bein des liegenden Patienten mittels Gummimanschette für 5 min bleibt nach anschließender Freigabe der Manschette die Fistel bzw. die zuführende Arterie digital komprimiert. Unter Beibehaltung der Kompression soll innerhalb von mindestens 2 min distal der Fistel ein ausreichender Kollateralkreislauf (hyperämische Hautröte) zustande kommen. Dabei ist es wichtig, die Arterie genau an dem Punkt der geplanten Operation zu komprimieren. Die Gefahr bei unzureichender Kollateralzirkulation besteht im postoperativen Auftreten peripherer Nekrosen. Weit eleganter läßt sich der Fluoresceinversuch mittels des Dermofluorometers von K. LANGE und KREWER (1943) durchführen: intravenöse Injektion von Fluorescein und Registrierung am Untersuchungsort durch eine Silenzelle, die auf die intakte Haut aufgesetzt wird (vgl. K. LANGE 1960 und WOLLHEIM und SCHNEIDER 1960).

Wenn möglich, sollte jede Fistel, insbesondere eine Fistel mit klinisch erkennbarer Rückwirkung auf den Kreislauf, präventiv, d. h. möglichst vor Entwicklung einer kardiovasculären Dekompensation, operiert werden. Muß der Eingriff an einem plusdekompensierten Fistelträger durchgeführt werden, so bedarf der Kreislauf wegen der geschilderten hämodynamischen Änderungen nach Fistelschluß (akute Widerstandserhöhung bei erhöhter aktiver Blutmenge mit Gefahr des Lungenödems) sorgfältigster Überwachung. Die Nachbehandlung hat sich insbesondere im Bereiche kleinerer Arterien auf eine Verhütung postoperativer Thrombosen durch Antikoagulantienbehandlung zu erstrecken (SHUMACKER 1954). Bei Gefahr postoperativer Gangränbildung der Acren wird von SHUMACKER (1954) zusätzliche Ausführung einer Sympathektomie empfohlen. Die Zahl der operativen Erfolge ist groß (ASCHENBRENNER 1934; BÄTZNER u. Mitarb. 1950; KAISER und WALZ 1950; DUBOST und BADARO 1951; FONTAINE u. Mitarb. 1951 u. a.). Die Rückbildung der Kollateralen und die Normalisierung der Zirkulation läßt sich auch durch Reangiographie (ZANNINI 1950 u. a.) kontrollieren.

Arteriovenöse Fisteln im Carotiscavernosus-Bereich.

Die Fisteln zwischen der A. carotis interna und dem Sinus cavernosus, kurz als Carotis-Cavernosusfisteln oder Carotis-Cavernosusaneurysmen bezeichnet, entstehen etwa 3mal so häufig traumatisch wie spontan (DANDY 1937). Das zeitliche Intervall zwischen der Gewalteinwirkung und dem Fisteldurchbruch beträgt Stunden bis ein Jahr (SATTLER 1909).

Klinisch bestehen fast immer Kopfschmerzen, daneben häufig ein pulsierender Exophthalmus. Mitunter sind Gefäßgeräusche von vorwiegend systolischem, manchmal kontinuierlichem Charakter nachweisbar, die bei Carotiskompression oder bei Veränderung der Kopfhaltung verschwinden (FREEDMAN 1950; ROUZAUD 1950). Die Seitenlokalisation dieser Fisteln ist schwierig, gelingt jedoch bei Hinzukommen von Hirnnervensymptomen oder Augensymptomen (hellrote Venen durch arterielle Beimischung, Papillenödem, Blutungen in Fundus, Glaskörper und Orbita, Glaukome, Augenmuskelparesen) relativ leicht. Differentialdiagnostisch wichtig ist die Abgrenzung von der einfachen Thrombose des Sinus cavernosus auf infektiöser Basis, bei der stets eine schwere Beeinträchtigung des Allgemeinbefindens vorliegt, jedoch Gefäßgeräusche fehlen.

Therapeutisch kommen neben der Carotiskompression Ligaturen distaler Arterienbereiche in Frage (OLIVECRONA und LADENHEIM 1957).

II. Krankheiten der Venen.

Das klinische Interesse für Venenkrankheiten konzentriert sich fast ausschließlich auf Varicen, Thrombosen und Phlebitiden. Demgegenüber beanspruchen die Phlebosklerosen — als Analogon der Arteriosklerose — sowie die venösen Aneurysmen vorwiegend pathologisch-anatomisches Interesse.

GEIRINGER (1949) konnte ein häufiges Vorkommen venöser Sklerose im Bereich der unteren Hohlvene zwischen Aortenbifurkation und Wirbelsäule insgesamt bei 108 von 245 Obduktionen feststellen, ohne daß Schaumzellen oder erhebliche Cholesterinmassen in der veränderten Venenwand nachgewiesen wurden. Überhaupt gilt die Lipideinlagerung in sklerotische Venen als relativ selten (McCLUSKEY und WILENS 1953). Bei der im Alter in einer gewissen Parallelität zur Arteriosklerose (GAST 1949) auftretenden Phlebosklerose (LOWENBERG 1956) steht die Fibrosierung der Intima mit bindegewebigen Umbauvorgängen aller Wandschichten im Vordergrund. GROSS und HANDLER (1939) beobachteten bei chronischer Herzinsuffizienz sklerotische Veränderungen an der oberen Hohlvene, ebenso LITTMAN, LEV und SAPHIR (1953) in der Vena anonyma sinistra, LEV und SAPHIR (1951) in der Vena poplitea.

Amyloidose der Venenwand im Rahmen einer allgemeinen Amyloidose konnte MERKEL (1949) beobachten.

Bei den venösen Aneurysmen ist zu unterscheiden zwischen angeborenen oder erworbenen; letztere treten hauptsächlich posttraumatisch oder postoperativ auf. Die Zahl der bisher beschriebenen Fälle ist relativ gering; doch scheinen venöse Aneurysmen überall auftreten zu können, wie die Beobachtungen von GRERWIG (1950) an der Jugularis interna, von LAWRENCE und BURFORD (1956) sowie ABBOTT (1950) an der Vena cava cranialis, HILSCHER (1955) an der Vena femoralis sowie LIPPERT und FREDERICK (1951) und SALA DE PABLO (1950) an der Vena saphena erkennen lassen.

1. Thrombophlebitis und Phlebothrombose.

a) Historisches.

Bereits in der ersten Hälfte des 19. Jahrhunderts gab HUNTER (1837) eine Beschreibung der Thrombophlebitis. Weitere Publikationen stammen von ROKITANSKY (1852), der bereits zwischen einer mit primärer Phlebitis und einer mit primärer Thrombose einhergehenden Form unterschied. Schon VIRCHOW

(1860) erwähnt als ätiologisches Moment statische Faktoren. In der Folgezeit wurden durch die Arbeiten von FISCHER-WASELS und TANNENBERG (1927; 1929) sowie BENDA (1924) die morphologischen Grundlagen der Thrombose- und Thrombophlebitislehre entwickelt. Entscheidende Fortschritte auf therapeutischem Gebiet seit der Einführung der Antikoagulantien rückten die physiologischen und hämatologischen Grundlagen der Thrombose in den Vordergrund des klinischen Blickfeldes.

b) Definition und Nomenklatur.

Der Begriff Thrombose bezeichnet die intravitale intravasale Gerinnselbildung aus Blutbestandteilen. Durch Verschleppung von Blutgerinnseln in der Blutbahn entsteht das Ereignis der Embolie. Als Phlebothrombose wird die Gerinnselbildung im Venenbereich bezeichnet. Unter Thrombophlebitis wird die mit einer Reaktion der Venenwand einhergehende Gerinnselbildung im Venensystem verstanden. Der gedanklich auf ROKITANSKY (1852) zurückgehende Einteilungsversuch in Thrombophlebitis und Phlebothrombose (OCHSNER und DE BAKEY 1939; 1940; 1941) wurde wegen der vielfachen, für klinische wie für morphologische Bereiche untrennbaren Überschneidungen im allgemeinen nicht akzeptiert (WRIGHT 1948; ALLEN BARKER und HINES 1955; KOLLER 1955). Wenn auch in vereinzelten Fällen Phlebitiden und Periphlebitiden ohne Thrombosen vorkommen können, so hat sich für klinische Zwecke die Vereinigung beider Vorgänge in eine Krankheitskategorie hauptsächlich wegen der gemeinsamen Auswirkungen hinsichtlich der intravenösen Gerinnselbildungen bewährt. Die von den Gegnern dieser Einteilung geltend gemachte verstärkte Neigung der Phlebothrombosen zur Embolisierung ist ohnehin für den Individualfall irrelevant.

c) Morphologie.

α) Thrombose.

Mit STAEMMLER (1955) ist zwischen einer roten, weißen oder grauen sowie einer hyalinen Thrombenbildung zu unterscheiden, die freilich selten in reiner Form vorkommen. Die roten Thromben bestehen hauptsächlich aus Erythrocyten und Fibrin; ihre Konsistenz nimmt mit dem Alter ihrer Entstehung zu. Bei frischen Thromben ist die Unterscheidung von postmortalen Cruorgerinnseln mitunter schwierig.

Weiße oder graue Thromben sind zusammengesetzt aus einem Balkenwerk von Blutplättchen, dessen Einzelbestandteile von Leukocyten umgeben sind; die Zwischenräume des Balkenwerkes werden von Erythrocyten ausgefüllt. Die Identifizierung dieser Gebilde als intravitale Blutgerinnsel ist leicht. Weist doch ihre Struktur auf die Entstehung als „Abscheidungsthrombus" deutlich hin, im Gegensatz zu den roten „Gerinnungsthromben". Hyaline Thromben entstehen in kleineren Venen und sind aus homogenen fibrinähnlichen Substanzen zusammengesetzt. In zahlreichen Thromben ist die Zusammensetzung uneinheitlich, d. h., es können neben Abscheidungsthromben auch Gerinnungsthromben vertreten sein. Von überragender klinischer Bedeutung ist die Art und Ausdehnung der wandständigen Verankerung der Thromben. Bei leichteren, vorwiegend durch Veränderungen der Venenwand auf exogene Insulte zustande kommenden Thrombophlebitiden zeichnet sich das Gerinnsel durch seine breitflächige Verbindung mit der Venenwand aus. Der andere Prototyp, die hinsichtlich der klinischen Symptome häufig stumme Form der Phlebothrombose tieferer, oft großer Venen, ist durch eine nur schmale Verankerung an der Venenwand und durch ein langes, im Gefäßlumen flottierendes Gerinnsel gekennzeichnet. Der

Schwanz eines Thrombus kann im Venenlumen weithin nach proximal reichen. Er kann ganz oder teilweise losgelöst und ins rechte Herz sowie in die arterielle Lungenstrombahn embolisiert werden. Andererseits erfolgt von der Venenwand her eine bindegewebige Organisation, vom Innern des Thrombus her eine gewisse Autolyse, bei der toxische Substanzen in den Kreislauf gelangen können (LENGGENHAGER 1950; 1952). Die Organisation von Venenthromben kann zur Entwicklung eines bindegewebigen, kavernösen, intraluminalen Gerüstes führen. Die Restzustände abgelaufener Thrombosen und Thrombophlebitiden können in verschiedenem Maße die Funktion der Vene beeinträchtigen; von der Restitutio ad integrum bis zum totalen Lumenverschluß gibt es alle Abstufungen. Ein sicherer Rückschluß auf das zugrunde liegende Gewebssubstrat läßt sich bis heute aus klinischen Hinweisen nicht ableiten (STAMM 1956).

Die klinisch bedeutungsvollen Thromben und Thrombophlebitiden sind hauptsächlich an den unteren Extremitäten lokalisiert. Dabei wurde zunächst eine von der Vena femoralis absteigende Form (HUECK 1929), später eine etagenförmige voneinander unabhängige Thrombophlebitis (KOCH 1940) für typisch gehalten. Heute besteht kein Zweifel daran, daß die meisten Thrombenbildungen im Unterschenkelbereich beginnen oder jedenfalls von Anfang an dort bestehen (HALSE 1949; BAUER 1946). Weitere Angaben vgl. Klinik, S. 490).

β) Phlebitis.

Jede Thrombose scheint entweder von einer Venenwandschädigung auszugehen oder zumindest beim Kontakt mit der Venenwand zu einer entzündlichen Reaktion zu führen. Entscheidend für die Venenwandreaktion ist eine bisweilen nur in kleinsten Bereichen lokalisierte Nekrose. In sämtlichen Wandschichten können sich leukocytäre und lymphocytäre Infiltrationen, Fibroplastenwucherungen und Vascularisationsvorgänge finden. Die Länge des veränderten Venensegmentes ist außerordentlich unterschiedlich.

d) Ätiologie.

Die drei hauptsächlichen Ursachen der Thrombophlebitis und Phlebothrombose sind 1. die örtliche Schädigung der Venenwand; 2. die Veränderung der Gerinnbarkeit des Blutes; 3. die Hämodynamik, d. h. eine Verlangsamung der intravasalen Blutgeschwindigkeit. Neben diesen Hauptursachen finden sich häufig noch Hilfsursachen (STAEMMLER 1955). Dabei handelt es sich jedoch um Faktoren, die in der Mehrzahl mittelbar über eine oder mehrere der drei Hauptursachen zur Wirkung kommen, z. B. Ernährung, Alter, Körpergewicht, Konstitution, sowie eventuell meteorologische Einflüsse. Hiernach verbleibt ein Rest von sog. idiopathischen Thrombophlebitiden ohne faßbare übergeordnete Ursache.

α) Örtliche Schädigung der Venenwand.

Hauptsächlich an Stellen von lokalem Zelltod oder von örtlicher Zellschädigung können sich an der Venenwand Thromben bilden (FISCHER-WASELS 1933). Hierher gehören in erster Linie die schweren mechanischen Schädigungen der Venenwand durch Traumen. Bei Frakturen, auch geschlossenen (TOURNEUX 1950), Weichteilkontusionen und Zerreißungen (WEGELIUS 1954) sowie mechanischen Insulten harmloserer Art, z. B. bei der sog. „effort-thrombosis“ (CRANE 1952; vgl. S. 494ff.) kommt es häufig zur intravenösen Gerinnselbildung. Je nach dem Ort und der Intensität der mechanischen Einwirkung werden dabei oberflächliche oder tiefere Venen betroffen. Nach chirurgischen Eingriffen mit vermehrtem

Gewebszerfall kommt es besonders oft zu ausgedehnten Thrombenbildungen in den tieferen Venen, und zwar nicht nur im Operationsbereich, sondern auch in weit entfernten Gebieten. Die Fernthrombosen werden dabei durch hämodynamische und dyskrasische Veränderungen des Blutes hervorgerufen; bei den örtlichen Thrombosen dürften die mechanisch-traumatischen Wirkungen im Vordergrund stehen. Beobachtungen dieser Art wurden seit Einführung der großen Chirurgie immer häufiger gemacht (v. Strauch 1894; Cordier 1905; Clark 1902; Brown 1927; König 1934 u. a.). Die Belastung mit dem Risiko thromboembolischer Komplikationen bildet heute eines der hauptsächlichen Operationshindernisse. Große Statistiken (Barker u. Mitarb. 1941; Stamm, Rutishauser und Waibel 1955) zeigen noch eine erhebliche Häufigkeit derartiger Komplikationen. Auch bei kleineren Eingriffen wie Pneumolysen (Lazarou 1950), Venenpunktionen (Wold 1950; Sinapius 1956) oder venösem Katheterismus ist das Auftreten von Phlebitiden, intramuralen Hämatomen und Thrombosen keine Seltenheit. Eine besonders wichtige Rolle nimmt die im Wochenbett auftretende Thrombophlebitis ein. Dieses in der historischen Entwicklung weit zurück verfolgbare Krankheitsbild kann mit oder ohne Beckenvenenthrombosen zustande kommen. In den USA betrug die Häufigkeit weniger als 1% sämtlicher Geburten (Barker und Randall 1938).

Durch chemische Reizzustände der Venen, etwa durch intravenöse Gabe hypertonischer Lösungen, langdauernde Infusionen (Handfield u. Mitarb. 1952; Page u. Mitarb. 1952; Jones 1954), aber auch durch paravenöse Arzneimittelanwendungen (Verödungsmittel), schließlich durch Injektionen in Bindegewebe und Muskulatur können ebenfalls Thrombophlebitiden hervorgerufen werden. Friederiszick (1949) beobachtete Venenthrombosen nach Penicillininjektionen in den Quadriceps femoris bei Kindern. Nach Phlebographien, auch bei transossaler Anwendung (Liévain 1951) können Thrombophlebitiden auftreten. Ähnliche Wirkung wurde Insektenstichen zugeschrieben (Chlumsky 1927).

Schließlich bleiben noch Fälle zu besprechen, bei denen die Thrombophlebitis als Folge entzündlicher Prozesse der umgebenden Gewebe mit Übergriff auf die Venenwand zu erklären ist. Hierher gehört die eitrige Thrombophlebitis im Gefolge von Streptokokkeninfektion (Benda 1924), wobei sich der Infektionsstoff auf dem Venenweg weiterverbreiten kann, etwa bei thrombophlebitischer Sepsis oder bei pylephlebitischer Sepsis (ausgehend vom Pfortadergebiet) (Bingold 1950). Ähnliche Beobachtungen von Übergreifen bakterieller Infektionen auf die Venenwand sind bei Fleckfieber (Reinhardt 1917), Anthrax (Mallet-Guy u. Mitarb. 1950), bei Typhus abdominalis (Oppenheim 1921), Brucellosis (Wegener 1936), Febris recurrens (Endophlebitis lienalis et hepatica; Staemmler 1949), Lepra (Lie 1927) beschrieben. Über die Bedeutung der Endophlebitis tuberculosa im Lungenbereich (Weigert 1882) hinsichtlich der Frage, ob es sich um Ursache oder Auswirkung handelt, hat die Diskussion noch keinen Abschluß gefunden; auch im Bereich der weichen Hirnhaut werden tuberkulöse Phlebitiden angetroffen (Kaup 1925); schließlich wurden bei Verschlüssen großer Venen tuberkulöse Endophlebitiden festgestellt (Mitchell und Grindle 1953; Ibragimova 1949; Kaufmann 1952). Das Vorkommen epidemischer Erkrankungen an Phlebitiden, etwa bei Virusinfektionen, hält Pearson (1953) für möglich. Dagegen werden Phlebitiden im Gefolge von Herdinfekten von Edwards (1937) als unwahrscheinlich bezeichnet.

Der direkte Befall der Venenwand durch Geschwülste, die ins Lumen der Venen vorwachsen (blastomatöse Thrombose), der auch häufig zur Lungenembolie führt, kommt bei Carcinomen (Goldmann 1911), Lymphogranulomatosen (Mayer 1920), bei Chondromen (Kaufmann 1931) sowie bei (metastasierenden)

Kolloidstrumen (STAEMMLER 1955) vor. Allerdings gehen die pulmonal embolisierten Geschwulstmetastasen meist nicht an (M. B. SCHMIDT 1898; JEANNÉE 1925).

β) Veränderungen des Blutes.

Obwohl sich zahlreiche Zustände feststellen lassen, bei denen die Gerinnbarkeit des Blutes verändert ist, z. B. bei Muskelanstrengungen (GRASSI u. Mitarb. 1955), ist es nicht möglich, die biologische Thromboseneigung durch einen der verschiedenen bekannten Teste exakt festzulegen. Dies gilt für die Untersuchung der Prothrombinaktivität (BRAMBEL und LOKER 1943; SHAPIRO 1944; SANDROCK und MAHONEY 1948; TUFT und ROSENFIELD 1947; SACHS 1950), für die Änderung der Gerinnbarkeit (POLLER 1956), für die Retraktionszeit (HIRSCHBOECK und COFFEY 1943), für den Heparintoleranztest (HAGEDORN und BARKER 1948; JAMAIN und LEGROS 1952; SOULIER und LEBOLLOCH 1950), für den Antithrombintiter (KAY u. Mitarb. 1950), die Gerinnungszeit (ROSENBAUM und BARKER 1948) sowie für Untersuchungen der Plättchen-adhaesiviness (EISEN u. Mitarb. 1951). Bei zahlreichen Krankheiten besteht durch chemische Änderungen des Blutes, in der Mehrzahl der Fälle kombiniert mit Veränderungen der Hämodynamik, eine verstärkte Neigung zur Thrombenbildung. Seit den Untersuchungen von BARKER (1936), der die erhöhte Thromboseneigung von Typhus- und Pneumoniekranken feststellte, bis in die letzten Jahre, wird das entsprechende Verhalten bei Infektionskrankheiten immer wieder bestätigt, z. B. bei Influenza (OWEN 1928), Mumps (LANGERON und FOUCAUD 1953). WEGELIUS (1954) fand unter seinen Thrombosepatienten 14,6% mit Infektionskrankheiten; FRIEDRICH (1953) konnte bei 78% der Fälle von embolischen Komplikationen Infektionen irgendwelcher Art ausfindig machen; STAEMMLER und WILHELMS (1953) sahen in über 70% der untersuchten Emboliefälle eine Mitwirkung von Infektionen oder Traumen. Auch für die infizierte Prostatahypertrophie vermutet STAEMMLER (1955) eine erhöhte Neigung zur Thrombenbildung. Allerdings sind kleinere Thrombosierungen im Plexus prostaticus nach STAEMMLER (1955) ein so häufiger Befund, daß eine erhebliche Rückwirkung von ihnen nicht angenommen werden kann.

Zahlreiche Blutkrankheiten führen zu einer erhöhten Thrombosierungsneigung, insbesondere die mit erhöhter Blutviscosität einhergehende und eine verkürzte Gerinnungszeit aufweisende Polycythaemia vera (NORMAN und ALLEN 1937; STOVER und HERRELL 1940; HELLERSTEIN und MARTIN 1947). Ferner sollen bei Leukämien (ALLEN BARKER und HINES 1955), Chlorose (SCHWEITZER 1898) sowie hyperchromer Anämie (EPPINGER 1930; LASCH 1939; POTOTSCHNIG 1951) häufig Thrombosen und Ulcera cruris als deren Folgezustände auftreten. Über Nierenvenenthrombose bei Nephrose wurde von BLAINEY u. Mitarb. (1954) berichtet.

Zahlreich sind die Mitteilungen über verstärkte Thromboseneigung bei Malignomen, wobei das Moment der mechanischen Abflußbehinderung durchaus nicht vorhanden zu sein braucht. Entsprechende Mitteilungen bei Patienten mit Pankreascarcinom (UMLAUFT 1933; THOMAS u. Mitarb. 1953; SPROUL 1938; EBEL u. Mitarb. 1952), Intestinaltumoren (CECCHINI 1952) sowie verschiedenartigen anderen Malignomen (THOMPSON 1938; COOPER und BARKER 1944; EDWARDS 1949; ROSSI u. Mitarb. 1950) liegen vor. Nach DURHAM (1955) läßt sich dieser Typ der Thrombophlebitis nicht a priori von einer andersartig bedingten Thrombophlebitis unterscheiden; jedoch spricht das Wandern der phlebitischen Herde und die Erfolglosigkeit der Antikoagulantienbehandlung für eine tumorbedingte Genese (PERLOW u. DANIELS 1956). BYRNE (1955) fand in 3,7% von insgesamt 748 Phlebitisfällen ein Carcinom als Ursache, WEGELIUS (1954) bei

3,3%. Perlow und Daniels (1956), Popesco und Ciobanu (1958) sowie Merli (1951) halten bei unerklärlicher Thrombophlebitis mit hoher Senkung und entsprechendem Allgemeinzustand den Verdacht auf ein Malignom innerer Organe für begründet.

Im Gefolge von Bluttransfusionen können venöse Thrombosierungen beobachtet werden, z. B. bei Rh-Ungleichheit des transfundierten Blutes (Kallner 1948). Auf allergischer Basis entstehen Venenthrombosierungen nach den Beobachtungen von Harkavy (1924), Naide (1947, Sulfonamide), Jausion (1956, Glycerin) sowie von Dudik und Heinrich (1955).

Hier stellt sich die Frage, ob durch Digitalis oder durch Digitaloide die Thrombosebereitschaft des Organismus zunimmt. Tanaka (1928) hatte nach Strophanthin, Werch (1943) am Kaninchen nach Digitalis eine Verkürzung der Gerinnungszeit beobachtet. Macht (1943) führte die geringere Digitalisempfindlichkeit heparinisierter Katzen gegenüber nichtheparinisierten Versuchstieren auf eine antagonistische Wirkung von Heparin gegen die vermuteten thromboplastisch wirkenden Eigenschaften von Digitalis zurück. De Takats, Trump und Gilbert (1944) sahen ebenfalls gesteigerte Heparintoleranz bei digitalisierten Versuchstieren. Darüber hinaus wurde auch bei digitalisierten Patienten eine Verkürzung der Gerinnungszeit festgestellt (Massie u. Mitarb. 1944; Decourt und Barbato 1946). Nachprüfungen dieser Befunde mit zuverlässigen Methoden zeigten aber keine signifikanten Änderungen des Gerinnungsmechanismus unter therapeutischen Digitalisdosen, und zwar weder bei Gesunden noch bei Herzinsuffizienten (Sokoloff und Ferrer 1945; Poindexter und Myers 1946; Cathcart und Blood 1950). Eine erhöhte Thromboseneigung als Folge einer Digitalistherapie ist daher nicht zu erwarten.

An eine Begünstigung der Thromboseneigung nach Anwendung von Ascorbinsäure denkt Bukhovskaya (1957).

Für einen Anstieg der Gerinnbarkeit des Blutes unter der Wirkung von Cortison und ACTH sprechen die Untersuchungen von Cosgriff (1951).

Die postoperativ und posttraumatisch vermehrte Thromboseneigung ist teilweise durch Veränderungen der Blutbestandteile verursacht, z. B. durch Steigerung der Thrombocytenzahl (Wright u. Mitarb. 1953), sowie durch erhöhte Haftfähigkeit der Thrombocyten (Wright u. Mitarb. 1953), die auch bei der Endangitis obliterans nachgewiesen wurde (Spooner u. Mitarb. 1944).

γ) Änderungen der Hämodynamik.

Die Möglichkeit venöser Thrombenbildungen nach akuten arteriellen Verschlüssen läßt sich nicht nur durch gewebstoxische Wirkungen und Blutveränderungen, sondern auch durch eine Verminderung der Durchströmung erklären. Örtliche Zirkulationsverlangsamung führt nach Eberth und Schimmelbusch (1888) zu Abweichungen der Erythrocyten aus dem Axialstrom und begünstigt die Bildung wandständiger Abscheidungsthromben (vgl. Jäger 1937). Nach Knisely u. Mitarb. (1947) lassen sich in der Nähe zirkulatorischer Engpässe bei verlangsamter Durchströmung häufig sludge-Erscheinungen beobachten, durch welche die für Thrombenbildung bestimmenden Wandreaktionen eingeleitet werden. Strömungsverlangsamungen ließen sich im allgemeinen an den großen Venen nicht altersmäßig statistisch nachweisen (Levi und Levison 1950), doch zeigten P. Wright und Osborn (1952), daß die venöse Zirkulation am Bein im Stehen nur halb so schnell, bei Kopftieflage und Beinmuskelarbeit hingegen doppelt so schnell verläuft wie in schlaffer Ruhelage. Nach über 8tägiger Bettruhe sowie bei ausgeprägten Beinvaricen zeigte sich die Blutbewegung im Venenbereich Fuß-Leiste verlangsamt (JÖNSSON 1951). Auch fließt das Blut langsamer im Bereich von Muskelparalysen als im nicht gelähmten Bein (P. WRIGHT u. Mitarb. 1952). Bei schwerer venöser Insuffizienz wiesen VEAL und HUSSEY (1943) verlangsamte Blutströmung nach. Im Wochenbett war die venöse Stromgeschwindigkeit normal, während der Geburt jedoch verlangsamt, wie durch $Na^{24}Cl$-Versuche von P. WRIGHT u. Mitarb. (1949) gezeigt werden konnte. Diese Untersuchungen erfaßten allerdings nur die Zirkulation der großen Beinvenen, die mit der Strömungsgeschwindigkeit in kleineren Venen keineswegs übereinzustimmen braucht, was insbesondere für Gefäßinsuffizienzen beachtenswert ist.

In erheblichem Maße wird die venöse Zirkulation durch organische Veränderungen verschiedener Genese beeinträchtigt. Genannt seien Tumoren, angefangen von der Struma mit Einflußstauung an der kranialen Thoraxapertur, der mediastinalen Venenstenose bei Mammacarcinom und Zustand nach Mammacarcinom-Operation (GUMRICH u. KÜBLER 1955), von VEAL und HUSSEY (1943) sogar als Frühsymptom dieser Krankheit bezeichnet, bis zu verdrängenden Oesophagusdivertikeln (RENFER 1951) mit Abflußbehinderung im Subclavia-Anonyma-Bereich, sowie venösen Stauungen bei Scalenus-Syndrom (SHARP 1949) und Costoclavicular-Syndrom (ROELSEN 1938). Stauungen im Bereich der unteren Extremität werden durch fortgeschrittene Gravidität (DAVIS 1951; DUNCAN 1951; SIBTHORPE 1955 u. a.), durch Tumoren im Abflußbereich der unteren Hohlvene, hervorgerufen, ferner bei äußeren Behinderungen durch Strumpfbänder usw. Sämtliche dieser Voraussetzungen begünstigen die Ausbildung venöser Thromben.

Bei der mit Herzinsuffizienz einhergehenden kardiovasculären Plusdekompensation (WOLLHEIM 1931, 1933, 1950, 1959) ist die Strömungsgeschwindigkeit des Blutes herabgesetzt, wie aus der Bestimmung der Kreislaufzeit gefolgert werden kann. Bei gleichzeitiger Zunahme des Blutvolumens und Verminderung des Herzminutenvolumens wird oft auch eine Hypoxie im Blut wie im Gewebe gefunden. Mit der Strömungsverlangsamung und der hypoxischen Schädigung der Gefäßwand sind insbesondere günstige Bedingungen für die Entstehung von Thrombosen gegeben. Bereits WELCH (1900) berichtete über 28 Fälle von Herzinsuffizienz mit Thromben im Brust-, Hals- und Armbereich. Besonders häufig war der linke Arm bei Mitralvitien betroffen. Im Material von BYRNE (1955) stellen Herzkranke mit venöser Stauung mit 28% die größte Gruppe der Phlebitisfälle dar. Nach WEGELIUS (1954) kommen sogar 44,3% aller Thrombosen bei Herzinsuffizienten vor. Ähnliche Resultate wurden früher bereits von BELT (1934), VEAL und HUSSEY (1943), MATHIVAT und Le BRIGAND (1950), GRIVAUX (1950) und LORING (1952), CARRAL u. SOTO (1958) berichtet. Ebenso deutlich zeichnet sich der Einfluß der Herzinsuffizienz in der Statistik der Thromboembolien ab. Nach OCHSNER, DE BAKEY und DE CAMP (1950) haben 26,9% aller Patienten mit Lungenembolie vor diesem Ereignis bereits eine Herzinsuffizienz. Der Anteil der Herzinsuffizienten bei den tödlich verlaufenden Lungenembolien betrug 44,5%.

Offenbar findet man auch bei Minusdekompensationen (WOLLHEIM 1931, 1933, 1950, 1955, 1957) mit Verkleinerung des aktiven Blutvolumens ohne manifeste Herzinsuffizienz eine größere Häufigkeit von Thrombosen bzw. Thrombophlebitiden. Bei Kranken mit Minusdekompensation, z. B. nach Myokardinfarkten, wird eine stärkere Verlangsamung der Blutströmung nur in den Fällen gefunden, die gleichzeitig herzinsuffizient sind (vgl. WOLLHEIM und SCHNEIDER 1958). Bei nicht herzinsuffizienten Kranken mit Minusdekompensation bzw. Gefäßinsuffizienzen wird aber wohl allein durch die Hypoxie und möglicherweise auch durch andere humorale Faktoren die Entstehung von Thrombophlebitiden bzw.

Thrombosen begünstigt (NAY und BARNES 1945; HELLERSTEIN und MARTIN 1948; WRIGHT, MARPLE und BECK 1948).

Ob die mitunter nach brüsker Diurese beschriebenen Todesfälle (SHANE und MARTIN 1953) infolge thromboembolischer Komplikationen allein durch die veränderte Hämodynamik oder auch durch Veränderungen der Blutzusammensetzung erklärt werden müssen, ist unklar.

Die als Hilfsursachen (STAEMMLER 1955) fungierenden Faktoren zeigten sich hauptsächlich bei statistischen Untersuchungen. Zunächst läßt sich beweisen, daß zwar nicht die Häufigkeit der Thrombophlebitis, aber eindeutig die Häufung tödlicher Lungenembolien mit einem steigenden Körpergewicht der untersuchten Individuen korreliert ist. Prinzipiell war dieses Verhalten bereits vor dem zweiten Weltkrieg bekannt (FELLER 1934; RÖSSLE 1935; GEISSENDÖRFER 1935; PRETTIN 1936); es konnte nach dem zweiten Kriege erneut eindrucksvoll demonstriert werden (BRASS und SANDRITTER 1949; HILLEMANNS 1951).

Diese Feststellungen beweisen eine Häufung tödlicher Thromboembolien bei Fettsüchtigen. Die Zeit einschneidender Lebensmittelverknappung gegen Ende und nach Ablauf des 1. und 2. Weltkrieges läßt eine deutliche Abnahme in der Häufigkeit tödlicher Embolien erkennen. Mit Besserung der Ernährungsverhältnisse nach dem Jahre 1924 (Inflationsende) und 1948 (Währungsreform) nahm die Häufigkeit tödlicher Lungenembolien rapide zu (HILLEMANNS 1951).

Als weiterer mit der Häufung thromboembolischer Komplikationen korrelierter Faktor erweist sich die progressive Überalterung der Bevölkerung. Nicht weniger als 25% aller 50jährigen Obduzierten waren an Lungenembolien verstorben (HILLEMANNS 1951). Auch im Material von STAEMMLER und WILHELMS (1953) war jeder vierte Obduzierte im Alter von über 60 Jahren durch Thrombosen oder Embolien ad exitum gekommen.

Weitere konstitutionelle Faktoren kommen in dem individuell verschiedenen Verhalten des Bindegewebes zum Ausdruck. Hier sei an die erblich verankerte Neigung zu Varicenbildung (KRAEMER 1898; CURTIUS 1928) und an die allgemeine Bindegewebsschwäche (VOGEL 1905) erinnert. Bekanntlich wird durch Varicen die Thromboseneigung und die individuelle Emboliegefährdung gesteigert. JENNY (1940) fand eine Begünstigung von Thrombosen in Amputationsstümpfen.

Im allgemeinen ist die Thromboemboliegefährdung bei Frauen durchschnittlich etwas höher als bei Männern, was durch die Gewichtsrelationen erklärbar ist (HILLEMANNS 1951).

Wenig übersichtlich ist bisher die Wirkung meteorologischer Faktoren (LOUVEL 1950). Nach BERG (1954), sowie STAEMMLER und WILHELMS (1953) läßt sich ein derartiger Zusammenhang statistisch nicht begründen, wird aber durch zahlreiche Erfahrungen nahegelegt.

Für Phlebitiden, bei denen eine ursächliche Krankheit oder Störung nicht feststellbar ist, hält STAEMMLER (1955) eine Zusammenfassung als Sonderformen für geraten. Vielfach bezeichnet man sie als *idiopathische Phlebitiden* oder als primäre Thrombophlebitiden (REID und SNYDER 1958). Spezielle Angaben s. S. 491, 494, 496ff.

e) Pathophysiologie.

Die unmittelbare Folge einer Venenthrombose braucht sich hämodynamisch solange nicht auffällig bemerkbar zu machen, als das Lumen der Vene nicht wesentlich eingeengt ist. Erst beim Lumenverschluß wird sich eine Stauung distal des Hindernisses bemerkbar machen, die jedoch im Bereiche kleinerer Venen und in geringer Ausdehnung oft in kurzer Zeit behoben ist, da die betroffenen Venen entweder durch Anastomosen mit tieferen Venennetzen oder mit Seitenästen des oberflächlichen Venennetzes die nötigen Ausweichmöglichkeiten herstellen. Bei rein oberflächlichen, lokalisierten, vorwiegend exogen hervorgerufenen Phlebitiden wird, soweit es überhaupt zum Venenverschluß kommt, die Gefahr des Übergreifens auf tiefere Venennetze als gering eingeschätzt. Im Gegensatz hierzu sind die Kollateralenbildungen der tiefen Hauptvenen der Extremitäten bei größeren, vorwiegend schleichend verlaufenden Thrombosen ungünstiger; als besonders gefährlich gilt die Verlegung der Vena ileofemoralis, namentlich wenn sie sich plötzlich einstellt, weil der hierbei zu erwartende Arterienspasmus zu empfindlichen Reaktionen am Gesamtkreislauf führt (FONTAINE und PEREIRA 1937), worauf bei der Besprechung des klinischen Bildes noch hingewiesen wird (S. 492).

Das entzündete oder thrombosierte Venensegment kann, besonders wenn es sich um Befall einer größeren Vene handelt, auf neuralem Wege vasoconstrictorische Impulse auf die Arterien in Gang setzen, in deren Gefolge sich spastische und thrombotische Ischämien ausbilden können (LERICHE 1938; OCHSNER und DE BAKEY 1940; OCHSNER 1947; SIDORINA 1950; BIFANI und SFORZA 1950), und sich nicht selten eine Gangrän entwickelt, sowohl im Bereich größerer Extremitätenteile (DE BAKEY und OCHSNER 1949; HAIMOVICI 1950) wie an den Acren (MILLS und BENNETTS 1955). Das im Gefolge von Venenverschlüssen auftretende Ödem wird von OCHSNER und DE BAKEY (1949) für die Mehrzahl der Fälle durch den Spasmus und die dadurch bedingte Ischämie erklärt; lediglich in 10% der Fälle halten diese Autoren präexistente Venenklappenschäden für ursächlich wirksam, wie sie von EDWARDS u. EDWARDS 1940; HOMANS 1942; BUXTON 1946 und LINTON (1952) zusammen mit entzündlichen Veränderungen der Venen angenommen werden. Die peripheren Arterienpulse können im Zustande des Spasmus deutlich eingeschränkt sein, wobei klinisch vor Überwertungen solcher Feststellungen bei ödematösen Extremitäten zu warnen ist. Ein arterieller Spasmus darf jedoch für solche Fälle angenommen werden, bei denen es zu einem erheblichen Abfall der Hauttemperatur kommt. Die Ausbildung der Ödeme läßt sich durch einfache Unterbindung eines Venensegments nicht reproduzieren; fraglos ist hierbei der verfügbare Kollateraleneinsatz erheblich wirksamer als bei Verlegung durch Thromben, die die Kollateralen im Bereiche längerer Venensegmente ungangbar machen. Die Fernthrombosen, die fern vom Orte der sinnfälligen Gewebsschädigung auftreten, werden von LENGGENHAGER (1948) durch das aus dem traumatisierten Körpergebiet freigesetzte Wundthrombokinin (Thrombokinase) erklärt. Auch bei dieser Form der Thrombose wird von JÜRGENS (1954) eine zumindest funktionelle Schädigung der Gefäßendothelien angenommen. Hierzu genügen bereits Ausschaltung der Vasa vasorum, Kompression abführender Venen, Stauung, örtliche Hypoxie. Den bestimmenden Einfluß der Blutbewegung ersieht man aus den Prädilektionsstellen der Thrombosen an den abhängigen Körperbereichen.

Thromben können sich in jeder Richtung durch Apposition vergrößern, es sei denn, man entzieht ihnen die biologischen Voraussetzungen hierzu. Weitreichende Thrombosierungen wurden z. B. von ESSELBORN und JANCHAR (1946) im Bereiche von den Armvenen bis in die Sinus der Dura beschrieben. Ältere Thromben können allmählich erweicht und abgebaut werden. Ihr Abbruch kann auch vorzeitig erfolgen, was zur Embolisierung des losgelösten Gerinnsels führt. Schließlich wird der wandständig haftende Thrombenteil zunehmend organisiert und in eine wabige, netzförmige oder schwammartige Masse umgewandelt. Die nachweisbare Rekanalisierung der Thromben (PERLOW und BARTH 1942) ist zwar keine Seltenheit, jedoch bleibt das funktionelle Resultat derartiger Restitutionen meist unbefriedigend. Bei sehr langdauernden Verläufen können in seltenen

Fällen Petrifikationen thrombotischer Massen („Venensteine“) oder Verknöcherungen entstehen (Wydler 1911).

Unter dem Einfluß fibrinolytischer Vorgänge können Thromben ganz oder teilweise abgebaut werden. Intensität und Ausdehnung thrombosierender und fibrinolytischer Prozesse sind außer von exogenen und traumatischen auch von vegetativen (Perlick und Kalkoff 1955), hämodynamischen (Lasch u. Mitarb. 1957) und weiteren Einflüssen abhängig. Halse (1958) erinnert an die Befunde von Baumgarten (1925), der im unterbundenen Venensegment flüssiges Blut fand; dieses ist nach Halse (1958) aus einem fibrinolytisch aufgelöstem Thrombus entstanden. Einer klinisch auswertbaren quantitativen Bestimmbarkeit der fibrinolytischen Aktivitäten bei thrombotischen und thrombophlebitischen Vorgängen ist man allerdings noch nicht näher gekommen.

Die individuelle Entwicklung thrombotischer Prozesse ist nach Halse (1958) von folgenden Faktoren abhängig:

a) Bindegewebige Umwandlung mit Tendenz zur Lumenobliteration;

b) Rekanalisierung von Thromben bei irreversiblem Funktionsausfall der Venenklappen;

c) Kombinationen von a) und b), bei denen bindegewebige Venenwandveränderungen mit Rekanalisierung und Klappeninsuffizienz kombiniert sind.

Solche Prozesse bilden das Hauptkontingent der Patienten mit postthrombotischem Syndrom (s. S. 509ff.). Dorthin gehören auch sekundäre Varicenbildungen und Veränderungen von Haut und Weichteilen.

f) Klinik.

Von pathologisch-anatomischer Seite (Henschen 1935; Staemmler 1955) wurde vielfach versucht, die idiopathischen und die symptomatischen Phlebitiden scharf zu trennen. Klinisch läßt sich diese Unterscheidung nicht in allen Fällen klar durchführen. Die im Abschnitt Ätiologie besprochenen verschiedenen ursächlichen Faktoren sind im Einzelfall oft miteinander kombiniert, in anderen Fällen nicht so evident, daß ohne weiteres eine idiopathische Thrombophlebitis ausgeschlossen werden könnte. Für die klinische Darstellung scheint es daher zweckmäßig, beide Formen von Thrombophlebitis gemeinsam zu besprechen, dies um so mehr, als diese für die Einteilung idiopathischer Phlebitiden von Henschen (1935) und Staemmler (1955) vorgeschlagene Unterscheidung einer oberflächlichen, einer peripheren tiefen und einer visceralen Form sich ebenso auch für die symptomatischen Thrombophlebitiden ergibt. Der Anteil idiopathischer Phlebitiden an den gesamten Phlebitiden beträgt nach Byrne (1955) etwa 6,5% unter insgesamt 748 Fällen.

Auf das häufige Vorkommen von Endophlebitis bei Endangitis obliterans wurde bereits auf S. 276 hingewiesen. Besonders beachtenswert ist, daß nach d'Abreu (1934) die Endophlebitis der Arteriitis manchmal um Jahrzehnte vorausgeht. Auch Lungenembolien werden als Frühsymptom der Endangitis obliterans gelegentlich beobachtet (Lafemine und Warren 1957). Diese Phlebitiden sind nicht Folgen einer arteriellen Insuffizienz, sondern selbständige, der Arteriitis gleichgeordnete entzündliche Erscheinungen der Venenwand. Ebenso wie beim Carcinom wird auch hier häufig das Bild der Thrombophlebitis migrans beobachtet.

Ungeachtet dieser Sonderformen kann aber die Klinik der Thrombophlebitiden einheitlich nach ihren verschiedenen Lokalisationen gegliedert werden.

α) Thrombophlebitis im Bereich der Extremitäten.

αα) *Thrombophlebitis superficialis.*

Die örtlich beschränkte oberflächliche Phlebitis wird häufig nach exogenen Schädigungen im Bereich der Extremitäten, vorwiegend nach banalen Stoßverletzungen am Unterschenkel, außerdem nach intravenöser Applikation differenter Substanzen beobachtet. Im ersteren Fall handelt es sich um herdförmig beschränkte, streng segmentale, äußerlich gerötete oder rotblau verfärbte Hautstellen von meist wärmerer Oberflächentemperatur, die auf Druck und spontan schmerzhaft sind. Im zweiten Falle erweist sich das Abflußgebiet einer zur Injektion verwendeten Vene als spontan und auf Druck schmerzhaft, wobei ebenfalls die überdeckende Haut gerötet sein kann. Vorzugsweise sind die Einzugsgebiete der Vena saphena magna am Bein und die aus der Ellenbeuge abführenden Venen (SINAPIUS 1956) betroffen. Schwellungen des Unterhautbindegewebes sind gering oder fehlen ganz. Allgemeinsymptome wie Pulsfrequenzzunahme und Temperatursteigerung werden nicht beobachtet. Die Diagnose ist angesichts des typischen Befundes und der anamnestisch meist eindeutigen Angaben leicht. Embolien werden bei kleinen isolierten Extremitätenphlebitiden selten beobachtet. Hierher sind auch die Fälle von Thrombophlebitis superficialis migrans bei Endangitis obliterans sowie bei idiopathischer Phlebitis der peripheren oberflächlichen Form zu rechnen (RYLE 1930; PLETZ 1932; HARTFALL und ARMITAGE 1932; BARKER 1936; SULLIVAN und WASKE 1950; GIANNICO und MARRAZZA 1950; VINTHER-PAULSEN 1951; GILLMANN 1954; ADLER 1956).

ββ) *Thrombophlebitis profunda.*

STAMM (1956) unterscheidet zwischen einer gutartigen abortiven Form und einer malignen Spielart der tiefen Thrombophlebitis. Allerdings erweist erst der Verlauf die Harmlosigkeit mancher Phlebitisformen.

Das wesentliche Kennzeichen der gutartigen Form von tiefer Thrombophlebitis ist der rasche Ablauf bis zur Heilung, das Fehlen von Allgemeinerscheinungen und die geringe Ausbreitungstendenz. Vorwiegend handelt es sich um wandständige Venenentzündungen bei geringer Thromboseneigung. Schmerzsymptome sind von Anfang an deutlich ausgeprägt. Im Bereich der Unterschenkel, insbesondere an der Wade, manchmal auch im Oberschenkelbereich, zeigt sich eine erhebliche Druck- und Spontanschmerzhaftigkeit. Ödeme kommen gewöhnlich nicht vor. Charakteristisch ist die rasche Rückbildung der Schmerzen, die gute Wiederherstellung der Funktion und das geringe oder kaum merkliche Hervortreten von Venenstauungen.

Da sich die Benignität dieser Phlebitiden nicht a priori behaupten läßt, dürfte ein abwartendes Verhalten zumindest während der ersten 10 Tage angezeigt sein. Fühlt sich der Patient während der ersten 2 Tage trotz antiphlogistischer Therapie schlechter und nehmen seine Schmerzen zu, so ist Immobilisierung bei Bettruhe und Einleitung einer Antikoagulantientherapie ratsam. Bei befriedigendem Verlauf und baldiger Beschwerdefreiheit kann der Kranke nach 10 Tagen aufstehen, und es kann einige Tage später die Antikoagulantienbehandlung allmählich reduziert und beendet werden.

Gegenüber dieser günstig verlaufenden tiefen Thrombophlebitis ist die maligne Thrombophlebitis profunda durch schleichenden und chronischen Verlauf mit mangelnder Rückbildungstendenz gekennzeichnet. Vorzugsweise werden Patienten nach schweren operativen Eingriffen, Kranke mit schweren Kreislaufstörungen oder erheblichen Blutveränderungen betroffen. Infolge des manchmal beschwerdefreien Anfangsstadiums werden sich Patient und Arzt oft erst zu spät des Ernstes der Lage bewußt, wenn sich nämlich bereits Allgemeinerscheinungen zeigen, die ein typisches Spätsymptom der tiefen Thrombose sind. Die Pulsfrequenz steigt an (Mahler 1895); die Kontrolle der Temperatur- und Pulskurve läßt bei solchen Patienten häufig eine gegenüber vergleichbaren früheren Zeitpunkten erhöhte Pulslage erkennen (Merz 1954). Leichtes bis mittelschweres Fieber gilt als typisch (Michaelis 1911). Das Fieber ist ziemlich kontinuierlich; Schüttelfröste sind für blande Thrombosen uncharakteristisch. Lenggenhager (1948) erklärt die Temperaturerhöhung durch das Freiwerden pyrogener Stoffe aus Thromben von mehr als einwöchigem Bestand. Im allgemeinen fühlen sich die Patienten matt, unzufrieden, manchmal besonders ängstlich, gleichsam in Erwartung schlimmer Ereignisse. Hauptsächlich in der zweiten Woche nach großen Operationen oder im Gefolge schwerer Infektionskrankheiten werden solche Zustände beobachtet.

Der Lokalbefund zeigt längs den tiefen Extremitätenvenen im Fuß-, Unterschenkel- und Oberschenkelbereich (hauptsächlich Vv. poplitea, femoralis, profunda femoris) deutliche Spontan- und Druckschmerzhaftigkeit mit Intensivierung des Schmerzes bei Muskelaktionen. Die Kranken äußern ein Gefühl von Schwere und von dumpfer Spannung in der gesamten Extremität. Druck auf die Fußsohle (Payr 1930), beidseitige Kompression der Wadenmuskulatur (Bauer 1946) sowie Dorsalflexion im Fußgelenk (Homans 1932) verursachen typische Schmerzen. Der Umfang des Beines erweist sich als vergrößert gegenüber dem Normalzustand, auch wenn bei oberflächlicher Inspektion und Palpation das Ödem noch nicht auffällt. Die Hauttemperatur ist häufig erhöht, sowohl im Beinbereich wie auch an der Planta pedis (Ipsen 1936). Als weiteres Zeichen gaben Ortiz-Ramirez und Serna-Ramirez (1955) die Ausübung eines Manschettendruckes von 40 mm Hg am Oberschenkel an, der angeblich bei 100% der Thrombophlebitiden charakteristische Schmerzen auslösen soll. Die oberflächlichen Venen können als bläuliche Stränge hervortreten, soweit nicht die Ausbildung von Ödemen dies verhindert. Häufig ereignen sich bei diesem Zustand Lungenembolien. Bei Befall der Vena femoralis sind auch die distaleren Venenbezirke beteiligt, die Stauungszeichen reichen bis zum Oberschenkel, das Ödem wird deutlicher. Bei ileofemoraler Thrombophlebitis, die sich rasch oder langsam entwickeln kann, erweist sich das gesamte Bein als stark verdickt und schmerzhaft. Die Symptome reichen bis ins Becken. Das Rectum ist druckschmerzhaft und steht unter vermehrtem Tonus. Bei gynäkologischer Untersuchung wird der Uterus schmerzhaft auf Druck und Bewegung gefunden (Stamm 1956). Ileusartige Symptome können sich einstellen. Im Bereich des Beckens, der Gesäß- und Oberschenkelmuskulatur verspürt der Patient ziehende Schmerzen.

Im Falle des akuten Einsatzes der ileofemoralen Thrombophlebitis entwickeln sich neben Schmerzen im betroffenen Bein auch solche im Bereich des Trigonum femorale, bis in den Unterbauch hinaufreichend (Brown 1927). Neben deutlich erweiterten Venen entwickelt sich außerordentlich rasch ein intensives Ödem der ganzen Extremität, manchmal mit einer ausgeprägten Cyanose. Betrifft der akute Ileofemoralvenenverschluß auch die Seitenäste der Vena femoralis, so entwickelt sich ein für das Krankheitsbild der Phlegmasia coerulea dolens, erstmals beschrieben von Tremolieres u. Veran (1929), kennzeichnender reflektorischer Arterienspasmus mit Ischämie der ganzen Extremität (Fontaine u. Mitarb. 1936; Perlow 1950). Die Schmerzen sind äußerst heftig; die Haut verfärbt sich dunkelblau oder purpurn, teilweise mit Marmorierung (Sperling 1893; De Bakey und Ochsner 1947, 1949); mitunter zeigen sich Petechien und sogar Blasenbildungen. Das Ödem entwickelt sich aus einer stärksten Venenstauung innerhalb kürzester Zeit. Periphere Arterienpulse und Hauttemperatur fallen als Zeichen der spastischen Ischämie ab. Am Gesamtkreislauf entwickeln sich Tachykardie und Kollaps (MORGAN u. Mitarb. 1948) mit bisweilen akut tödlichem Ausgang. Nach DE BAKEY und OCHSNER (1949) stellte sich unter 32 bislang mitgeteilten Fällen bei 24 Patienten eine Gangrän ein. Acht der 32 Patienten verstarben, meist kurz nach Schmerzbeginn. Von 6 Patienten mit zusätzlicher Lungenembolie verstarb ebenfalls ein Kranker. In einem Falle konnte durch

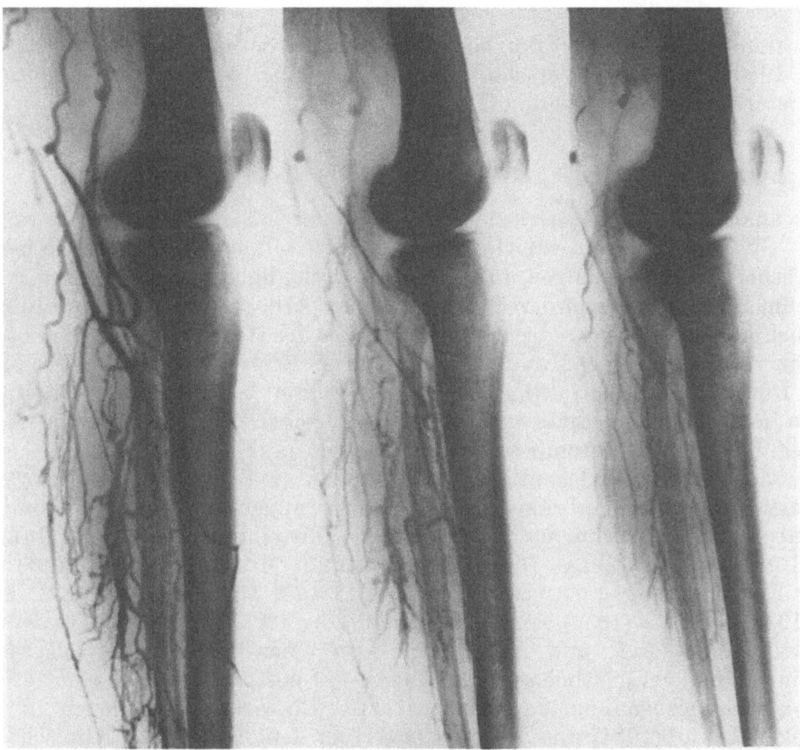

Abb. 69. Serienphlebogramm bei akuter Ileofemoralvenenthrombose mit Abflußverlangsamung und fehlende Darstellung der Vena femoralis. (Nach HALSE 1954.)

Saphena-Unterbindung und operative Ausräumung der Ileofemoralvenen ein Nachlassen des arteriellen Spasmus erreicht werden; dabei dürfte es sich um eine in Parallelfällen wohl schwer reproduzierbare kausale Therapie (Beseitigung der Ursache der Spasmen) gehandelt haben. Die Kreislaufsymptome dieser sog. „blauen Thrombose" werden durch Reflexe sowie durch die Ablagerung großer Blutmengen im thrombosierten Extremitätenbereich (ALLEN BARKER und HINES 1955) oder durch Stase und Flüssigkeitsverlust (VEAL u. Mitarb. 1951) erklärt. FONTAINE und PEREIRA (1937) konnten das hämodynamische Gesamtbild tierexperimentell reproduzieren. Nach DE BAKEY und OCHSNER (1949) wird das linke Bein häufiger befallen. Gewöhnlich stellt sich das Syndrom nur bei septischen Infekten, großen chirurgischen Eingriffen und ungünstigen Gerinnungsverhältnissen ein, nach BARGEN und BARKER (1936) auch bei Colitis ulcerosa. Ereignen sich derartige Fälle während einer Antikoagulantientherapie, so kann eine aktive intensive Muskelbewegung bei steiler Erhebung des Beines nach oben ausnehmend günstige Wirkungen entfalten (VEAL u. Mitarb. 1951; MOSER u. Mitarb. 1954).

Moser u. Mitarb. (1954) konnten auch unter der anschließenden peroralen Dibenzylinbehandlung und der parenteralen Hexamethoniumanwendung günstige Wirkungen beobachten.

Bei frischen Ileofemoralvenenthrombosen stellt sich nach Halse (1954) die Vena femoralis im Phlebogramm nicht dar, da sie thrombotisch verschlossen ist; hingegen zeigt das Serienphlebogramm eine herabgesetzte Abflußgeschwindigkeit des Kontrastmittels (vgl. Abb. 69 nach Halse 1954), kenntlich an der gegenüber der Norm vermehrten Füllung kleinerer Venen auf der dritten Aufnahme der Serie.

Der tiefe periphere Typ der idiopathischen Thrombophlebitis (Gottlieb u. Mitarb. 1950) verläuft mit Verschlüssen größerer Venen, örtlichen Ödembildungen und verstärkter Emblieneigung (Henschen 1935).

γγ) *Überlastungsthrombosen im Beinbereich.*

Das analog zur traumatischen Armvenenstenose (S. 495) auftretende venöse „effort"-Syndrom im Beinbereich kommt relativ selten vor, obwohl die hydrodynamischen Voraussetzungen für Venenwandschädigungen wegen der hohen Drucke im Beinbereich gefördert werden. Bei körperlicher Belastung und Einsatz der Bauchpresse übersteigen die Beinvenendrucke des stehenden Menschen häufig die Höhe von 200 mm Hg (Mengert und Murphy 1934; Adams 1939; Rutledge 1941). Durch Muskelkontraktion des Beines kommt es zu einer zwar ausreichenden jedoch nicht allseits gleichartigen Gegenwirkung, woraus die Mehrzahl der Überlastungsthrombosen erklärt werden muß.

Überwiegend wird gelegentlich von Unfällen (reaktive und reflektorische Muskelanspannung) sowie bei sportlichen Überlastungen die „effort"-Thrombose im Beinbereich verursacht, wofür verschiedene Mitteilungen sprechen (Murphy 1934; Homans 1938; Kaplan 1941; Wertheimer u. Mitarb. 1951; Barreda und Castro Farinas 1951; Cottalorda 1932; Rixford 1935; Laubie 1932; Leonelli 1932). Crane (1952) sammelte 13 Fälle, in der Mehrzahl bei Studenten, die anläßlich des Auf- und Abspringens von einer 46 cm hohen Plattform oder beim Reiten, gelegentlich auch bei sonstigen Sportunfällen, sich eine „effort-thrombosis" zugezogen hatten. Traumatische Einwirkungen führten in den Fällen von Vance (1934) und Kaplan (1941) zu dem Syndrom. Klinisch entwickeln sich örtliche Schmerzen, Venenstauung und Ödeme, wobei eine für Thrombophlebitis kennzeichnende Druckschmerzhaftigkeit entlang den Verläufen tiefer oder oberflächlicher Beinvenen besteht. Die Differentialdiagnose gegenüber Muskelzerrungen kann Schwierigkeiten bereiten. Lungenembolien wurden von Vance (1934) sowie Martland (1941) mitgeteilt, gelten aber als selten (Crane 1952).

δδ) *Thrombophlebitis im Axillaris-Subclavia-Bereich.*

Obwohl die Thrombophlebitis und Thrombose der oberen Extremitäten als weit seltener gelten als die Beinvenenthrombosen, ist die Zahl der bisher beschriebenen Fälle beträchtlich. Ein zuverlässiger Anhaltspunkt über die Häufigkeit von Armvenenthrombosen ist schwer zu gewinnen, da bei Obduktionen relativ selten auf solche Befunde geachtet wird. Andererseits kommt es durch Thrombosen im Schultergürtelbereich zu Wirkungen, die subjektiv dem Patienten und objektiv seiner Umgebung in den meisten Fällen deutlich werden. Die Herkunft pulmonal embolisierter Thromben läßt sich bei weitem nicht in allen Fällen sicherstellen, nach Neuhof und Klein (1944/45) nur in etwa 50% der Fälle.

Aus der Statistik von BARKER u. Mitarb. (1941) über Lungenembolien geht hervor, daß von 1260 embolisierten Thromben nur 1,7% aus Armvenen, hingegen 85,6% aus Beinvenen stammten. Einzelmitteilungen, die über das Syndrom der traumatischen oder spastischen Armvenensperre hinausgehen, wurden von WELCH (1900) bei Herzinsuffizienz, VEAL und HUSSEY (1943) bei neoplastischen Erkrankungen, insbesondere Mammacarcinomen, sowie von BUXTON (1946) bei chemisch induzierten Venenentzündungen publiziert, außerdem von GOULD und PATEY (1928); LOWENSTEIN (1924) und SHARP (1949). Bis zum Jahre 1940 konnte VEAL (1940) aus der Literatur der letzten 50 Jahre insgesamt 150 Fälle von Axillaris-Subclavia-Thrombosierungen sammeln; hinzu kommen 17 eigene Beobachtungen von VEAL (1940). SINAPIUS (1956) konnte unter 63 nicht ausgewählten Obduktionsfällen verschiedener Altersgruppen bei 41 Fällen (80%) in solchen Hautvenen der Cubitalgegend, die intra vitam zu Entnahme- und Injektionszwecken punktiert worden waren, parietale Thromben finden, die er auf Wandläsionen, Änderung der Blutbeschaffenheit durch Injektionen und auf präfinale Zirkulationsstörungen zurückführt. Diese Thromben waren örtlich beschränkt. SINAPIUS (1956) hält aber gelegentliche kleinere Lungenembolien aus den Cubitalvenen für möglich.

Klinisch stehen örtliche Schmerzen und Bewegungseinschränkung des Schultergelenkes im Vordergrund. Den Schmerz führen VEAL und HUSSEY (1943) auf sekundäre Arterienspasmen zurück, die sogar zu Fingergangrän führen können. Bei chemisch induzierter Phlebitis (post injectionem oder post infusionem) kann es auch zur Schwellung regionärer Lymphknoten kommen. Sämtliche Thrombosen sollten differentialdiagnostisch gegen das Bestehen einer arteriovenösen Fistel abgegrenzt werden. Bei gleichzeitig bestehender Herzinsuffizienz können Verwechslungen dieser beiden Zustände möglich sein.

Bei der traumatischen oder nach Überlastungen auftretenden Achselvenenstenose entwickelt sich das thrombophlebitische Bild im Anschluß an mechanische Überlastung oder Traumatisierung der Schultergürtels. Die ersten Mitteilungen stammen von PAGET (1866) sowie von v. SCHRÖTTER (1884). STAEMMLER (1955) schätzte die bis 1940 mitgeteilten Fälle auf 130, CRANE (1952) kam auf 300, HUGHES (1949) auf 320.

Das Krankheitsbild befällt meist Männer (MATAS 1934). Die angeschuldigten anatomischen und geweblichen Substrate sind äußerst uneinheitlich. Teilweise werden Thrombosen der Venen angenommen (v. SCHRÖTTER 1884; KLEINSASSER 1949; GLASER 1950), wobei die ursächliche Rolle von Traumen außer Frage steht (LÖHR 1929; 1933; BIEBL 1939; 1940; TIWISINA 1953), jedoch häufig andere konditionale Faktoren neben sich bestehen lassen muß, z. B. primäre Lymphknotenprozesse (LÖHR 1929), entzündliche Strangbildungen der umgebenden Weichteile (WULSTEN 1931), Fascienveränderungen (LÖHR 1933; LJUNGGREN 1935), Anomalien des knöchernen und neuromuskulären Schultergürtels, wie costoclaviculare (ROELSEN 1938; WYBURN-MASON 1953) und scalenische Druckwirkungen mit und ohne Halsrippen (JENSEN 1940). Die Feststellung organischer Bedingungen, die den Achselvenenverschlüssen zugrunde liegen, entwertet dabei keineswegs die ursächliche Rolle von Überlastungen und Traumen (PUHL 1937; HENNINGSEN 1940; KEITEL 1941). Eine Reihe von Beobachtungen spricht für die Mitwirkung spastischer Venenkontraktionen beim Zustandekommen der Syndrome (WAGNER 1938, 1939; LANGERON 1956; EYLAU 1957), desgleichen das oft günstige Ansprechen auf spasmolytische Therapie (MAJER 1939). Die Separierung der spastisch bedingten von den nicht spastisch verursachten Schultervenenstenosen, wie sie von EYLAU (1957) propagiert wird, dürfte trotz gründlicher Untersuchungen, vielleicht gerade bei Berücksichtigung der Polyätiologie, kaum gelingen. Phlebographische Untersuchungen im akuten Stadium halten wir für nicht unbedenklich. Die Überführung primär spastischer Venensperren in sekundär thrombophlebitische Zustände erscheint dabei aus naheliegenden Gründen möglich. Der Nachweis stattgehabter Traumen oder „effort-stress"-Wirkungen am Schultergürtel sollte die kausale Erheblichkeit exogener Einwirkungen bei bisher beschwerdefreien Individuen auch dann wahrscheinlich machen, wenn sich ein abartiges neuromuskuläres Verhalten nachweisen läßt. Ein solches Verhalten wäre nämlich manchmal auch als Folge der traumatischen Einwirkung erklärbar.

Das Krankheitsbild ist durch starke, plötzlich auftretende Spontanschmerzen und absolute Einsatzunfähigkeit der betroffenen Extremität gekennzeichnet. Wesentlich ist das Hervortreten der Venen, die Cyanose und das Ödem. Bei peripherer blutiger Venendruckmessung zeigen sich Druckanstiege; der Valsalva-Versuch mit gleichzeitiger Venendruckmessung weist auf die Undurchgängigkeit der Achselvenen hin (Ollinger 1948). Reflektorische Arterienspasmen kommen vor, verbunden mit Abfall der Hauttemperatur. In den thrombophlebitischen Bezirken kann aber bei fehlendem Arterienspasmus die Hauttemperatur auch erhöht sein. Lungenembolien ereignen sich relativ selten (Crane 1952; Balas u. Mitarb. 1953). Marx (1957) teilt hier Beobachtungen aus der Literatur und einen eigenen Fall mit. Bei langdauernder Inaktivität, besonders bei rezidivierenden Verläufen kann es zu Inaktivitätsatrophien der Muskulatur kommen. Über Phlegmasia caerulea dolens mit Fingergangrän als seltenes Ereignis berichteten Mills und Bennetts (1955).

β) Thrombosen im Bereich von Abdomen und Thorax.

αα) Thrombosen und Stenosen der Vena cava caudalis und ihrer Zuflußgebiete.

Bei primären oder metastatischen Tumoren im Bereich von Becken und Abdomen sowie bei Aortenaneurysmen und anderen raumfordernden Prozessen (z. B. Hypernephromen) kann sich eine Stenosierung der Vena cava caudalis einstellen. Die Thrombosierung der unteren Hohlvene, dem klinischen Bilde nach etwa einer doppelseitigen Ileofemoralvenenthrombose chronischen Verlaufes entsprechend, wird nicht häufig diagnostiziert. Die resultierenden Störungen sind abhängig von der Geschwindigkeit der Entwicklung des Syndromes. Im Gegensatz zur einseitigen perakuten Ileofemoralvenenthrombose, der sog. blauen Form mit schwerem sekundärem Arterienspasmus (de Bakey und Ochsner 1949), entwickelt sich das doppelseitige Syndrom wohl immer langsam. Klinisch finden sich Schmerzhaftigkeit und Ödem der gesamten unteren Körperhälfte, desgleichen Cyanose und insbesondere in den Anfangsstadien eine auffällige Venenzeichnung. Erstreckt sich die Thrombose bis in die Höhe der Nierenvenenabgänge, so kann es zur Entwicklung tubulärer Niereninsuffizienzen (Wollheim 1952; 1959, 1959) kommen (Angelman u. Mitarb. 1950), selten, namentlich bei Kindern (Carral u. Soto 1958) zu hämorrhagischer Niereninfarzierung (Feriozi u. Mitarb. 1951; Staemmler 1958). Freund (1953) beobachtete in einem derartigen Fall einen renalen Hochdruck mit dem Bild der Minusdekompensation nach Wollheim (1931, 1950). Entsprechende Beobachtungen sind von Wichmann (1951) sowie Blainey u. Mitarb. (1954) mitgeteilt. Über passagere Hochdruckentwicklung bei Nierenvenenthrombosen berichten Carral u. Soto (1958). Verkalkende Nierenvenenthrombose mit nekrotischen Tubulusveränderungen und Niereninsuffizienz beschrieb Staemmler (1958) sowie Schäfer (1959).

In einer Übersicht über 1597 Obduktionsberichte fanden Carral u. Soto (1958) 67 Fälle von Thrombosen der Bauchvenen, wovon 44 auf die Beckengefäße und 7 auf die Venae ilicae lokalisiert waren. Die restlichen 16 Fälle (davon

11 mit Kardiopathien) waren bei 6 Kranken mit einer Thrombose des rechten Herzens vergesellschaftet; in 6 von 9 näher untersuchten Fällen kam es zu ein- oder doppelseitiger Nierenvenenthrombose, in 2 Fällen zu Milzvenenthrombose, in einem Fall zu Milzvenen- und Pfortaderthrombose, in einem weiteren zu isolierter Pfortaderthrombose.

Die *Endophlebitis hepatica obliterans*, klinisch von BUDD (1845) und anatomisch von CHIARI (1898, 1899) beschrieben, wurde zunächst als syphilitisch oder kongenital syphilitisch bedingt angesehen (CHIARI 1898; BEITZKE 1930), später als selbständige Krankheit der Lebervenen mit Beteiligung der unteren Hohlvene anerkannt (BEATTIE und HILLENBRAND 1950; SALVESEN u. TORGERSEN 1951; MORISSETTE 1951; BRONTE-STEWART und GOETZ 1952; HACKENSELLNER u. SCHMIDT 1957). Die vielfach geführten Diskussionen, ob eine rheumatische (INTHORN 1932) oder eine allergische Phlebitis (NOTTER-BLUM 1949) vorliegt, dürften unfruchtbar sein. Die klinischen Auswirkungen sind durch die intrahepatische Fortsetzung der Lebervenenverschlüsse hervorgerufen. Es entwickelt sich das Bild einer progressiven unteren Hohlvenenstenose und einer Pfortaderstenose (Budd-Chiari-Syndrom), das schon vor dem zweiten Weltkrieg häufiger beschrieben wurde (INTHORN 1942; CORONINI und OBERSON 1937; SCHÜPBACH 1938; BURCKHARDT 1938; VAMOS 1938; WURM 1939). Auch bei Kindern wurde die Krankheit beobachtet (vgl. KIBEL und MARSDEN 1956).

Venöse Kollateralkreisläufe über die Bauchvenen (Caput medusae) (ABD EL MALEK und BOULGAKOW 1950) finden sich bei tumorbedingten Stenosen leichter als bei thrombotischen Venenverschlüssen. Auch die Venen der Brustwand, die paravertebralen Venengeflechte (ROBINSON 1949) sowie Hals- und Beckenvenen (TRUEDSSON 1951) werden in den venösen Kollateralkreislauf einbezogen.

ββ) Thrombosen der Vena portae und ihrer Zuflußgebiete.

Auf das klinische Bild der *Pfortaderthrombose* ist BECKMANN in Bd. III/2 dieses Handbuchs, S. 907, eingegangen. Es sei daran erinnert, daß die ersten klinischen Erscheinungen häufig wenig dramatisch verlaufen. Erst im weiteren Verlauf treten peritoneale Reizerscheinungen auf und es kann zur Bildung eines Ascites kommen. In manchen Fällen ist bei großem Milztumor die Leber auffallend klein. Bei anderen, insbesondere bei der Pylephlebitis idiopathica, der idiopathischen Erkrankung der V. portae, wird eine mehr oder weniger ausgebildete Lebercirrhose beobachtet (HUNT u. WHITTARD 1954).

Je nach Schnelligkeit des Pfortaderverschlusses kann sich ein hepatisches Koma und ein Ascites entwickeln. Möglicherweise ist ein beträchtlicher Teil der Pfortaderthrombosen in die Gruppe der idiopathischen Endophlebitiden einzuordnen. Partieller Pfortaderverschluß wurde von BENZ u. Mitarb. (1953) beobachtet, wobei eine selektive Atrophie des linken Leberlappens auftrat. MARION (1952) berichtet über die operativen Ergebnisse von 29 Patienten mit Pfortaderverschlüssen verschiedenster Genese, teilweise mit intestinalen Blutungen. Nur in 7 der 29 Fälle konnte die Annahme eines sog. Banti-Syndroms gerechtfertigt erscheinen; die übrigen 22 Patienten ließen 8mal kongenitale, 8mal thrombotische und 6mal entzündliche Pfortaderverschlüsse erkennen. Die sog. „kavernöse Umwandlung" der Pfortader bei thrombotischem Verschluß wurde von L. PICK (1909) und DIETRICH (1948) beschrieben. Bei ihren 2 Beobachtungen von Fällen mit kavernösem Umbau der Pfortader sahen GIBSON und RICHARDS (1955) keine Lebercirrhose, sondern intrahepatische Pfortaderverschlüsse mit präportaler Ausbreitung und Übergang auf die Milzvene (GÜTGEMANN

u. Mitarb. 1958) sowie Ausbildung varicöser Umgehungsvenen; ätiologisch denken die Autoren an Pfortader- oder Mesenterialvenenverschlüsse, auch an Mißbildungen.

Bei Thrombose der intrahepatischen Pfortaderäste entwickelt sich das sog. Cruveilhier-Baumgarten-Syndrom, das mit Caput Medusae und Leberatrophie einhergeht und durch eine Persistenz der Vena umbilicalis, die mit dem linken Pfortaderast verbunden bleibt, gekennzeichnet ist (EPPINGER 1920). Es entwickeln sich in diesen Fällen ausgedehnte portocavale Anastomosen (EDWARDS 1951). Als charakteristisch gilt das Auftreten schwirrender Venengeräusche in der Umbilicalgegend (EDWARDS und LEVINE 1952) sowie rezidivierende Ascitesbildung. Milztumor soll nach SCHERF und BOYD (1955) dabei nicht vorkommen.

Wegen der weitgehend übereinstimmenden Symptomatologie des sog. Banti-Syndroms mit der Pfortaderthrombose hält MARION (1952) den jeweiligen Ausschluß einer thrombotischen Pfortaderverlegung durch laparoskopische Untersuchungen für eine Voraussetzung der Diagnose eines Banti-Syndrom. Als weitere Beobachtungen von Endophlebitis idiopathica Venae portae können die Mitteilungen von ARTHUR (1951), LEGER und QUENU (1952), SCHILDBERGER (1950), SANCHEZ FREIJO (1953) sowie ein als tuberkulöse Phlebitis gedeuteter Fall von KAUFMANN (1952) genannt werden. Die Ätiologie dieser auch im Kindesalter vorkommenden Phlebitiden wird von STAEMMLER (1955) mit Störungen des Verschlusses der Nabelvene in Zusammenhang gebracht, bleibt aber letztlich unklar (NOBEL und WAGNER 1932; BRUGSCH 1933; BILLMANN und POHL 1937; HÖRA 1937; RIX 1939). Über Oesophagusvaricen s. S. 521 u. 523.

Die akute *Thrombophlebitis oder Thrombose der Milzvene* beginnt oft unter dem Bild septischer Temperaturen mit allmählich zunehmendem Milztumor (EPPINGER 1920, 1937). Das bei diesem Krankheitsbild als obligat bezeichnete Symptom großer intestinaler Blutungen läßt sich nicht in allen Fällen nachweisen. O. LUBARSCH (1927) fand unter 30064 Fällen des Berliner Sektionsmaterials 65 reine Thrombosen der Milzvenen, also 0,216%. Dabei hatte nach LUBARSCH keiner dieser 65 Fälle Zeichen großer intestinaler Blutungen. Die Frage der hämatologischen Folgen der Milzvenenthrombosen, insbesondere das Auftreten von Polycythämie bzw. des Problems der sog. splenogenen Markhemmung, ist von HEILMEYER und BEGEMANN in Band II dieses Handbuches, S. 896, besprochen. Experimentelle Untersuchungen über Thrombosen im Pfortadergebiet und ihre Auswirkungen auf das hämatopoetische System, die WOLLHEIM (1943) durchführte, konnten keine Bestätigung einer splenogenen Markhemmung bringen. Die bei den Versuchstieren eintretende Anämisierung war nicht Folge von Blutungen, sondern allein durch die Zirkulationsunterbrechung zwischen Magen und Leber verursacht und demnach offenbar durch den Ausfall erythropoetischer Stoffe erklärbar.

Die Klinik der thrombotischen Erkrankungen in der Pfortader und ihrem Zuflußgebiet hat in den letzten Jahren dadurch erneutes Interesse gefunden, daß die verschiedenen operativen Behandlungsmöglichkeiten wesentliche Fortschritte gemacht haben. Ihre ausführliche Besprechung würde aber den Rahmen der Venenerkrankungen weit überschreiten.

Die *Endophlebitis der Mesenterialvenen* mit (FUCHS u. Mitarb. 1950) oder ohne gleichzeitige Milzvenenthrombose (FLEMING 1951; BERRY und BOUGAS 1950; SICKELS 1954) ist durch entsprechende Stauungserscheinungen gekennzeichnet. Eventuell hilft die Laparoskopie zur exakten Lokalisation, soweit die Peritonealverhältnisse dies zulassen. KOLLER u. SIEGENTHALER (1953) berichten über einen 47jährigen Patienten, bei dem sich nach Splenektomie eine Mesenterialvenenthrombose entwickelte, die unter Therapie mit Heparin, Cumarinen und Antibioticis abheilte.

REID und SNYDER (1958) erwähnen einen Patienten mit idiopathischer rezidivierender Thrombophlebitis, der im Alter zwischen 15 und 28 Jahren 5 thrombophlebitische Schübe durchmachte; nach Absetzen der Antikoagulantienbehandlung kam es zu Mesenterialthrombosen mit Ileuminfarzierung, Pfortaderthrombose und tödlichem Ausgang.

γγ) Thrombosen und Stenosen im Gebiet der Vena cava cranialis.

Verschlüsse der V. cava cranialis kommen nur in der Minderzahl von Fällen auf rein thrombotischer Basis zustande. In erster Linie werden sie durch Mediastinaltumoren (SCHECHTER 1954), Lymphome oder luische Aortenveränderungen (KAUTZSCH 1951), teilweise durch Aortenaneurysmen verursacht. Beim Durchbruch von Aortenaneurysmen in die obere Hohlvene kommt es, wie bereits S. 448 besprochen, zur Ausbildung aortokavaler Fisteln (CALENDA und URICCHIO 1953), die allerdings in kurzer Zeit tödlich zu verlaufen pflegen. Die übrigen thrombotischen Verschlüsse setzen sich zusammen zum kleineren Teil aus autochthonen Thrombosen und Thrombophlebitiden, größtenteils aber aus Prozessen, die aus den kranialen Zuflußgebieten der oberen Hohlvene in diese vorwachsen. Kardiopathien, Syphilis und Tuberkulose (SORIANO u. Mitarb. 1957) begünstigen diese Thrombosierungen, wie aus den Beobachtungen von IBRAGIMOVA (1949) u. a. hervorgeht. Spontane Thrombosierungen gelten als selten, kommen jedoch vor (RICE u. Mitarb. 1952).

SCHECHTER (1954) fand unter 274 Fällen mit oberer Hohlvenenstenose in 5,8% traumatische Thrombosen, in nur 0,7% fortschreitende Thrombose von der Peripherie her, während er Verschlüsse im Gefolge tuberkulöser oder luischer, teilweise septischer Mediastinitiden in 11,3% verzeichnet. ANDERSEN u. Mitarb. (1954) sahen bei einem 9jährigen Mädchen eine obere Hohlvenenstenose nach Diphtherieschutzimpfung auftreten. Die von HINSHAW (1949) errechnete Seltenheit des Syndroms bei Klinikpatienten (auf 21250 Patienten 1 Fall) erscheint auffällig, wenn man bedenkt, daß auch die nichtthrombotischen Stenosen mitgerechnet werden.

Der Aspekt der Patienten zeigt eine deutliche Cyanose und Dickenzunahme (Ödem) von Gesicht, Hals und Armen bei stark hervortretenden Venen (SHORT 1957) und Venendrucksteigerungen bis über 400 mm H_2O. Demgegenüber ist im Bereich des Einzugsgebietes der unteren Hohlvene die Stauung nicht ausgeprägt. Bei längerem Bestehen entwickeln sich Kollateralvenen hauptsächlich im Bereich der vorderen Brustwand (DE MELLO u. Mitarb. 1951). Sie können durch Ultrarot-Photographie eindrucksvoll dargestellt werden. Subjektiv klagen die Kranken über Oppressionsgefühl, Brustschmerzen und Atemnot. Dabei wird das Befinden in horizontaler Lage schlechter. Pleuraergüsse können sich entwickeln. Die starke Einflußstauung führt zu Schwindel, Kopfschmerzen, Somnolenz, manchmal zu Taubheit und zu (präfinalen) psychischen Veränderungen (SCHERF und BOYD 1955). In dem von RICE u. Mitarb. (1952) beschriebenen Fall entwickelte sich eine universelle Ödemneigung, von den Autoren als tubulär renal bedingt angesehen. Während bei thrombotischen Stenosen kaum mit einer längeren Überlebenszeit der Kranken zu rechnen ist, können bei anderen Grundkrankheiten manche Kranke über Jahrzehnte am Leben bleiben, wie der von GLUSHIEN und MANSUY (1951) mitgeteilte Fall von 36jährigem Überleben zeigt. Einzelmitteilungen des Krankheitsbildes gaben ferner SOLOFF (1939), HOWELL (1950) (bei gleichzeitiger portaler Hypertonie, 1950), NAZZI und INDOVINA (1955). Therapeutisch läßt sich keine allgemein gültige Richtschnur aufstellen. Vereinzelt wird über chirurgische Erfolge berichtet (SORIANO u. Mitarb. 1957).

γ) Thrombosen im Kopfbereich.

αα) Thrombosen der venösen Sinus durae matris.

Infolge guter Schutzwirkung des knöchernen Schädels und weitgehender Aufrechterhaltung eines konstanten Volumens der in der Dura verlaufenden venösen Hirnblutleiter kommt es dort nur selten zu thrombotischen oder thrombophlebitischen Prozessen nicht infektiöser Art. Thrombosen und Thrombophlebitiden der Dura-Sinus und der abführenden großen Schädelvenen (Sinus cavernosus, Sinus transversus, Sinus petrosus, Sinus petrosquamosus) entwickeln sich in der Mehrzahl durch Übergreifen infektiöser Prozesse von der Nachbarschaft. MARX (1938) hielt die primäre Infektion im Bereich des Sinus cavernosus für selten; meistens greift die Entzündung aus dem Gebiete des Sinus petrosus (bei otogenen Komplikationen) auf die Sinus cavernosus-Bezirke über. In den Bereichen des Sinus transversus entwickeln sich bei fortschreitenden otogenen Infektionen mitunter rasch rote, gleichmäßig strukturierte Thromben (MARX 1938), deren Ausbreitung mit der Blutströmung und metastatische Verschleppung keine Seltenheit darstellt. Die primär am Sinus cavernosus beginnenden Thrombophlebitiden sollen sehr selten sein. Mitteilungen von odontologischer Seite über die Infektion des Sinus cavernosus sind ebenfalls relativ selten. Zur direkten ascendierenden Infektion von einem Zahn aus kam es in dem von DAMIANOS (1903) beschriebenen und in einem selbst beobachteten Falle. Infektionen des Sinus cavernosus durch eine iatrogene, anaesthesiebedingte Keimverschleppung über den Plexus pterygoideus wurden unter anderem von PICHLER (1925) sowie HAUNFELDER und GERLACH (1956) mitgeteilt. Die bei dieser Gelegenheit zur Ausbildung kommenden Sinusthrombosen zeigen einen zunächst nur mäßig fieberhaften Verlauf bei Pulsfrequenzanstieg sowie in 75% der Fälle (UHTHOFF 1915) deutliche Augensymptome. Lediglich in 25% der Fälle fehlen Augensymptome bei Cavernosus-Thrombose. Patienten mit Augensymptomen zeigen zu $^4/_5$ Lidödem und Exophthalmus, in $^1/_5$ ausschließlich Lidödem. Der Nachweis eines einseitigen Lidödems gilt als Zeichen einer eingetretenen Sinus cavernosus-Thrombose, soweit sich orbitale Entzündungsprozesse ausschließen lassen.

Idiopathische viscerale Thrombophlebitiden im Hirnbereich beschrieben LOCASCIO (1950) sowie RIZZO und BINETTI (1950).

Gegenüber den descendierenden Formen der Jugularvenenthrombose aus den Hirnsinus dürfte die ascendierende Form eine extreme Seltenheit darstellen (MARX 1938).

Auf die autochthone Sinusthrombose, klinisch ein geburtshilflich-neurologisches Grenzgebiet, wurde an Hand von 37 Beobachtungen unlängst von KOLLER, STAMM, HAUSER und KLINGLER (1957) hingewiesen, früher durch SHEEHAN (1939) und DÜGGELIN (1939). Auch die Beobachtung 1 von KÖNIGS (1957) dürfte hierher zu rechnen sein. Nur selten vor oder während der Geburt, meistens 2—20 Tage post partum, entwickeln sich starke Kopfschmerzen oder generalisierte, bisweilen auch herdförmige epileptiforme Krämpfe, mitunter spastische Lähmungen. Die Patienten zeigen gleichzeitig Pulsfrequenzanstiege und Fieber, nicht selten Beinvenenthrombosen. Es handelt sich nicht um metastatische, sondern autochthon entstandene Sinusthrombosen im Bereich des Sinus sagittalis superior, des Sinus transversus oder Sinus sigmoideus mit Encephalomalacie, sehr selten mit Cerebralvenenbeteiligung. Die Differentialdiagnose zur Nephropathie, zum Ergotismus und zum subduralen Hämatom ist nicht immer einfach. Am Augenhintergrund findet man gestaute Venen, eventuell Papillenödem. Der Liquor erweist sich oft als erythrocytenhaltig. Die Diagnose wird durch gleichzeitigen Nachweis peripherer Venenthrombosen sowie durch zeitliche Koinzidenz mit dem Häufigkeitsgipfel der Thrombosen post partum erleichtert.

ββ) Thrombosen der Vena jugularis.

O. MEYER (1949) berichtet über das Syndrom der latenten Jugularphlebitis bei Mikrophlebitiden und Lymphangitiden im Einzugsgebiet der Vena jugularis, das vornehmlich bei dentalen und tonsillären Herdinfekten, sowie bei Arthritiden und Ekzemen im Schädelbereich vorkommt. An der Jugularvene werden Endothelproliferationen und Spasmen beobachtet. Die anatomische Überprüfung der klinischen Beobachtungen durch MATTHES (1949) zeigte latente Jugularadenitiden, soweit nicht Allgemeininfektionen wie Endocarditis lenta vorlagen.

γγ) Thrombosen der Vena centralis retinae:

Zu den idiopathischen Phlebitiden wird der Verschluß der Vena centralis retinae gerechnet, ein besonders bei älteren Patienten mit Arteriosklerose vorkommendes Krankheitsbild (BÜTTNER 1958). Ätiologisch sind vor allem die in 30% der Fälle nachweisbaren Arteriosklerosen sowie die bei 40% der Kranken festgestellten arteriellen Hypertonien in Betracht zu ziehen. Die Störung kann neben Gesichtsfeldausfällen unterschiedlicher Größe auch zum Sekundärglaukom führen. Für die Prognose ist die Ausbreitung des Prozesses und das Alter der Patienten maßgeblich; bei Verschluß des Hauptstammes der Vena centralis retinae vor allem älterer Patienten wird das normale Sehvermögen kaum wieder erreicht. BÜTTNER (1958) sah in 12,2% von 99 Fällen (innerhalb von 5 Jahren) die Entwicklung eines Sekundärglaukoms.

g) Diagnostik.

In Initialstadien ergibt sich die Verdachtsdiagnose auf Thrombosen weniger aus dem klinischen Bild als aus der Kenntnis der speziellen Gefährdung der Patienten unter Berücksichtigung ihrer Anamnese, der Art der Krankheit und des individuellen Krankheitsverlaufes. Erfahrungsgemäß sind Venenschmerzen, die in der ersten und zweiten Woche post operationem und post graviditatem auftreten, bei 50—80% der Operierten und 10—30% der Wöchnerinnen durch tiefe Thrombosen bedingt (STAMM 1956, 1957). Über die Symptomatologie wurden von FELDER (1949), MERZ (1949), desgleichen von BAUER (1947) eingehende Studien angestellt. Die Kenntnis der Häufigkeit von Thrombosen und die Erfahrung, daß häufig auch bei inneren Krankheiten thromboembolische Komplikationen auftreten, hilft thrombosegefährdete Patienten rechtzeitig zu erkennen. Ungünstiger wird die Situation, wenn die Diagnose erst auf Grund ausgeprägter örtlicher Thrombosezeichen oder mittels Allgemeinsymptomen, mitunter erst nach erfolgter Lungenembolie gestellt wird. In den Untersuchungen von ALLEN u. Mitarb. (1945) wurde festgestellt, daß 38% der Kranken Erstsymptome von seiten der Lunge hatten.

Im Rahmen einer konsequenten Thromboseprophylaxe eignen sich zur Erfassung Gefährdeter systematische Erhebungen an allen Patienten, wobei zweckmäßig möglichst viele maßgebliche Faktoren berücksichtigt werden (DOMANING 1951; STAMM 1956), insbesondere Operationen, Geburten, Herz- und Kreislaufkrankheiten, Malignome, Blutkrankheiten, Stoffwechselkrankheiten und speziell Milzexstirpationen. Überdies interessieren möglichst objektive Hinweise auf Konstitution, thromboembolische Zwischenfälle, neurovegetatives Verhalten. Solches generelles Vorgehen dürfte die aufgewandte Mühe zweifellos lohnen, wie die Erfolge damit befaßter Kliniken erkennen lassen (MERZ 1949, 1950; STAMM, RUTISHAUSER und WAIBEL 1955). Unzweifelhaft ist die Thrombosehäufigkeit und Thrombosegefährdung an intern-medizinischen Kliniken noch höher als an gynäkologisch-geburtshilflichen und chirurgischen Kliniken. Da bisher die aktuelle Thrombosegefährdung durch einfache klinische Teste nicht mit Sicherheit feststellbar ist (de Takats 1948; Jorpes 1951; Stamm 1956), erscheint eine Verbesserung der Emboliestatistik in erster Linie bei konsequenter Thrombose- und Embolieprophylaxe an einem zweckmäßig ausgewählten Material erfolgversprechend. Nach Stamm, Rutishauser und Waibel (1955) starben 6% aller Patienten und 16% aller Thrombosepatienten des untersuchten internmedizinischen Materials an Lungenembolien.

Wichtige Hinweise auf örtliche Thrombosen sind Fußsohlenschmerzen bei lokalem Druck (Payr 1930), ferner Wadenschmerzen (Olow 1930; Bauer 1946) sowie Wadenschmerzen bei Dorsalflexion des Fußes (Homans 1932). Systematische Untersuchung der Symptome nach Homans (1932) und Bauer (1946) an 650 Patienten ergaben positiven Ausfall bei 7,8% kreislaufgesunder Klinikpatienten; bei 3% mit positivem Ausfall beider Symptome entwickelte sich in der Folgezeit eine embolisierende Thrombophlebitis (Rollo 1953). Auf die Dilatation von Unterschenkelvenen bei Thrombosen hauptsächlich im Bereiche dreier Venen der Vorderseite des Unterschenkels hat Pratt (1950) aufmerksam gemacht.

Die Heranziehung komplizierterer Untersuchungsmethoden zur Erfassung gefährdeter Kranker (Eisendorf 1949) dürfte gegenüber systematisch durchgeführten Primitivuntersuchungen keine Vorteile bringen. Der Heparintoleranztest in vivo (de Takats und Gilbert 1943; Hagedorn und Barker 1948) sowie in vitro (Waugh und Ruddick 1944; Jamain und Legros 1952), desgleichen die Untersuchungen der Plättchenhaftfähigkeit (Eisen u. Mitarb. 1951) sowie der Gerinnbarkeit mit modifizierten Heparintoleranztesten (Poller 1956) dürften den Arbeitsaufwand kaum lohnen, zumal der Ausfall des Tests für den Individualfall unverbindlich bleibt. Auch die Prothrombinzeitbestimmungen lieferten keine eindeutigen Aufschlüsse (Tuft und Rosenfield 1947; Sandrock und Mahoney 1948; Kay u. Mitarb. 1950).

Als wesentlich zuverlässiger dürfen die klinischen Allgemeinsymptome der Thrombose angesehen werden. Wir halten uns im folgenden an die von Stamm (1956, 1957) gebrachte Zusammenstellung und erwähnen zunächst die allgemeine Unruhe und das Unpäßlichkeitsgefühl der Patienten (Heidemann 1901). Manchmal kommt es zu Anstieg der Körpertemperatur (Michaelis 1911), seltener mit höherem Fieber oder Schüttelfrost (Conner 1913). Ein zuverlässiges Zeichen ist der Anstieg der Pulsfrequenz („Kletterpuls" nach Mahler 1895); auch die erhöhte Pulslage läßt sich nach Merz (1954) pathognostisch verwerten.

An Lokalsymptomen erwähnt Stamm (1957) den Anstieg der Hauttemperatur im Fußgewölbe (Ipsen 1931), Schmerzen im Bereich der Kniekehlen, des Adductorenkanals und der Leistenbeuge, eventuell Wadenschmerzen bei passiver Zehenbewegung, sowie Schmerzen bei Manschettendruck von 150 mm Hg an Ober- und Unterschenkel (Ladenberg 1954). Häufig erweist sich der Verlauf der Vena tibialis posterior als druckschmerzhaft (3 Druckpunkte nach Meyer 1932; 5 Druckpunkte nach Putzer 1939). Wadenmuskelkrämpfe können vorkommen (Fischer 1952). Stamm (1957) erwähnt ferner die vermehrte Gewebskonsistenz der Wade (Tschmarke 1931), Glanzhaut über der Tibia (Tschmarke 1931) sowie das Hervortreten oberflächlicher Venen im Beinbereich (Pratt 1950), schließlich den „Kulissendruckschmerz" (Bisgaard 1939, 1948), das „ballottement" der Wade (Ducuing und Tourneux 1929) sowie Gelenkergüsse (Brindeau, zit. nach Stamm 1956). Das Ödem der befallenen Bereiche bewirkt eine Kaliberzunahme gegenüber der etwa unbeteiligten kontralateralen Körperseite. Die Hauttemperatur steigt häufig an; doch kann es durch sekundäre arterielle Spasmen auch zum Hauttemperaturabfall kommen, insbesondere wenn gleichzeitig eine vermehrte Schweißsekretion vorliegt. Cyanotische Hautverfärbungen (SPERLING 1893) kommen besonders bei der Phlegmasia coerulea dolens vor; Cyanose der Zehennägel erwähnt STAMM (1957).

Phlebothrombosen im Beckenbereich führen je nachdem, welche Organe vornehmlich betroffen sind, zu charakteristischen Symptomen. Neben örtlichen Schmerzen kann es bei Thrombosen mit Beeinflussung des Darmkanals zu Meteorismus und Obstipation (LYBOSS 1924), bis zum Subileus oder zum kompletten Darmverschluß (DUCUING und TOURNEUX 1929) kommen, in dessen Gefolge sich peritoneale Symptome bis zur Peritonitis entwickeln können. Parametrane Beckenthrombosen können zu einer Druck- und Bewegungsschmerzhaftigkeit des Uterus, zu einer Konsistenzzunahme der Parametrien (JEANNIN 1912) führen. An Nachbarschaftssymptomen können sich Schmerzen und Ödem im Bereich der Harnblase, der Labien, Harnretention, Hämorrhoidal- und Rectumschmerzen, verbunden mit einer palpatorisch feststellbaren Konsistenzvermehrung des Rectum (NÜRNBERGER 1934), entwickeln.

Ein interessantes, aber nur in 40% der Fälle positives Zeichen, besteht im Auftreten örtlicher Venenschmerzen bei Hustenstößen infolge von Dehnungsreizen der entzündeten Venenwand (LOUVEL und LAUBRY 1952).

In der nachfolgenden Tabelle sind differentialdiagnostische Hinweise nach BARKER und ALLEN (1940) zusammengestellt; es ist zu berücksichtigen, daß trotzdem im Gefolge akuter Ileofemoralvenenthrombosen sekundäre arteriospastische Zustände eintreten können.

Tabelle 12.
Differentialdiagnose der Thrombophlebitis. (Modifiziert nach BARKER und ALLEN 1940.)

	Akute Thrombophlebitis	Akute arterielle Insuffizienz	Lymphangitis Cellulitis
Fieber	leicht oder mäßig	fehlt	hoch
Venenzeichnung	erhaben	leer	unverändert
Hautfarbe	cyanotisch	blaß	rot
Hauttemperatur	meist unverändert[1]	erniedrigt	gesteigert
Peripherer Arterienpuls	normal[2]	fehlt	unverändert
Umfang	vergrößert	normal	vergrößert

[1] Bei sekundärem Arterienspasmus vermindert.
[2] Bei sekundärem Arterienspasmus fehlend oder herabgesetzt.

Die angiographische Diagnostik (vgl. S. 139ff. und 493) hat bei akuten Thrombosen kaum praktische Bedeutung.

h) Therapie.

α) Thrombophlebitis superficialis der Extremitäten.

Die Therapie der leichten Phlebitiden, in denen die thrombotische Komponente kaum eine Rolle spielt, kann sich auf die wirksame Ausschaltung der ursächlichen Noxen beschränken. Lokale Anwendung feuchter warmer Umschläge, besser die Anwendung von Hirudoid- oder Thrombophobsalbe, eventuell auch antibiotischer oder antiphlogistischer Medikamente sind nützlich. Bei Verletzung ist auf die Fernhaltung von Infektionen zu achten, eventuell auch unter lokaler Anwendung antibiotischer Salben oder Puder. Die Immobilisierung ist in unkomplizierten Fällen weder nötig noch zweckmäßig.

Bei gleichzeitiger Varicosis erfordern kleine oberflächliche Phlebitiden neben den genannten Maßnahmen eine geeignete Bandagierung durch Gummistrümpfe, elastische Binden oder Zinkleimverbände. Die antiphlogistische Behandlung und die Fernhaltung von Gewebsinfektionen ist wegen der erhöhten Gefahr des Übergreifens der Phlebitis auf benachbarte Venen sorgfältig zu handhaben. Chirurgische Eingriffe sind in der Regel überflüssig. Ist es zu eitrigen Entzündungen in der Nähe von Venen gekommen, so ist auf eine interne und lokale antibiotische Behandlung Wert zu legen. Sind direkte örtliche Beziehungen zwischen Venenverläufen und eitrigen Entzündungen gegeben oder zu befürchten, empfiehlt sich die operative Unterbindung der Venen zur Vermeidung einer thrombophlebitischen Sepsis. Antikoagulantienbehandlung erübrigt sich, solange die Phlebitiden streng auf oberflächliche segmentale Bereiche beschränkt sind.

Behandlung oberflächlicher Thrombophlebitiden durch Ansetzen von Blutegeln erwies sich vielfach als nützlich. Wegen der angeblich antithrombotischen Wirkung wird von PASCHOUD (1955) Ultraviolettbestrahlung empfohlen. Als wichtiger Faktor der Therapie ist in Anbetracht der weitgehend von Ernährungseinflüssen abhängigen Häufung thromboembolischer Komplikationen (BRASS und SANDRITTER 1949; HILLEMANNS 1951) eine zweckmäßige Diätetik zu erachten (BERG 1954). Dabei genügen, wie die Erfolge von MERZ (1950) gezeigt haben, häufig bereits mäßig strenge Restriktionen der Zufuhr von Fett, Eiweiß und Kochsalz (KOLLER 1942). Die Kost sollte daneben flüssigkeitsreich sein; für eine geregelte Verdauung ist zu sorgen.

Die antirheumatische Behandlung, bereits 1939 von KOLLER mit Salicylaten betrieben (STAMM 1956), hat sich besonders seit Einführung der Phenylbutazone einen Platz in der Therapie der Thrombophlebitis superficialis gesichert (SIGG 1952—1954; STEIN und ROSE 1954; STEIN 1955; ELLERBROEK 1956; HØST 1957). Die Dosierung beträgt täglich 0,3—0,6 g, insgesamt 3—3,5 g (STEIN und ROSE 1954). Der Effekt wird weniger in der Beeinflussung der Gerinnbarkeit als in einer Hemmung der entzündlichen Wandreaktionen gesehen (WINZELER 1956; MATIS und HARTERT 1957; THEOPHANIDIS und KARANTANIS 1959). Auch prophylaktisch (STAMM 1957) und kombiniert mit Kompressionsverbänden (HARTERT 1956) hat sich Phenylbutazon bewährt. Gelegentliches Auftreten von Hautausschlägen, seltener von schwereren Nebenwirkungen, wie Agranulocytose, macht es notwendig, die Phenylbutazonbehandlung sorgfältig zu überwachen (HØST 1957). Gegen die oberflächliche Thrombophlebitis bei Endangitis obliterans ist strikte Nicotinkarenz die wirksamste Maßnahme. Bei der rezidivierenden idiopathischen Thrombophlebitis konnten sich ACKERMAN und ESTES (1951) von ihrer Wirksamkeit nicht überzeugen. Über erfolgreiche Psychotherapie bei Thrombophlebitis migrans berichtet MILLET (1954).

β) Thrombophlebitis profunda der Extremitäten.

Bei sämtlichen tiefen ileofemoralen Thrombophlebitiden besteht die Gefahr einer Embolie. Bei ihrer Behandlung ist daher die sofortige strikte Immobilisierung und eine kontrollierte Antikoagulantienanwendung mindestens während mehrerer Wochen geboten. Nur in den Fällen, in denen letztere nicht möglich ist, kann noch die operative Ligatur der Vena cava caudalis erwogen werden (DALE 1958).

Die früher vielfach bei allen tiefen Thrombophlebitiden empfohlene Venenligatur (ALLEN 1947, 1949; OCHSNER u. Mitarb. 1947, 1949; CASSEL 1950; BRADSHOAW und HAIGHTOWER 1950) ist durch die Einführung der Antikoagulantien weitgehend in den Hintergrund getreten, obgleich die therapeutischen Resultate des operativen Verfahrens recht gut waren.

In allen Fällen, bei denen keine Kontraindikation (s. S. 197) für Antikoagulantien besteht, stellt die Anwendung gerinnungshemmender Stoffe die optimale Therapie dar. Die Heparintherapie führt bei akuter Venenthrombose zu einer eindrucksvollen Verminderung der Embolien und Todesfälle (JORPES 1951; BAUER 1950; HALSE 1954, 1958). So betrug nach BAUER (1950) die Zahl der tödlichen Embolien an den Stockholmer Krankenanstalten in der Zeit vor Einführung der Antikoagulantientherapie zwischen 0,2 und 0,3% aller Patienten, seit Einführung der Antikoagulantien nur 0,03%, bei speziell ad hoc abgestimmtem therapeutischem Regime (Kombination mit Bewegungstherapie, Frühaufstehen und Bandagierung) sogar nur 0,013%. Als Komplikationen bei 70 Patienten mit Thrombophlebitis, die einer Dicumarinbehandlung unterzogen wurden, beobachteten SOKOLOV u. Mitarb. (1956) bei Prothrombinspiegeln zwischen 29 und 40% in 17 Fällen hämorrhagische Komplikationen, die durch Gaben von Vitamin K behoben werden konnten. Ob freilich die Antikoagulantientherapie der ileofemoralen Thrombophlebitis auch die Häufigkeit der postthrombotischen Spätkomplikationen (chronische venöse Insuffizienz) beeinflußt, ist noch unsicher. DEUTSCH, ELLEGAST und HOFMANN-CREDNER (1954) sowie ELLEGAST (1954) fanden bei Nachuntersuchungen von Patienten nach antikoagulantienbehandelten Ileofemoralvenenthrombosen, daß die Häufigkeit des postthrombotischen Syndroms unabhängig ist von der Art der vorausgegangenen Therapie der Thrombose im akuten Stadium, und daß für die Intensität des postthrombotischen Syndroms nur die örtliche Ausdehnung der vorausgegangenen Thrombophlebitis bestimmend ist. Wenn demnach die therapeutische Beeinflussung der Ileofemoralvenenthrombose durch die Antikoagulantientherapie im akuten Stadium auch noch problematisch ist, so bietet diese Behandlung doch die besten Aussichten für das spätere Leben, zumal unter Antikoagulantienbehandlung die progressive Ausbreitung akuter Thrombosen doch wahrscheinlich hintangehalten werden kann (HALSE 1954, 1958).

Nach STAMM (1956) läßt sich bei 25% der gynäkologischen Patienten die Antikoagulantienbehandlung nicht anwenden (verschiedene Kontraindikationen). Zu warnen ist vor einer Unterdosierung, die die thrombotischen Lokalsymptome maskiert, jedoch Thrombenneubildungen und Embolisierungen Vorschub leistet, sowie vor der Überdosierung mit Gefahr hämorrhagischer Komplikationen. MERZ, ETTERICH und SCACCHI (1951) waren gezwungen, bei 24 von 103 Fällen die Antikoagulantienbehandlung zu unterbrechen, bei 20 davon nur vorübergehend. Für Fälle mit Kontraindikationen eröffnet sich durch die Anwendung der fibrinolytischen Behandlung mit Pyrexal (MENEGHINI 1949) oder Trypsin (KRYLE u. Mitarb. 1956) eine weitere Möglichkeit der Gerinnungsbeeinflussung. Darüber hinaus verbleibt die operative Venenunterbindung.

Die therapeutische Anwendung von Procain, Panthesin und Hydergin bei Thrombosen und Thrombophlebitiden kann in Form der intravenösen Dauertropfinfusion wirksam sein (RAPPERT 1952, 1954, 1955; CAITHAML 1954; KLAUSGRABER 1956; MORGER 1958). Die zur prophylaktischen Anwendung empfohlene intramuskuläre Darreichung scheint dagegen auf thrombotische Prozesse nicht überzeugend zu wirken. Die Vorteile der Therapie mit Panthesin-Hydergin sind darin zu sehen, daß sie auch dort anwendbar ist, wo Antikoagulantienbehandlung mangels Gerinnungslaboratorien oder wegen Hämorrhagiegefahr nicht möglich ist. Da die Gerinnung durch diese Therapie nicht beeinflußt wird (KRESBACH und SAILER 1955; DEUTSCH und LEEB 1956), ist die kombinierte Anwendung zusammen mit Heparin und mit Cumarinderivaten unter entsprechenden Kautelen möglich.

Neuerdings empfahlen BERNARDI u. Mitarb. (1957) auf Grund klinischer Erfahrungen an 100 Patienten mit Phlebothrombosen die Therapie mit Trypsinderivaten, besonders in Kombination mit Antikoagulantien.

DAFGARD (1958) kombiniert in Fällen von schwerer Thrombophlebitis Antikoagulantien mit Phenylbutazon; vgl. hierzu die auf S. 198 angegebenen Einwände.

γ) Überlastungsthrombosen.

Hier genügen im allgemeinen die bei Besprechung der Behandlung der Thrombophlebitis superficialis erwähnten Maßnahmen. Nur bei Beteiligung tieferer Venen ist die Ruhigstellung und eventuell eine Antikoagulantientherapie für 10—14 Tage erforderlich. Bestehen gleichzeitig sekundäre Arterienspasmen, so sind Spasmolytica, z. B. Papaverin und Eupaverin oder Panthesin-Hydergin in Form der intravenösen Infusion angebracht.

δ) Thrombosen im Bereich der Vena axillaris, der Vena subclavia und im Gebiet der Vena cava caudalis.

Für die Thrombosen in diesem Bereich ist den bei der Behandlung der tiefen Thrombophlebitiden empfohlenen Maßnahmen nichts hinzuzufügen.

ε) Thrombosen im Pfortaderbereich.

Neben einer Antikoagulantienbehandlung und der bei diesen Thrombosen unerläßlichen Behandlung mit adäquaten Antibioticis kommen hier je nach Lokalisation die verschiedenen Shunt-Operationen in Frage.

ζ) Thrombosen im Kopfbereich.

Bei den großen infektiösen Thrombosen und Thrombophlebitiden der venösen Hirnsinus und ihrer abführenden Venen haben sich die Aussichten auf Heilung durch eine intensive antibiotische Behandlung wesentlich verbessert. Die häufig empfohlene Unterbindung der Vena jugularis in solchen Fällen bietet infolge vielfacher anatomischer Variationen des Verlaufes keine absolute Sicherheit gegen die Verschleppung von Thromben (SCHLANDER 1927).

Bei den autochthonen Sinusthrombosen ist der Hirndruck zu senken. Die Antikoagulantienbehandlung ist in diesen Fällen im allgemeinen kontraindiziert, dagegen kommt die Anwendung von Panthesin-Hydergin als intravenöse Infusion in Frage (KÖNIGS 1957).

i) Prophylaxe.

Die wirksame Prophylaxe der Thrombosen wäre zweifellos eines der dringendsten therapeutischen Anliegen. Trotz vielfacher Bemühungen auf diesem Gebiet ist es bisher nicht gelungen, allgemein gültige Regeln aufzustellen, durch welche Maßnahmen Thrombenbildung in den Venen verhindert werden kann.

Die durch die allgemeine Kreislaufsituation zweifellos indizierte postoperative Behandlung mit Sympathicomimeticis (z. B. Sympatol oder einer intermittierenden CO_2-Beatmung soll die Häufigkeit an Thromboembolien von 6,2% auf 0,95% herabsetzen (KÖNIG 1933; 1934). Allzu große Bedeutung darf diesen Zahlen jedoch nicht beigemessen werden, da bekanntlich an sich die Thromboemboliehäufigkeit sowohl je nach Art der ausgeführten Operationen wie auch sonst regional sehr verschieden ist. In gleicher Richtung könnte auch eine Herabsetzung der Thromboseneigung durch Hochlagerung der Beine bzw. des unteren Bettendes (H. H.

Schmid 1936; 1955) verständlich sein. Beiden Maßnahmen gemeinsam ist, den venösen Rückfluß zum Herzen zu erhöhen, der postoperativ mit Verkleinerung der Blutmenge herabgesetzt ist (vgl. Wollheim 1931, 1952, 1955; Schneider 1953).

Besonderes Interesse haben Gynäkologen und zum Teil auch Chirurgen der frühzeitigen Immobilisierung der Patienten post partum und post operationem entgegengebracht (Zurhelle 1907; v. Jaschke 1921; Rehn 1947). Koller (1942) empfiehlt die Kombination verschiedenster Maßnahmen: Medikamente, Lagerungsbehandlung, Bandagieren und Gymnastik. Zur Veränderung der Gerinnungssysteme soll auch eine fett- und salzarme, flüssigkeitsreiche Diät wirksam sein. Die frühzeitige Gymnastik kann durch elektrische Muskelreizung ersetzt werden (Tichy 1949; Apperly u. Mitarb. 1951).

Die Anwendung von Antikoagulantien ist bei postoperativen und postpartalen Patienten häufig unmöglich, da die unmittelbare Gefahr von Nachblutungen besteht. Trotzdem scheint eine sachgemäße Anwendung von Antikoagulantien in all den Fällen, in denen die Blutungsgefahr nicht aktuell ist, das aussichtsreichste Verfahren zu sein. Selbstverständlich setzt sie die klinische Überwachung mit den entsprechenden Laboratoriumsmethoden voraus. Nach Schuberth und Uhlmann (1954) gelang es unter Anwendung von Antikoagulantien, die Thrombosemorbidität von 4% auf 1,6% zu senken. Sachgemäße Kontrolle der Gerinnungswerte reduziert die Zahl der Zwischenfälle auf ein Minimum (Thies 1954; Spohn 1955). Trotzdem bleibt immer eine gewisse Anzahl von Patienten übrig, bei denen die Anwendung von Antikoagulantien unmöglich ist. Hier eröffnen sich neue, vielleicht aussichtsreiche Aspekte durch die intravenöse Infusion von Panthesin-Hydergin (Rappert 1951, 1954, 1955; Caithaml 1954). Allerdings bedürfen diese Resultate noch einer Nachprüfung an einem großen Material.

Bei lokal beschränkten Eingriffen der kleinen und mittleren Chirurgie genügt häufig die cutane Anwendung von Hirudoidsalbe. Im übrigen läßt sich durch die Einreibung größerer Salbenmengen die Gerinnungszeit signifikant verlängern (Struppler 1951; Schedel 1952).

Eindeutige Vorzüge anderer Stoffe gegenüber den eigentlichen Antikoagulantien (Heparin und Cumarine sowie ihnen gleichartig wirkende Stoffe) sind bisher nicht erwiesen, obgleich z. B. Deutsch und Leeb (1957) berichten, daß unter 666 gynäkologisch operierten Patientinnen bei prophylaktischer intravenöser Anwendung eines Roßkastanienextraktes mit Vitamin B_1 (Venostasin) die Thrombosefrequenz von 5,22% auf 2,85% abgesunken ist. Auch Slivon (1955) sah von diesem Präparat günstige Wirkungen bei 308 gynäkologisch-operativen Kranken. Uns selbst scheint dieses Präparat für die Klinik keine Vorteile gegenüber den Antikoagulantien zu bieten. Für eine antikoagulantienfreie Thromboseprophylaxe mit Phenylbutazon setzen sich Theophanidis und Karantanis (1959) ein.

Zu beachten ist bei jeder Behandlung mit Antikoagulantien, daß nach abruptem Absetzen der Therapie infolge der rasch eintretenden Änderung der Gerinnungsfähigkeit des Blutes eine erhöhte Gefahr für das Auftreten von Thrombosen und Embolien besteht. In vielen Fällen ist daher die Behandlung über sehr lange Zeiträume zu erstrecken und in jedem Fall die Beendigung vorsichtig und unter Kontrolle durchzuführen.

k) Komplikationen der Thrombophlebitiden.

α) Lungenembolie.

αα) Vorkommen.

Die enorme Bedeutung der Lungenembolie als Todesursache ist schon aus ihrer Häufigkeit ersichtlich. Sie ist nach pathologisch-anatomischen Statistiken in vielen Fällen die unmittelbare Todesursache. Koegel (1956) fand unter 810 Erwachsenenobduktionen 167 Fälle (= 20,6%) mit Lungenembolien; davon waren 63 massive, 68 mittelgroße und kleinere sowie 36 ältere Embolien. Ähnliche Befunde hatte Moran (1947) erhoben; er fand unter 635 Sektionen 43 massive und 4 kleinere Lungenembolien, insgesamt 23,1%. Zimmermann u. Mitarb. (1949) stellten bei 6,1% von 5588 Obduktionen Lungenembolien fest, davon in 66 Fällen banale, 123mal mittelgroße und 56mal massive. Spitzer u. Mitarb. (1949) konnten keine direkte Abhängigkeit der Lungenemboliehäufigkeit von der Zahl der nachgewiesenen Thrombosierungsfälle ermitteln. Jedoch fanden sie eine besondere Häufung von Lungenembolien im fortgeschrittenen Alter; über 70-Jährige wiesen in 21%, 50—70-Jährige nur in 7% Lungenembolien auf, ähnlich den Beobachtungen von Hillemanns (1951), der zudem eine seit 1927 ansteigende Mobilisationstendenz der venösen Thromben festzustellen glaubt und dies durch iatrogene Einflüsse — verstärkte Kreislauftherapie u. a. — erklärt. Diese Zunahme könnte zumindest teilweise durch Vergrößerung des Anteils alter, vermehrt durch Thrombose und Embolie gefährdeter Menschen erklärt werden, wie es in der Statistik von Friedli (1955) zum Ausdruck kommt.

Objektive und zugleich allgemein verbindliche Aufschlüsse über die Emboliefrequenz bei Klinikpatienten können nur aus eingehenden — ad hoc angelegten — statistischen Bearbeitungen ersehen werden. Nach Stamm, Rutishauser und Waibel (1955) beträgt die Lungenembolie-Morbidität in der medizinischen und chirurgischen Klinik etwa 1,8% aller Patienten; in Frauenkliniken ist sie im allgemeinen etwas niedriger mit Ausnahme der Schnittentbindungen. Erwartungsgemäß ändert sich die Emboliehäufigkeit der Klinikpatienten auch mit den jeweils eingesetzten therapeutischen Methoden. Nach Jorpes (1951) betrug vor der Einführung spezieller, auf die Verhinderung von Embolien abgestellten Maßnahmen die Emboliehäufigkeit bei Klinikpatienten mit Thrombose etwa 50%, die Häufigkeit tödlicher Lungenembolien etwa 20%. Nach Einführung der spezifischen antithrombotischen Therapie mit Antikoagulantien gingen diese Zahlen außerordentlich stark zurück. Obwohl Initialembolien noch häufig vorkommen (nach Jorpes zwischen 28 und 53%, die tödlichen Initialembolien nicht eingerechnet), errechnet sich aus Sammelstatistiken ein Vorkommen von Lungenembolien in nur mehr 1,4% aller mit Antikoagulantien behandelten Patienten. Unter der Antikoagulantientherapie kommen nicht nur die Embolien, sondern auch ihre Ursachen, wie Thrombosen, erheblich seltener vor.

Paaby (1955) schließt jedoch aus seinen Beobachtungen, daß die Antikoagulantientherapie über die bereits mit der Mobilisierungstherapie erzielten Verbesserungen hinaus keine wesentlichen Verbesserungen der Emboliefrequenz gebracht hat.

Auch durch die operative Venenunterbindung wird das Auftreten von Lungenembolien ganz erheblich eingeschränkt, wie Allen und Donaldson (1948) gezeigt haben.

Über die Herkunft der Thromben bei Lungenembolien ist man sich lediglich dahingehend einig, daß etwa 95% aus den Venen der unteren Extremitäten kommen (Allen 1946). Nur selten wird über Lungenembolien aus Armvenen berichtet, so bei Thrombose der Vena axillaris (Wagner und Yeager 1952), außerdem in den Mitteilungen von Roelsen (1944/45), van der Veer u. Mitarb. (1950), Tomlin (1952). Nicht sehr häufig sollen aus Beckenvenen (Wilson 1951), speziell aus der Vena ovarica (Bailey 1950), dem Plexus prostaticus (Moran 1947) und dem Plexus haemorrhoidalis (Stone uns Lovelock 1952) Thromben mobilisiert werden. Auf dem Boden von Lungenembolien können sich chronische Thrombosen der großen Lungenarterien entwickeln, bei denen es zu Dyspnoe,

Cyanose und Rechtsinsuffizienz mit Ödemen und Ascites, eventuell zu synkopalen Anfällen oder Zuständen von Verwirrtheit kommen kann. Die Diagnose dieser Zustandsbilder erfordert Angiokardiographie (HOLLISTER und CULL 1956). Im übrigen werden die damit zusammenhängenden Fragen ausführlich von MATTHES u. Mitarb. (dieses Handbuch, Bd. IX/4) behandelt.

ββ) Therapie.

Zu einer rationellen Therapie der Lungenembolie gehört neben konservativen Maßnahmen, die auf eine Verhinderung weiterer Embolien und auf Ingganghaltung günstiger Zirkulationsverhältnisse abzielen, also vorwiegend auf pflegerischem Gebiete liegen (MERZ 1957) eine wirksame Antikoagulantientherapie mit den bereits erwähnten Maßnahmen. Das von MERZ (1957) empfohlene „Venenbett" sieht bei Fällen ohne Lungenembolie ein um 18 cm erhöhtes Fußende vor, sowie eine Einbettung der unteren Extremitäten in eine Fußmatratze aus Roßhaar. Bei Fällen mit Lungenembolie wird das Bett waagerecht belassen, das Kopfende erhöht und in schweren Fällen zwecks absoluter Stillegung des Patienten ein Blasen-Dauerkatheter eingelegt, eventuell muß solchen Patienten auch Sauerstoff (mittels Sauerstoffbrille) zugeführt werden. Im übrigen sei in allen Einzelheiten auf den Beitrag von MATTHES u. Mitarb. (dieses Handbuch, Bd. IX/4) verwiesen.

γγ) Embolieprophylaxe.

Während die Immobilisierungstherapie die Entstehung der Thrombosen hindern soll, macht die Emboliegefahr eine völlige Ruhigstellung bei optimaler Lagerung, notfalls in Spezialbetten, erforderlich (MERZ 1957). Nicht zu unterschätzen ist die Notwendigkeit auch psychischer Ruhigstellung neben der somatischen. Einer Nachprüfung wert scheinen vor allem in diesem Zusammenhang die mit der intravenösen Infusion von Panthesin-Hydergin gemachten Erfahrungen. Eine Venenunterbindung prophylaktisch durchzuführen, wird wohl nur in speziellen Fällen erwogen werden können.

Wird eine Antikoagulantientherapie eingeleitet, so ist ihre Mindestdauer mit 3 Wochen anzusetzen. In den meisten Fällen empfiehlt es sich, sie über einen weit längeren Zeitraum zu erstrecken.

β) Chronische venöse Insuffizienz (postthrombotisches Syndrom).

αα) Vorkommen.

Bei chronischer venöser Stauung und Strömungsverlangsamung entwickelt sich das Bild der chronischen venösen Insuffizienz in seinen verschiedenen Spielarten. Die Entwicklungsdauer dieses postthrombotischen Syndroms schätzt HALSE (1958) auf 2—4 Jahre. Bedeutsam ist dies nicht nur wegen der mitunter nachfolgenden weiteren Komplikationen, z. B. Lungenembolien, sondern auch wegen der großen sozialmedizinischen Bedeutung, indem ein hoher Prozentsatz der Patienten mit chronischer venöser Insuffizienz erheblich in der Arbeits- und Erwerbsfähigkeit beschränkt ist.

Aus Sammelstatistiken ermittelte HALSE (1949) interessante Zahlen über die unterschiedliche Häufung der chronischen venösen Insuffizienz vor und nach Einführung der spezifischen Thrombosebehandlung mit Antikoagulantien, woraus nicht nur eine signifikante Abnahme des Krankheitsbildes bei Antikoagulantienbehandelten, sondern auch die Notwendigkeit einer rechtzeitigen und intensiven Behandlung akuter Thrombophlebitiden hervorgeht (vgl. Tabelle 13).

Nach HALSE (1958) bleiben nur 5—10% aller Patienten mit überstandener Thrombophlebitis für die Zukunft frei von postthrombotischen Zirkulationsstörungen.

Die hauptsächlichen Ursachen der chronischen venösen Insuffizienz sind
1. hydrostatischer venöser Überdruck, hauptsächlich im Sitzen und im Stehen;
2. primäre Varicenbildungen im Bereich der Beine;
3. sekundäre Veränderungen nach Thrombophlebitis der tiefen Beinvenen;
4. arteriovenöse Fisteln oder Hämangiome;
5. akzidentelle Zellgewebsinfektionen und
6. traumatische Schädigungen der zirkulationsgestörten Bereiche.

Durch Weiterleitung der Venendruckerhöhung und durch die Auswirkungen der Zirkulationsverlangsamung kommt es zu Ernährungsstörungen und reaktiven Veränderungen im durchblutungsgestörten Bereich. Mit einer allgemeinen Permeabilitätsstörung muß bei Patienten mit chronischer venöser Insuffizienz gerechnet werden (METZGER und SPIER 1953).

Tabelle 13. *Folgezustände nach Thrombosen und Phlebitiden* (in %). (Nach HALSE 1949.)

	Ohne Antikoagulantientherapie (2276 Patienten)	Mit Antikoagulantientherapie (387 Patienten)	
		Unterschenkel	Oberschenkel
Beschwerdefrei. . . .	14	60—80	15—50
Schmerzen, Schwellung bei Belastung . . .	15	20—25	20—40
Chronisches Ödem . .	75	14	35—27
Induration und Ulcus .	65	7	25

ββ) Klinik.

Die einzelnen Manifestationen der chronischen venösen Insuffizienz sind:

a) Ausbildung sekundärer Varicen. Im Gefolge von Thrombophlebitiden der tiefen Beinvenen mit Insuffizienz der Venenklappen kommt es über eine Dilatation der zu den oberflächlichen Venennetzen führenden Verbindungsvenen zu einer Ausweitung der subcutanen Venennetze mit ausgesprochener Varicenbildung. Der Nachweis dieser Entstehung vieler Varicen konnte durch zahlreiche venographische Untersuchungen erbracht werden. Die Klappenlosigkeit der tiefen Venen ließ sich in 80% der Beobachtungen von ANNING (1952) sowie bei $^2/_3$ der Patienten von MOORE (1951) feststellen, bei denen eine Thrombophlebitis anamnestisch nicht faßbar war. An der Durchtrittsstelle der Verbindungsvenen zwischen tiefem und oberflächlichem Venensystem findet sich eine palpable Fascienlücke mit dem typischen blow out-Syndrom. Eine Prädilektionsstelle hierfür ist der Durchtritt dreier Venen durch die Fascia cruris profunda in der Nähe des Malleolus fibularis. Bei Insuffizientwerden dieser Kanäle kommt es zu umfangreichen Venektasien im Knöchelbereich mit den typischen Zeichen einer Insuffizienz der tiefen Beinvenen. Spezielle Angaben über sekundäre Varicen finden sich im Abschnitt „Varicen" (s. S. 515ff.).

b) Eines der häufigsten und markantesten Zeichen der chronischen venösen Insuffizienz ist die Ausbildung von Unterschenkelödemen im Sinne von Filtrationsödemen (HAXTHAUSEN 1932; 1934), von WRIGHT (1953) sowie MOORE (1951; 1953) als „gravitational syndrome" beschrieben. In den Anfangsstadien der Ödembildung werden die Wassereinlagerungen nur abends, d. h. nach längerer Tieflagerung oder abhängiger Position sichtbar und sind bis zum nächsten Morgen unter waagerechter Ruhelage wieder verschwunden. Allmählich kommt es zur Verstärkung und weiteren Ausbreitung dieser Ödeme mit entsprechender Zunahme der Konsistenz (Induration). Cyanose ist dabei häufig.

c) Im Gefolge von Extravasaten mit Hämosiderinablagerungen der Haut stellt sich eine braune Pigmentatierung der distalen, vorzugsweise im Einzugsgebiet der Vena saphena liegenden Unterschenkelbereiche ein. Auch Melaninablagerungen in der Haut sind beschrieben.

d) Als Folge der cutanen Ernährungsstörungen kommt es zu Stauungsdermatosen mit schuppenden Ekzemen, vorzugsweise allerdings an Stellen narbig abgeheilter Ulcera. Es entwickeln sich Juckreiz, Brennen und manchmal ziehende Schmerzen. Die betroffenen Hautbezirke sind gegen Chemikalien und Salben mitunter empfindlich. Bei länger bestehenden Ödemen entwickelt sich eine subcutane Fibrose, in ganz seltenen Fällen kommt es zu subcutanen Verknöcherungen (LIPPMANN 1956). Schließlich entwickeln sich schwere Schrumpfungen und Vernarbungszustände.

e) Nicht selten lassen sich an Extremitäten mit chronischer venöser Insuffizienz Störungen des Längenwachstums der Extremitäten feststellen, pathogenetisch vergleichbar den entsprechenden Veränderungen bei arteriovenöser Fistel. ALLAN (1953) konnte bei Patienten mit chronischer venöser Insuffizienz in 26% der Fälle ungleichmäßiges Längenwachstum feststellen. Die Venenveränderung fand sich bei diesen Patienten zu 85% am längeren, zu 5% am kürzeren Bein; bei 10% der Fälle lag an beiden Beinen eine chronische venöse Insuffizienz vor.

f) Unter noch unzureichend definierten Bedingungen kommt es, vornehmlich im distalen Unterschenkelbereich, bei der chronischen venösen Insuffizienz zur Ausbildung von Ulcera cruris (nach HALSE 1958 bei etwa 20—25% aller Patienten mit postthrombotischem Syndrom), sowohl im Gefolge primärer wie auch postphlebitischer Varicen. Nicht immer lassen sich Infekte oder Traumen als unmittelbare Ursachen dafür eruieren. Die Pathogenese dieser tiefgehenden Ernährungsstörung läßt sich nicht auf der Basis einer einfachen venösen Druckerhöhung und Strömungsverlangsamung verstehen. RATSCHOW (1953) erklärt die Entwicklung der Ulcera cruris als Folge eines Einbruches der Blutströmung in die Capillarbereiche mit sekundärer Kontraktion der arteriellen Capillaranteile und folgender arterieller Ischämie. Neben den Befunden von KULWIN und HINES (1950), wonach bei 25 von 31 Hautbiopsien an Patienten mit Ulcera cruris Arteriolenveränderungen gefunden wurden, in 15 von 31 Fällen ähnliche Venolenveränderungen, wie Intimaproliferation sowie Hyperplasie und Hypertrophie der Media, verdienen die eindrucksvollen serienvasographischen Untersuchungen von VOGLER (1953) sowie PIULACHS und VIDAL-BARRAQUER (1953) Beachtung, in denen gezeigt wurde, daß Patienten mit Ulcera cruris ausnahmslos arterielle Durchblutungsstörungen aufweisen, daneben einen nachweislich vermehrten Abstrom von Blut aus den Arterien über arteriovenöse Zwischenverbindungen direkt in die Venen. VOGLER (1953) nimmt nach dem Vorgang von F. MARTORELL (1941) und LUGER (1951), GABRIEL u. SPITZER (1948) an, daß durch Öffnung arteriovenöser Anastomosen — derartige Gebilde lassen sich speziell in der Umgebung von Ulcera angiographisch nachweisen — die capilläre Ernährungsphase der peripheren Zirkulation umgangen wird, daß also das Ulcus letztlich durch eine Ischämie entsteht. Mit dieser Theorie wäre auch der Nachweis einer gesteigerten Hautwärme (MAGNUS 1921; „hot ulcers") und einer Erhöhung der Sauerstoffsättigung im venösen Blut gegenüber der Norm (BLALOCK 1929; FONTAINE u. Mitarb. 1951; GREITHER 1956) vereinbar, wobei sich direkte Parallelen zur Ulcusentstehung bei der arteriovenösen Fistel abzeichnen. Auf welche Art und auf welchem Wege die arterielle und capilläre Durchblutungsstörung mit konsekutiver Eröffnung von arteriovenösen Anastomosen zustande kommt, ob druckpassiv oder reflektorisch durch venöse Irritation — nach BALAS (1950) können von Varicen aus arterielle Spasmen zustande kommen — ist noch nicht entschieden. Auch die Frage der Deutung der bei Ulcera cruris an den Capillaren beobachteten Veränderungen (Capillarthrombosen; Capillaritiden; MOUQUIEN u. Mitarb. 1955) als sekundäre oder primäre Erscheinungen bedarf noch der Klärung. Morphologische Parallelen mit dem ebenfalls im Bereich des distalen Unterschenkels vorkommenden Ulcus cruris ischaemicum bei Hypertonie sind nach den Befunden von KULWIN und HINES (1950) unverkennbar.

Die Allgemeinsymptome bei chronischer venöser Insuffizienz schwanken in weitesten Bereichen. Schmerzen pflegen in der Ruhe stärker zu sein als beim Gehen und werden charakteristischerweise bei Hochlagerung der Beine geringer. Die übrigen Erscheinungen wurden bereits unter den speziellen Zustandsbildern der chronischen venösen Insuffizienz besprochen. Eine monographische Darstellung des postthrombotischen Syndroms gibt HALSE (1954).

γγ) Diagnose und Differentialdiagnose.

Wichtig ist der Ausschluß einer arteriovenösen Fistel; bei erworbenen Fisteln läßt sich in der Anamnese eine penetrierende, selten auch stumpfe Verletzung eruieren; Gefäßgeräusche, ungleichmäßiges Wachstum sowie Venenblutanalysen (Erhöhung der Sauerstoffsättigung) gestatten die Diagnose.

Der Nachweis einer arteriellen Insuffizienz bei chronischer venöser Insuffizienz kann mitunter schwierig sein; denn die einfachen Teste zeigen bei länger bestehenden, weniger umfangreichen arteriellen Ischämien nicht immer positive Ausfälle. In diesem Zusammenhang sei auch auf die Befunde von VOGLER (1953) beim Ulcus cruris hingewiesen.

Ödembildungen bei chronischer venöser Insuffizienz erfordern die Festlegung, ob kardiale venendrucksteigernde Momente beteiligt sind und den Ausschluß renaler Erkrankungen. Chronische Lymphödeme bei Elephantiasis lassen sich durch das völlige Fehlen von Venenerweiterungen, Pigmentationen und Ulcera sowie Vernarbungen der Haut vom Ödem bei chronischer venöser Insuffizienz unterscheiden. In seltenen Fällen müssen Tumoren der Gefäße, der Knochen, Absceßbildungen u. a. von der chronischen venösen Insuffizienz unterschieden werden.

Die Ulcera werden bei gewöhnlicher arterieller Insuffizienz meist an den Zehen oder in den distalen Fußbereichen gefunden; ihre Schmerzhaftigkeit ist groß, die Heilungstendenz gering.

Phlebographisch läßt sich in der Mehrzahl der Fälle eine Klappenlosigkeit der tiefen Venen nachweisen (HØJENSGÅRD 1949; HALSE 1952). Bei der Beurteilung der Phlebogramme muß berücksichtigt werden, daß Venenverschlüsse relativ leicht funktionell-kollateral ausgeglichen werden, so daß erst die Untersuchung in 45° Schräglage (HALSE 1950) mit Expositionen 2 und 4 min nach Injektionsbeginn sowie nach 6 min bei waagerechter Lagerung zuverlässige Aufschlüsse liefert (vgl. S. 140). HALSE (1954) fand bei 85% von 232 Patienten mit postthrombotischem Syndrom rekanalisierte Beinvenen mit Klappeninkompetenz, aber nur bei etwa 10% eine Obliteration der Vena femoralis. Patienten mit Femoralvenenverschluß boten dabei sichtlich geringere Symptome der chronischen venösen Insuffizienz als solche mit Rekanalisation der Femoralvene. MOORE (1951) stellte die enorme Häufigkeit klappenloser tiefer Beinvenen auch bei fehlenden anamnestischen Hinweisen auf stattgehabte Thrombophlebitiden in $^2/_3$ der Fälle fest. ANNING (1949, 1952) konnte bei Patienten mit Ulcera cruris in 80% Klappenlosigkeit und nur in 7% Varicen der tiefen Venen finden. Auf Grund ihrer Befunde über die zwar häufige aber unvollständige Rekanalisierung nach Thrombophlebitis der tiefen Beinvenen empfiehlt LINDE (1949), ebenso wie HØJENSGÅRD (1949) eine Bandagierung derartiger Beine.

δδ) *Therapie.*

Je nach Intensität und Ausdehnung der Veränderungen sind die therapeutischen Maßnahmen bei chronischer venöser Insuffizienz zu modifizieren. Leichtere Fälle mit passageren Ödemen werden durch Lagerungsbehandlung und zweckentsprechende Bandagierung günstig beeinflußt. Bei indurierten Cellulitiden und Ödemen ist eine mehrwöchige Behandlung mit Bettruhe, Beinhochlagerung, eventuell mit Antikoagulantien zweckmäßig. Allerdings leistet die Antikoagulantientherapie beim postthrombotischen Syndrom keineswegs mehr so viel wie

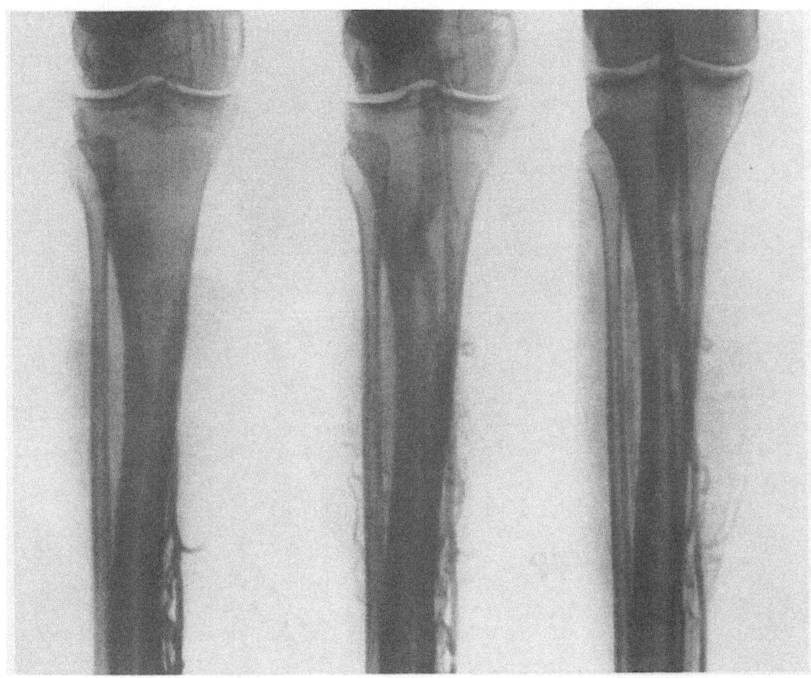

Abb. 70. Serienphlebogramm bei postthrombotischem Syndrom vor Femoralvenenunterbindung; stark behinderter venöser Abfluß, kenntlich vor allem an der dritten Aufnahme. (Nach HALSE 1954.)

bei der Therapie akuter Thrombosen. Die örtliche Anwendung heparinoidhaltiger Präparate in Salbenform (Hirudoid; Thrombophob) erweist sich bei oberflächlichen Thrombosen vielfach als vorteilhaft, zumal keine wesentliche Kumulation der gerinnungshemmenden Wirkung, aber trotzdem eine protrahierte Wirkungsdauer besteht (SPOHN und PESCHEL 1951; HOLZKNECHT 1954); mit der Infrarot-Photographie konnte SCHUSTER (1956) seine günstigen Eindrücke von der Hirudoidwirkung illustrieren. Auch das Ulcus cruris bedarf der stationären Behandlung. Die angegebenen therapeutischen Einzelverfahren sind vielfältig. Zur örtlichen Ulcustherapie werden Aluminiumpulver (CAVALLAZZI 1950; BECCARIA 1951) sowie pulverisierte Blutzellen (MOORHEAD und UNGER 1943; ANDERSON, BARKER und SHELDON 1946) verwendet, desgleichen Zinkpasten (MORONI 1950) und Thermalwässer (BEURIER 1950; CECCALDI 1950; ENGELHARD 1954). Behandlung mit Follikelhormon (SZIBERTH 1950) sowie mit Vitamin E (SIEDENTOPF und KRÜGER 1949; WEGNER 1951) sollen sich im Gegensatz zu den Erfahrungen von PENNOCK und MINNO (1950) bewährt haben. BURGER und WENZEL (1953) empfahlen örtliche Behandlung mit Placentaserol, MANTZ und LE CORROLLER

(1950) Placentaimplantationen. Die Anwendung von Roßkastanienextrakt (Venostasin) soll nach METZGER und SPIER (1953) permeabilitätsvermindernd wirken; Roßkastanienextrakte lassen sich auch in Salbenform anwenden (FRIDERICH 1955). Die antiphlogistische Therapie läßt sich durch Umschläge mit physiologischer Kochsalzlösung, medikamentös durch Anwendung von Phenylbutazon (SIGG 1952, 1955, 1958; STEIN 1955) durchführen. Einen ähnlichen Effekt schreiben WILDMAN (1955) sowie KRYLE (1956) u.a. der intramuskulären Trypsinanwendung zu. INNERFIELD (1954) berichtete über günstige Wirkungen mit der Trypsintherapie.

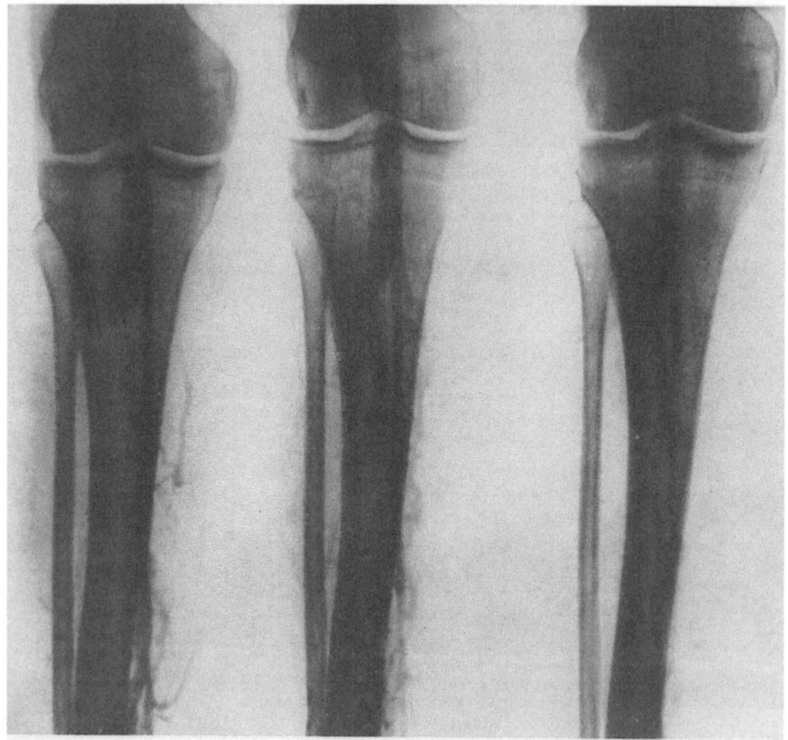

Abb. 71. Serienphlebogramm bei postthrombotischem Syndrom nach Femoralvenenunterbindung (gleicher Fall wie Abb. 70): verbesserter venöser Abfluß, kenntlich vor allem an der dritten Aufnahme. (Nach HALSE 1954.)

Die periphere Durchblutung versucht man durch die verschiedensten Medikamente zu verbessern, z. B. Butylsympatol (GUTSCHMIDT 1953; DEUTSCH u. Mitarb. 1954) durch Tetraäthylammonium (MERTON 1950), Acetylcholin (EITEL 1951) und Hydergin (VOGLER 1953). ROTTINO u. Mitarb. (1950) empfahlen Muskeladenylsäure, JABLONS u. Mitarb. (1955) das Tubulin (vgl. S. 186). DASCO und GRYNBAUM (1954) empfahlen Iontophorese mit salzsaurem Benzazolin. Ultraviolettbestrahlung soll sich nach RATSCHOW (1953) und PASCHOUD (1955) bewährt haben. Ultraschall wird von LADEBURG (1950) abgelehnt.

SCHMIDT und HESSE (1950) empfehlen Heftpflaster-Deck-Zugverbände, SCOTT und RADAKOVICH (1949) lobten pneumatische Kniestrümpfe, deren Wirkung mit der von Schaumgummi vergleichbar ist.

Unzweifelhaft können nach Unterbindung oder Phlebektomie rekanalisierter, klappeninsuffizienter Femoralvenen distalwärts der Einmündung der Vena profunda femoris die venösen Zirkulationsverhältnisse eine Verbesserung erfahren (Bauer 1950; Halse 1954; 1958); ähnlich sollen Unterbindungen der Vena saphena magna und der Vena poplitea im Falle der Funktionslosigkeit (aber Durchgängigkeit) dieser Venen wirken (Halse 1958). Abb. 70 und 71 (Halse 1954) zeigen Serienphlebogramme eines derartigen Falles vor und nach Femoralvenenunterbindung. Im Material von Halse (1954; 1958) erwiesen sich diese Eingriffe bei $^2/_3$ der Behandelten als erfolgreich.

An weiteren chirurgischen Maßnahmen bei der chronischen venösen Insuffizienz werden neben Hauttransplantationen (Pierre 1950), Venenunterbindungen (Glasser 1949) u. a. häufig Sympathektomien empfohlen (Lindgren 1950; Ochsner u. Mitarb. 1950; Pratt 1951; McPheeters 1955), insbesondere bei Patienten mit Spasmen (Massell und Kraus 1950). Der manchmal günstige Effekt bei der Circumcision (Massell und Kraus 1950) wäre am ehesten in einer Unterbrechung der für die trophischen Störungen verantwortlichen arteriovenösen Kurzschlüsse zu sehen. Über die operativen Eingriffe an Varicen wird an anderer Stelle berichtet (S. 522).

Die wichtigste und wirkungsvollste Maßnahme für Patienten mit chronischer venöser Insuffizienz bleibt die waagerechte Lagerung der betroffenen Extremität, welche zur Behebung der lokalen Stauung führt. Bisgaard (1948) sowie Falconer (1955) empfehlen darüber hinaus aktive Behandlung und Hochlagerung, zentripetale Streich- und Knetmassage zur Lockerung der Bindegewebsbasis der Ulcera. Die Resultate dieser Therapie bei 60 Patienten waren in 21 Fällen schlecht und unzureichend, in 39 Fällen einigermaßen auskömmlich (Falconer 1955).

Ein Teil der Kranken hat eine Herzinsuffizienz. Bei ihnen bringt die Kombination von peripherer Kreislauftherapie mit Digitalisbehandlung u. a. eine Verbesserung der therapeutischen Resultate.

2. Phlebektasien und Varicen.

Phlebektasien sind diffuse Vergrößerungen der Venen nach Länge und Kaliber, die zur allgemeinen Verbreiterung und zu geschlängeltem Verlauf führen.

Varicen sind umschriebene spindel- oder knotenförmige Venenerweiterungen mit Umbauvorgängen der Gefäßwand. Über venöse Aneurysmen s. S. 481.

Als varicöse Phlebektasien werden geweblich fixierte Venenerweiterungen mit noch geringen Umbauvorgängen bezeichnet (Staemmler 1955).

Eine Unterscheidung zwischen primären und sekundären Varicen ist zweckmäßig. Während sekundäre Varicen durch vorausgegangene Thrombophlebitiden, durch bestehende arteriovenöse Fisteln, durch Gefäßtumoren oder durch venöse Abflußbehinderungen bedingt sind, läßt sich eine unmittelbare Ursache für die Entstehung primärer Varicen nicht angeben.

a) Ätiologie.

α) Endogene Faktoren.

Für primäre Varicen, die hauptsächlich im Einzugsgebiet der Vena saphena magna und parva und nur selten anderswo, z. B. im Bereich von Unterarm und Hand (Sonntag 1928) oder an Unterlippen und Wangen (Diehl 1933) entstehen, wird eine erbliche Schwäche der Venenwand (De Vecchi 1906; Sonntag 1919) angenommen. Kraemer (1898) vermutet anlagebedingte Störungen der Venenwandarchitektonik. Durch Hesse und Schaack (1919), Eger und Casper (1943), Curtis und Helms (1947) u. a. wird das angeborene Fehlen der Klappen in den tiefen Venen distal der Saphenaeinmündung als Entstehungsursache primärer Varicen angenommen. Im Rahmen einer hypoplastischen Gesamtkonstitution der Bindegewebsstruktur (VOGEL 1905) sah später CURTIUS (1928) den Gesamtkomplex der Varicosis als einer weit über den Rahmen primärer Beinvaricen hinausreichenden konstitutionellen Krankheitseinheit. Unter diesen Voraussetzungen wären alle Störungen des Gewebsinnendruckes und des Gleichgewichtes zwischen Innendruck und Wandwiderstand zur Manifestation von Varicen ausreichend. Zahlreiche sonst unterwertige Einflüsse führen bei derartig veranlagten Individuen zur vorzeitigen und verstärkten Manifestation des varicösen Symptomenkomplexes. Eine erbliche Belastung mit Varicen wurde vielfach nachgewiesen. WEITZ (1940), v. VERSCHUER (1945) und CURTIUS (1930) stellten konkordanten Vererbungsmodus fest. DE TAKATS und QUINT (1930) fanden bei 65% der Varicenträger Hinweise für erbliche Belastung. Der von CURTIUS (1930) festgestellte dominante Erbgang der Varicosis mit gleichzeitiger Neigung zu Varicocele, Venektasien der Nase (Epistaxis) und senilen Angiomen, essentieller Teleangiektasie und vasculären Naevi als gemeinsame Auswirkung einer erblichen Venenwanddysplasie wurde von SIEMENS (1927, 1929, 1937) in umfangreichen Nachprüfungen nicht bestätigt. Doch wurde der seit NOBL (1918) eingeführte Begriff „varicöser Symptomenkomplex" nicht mehr verdrängt. LENZ (1936) sowie WEITZ (1940) lehnen allerdings den Status varicosus als diffusen, schlecht definierbaren Einteilungsbegriff in der von CURTIUS (1928) angegebenen Form ab. Von WAGNER (1955) wurden 1770 Patienten und in einer weiteren Untersuchungsserie 1385 Patienten hinsichtlich der Korrelationsstatistik der Einzelmerkmale des Status varicosus untersucht. Die Ergebnisse sprechen für ein unabhängiges Auftreten der Einzelveränderungen. Der Korrelationskoeffizient zwischen Varicen und Teleangiektasien wurde mit 0,167 ermittelt; dieser Wert schließt zwar keine Zusammenhänge zwischen Teleangiektasien und Varicen aus, kann aber diese nur in geringem Maße begründen und beweist keineswegs die Existenz eines „Status varicosus".

Eine konstitutionell verankerte Neigung zu Varicen scheint auch bei Fettsüchtigen, besonders bei Patienten mit Fettbauch, aber auch bei Übergewichtigen zu bestehen, vielleicht auch bei allgemeinen Stoffwechselstörungen (KLAPP 1923).

Altersmäßig abnehmender Hautturgor begünstigt gleichfalls die Varicenbildung.

Umstritten ist die Bedeutung hormonaler Einflüsse (MYERS 1955). Mangel an Thyroxin und Überschuß an Follikelhormon soll die Ausbildung von Varicen begünstigen (RATSCHOW 1939). Ein gewisser Hinweis auf endogene Entstehungsbedingungen ergibt sich aus dem häufig doppelseitigen Vorkommen.

β) Exogene Faktoren.

Unter der Annahme konstitutionell vergleichbarer geweblicher Substrate wird die zeitliche Manifestation und die Intensität der Varicenbildung weitgehend durch äußere Einwirkungen bestimmt. Das Moment der mechanischen Überlastung bildet dabei das gemeinsame effektorische Glied aller dieser Störungen. Bei Wegfall der vor hydrostatischer Überlastung des Venensystems schützenden Venenklappen, wie dies etwa bei entzündlicher Klappenzerstörung der Fall ist, kann der in Orthostase und bei Bauchpresse besonders hohe Beinvenendruck in voller Stärke einwirken und zur Ausweitung und Überdehnung bestimmter Venensegmente führen, wobei schließlich auch die Verbindungswege zwischen den tiefen und oberflächlichen Venenbahnen insuffizient werden. Narbige Veränderungen der Weichteile können durch Zugwirkung und durch Kompression ebenfalls zur Venenklappeninsuffizienz führen.

Im Rahmen der konstitutionell determinierten Manifestationsbreite ist auch bei universaler venöser Abflußbehinderung (Herzinsuffizienz) sowie bei sonstiger Behinderung des venösen Rückflusses durch Tumoren, durch fortgeschrittene Gravidität und durch örtliche Zirkulationsbehinderung (Strumpfbänder) (Mairono 1951) sowie durch bindegewebige Verlegung von Strombahnteilen wie bei der Lebercirrhose eine Rückwirkung auf die Suffizienz der gestauten Venen zu erwarten.

Hinzu kommt vielfach ein durch mangelnde Übung verweichlichtes und durch mangelnde Muskeltätigkeit unzureichend entleertes Venensystem (Sonntag 1919; Magnus 1924). Daß bei hochgewachsenen Individuen, bei dauernd stehender oder sitzender Beschäftigung, bei unzweckmäßiger Ernährung u. a. die genannten Einwirkungen verstärkt zur Geltung kommen, erscheint verständlich. Die Wirkung der mechanisch-hydrodynamischen Überlastungsfaktoren wurde von Stürup und Højensgård (1950) u. a. in eindrucksvollen Untersuchungen mittels Messungen der intravenösen Drucke mit Spezialmanometer unter verschiedenartigsten Bedingungen verfolgt, wobei sich die ätiologische und pathogenetische Bedeutung für die Varicenentstehung bestätigen ließ. Arterielle Durchblutungsstörungen könnten nach den Untersuchungen von Vogler (1953) ebenfalls geeignet erscheinen, an der Entwicklung von Varicen teilzuhaben; Vogler (1953) beobachtete derivatorische arteriovenöse Kurzschlüsse, durch die das unter hohem Druck stehende Arterienblut unter Umgehung der peripheren Strombahn direkt ins Venensystem übertritt. Hierdurch wäre eine Überlastung der betroffenen Venenanteile, ähnlich den Verhältnissen bei der arteriovenösen Fistel anzunehmen. Auch vasomotorische Wirkungen werden von manchen Autoren (Oury, Larmurier und Abeille 1952) der Varicenentstehung zugrunde gelegt; bestimmend für diese Annahme sind die von den Autoren gefundenen günstigen Wirkungen intraarterieller (A. femoralis) Procaininjektionen bei Hämorrhoidalprolaps, der im Sinne einer nerval reflektorischen Entlastung einer der Störung zugrunde liegenden pathologischen zentralen Vasomotorenstörung gedeutet wird.

Die Hauptrolle bei der Entstehung sekundärer Varicen spielt sicherlich die tiefe ileofemorale Thrombophlebitis, wie sie nach Operationen, bei schweren örtlichen und allgemeinen Infektionen und bei langem Krankenlager auftritt. Die Erfahrung, daß nicht alle Patienten nach Überstehen derartiger Zustände und auch nicht nach Überstehen von Phlebitiden und Thrombophlebitiden ins Stadium der chronischen venösen Insuffizienz mit sekundärer Varicenbildung kommen, unterstreicht die Bedeutung der konstitutionell verankerten Determinanten. Das Gleiche gilt für die individuell unterschiedliche Neigung zur Varicenentwicklung in der Schwangerschaft.

b) Morphologie.

Varicen weisen einen auffälligen Wechsel zwischen Verdünnungen und Verdickungen ihrer Wand auf. Der wesentliche histologische Befund ist der Schwund der Muscularis bei Hypertrophie einzelner Muskelbündel (Benda 1924), das gehäufte Vorkommen von Rupturen der Elastica interna und der bindegewebige Umbau in allen Venenwandschichten (Elasterese, Kollagenose, Musculosterese). Die Entwicklung der Varicen vollzieht sich zunächst über die einfache Venektasie durch Hinzukommen bindegewebiger perivasaler Reaktionen (Neumann 1937), bis schließlich die bizarren, oft grotesken Deformierungen der Venenwände und der Venenverläufe erreicht sind. Besonders starke Veränderungen finden sich unmittelbar distal der Venenklappen (Ledderhose 1905) aus wahrscheinlich hämodynamischen Gründen. Am stärksten und häufigsten befallen sind die der hydrostatischen Mehrbelastung besonders ausgesetzten langen Beinvenensysteme der Vena saphena magna und parva. Häufig kommt es auch am Intestinum terminale zur Entwicklung analer Varicen in Form von Hämorrhoiden, ferner zur Erweiterung des Plexus pampiniformis in Form der Varicocele, sowie zu Erweiterungen im Bereiche der Plexus vesicalis, prostaticus und uterovaginalis. Lang (1952) erwähnt die paravertebralen, häufig für die Entstehung von Kreuzschmerzen angeschuldigten Venenplexus; Varicen der Vena jugularis externa (Kallenberger 1905) und der Vena jugularis interna (Zukschwerdt 1929) sind beschrieben.

c) Vorkommen.

Frauen werden eindeutig häufiger betroffen als Männern. Die allgemeine Morbidität wird von Meisen (1932) auf 10—17% geschätzt. Von den Altersstufen über 20 Jahre ab verstärkt sich der Befall der Frauen. In höheren Altersgruppen nehmen die Varicen ab, da Varicenträger möglicherweise keine so lange Lebenserwartung haben wie varicenfreie Individuen.

d) Pathophysiologie.

Bei primären, im Einzugsgebiet der Vena saphena magna oder parva lokalisierten Varicen kommt es durch Insuffizienz der Klappen zunächst zur örtlichen Ausweitung der Venen, in der Regel proximal beginnend. Für die nächst distale Venenklappe ergibt sich hieraus eine vermehrte Belastung, der sie nicht lange gewachsen ist, bis allmählich sämtliche der 12—18 Klappen der Vena saphena magna oder 9—10 Klappen der Vena saphena parva insuffizient sind. Bisweilen kommt es daneben zur Insuffizienz von Verbindungsvenen zwischen den tiefen und oberflächlichen Venennetzen, kenntlich durch starke Vorwölbungen von Venenknoten an der Austrittsstelle aus der Fascie. Bei sekundären Varicen nach tiefer Thrombophlebitis (Ileofemoralvenenthrombose) können sich die Verbindungsvenen zwischen oberflächlichem und tiefem Venensystem ausweiten, auch wenn die Klappen des Saphenasystems noch suffizient sind. Derartige sekundäre Varicen kommen vorzugsweise primär im distalen Unterschenkelbereich zur Ausbildung.

Im Stehen ist die varicöse Zirkulation herabgesetzt (McPheeters 1929), was durch Untersuchung der Zirkulationszeit Fuß-Rumpf und durch Phlebographien vielfach bestätigt wurde. Der Venendruck im Liegen ist normal (Mayerson u. Mitarb. 1943). Im Stehen zeigt sich der Beinvenendruck erhöht. Beim Gehen ist ein charakteristischer Unterschied des Venendruckverhaltens zwischen Varicenträgern und Normalen zu beobachten. Während bei Varicenträgern sich der Beinvenendruck nicht oder nicht erheblich ändert (Pollack u. Mitarb. 1948; Stürup und Højensgård 1950), sinkt er beim Normalen erheblich ab. Beim Stehenbleiben (Aufhören der Förderwirkung der Muskulatur, insbesondere in den tiefen Venenbereichen) steigt er innerhalb verschieden langer Zeit wieder an, und zwar bei völliger Suffizienz der Klappen nur sehr langsam (Venenfüllungszeit länger als 30 sec). Bei primären Varicen, die hämodynamisch meist geringere Rückwirkungen verursachen, zeigt sich beim Gehen in der Regel ein nur leichter Venendruckabfall, der beim Stehenbleiben rascher zurückgeht als beim Normalen (Pollack und Wood 1948; Højensgård und Stürup 1950); hingegen fehlt der Venendruckabfall im Gehen bei ausgeprägten sekundären Varicen völlig (Hickam u. Mitarb. 1949; Warren u. Mitarb. 1949; Walker und Longland 1950; Beecher 1937; Seiro 1938). Die hohen Drucke dieser Patienten während des Gehens erklären nach Ansicht von MONTGOMERY und ZINTEL (1954) teilweise die Schmerzen, das Ödem und die trophischen Störungen der chronischen venösen Insuffizienz. Durch gut sitzende Bandagen, die eine Kompression des Saphenasystems gewährleisten, kann der Venendruckabfall im Gehen bei primären Varicen häufig wieder herbeigeführt werden; auch die therapeutische Wirkung der Saphenaligatur beruht auf der Ableitung über tiefe, noch suffiziente Beinvenen.

Je nach hämodynamischer Situation des Gesamtorganismus bewirkt die zirkulatorische Ausschaltung größerer Blutmengen (0,75—1 Liter) durch Varicen im Stehen und ihre Wiedereinbringung in die aktive Zirkulation im Liegen, die sich bei Bestimmungen der aktiven Blutmenge mit kurzen Analysenzeiten (WOLLHEIM 1928; 1931) feststellen läßt, charakteristische klinische Veränderungen. Einerseits wurden bei herabhängenden Füßen häufig Stenokardien beobachtet (CHAPMAN und ASMUSSEN 1942) sowie andere orthostatische Störungen (CONSTATINI 1947), andererseits können sich nach Varicenoperationen Aderlässe als nötig erweisen, um das überschüssige und störende Depotblut aus der aktiven Zirkulation zu eliminieren. Entsprechende Beobachtungen am Herzminutenvolumen und am arteriellen Blutdruck vor und nach Varicenausschaltung (P. BIELSCHOWSKY 1932; CHAPMAN und ASMUSSEN 1942) sowie Venendruckänderungen im Sitzen und Liegen (B. MAYERSON u. Mitarb. 1943) unterstreichen die Depotfunktion der Varicen.

Sekundäre arterielle Spasmen, ausgehend von Varicen sind von BALAS (1950) beschrieben. Die medikamentöse Ausschaltung peripherer arterieller Spasmen ermöglicht nach VOGLER (1953) den Verschluß der arteriovenösen Kurzschlußverbindungen.

e) Klinik.

Auffällig ist die oft beträchtliche Diskrepanz zwischen den starken Varicen und den fast gänzlich fehlenden subjektiven Beschwerden ihrer Träger, vor allem bei primären Varicen der Saphenabereiche. Sind die Möglichkeiten des Abtransportes von Blut aus den tiefen Beinvenen erschöpft, so daß der Geh-Venendruck unverändert hoch bestehen bleibt, werden jedoch erhebliche Schmerzen angegeben. Außerdem verspüren die Kranken auch beim Stehen und Sitzen ein bleiernes Schwere- und Völlegefühl im Bein. Juckende, brennende und parästhetische Hautsensationen kommen durch die chronische venöse Insuffizienz im Hautbereich zustande (s. S. 511). Langzeitig bestehende Varicen werden derb und dick; ihre Umgebung zeigt sich mit ihnen verwachsen. Der Übertritt von Blut ins perivenöse Gewebe und die Wirkung einer verminderten peripheren Zirkulation führen zur chronischen venösen Insuffizienz.

Das hauptsächliche anamnestische Explorationsziel bilden vorausgegangene Phlebitiden sowie Thrombosen der tiefen Beinvenen, Graviditäten, Operationen, traumatische Einwirkungen.

Die Untersuchung der Patienten sollte in einem ausreichend durchwärmten Raum im Liegen und im Stehen erfolgen. Dabei ist die Verwendung von Markierungstinte zur Festlegung der Befunde an der Haut zweckmäßig. Nach sorgfältiger Inspektion soll zunächst durch Roll- und Lagerungsprobe die arterielle Insuffizienz ausgeschlossen werden. Dann werden die im Liegen wahrnehmbaren Varicen mit den im Stehen auftretenden verglichen. Mit und ohne Staubinden wird sodann Reihenfolge und Intensität der Füllung der verschiedenen varicösen Gebilde beurteilt. Am liegenden Patienten entleert man durch Hochheben der Extremität die Venen und bestimmt nach raschem Senkrechtstehen die Venenfüllungszeit, die über 30 sec liegen soll. Anschließend werden die Venenfüllungszeiten bei Anlage von Staubinden in verschiedener Höhe bestimmt.

Tabelle 14 gibt die entsprechenden Befundbewertungen an (MONTGOMERY und ZINTEL 1954). Mit Hilfe mehrerer, in verschiedener Höhe angelegter Staubinden lassen sich auch einzelne insuffiziente Verbindungsvenen zwischen dem oberflächlichen und tiefen Venensystem lokalisieren. Eine verblüffend einfache Untersuchungsmethode wurde von NABATOFF (1955) angegeben; bei dieser werden die pathologisch erweiterten Verbindungen zwischen oberflächlichem und tiefem Venensystem folgendermaßen bestimmt: Am stehenden Patienten wird die

Tabelle 14. *Venenfüllungszeit distal einer Staubinde für verschiedene Bereiche von Veneninsuffizienz.* (Nach MONTGOMERY u. ZINTEL 1954.)

Inkompetenzbereiche	Ohne Staubinde	Staubinde in der Oberschenkelbeuge	Staubinde oberhalb des Knies	Staubinde distal des Knies
Keine	N	N	N	N
Nur V. saphena magna	A	N	N	N
V. saphena magna und kommunizierende Venen	A	A	A—N	N
V. saphena magna, kommunizierende Venen und tiefe Venen	A	A	A	A

N = normale Füllungszeit (30 sec oder mehr).
A = pathologisch verkürzte Füllungszeit (unter 30 sec).

(bei fast allen Varicenträgern auffindbare) prall elastische Vorwölbung im Bereich der Fossa ovalis, unmittelbar distal des Ligamentum inguinale und medial der A. femoralis mit dem Finger kontinuierlich palpiert; die Finger der anderen Hand greifen unter mäßigem Druck entlang der Vena saphena magna nach distal. Jeweils dann, wenn der Finger distal einer offenen Kommunikationsstelle gelangt, wölbt sich der typische blaue Venenknoten vor, während gleichzeitig der Saphenadruck erhöht wird, was der an der Fossa ovalis palpierende Finger der anderen Hand registrieren kann. In entsprechender Weise erfolgt die Untersuchung der Vena saphena parva; der stationäre Palpationsfinger bleibt an der Vena poplitea in der Kniekehle, der ausstreifende Finger fährt entlang der Vena saphena parva nach distal. NABATOFF (1955) hält diese zeitsparende und einfache Methode für zuverlässiger als die Staubinden- und Bandagenteste. Andere Autoren bedienen sich der Fortleitung perkutorischer Impulse im gefüllten offenen Venensystem zur Prüfung der Suffizienz der Klappen. Das Verfahren wurde von STEINER und PALMER (1948) sowie von LUKE (1953) ungünstig beurteilt. Ein ähnliches Vorgehen stellt der Kompressionstest dar. Die Vena saphena parva wird durch Fingerdruck in der Regio poplitea gestaut. Bei Inkompetenz dieser Vene lassen sich Druckimpulse bis über die Wadenmitte und weiter nach distal mit der anderen Hand tasten. Bei Insuffizienz der Vena saphena parva werden häufig Varicen im fibularen Knöchelbereich sowie auch am tibialen Knöchel und Fuß gefunden. Der retrograde Füllungstest der Vena saphena parva beurteilt Reihenfolge und Geschwindigkeit der Venenfüllung während der orthostatischen Wiederfüllung nach vorheriger Venenentleerung. Noch besser läßt sich die Insuffizienz der Vena saphena parva nachweisen, wenn der Patient mit entleerten oberflächlichen Venen nach Anlegung einer Oberschenkelstaubinde (Verhinderung von Blutrückfluß über die Vena saphena magna) steht und der Daumen des Untersuchers die Vena saphena parva in der Regio poplitea komprimiert. Unterbleibt nun nach Lösung der Staubinde die Füllung der Unterschenkelvenen, so ist die Vena saphena magna suffizient. Nun entleert man abermals die oberflächlichen Venen und legt Oberschenkelstaubinde sowie im Stehen die Daumenkompression der Vena saphena parva in der Regio poplitea an. Bei liegender Staubinde wird die Daumenkompression freigegeben; bei rascher Füllung der Vena saphena parva liegt eine Insuffizienz dieser Vene vor, da eine retrograde Füllung über die Vena saphena magna nicht möglich ist (MYERS und COOLEY, zit. nach ALLEN, BARKER u. HINES 1955). Die klinische Unterscheidung von Insuffizienzen der Vena saphena magna und parva schützt vor unnötigen operativen Eingriffen, wenn eines der beiden Systeme sich als intakt erweist. In solchen Fällen braucht der Eingriff nicht an beiden Venensystemen durchgeführt zu werden. Manchmal ist die Untersuchung dadurch erschwert, daß die Varicen tief im subcutanen Fett eingebettet sind. Untersuchungstechnik s. S. 65ff.

Sekundäre Varicenbildungen im Gefolge einer Insuffizienz der tiefen Beinvenen haben sich als therapeutisch und prognostisch besonders ernst erwiesen.

Differentialdiagnostisch ist die Abgrenzung symptomatischer Varicen bei arteriovenöser Fistelbildung zu beachten; arteriovenöse Fisteln kommen bei Erwachsenen hauptsächlich posttraumatisch, bei Kindern und Adoleszenten auch angeboren vor (S. 469 u. 473).

Spezieller Erörterung bedürfen die im Bereich der Speiseröhre auftretenden Varicen. In weitaus den meisten Fällen beruhen sie auf einer intrahepatischen Sperre des Portalkreislaufes, in nicht ganz 10% auf prähepatischer Blokkierung des Portalkreislaufes und relativ selten auf einer posthepatisch lokalisierten Venenverlegung (vgl. Budd-Chiari-Syndrom, S. 497). Auch die Ausbildung von Oesophagusvaricen bei Struma permagna (BUCHTELA 1950; GLENK 1951) und Magenvolvulus (BUCHTALA 1950) dürfte selten sein. Die Bedeutung der Oesophagusvaricen für das Schicksal der Lebercirrhotiker ergibt sich schon daraus, daß 45% von ihnen an einer Oesophagusvaricenblutung sterben (STROEBE 1956) und daß nach den Untersuchungen von DOUGLASS SNELL (1950) die Oesophagusvaricenblutung die häufigste Todesursache bei Lebercirrhose darstellt. Nach PATEK und BLAKEMORE (1948) kommt die Hälfte der Patienten mit cirrhotisch bedingter Oesophagusvaricenblutung innerhalb eines Jahres ad exitum. Die erste Oesophagusvaricenblutung von Cirrhotikern ist bei 35—40% der Betroffenen letal (LINTON 1951). Auf die bei stark ausgeprägten Oesophagusvaricen häufig angetroffenen konkomitierenden Magenvaricen haben GÜTGEMANN und PARCHWITZ (1959) hingewiesen. Therapie s. S. 523.

f) Therapie.

Die konservativen Maßnahmen bei der Varicentherapie bestehen in Hochlagerung, geeigneten Muskelbetätigungen sowie Bandagierung. In leichten Fällen können elastische Strümpfe ausgezeichnet wirksam sein, z. B. beim Auftreten initialer Varicen in der Gravidität. Eine unsachgemäße oder fehlerhafte Bandagierung kann beträchtliche Schäden verursachen. Die Bandagen müssen an der entlasteten Extremität frühmorgens im Bett angelegt werden und völlig gleichmäßig, ohne schmerzhafte Druckwirkung sitzen. Wichtig ist die laufende Überwachung von Patienten mit Varicen und eine eingehende Belehrung, daß sie längeres Stehen unterlassen müssen und keinesfalls Strumpfbänder oder abschnürende Kleidungsstücke tragen dürfen. Eine intermittierende Entlastung der Beinvenensysteme durch häufige Hochlagerung ist zweckmäßig. Verschiedentlich wurden von einer physikalischen Therapie (Baulande 1951) Vorteile berichtet.

Durch Injektion sklerosierender Lösungen lassen sich kleinere Varicen oder restierende Varicen nach operativer Varicenausschaltung vorteilhaft beseitigen (Myers 1957; Montgomery und Zintel 1954). Über die zahlreichen zur Verfügung stehenden Verödungsmittel und die verschiedenen Arten der Injektionstechnik soll hier nicht berichtet werden. Nie sollte vor der therapeutischen Installation des Verödungsmittels auf den Nachweis seiner subjektiven Verträglichkeit verzichtet werden. Gegen embolische Zwischenfälle (Garber 1947) kann durch vorsichtiges Vorgehen sowie durch Modifikationen der Technik (Orbach 1950) vorgebeugt werden. Listo (1949) hält die Verödungstherapie sogar in der Gravidität für anwendbar, was wir mit erheblichen Vorbehalten nur für Notfälle empfehlen möchten. Für größere Varicen ist die Verödungsbehandlung ungeeignet (Fenney 1951); hierbei kommt es in 57—98% der Fälle zu Rezidiven (Fenney 1951). Auch die vielfach angewandte kombinierte Therapie mit Resektion und Injektion (Mairono 1951; Birch-Jensen 1951 u. a.) sollte möglichst so verteilt sein, daß durch Injektionen nur die Restzustände der operativ versorgten Varicen behandelt werden.

Die operativen Verfahren bestehen in Venenunterbindung und Venenexstirpation. Das Unterbindungsverfahren soll in der Technik von Wilson (1953) sehr günstige Resultate liefern, soweit zahlreiche Ligaturen mit nicht resorbierbarem Nahtmaterial angelegt werden. Wenn jeder einzelne Varixknoten sorgfältig unterbunden wird, können die Erfolge ausgezeichnet sein (Slevin 1948), allerdings unter der Voraussetzung, daß es sich um ausschließlich oberflächliche (primäre) Varicen handelt.

Nicht selten entwickeln sich freilich, besonders bei Insuffizienz der tiefen Venen, nach Unterbindung der bisherigen Varicen neue Krampfadern. Die Venenexstirpation hat grundsätzlich ähnliche Indikationsgebiete wie die Ligatur. Für ihre Indikation können im allgemeinen folgende Richtlinien gelten: Die besten operativen Resultate sind bei primären oberflächlichen Varicen mit Saphena-Insuffizienz zu erwarten. Dabei müssen die Verbindungen zwischen dem proximalen Teil der Vena saphena und der Vena femoralis zuverlässig ausgeschaltet sein, desgleichen sämtliche perforierenden Venen. Der Eingriff sollte tunlichst erfolgen, bevor die tiefen Beinvenen insuffizient werden.

Die operative Behandlung sekundärer Varicen bei Insuffizienz der tiefen Beinvenen bleibt unbefriedigend. Die Unterbindung tiefer Venen (Bauer 1950; Linton 1952) führt meist nicht zu Dauererfolgen. Andere Autoren (Myers 1957) empfehlen bei gleichzeitiger Insuffizienz der oberflächlichen und tiefen Venensysteme die operative Behandlung der Saphena in Anbetracht der besseren kosmetischen Resultate. Im allgemeinen wird man ohne intensive und sorgfältige Bandagenbehandlung und Lagerungstherapie bei der Insuffizienz tiefer Venen nicht auskommen (Montgomery und Zintel 1954). Bezüglich der operativen Technik muß auf chirurgische Quellen verwiesen werden.

Die medikamentöse Behandlung erscheint bei bereits manifesten Varicen zwecklos, es sei denn, man beabsichtigt Wirkungen auf die chronische venöse Insuffizienz (vgl. S. 513 ff.).

Die Prognose manifester Varicen kann nicht mit der spontanen Rückbildung rechnen. Unkomplizierte primäre Varicen führen bedeutend seltener zu subjektiven Beschwerden und zu Komplikationen als dies bei sekundären Varicen mit Beteiligung der tiefen Venensysteme zu erwarten ist.

Prophylaktische Maßnahmen (Bandagen, Gummistrümpfe) können sich dann als äußerst nützlich erweisen, wenn sie rechtzeitig, d. h. vor stärkerer Manifestation der Varicen, zur Anwendung kommen. Phlebitiden und arterielle Insuffizienzen bedingen eine stärkere und ungünstigere Wirkung der varicösen Störungen.

Von weitreichender Bedeutung erweist sich die Prophylaxe der Varicenbildung insbesondere während der Schwangerschaft. Eine rechtzeitige wirksame Anwendung von Bandagen oder Gummistrümpfen ist bei bestehender Neigung zur Ausbildung von Varicen in der Lage, diese zu verhindern, was sich auch für das weitere Leben günstig auswirkt, indem die chronische venöse Insuffizienz gar nicht erst entsteht.

Bei der Therapie der *Oesophagusvaricen* ist zu unterscheiden zwischen den Maßnahmen bei abundanter Blutung und kausalen Maßnahmen gegen den portalen Hochdruck.

Sofortige chirurgische Eingriffe bei der abundanten Blutung aus Oesophagusvaricen sind häufig wegen des schlechten Kreislaufzustandes des Patienten unmöglich, so daß Schockbekämpfung und Blutvolumenersatz bisher die wirksamsten Maßnahmen darstellen. WOLLHEIM und SCHNEIDER (1954/55, 1960) konnten in 7 von 9 Fällen von Oesophagusvaricenblutungen damit die akute Hypovolämie überbrücken. Aber innerhalb eines Jahres starben 5 der Patienten an der zweiten oder dritten Blutung. Im Gegensatz zur großen Blutung aus Magen oder Duodenum wäre deshalb ein geeignetes Verfahren zur Frühoperation der Oesophagusvaricen erwünscht.

In der Phase der akuten Blutung kommt eventuell eine Ballontamponade mit der Sonde nach SENGSTAKEN und BLAKEMORE (1950) in Betracht. Die von diesen Autoren angegebene Sonde besteht aus einem Magenschlauch, mit dem Blut oder Sekret abgesaugt werden kann, einem axial den Magenschlauch umgreifenden länglichen Ballon sowie einem distal davon befindlichen zweiten runden Ballon. Beide Ballone sind durch separate Luftschläuche aufpumpbar. Der runde Ballon soll im Fornix ventriculi, der längliche im magennahen Anteil des Oesophagus plaziert und mit einem Druck bis etwa 30 mm Hg aufgepumpt werden. Die Ausübung eines oralwärts wirksamen Zuges an der Sonde ist zweckmäßig, indem der Schlauch über eine Rolle geführt und jenseits derselben mit Gewichten behängt wird. Das Verfahren vermag in Einzelfällen Gutes zu leisten, verändert jedoch die hohe Letalitätsquote der akuten Oesophagusvaricenblutung von Lebercirrhotikern nicht grundsätzlich (READ u. Mitarb. 1960).

Technisch schwierig sind Umstechungen und Verödungen frisch blutender Oesophagusvaricen (CRILE 1950). Die Anwendung von Pituitrin als intravenöse Infusion zur Pfortaderdrucksenkung bei blutenden Oesophagusvaricen (SCHWARTZ u. Mitarb. 1959) konnte bisher noch keine Verbreitung finden. Sie erscheint wegen der Wirkungen des Pituitrins auf den Coronarkreislauf recht bedenklich.

Gestattet der Kreislaufzustand des Patienten operative Eingriffe, was meist erst nach Überstehen der akuten hypovolämischen Phase der Fall sein wird, so kann versucht werden, durch Anlegung einer portocavalen Fistel (Seit-zu-Seit-, notfalls End-zu-Seit-Anastomose) eine Herabsetzung des für die Entstehung von Oesophagusvaricen bestimmenden portalen Hochdruckes herbeizuführen. Dabei kann der vorherige Pfortaderdruck von 400—600 mm H_2O eventuell unter die für Blutungsbereitschaft aus Oesophagusvaricen kritische Höhe von 280 mm H_2O gesenkt werden, wobei auch vielfach die Varicen zurücktreten oder verschwinden (UNGEHEUER 1958). Ligaturen der A. hepatica und der A. splenica bei Lebercirrhosen wurden von MADDEN (1953) diskutiert.

Handelt es sich nicht um cirrhotisch bedingte sondern durch prähepatischen Block hervorgerufene Varicen, so kann die Anlegung splenorenaler Shunts erwogen werden, die aber wegen der geringen Gefäßdurchmesser schlechte Erfolgsaussichten bieten. Die Operationserfolge bei portalem Hochdruck sind weitgehend abhängig von der Leberfunktion.

Die Operationsletalität liegt zwischen 8 und 24%. Als Voraussetzung einer erfolgversprechenden Shunt-Operation bei Cirrhotikern mit Oesophagusvaricen nennt UNGEHEUER (1958) ein Serumalbumin über 3%, Freisein von Ikterus, Bromthaleinretention unter 30% und Fehlen eines therapieresistenten Ascites.

Versuche, Oesophagusvaricen durch Injektion sklerosierender Lösungen zu veröden, sind mitgeteilt (KEMPE und KOCH 1954).

III. Krankheiten der Capillaren.

Die Capillaren sind als „Knotenpunkt" des Kreislaufs bezeichnet worden, da in ihnen der entscheidende Austausch von Nährstoffen und Stoffwechselprodukten zwischen Blutbahn und Gewebe erfolgt. Auch hämodynamisch haben die Capillaren mit ihrer sehr wechselnden Weite und Kapazität physiologisch und pathologisch oft eine entscheidende Bedeutung. Trotz dieser wichtigen funktionellen Aufgaben ist dieser Abschnitt des Kreislaufs in der klinischen Medizin bisher nicht immer ausreichend gewürdigt worden.

Entsprechend der Tatsache, daß eine strenge Separierung des Capillargebietes vom übrigen Kreislauf, insbesondere aber von den Metarteriolen und kleinen Venolen, wegen der innigen funktionellen Verknüpfung nicht angängig ist, beschränkt sich die folgende nach klinischen Blickpunkten erfolgende Zusammenstellung nicht auf die Veränderungen an den völlig muskelfreien, vielleicht nur druckpassiv durchströmten Gefäßanteilen der Blutstrombahn, sondern umfaßt die Funktionen der kleinsten Gefäße in ihrer Gesamtheit, ähnlich wie sie von RATSCHOW (1953) als Angiolopathien zusammengefaßt sind.

Eine ätiologische Unterteilung erübrigt sich, weil einerseits identische ätiologische Faktoren zu verschiedenartigen Veränderungen führen können, andererseits gleiche Veränderungen durch verschiedenartige Ursachen zustande kommen können.

Wir schlagen folgende Einteilung der Capillaropathien vor:

1. Lumenveränderungen der Capillaren.
   a) Vorwiegend funktionell bedingt.
   b) Vorwiegend organisch fixiert.
2. Wandveränderungen der Capillaren.
   a) Änderungen der Durchlässigkeit für Wasser und gelöste Stoffe (Änderungen der Capillarpermeabilität).
   b) Änderungen der Durchlässigkeit für Zellen (Verminderung der Capillarresistenz; erhöhte Capillarfragilität).
   c) Änderungen der Durchlässigkeit der Capillarwand unter der Einwirkung von Giften.

1. Lumenveränderungen der Capillaren.

a) Vorwiegend funktionell bedingte Lumenveränderungen.

Diese Veränderungen umfassen die funktionellen Kaliberschwankungen der kleinsten Blutgefäße, soweit sie über das physiologische Maß hinausgehen. Dabei kann die Abgrenzung zwischen normalem und pathologischem Verhalten schwierig sein, wie schon die Untersuchungen von O. MÜLLER und seiner Schule (1922; 1937; 1939), WOLLHEIM (1928; 1931), neuerdings auch die Bemühungen von BÜCHSEL (1954) um die Abgrenzung eines charakteristischen Capillarverhaltens bei der vegetativen Dystonie gezeigt haben.

α) Erweiterungen der Capillaren.

αα) Erythromelalgie (Erythermalgie).

Historisches. Unter Zitierung einer Beobachtung von GRAVES (1834) beschrieb MITCHELL (1872, 1878) ein Krankheitsbild mit Rötung und Schmerzen der Gliedmaßen als vasomotorisch bedingte Zirkulationsstörung. Gegenüber seiner Bezeichnung „Erythromelalgie" bevorzugten SMITH und ALLEN (1938) wegen der gesteigerten Wärmeabgabe der schmerzhaften Hautstellen den Namen „Erythermalgie". Wenn auch heute bezweifelt wird, daß sämtliche der von MITCHELL (1872, 1878) mitgeteilten Fälle echte Erythromelalgien und nicht nur einfache Erythralgien waren, so halten wir doch die separate Beschreibung des Krankheitsbildes für berechtigt. Allerdings wird vielfach auf die Abgrenzung gegenüber den Erythralgien und gegenüber der sekundären Erythromelalgie in dieser Schärfe verzichtet (RATSCHOW 1953).

Obwohl man die Erythromelalgie häufig unter den Arterienkrankheiten abgehandelt findet, halten wir die Einordnung in die Capillaropathien für gerechtfertigt wegen der eindeutig nachgewiesenen Erweiterung der Endcapillaren der Haut.

Ätiologie. Zum Unterschied von den sekundären, symptomatischen Erythralgien sind bei der typischen idiopathischen Erythromelalgie keine organischen Veränderungen faßbar, durch die das klinische Bild pathogenetisch erklärt werden könnte. Demgemäß ist die Ätiologie unklar.

Bei diesem seltenen Krankheitsbild wird eine krankhafte Neigung noch unbekannter Ursache zur Erweiterung der Endstrombahn angenommen. LEWIS (1933) diskutierte eine abnorme Freisetzung histaminähnlicher Substanzen als Ursache der Atonie der präcapillären Arteriolen. Auch an Störungen der spinalen vasomotorischen Versorgung oder im Bereich des Sympathicus ist zu denken. Mit der von PIPKORN (1949) angenommenen thalamischen Genese der Schmerzen scheint uns die augenblicklich erreichbare Schmerzfreiheit unter örtlicher Kompression und Kälte nicht vereinbar.

Pathophysiologie. Als Hauptsymptom der Erythromelalgie gilt die Steigerung der Hauttemperatur und die vermehrte cutane Wärmeabgabe. Typisch ist dabei die erhöhte Empfindlichkeit gegen Umgebungstemperaturen, die oberhalb eines bestimmten Punktes liegen, während niedrigere Temperaturen eine angenehme und schmerzstillende Wirkung ausüben. Der kritische Punkt (LEWIS 1933), über dem die Wärmeschmerzen zustande kommen, liegt individuell unterschiedlich zwischen 32 und 36° C. Bei Überschreitung des kritischen Punktes kommt es zu starker Arteriolendilatation mit Erweiterung der Endcapillaren, Steigerung der Hauttemperatur sowie brennenden oder stechenden Schmerzen (vasomotorische Stürme nach LEWIS 1933). Die vermehrte Durchblutung scheint jedoch nicht den Ursachenkomplex zu erschöpfen, weil durch Aufpumpen einer an die Extremität angelegten Staumanschette über dem systolischen Druck zwar die Durchblutung gedrosselt, aber der Wärmeschmerz nicht beseitigt werden kann. Mitbestimmend ist daher auch der Füllungszustand der Endstrombahn zumindest für die Schmerzauslösung, was dadurch unterstrichen wird, daß durch direkten mechanischen Druck auf schmerzhaft gerötete Hautstellen der örtliche Schmerz momentan beseitigt werden kann. Für den Einfluß des hydrostatischen Gefäßinnendruckes spricht auch die Beobachtung, daß bei Hauttemperaturen unmittelbar unterhalb des kritischen Punktes ein geringer, zusätzlich hervorgerufener venöser Stauüberdruck die typischen Beschwerden auslöst, und daß unter gleichen Verhältnissen bei Hochheben der Extremität (Verminderung des hydrostatischen Gefäßinnendrucks) der Schmerz beseitigt werden kann. Wiederholt man kurz hintereinander mehrere Erwärmungsprozeduren mit Auslösung des Beschwerdekomplexes, so kann eine Verminderung der Schmerzen beobachtet werden.

Neben der Steigerung der Hauttemperatur bis 5^0 C über die Oberflächentemperatur des übrigen Körpers läßt sich eine Vergrößerung der Blutdruckamplitude feststellen. Nach Angaben der Patienten „pulsieren" die betroffenen Extremitätenbereiche; der Sauerstoffgehalt des aus der erkrankten Extremität abfließenden Venenblutes ist erhöht (ALLEN, BARKER und HINES 1955). Leider fehlt es an Beobachtungen über das Verhalten der arteriovenösen Anastomosen bei echten Erythromelalgien.

Klinisches Bild. Die Krankheit kommt nur selten in der Kindheit vor und betrifft Personen beiderlei Geschlechts von mittlerem oder fortgeschrittenem Alter. Anamnestisch lassen sich Hinweise auf länger bestehende abnorme Wärmeempfindlichkeit der Acren und auf abnorme Neigung zu Rötung und Erhitzung feststellen. Die Patienten klagen darüber, daß sonst als harmlos geltende Umgebungstemperaturen ihnen erhebliche Beschwerden im Bereiche der Acren verursachen und zwar Rötung, Erhitzung und Schmerzhaftigkeit. Häufig tritt unter wärmenden Bettdecken der Beschwerdekomplex in Erscheinung. In der warmen Jahreszeit verschlimmern sich die Beschwerden an Häufigkeit und Intensität (W. MÜLLER 1947). Die Kranken lassen keine Gelegenheit ungenützt, sich Kühlung zu verschaffen oder die Schmerzen durch Kompression der vermehrt blutgefüllten Acren zu vermindern. In warmer Umgebung bevorzugen sie barfüßiges Stehen und Gehen auf kühlen Steinböden, kalte Waschungen und Bäder. Sie verlegen ihre Arbeitstätigkeit mitunter in kühle Keller. Während der Schmerzanfälle ist die Empfindlichkeit gegenüber leichten mechanischen Druckwirkungen von außen (Druck der Bettdecke) charakteristisch gesteigert. Diese vermehrte Empfindlichkeit reicht erheblich über die geröteten und erhitzten Extremitätenbereiche hinaus, was zu der Diskussion einer zentralen thalamischen Schmerzentstehung führte (PIPKORN 1949; ALLEN, BARKER und HINES 1955). In schweren Fällen können die Schmerzen zu erheblichen psychischen Störungen Anlaß geben.

Im Gegensatz zu sekundären Erythromelalgien und zu Erythralgien kommen bei der idiopathischen Erythromelalgie trophische Störungen im Extremitätenbereich nicht vor.

Diagnose. Für die echte Erythromelalgie ist der Nachweis einer gesteigerten cutanen Wärmeabgabe, einer erheblich, d. h. um etwa 5^0 C gegenüber den übrigen Hautbereichen erhöhten Hauttemperatur und der charakteristischen, durch Wärme provozierbaren und auf Kälte reversiblen Schmerzerscheinungen zu fordern. Dabei sollte auch der kritische Punkt (LEWIS 1933) individuell bestimmt werden.

Besteht eine arterielle Insuffizienz oder eine anderweitig faßbare Gefäßkrankheit, die die Erscheinungen erklärt, so handelt es sich nur um eine symptomatische Erythralgie oder um eine sekundäre Erythromelalgie. Weiterhin ist auf die Unterscheidung gegenüber Erysipel, Phlegmonen und anderen akut entzündlichen Cellulitiden zu achten.

Therapie. Wegen der unklaren Ätiologie und Pathogenese gibt es bei der primären Erythromelalgie keine kausale Therapie. Unbefriedigend ist auch die symptomatische Behandlung dieser Kranken. Vasoconstrictorisch wirksame Substanzen wurden empfohlen, z. B. Gynergen (PIPKORN 1949), Adrenalin

(MUFSON 1937; SCHERF und BOYD 1955), und Noradrenalin (ALLEN, BARKER und HINES 1955). METZ (1950) verwendete Hypophysenhinterlappenhormone mit vasoconstrictorischem Effekt. SMITH und ALLEN (1938) beobachteten Schmerzlinderung unter Acidum acetylosalicylicum 0,65 g. F. und H. MARTORELL (1953) verwendeten Dibenzylin (3mal täglich 40 mg per os), das aber als Nebenwirkungen Tachykardie, Nasenverstopfung, Nausea und Erbrechen bewirken kann (REDISCH u. Mitarb. 1952).

Prognose. Die idiopathische Erythromelalgie ist ein progredientes Leiden mit eingestreuten Remissionen. Bei fraglicher Diagnose ist Zurückhaltung in der Prognose geboten, vor allem, wenn Fälle mit Erythromelalgie noch Zeichen anderweitiger Gefäßkrankheiten, z.B. Arteriosklerose, aufweisen, wodurch die arterielle Insuffizienz in den Bereich der Erwägungen tritt.

ββ) Erythralgien.

Bei andersartigen Zirkulationsstörungen auftretende schmerzhafte Hautrötungen werden als (sekundäre) Erythralgien bezeichnet. Hierher gehören vor allem Zustände mit Behinderung der Zirkulation proximal der geröteten Hautbezirke.

Auf die sog. „Schmerzfüße" alter Leute wird von RATSCHOW (1953) hingewiesen. Trotz örtlichen subjektiven Hitzegefühls erweist sich die Hauttemperatur häufig als erniedrigt. Es handelt sich um Erweiterungen der Endstrombahn distal von arteriellen Stenosierungen, meist auf arteriosklerotischer Basis.

Bei Polycythaemia vera können sich nach HEILMEYER und BEGEMANN (1951) periphere Durchblutungsstörungen einstellen, die mit Rotfärbung der Haut und brennenden Sensationen verbunden sind, bei denen aber die Hauttemperatur nicht ansteigt. NORMAN und ALLEN (1937) fanden unter 98 Patienten mit Polycythaemia vera 33 Fälle mit Arteriitiden, durch die distalwärts die Endstrombahn erweitert wurde. REZNIKOFF u. Mitarb. (1935) diskutierten unter Hinweis auf die Häufigkeit lumenverengender Prozesse bei Erythrämien sogar die Hypothese, daß der Blutkrankheit ursächlich eine primäre Gefäßkrankheit zugrunde liege, die durch Knochenmarksanoxie die Polycythämie herbeiführe. Schon ZADEK (1918) dachte an die Möglichkeit, daß Erythralgien bei Polycythämien durch Gefäßprozesse im Zentralnervensystem bedingt sein könnten.

Das gemeinsame Kennzeichen der Erythralgien besteht in einer Erweiterung der Endstrombahn, insbesondere der Capillaren bei behinderter arterieller Versorgung des Gewebsbezirkes. Insofern könnte die Dilatation der Endstrombahn hier als Kompensation einer durch organische Arterienstenosen bedingten proximalen Zirkulationsbehinderung aufgefaßt werden. Das jeweils beobachtete individuelle Verhalten der Patienten läßt sich am besten verstehen, wenn man die fließenden Übergänge und den manchmal erkennbaren Wechsel zwischen Rötung und Cyanose sowie den Grad und die Ausdehnung dieser Erscheinungen berücksichtigt. Andererseits gibt es auch Übergangsformen zwischen Erythralgien und den im folgenden Abschnitt beschriebenen sekundären Erythromelalgien.

Therapie. Wegen der sehr geringen Durchblutungsreserven im Bereiche der Erythralgie muß die Anwendung vasoconstrictorisch wirksamer Substanzen, wie sie bei der echten Erythromelalgie vielfach empfohlen wurde (s. oben) als ungeeignet oder zumindest bedenklich gelten. STEELE (zit. nach ALLEN, BARKER und HINES 1955) brachte durch Behandlung mit Dibenzylin Ulcera von Patienten mit Erythralgie zur Abheilung. Mitunter wird die lumbale Sympathektomie (TELFORD und SIMMONS 1940) und die Sympathicusblockade (W. MÜLLER 1947) empfohlen.

Prognose. Die sekundäre Erythralgie bei arteriellen Stenosen und Polycythämie hat eine grundsätzlich ernste Prognose, die jeweils von der Grundkrankheit abhängt.

γγ) Sekundäre Erythromelalgie.

Die Bezeichnung „sekundäre Erythromelalgie" (sekundäre Erythermalgie) ist nur für diejenigen Formen von Durchblutungsstörungen angängig, bei denen außer dem Syndrom „Rötung und Schmerzen" eine Erhöhung der Hauttemperatur und eine vermehrte cutane Wärmeabgabe nachweisbar ist. Solche Fälle sind selten.

Nach Nervenverletzungen kann es zu umschriebenen Rötungen der Haut kommen, die mit örtlicher Hauttemperaturerhöhung („Erythermalgie") oder Schmerzen („Erythromelalgie") einhergehen. Nach CASSIRER und HIRSCHFELD (1924) können auch bei Myelitiden, extramedullären Tumoren, spinalen Muskelatrophien und Neuritiden symptomatische Erythermalgien auftreten, desgleichen nach Tabes dorsalis (SPIELMEYER 1915) sowie nach doppelseitiger lumbaler Sympathektomie (LYNN und MARTIN 1950). Vereinzelt werden sekundäre Erythromelalgien bei septischen Krankheiten beschrieben. So beobachtete PIPKORN (1949) eine generalisierte Kausalgie bei einem 49jährigen Patienten mit Viridanssepsis und entsprechenden klinischen Zeichen; das Krankheitsbild konnte durch Gynergen günstig beeinflußt werden.

Eine gewisse Ähnlichkeit zu sekundären Erythromelalgien zeigen manche thermischen Schädigungen, wie Erythralgien bei Kesselheizern, nach Hautverbrennungen (SCHERF und BOYD 1955), sowie manche Stadien von oberflächlichen Hautschädigungen durch Unterkühlung und von Pernionen.

Therapie. Bei den sekundären Erythromelalgien, die sich gegenüber den Erythralgien durch bessere (überschießende) Kompensation der proximalen arteriellen Durchblutungsbehinderung oder durch eine anderweitig verursachte Mehrdurchblutung der Endstrombahn unterscheiden, finden die Patienten meistens selbst die besten Abhilfen. Gelegentlich vermindert das Eintauchen in Wasser von ansteigender Temperatur die Empfindlichkeit und erhöht den kritischen Punkt. Therapierefraktäre Schmerzen können notfalls durch Novocainanaesthesie von Haut und Nerven, eventuell durch Quetschung oder Durchschneidung sensibler Nerven beeinflußt werden.

δδ) Andersartige Capillarerweiterungen.

Entsprechend den Ausführungen über Hautfarbe (S. 36) sei an die Bedingungen für die Entstehung der Hautrötung erinnert. Sie sind oft komplexer Natur.

Bei der *vasomotorischen Gesichtsröte* werden durch zentralnervöse Einwirkungen über eine Arteriolendilatation die Capillaren von Kopf und Hals erweitert und vermehrt durchströmt. Hierher gehört das Erythema pudicitiae.

Bei einseitiger *Fleischernährung* kommt es nach GÄNSSLEN (1927) zu starker Erweiterung der Endcapillaren mit vermehrter Füllung der subpapillären Plexus, im Gegensatz zur Hautblässe bei pflanzlicher Kost (O. MÜLLER 1937; 1939). Diese Veränderungen dürften zumindest in den Initialstadien reversibel und daher vasomotorisch bedingt sein. Auf die chronischen Capillarektasien wird im Abschnitt über organische Capillarerweiterungen einzugehen sein (s. S. 538ff.).

Im Bereiche cyanotischer Hautpartien kommt es gelegentlich zu der kleinflächig begrenzten *„Zinnoberröte"* (CASSIRER 1912; O. MÜLLER 1937; 1939), bedingt durch selektive Mehrdurchblutung bei Erweiterung der örtlich zuständigen

Arteriolen mitsamt den Endcapillaren. Es darf angenommen werden, daß hierher auch die von Bier (1898) beobachteten und später von Rehberg und Carrier (1922) sowie von Wolf (1924) studierten „roten Flecken" gehören. Nach Wolf (1924) und Lewis (1927) entstehen diese hellroten Flecken dadurch, daß Blut durch Anastomosen der Knochengefäße trotz der angelegten Unterbindung der arteriellen Durchblutung in die Haut gelangt. Die Beteiligung einer Arteriolendilatation geht daraus hervor, daß im Bereiche der roten Flecken die Hauttemperatur erhöht gefunden wird (Wolf 1924).

Unter der Einwirkung kleiner Histamindosen kommt es nach Dale (1932) bei der Katze und bei anderen Fleischfressern, auch beim Menschen, zu einer eindeutigen Gefäßerweiterung, die mit Blutdrucksenkung einhergeht. Auf die durch größere Dosen hervorgerufene Schockwirkung wird später (S. 548; 583) eingegangen.

Capillardilatation läßt sich an der Froschzunge durch Aufträufeln einer 25%igen Urethanlösung erzielen; bei niedrigerer Konzentration ist der Effekt geringer und tritt langsamer auf (Krogh 1929). Wie Oberflächenanaesthesien mittels Cocain zeigten, geht die Wirkung teilweise über die vasomotorischen Nerven. Analoge Beobachtungen unter der Einwirkung von Chloroform und anderen Narcoticis brachten Krogh (1929) zu der Annahme, daß die leichtere Induzierbarkeit von Schockzuständen bei narkotisierten Individuen (Tierversuche) eine Folge der Gefäßdilatation sei.

Eine weitere Art der vasomotorischen Endstrombahnerweiterung wird unter *Serotoninwirkung* beobachtet.

Bei Anwesenheit von Serotonin (Enteramin; 5-hydroxy-Tryptamin), einem Produkt des Tryptophanstoffwechsels, das sich bei Patienten mit Dünndarmcarcinoiden im Kreislauf findet (Lembeck 1953), tritt, wie Thorson, Björck, Björkman und Waldenström (1954) zeigen konnten, in unregelmäßig begrenzten Herden, eine bläuliche oder rötliche Hautverfärbung auf (flush), die durch eine Erweiterung der Hautcapillaren zustandekommt. Die von Thorson u. Mitarb. (1954) unter Serotoninwirkung beschriebene Erweiterung der postcapillären Venen beginnt vorzugsweise im Bereich von Gesicht und Hals und kann auf die Bereiche von Rumpf und Extremitäten übergreifen (Waldenström und Ljungberg 1953). Entsprechend der Mehrdurchblutung der rötlichen flushs stellt sich eine gegenüber der Umgebung erhöhte Hauttemperatur ein, die nach operativer Entfernung der Carcinoide zur Rückbildung kommt. Nach Greenwood u. Mitarb. (1948) liegt der Hautverfärbung beim Carcinoidpatienten eine Anhäufung von Blut in den subpapillären Capillarplexus zugrunde; durch Thorson u. Mitarb. (1954) wurde festgestellt, daß der Zustand der Capillaren bei verschiedenen Arten von flush nicht einheitlich ist; bei roten, heißen Hautflecken konnten sie Erweiterungen der Capillaren und der Arteriolen, bei blauen, kalten Flecken nur Dilatationen der Capillaren, jedoch Engstellung der Arteriolen finden. Wahrscheinlich entsprechen die gelegentlich in bläulichen flushs auftretenden ziegelroten Verfärbungen einer herdförmigen Mehrdurchblutung infolge Dilatation der Arteriolen und der Endcapillaren, wie etwa bei der „Zinnoberröte" (vgl. S. 528).

Woolley (1954) sowie Woolley und Shaw (1953) nahmen auf Grund von Untersuchungen über biologische und molekulare Serotoninantagonisten an, daß in einem Leberstoff wahrscheinlich eine gegen das Serotonin gebildete, das Wachstum der Carcinoide ändernde Substanz zu erblicken sei. Vielfach wird angenommen, daß das aus dem Carcinoid stammende Serotonin nur über die Vena cava caudalis ohne Durchlaufen der Leber ins rechte Herz gelangt, wenn es zu Schädigungen der Klappen und bei der weiteren Zirkulation zum „flush" führt (Bean u. Mitarb. 1955).

εε) *Cyanosen.*

Die beiden Capillargebiete der menschlichen Haut, die Endcapillaren in den Papillen und die subpapillären Plexus können auf physiologische Reize unabhängig voneinander und different reagieren (Wollheim 1928; 1931; 1951). Ebenso lassen sich durch die klinische und capillarmikroskopische Beobachtung isolierte pathologische Veränderungen der Endcapillaren, wie sie bisher besprochen wurden, und solche der subpapillären Plexus trennen.

Wie im einleitenden Kapitel bei Würdigung der Hautfarbe dargestellt (S. 11ff.), sind zwei grundsätzlich verschiedene Formen der Cyanose zu unterscheiden:

1. Die arterielle, hypoxämische Cyanose mit erniedrigtem O_2-Gehalt des zufließenden arteriellen Blutes infolge ungenügender Sauerstoffzufuhr (Unterdruck, pulmonale Austauschstörungen oder kardial bedingte Cyanosen: Mischungscyanose angeborener Vitien).

2. Die capilläre Cyanose infolge Erweiterung der subpapillären Capillarplexus (Wollheim 1927; 1928; 1931; 1933; 1951).

Die klinisch so häufige Akrocyanose kann sowohl bei arteriell wie bei capillär bedingter Cyanose beobachtet werden. Die Livedo reticularis ist als capilläre Cyanose aufzufassen.

Auf die hämodynamische Bedeutung großflächiger capillärer Cyanosen, in denen beträchtliche Blutmengen durch starke Stromverlangsamung im Nebenschluß der aktiven Zirkulation entzogen werden können, wurde von Wollheim (1927; 1928; 1931) hingewiesen. So können in den subpapillären Capillarplexus in den unteren Extremitäten beim Menschen etwa 1000—1500 cm^3 Blut gespeichert werden. Speicherung und Entspeicherung dieser Blutvolumina konnten beim Lagewechsel und im Stauungsversuch nachgewiesen werden (Wollheim 1927; 1928; 1931; 1933; 1955). Eine so erhebliche Verkleinerung der aktiven Blutmenge im Stehen führt zu einem verminderten diastolischen Angebot von Blut an das Herz. Als weitere Folge nimmt das Herzschlag- und Minutenvolumen ab und der Druck im Venensystem sinkt. Es kann zur Minderdurchblutung verschiedener Kreislaufgebiete kommen, die verminderte Hirndurchblutung erklärt die Mattigkeit, Konzentrationsunfähigkeit und mangelnde Initiative solcher Patienten mit vermindertem Blutvolumen (Wollheim 1928; Schunk 1952). Im Kapitel „Hypotonie" (Wollheim u. Moeller, dieses Handbuch, Bd. IX/5, S. 808) ist auf dieses orthostatische Syndrom und auf die weiterhin möglichen hämodynamischen Störungen dieser Art (Einbeziehung auch der arteriellen Regulationen, orthostatischer Kollaps) näher eingegangen. Ferner konnte Wollheim (1927; 1928) feststellen, daß der Erythrocytengehalt des längere Zeit in den subpapillären Plexus der Haut bei capillärer Cyanose verweilenden Blutes bis zu 400000—1000000 Erythrocyten pro cm^3 mehr enthalten kann als das Blut der gleichen Patienten, das einer blassen oder roten Hautstelle entnommen wurde. Daraus geht hervor, daß bei der Deponierung von Blut im Gebiet der subpapillären Plexus Flüssigkeit aus den erweiterten Capillaren dieses Gebietes austritt. Damit ist die Ödemneigung im Bereich dieser cyanotischen Hautgebiete erklärt. Im Abschnitt „Permeabilitätsstörungen" (S. 551/552) ist hierauf nochmals zurückzukommen.

1. Arterielle (hypoxämische) Cyanose. Bei unzureichender Sauerstoffsättigung des arteriellen Blutes kommt es zur arteriellen (hypoxämischen) Cyanose, wobei meist größere Hautflächen blau verfärbt sind. In charakteristischer Weise wird die arterielle Cyanose durch Atmung von Sauerstoff für die Dauer der Ausschaltung der Hypoxämie unterbunden. Bei schwerem Lungenemphysem, bei angeborenen Vitien mit Mischungscyanose und bei anderweitig bedingter unzureichender Sauerstoffsättigung des Blutes werden solche Cyanosen regelmäßig angetroffen. Bestimmend für die Erweiterung der Capillaren dürfte die durch Hypoxämie bedingte Gewebshypoxie der Haut sein.

2. Capilläre Cyanose (Plexuscyanose). Im Gegensatz zur arteriellen Cyanose ist das den cyanotischen Gebieten zufließende arterielle Blut bei der capillären Cyanose mit Sauerstoff normal gesättigt. Die cyanotische Hautfarbe entsteht allein durch die Erweiterung der subpapillären Capillarplexus, die erhebliche Mengen von langsam strömendem Blut aufnehmen (WOLLHEIM 1927; 1928; 1933; 1951). Nach der klinischen Beobachtung lassen sich 2 Formen dieser Cyanose unterscheiden:

a) Die atonische Cyanose. Bei Fällen dieser Art kommt durch Erheben der Extremitäten die Cyanose zum Verschwinden. Mit der Senkung des hydrostatischen Druckes entleeren sich die subpapillären Plexus.

b) Die permanente, nicht lageabhängige Cyanose. Bei Patienten dieser Art ist die cyanotische Hautfarbe und Füllung der subpapillären Plexus konstant. Derartige Fälle lassen daran denken, ob eventuell, wie von VILLARET u. Mitarb. (1934) diskutiert, Kontraktionen der Venolen oder Venen für die Entstehung der Cyanose eine Bedeutung haben können. WOLLHEIM konnte allerdings keine Erhöhung des Venendruckes bei solchen Patienten finden.

Als Ursache dieser cyanotischen, capillären Funktionsstörungen kommen teils endogene, teils exogene Faktoren in Frage.

Klinik. Besonders häufig wird eine capilläre Cyanose bei Jugendlichen in und kurz nach der Pubertät beobachtet, beim weiblichen Geschlecht häufiger als beim männlichen. Prädilektionsstellen dieser Cyanose sind die Streckseiten der Oberarme, der Hände und die Unterschenkel. An anderen Körperteilen ist die Cyanose oft geringer ausgebildet; häufig ist nur eine ausgeprägte Cutis marmorata bei Abkühlung wahrnehmbar. Die funktionellen Capillarveränderungen können mit Vollendung der Geschlechtsreife zwischen dem 20. und 30. Lebensjahr, oft nach der Verheiratung oder der ersten Geburt, verschwinden. Einen zweiten Häufigkeitsgipfel dieser Störungen kann man bei Frauen um die Zeit der Menopause beobachten. Die subjektiven Beschwerden der Patienten wurden bereits oben erwähnt. Handelt es sich um lagebedingte atonische Cyanose, so treten alle Beschwerden nur im Sitzen oder Stehen auf. Sie können oft zu einer erheblichen Behinderung der Arbeitsfähigkeit führen. Man hört von diesen Patienten, daß sie im Liegen sich wesentlich besser geistig konzentrieren können, daß sie weit lieber arbeiten und lesen, wenn sie auf einem Sofa liegen können. Bei körperlicher Betätigung, besonders auch in sportlichen Leistungen, sind sie unbehindert. Die weiteren Symptome dieses orthostatischen Syndroms sind an anderer Stelle erörtert (WOLLHEIM u. MOELLER, dieses Handbuch, Bd. IX/5). Beachtenswert ist die oft zu beobachtende orthostatische Wasserretention, die bei längerem Stehen oder auch Sitzen (z.B. längere Eisenbahnfahrten) zu oft falsch gedeuteten Ödemen führen. Objektiviert werden kann diese orthostatische Wasserretention am besten in einem modifizierten 6-Std-Wasserversuch (Verabreichung von stündlich 150 cm^3 Tee und stündlicher Messung von Harnausscheidung und -konzentration), bei dem während der ersten 3 Std die Beine herabhängen und dann hochgelagert werden. Orthostatische Hypotonien, in manchen Fällen sogar die Neigung zu Ohnmachten und Kollapsen, gehören zum Krankheitsbild. Das Auftreten der Störungen mit der Pubertät, das Verschwinden mit hormonalen Umstellungen (der Ehe oder einer Geburt), ihre erneute Häufigkeit zur Zeit der Menopause legen es nahe, an endokrine und konstitutionelle Faktoren zu denken. Welcher Art diese sind, ist noch unklar; jedenfalls gelingt es nicht, die Störung durch einfache Zufuhr von Sexualhormon zu beseitigen.

Ein gleichartiges Bild cyanotischer capillärer Funktionsstörungen kann auch im postinfektiösen Zustand beobachtet werden. Hier pflegt mit Beendigung der Rekonvaleszenz auch die Cyanose zu verschwinden. Zahlreiche Symptome in dieser Phase finden durch die orthostatisch bedingte Cyanose ihre Erklärung. Auch ohne Infekt kann allein nach längerer Bettruhe, beispielsweise infolge einer Fraktur, für Wochen eine atonische Cyanose der unteren Extremitäten auftreten. Die Ursache dieses Phänomens ist noch ungeklärt (WOLLHEIM 1931; 1951).

Exogen bedingte capilläre Cyanosen werden als Berufserkrankung bei Personen beobachtet, deren Extremitäten der feuchten Kälte ausgesetzt sind: die bekannten blauen Hände von Wäscherinnen, von Frauen, die auf Fischmärkten verkaufen, und ähnlichen Berufen (WOLLHEIM 1928). Daß hier die feuchte Kälte die entscheidende pathogenetische Noxe ist, zeigt auch folgende Beobachtung von WOLLHEIM: Ein Matrose, der während der Schlacht am Skagerrak etwa 12 Std auf einem havarierten Schiff bis fast an die Hüfte im kalten Wasser stehen mußte, zeigte noch mehr als 10 Jahre später eine scharf umschriebene, bis zur Eintauchgrenze reichende capilläre Plexuscyanose als Residuum dieses Unterkühlungsschadens.

Die hier besprochenen verschiedenen Formen capillärer Cyanose mit ihren charakteristischen Beschwerden und Folgen für die Durchblutung auch anderer Organe wurden früher von OTFRIED MÜLLER (1922; 1927; 1939) und seiner Schule mit den verschiedensten andersartigen Durchblutungsstörungen der Haut unter dem umfassenden diffusen Begriff des spastisch-atonischen Symptomenkomplexes und der vasoneurotischen Diathese eingeordnet. In Wirklichkeit handelt es sich, wie WOLLHEIM (1928; 1931; 1951) zeigte, um klar abgrenzbare funktionelle Krankheitsbilder capillärer Lokalisation.

Therapie. Therapeutisch haben sich für diese cyanotische Form der capillären Betriebsstörung physikalische Maßnahmen am besten bewährt: CO_2-Teilbäder der unteren Extremitäten, Massage und Übungsbehandlung. Soweit es sich um postinfektiöse Zustände handelt, sind Sympathicomimetica (Sympatol, Effortil) anzuwenden. Auch die von PARR (1950) inaugurierte Behandlung mit Desoxycorticosteronacetat (Percorten), beginnend mit 5 mg intramuskulär, steigend auf 10—20 mg, insgesamt 200—240 mg, ist in solchen Fällen oft nützlich. Bei der Percortenbehandlung ist zur Vermeidung einer unnötigen Wasserretention auf gleichzeitige salzfreie Diät zu achten. Die Behandlung ist langsam ausschleichend mit fallenden Dosen zu beenden.

c) Akrocyanose. Bei der Akrocyanose handelt es sich im Gegensatz zu der vorher besprochenen mehr flächenhaften Cyanose an Händen, Armen und Beinen um eine auf die Acren beschränkte Cyanose, die zwar ebenfalls durch Erweiterung der subpapillären Capillarplexus der Haut (WOLLHEIM 1928) zustandekommt, bei der aber außerdem vielfach ein Dauerspasmus der zuführenden Arteriolen angenommen wird (LANGE 1937; LEWIS 1938; O. MÜLLER 1939); demgemäß kann der Venolendruck bei Annahme geöffneter arteriovenöser Anastomosen gesteigert sein (VILLARET u. Mitarb. 1934). Wahrscheinlich ist die acrale Gefäßversorgung insofern für diese Cyanose ausschlaggebend, als dabei die arteriovenösen Anastomosen tatsächlich geöffnet sind, wodurch es zu einer unzureichenden Durchblutung der peripher der Anastomosen gelegenen Endstrombahngebiete kommt (BLAICH und GERLACH 1953; RATSCHOW 1953; 1954).

Die Ätiologie der Störung ist letztlich unklar, wenn sich bei den betroffenen Individuen auch meist endokrine Störungen oder eine familiäre Neigung zu Gefäßspasmen und Vasolabilität nachweisen läßt. Diencephal-hypophysäre Ursachen werden von KOUBA (1954), allgemeine hormonale Störungen von RATSCHOW (1953; 1954) vermutet. Bei der im Kindesalter vorkommenden infantilen

Akrodynie (SELTER 1903; SWIFT 1918; FEER 1923), die gleichfalls mit vegetativen Störungen verbunden ist, werden auch Einflüsse toxischer und infektiöser Noxen diskutiert.

Der venöse Capillarschenkel ist erweitert (PARRISIUS 1921; O. MÜLLER 1939), jedenfalls im Bereich der Cyanose. Dagegen sollen die Venen nach ERBEN (1918) enggestellt und vermehrt tonisiert sein. Von BOAS (1922) wurden neben Erweiterungen der Capillaren auch Knäuelbildungen und andere Formabweichungen beschrieben. Die bei Hochheben der akrocyanotischen Extremität verschwindende Blaufärbung ist als Zeichen für unbehinderten venösen Abfluß aufzufassen (LEWIS und LANDIS 1930), scheint aber nicht regelmäßig vorzukommen (ERBEN 1918). Für eine Steigerung des zentralsympathischen Arteriolentonus spricht die Beobachtung von DAY und KLINGMAN (1939), wonach im Schlafe die vorher akrocyanotische Hand besser durchblutet wird, sich rötet und erwärmt; nach Beseitigung der Cyanose waren die Reaktionen auf Wärme und Kälte bei der 6jährigen Patientin die gleichen wie bei Normalen. VULLIAMY (1952) beobachtete ein bei Neuralanaesthesie reversibles Fehlen der reflektorischen Vasodilatation bei infantiler Akrocyanose. KLÜKEN (1949) fand im Heizkastenversuch bei Akrocyanose einen verspäteten, dann aber normal starken Anstieg der Hauttemperatur; nach subcutaner Gabe von 0,5 mg Adrenalin erfolgte der Anstieg der Hauttemperatur gegenüber dem Vergleichswert ohne Adrenalingabe bei Gesunden stärker verspätet als bei Akrocyanotikern (verschobene Reizschwelle).

Klinik. In der Mehrzahl werden Frauen befallen; sie klagen über Kältegefühl und Blaufärbung der Finger und Zehen. Bei kalter Umgebung, besonders im Winter, werden die Veränderungen stärker, bei warmer Umgebung geringer. EDWARDS (1956) hält die Krankheit allerdings für jahreszeitlich unabhängig. Häufig kommt es zu Schmerzen im Bereich der Acren, wobei histologisch neben perivasalen Infiltraten manchmal Intimaproliferation der Hautarteriolen sowie Capillarverschlüsse durch hyaline Thromben gefunden werden. Die Remissionen und Schübe der Beschwerden verlaufen äußerst unregelmäßig. Neben den Schmerzen und der Cyanose klagen die Kranken über Kälteempfindlichkeit, feuchte Extremitäten, gelegentlich auch über Ödembildung und gesteigerte Ermüdbarkeit (BLAICH 1952; BLAICH und GERLACH 1953).

Die klinische Untersuchung zeigt nur selten eine verminderte Pulsation der peripheren Arterien, dagegen wurde mit der Photoplethysmographie (BLAICH und GERLACH 1953) eine Verminderung der peripheren Pulsationen, ein Fehlen der konsensuellen Kältereaktion und eine verzögerte Reaktion auf indirekte Erwärmung (Heizkasten) festgestellt. Auch die ursprünglich fehlende spontane Vasomotion dieser Kranken läßt sich erst nach intensiver Wärmeanwendung nachweisen (BLAICH und GERLACH 1953; MERLEN u. Mitarb. 1954). Diese Beobachtungen sprechen für einen Dauerspasmus der zuführenden Arteriolen. Obwohl größere Ulcera oder Gangränen nicht auftreten, können kleinere Gewebsschäden, besonders nach akuten Akrocyanosen, mitunter beobachtet werden (PRÖSCHER 1952). Hinweise für organische Arterienverschlüsse gibt es — im Gegensatz zur Livedo reticularis — bei Akrocyanosen nicht.

Für die Diagnose der Akrocyanose ist das Fehlen der anfallsweise auftretenden Blässe und der Dauercharakter der Erscheinung zur Abgrenzung gegenüber dem Raynaud-Syndrom wichtig. Vor Verwechslungen mit Erythromelalgie schützt die stets kalte Hautoberfläche bei Akrocyanose. Symptomatische Cyanosen bei schweren arteriellen Insuffizienzen sind leicht unterscheidbar.

In Verbindung mit der Akroparästhesie (NOTHNAGEL 1866) kommt die Akrocyanose als „pink disease" (HICKS 1951) vor, wobei charakteristische Schmerzerscheinungen (Akrodynie) auftreten. Bei der infantilen Akrodynie (SELTER

1903; SWIFT 1918; FEER 1923) finden sich neben cyanotischen, parästhetischen Acren kalte, feuchte Extremitäten, Hautschuppungen, manchmal Stomatitiden und Polyalveolyse bis zum Zahnverlust.

Therapie. Schutz gegen Kälte verhindert unangenehme Schmerzerscheinungen. Therapeutisch wurde Anwendung von Hexamethonium (EDWARDS 1956), Peripherin (BLAICH und GERLACH 1953), Sedativis (KOUBA 1954) sowie Hypophysenextrakten und täglich 200—300 mg Vitamin E (RATSCHOW 1954) empfohlen. Iontophorese mit Acetyl-β-methylcholinchlorid verwendeten ALLEN, BARKER und HINES (1955). Die Wirksamkeit der Sympathektomie wird unterschiedlich beurteilt. Von einer intensiven Bewegungstherapie sahen BLAICH und GERLACH (1953) gute Wirkung. FEER (1942) gibt bei der infantilen Form Acetylcholin. Unseres Erachtens wird man neben allgemeinen physikalischen Maßnahmen (CO_2-Teilbäder; Massage; Bewegungsübungen) medikamentös zu behandeln haben und sollte die Sympathektomie vermeiden.

Prognose. Hinsichtlich der Erhaltung von Extremitäten und Acren ist die Prognose fast immer günstig. Allerdings gilt die Krankheit als äußerst hartnäckig und läßt sich mit Ausnahme weniger Fälle, bei denen (etwa postpubertär) eine durchgreifende hormonale Umstellung erfolgt, kaum dauerhaft und vollständig beseitigen. Mit fortschreitendem Alter pflegen die Beschwerden geringer zu werden.

d) Livedo reticularis. Zum Unterschied von der banalen, als unregelmäßige Cyanose durch örtlich begrenzte Erweiterung der subpapillären Plexus bedingten Cutis marmorata versteht man unter Livedo reticularis eine intensive fleckförmige oder netzförmige bläuliche Verfärbung der Haut, die deutlich über das Niveau der blassen Hautpartien erhaben sein kann.

Ätiologie. Zumindest in einem Teil der Fälle scheinen den Hautveränderungen organische Arteriolenverengerungen oder -verschlüsse zugrunde zu liegen. FELDAKER u. Mitarb. (1956) unterscheiden in Anlehnung an WILLIAMS und GOODMAN (1925) verschiedene ätiologische Faktoren. Außer bei Tuberkulose (BECKER 1926; EBERT 1927), Syphilis (EHRMANN 1908), Periarteriitis nodosa (KETRON und BERNSTEIN 1939), sowie verschiedenen cutanen Vasculitiden (RUITER 1953, 1954; GOUGEROT und DUPERRAT 1954) kann die Krankheit auch bei neuralen und emotionellen Störungen (BARKER, HINES und CRAIG 1941) sowie bei arterieller Hypotonie (EBERT 1927) bevorzugt angetroffen werden. FREUDENTHAL (1924) berichtet über Livedo reticularis nach intramuskulärer Injektion von Wismutpräparaten; außerdem wird die Möglichkeit weiterer ätiologischer Faktoren diskutiert, so der Poliomyelitis (SENEAR 1949) sowie der Arteriosklerose, des Fleckfiebers, der Arsenintoxikation u. a. (FELDAKER u. Mitarb. 1956). Eine gewisse jahreszeitliche Abhängigkeit, die sich gelegentlich anamnestisch herausarbeiten läßt, gestattet keine eindeutigen Rückschlüsse, weil ein Teil der Patienten die Exacerbationen im Sommer, ein anderer Teil im Winter bekommt.

Pathophysiologie. Hartnäckige, teils funktionell, teils organisch bedingte Arteriolenverschlüsse mit sekundärer Dilatation der nachgeschalteten Capillaren und Venolen stellen das anatomische Substrat der Livedo reticularis dar. Dementsprechend scheinen bei funktionellen Arteriolenverschlüssen Sympathektomien zu einer Behebung des Beschwerdekomplexes zu führen, ebenso örtliche Anwendung von Acetyl-Beta-Methylcholinchlorid. WILLIAMS und GOODMAN (1925) konnten feststellen, daß die cyanotischen Hautbezirke dem Versorgungsgebiet der cutanen Arteriolen, die die charakteristischen Veränderungen zeigten, entsprechen. Hierdurch wird die netzförmige Verteilung der Cyanose erklärbar. Ungeachtet des unterschiedlichen Substrates dieser örtlichen Cyanose, teilweise durch anatomische, teilweise durch funktionelle Gefäßverschlüsse, ist also durch die peripher dieser Arteriolenverschlüsse eintretende Stase bei Capillarerweiterung sowohl die Cyanose als auch die Ödemneigung dieser Bezirke erklärbar.

Klinik. Die retikulär angeordnete blaue oder blaurote Zeichnung der Haut kann sich auf Unterschenkel und Füße, seltener auch auf die Oberschenkel erstrecken. Hände und Arme sowie der Rumpf werden weniger betroffen. Die Intensität der Blaufärbung kann mit der Temperatur wechseln. Doch gilt es als Charakteristicum für Livedo reticularis, daß die Veränderungen spontan nicht verschwinden.

Das Alter der Patienten, überwiegend Frauen (FELDAKER u. Mitarb. 1956), liegt meist zwischen 20 und 30 Jahren. Die subjektiven Beschwerden sind gering. Meist führt das störende Aussehen die Patienten zum Arzt. Nur bei einer Minderzahl von Patienten machen sich Kälte-Taubheitsgefühl, dumpfe Schmerzen, Parästhesien im Bereich von Zehen, Füßen und Unterschenkeln bemerkbar. Auftreten von Ulcera wird gelegentlich beobachtet. FELDAKER u. Mitarb. (1956) fanden unter 400 Patienten mit Livedo reticularis 30 Fälle mit Ulcerationen. Bei 18 dieser Fälle waren die Verschlimmerungen des Zustandes im Winter aufgetreten, bei 12 in den Sommermonaten. Während die Kranken mit sommerlicher Exacerbation eine besondere Betonung der Ödemphase zeigten, war bei den Patienten mit winterlicher Exulceration die arterielle Durchblutung in stärkerem Maße eingeschränkt, ersichtlich aus gelegentlichen Pulsanomalien, raynaudartigen Zuständen u. a.

Auch in Fällen mit Ulcerationen wurden lediglich bisweilen an den kleineren Arterien, nie aber im Bereich der größeren Extremitätenarterien, morphologische Veränderungen gefunden.

Die Diagnose der Livedo reticularis ist bei typischen Erscheinungsformen leicht. Allerdings kommen Übergangsformen zur Akrocyanose vor. Die Unterscheidung gegenüber der typischen Akrocyanose wird durch die Eigenart der Lokalisation der Cyanose und durch die Konstanz der Cyanose bei Lagewechsel der Extremitäten möglich. Auch in warmer Umgebung bleiben die netzförmigen Cyanosen bestehen (FELDAKER u. Mitarb. 1956). Einen interessanten Fall von vorübergehender Livedo reticularis konnte ALDAO (1949) beobachten; es handelte sich um periphere Luftembolien bei Personen, die unter atmosphärischem Überdruck arbeiteten.

Der zeitliche Ablauf der Veränderungen wird als angedeutet cyclisch bezeichnet. Im Falle einer Ulcusentstehung kommt es zu einer schmerzhaften blauroten Verfärbung nach Art einer hämorrhagischen Infarzierung der Haut, die durch Platzen der oberflächlichen Epidermis ulceriert und im Laufe einer längeren Zeit zur Abheilung kommt.

Therapie. In leichten Fällen mit geringen Erscheinungen reichen meist symptomatische Maßnahmen aus. Ist die Grundkrankheit, die zu Arterien- oder Arteriolenverschlüssen führt, festgestellt, so bedeutet ihre Behandlung die kausale Therapie der Livedo reticularis. Bei Verläufen mit winterlicher Exacerbation bedürfen die Extremitäten eines wirksamen Kälteschutzes. Die in solchen Fällen mitunter auftretenden, weitgehend therapieresistenten Ulcera machen Bettruhe und Behandlung mit gefäßerweiternden Medikamenten notwendig. Sympathektomien erweisen sich gelegentlich wegen der vorwiegend cutanen Manifestation der Störung als vorteilhaft (BARKER, HINES und CRAIG 1941; SHUMACKER 1943), wenn die erzielten Remissionen auch nicht immer dauerhaft sind. Verlaufsformen mit sommerlicher Exacerbation machen eine prophylaktische Behandlung der verstärkten Ödemneigung erforderlich. Diese besteht in häufiger Hochlagerung, Bandagierung, salzarmer Ernährung und durchblutungssteigernden Medikamenten.

Prognose. Idiopathische, vorwiegend funktionell bedingte Formen der Livedo reticularis sind meist gutartig. Bei organisch bedingten symptomatischen Formen richtet sich die Prognose nach dem Verlauf der Grundkrankheit.

β) Verengerungen der Capillaren.

Als peripherster, mit dem Ausbreitungsgebiet des neuralen Terminalreticulum innig verknüpfter Gefäßanteil stellt die Endstrombahn den primären Angriffspunkt zahlreicher exogener auf die Weite der Gefäße einwirkender Faktoren dar.

αα) Kälteeinwirkung.

Die normale Antwort auf örtliche Kälteeinwirkung bei indifferenter Ausgangslage besteht in einer Konstriktion der Endstrombahn. Diese eindrucksvolle gesetzmäßig reproduzierbare Reaktion sicherte der Kälteanwendung eine Hauptrolle bei der experimentellen und klinischen Untersuchung der Fähigkeit und Neigung zur Vasoconstriction (Kältetest als Funktionsprüfung).

Bei örtlichen Erfrierungen kommt es initial nach KILLIAN (1949) zu Kontraktion von Arterien, Arteriolen und Capillaren, denen erst später anderweitige Veränderungen folgen. Lediglich für einen Teil von örtlichen Erfrierungen — nach DRUCKREY (1949) sowie LUYET und GEHENIO (1940) bei Erfrierungen 4. Grades — kommt es schon anfangs zu Gewebsgefrierungen mit Dekomposition der Zelleiweiße und Gefrierung des Zellwassers (Sprengwirkung).

Auch für Pernionen und anderweitige Unterkühlungsschäden (Schützengrabenfuß; Eintauchfuß) (s. S. 553ff.) werden vasospastisch-ischämische Initialphasen angenommen (ALLEN, BARKER und HINES 1955).

ββ) Mechanische Einwirkungen (Schuhanklopferkrankheit).

Als Beispiel für Verengung der terminalen Strombahn durch mechanische Reize kann die Wirkung von Erschütterungstraumen anhand von Beobachtungen bei Arbeitern an Schuhanklopfmaschinen dienen. MEYER-BRODNITZ und WOLLHEIM (1929) untersuchten bei 20 Arbeitern (Alter: 20—47 Jahre) an Schuhanklopfmaschinen (Schlagfrequenz 6000—9000 je min) die Ursachen der bei diesen Arbeitern besonders häufig angetroffenen Durchblutungsstörungen. Nach 4—5wöchiger Beschäftigung an den Anklopfmaschinen, manchmal erst nach längerer Arbeitszeit, klagten die Betroffenen, bemerkenswerterweise nur ein Teil der Beschäftigten, über Taubheit, Kribbeln sowie Blaß- und Kaltwerden von Fingern, Händen und bisweilen auch Unterarmen, besonders bei Kälteeinwirkung. Im Anschluß an diese Sensationen pflegte sich mit der folgenden Erwärmung und Rötung ein unangenehmes Spannungsgefühl mit Kribbeln einzustellen. Die betroffenen Arbeiter zeigten nach Bestreichen der Haut nicht die normale rote Dermographie, sondern in 6 von 20 Fällen an der Unterarmdorsalseite, in 8 von 20 Fällen am Handrücken eine weiße Dermographie (s. S. 39). Bei okkludierter A. brachialis (manuelle Kompression) wiesen die Hautcapillaren sämtlicher 20 erkrankter Schuhanklopfer sofort nach festem Druck durch Handschluß eine minutenlang anhaltende Kontraktion der Endcapillaren auf, im Gegensatz zu der unter vergleichbaren Bedingungen normalerweise zustande kommenden reaktiven Hyperämie. Schließlich erwies sich die capilläre Wiederauffüllungszeit unter capillarmikroskopischer Beobachtung bei den Personen mit weißer Dermographie als verlängert.

Aus diesen Beobachtungen von MEYER-BRODNITZ und WOLLHEIM (1929) war auf die Neigung zu vermehrter spastischer Kontraktion der Endcapillaren infolge der protrahierten Erschütterungstraumen zu schließen. Da aber nur ein Teil der an diesen Anklopfmaschinen unter den gleichen Bedingungen arbeitenden Personen erkrankte, muß eine konstitutionelle Reaktionsbereitschaft angenommen werden. Bei voll ausgebildeter Störung kommt es dann auch zur Kontraktionsneigung im Gebiet der Arteriolen, die bis zur Nekrose gehen kann, also einem sekundären Raynaud-Syndrom entspricht. Auf Grund der Arbeit von MEYER-BRODNITZ und WOLLHEIM (1929) wurde die sog. Schuhanklopferkrankheit als entschädigungspflichtig anerkannt.

Später wurden gleichartige Störungen auch bei Arbeitern beobachtet, die an anderen stark vibrierenden Maschinen (z.B. Preßlufthämmern) arbeiteten (vgl. S. 237).

γγ) Hormonale Einwirkungen.

Die unter der Wirkung von Adrenalin, Noradrenalin und verwandten Substanzen zustande kommenden Kontraktionen der Endstrombahn sind unter die funktionellen Capillarveränderungen einzureihen. Im Gegensatz zu den exogenen physikalischen Faktoren beschränken sich körpereigene vasoaktive Stoffe meist auf die physiologischen Bereiche der Veränderungen der Gefäßweite.

Vasopressin aus dem Hypophysenhinterlappen, das nach CARRIER (1922) und HEIMBERGER (1925) antagonistisch zum Histamin (VERFÜRTH 1937) unmittelbar an den „Capillaren" constrictorisch wirkt, dient in ähnlicher Weise der Kontrolle der Capillarweite durch neurogene Steuerung vom Hypothalamus aus (KROGH 1929; BOGAERT 1936).

Die allgemeine Gültigkeit der Befunde von DIBOLD und FALKENSAMMER (1937), die nach Insulininjektionen Capillarspasmen beobachtet hatten, wird von BÜRGER (1954) bestritten. Lediglich bei insulininduzierter Hypoglykämie erfolgt nach initialer Erweiterung eine Verengung der Capillaren (REDISCH 1924; HOLLAND 1940; BENDA und LOUKOPOULOS 1943).

Durch Zufuhr von täglich 1—56,5 mg Cortison pro kg Körpergewicht konnte MACHER (1956) eine Zunahme der Kaliber-Variationskurven der kleinen Gefäße am Corium der Ratte erzielen, also eine Engerstellung der Capillaren und eine Abnahme der Capillarenfläche um 60%; doch dürfte es sich dabei nicht ausschließlich um vasomotorische Effekte handeln.

δδ) Toxische Einwirkungen.

Die im Abschnitt „Sekundäre arteriospastische Zustände nach toxischen Einwirkungen" (S. 243) beschriebenen Giftwirkungen von Blei, Arsen, Phenol, Oxalsäure und Bariumchlorid, ebenso die Wirkungen von Ergotaminderivaten (HEIMBERGER 1930) auf die Arterien lassen sich gegenüber denen auf den Capillarbereich, an dem sie entsprechende Verengungen des Gefäßkalibers herbeiführen, nicht scharf abtrennen. Die Nicotinwirkungen sind auf S. 87 u. 265 beschrieben.

εε) Neurogene Einflüsse.

Neural induzierte Verengungen der terminalen Strombahn mit Blässe und Hauttemperaturabfall sind nach Traumen und sonstigen schädigenden Einwirkungen auf Gefäße und Nerven sowie bei Vernarbungen beschrieben. Die arteriospastischen neuromuskulär bedingten Schultergürtelsyndrome sind an anderer Stelle (S. 239ff.) besprochen. Auch die Wirkungen tierexperimenteller

Reizungen des Halssympathicus (Katzen in Nembutalnarkose), die mit intravenösen Procainanwendungen behoben werden können (FOWLER 1949), gehören hierher.

ζζ) „Weiße Flecken" (BIER 1898).

Die nach längerer Unterbindung der Blutzirkulation der Extremitäten (mindestens 3—5 min Kreislaufunterbrechung) auftretenden intensiv blassen „weißen Flecken", zuerst von BIER (1898) beobachtet, später von WOLF (1924) untersucht und von LEWIS (1927) und O. MÜLLER (1937) eingehend diskutiert, fanden bisher noch keine überzeugende Erklärung. Während LEWIS (1927) an die Entstehung einer gefäßverengernden Substanz in den Gewebsspalten dachte, die nach längerem Sistieren der Zirkulation über die gefäßerweiternden Substanzen prävaliert (langsame Diffusion), nahm O. MÜLLER (1937) doch die Mitwirkung neuraler Einflüsse an.

ηη) Anderweitige Einflüsse.

BREMER (1931) beobachtete bei perniziöser Anämie eine beschleunigte Strömung der Erythrozyten bei engen Capillaren. Ob dieses Verhalten auf eine funktionelle Kontraktion der Capillaren zurückzuführen ist, ist zweifelhaft, da bekanntlich bei diesen Kranken das Herzminutenvolumen vermehrt, die Kreislaufzeit verkürzt und, wie überhaupt bei chronischen Anämien, die Plasmamenge erhöht ist (WOLLHEIM und SCHNEIDER 1952 u. a.). Es wäre also möglich, daß das beobachtete Phänomen allein auf die vermehrte Plasmafüllung der Capillaren zurückzuführen wäre.

Bei *Nephritis* wird seit O. MÜLLER (1916), WEISS (1916), VOLHARD (1918) der Befund von stellenweise ischämischen Hautcapillaren sowie von Spasmen der Retina (KOLLERT 1927), verbunden mit gesteigerter Permeation der Capillaren, immer wieder diskutiert; nach O. MÜLLER (1939) entwickelt sich aus einem im akuten Stadium zunächst spastisch-atonischem Capillarbild bei zunehmendem Chronischwerden des Prozesses allmählich eine spastische, später organisch fixierte Enge der Gefäßlumina, wie GÄNSSLEN (1934) auch an der Niere zeigen konnte (s. WOLLHEIM u. MOELLER, dieses Handbuch, Bd. IX/5 S. 612).

Auch bei *eklamptischen Zuständen* lassen sich nach O. MÜLLER (1939) spastisch-atonische Capillarphänomene feststellen.

b) Vorwiegend organisch fixierte Lumenveränderungen.

α) Erweiterungen.

αα) Teleangiektasien.

Als Teleangiektasien werden Erweiterungen meist der Endcapillaren bezeichnet, deren Genese und Semiologie uneinheitlich ist. Die teleangiektatisch veränderten Hautbezirke gewinnen durch das Hervortreten der sonst unauffälligen Endcapillaren eine „dollarpapierartige" feine Zeichnung durch rote Gefäßreiserchen. Stärkere örtlich umschriebene Anhäufungen von Teleangiektasien werden manchmal als Hämangiome bezeichnet, obwohl dabei der Nachweis echter Gefäßneubildungen nicht erbracht werden kann.

Lokalisiert sind Teleangiektasien vorwiegend im Bereich von Gesicht und Acren, insbesondere an Nase und Wangen. Auf eine besondere Akroform hat MIESCHER (1919) hingewiesen.

Pathogenetisch lassen sich kongenitale und erworbene Teleangiektasien unterscheiden. Die erworbenen Teleangiektasien werden in primäre und sekundäre unterteilt.

Ätiologisch kommen bei den angeborenen Teleangiektasien, ähnlich wie bei den angeborenen Varicen (vgl. RATSCHOW 1953), Bindegewebsdefekte (MEMMESHEIMER 1928) in Betracht, bei den erworbenen außerdem infektiös toxische Einwirkungen (WERTHEIM 1932), neurale Ursachen (BLAICH und ENGELHARDT 1951, 1954) und hormonale Störungen (BUSCHKE 1924). MIESCHER (1919) weist auf den herabgesetzten Muskeltonus der kleinsten Gefäße gegenüber dem Innendruck hin.

Daß keineswegs sämtliche Teleangiektasien organisch fixierte Gefäßveränderungen darstellen, sondern zumindest fließende Übergänge zwischen funktionellen Capillarerweiterungen und organisch fixierten Teleangiektasien bestehen, geht aus den Untersuchungen von JORDAN (1950), FEGELER (1952), FEGELER und KAUTZKY (1952), BLAICH und ENGELHARDT (1954) hervor. Bereits KROLL und STAEMMLER (1948) hatten beobachtet, daß Hauteffloreszenzen von der Art eines Naevus flammeus bei Sturge-Weber-Erkrankung während eines Kreislaufkollapses verschwanden und postmortal nicht mehr nachweisbar waren; die Autoren vermuteten hieraus eine ektodermale Fehlbildung im Bereich von Hirn und Vasomotoren bei diesen Fällen. Ähnlich vindizierte GEIMER (1952) als Erklärung vasomotorischer Naevi eine Unterwertigkeit der vasoconstrictorischen Gefäßnervensystemanteile unter Hinweis auf die Häufigkeit der Migräne beim Sturge-Weber-Syndrom, die nach GRAHAM und WOLFF (1937) durch abnorme Gefäßerschlaffung entsteht (vgl. S. 249 ff.).

Essentielle familiäre Teleangiektasie (Morbus Osler). *Historisches.* Nachdem bereits durch SUTTON (1864), BABINGTON (1865) und LEGG (1876) über das Auftreten familiärer erblicher Teleangiektasien berichtet worden war, wurde die essentielle familiäre Teleangiektasie durch die Arbeiten von RENDU (1896), OSLER (1901) sowie WEBER (1907) klassisch beschrieben. In der Folgezeit wurden weit über 100 Familien mit dieser Krankheit in der Literatur mitgeteilt (GJESSING 1916; GOLDSTEIN 1931; SCHUSTER 1937; BARROCK 1944); die Zahl der beschriebenen Patienten beträgt etwa 2000.

Morphologie und Pathogenese. Den herdförmig angehäuften multiplen Aussackungen der Capillaren und Venolen entsprechen histologisch blutgefüllte Hohlräume mit einfacher Endothelauskleidung, die nur mit einer äußerst dünnen Epidermis und einer schwachen bindegewebigen Abdeckung versehen sind (HANES 1909). Auffällig ist der Schwund der elastischen Strukturen im Bereich von Gefäßen und Haut (SCHUSTER 1937).

Neben der Haut werden die Veränderungen besonders häufig an den Schleimhäuten der Nase (ANDRÉ u. Mitarb. 1950) sowie von Pharynx, Trachea und im Bereiche des Magen-Darmkanals (OSLER 1901) gefunden. Auch die Schleimhäute des Urogenitalsystems können betroffen sein (FOGGIE 1928; FRANKE und BINDSEIL 1941; GRIGGS und BAKER 1941). Bedeutsam und gefürchtet sind besonders wiederholte und mitunter schwere Blutungen aus Teleangiektasien des Magen-Darmtraktes (BOSTON 1930; SCHUSTER 1937)[1].

Früher diskutierte ätiologische Beziehungen zu Alkohol (nahegelegt durch gelegentlich gemeinsames Vorkommen mit Lebercirrhose) und Syphilis sind heute verlassen (WINTROBE 1943). Dagegen wurde der erbliche Charakter der Krankheit, der seit den ersten Beobachtungen des familiären Auftretens feststand, in der Folgezeit vielfach bestätigt. Die Krankheit scheint dominant vererbt zu werden (PAMIR 1952; TERRACOL u. a. 1953), wobei allerdings Generationen übersprungen

[1] Diese Ereignisse sind pathogenetisch zu trennen von den Blutungen bei akuter solitärer Magenerosion (DIEULAFOY 1897/98, 1900; HAUSER 1926; DRABIG 1937; 2 Fälle von KRIEGER 1950). Auch der von HIRSCHFELD (1904) beschriebene Fall einer Blutung aus einem miliaren Aneurysma einer Magenschleimhautarterie und die Mitteilung von SCHEIDEGGER (1933) über Blutung aus einem arteriellen Gefäßknäuel sind von Teleangiektasien-Blutungen abzutrennen.

werden können. Stock (1944) konnte die Krankheit in einer einzigen Familie über 6 Generationen verfolgen. Nur bei einem Drittel der Angehörigen der betroffenen Familien wird die Krankheit gewöhnlich manifest (Overholt 1957). Pathogenetische Beziehungen zu den pulmonalen arteriovenösen Fisteln (Brink 1950; Brücher und Fischer 1952; vgl. auch Dalco 1952; Grosse-Brockhoff u. Mitarb., Bd. IX/3 dieses Handbuches) sind eindeutig nachweisbar. Nach Weiss und Gasul (1954) haben 50% aller Kranken mit pulmonalen arteriovenösen Fisteln auch hämorrhagische Teleangiektasien von Haut und Schleimhäuten am übrigen Körper. Durch die Beobachtungen von Moyer und Ackerman (1948); Seaman und Goldman (1952); Tobin und Wilder (1953); Hedinger u. Mitarb. (1951); Bergann und Wiedemann (1955) sind diese Beziehungen gesichert. Auch cerebrale Gefäßmißbildungen kommen gemeinsam mit hereditärer Teleangiektasie vor, wie aus den Familienuntersuchungen von Steiger (1945) hervorgeht. Auf die Beziehungen zu Systemvaricen und den Status dysvascularis wurde vielfach hingewiesen (Curtius 1928; Sack 1936).

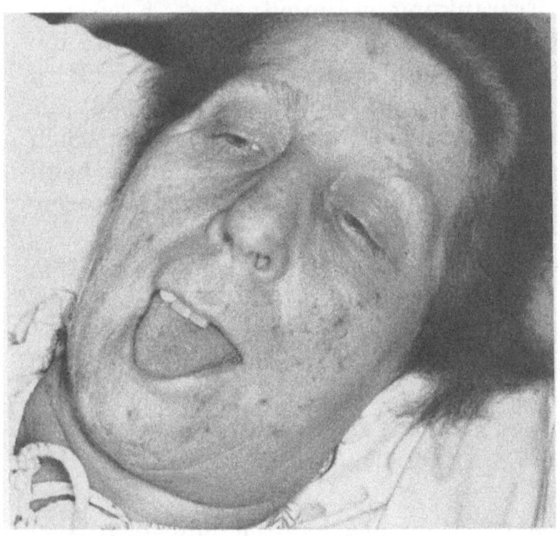

Abb. 72. Teleangiektatische Haut- und Schleimhautherde bei 40jähriger Patientin (Med. Univ.-Klinik Würzburg).

Klinik. Die Krankheit kommt bei Männern und Frauen gleichermaßen vor. Sie wird auch bei Negern beobachtet (Kushlan 1953; Smith und Lineback 1954).

Die äußere Haut wird in typischen Fällen mit mehr oder minder zahlreichen roten bis blauroten, manchmal leicht erhabenen dünn überhäuteten Herden von 1—3 mm Durchmesser überstreut gefunden. Seltener werden die Herde erbsen- bis linsengroß. Gesicht, Kopfhaut und Hals, besonders aber Lippen, Augenlider und Ohren stellen bevorzugte Lokalisationen dar (Abb. 72). Photosensibilität der Herde beschrieben Moyer und Ackermann (1948). Weniger häufig können die Teleangiektasien im Bereich der Hände und Füße, und zwar dorsal und volar, plantar, manchmal subungual (Arrak 1925), vorkommen. Gelegentlich weisen die Herde leichte Pulsationen auf (Weber 1936). Cutane Teleangiektasien sind ohne weiteres erkennbar. Wegen ihrer Zugänglichkeit für örtliche blutstillende Maßnahmen sind sie relativ harmlos gegenüber den oft unzugänglichen Schleimhautaffektionen.

Dementsprechend sind Teleangiektasien der Schleimhäute klinisch besonders bedeutsam. Im Bereich der Atmungsorgane ist die Entwicklung von Teleangiektasien am häufigsten an der Nasenschleimhaut, die bereits in der Kindheit und Jugend als Neigung zu Nasenblutungen auffällig wird (Cattaneo 1942). Zur endgültigen Manifestation der Krankheit kommt es zwischen dem 20. und 35. Lebensjahr, wie Smith und Lineback (1954) aus ihren endoskopischen Beobachtungen schließen. Auch im Bereiche der tieferen Luftwege kann es zu sogar tödlichen (Israel und Gosfield 1953) Hämorrhagien beim Aufplatzen der Teleangiektasien kommen. Unklare Hämoptysen, besonders mit Hinweisen auf familiäre Bedingtheit und ohne röntgenologisch faßbaren Lungenbefund (Markoff 1943) lassen stets an familiäre Teleangiektasien denken (Libman und Ottenberg 1923; Gössl 1944; Goldeck und Stiller 1950; Schroeter 1955). Schließlich können auch indurative Lungenveränderungen im Gefolge der pulmonalen Teleangiektasienblutungen auftreten (MARKOFF 1943).

Zu wiederholten und bisweilen ernsthaften Blutungen führen gastrointestinale Teleangiektasien, besonders bei atrophischen und entzündlichen Magen-Darmveränderungen im Erwachsenenalter (WITTKOWER und RAREY 1933; SCHULTEN 1939; HEILMEYER und BEGEMANN 1951; VANDENBROUCKE 1954). Dabei können abundante Magen-Darmblutungen mit akuten Oligämien auftreten. Auf die Möglichkeit der gastroskopischen Erkennung wurde von RENSHAW (1939) hingewiesen. Bei unklaren Fällen von Hämatemesis ist an gastrische Teleangiektasien zu denken (BOSTON 1930).

Teleangiektatische Schleimhautblutungen im Bereich des Urogenitalsystems werden seltener beschrieben (FOGGIE 1928; FRANKE und BINDSEIL 1941; GRIGGS und BAKER 1941). FRANKE und BINDSEIL (1941) beobachteten uterine, cervicale und (cystoskopische faßbar) vesicale Herde. Die „familiäre Hämaturie" beruht auf Teleangiektasien im Bereich der Nieren und Harnwege (BLUM 1936; MARKOFF 1943; GOLDECK und STILLER 1950; FANINGER, VRCEVIC 1957).

Klinische Beobachtungen über Teleangiektasien am Auge (WITMER 1951; INIGO 1951; LANDAU u. Mitarb. 1956) am Gehirn und am Rückenmark (Subarachnoidalblutungen) sind von KUFS (1928) und WERNER (1942) erwähnt.

Patienten mit familiärer Teleangiektasie weisen neben Leberfunktionsstörungen (CICOVACKI 1938) nicht selten Leberschäden mit Ausgang in Cirrhosen auf (JOHNSON und NORDENSEN 1942; ASHBY und BULMER 1951; BAKER 1953; SCHMIDT 1954). Auf Grund einer eigenen Beobachtung spricht sich WERNER (1942) dafür aus, daß sich die Leberveränderungen als Folgeerscheinungen einer primären Capillaropathie entwickeln, vergleichbar den cerebralen Folgeerscheinungen bei hereditärer Teleangiektasie. Bei primärer Lebercirrhose werden bekanntlich häufig Capillarveränderungen im Hautbereich und den übrigen Organen gefunden (vgl. Abschnitt Gefäßspinnen, S. 543).

Milzvergrößerungen bei Patienten mit essentieller familiärer Teleangiektasie sollen nur bei gleichzeitiger Hepatomegalie vorkommen (FITZ-HUGH 1931; SCHUSTER 1937; GRUNG 1954).

Als Folgezustände der in Häufigkeit und Intensität unterschiedlichen Teleangiektasienblutungen können sich akute Oligämien und chronische hypochrome mikrocytäre Anämien entwickeln. Manche Patienten werden nur selten durch Blutungen beeinträchtigt, manche erfreuen sich monate- bis jahrelanger beschwerdefreier Intervalle. Häufig rezidivierende Blutungen bilden andererseits gefährliche Komplikationen (STURGIS 1948).

Differentialdiagnostisch ist wichtig, daß sich Teleangiektasien durch Spateldruck blutleer machen lassen, im Gegensatz zu den bei Purpura verschiedenster Genese anzutreffenden Blutextravasaten. Bei Fällen mit Leber- und Milzvergrößerung kann die Diagnose gegenüber Leukämien und anderen Blutkrankheiten mit Hilfe des Blutbildes geklärt werden. Das Rumpel-Leede-Phänomen kann negativ sein (ARRAK 1925). HÖDL (1954) beschreibt unzureichende Aktivation und Produktion von Thrombokinase, das Vorkommen von Polycythämien und in seltenen Fällen (größere pulmonale a-v-Fisteln), von Trommelschlegelfingern sowie von pulsierenden Verschattungen der Lungenfelder, die beim Valsalva-Versuch kleiner und beim Johannes-Müller-Versuch größer werden. Dies gilt als Diagnosticum für pulmonale Manifestation der familiären essentiellen Teleangiektasie. Das Vorkommen von Flachnägeln (vgl. S. 48) bei Morbus Osler wird von MARTINI und HAGEMANN (1956) erwähnt; die einschlägige Patientin hatte, ähnlich den Beobachtungen von PAGNIEZ u. Mitarb. (1936), in der Anamnese vasospastische Zustände.

Therapie. Zugängliche Oberflächenblutungen bei essentieller Teleangiektasie, vor allem im Bereich von Haut, Lippen, Nase und Mundhöhle, lassen sich häufig durch äußerliche Anwendung von Thrombin, durch Kauterisation oder Verschorfungen beherrschen (FIGI und WATKINS 1943). Weniger durchgesetzt hat sich die Injektion sklerosierender Lösungen in die paravasalen Schleimhautbereiche bei Epistaxis (O'KANE 1938) und die Behandlung mit Röntgen- und Radiumbestrahlung (FIGI und WATKINS 1943). Zu Ligaturen größerer Arterien, etwa der Carotis externa bei cerebraler Lokalisation der Erkrankung, wird man sich nur in äußersten Notfällen entschließen können. Die Wirkungslosigkeit der äußerlichen Suprareninanwendung bei blutenden Teleangiektasien bildet einen

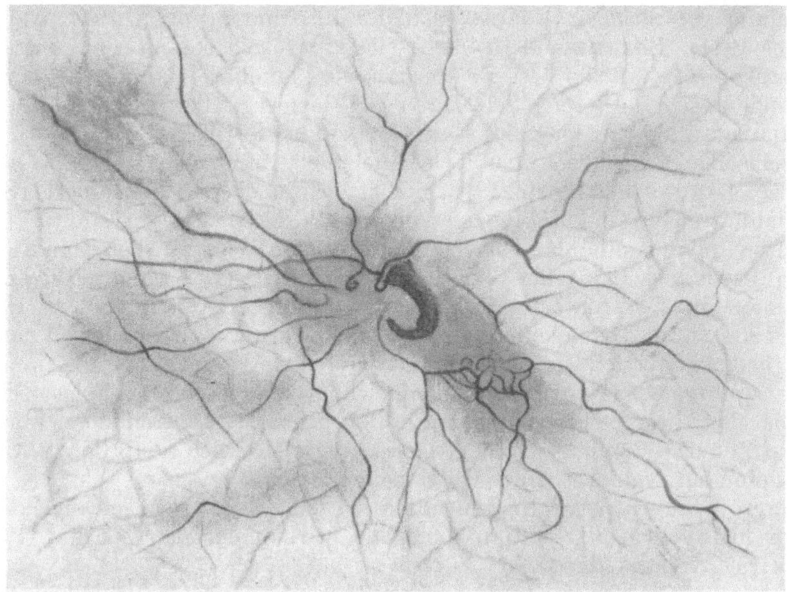

Abb. 73. Zentralgefäß einer Spinne (Vergrößerung etwa 30fach, Aquarell). (Nach MARTINI 1955.)

Hinweis auf die fehlende Fähigkeit zur Vasoconstriction. Die Folgezustände innerlicher Teleangiektasienblutungen können bei ausreichender und rechtzeitiger Erkennung rationell behandelt werden. Bei akuten Oligämien, die bei gleichzeitigem Schocksyndrom manchmal allein durch Bestimmung der Blutmenge, nicht aber durch die nur relativen Werte von Hämoglobin und Erythrocytenzahl und Hämatokrit erkannt werden können (WOLLHEIM und SCHNEIDER 1954), ist eine geeignete Volumenersatztherapie nötig. Die Behandlung der Blutungsanämien erfolgt im übrigen nach den allgemein üblichen Regeln.

Sexualhormone, bei Frauen Oestrogen-, bei Männern kombinierte Oestrogen- und Androgen-Anwendung (KOCH u. Mitarb. 1952; HYDE 1954; WALTER 1956) sollen bisweilen günstig wirken. Die Proliferation der Intima soll nach RATSCHOW (1950) durch diese Behandlung gefördert werden.

Die Wirkungen der Flavone, speziell von Rutin, werden unterschiedlich beurteilt. Gegenüber den günstigen Wirkungen, die von manchen Autoren (KUSHLAN 1953; DOENGES 1953; MESSERSCHMIDT u. Mitarb. 1953) gesehen wurden, äußert sich OVERHOLT (1957) zurückhaltend.

In seltenen Fällen kann bei abundanten gastrischen Blutverlusten Magenresektion angezeigt sein (GOLDECK u. STILLER 1950; WILLIAMS und BRICK 1955). Bei pulmonaler Manifestation ist die Lobektomie zu erwägen (NOGRETTE 1953).

Prognose. Die Krankheit führt kaum direkt zum Tode, obwohl im Gefolge von Blutungen gelegentlich bedrohliche Oligämien auftreten. Der Krankheitsverlauf schwankt in weitesten Bereichen. Trotz prinzipieller Gutartigkeit kommt es durch die Folgezustände (Blutungsanämien) mitunter zu länger dauernder Beeinträchtigung der allgemeinen körperlichen Leistungsfähigkeit. Eine kausale Therapie gegen die erbmäßig fixierte Krankheit ist nicht möglich.

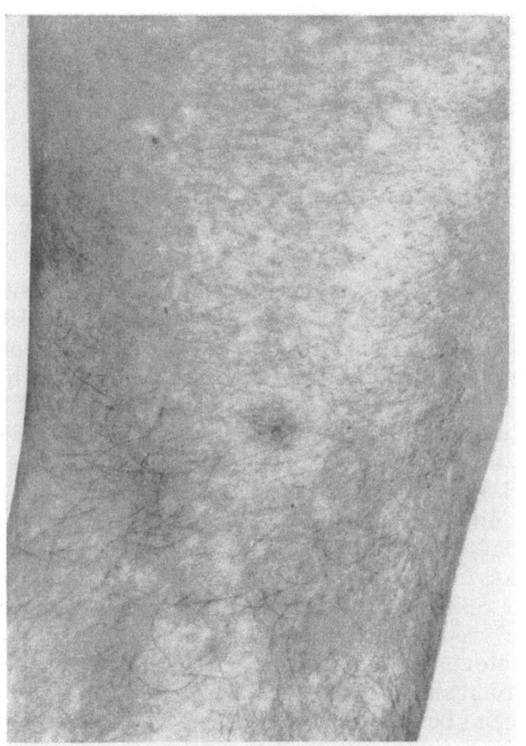

Abb. 74. Weißer Halo um eine Gefäßspinne bei einer Patientin mit Lebercirrhose (Rückseite des Oberschenkels). (Aus MARTINI 1955.)

ββ) Gefäßspinnen.

Als Gefäßspinnen (spiders) werden vielgestaltige seit RAYER (1835; zit. nach MARTINI 1955) wiederholt beschriebene Gefäßerweiterungen bezeichnet. Sie haben oft ein punktförmiges, kleinststecknadelkopfgroßes Zentrum, das unter Glasspateldruck manchmal Pulsationen erkennen läßt, und zuweilen das Hautniveau geringgradig überragt. Radiär von diesem Zentrum strahlen feinste Gefäßreiserchen von einigen Millimeter Länge aus, die auf Distanz als roter Hof imponieren. Das Kaliber der Gefäßreiserchen nimmt peripherwärts ab. Bei kühler Umgebungstemperatur wird um diesen roten Hof ein weißer runder Bezirk, der sog. Halo beobachtet. Die zentrale Spinnenampulle stammt aus dem cutanen Plexus (SPALTEHOLZ 1929; vgl. Abb. 73 u. 74 nach MARTINI 1955), ist also noch arteriell.

Gefäßspinnen kommen bei Normalen, ferner in der Gravidität, bei B-Avitaminose (BEAN 1942; 1943; 1945; 1951; 1953), bei Hyperthyreosen (HYDE 1908) sowie in Vorstadien der diffusen Sklerodermie (OSLER 1901; 1907; NAEGELI 1935; MARTINI 1955) vor. Auf Grund eingehenden Studiums der Gefäßspinnen nimmt MARTINI (1955) an, daß in empfindlichen und exponierten Hautzonen unter Mitwirkung hormonaler Einflüsse eine Capillarerweiterung stattfindet, gefördert durch eine gesteigerte periphere Durchblutung, vergleichbar etwa dem Verhalten beim Palmarerythem der Lebercirrhotiker und bei den Trommelschlegelfingern der Dysproteinämiker. Altersmäßig läßt sich eine verschiedene Häufung von Gefäßspinnen nachweisen. Bei gesunden 6—10jährigen Kindern waren in 36%, bei 11—15jährigen Kindern in 30%, bei 16—20jährigen nur in 11% die Gefäßspinnen nachzuweisen. Am seltensten finden sich Spiders bei gesunden Erwachsenen; bei

31—50jährigen wurden sie in 5,5%, bei über 50jährigen nur in 2,4% gefunden (MARTINI 1955).

Pulsierende Gefäßspinnen werden vorwiegend bei älteren Menschen, häufig in Verbindung mit anderen Krankheiten, insbesondere Lebercirrhose, angetroffen (WEBER 1936; WILLIAMS und SNELL 1938). Diese sind den nicht pulsierenden Gefäßspinnen gleichzuordnen, nur mit dem Unterschied, daß die zentrale Spinnenampulle noch Pulsationen aus den arteriellen cutanen Gefäßen mitgeteilt bekommt.

Die Unterscheidung der Gefäßspinnen von den Gefäßtumoren im Sinne echter Neubildungen ist nicht immer einfach.

Die unzweifelhafte Anhäufung von Gefäßspinnen bei manchen, keineswegs aber sämtlichen Patienten mit Lebercirrhose gab Anlaß zu weitgehenden pathogenetischen Hypothesen. MARTINI (1955) gibt eine Aufstellung der in der Literatur niedergelegten Ansichten. Als prognostisch ungünstig galten Spider-Naevi bei Leberkranken schon seit HANOT und GILBERT (1890). Unter 37 Patienten mit Lebercirrhose hatten 30 Gefäßspinnen; 22 davon verstarben kurze Zeit später an dekompensierter Lebercirrhose mit Ascites (MARTINI 1955).

Pathogenetisch wird wegen des gemeinsamen Vorkommens bei Lebercirrhose, bei Gravidität (CORBETT 1914; vgl. MARTINI 1955), bei Kindern und insbesondere bei Mädchen über 10 Jahren, ferner bei Dysprotien und bei Aneurinmangel, an Capillarveränderungen im Gefolge eines erhöhten Oestrogenspiegels im Blut gedacht (BEAN 1942), wobei man sich vorstellt, daß die vielfach gleichzeitig vorhandene Gynäkomastie und das Palmarerythem durch verminderte Oestrogeninaktivierung in der Leber zu erklären sei. Signifikante Veränderungen der Oestrogenausscheidung im Urin konnten aber nicht nachgewiesen werden (RUPP u. Mitarb. 1951; PINCUS u. MARTIN 1940); jedoch vermuten DOHAN u. Mitarb. (1952) eine Anregung des Blutgefäßwachstums durch freies Oestrogen im Blut. MARTINI (1955) erachtet die Annahme endokriner pathogenetischer Faktoren bei der Spider-Entstehung nicht für zwingend. Er diskutiert die ätiologische Rolle der vasotropen Prinzipien (SHORR 1950); das VDM-Prinzip (vgl. WOLLHEIM u. MOELLER, dieses Handbuch Bd. IX/5, S. 202) wirkt dem an der peripheren Strombahn constrictorischen Adrenalin- und Arterenoleinfluß entgegen; es scheint bei Leberschädigungen gegenüber dem VEM-Prinzip zu prävalieren, wobei an einen verminderten hepatischen Ferritinabbau und einen verminderten renalen VEM-Aufbau gedacht wurde. Das umschriebene Auftreten der Gefäßspinnen und manche Auffälligkeiten in der Lokalisation lassen sich durch diese Hypothesen nicht erklären. Nach EPPINGER (1938; 1949) sollen Gefäßspinnen nur im Einzugsgebiet der oberen Hohlvene zu beobachten sein. Hormonale Zusammenhänge erwägen auch WALSH und BECKER (1941) sowie BEAN (1942), der die Gebilde hauptsächlich zwischen dem 2. und 5. Schwangerschaftsmonat auftreten und post partum wieder verschwinden sah. Die relative Seltenheit von Spiders bei Negerinnen (nur insgesamt 11% gegenüber 66,6% bei graviden weißen Frauen) dürfte zumindest teilweise durch die schwierigere Erkennbarkeit an der dunkleren Haut zu erklären sein. Neben hormonalen Einflüssen halten GOUGEROT u. Mitarb. (1929) aktinische Einwirkungen für möglich, zumal an lichtexponierten Körperstellen häufiger als anderswo die Veränderungen auftreten.

Gefäßspinnen sind kein schlüssiger Beweis für eine Leberkrankheit. Auch bei gesunden Individuen können sie, besonders im Bereich von Nase und Stirn, gelegentlich gefunden werden.

Kosmetisch störende Gefäßspinnen lassen sich durch Kauterisation des Zentralgefäßes beseitigen.

γγ) Andere capilläre Aneurysmen.

Von geringer klinischer Bedeutung sind die senilen Teleangiektasien, die bei Menschen mittlerer und höherer Altersklassen in aktinisch oder anderweitig physikalisch exponierten Hautbereichen angetroffen werden.

Auch bei manchen Hautkrankheiten (Rosacea; Lupus erythematodes) und bei Diabetes mellitus (Rubeosis diabetica) lassen sich Capillarerweiterungen häufig finden. v. NOORDEN (1892; 1912) erklärt die rosige Gesichtsfarbe der Diabetiker durch spezifisch diabetische Capillarveränderungen; WEISS (1916) beobachtete die Erweiterung der zwischen arteriellem und venösem Capillarschenkel liegenden Capillarschleifen. O. MÜLLER (1939) führt diese Capillarveränderungen weniger auf Entwicklungshemmungen im Sinne von JAENSCH (1928) zurück, sondern auf zunächst funktionell auftretende, später inveterierte Gefäßerweiterungen an der „Stoffwechselstelle".

Etwas größere Capillarveränderungen stellen die bei Diabetes mellitus vorkommenden Aneurysmen der Capillaren der Retina dar (MACKENDZIE 1892; zit. nach BAJARDI 1892; zit. nach O. MÜLLER 1939; BALLANTYNE 1939; BALLANTYNE und LÖWENSTEIN 1943; ASHTON 1948; SAUER und KOCH 1953). Analoge Veränderungen lassen sich auch an der Conjunctiva bulbi (WEISS 1916; JÜRGENSEN 1918), an der Gingiva (BACK und REDISCH 1931) und an den Nierenglomerula (KIMMELSTIEL und WILSON 1936; GÜNTHER 1942; ROGERS u. ROBBINS 1952) nachweisen. Nach ROGERS und ROBBINS (1952) sollen sie unabhängig von der Schwere einer etwa vorhandenen Sklerose sein. Pathogenetisch ist eine primäre intramurale Hyalinablagerung in der Capillarwand gesichert, in deren Gefolge die Aneurysmen auftreten (BELL 1942; ALLEN 1951; SAUER und KOCH 1953; BÜRGER 1954).

Bei Patienten mit Hypertonie und Arteriosklerose konnten DRESZER und NEUBÜRGER (1938) mittels Injektionsverfahren capilläre Aneurysmen feststellen, die sich als Folgen von Capillarwandschädigungen entwickelt hatten.

Beim sog. spastisch-atonischen Symptomenkomplex beschrieb O. MÜLLER (1939) spindel- oder sackförmige Capillaraneurysmen, die als Übergänge zu den physiologischerweise manchmal stärker ausgeprägten kolbigen Verbreiterungen der Umbiegungsstellen der Endcapillaren aufzufassen sind. O. MÜLLER (1939) spricht bei dieser meist mit Steigerung der Capillarpermeabilität einhergehenden „konstitutionellen Überempfindlichkeit des feinsten Gefäßabschnittes" von einer angeborenen „Lenkungsstörung". Diese findet sich unter anderem bei Eklampsien sowie bei Muskelrheumatismus (RUHMANN 1931).

β) Verengerungen.

Wie häufig beim Menschen organisch fixierte Verengerungen der Capillaren vorkommen, ist schwer abzuschätzen. O. MÜLLER (1939) räumt ein, daß länger andauernde spastisch-atonische Symptomenkomplexe allmählich zu organisch fixierten Stenosen des feinsten Gefäßabschnittes werden, z.B. bei der Nephritis. Bekannt ist ferner das Vorkommen intramuraler Einlagerung von Hyalin in nodulärer Form als Ursache der für die sekundäre Aneurysmenbildung verantwortlichen Lumenverengerung (BELL 1942; ALLEN 1951).

Nach thermischen Schädigungen sowie nach entzündlichen und allergischen Vasculitiden kann eine bis zur Obliteration gehende Capillareinengung eintreten; diese Fälle werden unter den Permeabilitätsstörungen (s. S. 553ff.) besprochen.

Bei primären Bindegewebskrankheiten, z.B. den Sklerodermien, kommt es von außen her zu hochgradiger Einengung der Capillaren; auf diese Beziehungen ist im Abschnitt „sekundäre arteriospastische Zustände" (s. S. 248, 249) eingegangen, sofern sie über die rein mechanische Einengung der Endstrombahn hinausgehen.

2. Wandveränderungen der Capillaren.

Entsprechend der Kardinalfunktion der Capillaren, einerseits Blut im geschlossenen Kreislauf zu transportieren, andererseits dabei den Stoffaustausch mit den Geweben zu ermöglichen, entstehen bedeutungsvolle Funktionsstörungen durch Änderungen der Durchlässigkeit der Capillarwand oder, reziprok hierzu, der Capillarresistenz. Durch Übereinkommen ist festgelegt (Bartelheimer und Küchmeister 1955), daß unter Differenzierung der allgemeinen Bezeichnung „Durchlässigkeit" unter *Capillarpermeabilität* die Durchlässigkeit der Capillarwand für Wasser mit echt und unecht gelösten Substanzen, unter *Capillarresistenz* die Widerstandskraft der Capillarwand, mikroskopisch sichtbare, corpusculäre Elemente in der Blutstrombahn zu halten (gemessen an der Durchlässigkeit der Capillarwand für Erythrocyten während eines bestimmten definierten Unter- oder Überdruckes), zu verstehen ist. Auf die Untersuchungstechnik wurde S. 102ff. eingegangen.

Klinischen Zwecken wird diese von der Untersuchungstechnik her bezogene Einteilung nur teilweise gerecht, indem wenigstens bei der Gruppe der vasculären Purpura (S. 563ff.) der Erythrocytenaustritt aus den Capillaren das führende Symptom ist. Darüber hinaus scheinen jedoch fließende Übergänge zu bestehen zwischen Capillarpermeabilitätsstörungen und Capillarresistenzstörungen, indem stärkere Grade von Capillarpermeabilitätsstörungen, vor allem bei Entzündungen und bei toxischen Einwirkungen mit einem gleichzeitigen Austritt von corpusculären Elementen aus der Blutstrombahn kombiniert sind. Deshalb sind diese Prozesse in einem gesonderten Abschnitt „toxische Störungen der Durchlässigkeit der Capillarwand (S. 581 ff.) zusammengestellt. Die allgemeine therapeutische Beeinflussung der Capillarwanddurchlässigkeit wird im Abschnitt d) (S. 585) dargestellt.

a) Änderungen der Durchlässigkeit der Capillarwand für Wasser und gelöste Stoffe (Änderungen der Capillarpermeabilität).

Zu den Änderungen der Capillarpermeabilität gehören nach Küchmeister (1954) auch Veränderungen der Capillarwanddurchlässigkeit für die kolloidalen Plasmaeiweißkörper. Normalerweise darf nach Pappenheimer (1953) ein Durchmesser der Capillarporen von 30—32 Å bei einer Länge von 0.2 μ angenommen werden. Wahrscheinlich findet auch unter physiologischen Verhältnissen ein geringgradiger Durchtritt von Eiweiß aus der Blutbahn durch die Capillarwand in den extravasalen Raum statt. Umgekehrt konnte gezeigt werden, daß z.B. nach großen intestinalen Blutungen albuminhaltige Gewebsflüssigkeit aus dem extravasalen Raum in die Blutbahn einströmt (Wollheim und Schneider 1954/1955).

α) Urticaria, Oedema Quincke.

Das geläufigste klinische Beispiel akut einsetzender abnormer Permeabilitätsveränderungen der Capillaren ist die Urticariaquaddel und das akut auftretende Ödem (Oedema fugax). Letzteres wurde auch wegen seiner häufigen segmentalen Anordnung als neurogen angesehen. Schlüssige Beweise für die neurale Genese dieser Durchlässigkeitsveränderung scheinen uns aber nicht vorzuliegen. Eindeutig humoral und capillär bedingt sind die urticariellen Reaktionen auf allergischer Basis. Welche Vielfalt von nutritativen, medikamentösen, pflanzlichen und sonstigen chemischen Allergenen zur Steigerung der Permeabilität und urticariellen Reaktion führen kann, ist hinlänglich bekannt. Noch nicht im einzelnen geklärt ist dagegen der Mechanismus der Pathogenese, der zu diesem Mißverhältnis zwischen capillärer Flüssigkeitsexkretion und Resorption im Capillargebiet führt.

Für die Therapie der Urticaria stand früher die Vorstellung einer Gefäßabdichtung etwa durch Calciumsalze oder durch Hemmung des Parasympathicus mittels Atropin oder umgekehrt die Anwendung von Sympathicomimeticis im Vordergrund. Dazu kommt als wirkungsvollste antiallergische Therapie die Anwendung von Glucocorticoiden. Nie vergessen werden sollte aber die oft durch einfache diätetische Umstellung und durch Laxantien anzustrebende Beseitigung der Antigene.

Die dreifache Reaktion (EBBECKE 1923; LEWIS 1927). Die intracutane Applikation kleinster Mengen von Histamin (0,1 cm^3 einer Lösung 1:1000) bewirkt eine charakteristische 3fache Reaktion: Quaddelbildung, Rötung und roter Hof. Dabei ist die Rötung auf die Erweiterung der Endcapillaren zurückzuführen, die Quaddelbildung ein Permeabilitätsphänomen, ähnlich dem der urticariellen Reaktion, der rote Hof mit seiner unscharfen Begrenzung Ausdruck der begleitenden Erweiterung der Arteriolen. Wie die Beobachtungen nach peripheren Nervenlähmungen und Novocainblockaden ergeben, ist letztere Reaktion neurogen, möglicherweise durch kurze Axonreflexe, bedingt. Dem gleichen Typus entsprechende Reaktionen können nicht nur durch die Einführung von Histamin, sondern durch zahlreiche andere Gifte (Bienenstich, Wespenstich) und durch mechanische Einwirkung hervorgerufen werden. Hieraus schloß Sir THOMAS LEWIS (1927), daß bei all diesen verschiedenen Noxen die Freisetzung von Histamin oder histaminähnlichen Substanzen aus den geschädigten Zellen der Haut Ursache dieser capillären Reaktion wäre. Als Argument für diese Auffassung, zumindest soweit es sich um die mechanische Reizung handelt, kann auch die Beobachtung von KALK (1929) angeführt werden, daß durch Bürsten der Haut ebenso wie nach der Injektion von Histamin die Magensekretion und insbesondere die Produktion von HCl zunimmt.

β) Capilläre Permeabilitätsstörungen bei Entzündungen.

Die Grundvorgänge bei der Entzündung mit den klassischen Symptomen Rubor, Calor, Tumor und Dolor sowie Functio laesa lassen sich weitgehend durch Störungen der Capillarpermeabilität erklären. KROGH (1929) vergleicht diese Vorgänge mit der bereits von EBBECKE (1923) beschriebenen und später von LEWIS (1927) eingehend studierten „dreifachen Reaktion". Der Zweck entzündlicher Reaktionen ist in einer defensiven Maßnahme des lebenden Organismus gegen eine Schädigung zu sehen (RIBBERT 1909). Eine Vielzahl exogener und endogener Noxen kommt hierfür ursächlich in Frage.

Die gesteigerte Capillarpermeabilität bei der Entzündung führt zur extravasalen Ansammlung von Flüssigkeit (entzündliches Ödem, Exsudat). An der Haut entspricht diesem Vorgang die urticarielle Reaktion, die auch nach LEWIS (1928) unabhängig vom Nervensystem abläuft und am denervierten Gewebe reproduzierbar ist. Die aus den Capillaren abfiltrierte Flüssigkeit ist eiweißreich und ähnelt in ihrer Zusammensetzung dem Blutplasma. Normalerweise sammelt sie sich in der Papillenschicht der Cutis in der Umgebung der venösen Plexus in horizontaler Ausbreitung an; äußerlich imponiert sie als scharfrandig begrenzte, erhabene Quaddel, ähnlich einer artifiziell gesetzten intracutanen Quaddel mit physiologischer Kochsalzlösung. Die exsudierte Flüssigkeit kann nur langsam wieder aus dem Gewebe verschwinden, da eiweißhaltiges Exsudat nicht der onkotischen Rückresorption in die Gefäße unterliegt und durch die Lymphwege offenbar nicht hinreichend abgeführt wird (KROGH 1929). Lediglich bei tieferem Gewebssitz als in der Papillenschicht der Cutis kommt die Rückbildung leichter zustande, so daß die Quaddeldauer geringer ist (TÖRÖK 1928). Bei besonders oberflächlichem Sitz des Exsudates, etwa im Stratum germinativum, kommt es dagegen zu Blasenbildung.

Zeitliche Verschiebungen des Ablaufes scheinen bei neuralen Störungen möglich, und zwar entweder Verlangsamung oder Beschleunigung (Dreyer und Jansen 1905).

Indirekte Capillarreaktionen nach Schädigung von Gewebszellen sind seit Ebbecke (1917; 1923; 1923) und Lewis (1928) bekannt. Grundsätzlich können durch zahlreiche exogene Einflüsse, sei es thermischer Art (Hitze, Kälte), durch mechanische Insulte und durch chemische Reizung solche Capillarveränderungen hervorgerufen werden. Bekannt sind die Wirkungen von Säuren, Laugen, Metallsalzen, Formaldehyd, von Morphium, Peptonen und Albumosen, quaternären Ammoniumbasen, von artfremdem Eiweiß nach vorhergehender Sensibilisierung. Ebbecke (1923) konnte auch mit Zuckerlösungen gleichartige Reaktionen hervorrufen. Einwirkungen von Strahlen, wie UV-Licht (Finsen 1900), sind gleichfalls zur Ingangsetzung der dreifachen Reaktion geeignet; Lewis (1928) konnte mit der Quecksilberdampflampe durch Bestrahlung die dreifache Reaktion auslösen. Dabei wurde die Diffusionsröte in Gestalt unregelmäßiger Ausläufer des geröteten Bezirkes mit ihrem Sitz im Lymphbahnbereich als Argument für die stoffliche Ursache bei der Auslösung aktinischer Erytheme angesehen (Lewis und Zotterman 1926). Während die rote Dermographie bei unterbundener Zirkulation noch lange Zeit weiterbesteht, läßt sich von zwei verschiedenartig angelegten roten Reizreaktionen diejenige rasch zum Verschwinden bringen, deren Zirkulation nicht behindert ist; nach Lewis (1928) und Krogh (1929) kann dies als Hinweis dafür gelten, daß die für die Rötung verantwortliche Substanz bei freigegebener Zirkulation weggespült wird.

Krogh (1929) vermutet, daß die sog. Schockgifte in die Gruppe der H-Substanzen zu rechnen seien; der Nachweis hierfür ist bisher nur für Verbrennungen erbracht (Barsoum u. Gaddum 1936). Bei entsprechender Schädigung kommt es zur Alteration der Capillarwände, zur hochgradigen Lumenerweiterung mit unzureichender terminaler Durchblutung, zur Hypoxie von Capillarwand und Gewebe und zur verminderten Zufuhr tonisierender Hypophysenhormone, woraus eine noch stärkere Erweiterung und zusätzliche Steigerung der Durchlässigkeit resultiert. Damit können auch die in fortgeschrittenen Stadien von Capillarschädigungen eintretenden Plasmaverluste erklärt werden, deren Ausgleich das zentrale Problem der Schocktherapie darstellt (Bayliss 1916; Wollheim 1955; 1957; Wollheim u. Mitarb. 1952; Wollheim u. Schneider 1958).

Bei gesteigerter Intensität all der genannten Reaktionen kann es über die capillare Permeabilitätsstörung hinaus auch zu einer Steigerung der Durchlässigkeit für corpusculäre Bestandteile des Blutes kommen; die allgemeine Pathologie kennt den hämorrhagischen Charakter besonders intensiver Entzündungsprozesse. Ähnliche Phänomene bei Kombination von Permeabilitäts- und Resistenzstörungen werden im Abschnitt „Änderungen der Durchlässigkeit der Capillarwand unter Einwirkung von Giften" besprochen.

γ) Steigerung der Capillarpermeabilität bei Diabetes mellitus.

Erhöhte Eiweißdurchlässigkeit der Capillaren von Diabeteskranken kennt man seit langem (O. Müller 1937, 1939; Sünderhauf 1927; Benda und Loukopoulos 1944; Bartelheimer 1951; 1952; 1955; Wendt 1949; Küchmeister 1952; 1954). Mit einem modifizierten Landis-Test bei 60 mm Hg Saugdruck konnte Ries (zit. nach Bürger 1954) dies bestätigen. Kombinierte Untersuchungen mit Saugverfahren und Cantharidenblasen-Methode durch Bartelheimer (1953) führten auch zum Nachweis erhöhter Zuckerwerte im Gewebssaft von Diabetikern.

Die Capillaropathia diabetica specifica universalis (BÜRGER 1954; MOHNIKE 1958) bildet einen der wichtigsten pathologischen Vorgänge der diabetischen Erkrankung. Eine ihrer Auswirkungen ist die von MENDLOWITZ u. Mitarb. (1953) sowie BARANY (1955) bei Diabetikern in relativ jungem Alter gefundene Einschränkung der cutanen Wärmeabgabe und die verlängerte Vasoconstriction nach Gabe von Adrenalin und Noradrenalin. Letztere erklärt BARANY (1955) durch Inaktivierung vasoconstrictorisch wirksamer Substanzen in der geschädigten Capillarwand. Auch die Beobachtung unzureichender Vasodilatation nach 50 mg Priscol intravenös an Diabetikern (CHOLST u. Mitarb. 1952; HANDELSMAN 1952) gehört hierher. Im Mittelpunkt der diabetischen Capillaropathie stehen pathogenetisch weniger die Störungen im Lipidstoffwechsel als pathologische Ablagerungen von Mucopolysacchariden in der Capillarwand (LE COMPTE 1955; MOHNIKE 1958). Die Beurteilung der verschiedenen ätiologischen Faktoren der diabetischen Capillaropathie ist uneinheitlich. Auf Grund einer Übersicht über 6000 Diabetiker kommt MOHNIKE (1958) zu dem Schluß, daß das Leiden kaum vor dem 18.—20. Lebensjahr auftritt, aber besonders bei Patienten mit infantiler oder juveniler Diabetesmanifestation gehäuft und verstärkt vorkommt; eine Zunahme der Morbidität an Capillaropathia diabetica nach 10—15jähriger Diabetesdauer erscheint unverkennbar. Während BERTRAM (1952) und OTTO (1951) die Schwere der Veränderungen, geschätzt nach der Ausprägung der Retinopathia diabetica, für unabhängig von der Intensität der Stoffwechselstörungen halten, ist aus dem Material von MOHNIKE (1958) doch eine Abhängigkeit der diabetischen Komplikationen von der Güte der Stoffwechseleinstellung ersichtlich. Die Komplikationsfrequenz betrug bei guter Einstellung des Diabetes 16%, bei genügender Einstellung 39%, bei ungenügender 51%. Die divergente Beurteilung dieser Frage ergibt sich daraus, daß BERTRAM (1952) und OTTO (1951) eine „gute" Einstellung des diabetischen Stoffwechsels unter Berücksichtigung des Blutzuckerspiegels nicht für vorteilhaft halten. Sicherlich ist eine zuverlässige Beurteilung dieser Frage wegen vielfacher Täuschungsmöglichkeiten nur unter Zuhilfenahme von Blutzuckertagesprofilen möglich, worauf im Zusammenhang mit therapeutischen Problemen WOLLHEIM und ZISSLER (1950) hingewiesen haben.

Gehäuftes Vorkommen diabetischer Capillaropathien wird bei fettsüchtigen Diabetikern und Patienten mit Unterfunktion der Gonaden berichtet (MOHNIKE 1958); zu diskutieren ist auch eine vermehrte Morbidität bei Diabetikerinnen in der 2. Schwangerschaftshälfte (LACHETA 1956).

STÄRCK (1954) hält pathogenetisch allergische Vorgänge nach Art von Antigen-Antikörpermechanismen mit Beteiligung intermediärer Stoffwechselprodukte des Diabetikers für bedeutungsvoll, wobei die Präcipitation der Reagene in der Capillarwand (Basalmembran) anzunehmen wäre.

BEIDELMANN (1953) nimmt Mangelerscheinungen von Vitamin A und B an. AMERIO und BONU (1954) denken an eine Störung des Kollagensystems auf erblicher Basis.

Als charakteristisch erwähnt MOHNIKE (1958) den schubweisen Verlauf diabetischer Capillaropathien; die Exacerbationen stellen sich nach Infektionen, bei Graviditäten und während metabolischer Ansatzphasen ein; Remissionen scheinen ebenfalls häufig vorzukommen; dabei hinterbleibt nach dem Sistieren der Prozesse häufig ein funktionell weitgehend unauffälliges „Vernarbungsstadium" (MOHNIKE 1958).

Die Lokalisation der Veränderungen erfolgt an der Endstrombahn vor allem an den Capillaren, wobei besonders die Capillaren der Netzhaut und der renalen Glomerula befallen werden. Das weitgehend übereinstimmende Verhalten glomerulärer und retinaler Veränderungen am gleichen Individuum wird von QUIROZ u. Mitarb. (1953), SAUER und KOCH (1953) sowie SIEGEL (1952) betont.

Allgemeinsymptome. Die Serumeiweißkörper zeigen bei diabetischer Capillaropathie frühzeitig eine Vermehrung der α-2-Globuline sowie der am Serumeiweiß gebundenen Hexosen und Glucosamine. Hand in Hand mit Exacerbationen stellen sich dabei auch Anstiege der Mucopolysaccharide ein, während es bei Remissionen zum Absinken der Mucopolysaccharidfraktionen im Serum kommt. Eine signifikante Korrelation von diabetischer Capillaropathie mit Besserung diabetischer Stoffwechselsituationen konnte MOHNIKE (1958) nicht finden, wenngleich er über (unerklärbare) Beobachtungen berichtet, denen zufolge die Zuckerhaushaltsstörung während einer ungünstig verlaufenden Capillaropathie geringer wurde.

Im einzelnen wird das klinische Bild bestimmt durch die am Fundus oculi und aus dem Nierenbefund ablesbaren Auswirkungen der capillären Permeabilitätsstörungen.

$\alpha\alpha$) *Retinopathia diabetica.*

Der diabetische Augenhintergrund läßt als Zeichen vermehrter Exsudationsneigung circumvasale Exsudatansammlungen und deren Reaktions- und Resorptionsprodukte in Gestalt von hellfarbigen Degenerationsherden und einer Periphlebitis retinae erkennen. Protrahierte Verläufe zeigen die Entwicklung der Retinitis proliferans diabetica, die sich von hypertonischen Fundusveränderungen unterscheiden läßt (ASHTON 1948; HEINSIUS 1950; PINES 1950). Als wesentlich ist dabei die Kombination von Permeabilitätsstörungen mit organischen Capillarwandveränderungen und Lumenanomalien (Einengungen und sekundäre Aneurysmenbildungen) sowie mit arteriosklerotischen und bisweilen mit hypertonischen Gefäßveränderungen anzusehen. Die Initialphasen der diabetischen Capillaropathie liegen aber zweifellos im Durchtritt von Proteinen und Flüssigkeit durch die beteiligten Membranen auf Grund von Störungen hauptsächlich des Glykoproteinstoffwechsels.

Klinische Beobachtungen von PORSTMANN und WIESE (1953) gelangten stadienmäßig zu folgender Einteilung der diabetischen Fundusveränderungen:

1. Kleinste flohstichartige Fundusblutungen.
2. Blutungen mit weißen Degenerationsherden.
3. Nur weiße Degenerationsherde.
4. Retinitis proliferans.

STÄRCK (1954) unterschied in ähnlicher Weise:

1. Capillaraneurysmen und punktförmige Capillarblutungen.
2. Gleichzeitiges Bestehen von Stadium 1 mit zusätzlichen weißen Herden.
3. Auftreten von exsudativen Herden und weißen Degenerationsherden.
4. Periphlebitische Prozesse im Sinne der Retinitis proliferans.

Außerdem erwähnte STÄRCK (1954) eine fünfte Form, bei der diabetische Retinopathie mit angiospastischen Veränderungen kombiniert ist.

Zuverlässige Beurteilung und exakte Differenzierung der verschiedenen Arten und Grade von Fundusveränderungen erfordern die Mitarbeit speziell in der Ophthalmoskopie ausgebildeter Fachkräfte.

$\beta\beta$) *Nephropathia diabetica.*

Parallelerscheinungen zu den Gefäßbefunden am Augenhintergrund sind die diabetischen Veränderungen an den glomerulären Nierencapillaren, erstmals von KIMMELSTIEL und WILSON (1936) als „intercapilläre Glomerulosklerose", von HÜCKEL (1938) als „Capillarektasien" der Nierenglomerula bezeichnet und später von SPÜHLER und ZOLLINGER (1943), RANDERATH (1953) und ROGERS (1952) eingehend untersucht. SPÜHLER und ZOLLINGER (1943) werten die Veränderungen als dysorisch bedingte Membranschädigungen in verschiedenen Progressionsstufen (RANDERATH 1953), die nekrobiotische Prozesse in Gang setzen können. Strenggenommen handelt es sich nicht um intercapilläre Hyalinherde, sondern um intramurale Hyalinablagerungen in der Capillarwand, wahrscheinlich in der Basalmembran (SAUER und KOCH 1953), die nach dem Urteil von ALLEN (1951) infolge Lumeneinengung und Wandschädigung zur sekundären Aneurysmenbildung führen (vgl. S. 545). Nach SAUER und KOCH (1943) sind die Capillarveränderungen am Fundus oculi und am Glomerulum nicht nur übereinstimmend auf gleichkalibrige Gefäße (20—100 μ) beschränkt, sondern weisen auch morphologische Gemeinsamkeiten auf. Eine direkte Beziehung zur Arteriosklerose ist unwahrscheinlich (HEINSIUS 1950; ROGERS 1952). Pathogenetische Zusammenhänge mit Ernährungsstörungen wurden wegen des gehäuften Vorkommens der diabetischen Nephropathie in der Nachkriegszeit, also bei gleichzeitigem Insulinmangel, erörtert (RANDERATH 1953; BÜRGER 1954). Schlechte und vernachlässigte Kontrolle des diabetischen Stoffwechsels soll die Entwicklung diabetischer Nierencapillarenveränderungen begünstigen (MATTHEWS 1954; MOHNIKE 1958; BÜRGER 1954). Dagegen wäre bei Annahme einer auf der Grundlage allergischer Reaktionen entstehenden Capillaropathie (STÄRCK 1954) eine Abhängigkeit von der Schwere der Stoffwechselstörung und dem Insulinverbrauch nicht einzusehen.

Der wichtigste klinische Hinweis für diabetische Glomerulumveränderungen ist eine manchmal, vor allem initial geringgradige, oft aber bis zu hohen Esbach-Werten ansteigende Proteinurie als Zeichen der Membrandurchlässigkeit für Eiweiß.

Dazu können bei akzidentellen Entzündungen Leukocyturien, Hämaturien und Cylindrurien verschiedenen Grades kommen. Auf die bei diabetischer Capillaropathie vorkommenden Veränderungen der Serumeiweißkörper wurde S. 550 hingewiesen.

Therapie und Prophylaxe. Eine wirksame Therapie der diabetischen Capillarveränderungen auf direktem Wege ist bisher nicht möglich. Trotz gegenteiliger Ansicht (BERTRAM 1952; OTTO 1951; STÄRCK 1954) bietet eine gute Stoffwechseleinstellung mittels Diät, notwendigenfalls mit Insulin, und nach Möglichkeit unter Einschaltung der metabolisch günstig wirksamen Muskelarbeit am ehesten die Aussicht auf eine Eindämmung der diabetischen Capillaropathie (DAESCHNER 1952; KEIDING u. Mitarb. 1952; SIEGEL 1952; MOHNIKE 1958).

Freilich gehören diese Maßnahmen im wesentlichen zur Prophylaxe; sie erhellen aus der Beobachtung geringerer Komplikationshäufigkeit bei guter Stoffwechsellage.

Über die Beeinflussung diabetischer Capillaropathien durch oral applizierte blutzuckersenkende Substanzen lassen sich noch keine eindeutigen Aussagen machen (MOHNIKE 1958).

Als unterstützende Therapie kommen in Frage Vitamin B_{12} (BEIDELMANN 1953), männliche Sexualhormone (BERTRAM 1952). Die Wirkung lipotroper Substanzen (SIEGEL 1952) erscheint noch nicht einwandfrei gesichert. STÄRCK (1954) hält eine exakte Fokalsanierung für wichtig.

Eine rationelle Therapie eines bereits manifesten diabetischen Capillarschadens ist bisher nicht über die oben genannten Maßnahmen hinausgekommen.

δ) Zirkulatorisch bedingte Permeabilitätsstörungen.

Infolge lokaler Minderdurchblutung können Veränderungen der Zellernährung und Zellatmung auftreten. Daß hierbei Permeabilitätsstörungen der Capillaren eine entscheidende Rolle spielen können, läßt sich, wie Wollheim (1928) zeigte, im Gebiet der subpapillären Capillarplexus der Haut unmittelbar beobachten. Hier konnte die lokal stark verlangsamte Strömung zum Teil mit Wechsel der Strömungsrichtung in einzelnen Teilen der Netze unmittelbar gesehen werden. Die Veränderungen der Permeabilität mit dem vermehrten Austritt von Flüssigkeit aus den erweiterten Plexus ergeben sich aus den in manchen Fällen um 400000—1000000 höheren Erythrocytengehalt pro mm^3 der cyanotischen Hautbezirke, verglichen mit blassen oder roten Hautstellen des gleichen Patienten. Diese lokale Hämokonzentration geht oft mit einem Sluggish-Phänomen einher, das Wollheim (1928) an den subcapillären Plexus der menschlichen Haut ebenso beobachten konnte wie später Knisely u. Mitarb. (1947; 1950) in den Capillarnetzen des Splanchnicusgebietes bei Kaninchen und Affen. Ähnliche Phänomene lassen sich auch an den Capillaren der Conjunctiva nachweisen (Harders 1956).

Zur eindeutigen Unterscheidung der vielfach uneinheitlich benutzten Nomenklatur wurde von Illig und Weber (1958) folgende Definition der einschlägigen Termini vorgeschlagen.

1. Stagnation = Stillstand bedeutet lediglich das Fehlen von sichtbaren Blutbewegungen in den Gefäßen infolge vor- oder nachgeschalteter Bewegungshindernisse, also Bewegungsbehinderung bei zunächst unveränderter Blutkonsistenz und Blutzusammensetzung, etwa durch Vasoconstriction. Im konkreten Falle kann dies bewirkt werden

a) durch Konstriktion vorgeschalteter Arterien;

b) durch Konstriktion nachgeschalteter Venen;

c) als Folge eines passageren Ausgleichs von Druckdifferenzen in Capillarnetzen mit mehrfachen arteriolären Zuflüssen;

d) infolge von Abflußbehinderung durch venöse Thromben.

2. Stase = Konglomeration (Weber 1955) bedeutet eine Obturation des Gefäßlumens infolge Konsistenzzunahme des Gefäßinhaltes, ohne daß ein Zu- oder Abflußhindernis folgt. Solche Verlangsamungen oder das Aufhören der intravasalen Blutbewegung sind also ursächlich entweder durch primäre Blutveränderungen oder durch Gefäßwandschädigungen oder durch Schädigung der umgebenden Gewebe bedingt. Zweckmäßig unterscheidet man zwischen Konglomerationen mit Plasmaschwund in den Capillaren und Konglomerationen ohne capillären Plasmaschwund. Bei der Stase ohne Plasmaschwund kommt es zu einer primären intravasalen Aggregation von Blutkörperchen. Dieses von Knisely u. Mitarb. (1947) als „basic sludge“ bezeichnete Phänomen stellt noch keine Permeabilitätsstörung dar, solange ein Plasmaaustritt aus der Capillare nicht stattfindet (Illig 1955). Erst mit dem Auftreten von Plasmaverlusten aus dem Capillarinhalt, der zu einer zunächst örtlichen Hämokonzentration an der Resorptionsstrecke (Schade 1927, Wollheim 1927) führt, ist eine Permeabilitätsstörung gegeben, derzufolge es auch sekundär zu Blutkörperchenaggregation kommen kann, ähnlich dem Bild des primären basic sludge. Für die Beurteilung und funktionelle Deutung weniger der histologischen, als besonders der capillarmikroskopischen Befunde ist die prinzipielle Differenzierung dieser verschiedenen Arten von Stase wichtig.

3. Schließlich erwähnen Illig und Weber (1958) nach dem Vorgang von Moon (1940, 1942) die capillarovenöse Hyperämie, wobei der arterielle Zufluß wesentlich geringer ist als es dem Gesamtquerschnitt des nachgeschalteten capillären und venösen Gefäßbezirkes entspräche, so daß eine starke capillarovenöse Strömungsverlangsamung resultiert, ein Bild, wie es bei und nach Entzündungen oft gefunden wird.

Bietet die capillaroskopische Differenzierung der Durchströmungsanomalien der Endstrombahn bereits beträchtliche Schwierigkeiten, so gestaltet sich die klinische Beurteilung der entsprechenden Vorgänge noch komplizierter. Dies gilt besonders für die Unterscheidung zwischen basic sludge im engeren Sinn mit späterem Plasmaverlust und zwischen primär mit Plasmaverlust verbundener Blutkörperchenaggregation. Einfacher ist in der Klinik die Unterscheidung von Gefäßinsuffizienzen und Capillaropathien mit Plasmaverlust von ähnlichen Bildern ohne Hämokonzentration dann, wenn das Ausmaß des capillären Plasmaverlustes das relative Erythrocytenvolumen im aktiv zirkulierenden Blut verändert und in einem Anstieg des Hämatokrit (Hämokonzentration) erkennbar wird (WOLLHEIM 1955). Zustände von capillärem Schocksyndrom finden sich bei Infektionen, Traumen und Operationen, besonders Bauchoperationen, bei einem Teil der Myokardinfarkte (WOLLHEIM 1954, 1955; WOLLHEIM und SCHNEIDER 1958; WOLLHEIM, SCHNEIDER und ZISSLER 1957), bei manchen Fällen von Virushepatitis (WOLLHEIM 1950; ZISSLER 1952) besonders auch beim epidemischen hämorrhagischen Fieber (GREISMANN 1957), ferner bei Poliomyelitiden, Variola und anderen Infektionskrankheiten (EPPINGER 1938; LETTERER 1953; LYON 1954). Das Besondere dieser Gefäßinsuffizienzen besteht darin, daß die Plasmavolumenabnahme stärker ist als die Verminderung der aktiven Erythrocytenmenge, was durch pathologisch gesteigerte Capillarpermeation erklärt wird. Einfache Gefäßinsuffizienzen infolge orthostatischer Störungen (PARR 1950), Pneumonie oder Bronchitis (ZISSLER 1952) und bei prostatektomierten Patienten (SCHNEIDER 1954) weisen nicht regelmäßig Plasmaverluste auf. Spezielle Angaben hierüber finden sich im Abschnitt Hypotonie (WOLLHEIM und MOELLER, dieses Handbuch Bd. IX/5, S. 777ff.).

Zu den zirkulationsbedingten Permeabilitätsstörungen der Capillaren gehören auch die bei arteriospastischen Störungen auftretenden mit vermehrter Ödemneigung einhergehenden Störungen; auf die Beziehungen zwischen peripherer Vasospastik und Sklerodermie (BOCK 1957) wurde auch S. 249 hingewiesen. Die „angioneurotischen Diathesen" (ASSMANN 1932) stellen ein Bindeglied zwischen vasogenen und neurogenen Angriffspunkten der capillären Permeabilitätsstörungen dar. Hier liegen auch die Angriffspunkte vasaler Antigen-Antikörperreaktionen bei allergischen Gefäßveränderungen.

ε) Permeabilitätsstörungen im Bereich von Endstrombahn und Capillaren durch thermische Einwirkungen.

αα) Unterkühlung.

Kälteurticaria und Kälteüberempfindlichkeit. Nach Beobachtungen von BÉHIER (1886), DUKE (1925), HORTON und BROWN (1929) sowie LEWIS (1941) gibt es Personen, bei denen nach Kältereizen, die bei der Mehrzahl von Menschen störungsfrei vertragen werden, abnorme Reaktionen auftreten. Als typische Kälteüberempfindlichkeitsreaktion zeigt sich an den exponierten Körperbezirken die Kälteurticaria. Sie kann im Haut- und im Schleimhautbereich auftreten und ist in ihrer Morphe von anderen urticariellen Reaktionen nicht unterscheidbar. Sind größere Körperareale in die Reaktion einbezogen, kommt es zu Rückwirkungen auf den Kreislauf: Pulsfrequenzsteigerungen, Schockzustände und Kollapserscheinungen mit Abfall des arteriellen Blutdrucks; daneben vasomotorische Reaktionen im Bereich von Gesicht und Hals ähnlich den Erscheinungen beim Histaminschock. Der pathogenetische Grundvorgang ist eine Permeabilitätssteigerung im Capillarbereich.

URBACH, HERRMAN und GOTTLIEB (1941) unterscheiden ätiologisch bei der Kälteüberempfindlichkeit folgende Faktoren: 1. Allergien; 2. Bildung von

Autoantigenen; 3. Wirkungen histaminähnlicher Substanzen; 4. vasomotorische Störungen; 5. Störungen der zentralen Temperaturregulation. Die allergische Genese der Kälteüberempfindlichkeit läßt sich nur für eine Minderzahl von Beobachtungen nachweisen; Bluteosinophilien fehlen in der Regel; Kryoglobuline werden selten gefunden (vgl. auch S. 247). Interessant sind Beobachtungen von GRAYSON (1951), nach denen die Kälteüberempfindlichkeit bei Individuen mit abnorm niedriger Körperkerntemperatur auftrat. Inwieweit diese Beobachtungen Allgemeingültigkeit besitzen, läßt sich noch nicht feststellen. Ihre regulative Bedeutung ist S. 18 besprochen.

Klinik. Aus der Anamnese ergeben sich alle für die Diagnose wesentlichen Aufschlüsse. Es muß ermittelt werden, bei welchen Gelegenheiten die bisher beobachteten Anfälle aufgetreten sind; dabei muß nicht nur nach der Einwirkung niedriger Temperatur, sondern auch nach der Wirkung von Temperaturwechseln von Wärme zu Kälte gefragt werden. WRIGHT (1948) berichtet über eine Patientin mit Kollaps an der kalten Luft mit ähnlichen Beschwerden nach kalten Bädern. Bei Hausfrauen kann das Tragen eisgekühlter Milchflaschen mit der Hand zu lokalen und allgemeinen Reaktionen führen. Der Genuß von Speiseeis kann bei einschlägigen Patienten zur schweren Enurticaria mit Kollapserscheinungen führen; desgleichen kann die Anwendung kalter Duschen Schockzustände auslösen. HORTON, BROWN und ROTH (1936) machen für eine Reihe unerklärter Todesfälle durch Ertrinken die Kälteeinwirkung mit einer entsprechenden Allgemeinreaktion verantwortlich.

Diagnostisch bedeutungsvoll ist neben der Anamnese der Kältetest, bei dem ein kleines Körperareal (Finger oder Hand) für 3—5 min Dauer in Wasser von 12—14° C eingetaucht wird. Bei positivem Ausfall tritt innerhalb dieser Zeit ein urticarielles Hautödem auf; die Allgemeinreaktionen sind meist unbeträchtlich. Auch das Aufbringen eines Eisbeutels oder eines Eiswürfels auf eine umschriebene Hautstelle (Vorderarm; Brusthaut) für 3—5 min bewirkt bei positiver Reaktion eine Quaddelbildung. Durch intracutane Injektion von Patientenserum läßt sich die Reaktion örtlich auf andere Individuen übertragen.

Die *Behandlung* kann sich in leichteren Fällen auf Desensibilisierungsversuche mit Abgüssen und Bädern von absteigender Temperatur beschränken. WRIGHT (1948) empfiehlt Ablenkung der Reagene auf einen umschriebenen Körperteil (Hand) durch Eintauchen in kaltes Wasser. Bei größerflächigen Anwendungen besteht die Gefahr von Kreislaufkomplikationen. HORTON u. Mitarb. (1936) empfehlen Histamin in steigender Dosierung. WRIGHT (1948) empfiehlt für dieses Vorgehen zunächst 0,1 cm³ der Histaminlösung 1:1000 subcutan, dann 2mal wöchentlich bis zur Einzeldosis von täglich 0,5 cm³, unter Umständen täglich bis 1 cm³ subcutan. Außerdem soll Benadryl (3mal täglich 50—100 mg) sowie Pyribenzamin nützlich sein (WRIGHT 1948).

Spontane Remissionen kommen vor.

Der örtliche Unterkühlungsschaden. Beim örtlichen Unterkühlungsschaden handelt es sich um eine durch Einwirkung unphysiologisch niedriger Temperaturen bewirkte Gewebsschädigung, bei der die wesentlichen Veränderungen auf Permeabilitätsstörungen der Endstrombahn und der Capillaren beruhen. Die Unterscheidung der verschiedenen Arten von Unterkühlungsschäden ist oft schwierig. Während bei der Perniosis sowie beim „Eintauchfuß“ und „Schützengrabenfuß“ der Schwerpunkt der Schädigung an den Gefäßen liegt, sind bei der gewöhnlichen örtlichen Unterkühlung Gefäße und Gewebe betroffen. Bei der Erfrierung im engeren Sinne kommt es zur Kristallisation und Eisbildung der Zellflüssigkeiten und zur Dekomposition des Zelleiweißes auf Grund einer Sprengwirkung des gefrorenen Zellwassers (DRUCKREY 1949; LUYET und

GEHENIO 1940). Mit Ausnahme dieser zuletzt genannten direkten Gefrierung, die zum unmittelbaren Gewebstod führt (R. B. LEWIS 1952), scheinen die übrigen nach Unterkühlung auftretenden Reaktionen zumindest teilweise durch vasale Permeabilitätsstörungen bedingt zu sein.

Örtliche Kälteeinwirkung führt normalerweise zu typischen Veränderungen. Diese beruhen nach KILLIAN (1949) 1. in einer unmittelbar nach Beginn der Kälteeinwirkung einsetzenden Kontraktion aller Gefäße der Endstrombahn bis zu den das betroffene Gebiet versorgenden Arterien und Venen; hierauf folgt 2. eine Dilatation mäßigen Grades der Endstrombahn mit zunächst rascher Durchblutung und heller Rötung der Haut. Es kommt 3. zu weiterer Dilatation der Endstrombahn mit Stromverlangsamung, blauroter Cyanose, Rückfluß und Stase in den venösen Capillaren, Plexus und Venolen bei anhaltendem Krampf der Präarteriolen, Arteriolen und Arterien. Anschließend kann die Durchblutungsstörung 4. nach reaktiver Hyperämie wieder abklingen.

Bei längerer Dauer der Ischämie (Stadium 3) läßt sich morphologisch häufig eine entzündliche Reaktion im Bereich von Haut und Subcutis feststellen. Prolongierte Kälteeinwirkung führt zu verlängerter Vasospastik und Steigerung der Intimareaktionen an kleinen Arterien und Arteriolen. Auch kurzfristige Unterkühlung kann, falls sie intensiv genug ist, eine Permeabilitätsstörung im Bereiche der Endstrombahn hervorrufen, eventuell mit Agglutination von Plasmaeiweißen in der Gefäßwand und mit Ausbildungen von Thromben. Auf Einflüsse der Einwirkungszeit haben SCHWIEGK (1950) sowie SAFFORD u. Mitarb. (1950) hingewiesen. Bradytrophe Gewebe neigen zur hyalinen Degeneration bei länger dauernder Kälteeinwirkung. Ein Teil der „Kälteschäden" beruht wahrscheinlich auf Permeabilitätsstörungen, die sich während der Wiedererwärmung einstellen und wird deshalb als „Wiederaufwärmungsschaden" bezeichnet (KILLIAN 1949).

Die funktionelle Bewertung der Unterkühlungsschäden hat zu berücksichtigen, daß die betroffenen Gewebe vielfach in einem Belastungsstoffwechsel stehen, so daß leicht ein sog. Erstickungsstoffwechsel auftreten kann. Dies ist ein wesentlicher Unterschied zu der unter vollkommener Ruhe geübten Refrigerationstherapie (GROSSE-BROCKHOFF 1954).

Kriegsbeobachtungen von KILLIAN (1949) sprechen dafür, daß für den durch eine Unterkühlung bewirkten Schaden die Art der Wiederaufwärmung entscheidend ist. Bei Blutleere (arterielle Abschnürung) und gleichzeitiger Unterkühlung in der Eisbox ($+4$ bis $+5^0$ C) konnte das betroffene Glied noch nach 90 Std operativ versorgt werden, bei vorsichtigster Wiedererwärmung sogar mit guten Resultaten. Die Erfahrung, daß im Unterkühlungskreislauf Ischämien länger und besser vertragen werden als unter Normaltemperaturen, macht sich KILLIAN (1949) zur Verminderung und Vermeidung von Wiedererwärmungsschäden (nach seiner Ansicht der wesentliche Teil der Unterkühlungsschäden) zunutze. Zellschäden und Nekrose treten erst unter Erstickungsstoffwechsel, d.h. bei inadäquater Sauerstoffversorgung des Gewebes auf. Dieser Erstickungsstoffwechsel wurde aber bisher nur bei Erfrierung 3. Grades (LOOS 1943) nachgewiesen.

Als ausschlaggebende Faktoren für Kälteschädigungen sind Luftbewegungen von Bedeutung, da die abgestrahlte Körperwärme bei bewegter Luft schneller vom Körper entfernt wird, wodurch sich der Wärmeverlust vergrößert. Abnorme Kreislaufsituationen, Blutdrucksenkungen, orthostatische Minderdurchblutung, Unbeweglichkeit oder mangelnde Bewegungsmöglichkeit begünstigen ebenfalls örtliche Unterkühlungsschäden.

Ein wesentlicher fördernder Faktor der Kälteschäden ist vielfach eine bis dahin unbemerkt gebliebene arterielle Insuffizienz auf arteriosklerotischer oder endangitischer Basis, wodurch die Erfrierungstendenz ceteris paribus vergrößert wird. Auch funktionelle Zirkulationsstörungen, wie vermehrte Neigung zur Vasospastik stellen begünstigende Faktoren dar. Über die unter Kälteeinwirkung an den Gefäßwänden agglutinierbaren Eiweißkörper (WEINER 1953) wurde S. 248 berichtet. Für Erfrierungen in großer Höhe und Kältegraden von —40 bis —52° C sind nach DAVIS u. Mitarb. (1943) neben direkten Gefrierschäden besonders durch den Unterdruck und die dadurch bedingte Verminderung der Sauerstoffspannung der Luft erschwerende Momente gegeben; schon bei Einwirkungsdauer der Kälte von 1—2 min kommt es zu schweren acralen Erfrierungen. Der auch sonst bevorzugte Befall der Acren ist durch die vermehrte Wärmeabstrahlung bedingt; sie ist an den Fingern etwa 3—4mal höher als an den Wangen.

Klinik. WRIGHT und ALLEN (1943) schlugen folgende Einteilung der Erfrierungsgrade vor:

1. Grad: weiße bis gelbe Oberflächen der frostgeschädigten Hautareale; keine Blasenbildung, keine Schälung.

2. Grad: Blasenbildung und Schälung der obersten Hautschichten bei erhaltener tieferer Epidermis und Subcutis.

3. Grad: Schädigung der ganzen Haut und des subcutanen Gewebes.

4. Grad: Erfrierungsbedingter Verlust einer Extremität oder eines Teiles derselben durch Gangrän.

Die stumpfgelbe Verfärbung frostgeschädigter Hautareale beim 1. Erfrierungsgrad beruht auf einem Vasospasmus und einer Permeabilitäts- und Zellschädigung. Die betroffenen Gebiete sind nicht ganz gefühllos, weisen aber eine taube Oberfläche oder Juckreiz und Kribbeln auf. Mit bloßem Auge oder mit der Lupe sind manchmal oberflächliche Eiskristalle an der Haut erkennbar. Eine in diesem Stadium einsetzende sachgerechte Aufwärmungstherapie kann, wenn sie bald erfolgt, noch zur vollständigen Heilung führen. Manchmal hinterbleiben Kälteempfindlichkeiten verschiedener Grade für Monate oder Jahre.

Schwerere Kälteschädigungen 3. Grades mit Beteiligung der Subcutis brauchen sich zunächst von leichteren Fällen äußerlich nicht zu unterscheiden. Paraesthesien und Gliedmaßensteife sind erheblich stärker ausgeprägt; die betroffenen Gewebe fassen sich hart an; Finger oder Zehen sind nicht aktiv beweglich. Während des Auftauens kommt es zur Ausbildung einer reaktiven Hyperämie, zuerst im Bereich der Randzonen des geschädigten Bezirkes, später allmählich im gesamten geschädigten Hautareal. Mit der Rötung stellen sich Schmerzhaftigkeit und Brennen ein. Ödeme und Blasen können sich ausbilden. Schon in diesem Stadium kann eine umschriebene Gangrän sichtbar werden; allerdings sind die Nekrosen oft nicht so tiefgreifend, wie es nach den oberflächlichen Veränderungen zu erwarten ist. Nach Ablösung oberflächlicher Nekrosen können tiefere Gewebsschichten noch regenerationsfähig sein. Die Blasenbildung im Erwärmungsstadium unterbleibt bei der „trockenen Erfrierung" (tiefste Temperaturen in großer Höhe); die erfrorenen Partien sind von gespannter glänzender, dunkelgrau verfärbter Oberfläche und gehen in Schrumpfung und trockene Gangrän über.

Als Residuen örtlicher Kälteschädigungen können außer der Kälteüberempfindlichkeit auch chronische Pernionen hinterbleiben. MERTENS und WINDUS (1952) beobachten unter 20 Fällen mit Zustand nach Erfrierung eine arterielle Insuffizienz mit Dysbasia intermittens oder Gangrän bei einem Drittel der Patienten, wobei eine Tendenz zur Verschlimmerung nach 10jähriger Nachbeobachtung erkennbar war. Es darf als sicher unterstellt werden, daß in kältegeschädigten Bereichen, die über längere Zeit ischämisch waren, organische Gefäßveränderungen auftreten (FLÖRCKEN 1920; SORGE 1929; ULLMANN 1932; GILIBERTI 1942; LOOS 1941; BREITNER 1944; SCHMITZ 1950). Differentialdiagnostisch ist das akute Pernio-Syndrom zu berücksichtigen. Anamnestisch faßbare Angaben über kalte Füße, sonstige vasospastische Zustände, Dysbasia intermittens oder Thrombophlebitiden sollten an präexistente arterielle Insuffizienz denken lassen.

Prophylaxe. Prophylaktische Maßnahmen gegen örtliche Unterkühlungsschäden müssen den gegebenen Ausnahmesituationen Rechnung tragen, bei denen Erfrierungen zu erwarten sind. Am wichtigsten ist ein ausreichender Kälteschutz der Extremitäten. Als Handschuhe sind Fäustlinge stärker wärmesparend als Fingerhandschuhe; sie dürfen keine einschnürenden Stellen aufweisen und sollen gegen Verlust gesichert sein (Befestigung). Das Schuhwerk soll wasserabstoßend und nicht ganz luftundurchlässig sein und den Zehen ausreichende Bewegungsfähigkeit lassen. Es sollte dafür gesorgt sein, daß obligates Herabhängenlassen oder dauernde statische Belastung der Beine bei Biwak in der Kälte unterbleiben. Übermäßiger Bartwuchs steigert die Erfrierungsgefährdung des Gesichtes durch vermehrte Tendenz zur Eisbildung.

Therapie. Örtliche Erfrierungen sind medizinische Notfallssituationen. Die Betroffenen müssen schnellstens der ärztlichen Versorgung zugeführt werden. Fußmärsche sind kontraindiziert, da sie arterielle Insuffizienz und Erstickungsstoffwechsel fördern. Mechanische Druckwirkungen sind wegen drohender Nekrosen peinlich zu vermeiden (FAY 1947). Eventuelle Hautdefekte im frostgeschädigten Bereich bedürfen streng aseptischer Behandlung. Reiben, z.B. mit Schnee oder mit trockenen Gegenständen oder Körperteilen ist zu vermeiden wegen der Gefahr von Hautverletzungen und Nekrosenbildungen. Einwirkungen warmer Temperaturen auf noch gefühllose Extremitäten und Einwirkungen chemischer Substanzen müssen ebenfalls, insbesondere von nicht sachkundiger Seite, unterlassen werden. Auf schnellstem Wege muß aber die Kälteeinwirkung ausgeschaltet und der Betroffene in warme Umgebung verbracht werden.

Die Frage, ob frostgeschädigte Gewebsbezirke schnell oder langsam aufgewärmt werden sollen, erscheint auf Grund der bisher vorliegenden Untersuchungen, die meist auf akut induzierten Frostschäden basieren, zugunsten der schnellen Erwärmung beantwortet werden zu müssen (LEMPKE und SCHUMACKER 1951; LÜDI und DRIESEN 1954). Am geeignetsten sind hierzu warme Teilbäder (40 bis 42° C) für die Dauer von 2—3 min, keinesfalls länger. RÖDÉN (1950) zeigte in Kaninchenversuchen, daß die unter Kältewirkung (—20 bis —50° C) erfrorene Kaninchenpfote während des Auftauens erst vom Temperaturpunkt + 23° C ab ödematös wird, bei + 20° C dagegen noch nicht; überhaupt scheint die Schnelligkeit der Erwärmung von der Tiefsttemperatur bis zum Punkt + 23° C für das Gewebsödem irrevelant zu sein. Von + 23° C ab bis zur Normaltemperatur muß die Erwärmung möglichst rasch erfolgen, um die während der Durchschreitung des Temperaturintervalles über 23° C stattfindende Eiweißpermeation, die zur Ödembildung (mitunter sogar hämorrhagisch) führt, möglichst einzuschränken. Diese bei der Wiedererwärmung auftretenden Schäden lassen nach KILLIAN (1949) folgendes Vorgehen angezeigt erscheinen: 1. Das frostgeschädigte Glied soll zunächst so lange kühl gelagert werden, bis es sachgemäß aufgetaut werden kann. 2. Der Kältespasmus sollte durch Überheizung des Körperkerns von außen (Wasserbad, Fiebertherapie) möglichst ausgeschaltet werden. 3. Während der Aufheizung des Körperkerns sollte die kältegeschädigte Extremität noch unter Stoffwechselstillstand (kaltes Wasser oder Eisbox bei + 4 bis + 5° C) gehalten werden. Das Auftauen (bis 23° C) muß nach KILLIAN (1949) sukzessive *mit* dem Strom erfolgen, damit in den Grenzschichten mit wieder in Gang gesetzten Stoffwechsel eine adäquate Sauerstoffversorgung besteht. Das Auftauen von der Peripherie her (gegen den Strom) gilt als fehlerhaft.

Die Einwirkung von innerlich gegebenem Alkohol verhindert ungünstig wirksame Vasoconstrictionen und begünstigt Vasodilatation, so daß sie beim örtlichen Kälteschaden vorteilhaft ist (BALKE 1944; KRAMER und SCHULZE 1944; SULLIVAN und COVINO 1953; GROSSE-BROCKHOFF 1954). Andere gefäßerweiternde Mittel sind, soweit sie den Allgemeinblutdruck nicht wesentlich herabsetzen, harmlos, bringen andererseits jedoch keinen wesentlichen Nutzen. REDISCH und BRANDMAN (1950) empfehlen Aminophyllin, Tetraäthylammoniumbromid und Papaverin wegen der geringen Wirkungen nicht vorbehaltlos. Novocainblockaden der zuführenden Nerven sowie Sympathicusblockaden steigern die Ödemtendenz; Pendiomid (4stündlich 100 mg intramuskulär) wirkt der Ödembildung entgegen (LÜDI und DRIESEN 1954). Wegen Hautdurchblutungssteigerung wird Priscol (5mal täglich 10—50 mg intravenös) empfohlen (REDISCH und BRANDMANN 1950); bei protrahierter Anwendung müssen die Dosen so gesteigert werden, daß es häufig zu Unerträglichkeitserscheinungen kommt.

Antikoagulantienbehandlung mit Heparin, von LANGE und BOYD (1945) auf Grund günstiger Tierexperimente empfohlen, wird vielfach abgelehnt (QUINTANILLA, KRUSEN und ESSEX 1947; SULLIVAN und MASTERSON 1953). Auch synthetische Polyschwefelsäureester (Paritol) werden von SULLIVAN und MASTERSON (1953) abgelehnt.

Cortison und ACTH bringen nach HIGGINS u. Mitarb. (1952) keine therapeutischen Vorteile.

Wichtig erscheint eine frühzeitige antibiotische Behandlung auf parenteralem Wege und die Verhinderung von Hautinfektionen durch schonende oberflächliche Anwendung von Antibioticis.

Nie sollte man in den ersten Stadien von örtlicher Unterkühlung voreilig zu Amputationen schreiten, da auf Grund der Oberflächenbeschaffenheit der befallenen Körperteile häufig größere Schäden vorgetäuscht werden und die tiefer liegenden Gewebe noch regenerationsfähig sein können.

Für die ischämischen Spätschäden als Residuen von örtlichen Unterkühlungsschäden werden neben gefäßerweiternden Maßnahmen vielfach physikalische Behandlungsmethoden verwandt, wie Kurzwellen und Ganzbäder (JUDMAIER 1949). In gewissen Fällen scheinen nach Sympathicusblockaden und Sympathektomien Fortschritte erzielt worden zu sein (JUDMAIER 1949). NEUSSER (1955) empfahl Anwendung von Kohlensäuregasbädern bei Erfrierungsfällen auch im akuten Stadium; er erwähnt die rasche Ödemrückbildung, das schnelle Nachlassen der Wundsekretion, den Rückgang der Schmerzen, die Desodorierung der Hautdefekte und die beschleunigte Eintrocknung und Abheilung.

Perniosis. Unter Einwirkung niedriger Temperaturen, die aber keineswegs nahe oder unterhalb des Gefrierpunktes liegen müssen, kommt es bei allgemein und lokal disponierten Individuen zum Auftreten umschriebener Veränderungen im Bereiche der Haut und der Subcutis, die unter dem Pernio-Syndrom zusammengefaßt werden können. Es handelt sich um unterkühlungsbedingte Veränderungen im Bereich der Endstrombahngefäße, die hauptsächlich auf Veränderungen der Permeabilität zurückzuführen sind. Neben den eigentlichen akuten und chronischen Pernionen im engeren Sinn fallen unter diesen Krankheitsbegriff auch lokale Unterkühlungsschäden nach Art des Schützengrabenfußes (trench foot) und des Eintauchfußes (immersion foot). Alle perniosisartigen Zustände treten bevorzugt bei Personen mit Neigung zu hyperreaktiven Gefäßveränderungen, exsudativer Diathese und gesteigerter Capillarpermeabilität (WHEATLEY 1947) auf. Dieser Personenkreis leidet auch vielfach unter kalten Acren; hautthermometrische Untersuchungen zeigen eine verzögerte Erwärmung des Integuments in warmer Umgebung und eine stärkere Abkühlung in kalter Umgebung.

Werden Hautbezirke, die durch besonders kleinkalibrige Blutgefäße versorgt sind (Unterschenkel!), insbesondere bei Kindern und jungen Frauen mit unzureichendem Kälteschutz in feuchter und kalter Luft unterkühlt, entwickelt sich eine Dermatitis mit Ödembildung und bläulichroter Verfärbung, die besonders unter Wärmeeinwirkung stechende und brennende Schmerzen verursacht. Hämorrhagische Reaktionen und Sekundärinfektionen kommen selten vor. Bilateraler symmetrischer Befall gilt als typisch. Gerne werden auch die Dorsalseiten der Zehen betroffen, wodurch ein unangenehmer Juckreiz bei mäßiger Anschwellung verursacht wird. Nach Tagen bis Wochen können diese Erscheinungen komplikationslos und folgenlos abklingen. Andererseits können durch wiederholte Schübe der beschriebenen Art chronische Pernionen zur Entwicklung kommen. Dabei findet man neben den Schwellungen und Erythemen nicht selten Hämorrhagien und Ulcerationen, Konsistenzvermehrungen und Atrophien von Haut und Subcutis.

Die arteriolären Zuflußwege zur Endstrombahn zeigen sich kontrahiert, Capillaren und Venen sind dilatiert, die arteriovenösen Anastomosen stehen offen (SCHNEIDER 1947). Histologisch lassen sich manchmal bei chronischen Pernionen in Arteriolen und Arterien Intimaproliferationen nachweisen, ferner allgemeine perivasale Leukocyteninfiltrate. Diese uncharakteristischen Veränderungen sind differentialdiagnostisch bedeutungslos, da auch bei arteriospastischen Zuständen, örtlichen Unterkühlungsschäden und anderen Reaktionen gleiche Beobachtungen gemacht werden. Im Unterhautfettgewebe können sich chronische entzündliche Infiltrate, teilweise mit Riesenzellen, bis zu Nekrosen entwickeln. Die Haut zeigt manchmal Hyperpigmentation und Ablagerung von Hämosiderin. Pathogenetisch wird als Folge einer abnormen Beantwortung von Kältereizen ein Spasmus der Endstrombahn mit folgender anoxiebedingter Permeabilitätssteigerung und entzündlichen Reaktionen angenommen (ALLEN, BARKER und HINES 1955).

Diagnostisch entscheidend ist der Nachweis einer ungewohnten Kälteeinwirkung (McGOVERN und WRIGHT 1941; KEINING 1955). Als charakteristisch gilt ferner brennendes oder juckendes Gefühl der leicht erhabenen, unregelmäßig begrenzten und geröteten Hautherde und insbesondere die Neigung zu Exacerbationen in der kälteren Jahreszeit und Remissionen in den warmen Monaten. Die betroffenen Hautareale erweisen sich als besonders empfindlich gegen erneute, wenn auch nur geringgradige Unterkühlung; hierbei können Blasenbildungen, Ulcerationen und spätere Hyperpigmentationen und Narben auftreten. Der Kalium-Calcium-Quotient erwies sich bei den Untersuchungen von SCHNEIDER (1947) unter einen Wert von 2 vermindert.

Bei längerer Dauer der Perniosis werden anfänglich in der warmen Jahreszeit oft noch völlig beschwerdefreie Intervalle erreicht; später werden die erzielten Sommerremissionen immer kürzer und geringer.

Die zuführenden Arterien weisen normale Pulsationen auf und ergeben oszillographisch keinen Anhaltspunkt für einen arteriellen Verschluß.

Für die Differentialdiagnose der vor allem in fortgeschrittenen Stadien oft schwer erkennbaren Pernionen ist die Abgrenzung gegenüber dem Erythema induratum Bazin wichtig, bei dem Waden und distale Unterschenkelbereiche bevorzugt befallen werden und der indurativ knotige Charakter der Herde stärker ausgeprägt ist. Die Tiefe von Bazin-Ulcerationen übertrifft die von Pernionen. Remissionen in der warmen Jahreszeit sind trotz gesicherter Beobachtungen (MONTGOMERY u. Mitarb. 1945) weniger typisch als bei Pernionen (ALLEN, BARKER und HINES 1955). Entscheidend ist der Nachweis von Tuberkelbakterien beim Erythema induratum Bazin, die in Pernionen nie gefunden werden.

Von der nodulären Vasculitis unterscheidet sich die Perniosis durch Lokalisation im Knöchelbereich und durch das meist unter 30 Jahren liegende Alter der Patienten. Histologisch ist bei der nodulären Vasculitis die Gefäßwandverdickung und die Obliterationstendenz stärker ausgeprägt (Allen, Barker und Hines 1955).

Beim Erythema nodosum mit Fieber, Gelenkschmerzen und akuten Erscheinungen des Gesamtorganismus ist die jahreszeitliche Bindung nicht ausgeprägt; ferner kommt es nicht zu Ulcerationen und Blasenbildungen. Histologisch ist allerdings die Abgrenzung kaum möglich.

Bei der Livedo reticularis (s. S. 534), die im Gegensatz zur Perniosis auch bei Männern und in allen Altersstufen auftritt, fehlt die jahreszeitliche Bindung und der cyclische Ablauf (Erythem—Blase—Ulcus—Narbe), zumal Ulcerationen nur selten auftreten.

Therapeutisch empfehlen sich für pernionengefährdete Individuen zuverlässige Maßnahmen gegen Unterkühlung. Das bereits bestehende Syndrom ist in warmer Umgebung und Bettruhe zu behandeln. Hautdefekte müssen steril versorgt werden. Medikamentös empfiehlt Schneider (1947) Benzylimidazolin (Priscol, Ciba), in einer Dosierung von 3mal $^1/_2$ Tablette täglich, später 3mal 1 Tablette à 25 mg. Sympathektomien sollen bei rechtzeitiger Anwendung günstige Wirkungen hervorrufen (Allen, Barker und Hines 1955). Für chronische Fälle ist die Fernhaltung von Kälteeinwirkungen die wichtigste Maßnahme.

Schützengrabenfuß und Eintauchfuß. Zum Formenkreis der Perniosis werden wegen pathophysiologischer, klinisch-morphologischer und histologischer Ähnlichkeit vielfach der Schützengrabenfuß (trench foot) und der Eintauchfuß (immersion foot) gerechnet.

Der *Schützengrabenfuß* tritt bevorzugt bei Soldaten auf, die der Einwirkung von Nässe und Kälte an den Füßen ausgesetzt waren; mangelnde Bewegungsfähigkeit sowie Dauer und Intensität dieser Einwirkungen scheinen neben individuellen Faktoren bestimmend für die graduelle Ausprägung des Krankheitsbildes zu sein. Noch bei Truppeneinsätzen des letzten Weltkrieges machten diese Unterkühlungsschäden nach Orr und Fainer (1952) in der US-Invasionsarmee in Europa 1944/45 insgesamt 46000 Fälle mit einem Lazarettaufenthalt von durchschnittlich 40 Tagen Dauer aus, entsprechend etwa dem Ausfall von 12 Infanteriedivisionen für 50 Tage.

Klinisch entwickeln sich Kältegefühl und Taubheit sowie eine den Schmerz zunächst dämpfende Anaesthesie im betroffenen Extremitätenbereich. Nach Entfernung der Schuhe nehmen die Schmerzen zu und die Füße schwellen stark an, besonders bei Verbringung der Patienten in warme Umgebung.

Der *Eintauchfuß*, so benannt nach seinem Vorkommen bei Schiffbrüchigen und bei Marineangehörigen mit Schädigung der Füße durch Einwirkung von Kälte und Nässe, führt zu ähnlichen Erscheinungen wie der Schützengrabenfuß. Der wesentliche Faktor ist das Eintauchen der Füße in unphysiologisch kaltes Wasser für längere Zeit. Auch in wärmeren tropischen Gewässern wurden entsprechende klinische Zustände beobachtet, bei denen neben der vasomotorisch bedingten Zirkulationsstörung noch hypoproteinämische und hypovitaminotische Faktoren angenommen werden (White und Warren 1944; Blackwood 1944; Block 1948).

Der gemeinsame pathogenetische Hauptvorgang, die schwere Permeabilitätsstörung im Bereich von Endstrombahn und Capillaren, veranlaßt die Eingliederung dieser Zustände unter der Perniosis in den Abschnitt der capillären Permeabilitätsstörungen. White und Warren (1944) fanden bei 6 Patienten mit Initialstadium von Eintauchfuß einige Monate nach Ablauf der schädigenden Einwirkung eine Fibrosierung und Kollagenablagerung in den circumvasalen und circumnervalen Bereichen der Subcutis, vergleichbar den Veränderungen bei Skleroderm, sowie Infiltrationen von Muskelbündeln durch fibröses Gewebe; sie fassen diese Veränderungen als Folgezustände einer anoxisch bedingten, mit Ödembildung und Fibrinogenexsudation einhergehenden Permeabilitätsstörung auf. Auf die gleichen Vorgänge führen sie die später bei diesen Patienten noch vorhandenen Zustände von Rigidität und Spätschmerzen zurück. Entsprechende Beobachtungen bei Schützengrabenfuß an 15 Patienten von BLOCK (1948) ergaben allerdings morphologisch sehr geringe Abweichungen gegenüber 8 normalen Kontrollpersonen.

Ähnlich dem Verhalten bei örtlicher Unterkühlung (vgl. S. 554) unterscheiden ALLEN, BARKER und HINES zur Erklärung der klinischen Beobachtungen drei Stadien:

1. Initiale vasospastisch-ischämische Phase unter Kältereizen. Bereits in dieser Phase beginnt die Permeabilitätsstörung mit Ansammlung circumvasaler und circumneuraler Ödeme und Exsudate. Längeres Fortbestehen und ungünstige Verhältnisse (Orthostase, Bewegungslosigkeit) begünstigen zusätzliches Auftreten von Petechien.

2. Phase der reaktiven Hyperämie. Sie setzt einige Stunden nach Verbringung der Patienten in wärmere Umgebung ein. Ähnlich den Zuständen von Erythermalgie kommt es zu extremer Arteriolen- und Endcapillarendilatation, Hautrötung und Erwärmung bei fehlender Schweißabsonderung. Wird die Extremität in diesem Stadium nicht rechtzeitig hochgelagert und für eine unschädliche Wärmeableitung gesorgt, so kommt es zu übermäßiger Permeation von Flüssigkeit durch die Capillarwände, eventuell sogar zur Ausbildung von teilweise hämorrhagischen Blasen. In diesem Stadium können auch sekundäre Lymphangitiden, Cellulitiden und Thrombophlebitiden, eventuell mit septischen Zuständen, vorkommen (ALLEN, BARKER und HINES 1955). Die hyperämische Phase kann über Tage oder Wochen andauern. Dabei können neben Weiterbestehen anaesthetischer Erscheinungen aus der vasospastischen Frühphase auch Ulcerationen auftreten, besonders bei Patienten mit präexistenter arteiieller Insuffizienz.

3. Vasospastisch-ischämische Spätphase, bei der es von seiten der im Gefolge der Peımeabilitätsstörungen aufgetretenen Schädigungen (perivasal und perineural) im Endstrombahnbereich zu arteriospastischen und arteriolospastischen Erscheinungen kommt. Hieraus erklärt sich auch die eventuell über Jahre zu beobachtende Hyperhidrosis und Kälteüberempfindlichkeit im geschädigten Bereich (WHITE 1944). Außerdem können langdauernde Neigungen zu endcapillärer Atonie (WOLLHEIM; vgl. S. 532) hinterbleiben.

Therapie und Prophylaxe. Zur Verhütung und Behandlung des Krankheitsbildes gelten prinzipiell die gleichen Richtlinien wie für örtliche Unterkühlung (S. 532). Wegen der Wirkung auf die vasospastischen Kälteeffekte wird von SULLIVAN und COVINO (1953) die orale Zufuhr von Alkohol günstig beurteilt.

ββ) Überwärmung.

Wärmeurticaria und Wärmeüberempfindlichkeit. In relativ seltenen Fällen wird eine individuell bedingte Überempfindlichkeit lokaler oder allgemeiner Art gegen Wärme beobachtet. Bei Anstieg der Hauttemperatur (Gewebstemperatur der Haut) über einen bestimmten kritischen Punkt treten als Zeichen einer Permeabilitätsstörung urticarielle Reaktionen auf, meist auf die Stelle der Wärmeeinwirkung beschränkt, mitunter auch auf die Umgebung übergreifend. Im Gegensatz zu WRIGHT (1948) nehmen ALLEN, BARKER und HINES (1955) an, daß diese Erscheinungen auch bei Personen auftreten können, die gleichzeitig kälteallergisch sind. Neben der abnormen Reaktion auf exogene Hauterwärmung kann der Beschwerdekomplex auch durch endogene Steigerung der Hauttemperatur hervorgerufen werden, z. B. bei Fieber und nach körperlicher Anstrengung. Nach vorausgegangener Einwirkung kalter Temperaturen sowie im Winter treten die Beschwerden verstärkt auf.

Etwaige Beziehungen zur Wärmeempfindlichkeit der Hypertoniker oder zu Veränderungen der Plasmaproteine konnten bisher noch nicht bewiesen werden. GROSSE-BROCKHOFF (1954) rechnet zur Wärmeüberempfindlichkeit auch die Erythromelalgie. Diese ist nach unserer Meinung zwar als erhöhte Wärmeempfindlichkeit anzusehen, unterscheidet sich jedoch von der Wärmeurticaria durch das Fehlen charakteristischer urticarieller Erscheinungen, läßt also die capilläre Permeabilitätssteigerung weitgehend vermissen. In typischen schwereren Fällen von Wärmeüberempfindlichkeit entwickelt sich das Bild einer Panurticaria mit Neigung zu Schock und Kollaps. Ursächlich werden von GROSSE-BROCKHOFF (1954) Überempfindlichkeiten gegen parasympathicomimetische körpereigene Wirkstoffe angenommen, hauptsächlich Acetylcholin, entsprechend der Beobachtung, daß Wärmeurticaria durch Atropin und Adrenalin gehemmt oder sogar unterbrochen wird, durch Pilocarpin und Eserin jedoch provoziert werden kann. Akute fieberhafte Krankheiten können zum Verschwinden der Wärmeüberempfindlichkeit führen (ALLEN, BARKER und HINES 1955).

Therapeutisch kann eine Desensibilisierung mit Bädern von progressiver Temperatur und körperlicher Belastung oder eventuell mit Histamin in steigender Dosierung (WRIGHT 1948) versucht werden. Die Resultate sollen wenig befriedigend sein.

Örtliche Überwärmungsschäden (Verbrennungen). Pathophysiologie und Klinik der allgemeinen und der lokalen Überwärmungsschäden sind in diesem Handbuch (Bd. VI, 2. Teil) ausführlich dargestellt (GROSSE-BROCKHOFF 1954). Im Zusammenhang mit den Permeabilitätsstörungen im Bereiche von Capillaren und Endstrombahn bleibt darauf hinzuweisen, daß der zentrale pathogenetische Faktor bei Überwärmungsschäden und speziell bei Verbrennungen im Haut- und Schleimhautbereich eine allgemeine Permeabilitätssteigerung darstellt, als deren Folge ubiquitäre Organschädigungen auftreten (ZINCK 1940). An den Blut- und Lymphgefäßwänden ist Ödem und Verquellung zu beobachten, wofür die toxische Wirkung der durch Hitzeeinwirkung verursachten Eiweißzerfallsstoffe verantwortlich gemacht wird (ZINCK 1940), entsprechend den Vorstellungen von PFEIFFER (1922) und SCHÜRMANN u. MACMAHON (1933) über Membrandyskorie. Die Endothelien der Gefäße richten sich auf, springen palisadenartig ins Lumen vor und zeigen Schwellungserscheinungen. An größeren Gefäßen bewirken diese Veränderungen an den Vasa vasorum mit der allgemeinen Permeabilitätssteigerung ein Aufquellen der Accessoria; die Arteriolen werden dabei häufig in kontrahiertem Zustand gefunden. In der Media der Arterien findet sich über das Ödem hinaus eine Neigung zu Blutungen, also auch eine verminderte Resistenz der Capillaren. Auch die schollige mucoide Degeneration, die ZINCK (1940) 20 Std bis 26 Tage nach Verbrennungen feststellte, das Auftreten mucoidcystischer Degenerationsherde (GRUBER 1917; ZINCK 1940), sowie die Neigung zu krümeligem Faserzerfall und zu perivasalen Histiocytosen sind als Endothelschrankenstörungen im Sinne von SCHÜRMANN u. MACMAHON (1933) anzusehen. Der Übertritt proteolytischer und peptolytischer Fermente in den extravasalen Raum bedingt schwere Parenchymschäden, der intravasale Plasmaverlust begünstigt das Auftreten von Schockzuständen mit Hämokonzentration. BÜCHNER (1933) und MEESSEN (1937) räumen der kollapsbedingten Gewebshypoxie eine ausschlaggebende Rolle bei der Entstehung von Organschädigungen ein. An eine mehr direkte Wirkung der toxischen Verbrennungsprodukte auf die Organparenchyme — also ohne vorausgehende Kreislaufveränderungen — denkt auf Grund experimenteller Untersuchungen

BLÜTHGEN (1944). Obwohl GROSSE-BROCKHOFF (1954) nachdrücklich an die Komplexität der für das klinische Bild der örtlichen Verbrennung bestimmenden Faktoren erinnert, erscheint es evident, daß als integrierender Faktor neben die neurogene Schockauslösung die pathologische Endothelpermeation tritt, zumal mindestens im hitzegeschädigten Bereich die Zellmembranen a limine zerstört sind. Das weitere klinische Bild ist durch Plasmaverluste mit resultierender Hämokonzentration (TAPPEINER 1881; UNDERHILL u. Mitarb. 1923; ZEHETNER 1949 u. a.) gekennzeichnet. Hierbei ist eine Abnahme der aktiven Blutmenge sowie eine mit Plasmaverlust und Hämokonzentration einhergehende Gefäßinsuffizienz, also ein Schockzustand (WOLLHEIM 1952, 1955) festzustellen; im Gefolge davon kommt es an den Nieren zu tubulärer Insuffizienz (WOLLHEIM 1952, 1955, 1959) mit Anstieg des Rest-N und Störungen des Elektrolytstoffwechsels.

Wie BARSOUM und GADDUM (1936) feststellten, wird nach Verbrennungen Histamin vermehrt im zirkulierenden Blut gefunden. Die Symptome des Verbrennungsschocks lassen sich zwanglos als Histaminwirkungen deuten.

SULLIVAN und MASTERSON (1950) stellten in Hamsterversuchen fest, daß Hitzeeinwirkung und Kälteapplikation zu grundsätzlich ähnlichen Reaktionen führten. Unterschiedlich war nur, daß nach Hitzeanwendung das Stadium der gesteigerten Durchblutung sofort, nach Kälteanwendung erst im Gefolge einer ischämischen Vorperiode auftrat. Beiden Schädigungsarten gemeinsam war die ischämische Nachphase als Folge der nach der Permeabilitätsstörung auftretenden Vasospasmen.

Die *Lokaltherapie* örtlicher Verbrennungen bezweckt zunächst die Verhinderung des Übergangs toxischer Substanzen aus dem geschädigten Bereich in den Gesamtorganismus. Die darauf abgestellte früher übliche Tannintherapie wurde wegen der Gefahr der Begünstigung von Lebernekrosen (GREEN 1945; CAMERON u. Mitarb. 1945; OLLINGER 1947) verlassen. Neuerdings wird örtlich Aristamidgel verwendet, von dem diese nachteiligen Wirkungen bisher nicht beschrieben sind. Austrocknungserscheinungen der Wundflächen werden durch Überspannen des Krankenlagers mit verdunstungsverhütenden feuchten Tüchern bekämpft.

An *Allgemeinmaßnahmen* ist neben der Verhinderung (soweit möglich) neurogener schockbegünstigender Einwirkungen durch Morphin vor allem eine Behandlung der Hypovolämie durch Infusion von Plasma, Humanalbumin und notfalls durch hochmolekulare Substanzen (Dextran) notwendig. Über den Wert der Therapie mit Cortison und ACTH (REHN und WHITELAW 1943) läßt sich noch nichts Endgültiges aussagen; es überwiegen eindeutig die positiven Erfahrungen.

b) Änderungen der Durchlässigkeit der Capillarwand für corpusculäre Elemente (erhöhte Capillarfragilität; verminderte Capillarresistenz; Gruppe der vasogenen Purpuraformen).

Als Capillarresistenz bezeichnen BARTELHEIMER und KÜCHMEISTER (1955) die Widerstandskraft der Capillarwand, mikroskopisch sichtbare, corpusculäre Elemente in der Blutstrombahn zu halten (gemessen an der Durchlässigkeit der Capillarwand für Erythrocyten während eines bestimmten definierten Unter- oder Überdruckes).

Zum Unterschied von den großflächigen, grobfleckigen Purpuraformen, wie sie vorzugsweise bei Störungen des Blutgerinnungsmechanismus beobachtet werden, ist den vasogenen Purpuraformen der kleinfleckig-kleinherdige Typ zuzuordnen (KOLLER 1951). Die Ursachen der mit vermehrter Zelldurchlässigkeit einhergehenden Capillarwandschädigungen sind sehr unterschiedlich; sie werden in den einzelnen Unterabschnitten besprochen. Dabei wird zu zeigen sein, daß eine scharfe Trennung der beteiligten pathogenetischen Faktoren (infektiöse und allergische Einwirkungen; Vitaminmangel-Zustände; angeborene Anomalien) vielfach unmöglich ist. Die Beziehungen zwischen Purpura und Erythemen sind ebenfalls nicht klargestellt (GANS 1932).

α) Purpura rheumatica (SCHÖNLEIN).

Durch SCHÖNLEIN (1832) wurde das gemeinsame Auftreten einer Peliosis mit Rheumarthritis als nosologische Einheit erkannt, die dem rheumatischen Formenkreis zugeordnet werden muß. Es handelt sich um eine typisch vasculär bedingte Purpura. Synonyma: Purpura anaphylactoides, Peliosis rheumatica.

Ätiologie. Wie bei anderen rheumatischen Syndromen kann auch bei der Peliosis rheumatica bisher nicht gesagt werden, welche Einzelfaktoren für das Auftreten oder Unterbleiben der Krankheit im Individualfall bestimmend sind. Die infektiöse Genese scheint aus zahlreichen Beobachtungen hervorzugehen, bei denen 2 Wochen nach Ablauf eines akuten Infektes das Krankheitsbild auftrat; diese Beobachtungen wurden neuerdings von DAMESHEK u. Mitarb. (1956) bestätigt. Insbesondere scheint streptomykotischen Herden eine Bedeutung zuzukommen. Außer infektiösen Schädigungen soll auch medikamentösen oder alimentären (HAMPTON 1941) Allergien eine Rolle zukommen.

Pathogenese. Bei den akuten oder subakuten rezidivierenden Schüben der Krankheit lassen sich Verminderungen der Capillarresistenz nachweisen (KAETHER u. SLANY 1940; GRANZ 1952; RINEHART 1937). Desgleichen ist eine erhöhte Capillarpermeabilität anzunehmen. Das aus einem primären Exanthem mit sekundären Hämorrhagien sich ausbildende Krankheitsbild entspricht einer allergischen Capillaritis. Gleichzeitig mit dieser Erscheinung kommt es zur Schwellung und Schmerzhaftigkeit von Weichteilen, vor allem in der Nähe der Gelenke. Die Feststellung, daß auch durch andere Antigene, insbesondere durch Bakterieneiweiße, ähnliche Reaktionen auslösbar sind, die passagere Eosinophilie und die für postinfektiöse allergische Komplikationen typischen Abläufe stützen die Ansicht der Beteiligung allergischer Vorgänge.

Auf Beziehungen zu septischen Krankheitsbildern wurde wiederholt aufmerksam gemacht (FRANK 1925; VEIL 1939). Die Fälle von Purpura bei abakteriellen Endokarditiden rheumatischer Genese müssen ebenfalls zur Peliosis rheumatica gerechnet werden. Über die Regelmäßigkeit der bei der Krankheit gefundenen Antistreptolysintiter-Erhöhung liegen noch keine ausreichenden Erfahrungen vor.

Die Blutungen in die Haut beruhen auf einer infektiös bedingten Steigerung der Capillarfragilität (s. oben), während Thrombocytopenien oder entscheidende Störungen des Gerinnungsmechanismus des Blutes nicht gefunden werden. Nur vereinzelt (HOET und VAN VYVE 1941) wird über Abfälle des Prothrombinspiegels berichtet. Die Gerinnungszeit ist in der Regel normal, die Blutungszeit erwartungsgemäß verlängert. Erhöhte Thrombocytenzahlen kommen vor (HEILMEYER und BEGEMANN 1951). Der Stauungsversuch (Rumpel-Leede-Phänomen) ist positiv.

Die Pathogenese des Krankheitsbildes läßt sich somit weniger durch eine einheitliche Noxe als durch ein charakteristisches pathergisches Verhalten des Organismus erklären.

In diesem Sinne können auch die Beobachtungen von SEIDLMAYER (1939) über Auftreten von Peliosis rheumatica nach grippalen und tuberkulösen Infekten verstanden werden. Übergangsformen zu den Purpuraerscheinungen bei Infektionskrankheiten (s. S. 567) sind anzunehmen.

Klinik. Die meist akut fieberhaft erkrankten Patienten klagen über allgemeine Schwäche sowie über Schmerzen und Schwellungen der gelenknahen Weichteile und der Gelenke, besonders der Knie- und Ellbogengelenke. Aus einem zunächst noch unscheinbaren primär rosaroten Hautexanthem entwickelt sich in typischen Fällen ein reiskorn- bis linsengroßer hämorrhagischer Ausschlag; dabei bleiben die massenhaft auftretenden punkt- oder fleckförmigen Herde häufig getrennt; manchmal finden sie sich kokardenartig gruppiert oder klein- bzw. großflächig konfluiert. Als charakteristisch gilt die angedeutet symmetrische Ausprägung dieser roten oder blauroten, manchmal über das Hautniveau prominenten, an den abhängigen Körperpartien gehäuft vorkommenden Suggillationen. Handteller und Fußsohlen werden nicht verschont. In schweren Fällen kommt es durch intracutane Blutungen sehr rasch zur Ausbildung pemphigoidartiger Blutblasen (KRAEMER 1947). Neben den Extremitäten werden auch Rumpf, seltener Hals und Gesicht befallen.

Subakute bis subchronische Krankheitsverläufe werden beschrieben, z. B. Fall I von HEILMEYER und BEGEMANN (1951), bei dem jahrelang unter der Wirkung eines dentogenen Herdinfektes eine Purpura mit Rheumatismus bestand.

Am Fundus oculi lassen sich mitunter feine capilläre Blutungen feststellen.

Die Beteiligung der Nierenglomerula ist nicht selten (TVETERAS 1956); sie wird meist als schubweise verlaufende hämorrhagische Glomerulitis beschrieben. Folgende eigene Beobachtung sei angeführt:

25jähriger ♂. Bis auf ein vor 2 Jahren durchgemachtes flüchtiges Exanthem im Armbereich bisher gesund. Bei einem Motorradunfall am 28. 8. 57 erlitt der Patient einen komplizierten Unterschenkelbruch und einen Bruch der Metacarp. IV und V rechts. Am 13. 12. 57 Wundrevision mit Nagelung. Am 19. 1. 58 Schmerzen in beiden Ellbogengelenken, dann Schwellung des linken Handgelenkes; starke Oberbauchschmerzen median. Am folgenden Tag kleinfleckiger Ausschlag, beginnend an den Axillae, bei Weiterbestehen der Oberbauchschmerzen und der Übelkeit. BSG 50/100 mm; Leukocyten 10000; Proteinurie. 21. 1. 58 Schwellung und Schmerzen der linksseitigen Fuß- und Kniegelenke; Teerstühle; Tachykardie. 22. 1. 58 Ausbreitung des Exanthems; Proteinurie; Erythrocyturie; Cylindrurie; RR 140/80 mm Hg. In der Folgezeit Rückgang der Gelenkerscheinungen, Ausbreitung der juckenden Exantheme, die nicht durchwegs hämorrhagisch sind. 24. 1. 58 Epistaxis, Melaena bei negativem Rumpel-Leede. 27. 1. 58 Rest-N 56,8 mg-%, Harnsäure 6,8 mg-%. Cholesterin 355 mg-% bei sonst normaler Blutchemie. Kreatininclearance 12 cm^3/min; Phenolrotausscheidung 3% in 15 min. Die bestehende akute Glomerulonephritis geht im Laufe der nächsten 4 Wochen in eine nephrotische Verlaufsform mit tubulärer Beteiligung über, obwohl von Anfang an eine diätetische, antirheumatische (Prednison), antiallergische (Antistin, Calcium) und gefäßabdichtende (Birutan, Ascorbinsäure) Therapie angewendet wurde.

Es handelt sich in diesem Falle also um eine akute diffuse Glomerulonephritis mit tubulärer Beteiligung (WOLLHEIM 1959) und später stärker hervortretendem nephrotischem Einschlag, bei der von Anfang an die Zeichen einer Purpura vorlagen.

Von HEINTZ (1952) sowie LAMPEN (1954) wurde auf die besonders ernste Prognose der im Gefolge einer Peliosis rheumatica auftretenden akuten diffusen Glomerulonephritiden, die eine hohe letale Verlaufsquote aufweisen, aufmerksam gemacht. Auf die Problematik der Pathogenese eingehend, nimmt LAMPEN (1954) das Vorhandensein abgestufter Sensibilisierungsgrade in verschiedenen Organbereichen des gleichen Organismus an. Die besonders schlechte Prognose der Purpura-Nephritis könnte nach seiner Meinung mit parallergischen Vorgängen erklärbar sein, die zu erhöhter Entzündungsbereitschaft führen.

Im Bereiche des Verdauungskanals kommt es bei der Purpura rheumatica häufig zu Blutungen in die Schleimhaut. Sie imponieren als punktförmige, manchmal anuläre Blutungen, die mit Beginn der Rückbildung der fleckförmigen urticariellen, zunächst rosafarbigen Munderytheme blaurote ödematöse Herde darstellen. Oft können gleichzeitig verschiedene Stadien der Entwicklung nebeneinander beobachtet werden. Histologisch handelt es sich um Ödembildung sowie circumvasale leukocytäre Infiltrate mit Leukoklasie, Endothelschwellung und fibrinoider Degeneration (SCHUERMANN 1955). Die sog. Henochsche Variante der rheumatischen Purpura (SCHÖNLEIN) mit hauptsächlich abdominaler, enteraler Lokalisation muß dabei unterschieden werden von der gastrischen Purpura (CHEVALIER 1937), die monosymptomatisch am Magen, ohne jede Hauterscheinung, auftreten kann. Magenschmerzen werden dabei vermißt; die Gerinnungszeit ist normal, die Blutungszeit verlängert; Hyperthrombocythämie (585000) ist beschrieben (HEILMEYER und BEGEMANN 1951).

Eine speziell pulmonale Manifestation der Purpura Schönlein wird neuerdings für gewisse Varianten der sog. idiopathischen (d. h. nicht durch vasale Stauungen im kleinen Kreislauf bedingte) Lungenhämosiderose angenommen. Dieses Krankheitsbild, in der pädiatrischen und internistischen Literatur beschrieben (FLORIAN 1956; MATZEL 1957; WYLLIE u. Mitarb. 1948; HIRRLE 1952; APT u. Mitarb. 1957; JOSEPH u. Mitarb. 1957; DOERING und GOTHE 1957), ist durch Hämoptysen und hypochrome Anämien klinisch gekennzeichnet. Der Röntgenbefund zeigt rückbildungsfähige homogene (BROWNING und HOUGHTON 1956) oder herdförmige (MARTY u. Mitarb. 1957) Infiltrate, die nicht immer so kleinfleckig sind wie bei der Lungenhämosiderose infolge Mitralstenose (PENDERGRASS u. Mitarb. 1949). Die schubweise verlaufende, manchmal durch monate- bis jahrelange Intervalle unterbrochene Erkrankung kann unter Zuständen von Atemnot zu Erstickung oder zur Insuffizienz des rechten Herzens führen. ZOLLINGER und HEGGLIN (1958) ordnen einen von ihnen beobachteten Einzelfall in das Krankheitsbild der allergischen rheumatischen Purpura ein. Der Patient erkrankte an Polyarthritis, Nierenpurpura und starb an einer Herzinsuffizienz. Autoptisch fanden sich dunkelbraune Eisenpigmenteinlagerungen in den Lungen, deren Capillaren und Mediamuskulatur kleinerer Arterien fibrinoide Nekrosen aufwiesen, analog den Veränderungen im Bereiche der Haut und der Nieren (Capillarthrombosierungen; Schlingensynechien). Die bereits früher beobachteten Elasticaschäden (CEELEN 1931; HARTL 1952; PROBST 1955) wurden vorwiegend als Entzündungserscheinungen angesprochen, mitunter auch als nicht entzündlich (WYLLIE u. Mitarb. 1948; WIESMANN u. Mitarb. 1953) deklariert. Neben der Ablagerung von Eisen in der Grundsubstanz der elastischen Fasern ist eine Vermehrung der sauren Mucopolysaccharide (PROBST 1955) sowie eine geringe Neubildung argyrophiler Fasern (HARTL 1952) beschrieben worden.

Differentialdiagnostisch ist die Unterscheidung von manchen Formen der Panangitis schwierig, zumal ZOLLINGER und HEGGLIN (1958) auch über Mediaveränderungen kleiner Lungenarterien bei der idiopathischen Lungensiderose berichteten. Ferner lassen sich auch Übergangsformen zur Purpura Symmers, mit der die Krankheit ohnehin manche gemeinsamen Züge aufweist, sowie zur Werlhofschen Purpura finden.

Therapie. In erster Linie muß eine gezielte antibiotische Behandlung eventuell vorhandene bakteriämische oder toxämische Infektwirkungen auszuschalten versuchen. Im übrigen empfehlen HEILMEYER und BEGEMANN (1951) eine dem Individualfall angepaßte antirheumatische Behandlung, wozu das ACTH und die Cortisonderivate getreten sind (HENNEMANN 1953; KUTZIM und LÜTZENKIRCHEN 1954).

Rein symptomatisch können gefäßabdichtende Medikamente wirken, wie Ascorbinsäure, Calciumgluconat, Flavonpräparate (Rutin) und Vitamin P. Die therapeutische Anwendung von Schlangengiften hat sich nicht bewährt.

Bei Fällen mit Nephritis erweist sich die antirheumatische Therapie nach eigenen Beobachtungen (s. oben) und nach den Mitteilungen von LAMPEN (1954) wenig erfolgreich.

β) Purpura bei Infektionskrankheiten.

Von der rheumatischen Purpura sind die infektiösen Purpuraformen klinisch zu trennen. Dabei finden sich bei den Infektionskrankheiten im einzelnen häufig gleichzeitig verschiedene pathogenetische Faktoren, die den örtlich umschriebenen Austritt von Blut aus den Capillaren bedingen können.

αα) Bakterielle Infektionen.

Bei *Typhus abdominalis* mit positivem Bakteriennachweis in der Haut konnten hämorrhagische Roseolen beobachtet werden (Herzog und Roscher; zit. nach Gottron 1935). Rössle (1945) beschrieb universelle hämorrhagische Gewebsreaktionen bei Typhus abdominalis von Schutzgeimpften, wie früher bereits Siegmund (1925).

Bei *bakterieller Endokarditis* wurde ebenfalls eine Endotheliosis haemorrhagica (Morbus Litten: Litten 1899, 1900, 1902) beobachtet (Jungmann 1921; Siegmund 1925); sie wird als immunbiologisch bedingte Reaktionsvariante gewertet. Frank (1925) hielt die Endotheliosis haemorrhagica für ein spezifisches Kriterium der Endocarditis lenta.

Hämorrhagische Reaktionen wurden bei perakuter *Meningokokken-Sepsis* von pädiatrischer Seite beschrieben (Ibrahim 1942; v. Pfaundler 1942). Sie ähneln der Purpura fulminans (s. S. 569).

Im Verlaufe der *Gonokokkensepsis* wurde ebenfalls Purpura gesehen (His 1892; Gottron 1935).

Schwere Verlaufsformen von *Scharlach* können mit hämorrhagischen, purpuriformen Exanthemen einhergehen (Feer 1942). Bei gewöhnlichen Scharlachverläufen findet sich die Capillarresistenz deutlich herabgesetzt, was zur Beschreibung des Endothelphänomens durch Rumpel (1909) und Leede (1911) Anlaß gab und in der Folgezeit vielfach bestätigt wurde (Hottinger und Schlossmann 1931; Gibson und Hobson 1932; Myrgard 1932; Franke 1943). Die bei Scharlach auftretenden Purpuraformen fallen mit einer etwaigen Nephritis post scarlatinam zeitlich zusammen (Hunt 1938; Koller u. Mitarb. 1950). In einigen Fällen scheint eine symptomatische Thrombopenie das Auftreten der Scharlachpurpura zu begünstigen (v. Pfaundler 1942).

Miliartuberkulose im Kindesalter kann in seltenen Fällen mit hämorrhagischem Exanthem einhergehen (Leiner und Spieler 1911). Auch hier verweist v. Pfaundler (1942) auf die fakultative Mitbeteiligung von Thrombopenien und Hypovitaminosen C.

Metastatische Dermatosen bei bakterieller Allgemeininfektion geben Anlaß zu fakultativ hämorrhagischen Exanthemen mit Purpuracharakter (Fränkel 1921; Siegmund 1925; Fauser 1931). In solchen Fällen konnten aus Purpuraherden die Erreger der Sepsis gezüchtet werden (Thomsen und Wulff 1920).

Nach Infektion mit *Milzbrand*bacillen kann im Bereich der Hautherde (Pustula maligna) und der Darmherde, insbesondere aber im Falle einer Generalisation (hämorrhagische Meningitis) eine erhöhte Capillarfragilität beobachtet werden.

Bei einer Anzahl von Infektionen mit *Gasbrand*bacillen (Prévot 1955) wurden hämorrhagische Gewebsreaktionen beschrieben, so bei Infektion mit Bacillus perfringens Welchii, der nach Kleinschmidt (1928) bei massenhaftem Befall des Säuglingsdarmes zur Melaena neonatorum führt, bei Infektion mit Clostridium oedematis maligni (Koch und Gaffky 1881), das in den befallenen Geweben ein blutig-seröses Ödem zustande bringt sowie bei Infektion mit Clostridium histolyticum (Weinberg und Seguin 1916), das zu hämorrhagischer Histiolyse führt.

Ausgeprägt hämorrhagischen Charakter findet man bei Infektionen mit *Rotz* und damit verwandten Erregern (Pfeifferella mallei; Bouchard, zit. nach Löffler und Schütz 1882); hierher gehört die hinterindische Melioidosis (Whitmore und Krishnaswami 1912) und der Pseudorotz, bei dem es durch Infektion mit Cryptococcus farciminosus zu hämorrhagischen Anginen kommt.

Die Erreger der *hämorrhagischen Septicämie* (Pasteurella-Gruppe) verursachen neben Tierseuchen auch Menschenerkrankungen, die durch hämorrhagische Gewebsreaktionen gekennzeichnet sein können, so die Katzenbißphlegmone und manche Hundebißinfektionen (Rimpau und Weber 1941; Allott u. Mitarb. 1944). Die Bezeichnung „schwarze Pest" verdankt die *Pest* (Infektion mit Pasteurella pestis) der ausgeprägten hämorrhagischen Gewebsreaktion.

Auch bei *Hämophilus-Infektionen*, besonders beim *Keuchhusten*, werden Blutungen im Bereich der Conjunctiva bulbi, der Harnwege und des Magen-Darmkanals beschrieben (Lehndorff 1935); hierbei dürften neben einer infektiös bedingten Capillarwandschädigung auch mechanische Faktoren (Preßdruckwirkung mit Venendrucksteigerung bei den Hustenanfällen) eine gewisse Rolle spielen.

ββ) Rickettsiosen.

Bei Rickettsiosen, speziell beim *Fleckfieber*, kommt es zur Endothelschädigung im Bereiche der kleinsten Arteriolen und Capillaren mit ausgeprägter Neigung zur Purpura an Haut und inneren Organen.

γγ) Spirochätosen.

Universelle Purpura bei kongenitaler *Lues* im Säuglingsalter wird von Gottron (1935) diskutiert. Die seltenen Fälle von hämorrhagischen Syphilisexanthemen bei Erwachsenen nach Salvarsananwendung erscheinen pathogenetisch nicht einwandfrei erklärt.

Die hämorrhagische Komponente bei *Icterus infectiosus Weil* bildet ein diagnostisches Kriterium dieser Krankheit. Auch die übrigen Leptospirosen weisen hämorrhagische Diathesen, wenn auch seltener und geringer, auf. Als Folge direkter Schädigungen der Capillaren durch die Erreger wird das beim *Rückfallfieber* auftretende hämorrhagische Exanthem angesehen.

δδ) Virusinfektionen.

Bei *pulmonalen Virusinfektionen* werden zusammen mit urticariellen Hautreaktionen mitunter Hautsugillationen (z. B. hämorrhagische *Masern*; Mills 1950) beobachtet, vorzugsweise an Hüften, Nates und Oberschenkeln (Hirsch 1958), wobei auch der Einfluß einer Gefäßinsuffizienz mit Verlangsamung der Zirkulation ursächlich diskutiert wird. Ganz allgemein sind bei manchen Viruskrankheiten darüber hinaus universelle hämorrhagische Gewebsreaktionen beobachtet worden, so bei Fällen von *Grippe*, bei der *Ornithose* (hämorrhagische Pneumonien) und bei den *Pocken*.

Besondere Beachtung fand in letzter Zeit das *epidemische hämorrhagische Fieber*, das von Sheedy u. Mitarb. (1954) nach Beobachtungen in Korea beschrieben wurde und neben der Hämorrhagieneigung auch anderweitige Capillarstörungen aufweist (s. S. 553). Nach Furth (1954) liegt den dabei auftretenden Blutungen unter anderem eine Störung der Prothrombinaktivität und ein gewisser Abfall der Thrombocytenzahlen sowie eine verlängerte Gerinnungszeit zugrunde, nach Earle (1954) eine Capillarenschädigung unbekannter (toxischer) Genese. Capillarmikroskopische Untersuchungen am Nagelfalz ergaben einen verminderten Vasomotorentonus und eine verminderte Empfindlichkeit auf Noradrenalin sowie eine Hämorrhagieneigung im Bereiche der dilatierten Capillaren, so daß auf eine primär an den Capillaren angreifende Noxe geschlossen wurde (GREISMAN 1957). Ähnlich ist die Neigung zu hämorrhagischen Komplikationen bei verschiedenen *anderen* endemischen *Viruskrankheiten* zu beurteilen, etwa beim hämorrhagischen Omsk-Fieber, beim hämorrhagischen Bukowina-Fieber und beim hämorrhagischen Usbekistan-Fieber (GAJDUSEK 1953; 1956), sowie bei dem von ABRIKOSOV u. RUDNIK (1935) charakterisierten hämorrhagischen Fernost-Fieber, das in Ostsibirien mit Erscheinungen einer hämorrhagischen Nephritis und Nephrose verläuft (GAJDUSEK 1953).

εε) Pilzinfektionen.

Manche unklare hämorrhagische Diathesen sind durch Toxinwirkungen bestimmter Pilze zu erklären. Hierzu rechnet GAJDUSEK (1953; 1956) die in Rußland vorkommenden *alimentären toxischen Aleukien,* die bei Patienten zwischen 10 und 40 Jahren zu einer fieberhaften nekrotisierenden Tonsillitis mit akut septischem Verlauf führen und früher bisweilen als „maligne Diphtherien" gedeutet wurden. Nach den Untersuchungen von MURASKINSKIJ (1934) liegt dem Krankheitsbild eine Intoxikation durch Pilze zugrunde, die dem Getreide (Brot) beigemischt sind. Die Erkrankungen sollen sich im Frühjahr häufen, während des übrigen Jahres sporadisch vorkommen. Sie verlaufen mit Aleukie, manchmal mit Thrombopenie; Schleimhauthyperämie und Entzündung, ein hämorrhagisches Exanthem im Bereich von Brust, seitlichem Rumpf, Oberschenkelgegend sowie Schleimhautblutungen aus Nase, Mund und Magen-Darmtrakt, überhaupt eine universell gesteigerte Vulnerabilität der feinen Gefäße, scheinen die Regel zu sein.

Ähnliche Infektionen mit Giftstoffen von Fusarium graminearum (roseum) sind bekannt geworden („besoffenes Brot"; GAJDUSEK 1953; dort Literatur). Auch als Zoonosen kommen derartige Intoxikationen vor; hierher gehört die Intoxikation nach oraler Aufnahme von Stachybothrys alternans mit fieberhafter Agranulocytose und nekrotisierender Schleimhautentzündung, die nur ausnahmsweise den Menschen befällt, sowie Dendrodochiotoxikose (Dendrodochium toxicum).

Bei *pulmonalen Pilzinfektionen* (Lungenmykosen der bronchopulmonalen Form) kann nach WOLLHEIM und BRAUN (1957) und WEICKSEL und BRAUN (1959) das zähglasige Sputum sanguinolent sein; im Hautbereich zeigten die beobachteten Patienten keine Purpuraerscheinungen.

γ) Purpura fulminans.

Das von HENOCH (1887) beschriebene Krankheitsbild der perakut mit Hautblutungen verlaufenden, stets tödlichen und fast nur bei an Pneumonie und Scharlach erkrankten Kindern im Alter von 3 Monaten bis 6 Jahren (BRÜHL 1930) vorkommende Krankheitsbild der Purpura fulminans gilt als selten. RISEL (1906) konnte über 12 Krankheitsfälle berichten.

Das klinische Bild ähnelt einem perakut verlaufenden Morbus Werlhof (GOTTRON 1935); doch darf wegen der fehlenden Nekrosen und des im allgemeinen nicht wesentlich veränderten Blutbefundes die vasogene hämorrhagische Komponente als wesentlich bezeichnet werden. Hauptsächlich kommt es im Anschluß an Pneumonien (HENOCH) oder Scharlachinfektionen (STRÖM und ARCTANDER 1888; RISEL 1906; MORAWITZ 1928) vor. In charakteristischen Fällen kommt es dabei jedoch nicht zu Schleimhautblutungen, zum Unterschied von der als

Variante der Purpura Schönlein 1890 von HENOCH beschriebenen Purpura abdominalis. Nach FRANK (1925) breiten sich die rasch progredienten Hautblutungen großflächig aus und durchsetzen die ganze Haut bis zur Fascie (RISEL 1906). Embolische oder thrombotische Gefäßprozesse werden vermißt. Die Mitwirkung thrombopenischer oder thrombasthenischer Einflüsse wird von MORAWITZ (1928) an Hand eines Erwachsenenfalles (46jähriger Patient) diskutiert. Auch FRANK (1925) sowie DYGGVE (1947) halten begleitende Thrombopenien für möglich.

δ) Purpura bei Blutkrankheiten.

Bei manchen hämorrhagischen Diathesen, bei denen die Störung zunächst nicht das Gefäßsystem betrifft, kann dennoch eine Abnahme der Capillarresistenz als Teilursache der Purpura angenommen werden. Dies gilt für die Hämophilie, bei der bekanntlich die capillarabdichtende Wirkung von Vitamin C mitunter therapeutische Erfolge ermöglicht (STEPP, KÜHNAU und SCHROEDER 1944), andererseits nach Alkoholabusus auch Purpuraschübe beobachtet werden. Auch bei der Gruppe der sog. Pseudohämophilie, auf deren nosologische Abgrenzung bei HEILMEYER und BEGEMANN (1951) eingegangen wird, dürften vielfach Störungen der Capillarresistenz als Ursachen der auftretenden Purpuraschübe fungieren. Bei der von WERLHOF (1740) beschriebenen „Blutfleckenkrankheit mit heftigen Blutflüssen", die auf Plättchenmangel beruht (BROHM 1881; KRAUSS 1889/90; vgl. HEILMEYER und BEGEMANN 1951), wird häufig eine positive Rumpel-Leede-Reaktion beobachtet. Die Beobachtung, daß sonst unterschwellige Traumen und kleine Hautartefakte bei diesen Patienten bereits die typischen Purpuraerscheinungen bewirken, ist mit der Mitwirkung eines Gefäßfaktors bestens zu vereinbaren, abgesehen davon, daß bei der physiologischen Endothelabdichtung der funktionelle Zusammenhang von Plättchen und Endothelien nicht getrennt werden kann. AGGELER u. Mitarb. (1946) konnten bei 75% ihrer Patienten mit thrombocytopenischer Purpura eine erhöhte Capillarfragilität nachweisen; ROSKAM (1954) kam zu ähnlichen Ergebnissen.

Die hereditäre hämorrhagische Diathese (GLANZMANN 1918, 1942), charakterisiert durch Blutungsneigung bei normaler Blutungszeit, normaler Gerinnungszeit, aber unzureichender Retraktion ist nicht vasal, sondern durch eine Thrombasthenie bedingt. v. WILLEBRAND (1931) konnte in einer Familie auf den Ålandinseln eine Blutungsneigung mit verlängerter Blutungszeit, normaler Gerinnungszeit und normaler Plättchenzahl beobachten (vgl. WILLEBRAND u. JÜRGENS 1933).

Über Purpura bei Bluteiweißstörungen wird im Abschnitt „Thesaurismosen und verwandte Zustände" berichtet (S. 575).

ε) Thrombotische Mikroangiopathie.

(MOSCHCOWITZ 1924, 1925; SYMMERS 1953; 1956)).

Synonyma: Moschcowitz-Syndrom (LENNOX und DACIE 1951); thrombotische mikroangiopathische hämolytische Anämie (SYMMERS 1953); thrombotische thrombocytopenische Purpura (SINGER, BORNSTEIN und WILE 1947); thrombocytische Akroangiothrombose (FITZGERALD, AUERBACH und FRAME 1947); thrombocytische, thrombocytopenische Mikroangiothrombose (LUNEDEI, zit. nach VANUCCHI 1949); Plättchen-Thrombose-Syndrom (BEIGELMAN 1951).

Es handelt sich um eine seltene Erkrankung, von der bisher etwa 50 Fälle in der Literatur mitgeteilt wurden. Allerdings liegt dies zum Teil daran, daß die Erkrankung relativ wenig bekannt war.

Erkranken können sowohl Männer als Frauen; das Morbiditätsverhältnis männlich:weiblich beträgt 2:3.

Morphologie. Das anatomische Substrat der Erkrankung wird in histologisch nachweisbaren Thrombosierungen im Bereiche der Endstrombahn, sowohl Arteriolen, Capillaren wie Venen, gesehen, wobei totale oder partielle (halbmondförmige) Lumenverschlüsse gefunden werden (ENGEL u. a. 1947). Größere Gefäße bleiben frei von den Veränderungen, weshalb die Krankheit nur bei histologischer Untersuchung erkannt werden kann. Die Thromben bestehen aus eosinophilem, hyalinem oder granulärem Material, enthalten kaum Hämosiderin oder Hämoglobin, selten Fibrin. Nach ALTSCHULE (1942), BAEHR u. a. (1936), BERNHEIM (1943), CARTER (1947) und BEIGELMAN (1951) handelt es sich um Plättchenthromben. Manchmal zeigen sich Organisations- und Rekanalisationsvorgänge. HUNSIKER u. OECHSLIN (1957) fanden subendotheliale Ablagerung fibrinoider Massen. Die Veränderungen finden sich in den kleinsten Gefäßen sämtlicher Organe, vorzugsweise im Bereich von Gehirn, Myokard, Nieren, Nebennieren, Leber und Pankreas. Ausgesprochene Zeichen von Infarktbildung und Ischämie entwickeln sich wegen der Kleinherdigkeit der Veränderungen kaum.

Die vielfach angetroffenen acidophilen Thrombenmassen werden, wie erwähnt, entweder als Plättchenagglomerate angesehen oder als Produkte aus zerfallenen Erythrocyten und Thrombocyten (WIENER 1949; GORE 1952; MEACHAM u. Mitarb. 1951), bzw. aus Endothelien und Fibrinmassen aufgefaßt (PAGEL 1949). GORE (1951), sowie MEACHAM u. Mitarb. (1951) halten die Thromben nicht für den primären Vorgang, sondern für eine Sekundärerscheinung im Gefolge der als „präthrombotische Läsion" angesehenen amorphen Hyalinablagerungen in der Media und Intima der kleineren Gefäße, die mit starken Gefäßwandödemen vergesellschaftet sind.

Pathogenese. Das Wesen der Krankheit ist noch unklar. Von SYMMERS (1953) werden Beziehungen zu den Kollagenkrankheiten durch das manchmal gemeinsame Vorkommen mit Lupus erythematodes (4 Fälle von SYMMERS 1953; 1 Fall von SINGER u. Mitarb. 1950; 1 Fall von MEACHAM u. Mitarb. 1951), sowie mit Panangitis (BERNHEIM 1943; SYMMERS und GILLETT 1951) begründet. GORE (1950) sowie ORBISON (1952) nehmen an, daß als Vorstadium der intravasalen Thrombenbildung eine subendotheliale Hyalinablagerung stattfindet. Auch nach ROSKAM (1954) ist ein vasaler Faktor stets vorhanden. Die Hypothese, daß bei der thrombotischen Mikroangiopathie die aus Thrombocyten bestehenden Thromben durch Agglutination entstehen und hierdurch eine Verarmung des Blutes an Thrombocyten bewirken, letztlich mit Überforderung des Nachschubes an Plättchen aus dem Knochenmark, wird mangels ausreichender Beweise nicht allgemein anerkannt.

Während ALLEN, BARKER und HINES (1955) die Ursache der Thrombocytopenie in einer unzureichenden myeloischen Plättchenbildung sehen, wird von HUNZIKER und OECHSLIN (1957) die Thrombopenie für die Folge eines vermehrten Plättchenverschleißes in der Peripherie gehalten, wobei eine Antigen-Antikörper-Reaktion im thrombocytären System durch Anfall eines abnormen Globulins nach dem Vorgang von VULPIS (1955) auch für die Veränderungen an den Endothelien der Gefäße verantwortlich gemacht wird. Die morphologische Ähnlichkeit mit dem Phänomen nach SHWARTZMAN u. Mitarb. (1936), bei dem ebenfalls subendotheliale Ablagerungen fibrinoider Massen, histiocytäre Reaktionen und Hämorrhagien in den Parenchymen verschiedener Organe beobachtet werden, führen HUNZIKER und OECHSLIN (1957) zur Vermutung, daß bei der thrombotischen Mikroangiopathie eine unspezifische Reaktion (ohne spezifische Antikörperbildung) vorliegen könnte. Die Erfahrung, daß auch beim Lupus erythematodes hämolytische Anämien mit thrombocytopenischer Purpura vorkommen (LASZLO u. Mitarb. 1955; DUBOIS 1953), bedeutet einen Hinweis auf eine mit den sog. Kollagenkrankheiten gemeinsame Reaktionsweise der nicht cellulären Zwischensubstanzen der Gewebe. MARCH (1954) betrachtet die Krankheit im Rahmen einer generalisierten Gefäßreaktion, wobei sich Analogien zu generalisierten Formen der Panangitis ergeben. Unzureichend geklärt ist die Rolle der Milz bei der Mikroangiopathie. Hinweise auf Jodallergien (EHRICH und SEIFTER 1949) sind nur vereinzelt zu finden.

Demnach handelt es sich bei der thrombotischen Mikroangiopathie um eine allergische Reaktion im Bereiche von Endstrombahn und Blut, bei der es zu deletären Parenchymschäden kommt. Die stoffliche Grundlage der zugrunde liegenden Reaktionen ist klinisch bisher nicht eindeutig faßbar.

Klinik. Die thrombotische Mikroangiopathie ist durch folgende 4 Hauptsymptome gekennzeichnet:

1. höheres, manchmal septisches Fieber (TROBAUGH u. a. 1946);
2. akute hämolytische Anämie;
3. thrombocytopenische Purpura mit Blutungsneigung;
4. vielgestaltige neurologische Befunde.

Trotz dieser wohl definierten Erscheinungsform wird die Krankheit meist erst post mortem erkannt.

Im Bereiche der Haut entwickelt sich ein Exanthem mit Purpura und Petechien im Bereich des ganzen Körpers. Bisweilen zeigt sich das Bild einer Akronekrose (PAGEL 1949). Die Milz, meist auch die Leber, sind erheblich vergrößert. Das Myokard weist multiple kleine Infarktbildungen auf. Die Deutung der EKG-Veränderungen als Folgen der Mikrothrombosen ist durch das Hinzukommen der oft erheblichen Anämie erschwert. Im Nervensystem kommt es nach SYMMERS (1953) seltener bereits im Anfangsstadium, meist bei längerer Dauer der Krankheit zu verschiedenartigen Störungen wie Kopfschmerzen, Schwindel, Verwirrtheitszustände, Lethargie, Desorientierung, passagere Mono- und Hemiplegien, manchmal zu Konvulsionen mit schließlich letalem Ausgang. Am peripheren Nervensystem kann sich eine schmerzhafte ischämische Neuritis ähnlich wie bei der Periarteriitis nodosa entwickeln. Das Blutbild ist gekennzeichnet durch eine hämolytische Anämie mit Thrombopenie bei verlängerter Blutungszeit und fehlender Retraktion, jedoch unveränderter Gerinnungs- und Prothrombinzeit, sowie durch Reticulocytose des peripheren Blutes (GOLDENBERG u. a. 1950; SINGER u. a. 1950). Entsprechend der Gelbfärbung der Patienten zeigt sich häufig ein Anstieg im Serumbilirubin. Der Urin enthält Blutbestandteile. Fälle ohne Thrombocytopenie sollen vorkommen (GENDEL u. Mitarb. 1952). Rasch letale Verläufe mit Exitus durch Azotämie sind beschrieben (ALLEN BARKER und HINES 1955). Die Nierenveränderungen werden von HUNZIKER und OECHSLIN (1957) als Folgen der vasalen Parenchymschäden und nicht als Auswirkungen einer Überschwemmung mit Blutabbauprodukten angesehen. In seltenen Fällen werden bilaterale Rindennekrosen der Nieren beobachtet (HUNT 1939; HUNZIKER und OECHSLIN 1957). Terminale Pneumonien werden beschrieben.

Meist wird innerhalb einiger Wochen ein tödlicher Ausgang des Krankheitsbildes beobachtet. Therapeutische Versuche mit Blut- und Plasmatransfusionen, Splenektomien und Antibioticis blieben meist frustran. Lediglich MEACHAM u. Mitarb. (1951) konnten über eine $2^1/_2$jährige Remission nach Splenektomie berichten.

Die klinische Diagnostik beruht auf dem Nachweis der Symptome und ist mit Sicherheit nur durch Biopsie im Bereiche von Haut, Muskulatur und Rippenknochen zu stellen (SYMMERS 1955). Der Thrombocytopenie mit Thrombocytenwerten unter 40000 im peripheren Blut entspricht eine nahezu normale Megakaryocytenzahl im Knochenmark (COOPER u. Mitarb. 1952; HUNZIKER u. OECHSLIN 1957).

Differentialdiagnostisch kann die Unterscheidung vom Lupus erythematodes (vgl. KEIL 1937) sowie von der generalisierten Periarteriitis nodosa schwierig sein. Die thrombotische Mikroangiopathie zeigt kein L.-E.-Phänomen, der Lupus erythematodes keine Thrombopenie. Die meisten Fälle von Periarteriitis nodosa zeigen keinen Milztumor.

Ein kürzlich beobachteter Fall unserer Klinik bot folgendes Bild.

25jährige Waldarbeiterin, bisher gesund, erkrankte am 11. 1. 58 an Epistaxis und schlechtem Allgemeinbefinden. Am 12. 1. 58 vorzeitiger Einsatz der Menstruation. Durch Tropfenbehandlung (Hausarzt) im Verlaufe des nächsten Tages Stillstand der Blutungen. Am 13. 1. 58 wegen Paradentose vom Zahnarzt Pinselung des Zahnfleisches. In der Nacht vom 13. auf 14. 1. 58 Übelkeit und wiederholtes Erbrechen. Im Laufe des 14. 1. 58 Verwirrtheit, in Sopor und Koma übergehend. 15. 1. 58 Klinikeinweisung. 15. 1. 58 Exitus.

Bei der Aufnahme war die schwerkranke Patientin komatös, blaß und motorisch unruhig. Bei Fieber bis 40° C war der Blutdruck zunächst normoton 120/70 mm Hg. Ein deutlicher Nystagmus, ein rechtsseitiges Babinski-Zeichen von wechselnder Intensität war nachweisbar. Im Blutbild eine erhebliche Anämie mit Poikilocytose, Anisocytose und 7,0 g-% Hämoglobin bei 2,3 Millionen Erythrocyten, 49‰ Reticulocyten; negativer Coombs-Test; Serum-Eisen 168 γ-%. Aneosinophilie bei Leukocytose von 14200. Elektrophoretisch im Serum Vermehrung der β-Globuline auf 15,1% bei Gesamteiweiß von 7%. Diastase im Serum 16, im Urin 32 WE; Blutzucker 292 mg-%; Bilirubin 3,8 mg-%. Alkalireserve 56 Vol.-%; Rest-N 37,2 mg-%; Harnsäure 4,3 mg-%. S.G.O.-Transaminase 38,6 E. Die Zahl der Thrombocyten betrug anfangs 94000; Blutungszeit 4 min, Gerinnungszeit 3,5 min; Thrombinzeit 10,4 sec; Heparintoleranztest 130 sec/293 sec; Prothrombinwert 46%; Recalcifizierungszeit (Plasma) 160 sec. Die Takata-, Cadmium- und Meinicke-Klärungsreaktion war negativ.

Unter zunehmender Verschlechterung der cerebralen Symptome, Blutdrucksteigerung bis 175/115 mm Hg und Oligurie kam es zu einem Anstieg des Rest-N auf 43,4 mg-%, Leukocytenabfall auf 11100 und Thrombocytenabfall auf 59500.

Nachdem sich zahlreiche kleinflächige Hautblutungen entwickelt hatten, kam die Patientin unter den Zeichen zentralnervöser Störungen ad exitum.

Die Obduktion durch Priv.-Doz. Dr. CAIN (Pathologisches Institut der Universität Würzburg) ergab das typische Bild einer thrombotischen Mikroangiopathie mit Einlagerung fibrinoider Massen im subendothelialen Gewebe von Capillaren, Arteriolen und kleinen Arterien und zahlreichen hyalinen Thromben in diesen Gefäßen, zum Teil mit völligem Verschluß und deutlichen Endothelproliferationen. Im Herzmuskel, in den Nieren, in der Leber, in den Nebennieren und im Gehirn wurden derartige Herde histologisch sichergestellt. Kleinfleckige Myokardnekrosen. Deutliche Tubulusschädigung der Nieren, zum Teil mit Epithelnekrosen und Erythrocytenzylindern. Es fanden sich außerdem subepikardiale, subendokardiale und myokardiale Hämorrhagien sowie subpleurale Blutungen und Nebennierenblutungen, daneben Schleimhautblutungen in Magen und Darm.

Es handelte sich also um einen perakuten, innerhalb einer Woche tödlichen Krankheitsverlauf bei einer bislang gesunden 25jährigen Frau unter dem Bilde eines hochfieberhaften hämorrhagischen Exanthems mit Anämie, progressiver Thrombopenie, Niereninsuffizienz und Hochdruckentwicklung, wobei in allen parenchymatösen Organen purpuriforme Veränderungen mit histologischen Zeichen einer thrombotischen thrombocytopenischen Purpura gefunden wurden.

Therapie. Der jeweilige Zustand des Patienten entscheidet über die Indikation einer Milzexstirpation, die wir nach den günstigen Erfahrungen von MEACHAM u. Mitarb. (1951) nach Möglichkeit befürworten möchten. In jedem Falle erscheint eine Behandlung mit Cortisonderivaten oder ACTH angezeigt. Die unbefriedigenden therapeutischen Erfahrungen (nur 10tägige Remission) von MEACHAM u. Mitarb. (1951) können eventuell durch zu niedrige ACTH-Dosierung (täglich 20 mg) erklärt werden. Es wären also hohe Dosen von Cortison (100—200 mg) oder entsprechende ACTH-Mengen zu verabreichen. Bluttransfusionen sind wahrscheinlich nicht nur nutzlos sondern sogar nachteilig.

Prognose. Der Ausgang der Erkrankung ist in der Regel kurzfristig tödlich, und zwar innerhalb von 2—3 Monaten nach Beginn erster klinischer Erscheinungen. Längere Verläufe (MEACHAN u. Mitarb. 1951) gelten als Seltenheit (KÖHN 1955).

ζ) Purpura bei Hautkrankheiten.

Zahlreiche Dermatosen gehen mit einer Verminderung der Capillarresistenz einher, wobei vielfach die Fragilitätssteigerung während akuter Krankheitsschübe nachweisbar ist.

Bei Ekzemen und bei der Psoriasis vulgaris konnte VÖLGYESSI (1939) im Bereich der Herde mit der von HECHT (1907) angegebenen Unterdruck-Methode die Verminderung der Capillarresistenz nachweisen. Beim Lupus vulgaris fand GRANZ (1952) im allgemeinen langdauernde Erniedrigungen der Capillarresistenz an 30 Patienten. Die letztgenannte Autorin konnte mit der modifizierten Saugmethode nach v. BORBÉLY (1930) auch bei Patienten mit seborrhoisch parasitären Ekzemen besonders während akuter Schübe erhebliche Capillarresistenzabnahmen nachweisen, nicht dagegen beim endogenen Ekzem. Träger von Kontaktekzemen boten während der akuten Phasen gleichzeitig mit der gesteigerten Ödembereitschaft eine erhöhte Capillarfragilität, desgleichen Patienten mit hämorrhagisch toxischem Exanthem. Beim Hautcarcinom gestatteten die Befunde von GRANZ (1952) keine sicheren Rückschlüsse auf Abweichungen der Capillarresistenz. Bei der Lues im Stadium I—II wurde die Capillarresistenz vermindert gefunden, dagegen bei der Lues II latens oft normal. Unter Penicillintherapie beobachteten BLAICH und EHRING (1950) eine Normalisierung der pathologisch veränderten Werte. Beim Morbus Boeck konnten ROBSON und DUTHIE (1950) unter ACTH-Therapie keine signifikanten Abweichungen der Capillarresistenz finden. In Fällen von Urticaria sah GRANZ (1952) ein akutes Absinken synchron mit dem Fieberanstieg; diese Capillarresistenzverminderung konnte auch unter Pyrifer-Wirkung produziert werden. Bei der Impetigo herpetiformis, der Mycosis fungoides, bei exacerbierten Fällen von Lupus erythematodes chronicus und bei der Psoriasis pustulosa nimmt nach GRANZ (1952) die Capillarresistenz ab. Erhöhte Werte fanden sich lediglich bei der progressiven Sklerodermie und beim Sklerödem Buschke, und zwar im Bereich der Herde (GRANZ 1952).

η) Capillarresistenzabnahme bei Stoffwechselkrankheiten.

Diabetes mellitus. Gegenüber Normalen konnte PORSTMANN (1954) mit der Saugmethode geringere Durchschnittswerte der Capillarresistenz bei Diabetikern finden. Diese Abnahme der Capillarresistenz scheint mit der Dauer des Diabetes mellitus gekoppelt zu sein und läßt sich bei über 80% der Patienten im jugendlichen Alter nachweisen. Bei der Bewertung der Befunde ist auf die auch bei Gesunden nachweisbaren Alters- und Geschlechtsdifferenzen zu achten.

Am Fundus oculi kann es beim Diabetes mellitus zu kleinsten Blutaustritten kommen (CHAUFFARD 1925; SCHIECK 1930; LICHTWITZ 1932; THIEL, zit. nach BÜRGER 1954). Dabei handelt es sich um die gewöhnlichste Form der Retinopathia diabetica (s. S. 550). Die Veränderungen kommen nach GRAFE (1922/23), WAGENER und WILDER (1921), GRAY (1933) sowie MYLIUS (1937) bei etwa $^1/_5$ der Diabetiker vor; in letzter Zeit werden sie, wohl infolge längerer Lebensdauer der Diabetiker, häufiger gesehen; nach HEINSIUS (1950) bei etwa 30%.

Unter Insulinwirkung scheint nach Untersuchungen von HOLLAND (1940) die Capillarresistenz von Stoffwechselgesunden und von Diabetikern abzunehmen, wobei ursächlich an eine mittelbare insulinabhängige hypoglykämische Wirkung auf die Gewebe (NUTI und BATTISTA 1941) gedacht wird, zumal der Effekt bei gleichzeitiger Dextroseapplikation unterdrückbar ist. Der Nutzen einer ausreichenden Kohlenhydratzufuhr zur Vermeidung von Hypoglykämien bei insulinbehandelten Diabetikern geht hieraus hervor. Unmittelbar im Anschluß an intravenöse Insulingaben kommt es zu einer Capillardilatation, in der nachfolgenden hypoglykämischen Phase zu einer Capillarkontraktion (REDISCH 1924; HOLLAND 1940; BENDA und LOUKOPOULOS 1943). Nach BÜRGER (1954) läßt sich im Hinblick auf die klinischen Untersuchungen von KNOBLOCH (1953) und PORSTMANN (1954) unter gut kontrollierter Insulinbehandlung auf längere Sicht ein signifikanter Abfall der Capillarresistenz nicht finden. BARTELHEIMER (1947) beobachtete in hypoglykämischen Phasen bei Diabetikern eine erhöhte Bereitschaft zu capillären Blutungen.

Thesaurismosen und verwandte Zustände. Bei der Hand-Schüller-Christianschen Krankheit konnten GOTTRON (1935), IGHENTI (1931), KLEINMANN (1931) sowie ATTIG (1932) auf die begleitende hämorrhagische Diathese mit Ausbildung einer Purpura hinweisen, für die die Einlagerungen von Lipiden in die feineren Blutgefäße bestimmend sein dürfte. GOTTRON (1935) hält noch andere Voraussetzungen zum Auftreten der Purpura für erforderlich.

Bei der Amyloidose, und zwar der systematisierten Amyloidose von Haut und Muskulatur werden nach LUBARSCH (1929), KÖNIGSTEIN (1932) sowie GOTTRON (1932) Purpuraherde im Bereich der Fingerspitzen gefunden. Den Hautblutungen liegen Zirkulationsstörungen der Endstrombahn zugrunde, die durch Einlagerungen amyloider Substanzen in die feinwandigen Gefäße verursacht sind.

Dysproteinämien. Ein ähnlicher Mechanismus wird bei der Purpura hyperglobulinaemica (WINTROBE und BUELL 1933) angenommen, desgleichen bei der Purpura macroglobulinaemica (WALDENSTRÖM 1943; 1952). Bei diesen Störungen treten kältefällbare Eiweißkörper auf, die sich in den kleinen Hautgefäßen niederschlagen. Stets handelt es sich um Patienten mit erhöhtem Serumeiweißspiegel, bisweilen um Kranke mit Cryoglobulinen; ein vasaler Faktor erscheint wegen des bisweilen positiven Capillarfragilitätstestes diskutabel. Klinisch kommt es zu punktförmigen Blutungen im Bereich der Beine, seltener der Arme, aus denen sich später pigmentierte Herde entwickeln (CURTZ 1946; WALDENSTRÖM 1948). Entsprechende Purpuraformen sind beschrieben bei Plasmocytom (LÜSCHER, LABHART und UEHLINGER 1949; ENGEL 1946/47) und auch bei Kryoglobulinämien (vgl. S. 247). LÜSCHER u. Mitarb. (1949) nehmen an, daß durch die pathologischen Eiweißkörper die Umwandlung von Fibrinogen in Fibrin verhindert und dadurch die Gefäßabdichtung beeinträchtigt wird.

ϑ) Purpura bei anderweitigen Krankheiten.

Durch das Auftreten endogener Stoffwechselprodukte oder durch Störungen des durch Fermentwirkungen in Funktion gehaltenen Zellgefüges lassen sich die capillären Hämorrhagien im Gefolge von Nephritiden und Urämien (GRUBER 1917) Lebercirrhose, Carcinom, von chronischer Thyreoiditis (ROULET 1933), von Unterernährung (BUDING 1946) sowie von intestinaler Autointoxikation (BECHER 1944) erklären. Bei der essentiellen Hämosiderose (WIESMANN u. Mitarb. 1953), die zeitweilig mit hämorrhagischem Asthma (SANDÖE 1954) einhergeht und von einer langdauernden hypochromen Anämie begleitet ist, werden neben mechanischen (GLANZMANN u. WALTHARD 1941; NANCEKIEVILL 1949) allergische Faktoren diskutiert (BOCK 1957).

ι) Purpura bei Kreislaufkrankheiten.

Purpura Majocchi. Durch MAJOCCHI (1895) wurde eine eigenartige Blutfleckenkrankheit beschrieben. Sie besteht aus vorwiegend ringförmigen Herden von einigen Millimetern bis Zentimetern Größe, die manchmal polycyclisch begrenzt sind und die auch generalisiert auftreten. Als gleichartig ist die von SCHAMBERG (1929) beschriebene progressive Pigmentkrankheit der Haut anzusehen, die aber keine ausgesprochenen Ringformen zeigt (GOTTRON 1935). Die Krankheit kommt hauptsächlich bei Patienten mit Hypertonien (auch latenter Hypertonie), bei Patienten mit vasomotorischen Störungen, bei Kranken mit Aorteninsuffizienz und peripherer Engstellung der Gefäße, bei Zuständen mit sekundärer Polyglobulie, kurzum bei zahlreichen Zirkulationsstörungen vor. Männer, insbesondere Geistesarbeiter und Verkehrsbeamte, sollen bevorzugt befallen sein (GOTTRON 1930; 1935).

Die Krankheit kommt langsam zur Entwicklung; die Einzelherde kommen gleichfalls langsam zur Rückbildung.

An der Haut entwickeln sich ohne vorhergehende Hyperämie kleinste punktförmige rosarote Flecken, die Capillarektasien entsprechen und zunächst noch keine Blutaustritte erkennen lassen. Diesem Stadium folgt das Stadium hämorrhagico-pigmentosum, gekennzeichnet durch stecknadelkopfgroße, manchmal auch größere punktförmige dunkelrote Hautblutungen, die durch Diapedese in der Umgebung der Teleangiektasien des Stadiums I entstanden sind. Schließlich kommt es in der folgenden Zeit durch Abbau von Blutfarbstoff zur Braunfärbung und zur Rückbildung der Herde, teilweise unter atrophischen Vorgängen. SCHOCH (1941) sieht die Ursache des Krankheitsbildes in einer neurovasculären Dysfunktion mit erhöhter Permeabilität und Fragilität der Gefäße. Die experimentelle Erzeugung ringförmiger Purpuraherde durch örtliche Stase nach vorhergehender Ischämie konnte SILVESTRI (1942) demonstrieren.

Es darf angenommen werden, daß die Purpura Majocchi (Purpura anularis teleangiectodes) zustande kommt, wenn neben einer konstitutionellen Anomalie des Capillarsystems bestimmte Störungen am Gesamtkreislauf (Hypertonie, Aortenvitien usw.) auftreten. Das Krankheitsbild ist auf das Integument beschränkt und führt nicht zu wesentlicher Beeinträchtigung der physiologischen Funktionen.

Purpura bei chronischer venöser Insuffizienz. Bei chronischer venöser Insufizienz kommt es in den abhängigen Unterschenkel- und Fußpartien zu vasculärer Purpura, wobei der erhöhte intravasale Druck und die Hypoxie zu örtlicher Capillardurchlässigkeit führen. Ein therapeutischer Einfluß ist nur von einer entsprechenden Hochlagerungsbehandlung zu erwarten.

κ) Neurogene Purpuraformen.

Unter der Wirkung neurogener Faktoren zustande kommende Hämorrhagien bei Stigmatisierten können mit organisch bedingten hämorrhagischen Diathesen kombiniert vorkommen.

Eine *psychogene Hautpurpura* infolge vielfältiger Ursachen ist seit langem bekannt; eine sorgfältige Untersuchung hat dabei die Wirkungen von Artefakten, das Vorliegen von Blutkrankheiten und Gerinnungsstörungen und von anderen nicht psychogen bedingten Grundkrankheiten auszuschließen. Auf unbekannte Art kommt es dabei zu umschriebenen Hämorrhagien durch die Capillarwände in die Haut, am häufigsten im Bereich von Beinen, Armen und Stamm, mitunter auch an bestimmten Prädilektionsstellen, je nach dem psychogenen Untergrund, z. B. nach Art der Wundmale Christi (DEUTSCH 1938). Die Herde können über längere Zeit konstant vorhanden sein oder rezidivierend auftreten. Der wesentliche Nachweis ihrer psychogenen Bedingtheit ergibt sich durch die prompte Beseitigung nach Psychotherapie (BUNNEMANN 1922; SCHINDLER 1927) sowie durch die psychogene Reproduzierbarkeit anläßlich rezidivierender Psychosen. HEYER (1925) hält die Zahl der psychogenen Hämorrhagien im allgemeinen für beträchtlich. Kasuistische Beiträge wurden von JACOBI (1923) sowie HADLEY (1930) geliefert. Der eindrucksvollste Hinweis auf den psychogenen Mechanismus von Hauthämorrhagien ist ihre hypnotische Erzeugung, über die bereits KOHNSTAMM (1911) berichtet.

Ähnliche Voraussetzungen dürften auch für jene Beobachtungen zutreffen, bei denen die Sekretion blutiger Schweiße festgestellt wurde (ENGE 1910; JACOBI 1923; STELWAGON 1916; BIANCHI 1926), soweit keine essentielle familiäre Teleangiektasie (vgl. S. 539) vorliegt.

In die Gruppe der psychogenen Hämorrhagien sind auch die von REGELSBERGER (1917) beobachteten Darmblutungen und der von O. MÜLLER (1937) mitgeteilte Fall einer Lungenblutung einzuordnen, die als Äquivalente von Menstruationsblutungen auftraten.

Ursache und Pathogenese der psychogen bedingten Permeabilitätsstörung sind noch vollkommen unklar.

λ) Verminderung der Capillarresistenz bei Avitaminosen.

Vitamin C-Mangel. Die Avitaminose C führt sowohl bei dem für Erwachsene einschlägigen Krankheitsbild des Skorbut als auch bei der frühkindlichen, zwischen dem 4. Lebensmonat und dem Ende des 2. Lebensjahres auftretenden Möller-Barlowschen Erkrankung zu charakteristischen capillären Blutungen. Über die Gleichartigkeit der beiden Krankheitsbilder, die von HART und LESSING (1913) bejaht, von KOLLATH (1932) bestritten wird, sowie auf die Historie und Gesamtübersicht des Krankheitsbildes braucht hier nicht eingegangen zu werden: hierüber siehe ZELLWEGER und ADOLPH (1954), sowie die Grundlagen des Vitamin C-Stoffwechsels bei KÜHNAU (1952).

Im Mittelpunkt der Pathogenese beider Krankheitsbilder steht die gesteigerte Fragilität (und Permeabilität; vgl. S. 546) der Capillaren als Folge eines nachhaltig wirksamen Vitamin C-Mangels (HESS und FISH 1914). Demgegenüber wird der Blutstatus im wesentlichen normal gefunden, bis auf eine Vermehrung von Prothrombin und Fibrinogen (MARX und BAYERLE 1948).

Der früher bei Seefahrern nicht seltene Skorbut wird jetzt nur noch vereinzelt unter abnormen Verhältnissen in Kriegen und schlecht gehaltenen Gefangenenlagern beobachtet, im übrigen noch sporadisch bei Junggesellen oder Sonderlingen mit einseitiger Ernährung („bachelor scurvy", MCMILLAN u. INGLIS 1944) und in mitigierter Form als Hypovitaminose C bei einseitig ernährten Ulcuspatienten (OEHMEL 1932), bei Sprue, bei Enteritiden oder anderweitiger, allerdings monatelang wirksamer diätetischer Vitamin C-Karenz.

Unter Ascorbinsäuremangel büßen die Zellen die Fähigkeit ein, die zum physiologischen Zusammenhalt der Gewebe nötige intercelluläre Kittsubstanz zu produzieren (WOLBACH und HOWE 1926; JENEY und TÖRÖ 1938); dies macht sich an Knochen und Knorpel, am Dentin, am Bindegewebe und am Endothel der größeren Gefäße (LEE und LEE 1947) und der Capillaren, schließlich auch der serösen Höhlen bemerkbar. An diesen Stellen kommt es zu einer Erythrocyten-Diapedese durch die unverletzte Gefäßwand infolge Mangels an intercellularer Kittsubstanz.

An der Haut treten in Verbindung mit follikulären Hyperkeratosen — Keratosis pilaris begünstigt nach GOTTRON (1935) skorbutische Veränderungen —

in der präskorbutischen Phase vermehrte Neigung zu Einwachsen der Haare und zu Acne sowie eine graugelbe Blaßfärbung auf; später kommt es dann zu den typischen skorbutischen Purpuraherden der Haut. Diese sind entweder kleinflächig, punktförmig, wobei die Streckseiten der Unterschenkel in follikulärer Anordnung befallen werden (vgl. Abb. 75); auch der Stamm wird häufig mit ergriffen; das Gesicht bleibt frei. Andererseits entwickeln sich auch flächenhafte Blutungen an Stellen vermehrter mechanischer Belastung (ASCHOFF und KOCH 1919), z. B. an Oberschenkeln, Waden und Kniekehlen. Diese größeren Herde erstrecken

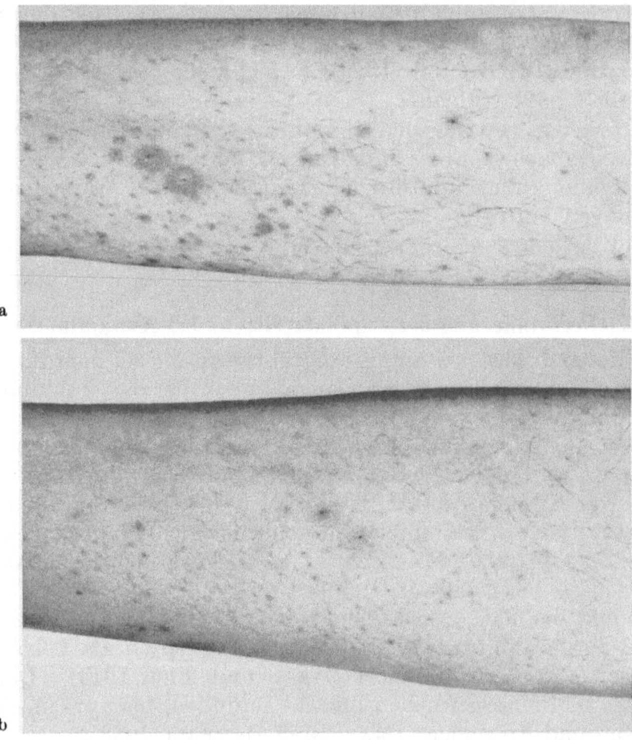

Abb. 75a u. b. Kleinfleckige Hautpurpura (Unterschenkel) einer Patientin mit Skorbut. a vor Therapie; b nach 14tägiger Behandlung mit Ascorbinsäure. (Med. Universitäts-Klinik Würzburg.)

sich auch auf das subcutane Gewebe und dürften nicht nur von den Endcapillaren ausgehen, sondern auch von den subpapillären Gefäßplexus. Bei Möller-Barlowscher Erkrankung werden die subcutanen und cutanen Purpuraherde an den Wangen, Ohrmuscheln, in der Umgebung der Orbita sowie im Bereiche der Halsfalten angetroffen. Die zunächst roten oder blauroten skorbutischen Purpuraherde gehen später über in ein Abheilungsstadium braungefärbter, hämosiderinhaltiger Plaques.

Die gesteigerte Durchdringbarkeit der capillären Intercellularlücken war auch durch Untersuchungen der Capillarresistenz nachzuweisen (GÖTHLIN 1932, 1937); die klinische Verbindlichkeit dieses Nachweises wurde in der Folgezeit teilweise bestritten (CRANDON u. Mitarb. 1940), teilweise auch bestätigt (AHLBORG und BRANTE 1939) oder bejaht (STEPP, KÜHNAU und SCHROEDER 1944). Bei ausgeprägtem Skorbut führt der Stau- oder Saugtest in der Mehrzahl der Fälle zu einem vermehrten Auftreten der erwähnten Punktblutungen, wenn er auch nicht streng verbindlich ist (ZELLWEGER und ADOLPH 1954).

Kleinherdige Blutungen in die Muskulatur können durch capilläre Blutaustritte zustande kommen; ihre Mitwirkung an den Erscheinungen der skorbutischen Adynamie mit Muskelschwäche und auffälliger Ermüdbarkeit ist bisher nicht hinreichend berücksichtigt.

Im Knochen kann es als Folge der verminderten Bildung von intercellularer Kittsubstanz zur Degeneration von Knorpelzellen mit Epiphysenablösungen, zu osteoporotischen Veränderungen, eventuell Spontanfrakturen, zu Blutungen ins Knochenmark und auf lange Sicht zur Ausbildung des skorbutischen Fasermarkes (NAEGELI 1897) kommen. Klinisch wichtig sind die subperiostalen Blutungen, durch die der Spontan- und der Berührungsschmerz der befallenen Partien zu

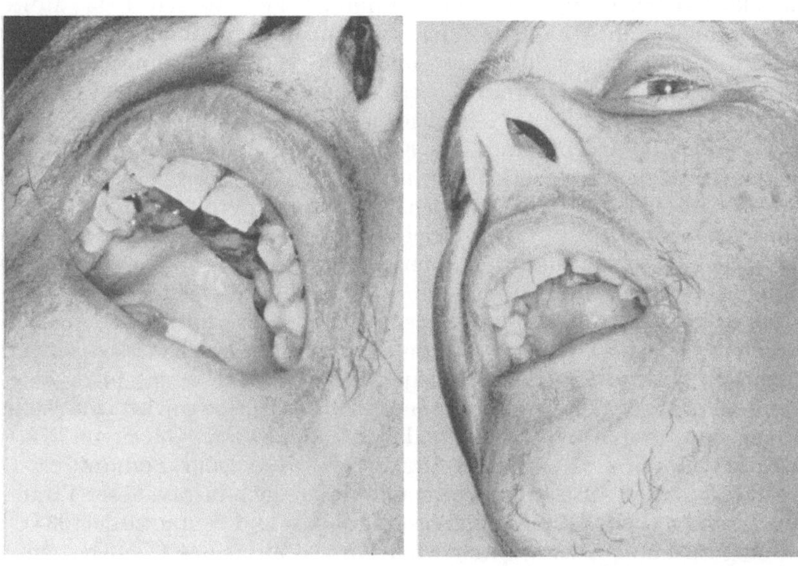

a b

Abb. 76a. u. b. Makrulie einer Patientin (wie Abb. 75) mit Skorbut. a vor Behandlung; b nach 14tägiger Behandlung mit Ascorbinsäure. (Med. Universitäts-Klinik Würzburg.)

erklären ist (Hampelmann-Phänomen der Pädiater bei Berührung der Oberschenkel von Kindern mit Morbus Möller-Barlow; HEUBNER 1903). Gelenkblutungen treten nicht auf.

An den Zähnen kommt es zur Degeneration der Odontoblasten und zu unzureichender Neubildung von Dentin infolge Abschlusses der Odontoblasten vom Prädentin durch eine Schicht flüssiger Intercellularsubstanz; ferner können Ödeme und Hämorrhagien der Zahnpulpa auftreten (ZELLWEGER und ADOLPH 1954).

Die Veränderungen der Mundschleimhaut beim typischen Skorbut pflegen zuerst an den Interdentalpapillen der Schneidezähne aufzutreten, und zwar nur im bezahnten Kieferbereich. Dort kommt es zu wulstigen Anschwellungen und zu blauroter Verfärbung, ähnlich dem Bild der venösen Blutfülle (SCHUERMANN 1955) und zu knolligen oder wulstigen Wucherungen der Gingiva (Makrulie) (vgl. Abb. 76). Hämorrhagische Infarzierungen, vermutlich durch gleichzeitiges Anschwellen der Gewebe bei gesteigerter Permeabilität mit begleitender Abflußbehinderung, sogar Alveolarfortsatznekrosen, sind beschrieben. Die Salivation ist gesteigert. Die größte Blutungsneigung besteht dabei im Peridentalbereich unmittelbar an den zahnnahen Gingivasäumen. Es kann zu erheblichen Blutungen aus der Mundschleimhaut kommen. Nach ZELLWEGER und ADOLPH (1954) können

Hämorrhagien auch im Bereiche des Magen-Darmkanals (selten) sowie der Harnwege (Haematuria minima) auftreten. Weiterhin sind im Bereiche der Vasa nervorum am peripheren Nerven skorbutische Blutungen möglich, die dann zu schweren Neuralgien führen. Labyrinthäre Blutungen verursachen Menière-artige Zustandsbilder.

Infolge verminderter Capillarresistenz und gesteigerter Capillarpermeabilität können sich in den serösen Höhlen blutig-seröse Ergüsse ansammeln (STEPP, KÜHNAU und SCHROEDER 1944).

Auf die weiteren Störungen beim Skorbut, die trophischen Veränderungen an Haut und Stützapparat besonders des wachsenden Organismus, sowie auf die Rolle der skorbutischen hypochromen Anämie (STEPP u. Mitarb. 1944; McINTOSH 1948), die wahrscheinlich hauptsächlich über unzureichende Eisenresorption bei Ascorbinsäuremangel zustande kommt und weniger auf Blutungen beruht, soll hier nicht näher eingegangen werden, desgleichen nicht auf den von SCHROEDER und BRAUN-STAPENBECK (1941) nachgewiesenen Parallelismus zwischen dem Vitamin C-Spiegel im Plasma und dem Eisenspiegel. Das bei manchen Skorbutpatienten auftretende Fieber erklärt FÄHNDRICH (1952) durch Resorption pyrogener Stoffe und begleitende Infektionen von den affizierten Schleimhäuten aus. Schließlich sei auf die bei Skorbut neben der Resistenzabnahme vorhandene gesteigerte Durchlässigkeit der Capillaren (Permeabilität) für Wasser und gelöste Stoffe hingewiesen (vgl. S. 546).

Die Therapie mit Ascorbinsäure in ausreichender Dosierung führt zum raschen Verschwinden der skorbutischen Purpura und der Capillarresistenzabnahme. Am schnellsten wirkt die intravenöse Injektion (täglich 1000 mg intravenös), da bei Patienten mit Avitaminose C die enterale Resorption nicht zuverlässig ist (STEPP und SCHROEDER 1936). Auch die intramuskuläre Gabe von Natriumascorbinat erweist sich als wirksam (STEPP, KÜHNAU und SCHROEDER 1944). Bemerkenswert ist der Anstieg der Plasmaalbumine nach intravenöser Vitamin C-Gabe bei Individuen mit Hypovitaminose C (BÖGER und SCHROEDER 1934), wohl eine Wirkung im Sinne einer verminderten Permeabilität des Gefäßsystems.

Vitamin B-Mangel. Bei einseitig ernährten Ratten (gerösteter Mais) kann die mangelnde Zufuhr an Vitamin B-Komplex zu multiplen cutanen und visceralen Blutungen führen, die durch Verfütterung von Rinde tropischer Bäume behebbar sind (JÜRGENS und PFALTZ 1944).

Vitamin E-Mangel. Bei Küken kann durch Tocopherol-Mangel eine Blutungsneigung entstehen (DAM und GLAWIND 1940). DAM und GLAWIND (1940) berichteten über günstige Ergebnisse der Behandlung von Frühgeborenen mit Vitamin E zur Erhöhung der Capillarresistenz.

Vitamin P-Mangel kann zu hämorrhagischen Diathesen führen (LEVITAN 1949).

Nähere Angaben s. S. 586.

μ) Purpura senilis.

Die Bezeichnung „Purpura senilis" wurde nach GOTTRON (1935) zu Beginn des 19. Jahrhunderts von BATEMAN geprägt. Das Krankheitsbild tritt nach dem 65. Lebensjahr auf und äußert sich durch punktförmige bis münzengroße Purpuraherde der Haut, vornehmlich am Handrücken und an den Streckseiten der Vorderarme und Unterschenkel. Wenn auch im allgemeinen die traumatische Genese bestritten wird (PASINI 1906), so werden vielfach doch äußere physikalische Einwirkungen nach Art von unterschwelligen Traumen (JADASSOHN, zit. nach GOTTRON 1935; „Purpura senilis factitia") angenommen. Demnach wären Diapedesis- und Rhexisblutungen pathogenetisch beteiligt. Zusammenhänge mit der Arteriosklerose sind fragwürdig (JORES 1924; GOTTRON 1935). Im allgemeinen wird die Purpura senilis durch Diapedesisblutungen im Bereiche von primär unverletzten Endstrombahngefäßen erklärt, wobei eine abnorme Fragilität angenommen wird. Das Krankheitsbild wurde durch UNNA (1894) und PASINI (1906) näher beschrieben.

Neuerdings wurde anhand von Beobachtungen bei 60 Patienten mit seniler Purpura das klinische und ätiologische Problem dieses Krankheitsbildes wieder zur Diskussion gestellt. Die Lokalisation der Herde vornehmlich an den Extensorenbereichen, an der Radialseite des Vorderarms und am Handrücken scheint demnach für die ursächliche Rolle mechanischer Mikrotraumen zu sprechen, ohne daß eine gesteigerte Capillarfragilität über das altersübliche Maß hinaus zu bestehen braucht (TATTERSALL und SEVILLE 1950). Therapeutische Bemühungen mit Ascorbinsäure, Flavonen und Nicotinsäure erwiesen sich als wirkungslos.

ν) Einfache hereditäre familiäre Purpura.

Auf dem Boden einer familiär verankerten Capillarschwäche kann sich ein Purpurasyndrom von unterschiedlicher Intensität entwickeln. Dies konnten bei 79 Angehörigen von 27 Familien im Laufe von 4 Generationen beobachtet werden; 6 Individuen des Kollektivs machten sogar eine Schönlein-Henoch-Purpura durch. Die Capillarresistenz erwies sich beim Staubindenversuch manchmal normal, manchmal reduziert (DAVIS 1941). Die Untersuchungen weisen jedenfalls auf eine familiär-hereditäre Komponente der Purpuraneigung hin.

c) Änderungen der Durchlässigkeit der Capillarwand unter der Einwirkung von Giften.

Wie S. 546 ausgeführt, ist eine strenge Unterscheidung zwischen Capillarpermeabilitätsstörungen (Durchlässigkeit für Wasser und gelöste Stoffe) und Capillarresistenzstörungen (Durchlässigkeit für corpusculäre Elemente) nicht möglich, da fließende Übergänge zwischen beiden Vorgängen bestehen, indem bei geringerer Intensität der Schädlichkeit lediglich ein Flüssigkeitsdurchtritt von gelösten Substanzen, bei gröberen Capillarwandschädigungen auch ein Austritt von Blutzellen stattfindet. Dies gilt ganz besonders von den Giftwirkungen auf die Capillarwände.

Nach KROGH (1929) werden als Capillargifte jene Substanzen bezeichnet, die in sehr schwachen Konzentrationen direkt und mehr oder minder spezifisch auf die Capillarwand wirken. MEYER und GOTTLIEB (1921) hatten die Einteilung der gefäßwirksamen Gifte in die eigentlichen Gefäßgifte (vesicantia und suppurantia), die schmerzerregenden Hautreizmittel (rubefacientia) und die zelltötenden Gifte vorgeschlagen. HEUBNER (1925) kommt zu folgender Einteilung:

1. reine Capillargifte;
2. reine Nervenreizgifte;
3. reine Zellgifte;
4. Capillar- und Nervengifte;
5. Zellgifte mit gleichzeitiger Capillarwirkung;
6. Zellgifte mit gleichzeitiger Nervenreizwirkung;
7. Zellgifte mit gleichzeitiger Capillar- und Nervenreizwirkung.

Neuerdings wird die Auffassung vertreten (NEUMANN und HABERMANN 1959), daß spezifische Endotheliotoxine und Hämorrhagine, wie sie bisher unterstellt wurden, durchaus fragwürdig sind; graduelle Übergänge von der Ödembildung über das Auftreten von Petechien zu größeren Hämorrhagien scheinen je nach Intensität der wirksamen Reize die Regel zu sein.

Gegen die Einwirkungen von Schwermetallsalzen sind die Capillaren stark empfindlich (HEUBNER 1907, 1925; FLURY 1938). Durch intravasale Applikation von Goldsalzen, z. B. $AuCl_4Na + 2H_2O$ kommt es nach vermehrter Blutfülle mit hochgradiger Capillardilatation zu circumvasalen Blutungen, besonders im Mesenterialbereich (HEUBNER 1907). Ähnliche Wirkungen besitzen andere Schwermetallsalze (KROGH 1929).

Das als Rattengift benutzte Arsenik (As_2O_3), das farb- und geruchlose Lösungen bildet, verursacht bei akuten Vergiftungen schwerste gastroenteritische Erscheinungen, vielfach mit tödlichem Ausgang; dabei finden hochgradige Flüssigkeitsverluste und Hämorrhagien statt. HEUBNER (1925) bezeichnet das Arsenik als Capillar- und Zellgift.

Ähnlich sind die Veränderungen nach enteraler Zufuhr von Brechweinstein $(CH(OH)COO)_2SbOK$.

Eine starke Capillarwirkung haben ferner verschiedenartige Kampfstoffe, so die Substanzen der Blaukreuzgruppe (Arsine), die zu Zellschäden und Fermentwirkungen führen (FLURY 1938; ZERNIK 1933, 1933) und insbesondere auch auf die Capillaren einwirken (MUNTSCH 1941). Auch bei der Gruppe der Gelbkreuzkampfstoffe (Typ Dichlordiäthylsulfid) handelt es sich um Permeabilitätsgifte (MUNTSCH 1941) und universelle Zellgifte (FLURY 1938). Ihre Wirkung wird in einer Reaktion mit körpereigenen Aminoverbindungen gesehen (LAWSON und REID 1925; MUNTSCH 1941). Es kommt zu toxischen Blutungen der Nieren, des Magen-Darmkanals und des Gehirns. Die Stoffe der Grünkreuzgruppe, insbesondere das Phosgen, erzeugen bei Einatmung ein akutes toxisches Lungenödem, das auf der Einwirkung von unzersetztem Phosgen, kombiniert mit der Wirkung von Salzsäure im statu nascendi beruht. Durch Plasmaverluste kommt es zur Hämokonzentration, zum Schock und zur Erythrocytenquellung (MUNTSCH 1941; GROSCURTH, zit. nach MUNTSCH 1941).

Als Capillargifte nennt HEUBNER (1925) ferner das Dionin und bis zu einem gewissen Grad das Coffein.

Medikamentös induzierte Gefäßschäden sind bekannt geworden nach Anwendung von Kollargol (JORES 1924); Thorium X (JOANNOVIC 1930), Germanin (DIETRICH und NORDMANN 1930). Ferner beobachteten STAEMMLER (1929), HENNEBERG (1922) sowie PETERS (1949) Gefäß- und Capillarschäden nach Anwendung von Salvarsan, wobei durchaus an eine Zweitschädigung neben einer bestehenden Zirkulationsstörung zu denken ist (RICKER und KNAPE 1912). Durch Vorbehandlung mit Morphin scheint sich die Salvarsan-Toxicität an den Hirngefäßen verhindern zu lassen (WIESENACK 1921). Insgesamt muß der älteren Literatur auch insofern kritisch begegnet werden, als die Virushepatitis noch nicht bekannt war. FÜHNER (1943) erwähnt schließlich noch Capillarschädigungen nach Emetin sowie nach Anwendung von Colchicin.

Zu einem meßbaren Absinken der Capillarresistenz führt eine wirksame Therapie mit Cumarinpräparaten (THIES 1955). LINKE (1952) beobachtete, daß die Regeneration der Gerinnungsfähigkeit des Blutes nach Unterbrechung der Cumarinbehandlung beim Tromexan rascher als beim Dicumarol erfolgt.

WEICKSEL (1954) fand die Capillarresistenz nach Isonicotinsäurehydrazid bei Gesunden sowie bei Patienten mit Lungentuberkulose innerhalb der ersten 20 bis 30 Tage der Therapie herabgesetzt (10 mg/kg), wobei die Messungen mit der Saugmethode (FRANKE 1943) erfolgten. Klinisch lassen sich bei dieser Therapie Blutextravasate und eine verstärkte Neigung zu Hämoptysen verzeichnen.

Unter Penicillin (CRIEP u. COHEN 1951; ERLINGER 1954) und Streptomycin (GROB 1954) ließ sich keine signifikante Änderung der Capillarresistenz innerhalb der gebräuchlichen therapeutischen Dosis feststellen.

Ein speziell capillaraktiver Stoff, dessen Wirkungen bei verschiedenen Tierspecies beträchtlich differieren, ist das Histamin (Ackermann 1910). Beim Pflanzenfresser und Frosch unwirksam, entfaltet es an der Ratte eine geringe, bei Meerschweinchen und Katzen sowie bei Carnivoren anderer Art, auch beim Menschen, stärkere Reaktionen (Dale und Richards 1918; Krogh 1929; Dale 1932). Intravenöse Gabe kleiner Histaminmengen führt bei Katzen zu Blutdruckabfall infolge Capillarerweiterung (Dale und Richards 1918). Dieser Effekt ist bereits im Abschnitt „Lumenveränderungen der Capillaren", S. 529 erwähnt. Höhere Dosen von 1—2 mg/kg lassen den Blutdruck auf Werte zwischen 50 und 30 mg Hg abfallen und führen zu vermindertem Blutrückfluß zum Herzen und hochgradiger Ansammlung von Blut in den mesenterialen Capillaren. Ähnlich dieser „Verblutung in die eigenen Gefäße" (Dale und Laidlaw 1919) oder in die Netzgefäße (Rich 1921) sind die Reaktionen der Capillaren am Katzenohr nach intravenöser Histaminzufuhr (Hooker 1920). Intracutane Histaminanwendung führt, wie schon Carrier (1922) zeigen konnte, zur typischen dreifachen Reaktion (Lewis 1927): nach 20 sec entwickelt sich eine kleine Rötung, anschließend der rote Hof und nach 1—2 min eine Quaddel infolge Austritts von Plasmabestandteilen ins Gewebe. Neben der erweiternden Wirkung auf Capillaren und Venen erkannte Feldberg (1927) einen arterienverengernden Reflex, der z. B. auch am Kaninchenohr infolge arterieller Konstriktion die Ausbildung eines roten Hofes verhindern kann (Lewis und Marvin 1927). Beim Menschen bewirkt die subcutane Injektion von 1—2 mg Histamin eine Verkleinerung der aktiven Blutmenge, oft mit Hämokonzentration und einen nur minimalen Abfall des arteriellen Blutdrucks (Wollheim 1931).

Auf die Wirkungen der H-Substanzen als Schockgifte (Plasmaverlust und Hämokonzentration) wurde bei der Besprechung der entzündlichen Permeabilitätsstörung hingewiesen. Die Herabsetzung der Capillarresistenz nach Verbrennungen (Underhill u. Fisk 1930) und bei aktinischen Einwirkungen (Franke 1943) hängt damit zusammen.

Die erweiternde Wirkung von Histamin auf Capillaren und Arteriolen läßt sich am Frosch besonders deutlich machen, wenn vorher der antagonistisch wirkende Hypophysenhinterlappenextrakt angewendet wird (Heubner 1925), dem Krogh und Harrop (1922) eine allgemein tonisierende Wirkung auf die Capillaren zuschrieben.

Zum Unterschied vom Histamin erfolgt der blutdrucksenkende Effekt von Acetylcholin nur über eine Beeinflussung der Arteriolen; nach Wegfall der Wirkung (z. B. nach Beendigung einer Acetylcholin-Infusion) kehrt der abgesunkene Blutdruck wieder zum Ausgangswert zurück; ist es jedoch durch Histaminwirkung mit Capillarschädigung zu einem Blutdruckabfall gekommen, so zeigt sich dieser weniger prompt reversibel.

α) Tierische Gifte.

Auf eine eingehende Beschreibung der Wirkungen der *Schlangengifte* muß im Rahmen dieser Darstellung verzichtet werden. Es sei auf die Arbeiten von Faust (1906), Phisalix (1922); Pawlowski (1927); Flury (1929) und Schaumann (1936) verwiesen. Die Capillarwirkungen der Schlangen- und Hymenopterengifte sind neuerdings von Neumann und Habermann (1959) bearbeitet worden.

Von spezifisch neural angreifenden Giften, wie sie besonders im Colubridengift vorliegen, werden manche besonders im Viperngift (Bothropsarten) gefundene spezifische Capillargifte unterschieden (Houssay 1923). Am Orte der Einwirkung verursachen die Viperngifte hämorrhagische Ödeme, am Gesamtkreislauf Schocksyndrome. Mitunter können blutige Gastroenteritiden, Epistaxis, Hautpurpura und Hämaturien vorkommen. Die in den Viperngiften enthaltenen Toxalbumine bieten die Möglichkeit, ihre antigenen Eigenschaften zur Bildung von antitoxischen Antikörpern (Immunisierung von Pferden und anderen Großtieren durch Formoltoxoide) zu nutzen. Die Toxinwirkung auf die Gefäßdurchlässigkeit läßt sich durch so gewonnene Antisera ausschalten (NEUMANN und HABERMANN 1959; SCHLOSSBERGER, BIELING und DEMNITZ 1936).

Ähnliche Wirkungen kommen gewissen Giften von Kröten, Salamandern, Fischen und Muscheln zu, auf die im Rahmen dieser Darstellung nicht näher eingegangen werden kann.

Das in der spanischen Fliege (Lytta vesicatoria) enthaltene *Cantharidin* führt zu örtlichem Brennen, zu Hautrötung sowie zur Blasen- und Geschwürsbildung; innerliche Verabreichung verursacht gastroenteritische Symptome mit Übelkeit und blutigem Erbrechen; postresorptiv können Hämaturien und Uterusblutungen auftreten. HEUBNER (1925) bezeichnet das Cantharidin nicht als Capillargift, sondern wegen des Fehlens der Quaddelbildung in seiner Versuchsanordnung nur als universales Zellgift, das auch auf die Capillarzellen nekrotisierend wirkt.

Immengifte führen infolge ihrer Wirkung auf die Capillarwand zu Ödembildung, die sich bis zu Hämorrhagien steigern kann. Hierher gehören das im Bienengift enthaltene Melittin und das im Wespengift enthaltene Kinin (NEUMANN und HABERMANN 1959) sowie verschiedene Hornissengifte. Stiche derartiger Insekten führen zu Juckreiz und Brennen, Rötung, Schwellung und Quaddelbildung. Flüssigkeitsverluste der Gewebe sind nachgewiesen (FELDBERG u. KELLAWAY 1937). Bei Todesfällen nach Insektenstichen findet sich eine Hyperämie aller Organe, bedingt durch hochgradige Erweiterung der Capillaren. Ähnliche Wirkungen werden den *Ameisengiften* zugeschrieben.

Zu erheblichen Schädigungen der Capillarwände kann auch der Kontakt mit *Nesseltieren* führen; durch den Gehalt an quaternären Ammoniumbasen zeichnen sich zahlreiche Quallen und Seerosen aus.

Schließlich muß auf die durch Trichinenbefall hervorgerufenen Capillarblutungen im Wirtsorganismus sowie auf die bei Infektion mit Amöbenruhr auftretenden histolytischen Capillarschädigungen mit Geschwürsbildungen im Dickdarmbereich hingewiesen werden.

β) Pflanzliche Gifte.

Capillarschädigungen nach Zufuhr von *Colchicin* („vegetabiler Arsenik") werden in Form blutiger Gastroenteritiden mit choleraähnlichen Durchfällen und hämorrhagischem Erbrechen beobachtet; nach Resorption des Giftes kommt es auch zu renalen Capillarschädigungen, die sich durch Hämaturie manifestieren. Ganz ähnliche Symptome können durch das in manchen Bohnenarten enthaltene *Phasin*, das beim Kochen zerstört wird, nach Genuß ungekochten Bohnensalates hervorgerufen werden.

Das im Ricinussamen enthaltene Toxalbumin *Ricin* verursacht in gleicher Weise Gastroenteritiden, Leberschädigungen und nephritische Nierensymptome; universale Capillarschädigungen führen mitunter zu Schocksyndromen (FÜHNER 1943). Ähnliche Wirkungen ruft das *Abrin* (RICKER und REGENDANZ 1921) und insbesondere das *Crotin* hervor.

Das als toxisches Abortivum bekannte in Campherarten vorkommende *Apiol* führt ebenfalls zu Nierenreizungen, die aber in der Regel ohne Hämaturie einhergehen.

Die *Senföle* und die verwandten *Allylderivate* gelten nach HEUBNER (1925) als Capillar- und Zellgifte. Die Wirkung der im Meerrettich, Rettich, Knoblauch und Zwiebel enthaltenen Reizstoffe wird hierdurch erklärt. Hingegen werden die im *spanischen Pfeffer* enthaltenen Reizstoffe (Undecylensäurevallinylamid und Nonylensäurevallinylamid) sowie das Cinnamenylacrylsäurepiperidid von HEUBNER (1925) ebenso wie von STARY (1925) nicht als spezifische Capillarreizstoffe angesehen; sie wirken nur auf die sensiblen Nerven und selektiv auf die Wärmereceptoren.

Capillarschädigungen entstehen ferner bei den Vergiftungen mit *Terpentin- und Eucalyptusöl* sowie mit zahlreichen anderen pflanzlichen ätherischen Substanzen, worauf in der Darstellung von FÜHNER (1943) ausführlich eingegangen ist. Bei diesen Substanzen kommt es nach entsprechender Dosierung zu Gastroenteritiden, Nephritiden, eventuell zur Einwirkung auf den graviden Uterus, wodurch sich der Gebrauch mancher dieser Mittel als Abortiva erklärt.

d) Therapeutische Beeinflussung der Durchlässigkeit der Capillarwand.

Abgesehen von den bei den einzelnen Abschnitten beschriebenen speziellen therapeutischen Schritten ergeben sich manche allgemeine Maßnahmen, die geeignet sind, die Durchlässigkeit der Capillarwand zu beeinflussen.

α) Maßnahmen zur Verminderung der Durchlässigkeit.

Die Steigerung der pathologisch erniedrigten Capillarresistenz läßt sich durch Gaben von *Vitamin C* erreichen (vgl. S. 580). Bei Personen ohne Zeichen von Skorbut oder Möller-Barlow-Erkrankung ist die in der Capillarresistenzprüfung erzielbare Wirkung gering oder fehlend (FRANKE 1939); besser ließ sich die Wirkung von Fruchtsäften in einem Anstieg der Capillarresistenz demonstrieren (FRANKE 1939).

Calciumsalze führen nach MEYER (1910) sowie CHIARI und JANUSCHKE (1911) zu einer Verminderung der Permeabilität der Zellmembranen am Kaninchenauge. Experimentelle Pleuritiden mit Kupfersulfat (GOLD 1928; ROTHLIN 1930) und mit Eiweißstoffen (LIEBERMANN 1936) sowie mit Tuberkelbakterien (KALLOS 1940) lassen sich durch Calciumanwendung verhindern. Der Calciumanstieg im Blut nach intravenöser Gabe ist nach ROTHLIN und SCHALCH (1934) von über zweistündiger Dauer. Allergisch bedingte Steigerungen der Capillarpermeabilität werden vorteilhaft mit intravenösen Calciumgaben behandelt, zumal auch das Wasserbindungsvermögen der Gewebe nach Calciumanwendung absinkt (BLUM u. Mitarb. 1921/22; 1928). Nebenwirkungen bei intravenöser Anwendung sind Hitzegefühl, Hautrötung und Schweißausbruch.

Brenzkatecholderivate finden ebenfalls therapeutische Verwendung zur Gefäßabdichtung, so z.B. im Präparat Stryphnon (Methylaminoaceto-brenzcatechin; Phiag, Wien) (KLIMA 1936; KUMMER 1936; WOLF und DUCHAINE 1934). Die Anwendung des Präparates geht zurück auf LAUB (1906), ALBRECHT (1923) sowie KOLLERT und REZEK (1925). Die Substanz hat eine adrenalinartige Wirkung und wird bei intravenöser Gabe mit 0,01—0,015 mg pro kg Körpergewicht dosiert.

Adenochrom-Monosemicarbazon (Adrenoxyl, Nordmarkwerke Hamburg) soll neben einer Steigerung der Capillarresistenz eine Verminderung der Capillarpermeabilität bewirken, den Muskelstoffwechsel fermentativ beeinflussen (STANGL 1953) und bei Schockzuständen günstig wirken (FRIEDLÄNDER 1956).

Die Anwendung dieses als Adrenalin-Vorläufer angesehenen Stoffes (ROSKAM und DEROUAUX 1944) erfolgt als intravenöse Infusion (50 mg auf 500 cm^3 Infusionslösung) oder in Dosen von 0,5—0,75 mg als subcutane, intramuskuläre oder intravenöse Injektion. Der Stoff ist auch enteral resorbierbar und hat keine Wirkung auf die Gerinnungszeit. Er verkürzt allerdings die Blutungszeit und ist nicht frei von sympathicomimetischen Eigenschaften. Er wird als Indol durch die Niere ausgeschieden.

Pituitrin aus dem Hypophysenhinterlappen wirkt durch periphere Gefäßkontraktion antiexsudativ und antiödematös. Die Wirkung ist an den Capillaren stärker als an den Arteriolen, im Haut- und Splanchnicusbereich stärker als an der Muskulatur, an den Nierengefäßen nur gering (Møller 1953). Eppinger u. Mitarb. (1924) empfahlen es bei therapieresistentem Lungenödem, was aber im Hinblick auf die coronarkontrahierenden Eigenschaften des Pituitrin nicht unbedenklich erscheint.

Extrakte aus Schlangengift, die nach Klobusitzky (1954) eine thrombinähnliche Wirkung entfalten und die Gerinnungszeit verkürzen sollen (Hohnen 1957), sind in dem Präparat Reptilase (Dr. Degen und Kuth, Düren/Rheinland) enthalten. Sie wurden bei Hämorrhagien verschiedenster Genese verwendet. Die Substanz ist nach Untersuchungen von Habermann (1958) am Ganztier unwirksam.

Vitamin P. Das Permeabilitätsvitamin P (Citrin), gewinnbar aus Paprika und aus Citronen (Szent-Györgyi 1936) läßt sich therapeutisch bei infektiöser Purpura (Kugelmass 1940) und bei toxischer Purpura (Scarborough 1940; 1942 sowie Scarborough und Stewart 1938) ferner bei allergischen Purpuraformen ohne Thrombopenie, insbesondere mit gleichzeitiger Ascorbinsäuretherapie, erfolgreich verwenden (Armentano u. Mitarb. 1936/37). Unter Vitamin P-Mangel ist die Capillarresistenz vermindert (Rusznyak und Benkö 1941), ohne daß manifeste Blutungen auftreten; letztere ereignen sich erst bei akzidentellem Vitamin C-Mangel (Chiancone 1942). Am Kaninchen führt Vitamin P-Therapie zur Beseitigung des Hydrophthalmus congenitus (Schmitt-Saubermann, zit. nach Stepp-Kühnau und Schroeder 1944). Als Hyaluronidase-Inhibitor erwies sich das Hesperidin (Hesperetin-Rutinosid, durch Phosphorylierung wasserlöslich gemacht) (Hübner 1954). Küchmeister (1954) konnte durch Capillarresistenzprüfungen und im Cantharidenblasen-Test die Wirksamkeit von täglich 250 mg Hesperidin-Phosphat zeigen.

Das in der Citrone gefundene Vitamin P oder Citrin (Antipermeabilitäts-Vitamin nach Szent-Györgyi u. Mitarb. 1936) besteht aus Flavon-Glykosiden und ist enteral resorbierbar.

Rutin, ein Flavon-Glykosid, läßt sich aus Tabakspflanzen u. a. leicht gewinnen (Griffiths u. Mitarb. 1944; Shannon 1946) und wirkt gleichsinnig. Fraglich ist seine Capillarwirkung bei Zuständen ohne Vitamin P-Mangel (Møller 1953). Nach Befunden von Ambrose u. de Eds (1947) wird die Permeabilität im Trypanblau-Test sowohl bei normaler als auch bei pathologisch veränderter Durchlässigkeit stets vermindert. Die Dosierung beim Präparat Birutan (Merck) beträgt täglich 3mal 50 mg per os oder parenteral.

Ein ausgesprochener Vitamin P-Effekt wird auch den in der Roßkastanie enthaltenen Glykosiden, insbesondere dem Aesculin, zugeschrieben. Untersuchungen mit Roßkastanienextrakt bei parenteraler (Scheele und Matis 1952; Gigglberger und Kleibel 1952; Küchmeister 1953), bei enteraler (Gigglberger und Kleibel 1952) und percutaner (Koch 1956) Anwendung sprechen für einen objektivierbaren Effekt des Präparates Venostasin, einer Kombination von Roßkastanienextrakt und Vitamin B_1. Metzger und Spier (1953) konnten mit einem modifizierten Landis-Test die Verminderung einer pathergisch gesteigerten Capillarpermeabilität durch mehrwöchige Anwendung von täglich 2 cm^3 Venostasin intravenös zeigen. Küchmeister (1953) sah nach 3—8tägiger Anwendung von täglich 4 cm^3 intravenös des gleichen Präparates Verminderung der Capillarpermeabilität mit der Cantharidenblasen-Methode. Außer in dem

Vitamin B_1-haltigen Präparat Venostasin (Klinge) sind Inhaltsstoffe der Roßkastanie auch in den Präparaten Venogal (Riedel) und Venoplant (Schwabe) enthalten.

β) Maßnahmen zur Steigerung der Durchlässigkeit.

Im Gegensatz zu den bisher beschriebenen Stoffen, die eine Verminderung der Capillarwanddurchlässigkeit bezwecken, sind andere Stoffe, z. B. das Kallikrein (ROCHA e SILVA 1940; HABERMANN 1959), als permeabilitätssteigernde Faktoren bekannt.

Zu diskutieren ist in diesem Zusammenhang die *Hyaluronidase* (Invasin), eine fermentartig wirkende Substanz, die sich besonders aus Hodengewebe gewinnen läßt und auf die Kittsubstanzen des Bindegewebes (Hyaluronsäure; Chondroitinschwefelsäure) durchlässigkeitssteigernd (spreading factor) wirkt (DURAN-REYNALS 1928; CHAIN und DUTHIE 1940). Diese Wirkung wird klinisch ausgenutzt bei Anwendung von Antibioticis (SON u. Mitarb. 1949), bei subcutanen und intramuskulären Infusionen (SCHWARTZMANN 1949, LENSTRUP 1951). Zusatz von Hyaluronidase verkürzt die Wirkung der Lokalanaesthetica; Zumischung zu Adrenalin ermöglicht Verkürzung des Wirkungseintrittes und Vergrößerung des Wirkungsbezirkes der Lokalanaesthetica (KIRBY u. Mitarb. 1949). Der Effekt der Hyaluronidase wird im allgemeinen durch Corticoide gehemmt (SCHUMAN u. FINESTONE 1950) und ist entgegengesetzt der Wirkung der Flavone (LEVITAN 1949). Ob dieser nachweisbaren Wirkung auf die Kittsubstanzen des Bindegewebes auch eine entsprechende Wirkung auf die Gefäße an die Seite gestellt werden kann, ist äußerst fraglich (NEUMANN und HABERMANN 1959). HABERMANN (1959) zeigte, daß hochgradig gereinigte Hyaluronidasepräparate ohne Wirkung auf die Capillarpermeabilität sind. BENDITT u. Mitarb. (1951) fanden bereits, daß der vermeintliche Effekt von Invasin auf die Capillarpermeabilität wahrscheinlich durch Verunreinigungen der aus Hodengewebe gewonnenen Hyaluronidasepräparate vorgetäuscht war. Auch die Untersuchungen von LAMPARTER (zit. nach HABERMANN 1959; Bläuung einer Giftquaddel nach intravenöser Evans blue-Injektion) sowie von LAST und LOEW (1947) konnten keine Capillarwirkung von Invasin nachweisen.

Keine primär arterielle oder venöse Erkrankung bleibt ohne Auswirkung auf das Capillargebiet. Wie in diesem den Capillaren speziell gewidmeten Kapitel gezeigt wurde, greifen darüber hinaus die verschiedensten schädigenden Einflüsse unmittelbar im Capillargebiet an. Durch entsprechende funktionelle Analyse lassen sich bestimmte primäre Erkrankungen der Capillaren definieren.

IV. Mißbildungen und Fehlbildungen der Blutgefäße.

1. Kongenitale Angiektasien mit dystrophischen Veränderungen.

a) Klippel-Trénaunay-Syndrom.

KLIPPEL und TRÉNAUNAY (1900) beschrieben die Kombination von kongenitalen Varicen, Naevus angiomatosus und Verlängerungen des knöchernen Skelets als „Naevus variqueux osteohypertrophique“, nachdem bereits 1869 durch TRÉLAT und MONOD Kombinationen von Varicen, Angiomen und Extremitätenhypertrophien beobachtet worden waren. PARKES WEBER (1918) faßte die hierher gehörenden Syndrome unter der Bezeichnung „haemangiectatic hypertrophies of limbs“ zusammen. COUSIN (1947) schlug den Ausdruck „Angiectasie osteodystrophique congénitale“ zur Bezeichnung vasaler und ossaler Entwicklungsstörungen vor, HOLTHUIS (1954) den Namen „dystrophische Angiomatose“, bei welchem die Varicen und die arteriovenösen Fisteln unzureichend berücksichtigt sind. Zur kongenitalen dystrophischen Angiektasie (DE REUS und VINK 1955) werden auch diejenigen Varicen gerechnet, die sich auf der Basis angeborener arteriovenöser Fisteln, manchmal gemeinsam mit vermehrtem Längenwachstum der Extremitäten entwickeln.

Die Pathogenese des Krankheitsbildes ist unbekannt. Teilweise wurde das Hauptaugenmerk auf die arteriovenösen Fisteln des Syndroms gelegt (PEMBERTON und SAINT 1928; REID und CONWAY 1933; HORTON 1932). Wahrscheinlich liegen keimplasmatische Affektionen vor; bei den Eltern der Träger dieser Erkrankungen läßt sich häufig Konsanguinität nachweisen (GRAUL 1953). Französische Autoren, wie DUZEA (1886), LEBLANC (1896/97) u. a. beschrieben das Syndrom bereits vor KLIPPEL und TRÉNAUNAY (1900); später wurden von GOUGEROT und LORTAT-JACOB (1934) u. a., SERVELLE (1945; 1952), LIAN und ALHOMME (1945), DEPREZ (1946) und COUSIN (1947) ähnliche Fälle mitgeteilt. Auch in der deutschen Literatur sind Beiträge von BRAUN (1902), LÄWEN (1903), BROCKENHEIMER (1907), SONNTAG (1928), KUMER (1932), HALTER (1937), BONSE (1951) u. a. zu finden, desgleichen in der holländischen Literatur (TEN KATE 1938; SILLEVIS-SMITT und VAANDRAGER 1950; HOLTHUIS 1954; DE REUS und VINK 1955 u. a.).

Die Angiome sind meist Naevi von größerer Fläche, hellroter, dunkelroter oder grauroter Färbung, die vorzugsweise im Bereiche dystrophischer Extremitäten, sehr selten im Gebiet einer ganzen Körperhälfte, zur Entwicklung kommen, wobei eine metamere topographische Ausbreitung ersichtlich ist. Die Angiome sind allerdings nicht streng an den Ort der dystrophischen Änderungen gebunden, sondern können auch im Bereiche nichtdystrophischer Extremitäten lokalisiert sein. Als sog. „cirsoides“ Angiom beschreiben v. BOGAERT und KEGELS (1947) angiomatöse Fehlbildungen im Bereich arteriovenöser Fisteln. Auch Lymphangiome kommen bei kongenitalen Dystrophien häufig vor.

Die Venektasien und Varicen bei kongenitaler dystrophischer Angiektasie entwickeln sich erst postfetal. Meist sind sie im Bereich der Beine, häufig bilateral, im Bereich der Vena saphena magna lokalisiert, was ein gewisses Unterscheidungsmerkmal gegenüber primären Varicen darstellen soll (DE REUS und VINK 1955). Bei starker Ausprägung ist die Entwicklung von Ödemen und Ulcera möglich. Bindegewebige Stränge (brides) als Venenabflußhindernisse sind beschrieben (SERVELLE 1952). Arterielle Ektasien scheinen selten zu sein, jedoch sollen sie nach GOUGEROT als Pendant der isolierten Varicen auch beim Fehlen von Hinweisen auf arteriovenöse Fisteln vorkommen; man spricht von Megalarterien oder Dolichoarterien.

Die ossalen Dystrophien bestehen gewöhnlich in einer Hyperplasie von Skeletteilen, wobei Verlängerung der Gliedmaßen bis 10 cm, vor allem während der Wachstumsperiode, beobachtet werden. Gelegentlich kommt es zu abnormer Dickenzunahme, in anderen Fällen zu abnormem Längenwachstum bei dünnem Extremitätenkaliber („allongement atrophique“). Seltener entwickelt sich eine allgemeine Hypoplasie mit Osteoporose im Bereiche der Extremitäten. Kombinationen von Varicen, Ulcera cruris und Hyperkeratose sind von HALTER (1937) beschrieben. Entsprechende Weichteilveränderungen in Muskulatur und Bindegewebe wurden als Hypertrophie oder Atrophie beschrieben.

Im Bereiche arteriovenöser Fisteln sind Gefäßgeräusche und Schwirren wahrnehmbar. Die sorgfältige Fahndung nach derartigen Symptomen ist bei allen Deformitäten mit Angiomen und Varicenbildung zu empfehlen. Phlebographische Untersuchungen liefern Aufschlüsse über Passagehindernisse im Venensystem sowie über Art und Ausmaß der Kollateralkreisläufe. Bei arteriovenösen Fisteln ist die serienvasographische Untersuchung der betroffenen Extremität zu empfehlen.

Die differentialdiagnostische Abgrenzung des Klippel-Trénaunay-Syndroms gegenüber der Sturge-Weberschen Krankheit (s. S. 590) erweist sich häufig als schwierig oder unmöglich (GRAUL 1953). Vielfach handelt es sich um Überschneidungen der verschiedenen Symptome. Die Sturge-Webersche Krankheit wird zusammen mit der Neurofibromatosis (v. RECKLINGHAUSEN), der tuberösen Sklerose und dem Morbus v. Hippel-Lindau zu den Phakomatosen gerechnet (VAN DER HOEVE 1938), worunter die neurocutanen Syndrome vorwiegend ektodermaler Abkunft zusammengefaßt sind. Wegen der häufigen Beteiligung des Mesoderms an solchen Mißbildungen empfiehlt GRAUL (1953) den von OEHLER (1907) geprägten Begriff „ektomesodermale Blastomatosen" oder „Dysplasien mit blastomatösem Einschlag" (BIELSCHOWSKY 1924). Andererseits könnten unter ektoneuralen Hamartomen sämtliche Syndrome, wie Morbus Klippel-Trénaunay, Morbus Sturge-Weber, Morbus v. Recklinghausen und Morbus v. Hippel-Lindau zusammengefaßt werden. Besonders die Abgrenzung von Abortivformen der Sturge-Weberschen Krankheit sollte nach GRAUL (1953) mit Zurückhaltung erfolgen, namentlich wenn neben einem Naevus flammeus systematisatus ein umschriebener Riesenwuchs vorliegt.

Die therapeutische Strahlensensibilität der ektoneurodermalen Hamartome ist so auffällig, daß sie von GRAUL (1953) als differentialdiagnostisches Kriterium gegenüber dem einfachen Naevus flammeus angesehen wird. Bestimmend hierfür werden vielleicht der hohe Sauerstoffgehalt der peripheren Gefäße und die erhöhte Hauttemperatur sein (BODE 1934; GRAUL 1953).

b) Maffucci-Syndrom.

Kombinationen von Hämangiomen mit Chondrodysplasien werden nach CARLETON u. Mitarb. (1942) als Maffucci-Syndrom zusammengefaßt. Die Veränderungen sind nicht homochthon und hinsichtlich ihrer Ätiologie weitgehend ungeklärt (BEAN 1955). Kombinationen mit Dyschondroplasie (Morbus Ollier) und Gefäßmißbildungen werden in 1—2% der Fälle beider Krankheiten gefunden (UMANSKY 1946).

Die leichteren Formen (formes frustes) dieser Erkrankung werden meist übersehen. Man sollte aber in den seltenen Fällen von Kombinationen von Knorpelmißbildungen und Gefäßmißbildungen eine eingehende Familienanamnese erheben.

Nach den Angaben von BEAN (1955) besteht eine nicht unwesentliche Malignomgefährdung dieser Patienten, wobei sich Chondrosarkome, Angiosarkome, maligne Lymphangiome, Gliome sowie Ovarialteratome entwickeln können.

c) Progressive Osteolyse bei Angiomatosis.

Kombinationen von Hämangiomen mit Atrophie der langen Röhrenknochen (allgemeine Volumenverminderung; Verkürzung der erkrankten Extremität) wurde von HALTER (1937) beschrieben. GORHAM (1954) sowie GORHAM u. Mitarb. (1954) berichteten über weitere Fälle von progressiver Osteolyse bei Hämangiomen und Lymphangiomen. Zunächst ist noch nicht sicher zu entscheiden, ob die Knochenauflösung als Auswirkung der arteriellen Hyperämie oder eines veränderten p_H im Blut, vielleicht auch weiterer Faktoren anzusehen ist. GORHAM u. Mitarb. denken an eine Störung des Gleichgewichtes zwischen Osteoplasten und Osteoclasten-Aktivität mit konsekutiver Knochendestruktion als Auswirkung einer erhöhten Sauerstoffsättigung des arteriellen Blutes, wobei als Parallelerscheinungen die ossalen Entkalkungsvorgänge bei Entzündungen genannt werden.

Die Krankheit schreitet am Knochensystem langsam vorwärts, kann nach Jahren eventuell zu Dauerremissionen führen. Die Entwicklung der Osteoporose wäre auch auf der Grundlage der hämodynamischen Auswirkungen einer peripheren Durchblutungsstörung vorstellbar, wie sie beim Ulcus cruris infolge chronischer venöser Insuffizienz (Ausfall der Ernährungsphase am terminalen Kreislauf infolge Öffnung arteriovenöser Verbindungen) angenommen wird.

Unmittelbare Todesfälle infolge der Erkrankung sind nicht bekannt.

d) Sturge-Weber-Syndrom.

Bei der Sturge-Weber-Krankheit (STURGE 1879; F. P. WEBER 1922; KALISCHER 1901), einer Kombination von Glaukom, Naevus flammeus des Gesichtes und Hirnangiom mit Verkalkungstendenz (kombinierte Naevi im Ausbreitungsgebiet der Hirnnerven), auf Grund vererbter Fehlentwicklung im ektodermalen Keimblatt, vielleicht mit Beteiligung mesodermaler Anteile, wird eine vermehrte Vascularisierung der weichen Hirnhäute sowie eine Atrophie der darunter liegenden Hirnrindenbezirke beobachtet (ZÜLCH 1951). Die Angiome bei dieser Krankheit sind aus Capillaren oder Venen aufgebaut. Meist sind sie einseitig, nur selten doppelseitig lokalisiert, ausnahmsweise können auch Rumpf oder Extremitäten befallen sein. Die Glaukombildung liegt auf der gleichen Seite wie das Hirngefäßangiom und kommt durch ein Angiom der Choroidea zustande. Augenmuskelparesen, hemianoptische Ausfälle und Amaurosen können als Folgeerscheinungen auftreten. Die cerebralen Erscheinungen bestehen in Kopfschmerzen von manchmal migräneartiger Periodik, spastischen Hemiparesen und epileptiformen Anfällen vom Jackson-Typ. Außer den angiographisch nachweisbaren venösen Angiomen finden sich lokalisierte Hirnrindenverkalkungen als doppelkonturierte parallel laufende Verschattungen (POSER u. TAVERAS 1957) meist im Bereich des Hinterhauptlappens, eventuell mit entsprechender (anatomisch nachweisbarer) Mikrogyrie und mit Schädelasymmetrie. Im Falle arteriovenöser Fistelbildungen im Angiombereich können die bei Carotiskompression verschwindenden pulsierenden Schädelgeräusche auftreten, wie sie im Kapitel der av-Fisteln beschrieben sind (S. 473).

Die Therapie besteht in rechtzeitiger Versorgung glaukomatöser Komplikationen. Gegen cerebrale Druckwirkungen kann durch entwässernde und entsalzende Maßnahmen z. B. Anwendung von Acetazolamid (Intervall-Therapie mit täglich 125 mg über 3—5 Tage der Woche) durch Chlorothiazide oder durch andere Diuretica vorgebeugt werden. Über die neurologischen Syndrome wurde von JUBAR und ZÉTÉNY (1956), über ophthalmologische Beobachtungen von NONNENMACHER (1955) berichtet.

e) v. Hippel-Lindau-Syndrom

(Angiomatosis cerebri et retinae).

Im Gegensatz zum Sturge-Weber-Syndrom, das mehr im Kindes- und Pubertätsalter zur Beobachtung kommt, wird das nach v. HIPPEL (1895) und LINDAU (1926) benannte Syndrom in der Regel im Erwachsenenalter gesehen. Es umfaßt Pigment- und Gefäßnaevi der Haut, Angiome im Bereich von Netzhaut, Kleinhirn und Medulla oblongata sowie Angiome im Bereich innerer Organe.

SAVELSBERG (1954) bringt in seiner Zusammenstellung über die Phakomatosen im Kindesalter die nachstehend wiedergegebene Tabelle:

Tabelle 15. *Symptomatologie der Phakomatosen.* (Nach SAVELSBERG 1954.)

	Haut	Nervensystem	Auge	Andere Symptome
Neurofibromatose (v. Recklinghausen)	Fibrome Neurofibrome Naevi pigmentosi Naevi spili Café-au-lait-Flecken Naevi anaemici	Neurinome Acusticusneurinome Schwachsinn epileptiforme Krämpfe	Exophthalmus Buphthalmus Heterochromie Netzhaut- und Opticustumoren Elephantiasis der Lider	Knochenveränderungen (Skoliose, Kyphose)
Tuberöse Sklerose (Pringle-Bourneville)	Adenoma sebaceum Pflastersteinnaevi der Lumbosacralgegend	knotige Gliawucherungen spastische Lähmungen Schwachsinn epileptiforme Krämpfe	Netzhauttumoren	Rhabdomyome (Herz) Hypernephrome Mischtumoren der Niere
Cerebro-cutane Angiomatose (Sturge-Weber)	Naevus flammeus (Gesichts- und/oder Körpernaevi)	intrakranielle Angiome (meist Occipitallappen) spastische Lähmungen epileptiforme Krämpfe	Exophthalmus Buphthalmus Glaukom Hemianopsie Angiome der Uvea, der Conjunctiva, der Augenlider	Gefäßmißbildungen an den inneren Organen (Leber, Lunge, Colon)
Angiomatosis cerebri et retinae (v. Hippel-Lindau)	Pigment- und Gefäßnaevi	capilläre Angiome des Kleinhirns, der Medulla oblongata, des Rückenmarks	Angiome der Netzhaut	Gefäßmißbildungen an den inneren Organen

2. Pathologische Veränderungen der arteriovenösen Anastomosen.

Während die Funktion arteriovenöser Anastomosen normalerweise in physiologischen Bereichen ablaufen sollte, können sich in pathologischen Fällen erhebliche Störungen ergeben.

a) Angeborene Fehlbildungen der arteriovenösen Anastomosen.

Im Kindesalter kann es zu Angioteratomen im Bereiche arteriovenöser Anastomosen kommen (MASSON 1935). Die Beziehungen solcher Fälle zur Pathogenese der arteriovenösen Fistel (s. S. 469) sind offenkundig.

Bei der hypoxämisierenden Lungenangiomatose (GIAMPALMO 1948, 1950), die auf kongenitaler Basis häufig mit Haut und Schleimhaut-Angiodysplasien entsteht, kann es zu schweren Sauerstoffuntersättigungen kommen (vgl. arteriovenöse Fistel der Lunge bei GROSSE-BROCKHOFF u. Mitarb., dieses Handbuch Bd. IX/3).

Eine heterotope Entwicklung von Glomusorganen wird in den von MASSON (1935) bei einem Fall mit Warzenbildung an der dorsalen Handwurzel (Verdacht auf „verruköse Tuberkulose“) sowie von STAUBESAND (1951) (Glomus im Bereich der Kniegelenkkapsel mit intermittierendem Hydarthros) angenommen.

b) Regressive Veränderungen im Bereich der Glomusorgane.

In hohem Alter, nach ROTTER (1952) etwa im 8. Lebensjahrzehnt, werden regelmäßig regressive Alterungsvorgänge an den epitheloidzelligen Anastomosen der Hoyer-Grosserschen Organe im Zehenbereich gefunden, was POPOFF (1934/35) auf arteriosklerotische Gefäßveränderungen zurückführt. Analoge Veränderungen wurden von ROTTER und SCHÜRMANN (1950) im Bereich der Rankenarterien des

Penis beobachtet, von POPOFF (1934/35) und SCHORN (1950; 1955) im Bereich des Glomus coccygicum und der Glomerula digitalia. Auch bei essentieller Hypertonie und bei Diabetes mellitus konnte SCHORN (1950; 1955) Verdickungen der epitheloidzelligen Anteile der Hoyer-Grosserschen Organe nachweisen, nicht jedoch bei Isthmusstenose der Aorta. Auch bei Endangitis obliterans kam es nicht zu den Veränderungen (POPOFF 1935). Dagegen beschreibt SUNDER-PLASSMANN (1943) bei dieser Krankheit eine proximal der Arterienstenose nachweisbare Öffnung von arteriovenösen Verbindungen. Die Deutung dieses Röntgenbefundes als eines Eliminationsversuches durchblutungsgestörter Bereiche aus

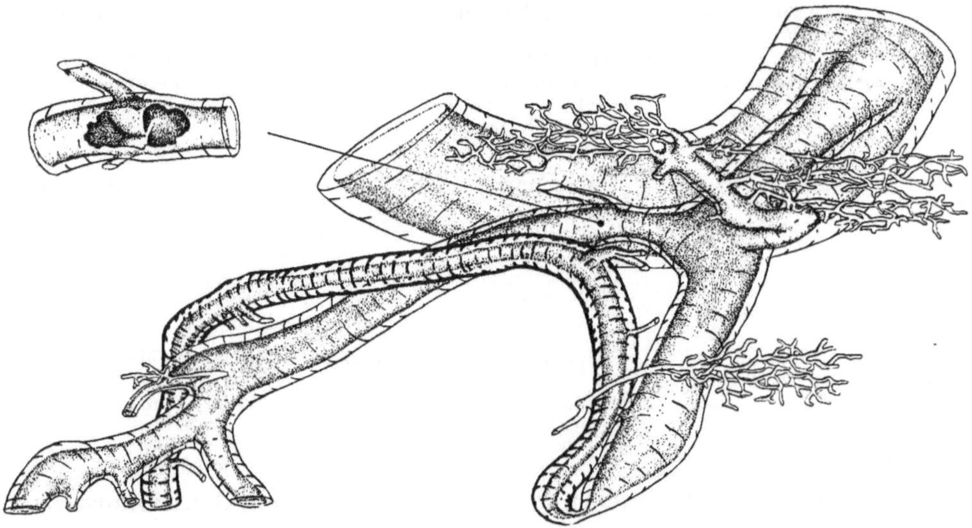

Abb. 77. Graphische Rekonstruktion einer arterio-venösen Anastomose aus der Subcutis einer Gefäßspinne vom Oberarm eines 50jährigen Mannes. Arterie stark, Venen schwach konturiert. Endothelschicht punktiert. Die dargestellten Capillarnetze sind nicht rekonstruiert, sondern den jeweiligen Schnitten entsprechend frei eingezeichnet. Links oben ist der durch einen Punkt markierte Abschnitt einer Vene in stärkerer Vergrößerung so dargestellt, daß die hier eingebauten Klappen sichtbar werden. (Aus MARTINI und STAUBESAND 1953.)

dem Kreislauf wird nicht allseits anerkannt (RÖHRL 1951). Ähnliche Befunde konnte VOGLER (1953) beim Ulcus cruris auf thrombophlebitischer Basis in sämtlichen von ihm untersuchten Fällen erheben.

c) Arteriovenöse Anastomosen in Verbindung mit Gefäßspinnen.

Auf die Ausbildung arteriovenöser Anastomosen im Bereich der Gefäßspinnen wurde durch MARTINI und STAUBESAND (1953) hingewiesen.

Die Gefäßspinnen selbst sind zwar keine direkten arteriovenösen Anastomosen: jedoch finden sich in ihrer Nähe Kurzschlußverbindungen (vgl. Abb. 77). die auch für die Hellfärbung des Halo verantwortlich gemacht werden.

d) Glomustumoren.

Von den arteriovenösen Gefäßknäueln der äußeren Haut gehen die sog. Glomangiome oder Glomustumoren aus (MASSON 1924). Das Krankheitsbild soll nach EWING (1940) bereits von WOOD (1812) beschrieben worden sein: BARRÉ hatte 1922 über chirurgische Behandlung von 3 Glomustumoren berichtet. Die eingehende Kenntnis der Glomustumoren wurde erst durch die Arbeiten von MASON und WEIL (1934); STOUT (1935) und MARTORELL (1940) weiter verbreitet.

nachdem POPOFF (1934) grundlegende Untersuchungen zur Morphologie und Funktion der Glomusorgane durchgeführt hatte. Er wies darauf hin, daß Neugeborene noch keine Glomusorgane besitzen und die arteriovenösen Anastomosen erst im Laufe der ersten Lebensmonate zur Entwicklung kommen. SCHUMACHER (1955) schätzte die Zahl der in der Literatur mitgeteilten Glomustumoren auf über 350.

Die *Ätiologie* der Glomustumoren ist noch unklar. In einigen Fällen werden Traumen angenommen (SLEPYAN 1937; GRAUER und BURT 1939); meist dürfte es sich jedoch um Fehlbildungen (Hamartien) des Gefäßsystems handeln, zumal neben dem Glomangiom auch andere Tumoren an ein und derselben Person auftreten können, z. B. Lipome, Hämangiome, Neurofibrome u. a. (ADAIR 1934). Wahrscheinlich können Glomustumoren nicht nur von den epitheloidzelligen arteriovenösen Anastomosen ausgehen, sondern auch von anderen epitheloidzellhaltigen Gefäßwandabschnitten der präterminalen Strombahn (STAUBESAND 1951; SCHUMACHER 1955), wofür das Vorkommen in Regionen ohne präformierte arteriovenöse Anastomosen vom Typ der Glomusorgane spricht. Die Endothelzellen der Glomusorgane sind auf das Doppelte bis 3fache der normalen Stärke verdickt, enthalten keine Elastica (BAILEY 1935) und werden durch eine dicke Muskelschicht eingehüllt. Diese großen Zellen mit vacuoligem Cytoplasma werden als Epitheloidzellen oder Glomuszellen bezeichnet. Sie stehen in inniger Verbindung mit einem Geflecht markloser Nervenfasern, das das Glomusorgan einhüllt (POPOFF 1934). BAILEY (1935) vermutete in den Glomuszellen ein Umwandlungsprodukt der glatten Muskulatur. In der Mehrzahl der Fälle wachsen die Glomustumoren nicht invasiv und sind dementsprechend operativ relativ leicht zu entfernen. Nur ganz selten scheint es zu malignen Entartungen zu kommen. EHRHARDT (1952) beobachtete bei einem seit 7 Jahren bekannten Glomustumor an der Großzehe eine maligne Entartung mit Metastasenbildung (Lymphknoten, Lunge, Knochen) und letalem Ausgang. Ebenso beschrieben RANDERATH und CANDREVIOTIS (1955) einen metastasierenden Glomustumor, so daß die Auffassung von GLOGGENGIESSER (1947) von der uneingeschränkten Benignität der Glomustumoren nicht ausnahmslos gültig ist. Auch Sarkome sollen mitunter von Glomustumoren ausgehen können, ferner Peritheliome im Bereich des Glomus coccygicum (v. HLEB-KOSZANSKA 1904).

Histologisch sind Glomustumoren infolge der eindrucksvollen Verknüpfungen von Gefäß- und Nervenelementen leicht zu erkennen.

Das Alter der Patienten liegt selten präpubertär; lediglich in den von ADAIR (1934), KULENKAMPFF und HEILMANN (1940) sowie GRAUER und BURT (1939) beschriebenen Fällen handelte es sich um Kinder. Im Erwachsenenalter lassen sich Glomustumoren bei Patienten jeder Altersstufe finden.

Die Glomustumoren stellen stecknadelkopf- bis kleinerbsengroße Gebilde im Unterhautgewebe dar, meistens an den Mittel- oder Endgliedern von Fingern oder Zehen lokalisiert, bisweilen subungual, die als bläuliche harte Knoten imponieren. Ihr Füllungszustand kann wechseln. Das Hauptkennzeichen stellt die enorme Schmerzhaftigkeit auf Druck oder leichteste Berührung dar. Die Schmerzzustände sind manchmal ausgesprochen paroxysmal. Über die Lokalisation s. Tabelle 16.

Daneben kommt es zu Funktionsstörungen der Thermoregulation. STABINS u. Mitarb. (1937) fanden eine raschere Wiedererwärmung und eine geringere Abkühlungstendenz der glomuserkrankten Hand gegenüber der gesunden. Nach operativer Entfernung des Glomangioms verschwand das Symptom. Häufig wurden auch Erhöhungen der Hauttemperatur festgestellt (PAULIAN u. Mitarb. 1933; STOUT 1935; STABINS u. Mitarb. 1937). Andererseits beschrieben THEIS

(1937) sowie André-Thomas (1933) Verminderungen der Hautoberflächentemperatur. Besondere Schmerzhaftigkeit eines Glomustumors nach peripherer Gefäßerweiterung (Alkohol) wurde von Slepyan (1937) und uns selbst beobachtet. Manchmal ist der Glomustumor so tief im Unterhautbindegewebe versteckt, daß er nicht sichtbar ist (Beaton und Davis 1941). Die oberen Extremitäten sind bevorzugt befallen (Clara 1956). Weitere Lokalisationen sind neben den Fingern die Ohrmuscheln (Ratzenhofer 1941; Ertl 1943), der harte Gaumen (Langer 1949), die Trachea (Hussarek und Rieder 1950), das Mesenterium und Mediastinum (Masson 1948), der Magen (Kay 1950; Murray und Stout 1951), die Oberschenkelmuskulatur (André-Thomas 1933), die Kniegelenkkapsel (Ghormley 1946, zit. nach Allen, Barker u. Hines 1955), die Fußknochen (Bergstrand 1937) und Handknochen (Havliceck 1948). Bergstrand (1937) verweist auf die verschiedenartigen Beschwerdekomplexe bei multiplen Angiomen; erst nach endgültiger Resektion aller Glomangiome ist Schmerzfreiheit zu erzielen. Glomustumoren im Bereiche des Penis (Grauer und Burt 1939) sowie der Klitoris (Kazancigil 1951; Stange 1951) sind sehr selten.

Tabelle 16. *Regionäre Verteilung der Glomustumoren und Angiomyome.* (Aus Schumacher 1955.)

	Glomustumoren des Massonschen Typus		Angiomyome	
Kopf	10	3,2%	14	7,4%
Hals	3	1,0%	2	1,0%
Schulter	9	2,9%	—	
Oberarm	21	6,8%	5	2,6%
Ellenbogen	12	3,8%	6	3,2%
Unterarm	54	17,5%	13	6,9%
Hand	12	3,8%	15	7,9%
Finger	14	4,5%	16	8,5%
Finger subungual	81	26,2%	—	—
Rumpf	14	4,5%	7	3,7%
Oberschenkel	16	5,1%	8	4,2%
Knie	22	7,0%	27	14,3%
Unterschenkel	22	7,0%	69	36,5%
Fuß	4	1,3%	7	3,7%
Zehe subungual	2	0,6%	—	—
Dystopisch (Mesent. usw.)	6	1,9%	—	—
Multiple Tumoren	9	2,9%	—	—
Gesamtzahl	311	100,0%	189	100,0%

Arrosionen benachbarter Knochen werden beobachtet vor allem im Fingerbereich (Martorell 1940). Gleichzeitiges Vorkommen von multiplen bohnen- bis taubeneigroßen Glomustumoren mit Brachymetakarpie III und IV bei einem 13jährigen Mädchen wird von Oberdalhoff und Schütz (1951) beschrieben. Als selten gelten Hämorrhagien durch Berstungen des Glomustumors (Slepyan (1937).

Die Diagnose kann Schwierigkeiten bereiten, schon deswegen, weil die von dem Patienten angegebenen Schmerzen mit dem örtlichen Befund in manchmal unglaublicher Weise kontrastieren. Nach leisester Berührung kommt es zu schwersten Schmerzattacken, so daß besonders sorgfältige Abtastung der empfindlichen Stelle mit einer feinen Nadel empfohlen wird. In einem Falle von Ley und Roca de Vinals (1942) bestand bei einem Glomustumor des Fingers ein Horner-Syndrom. Die Verwechslung mit hysterischen Schmerzangaben liegt nahe, ist aber bei sorgfältiger Untersuchung vermeidbar (Sunder-Plassmann 1950). Gegenüber anderen Gefäßtumoren ist die Unterscheidung wegen der Schmerzhaftigkeit der Glomustumoren leicht.

Die einzige rationelle Therapie besteht in der chirurgischen Entfernung des Glomustumors, die wegen der deutlichen bindegewebigen Abkapselung leicht gelingt. Bei subungualen Glomustumoren ist die Nagelresektion nicht zu umgehen. Eine gewisse Schmerzhaftigkeit nach der Operation, die dann allmählich nachläßt, wird durch einen Reizzustand der umgebenden Nervengeflechte erklärt. Rezidive können vorkommen (Stout 1935).

3. Tumoren der Blutgefäße.

(Hämangioblastome; Hämangiome.)

Die Übersicht über Fehlbildungen und Tumoren der Blutgefäße ist dadurch erschwert, daß sich vielfach die echten Neubildungen (Tumoren) mit den Mißbildungen (Hamartien) weitestgehend überschneiden. BORST (1938) definiert als Tumoren nur echte Neubildungen von Gefäßen; diese können aus Arterien, Venen, Capillaren oder undifferenzierten Gefäßen zusammengesetzt sein. Allerdings ist eine scharfe Unterscheidung zwischen Fehlbildungen und Tumoren unmöglich. Nicht zu den Angiomen zu rechnen sind angiomartige Gefäßveränderungen, wie sie z. B. in der Lunge bei gestörter Dynamik des Lungenkreislaufs infolge Emphysems von MICHELAZZI (1954) beschrieben wurden.

Bereits die Abgrenzung gegenüber den Angiektasien (Capillarektasien, Venenektasien) bereitet Schwierigkeiten. Auf dem Gebiete der Hämangioblastome sind vielfach nicht nur blastomatöse Entartungen distinkter Gefäßwände, sondern hauptsächlich überschüssige Entwicklungen neugebildeter Gefäße anzutreffen. Überaus unterschiedlich sind die kreislaufmäßigen Verbindungen der Gefäßtumoren mit dem gefäßführenden Bindegewebe der Umgebung. Bei den Hämangiomen nimmt RIBBERT (1898) zwar keine direkten Gefäßverbindungen an, jedoch wird durch den Inhalt der Hämangiome, der vielfach aus Blut von normaler Zusammensetzung besteht, die Existenz zirkulatorischer Verbindungen mit dem übrigen Körper nahegelegt. TIWISINA (1957) betont die Unterschiede zwischen Benignomen und Malignomen hinsichtlich des angiographisch faßbaren Kontrastbefundes. Benignome wachsen fast ausschließlich nur verdrängend; bei Malignomen sind dagegen zahlreiche Gefäßverbindungen zwischen umgebendem Gewebe und Tumor anzutreffen. Ein weiterer Unterschied zwischen gutartigen und bösartigen Gefäßtumoren ist nach TIWISINA (1957) in Bau und Anordnung der tumorösen Gefäßsprosse zu ersehen; gutartige Geschwülste zeigen regelmäßigen, relativ gut gegliederten Gefäßaufbau, bösartige Tumoren eine wirre und unübersichtliche Anordnung der Gefäße.

Die Entwicklung mancher Hämangiome läßt sich von Geburt an verfolgen, nach WATSON und MCCARTHY (1940) in etwa 73% der Beobachtungen; in anderen Fällen können sie während der individualen postfetalen Entwicklung erst in Erscheinung treten, in seltenen Fällen sogar stärker wachsen als das übrige Gewebe. Frauen werden im allgemeinen häufiger befallen (WATSON und MC CARTHY 1940); an der gleichen Person wird nicht selten multiples Auftreten beobachtet. In charakteristischen Fällen kommt es zu Angiomatosen mit besonderer pathologischer Charakteristik; in diesem Zusammenhang sei an die Kombination multipler Angiome mit Knochenanomalien (v. KLIPPEL und TRÉNAUNAY 1900); mit Knorpelanomalien (Maffucci-Syndrom nach CARLETON u. Mitarb. 1942) u. a. erinnert. Derartige Beziehungen werden auch nahegelegt, wenn man die häufigen Kombinationen von arteriovenösen Fisteln auf kongenitaler Basis mit Knochenanomalien und mit Hämangiomen sowie mit venösen Angiomen berücksichtigt. Auf derartige Krankheitsbilder wird im Zusammenhang mit den Fehlbildungen eingegangen (s. S. 587ff.).

Grundsätzlich zu unterscheiden ist bei den Hämangioblastomen zwischen dem einfachen Vorkommen und der systematisierten Ausbreitung im ganzen Organismus oder im Bereiche von Neurodermatomen. Andererseits müssen die verschiedenen histologischen Strukturen der Gefäßtumoren streng auseinandergehalten werden, soweit sie überhaupt differenzierbar sind. Neben den einfachen Hämangiomen, die aus einfachen Blutgefäßen aufgebaut sind, gibt es die Hämangioendotheliome, bei denen vermehrte Endothelneubildungen, also deutlich gesteigertes Zellwachstum, nachgewiesen wird; sie bilden den Übergang zu den Hämangiosarkomen mit schrankenlosem Wachstum und Metastasierungstendenz.

a) Hämangiome.

Entsprechend ihrer Ausbreitung können unter den Hämangiomen verschiedene klinische Typen unterschieden werden. Insgesamt bilden die Hämangiome das Hauptkontingent der Gefäßgeschwülste. Histologisch bestehen sie meist aus Capillaren, die in der Regel die anderen Organe nicht verdrängen, sondern in sie ohne besondere Formabweichungen eingebettet sind. Metastasen kommen nicht vor.

Naevus flammeus. Es handelt sich um flächenhafte, ausschließlich an der Hautoberfläche lokalisierte benigne Angiome, die aus einer schmalen Schicht oberflächlicher Capillaren bestehen und in die Haut der Extremitäten regulär eingebettet sind, so daß sie deren Niveau nur wenig oder nicht überragen. Ihr Vorkommen ist solitär, multipel oder systematisiert. Nur selten kommt es zur Ausbildung erhabener, knotig oder gelappt konfigurierter Naevi; in solchen Fällen sind auch diese Tumoren charakteristisch flach angeordnet. Der Naevus flammeus imponiert farblich als tiefblauer, blauroter, roter oder rötlicher Fleck, je nach Intensität der Capillarisierung und Blutgehalt der Capillaren, Heller rote, sehr flach angeordnete Naevi können durch Fingerdruck mechanisch blutleer gemacht werden. Bei nachlassendem Druck kommt es zur raschen Wiederfüllung mit Wiederherstellung der ursprünglichen Farbe.

In der Occipital- und Halsgegend zahlreicher Menschen insbesondere von Neugeborenen finden sich sehr häufig, allerdings oft in sehr geringer Ausprägung, Naevus flammeus-artige Gebilde, nach ALLEN, BARKER und HINES (1955) bei $^1/_3$ aller Neugeborenen.

Beerenförmige Naevi. Es handelt sich um feinlappig strukturierte Gebilde des Gesichtes oder der übrigen Körperhaut, die hauptsächlich aus einfachen, überschüssig gebildeten Capillaren bestehen. Im Gegensatz zu den Naevi flammei sind sie nicht oberflächlich und flach, sondern über das Niveau der Haut erhaben und in die Tiefe gehend. Mechanischer Druck kann sie nicht zur Entleerung und Entfärbung bringen. Die sog. beerenförmigen Naevi (LISTER 1938; ORMSBY und MONTGOMERY 1943) sind seltener als die Naevi flammei. Mitunter kommen sie auch in Bindegewebstumoren eingestreut vor.

Kavernöse Hämangiome. Es handelt sich um raumfüllende, aus Capillaren aufgebaute Gefäßtumoren im Bereiche der Haut oder anderer Gewebe. Ihr Aufbau wird mit einem Schwamm verglichen. Die kavernösen Hämangiome sind stark bluthaltig und in die betroffenen Organe einzeln oder multipel eingebettet. Der histologische Aufbau besteht aus Capillaren mit einfachem Endothel. Hauptsächlich wird eine kongenitale Entstehung im Sinne einer Fehlbildung durch überschüssige Inseln von gefäßbildenden und blutbildenden Zellen angenommen. Das Wachstum entspricht dem allgemeinen somatischen Wachstum und ist keinesfalls schrankenlos.

Am häufigsten werden kavernöse Hämangiome im Bereich von Haut und Subcutis gefunden, insbesondere an Hals, Gesicht und Mundschleimhaut sowie an den Extremitäten. Der Magen-Darmkanal ist oft Sitz solcher Angiome (HANKE 1936; GENTRY u. Mitarb. 1949; AMUNDSEN 1938; RESENDE ALVES 1950). AMUNDSEN (1938) beschrieb multipel ausgeprägte intestinale Kavernome. Auch im Bereich der Atemwege kommen sie vor, z. B. an der Trachea; SHARP (1949) berichtet über operative Beseitigung eines solchen Tumors. Weitere Beschreibungen von Kavernomen der Lunge (SANO u. Mitarb. 1954), mitunter kombiniert mit sekundärer Polyglobulie (RODES 1938; FORSEE u. Mitarb. 1950) und von solchen im Mediastinum (THOMAS und CHESSER 1950) sind mitgeteilt. Am häufigsten kommen Kavernome nächst dem Integument im Knochensystem vor.

Nach SCHMORL u. JUNGHANNS (1932), TÖPFER (1928) und JUNGHANNS (1939) lassen sich Wirbelhämangiome in 10—12% der anatomisch und histologisch untersuchten Wirbelsäulen nachweisen, in 2% sogar multipel. Die Hämangiome der Knochen konnte WYKE (1949) unter 4449 Knochentumoren in etwa 0,8% der Fälle verzeichnen (BEZOLD 1951). Knochenkavernome finden sich vorzugsweise, aber nicht ausschließlich in den Wirbelknochen (BROBECK 1950; JENSSEN 1951), wo die klinische Symptomatologie von Lokalisation und Ausbreitung abhängt; gewöhnlich werden Rückenschmerzen beschrieben; doch kann es auch zu Kompressionssyndromen der Medulla spinalis mit charakteristischen Hinweisen auf extramedulläre Rückenmarkssymptome kommen (TÖPFER 1928). PORRO (1953) beschrieb 5 Fälle mit Schmerzen und Paresen im Beinbereich. Die Diagnostik kavernöser Knochenangiome ergibt sich aus der röntgenmanifesten strähnigen, eventuell wabigen, mitunter netz- oder knäuelförmigen Struktur (SCHINZ 1935). Differentialdiagnostisch kann die Unterscheidung vom Lymphogranulom, von Tumormetastasen und von der Ostitis deformans Paget nötig sein. Abb. 78 zeigt ein kavernöses Lendenwirbelhämangiom einer Patientin, die zunächst unter unerklärten Rückenschmerzen erkrankte und eine Klopf- und Druckschmerzhaftigkeit des Dornfortsatzes von LWK 1 sowie Stauchungsschmerz der LWS aufwies. Röntgenbestrahlung mit insgesamt 2100 r in 10 Sitzungen sowie intermittierende Vigantolstöße führten zu einer Regression der Beschwerden, die bisher jahrelang anhält. Weitere kavernöse Knochenangiome sind beschrieben im Schädeldach (RICHTHAMMER 1950), an der Dura des Schädels (HÄUSSLER und DÖRING 1939), im Bereich des Gehörorgans (LUNDGREN 1949; GRAF 1950), in den Rippenknochen (GAUWERKY und HARTJEN 1951). Nierenhämangiome beschrieben BUTT und PERRY (1951), Kavernome im retroperitonealen Gewebe WARD und STEWART (1950); im Bereiche der Blase wurden Kavernome von DE LA PEÑA (1950) mitgeteilt.

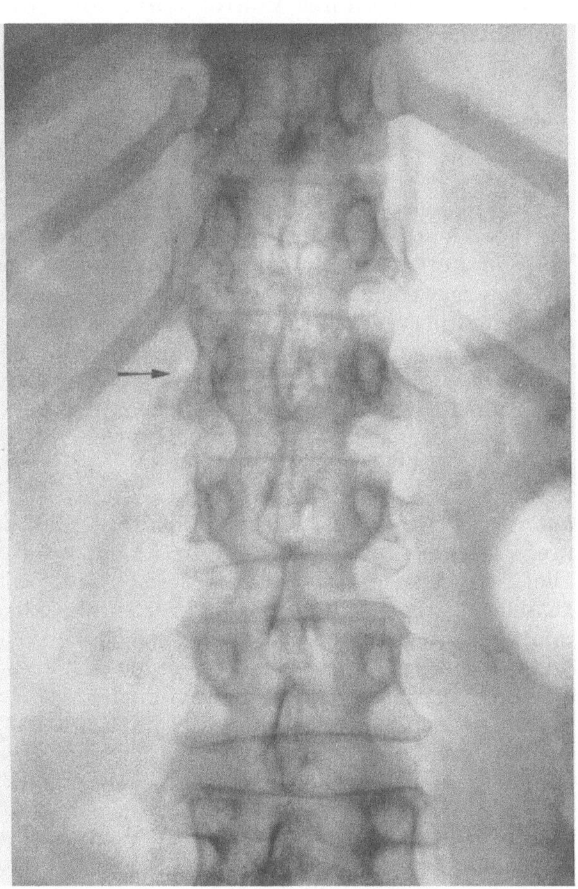

Abb. 78. Lendenwirbelhämangiom bei 50jähriger Patientin der Medizin. Universitätsklinik Würzburg.

Eine Sonderstellung nehmen die kavernösen Hämangiome der Leber ein (LICHTMAN 1949). Bei großen Leberkavernomen können Ikterus, kolikartige Schmerzen infolge Gallenblasenüberdehnung, angeblich sogar Ascites (SHEPPARD 1907) vorkommen. Mitunter kommt es zu venösen Geräuschen über dem Abdomen (LICHTMAN 1949). ROGGENBAU (1910) erwähnt intraperitoneale Blutungen durch Ruptur, McWEENEY (1912) tödliche Hämatemesis. Operative Erfolge wurden mitgeteilt durch MORTON (1942) sowie SHUMACKER (1942). Meist werden die umfangreichen Kavernome von fibrösem kapselartigem Gewebe eingeschlossen. In ihrem Innern werden Durchbrechungen der Scheidewände der einzelnen die Substanz des Kavernoms ausmachenden Capillaren gefunden, bedingt wahrscheinlich durch Druckatrophie (BORST 1938).

Kavernome am Pankreas wurden durch WALZ (1924), sowie CHIARI und GRUBER (1929) beschrieben.

Im Bereiche des Zwischenhirns (LINDE 1933) sowie im gesamten Zentralnervensystem kommen Hämangiome von kavernösem Aufbau besonders häufig vor. Ihr Auftreten als gliafreie gefäßreiche, kongenitale mesodermale Wucherungen vorzugsweise am Dach des 4.Ventrikels, dem „mesodermalen Wetterwinkel" des Zentralnervensystems, kann mit dem Hinweis auf die angeborene Fehlbildung nur unzureichend erklärt werden (URBAN 1936), zumal die klinische Manifestation der Hämangiome meist erst relativ spät im postfetalen Leben erfolgt. Vielfach, bei URBAN (1936) in 5 von 6 beobachteten Fällen, kam es neben den Tumorbildungen der Gefäße auch zur Entwicklung von Cysten, entsprechend den Beobachtungen anderer Autoren über Angiomatosis des Zentralnervensystems (LINDAU 1926) und der Retina (v. HIPPEL 1930). Nach ZÜLCH (1951) wurde auf den Zusammenhang der Angiomatose des Zentralnervensystems mit Pankreascystenbildungen bereits frühzeitig durch BERBLINGER (1927) hingewiesen. Die Angiomatose des Zentralnervensystems betrifft vornehmlich Individuen zwischen 35 und 45 Jahren, wobei der Häufigkeitszuwachs nach dem 20. Lebensjahr steil zunimmt und gegen das 50.—60. Lebensjahr flach abfällt (ZÜLCH 1951). Männer sollen häufiger befallen werden als Frauen. Im Material intrakranialer Tumoren machen die Angiomatosen im allgemeinen weniger als 2% aus; CUSHING und BAILEY (1928) verzeichnen 1,2%, ZÜLCH (1951) gibt 1,9% an. Die Erkennung wird klinisch häufig durch die Beschränkung der Symptome auf die hintere Schädelgrube (Metencephalon und Rückenmark) ermöglicht. Die Syndrome entwickeln sich relativ rasch und imponieren als Verdrängungserscheinungen. Kopfschmerzen als Erstsymptome fanden CRAMER und KIMSEY (1952) in 90% der Fälle, fast regelmäßig bei tumorartigen Prozessen, weniger häufig bei rein cystischen. Daneben fanden sich cerebellare Ataxien, Adiadochokinesen, Schwindel, Tremor und Erbrechen. Die Angiome selbst sind erbsen- bis kastaniengroße Gebilde von weich-elastischer Konsistenz, häufig von mächtigen Venenkonvoluten umschlossen (STAEMMLER 1955). Neben den Cysten enthalten sie Mastzellen und die sog. Pseudoxanthomzellen (ZÜLCH 1951). Das Wachstum ist langsam, aber im Nervengewebe infiltrativ. Verkalkungen kommen niemals vor. CRAMER und KIMSEY (1952) beschrieben Klinik und Pathologie von 53 Fällen mit Kleinhirnangiomatosen, wobei besonders zur Frage der Neubildung von Blutzellen in diesen Tumoren Stellung genommen wird. Die Steigerung der Erythropoese mit Polycythämie ließ sich häufig bei soliden Gefäßtumoren nachweisen. Die Autoren vermuten in erster Linie die Entstehung von Blutzellen im Tumor, diskutieren jedoch auch die Bedeutung extramedullärer Blutbildung in Milz und Leber. Die Problematik dieser Fragen wird hauptsächlich durch vergleichende Untersuchungen der Zusammensetzung des Gesamtblutes und des im Hämangiom enthaltenen Blutes, daneben auch durch Gewebskulturversuche (zit. nach CRAMER u. KIMSEY 1952) angegangen. Die Therapie der Angiome des Zentralnervensystems durch operative Eingriffe führt vielfach zu guten Resultaten oder Dauerheilungen. Im Material von CRAMER und KIMSEY (1952) erwiesen sich einseitige Operationen bei 8,3%, doppelseitige bei 18,1% der Fälle als letal.

Diffuse Hämangiome. Ebenfalls aus einfachen Capillaren aufgebaut, lediglich hinsichtlich der Ausbreitung unterschiedlich, können im Bereiche der Extremitäten oder des übrigen Körpers große, diffuse Hämangiomatosen beobachtet werden, durch die Deformationen ganzer Körperteile oder Extremitäten verursacht werden. Im Falle der Kombination mit arteriovenösen Fisteln können auch Störungen des Längenwachstums dabei vorkommen; ohne arteriovenöse Fistelbildungen läßt sich dagegen nur eine Vergrößerung des Extremitätenkalibers erklären, die besonders in orthostatisch benachteiligten Bezirken beträchtliche Grade erreichen kann. Bei waagerechter Lagerung werden die Extremitäten rasch wieder dünner, zum Unterschied vom Lymphödem, bei dem die Kaliberabnahme nur langsam und unvollständig aufzutreten pflegt. Subjektiv bestehen bei diffusen Extremitätenangiomen ziehende oder drückende Schmerzen vor allem nach Überdehnung dieser Gewebsbezirke.

LO PRESTI u. Mitarb. (1950) beschrieben diffuse Hämangiome im Leberbereich.

Diagnostisch bedeutungsvoll ist die Erfassung charakteristischer Gefäßgeräusche bei Kombinationen mit arteriovenösen Fisteln sowie der Nachweis einer verminderten arteriovenösen Sauerstoffdifferenz. Im Gefolge diffuser Extremitätenhämangiome werden nach ALLEN, BARKER und HINES (1955) auch thrombotische Venenkomplikationen beobachtet.

Haemangioma racemosum. Durch eine verzweigte Ausbreitung der grundsätzlich benignen und aus einfachen, endothelausgekleideten Capillaren bestehenden racemischen Hämangiome ist eine weitere Wuchsform der Hämangiome charakterisiert. Diese Tumoren treten meist im Hals- und Nackenbereich auf; sie können zu Arrosionen des Knochensystems führen, namentlich bei gemeinsamem Vorkommen mit arteriovenösen Fisteln. Die klinische Symptomatik ist völlig uneinheitlich und richtet sich nach Lokalisation und Ausbreitung der Hämangiome. Zu dieser Gruppe von Angiomen dürften auch die von WENGER u. ZDANSKY (1954) mitgeteilten arteriellen Gefäßmißbildungen im Hals- und Thoraxbereich zu rechnen sein. ROSENHAGEN (1933) berichtet über schubweises Cauda-Syndrom bei racemischem Angiom der Rückenmarkshaut, das sich nach operativer Entfernung von extramedullären Varicen besserte.

Therapie der Hämangiome. Kleine und kleinste, namentlich oberflächlich angeordnete capilläre Hämangiome können im Laufe des Individuallebens spontan zur Rückbildung kommen. In solchen Fällen oder bei geringer Ausbreitung und kosmetisch nicht auffälliger Lokalisation wird man, da es sich um durchaus gutartige Tumoren handelt, vielfach auf eine Therapie verzichten können.

Anders liegt die Situation bei in die Tiefe der Haut und Gewebe reichenden Hämangiomen, bei denen nicht mit Spontanrückbildungen zu rechnen ist. Im Kindesalter kann durch Radiumspickung, Röntgentherapie, Ätzbehandlung mit 25—50%iger Chromsäure, ferner durch Kaustik, sklerosierende Injektionen oder Kohlensäureschneebehandlung eine günstige Wirkung erzielt werden. Mitunter wird die chirurgische Excision der Herde, eventuell mit Gewebstransplantation, notwendig sein. Die Größe des notwendigen Eingriffes muß dabei mit dem zu erwartenden kosmetischen Ergebnis abgewogen werden. Befriedigende Resultate lassen sich gerade bei oberflächlichen Naevi durch Kohlensäureschnee-Therapie erzielen. Tiefreichende Hämangiome müssen dagegen durch Röntgentiefenbestrahlung oder Spickungsbehandlung angegangen werden, besonders racemische Hämangiome. Bei allen Eingriffen sind unliebsame Nekrosen möglichst zu vermeiden.

Die operative Therapie racemischer Hämangiome oder von Hämangiomen in Verbindung mit arteriovenösen Fisteln kann äußerst schwierig sein, so daß erfahrene Kenner dieses Sachgebietes in individuellen Fällen von operativen Eingriffen überhaupt abraten. Dann muß versucht werden, durch Bandagierungstherapie den bestmöglichen Effekt zu erzielen. Neuerdings ist für die Bestrahlungsbehandlung von Hämangiomen die Anwendung von Strontium 90-Dermaplatten empfohlen worden (GERSING 1958).

b) Hämangioendotheliome.

Geschwulstmäßig zwischen den Hämangiomen und den Hämangiosarkomen, die durch verschiedenste Abstufungen verbunden sind, stehen die Hämangioendotheliome. Ihr histologisches Kennzeichen bilden mehrschichtige Endothelmassen. Makroskopisch unterscheiden sich die Hämangioendotheliome von den gewöhnlichen Angiomen durch die meist derbere Konsistenz. Die Bösartigkeit der Endotheliome soll in weiten Bereichen schwanken. BRODERS (1932) versuchte eine stufenweise Klassifizierung der Malignitätsgrade. Jedenfalls können bei Hämangioendotheliomen hämatogene Metastasen vorkommen. Dem entsprechend wird histologisch bei diesen Tumoren ein unregelmäßiger Zellaufbau mit Einstreuung großer heller Zellen, die nucleolenhaltige Kerne in sich schließen, und das Auftreten zahlreicher Mitosen beschrieben. Die Farbe der Hämangioendotheliome ist meist hell- bis dunkelrot. Bei oberflächlichem Sitz kommt es leicht zu Blutungen und Ulcerationen.

Neben der Haut kann auch der Magen-Darmkanal Sitz von Hämangioendotheliomen sein (ALLEN, BARKER und HINES 1955), ebenso das Herz. AMSTERDAM u. Mitarb. (1949) beschrieben ein breitbasig der Tricuspidalklappe aufsitzendes Hämangioendotheliom. BLANCHARD und HETHRINGTON (1952) beobachteten Thrombosen der zuführenden Venen bei Hämangioendotheliom des rechten Vorhofs. Auf die angiokardiographische Erfaßbarkeit dieser Gebilde wurde unter anderem von CHENG und SUTTON (1955) hingewiesen. Weiterhin wurden Hämangioendotheliome der Lunge (PLAUT 1940) und im Bereich mediastinaler Teratome (EHRENREICH u. Mitarb. 1953) beschrieben.

Hämangioendotheliome der Leber (MALLORY 1908; FISCHER 1913; SCHÖNBERG 1923; NEUBÜRGER und SINGER 1927; EWING 1938) sind gekennzeichnet durch expansives Wachstum und unterschiedliche klinische Symptomatik bei sehr verschiedenartiger Ausbreitung. Häufig treten sie schon von Geburt an durch Hepatomegalie in Erscheinung. Sie führen frühzeitig zu allgemeinen Abdominalsymptomen und Störungen der gastrointestinalen Funktionen. FOOTE (1919) nimmt an, daß auch ohne Auftreten von Ikterus, Ascites oder Metastasen angeborene Hämangioendotheliome der Leber binnen eines Jahres tödlich endigen. Im Erwachsenenalter werden ebenfalls Leberhämangioendotheliome angetroffen (BENDIEK 1939; GIBSON und WYATT 1950; HAMILTON und HOLMES 1950). Dabei kann es je nach Größe und Lokalisation zu Ikterus infolge Kompression der Gallenwege kommen (ORZECHOWSKI 1928). Metastasen sind in der Lunge und im Hautorgan beschrieben (HEWLETT 1899; ORZECHOWSKI 1928). Die klinische Symptomatologie ist recht uneinheitlich. Ascites (GOODALE 1930) kommt nicht immer vor. Die Diagnostik ist seit Einführung der Laparoskopie wohl entscheidend erleichtert. An der Leberoberfläche und am makroskopischen

Präparat erkennt man blaurote Knoten, die Teile der Leber durchsetzen und von einem hellerfarbigen Ring umrandet sind (FOOTE 1919); die Herde können konfluieren.

Eine weitere wichtige Lokalisation von Hämangioendotheliomen erstreckt sich auf das Knochensystem, speziell auf die langen Röhrenknochen wie Femur und Humerus (MEYERDING 1939). Überwiegend werden jüngere Menschen, meist Männer unter 30 Jahren, befallen (MEYERDING und POLLOCK 1940). Die klinischen Zeichen sind örtliche Schmerzen der entsprechenden Extremitätenteile, eventuell Dickenveränderungen und Weichteilreaktionen. Röntgenologisch stellt sich in den Anfangsstadien kein charakteristischer Befund dar; später kommt es zu den für diese Knochentumoren charakteristischen zwiebelschalenartigen Vorwölbungen der Konturen bei Schwund der normalen Spongiosastruktur (EWING 1940). Ein vollgültiger Beweis für die Diagnose wird aber erst durch den feingeweblichen Nachweis des Hämangioendothelioms im Probeexcisionspräparat erbracht. Die Malignität ist individuell unterschiedlich. In der Regel sollen Wachstum und Metastasierung relativ langsam erfolgen.

Typische Hämangioendotheliome werden auch in der Schilddrüse beobachtet (STAEMMLER 1955).

Therapeutisch kommen die Röntgenbestrahlungstherapie, die Anwendung von Coley-Toxin (MEYERDING 1939) sowie die chirurgische Ausräumung des Tumors weit im Gesunden in Frage. Die konservativen Maßnahmen sollen nach MEYERDING und POLLOCK (1940) in der Lage sein, jedenfalls die Frühamputation zu umgehen.

c) Hämangiosarkome.

Malignome aus Gefäßen oder auch Gefäßwandzellen werden als Hämangiosarkome bezeichnet. Ihre Pathologie und Klinik ist je nach Ausbreitung, Größe und Metastasierungstendenz äußerst unterschiedlich; sie läßt sich nicht einheitlich klassifizieren.

Hohe Malignitätsgrade weisen die Angiosarkome der peripheren Gefäße auf. Solche Beobachtungen von Angiosarkomen im Bereich der Vena femoralis (BROHL 1897), oder von Unterschenkelvaricen (BORCHARD 1906) sind jedoch relativ selten. Übergänge zu Lymphgefäßtumoren stellen die Hämoangiolymphosarkome dar.

Auch von den Arterienwänden können Malignome ausgehen; MACDONALD (1956) beschrieb ein Sarkom der A. subclavia; Milzarteriensarkome sind ebenfalls bekannt (WIENBECK und KINDLER 1938; GOMBKÖTÖ u. Mitarb. 1953). BRAUN (1951) und MOEGEN (1952) beschrieben eine apfelgroße pulmonale Verdichtung bei einem 70jährigen Patienten, bei dem elektrokardiographisch ein P pulmonale zur Entwicklung kam und Exitus an Lungenembolie erfolgte. Die Obduktion des Falles zeigte multiple Sarkomknoten in der A. pulmonalis mit blastomatöser Thrombose und Lungenarterienembolie, histologisch als riesenzelliges Angiosarkom imponierend.

Im allgemeinen ist die histologische Differenzierung von Angiosarkomen schwierig und setzt besondere Erfahrung in der Tumorhistologie voraus (ROZYNEK 1941; ZISCHKA 1950). Mit den Übergängen einfacher Gefäßtumoren zu den Intimasarkomatosen von Venen und Arterien in sarkomatösen Strumen hat sich bereits HEDINGER (1901) befaßt.

Als Peritheliome werden Tumoren mit Ausbildung vielschichtiger Zellmäntel aus Adventitiazellen um capilläre endothelausgekleidete Lumina bezeichnet (BORST 1938).

Als Gemmangiome (ORSÓS 1934) mit oft geringer oder fehlender Malignität spricht man Angiosarkome aus primitiven Angioplasten an. SCHMIDT (1937) konnte davon 16 eigene Beobachtungen mitteilen.

Die typischen Angiosarkome bestehen aus schrankenlos wuchernden, meist undifferenzierten Gefäßzellen, zwischen denen nur spärlich Endothelräume erkennbar sind. Dafür enthalten die in starker Vermehrung begriffenen Zellansammlungen zahlreiche Mitosen. Die Unterscheidung der Hämangiosarkome von den Hämangioendotheliomen ist schwierig, weil zwischen beiden Tumorarten fließende Übergänge vorkommen. Die klinischen Erscheinungen sind durch Gewebswucherungen, Schmerzen und infiltrative Organschädigungen gekennzeichnet. Die Diagnostik kann gegenüber entzündlichen Prozessen schwierig sein; letztlich bleibt die histologische Untersuchung entscheidend, besonders bei der Abgrenzung gegenüber gutartigen Angiomen.

Hämangiosarkome wurden von KERR und GOULD (1951) am Magen beschrieben; WACHSTEIN (1953) teilte einen Fall von Milzangiosarkom mit, bei dem das Gewicht der Milz 3 kg betrug. Auch am Zwerchfell wurden Hämangiosarkome als Pseudohernien, vom Herzen ausgehend, beschrieben (BRUZZONE und GUGLIELMINI 1951), weiterhin am Perikard (GROSSE-BROCKHOFF und SCHREIBER 1955), sowie am übrigen Herzen (GLASSY und MASSEY 1950). Klinisch werden bei derartigen Herztumoren Cyanose, Ödeme und symptomatische Pulmonalstenosen beschrieben (TACKET u. Mitarb. 1950).

Die Therapie, mit großen Schwierigkeiten bereits bei Hämangiosarkomen der Extremitäten belastet, ist bei visceralem Befall noch auswegloser. Meist ist die Metastasierung nicht zu verhindern. Röntgenbestrahlung ist nur von fraglicher, bestenfalls palliativer Wirkung.

d) Kaposi-Sarkom.

Das vorwiegend in der dermatologischen Fachliteratur beschriebene Krankheitsbild des Sarcoma idiopathicum haemorrhagicum multiplex (KAPOSI 1872) ist ätiologisch noch weitgehend ungeklärt. Es scheint bei Italienern, osteuropäischen Juden und manchen Negerstämmen gehäuft aufzutreten. Männer im Alter von 40—70 Jahren werden vorzugsweise befallen.

Klinisch handelt es sich um multiple Gefäßwucherungen im Hautbereich mit deutlicher Blutungsneigung. In den zunächst relativ festen, später weicher werdenden, bis zu 2 cm großen Herden finden sich Endothelwucherungen, Neubildungen undifferenzierter Capillaren mit Mitosen und Vakuolen, Hämosiderinablagerungen und Nekrosen. Hieraus entwickeln sich dann stecknadel- bis erbsengroße, teilweise auch größere, blutende Herde. Als charakteristisch gilt das Vorhandensein multipler Wucherungen, die untereinander hinsichtlich ihres Alters und Gefäßaufbaues erheblich differieren. Entlang den großen Venen treten die Herde bevorzugt auf. In ihrer Umgebung finden sich Anhäufungen von Teleangiektasien. Es kommt im Gefolge der Erkrankung zu generalisierten Lymphknotenschwellungen auch im Mediastinum, mitunter zu elephantiastischen Deformierungen der Extremitäten. Die Krankheit verläuft unter schweren Allgemeinsymptomen mit Fieber, Anämie und Kachexie. In fortgeschrittenen Stadien kommt es durch Metastasenbildung, vorzugsweise im Magen-Darmkanal und im Knochensystem, aber auch an den übrigen Organen zu zusätzlichen klinischen Organausfällen.

Die Herde zeigen häufig Juckreiz und Druckschmerzhaftigkeit. Aus dem klinischen Bild ist die Diagnose in der Regel ohne weiteres zu stellen, insbesondere wenn man die Krankheit einmal gesehen hat. In Zweifelsfällen entscheidet der histologische Befund nach bioptischer Entnahme. Differentialdiagnostisch kann manchmal die Unterscheidung des Kaposi-Sarkoms von chronischer venöser Insuffizienz, multiplen Melanomen und Purpura-Herden wichtig sein.

Die Therapie gilt bisher als aussichtslos. Die Röntgenbestrahlungsbehandlung ist auf die Dauer nicht wirksam, wenngleich für eine gewisse Zeit eine Involution der Herde erreicht werden kann. Chemotherapeutisch läßt sich bisher kein Effekt erreichen.

Die Prognose ist grundsätzlich infaust; Überlebenszeiten von 8 Monaten bis 25 Jahren sind beschrieben. Der Exitus erfolgt in der Regel durch Blutungen in innere Organe oder nach außen, bisweilen durch interkurrente Infekte oder allgemeinen Marasmus.

Über die Prinzipien der Pathogenese des Kaposi-Sarkoms, ob es sich um eine systematisierte Angiomatose im Sinne von Hamartien handelt (LANG und HASLHOFER 1935) oder a priori um multiples Tumorwachstum, herrscht Unklarheit. BECKER und THATCHER (1938) nehmen Wucherungen des reticuloendothelialen Systems mit Proliferation embryonaler perithelialer Zellen und maligner Entartung an; hierfür könnte die ausgesprochene Metastasierungstendenz (Lymphknoten, Magen-Darmkanal, Leber, Lunge u. a.) sprechen. Immer noch unentschieden ist die Frage, ob die multiplen Herde durch primär multizentrische Anlagen und nicht durch Metastasierung entstehen. ALLEN, BARKER und HINES (1955) erwähnen Fälle, bei denen die ersten Herde der Krankheit in den Eingeweiden auftraten. Hinsichtlich der Hautblutungen wird von DÖRFFEL (1932) sowie ORMSBY und MONTGOMERY (1953) angenommen, daß primär teleangiektatische Hautblutungen vorliegen.

V. Krankheiten der Lymphgefäße.

1. Lymphangitis.

Allgemeine Angaben über Bau und Funktion der Lymphgefäße finden sich S. 20, über Untersuchungsmethoden S. 115.

Entzündungen der Lymphgefäße kommen nach mechanischen oder traumatischen Gewebsschädigungen vor, sowie nach bakteriellen, chemischen oder anderweitigen toxischen Einwirkungen. Häufig werden durch Scheuerwunden, Zug- und Dehnungswirkung oder unphysiologische andersartige Gewebsbelastungen Lymphangitiden hervorgerufen. Vorher bereits geschädigte Gewebsbezirke, wie Wunden, Granulations- und Geschwürsflächen, Furunkel und Karbunkel oder Schleimhautdefekte prädisponieren in besonderem Maße zur Lymphangitis. Nach mikrobieller Invasion der Weichteile (Cellulitis) können Erreger in die Lymphgefäße vordringen und durch diese Invasion Lymphangitiden verursachen. Beim Hinausgreifen der Infektion über die Lymphknoten und Übertritt der Erreger in den Blutkreislauf kommt es häufig zu erheblichen Temperaturanstiegen, bisweilen mit Schüttelfrost und Erbrechen. Diese sog. lymphangitische Sepsis (BINGOLD 1952) geht mit schwerster Prostration einher und zeigt einen von der thrombophlebitischen Sepsis verschiedenen Fiebertyp.

Als Erreger der Lymphangitis fungieren in erster Linie Streptokokken. Die Lymphangiolitis streptococcica beim Erysipel, hervorgerufen durch den Streptococcus erysipelatos (FEHLEISEN 1883), ausgehend von einer örtlichen Cellulitis, besonders häufig rezidivierend („habituelles Erysipel"), stellt einen Prototyp der lymphangitischen Infektion dar. Rezidivierende Erysipele können zum Auftreten von Lymphödemen führen, manchmal erst nach langer Zeit (HAGENTORN 1904). Bei der sog. Elephantiasis nostras, einem chronischen Lymphödem nicht tropischer Gegenden, konnte CASTELLANI (1952) in 7 von 18 Fällen eine Streptokokkenart „Streptococcus metamimeticus", empfindlich auf Penicillin und Chloromycetin, nachweisen. Auch bei syphilitischen Gewebsentzündungen können Lymphbahnen ergriffen werden, wie das Vorkommen der Skleradenitis multiplex und das Auftreten elephantiastischer Veränderungen, z. B. an der Lippe (THOMAS 1951) in späteren Stadien beweisen. Trichophytien führen ebenfalls zu akuten und chronischen Lymphangitiden, woraus häufig Lymphgefäßinsuffizienzen im Fuß- und Knöchelbereich resultieren. Kombinationen mit sekundären Bakterieninfektionen sollen dabei allerdings eine Rolle spielen.

In tropischen Gegenden wird das Hauptkontingent chronischer Lymphangitiden und Lymphgefäßinsuffizienzen (vgl. Kapitel Lymphödem, S. 608ff.) durch Kranke mit Filariainfektionen repräsentiert. Filarien sind Würmer, die sich vorzugsweise im Lymphgewebe des Menschen aufhalten. Neben den Lymphgefäßen der Extremitäten und Genitalien, die bei diesen Panlymphangitiden (CASILE und SACCHARIN 1952) in erster Linie betroffen werden, bleibt kein Organsystem von diesen Affektionen verschont. Die Filarieninfektionen werden angetroffen in Australien, Afrika, Südseeinseln, Madagaskar, Ostasien, Mittelamerika, nördlichem Südamerika und südlichem Nordamerika sowie in Südspanien. Die Übertragung erfolgt durch Stechmücken. Außer der pferdehaardünnen Wuchereria Bancrofti (Männchen 30—50 mm, Weibchen 80—100 mm lang) gibt es zahlreiche andere Arten von Filarien, wovon nur die Filaria perstans (Dipetalonema), die Filaria ozzardi, Filaria loa (Westafrika; Augenaffektionen) sowie die Arten Onchocerca volvolus, Onchocerca caecutiens (Augenbeteiligung) und Dracunculus medinensis genannt seien. (Vgl. MINNING 1952 Infektionskrankheiten, Handbuch der Inneren Medizin, Bd. I/2.) Je nach dem Aufenthalt der Erreger im Blut während der Nacht oder am Tage unterscheidet man bei Filarieninfektionen den häufigeren Nocturna-Typ von dem selteneren Diurna-Typ; die Ursachen dieser Periodizität werden noch diskutiert.

Klinisch äußern sich Lymphangitiden durch Schwellung und Rötung (Infiltration und Hyperämisierung) der entzündeten Zellbezirke und ihrer Umgebung (Perilymphangitis) sowie durch Gewebserwärmung, Schmerzhaftigkeit und Einschränkung der Funktion. Bei oberflächlichem Sitz zeigen sich streifenförmige gerötete Hautschwellungen entlang dem Verlauf der Lymphbahnen bis zu den zuständigen regionalen Lymphknoten, die vergrößert und schmerzhaft werden können (Lymphadenitis). Durch funktionelle Behinderung des Lymphtransportes kann bereits in akuten Stadien ausgebreiteter Lymphangitiden eine Extremitätenschwellung eintreten, insbesondere bei konfluierender Lymphangitis. In Gewebsbezirken mit entzündlicher oder traumatischer Schädigung werden häufig die feinen Lymphbahnen verschlossen gefunden. Dies wird ersichtlich aus der Beobachtung, wonach örtlich ins Gewebe injizierte Fremdsubstanzen, z. B. Farbstoffe, nicht wie in unverändertem Gewebe ins Lymphgefäßsystem eingelassen werden, sondern am Orte der Injektion liegenbleiben, während nach intravenöser Injektion der Substanzen sich diese im entzündeten Bereich, herangeführt durch die Blutgefäße, ansammeln (DRINKER u. Mitarb. 1934). Bei Thrombenbildungen im Bereich der Lymphbahnen braucht allerdings kein völliger Verschluß der Lymphgefäße einzutreten, sondern es ist in der Regel noch ein beschränkter Lymphabfluß (ausreichende Drainage bei Flachlagerung) möglich. Als Komplikationen gelten nicht ausheilende, rezidivierende oder chronisch werdende Lymphangitiden, die lymphangitische Sepsis, appositionelle Thrombophlebitiden, sowie eitrige Einschmelzungen und Phlegmonen.

Chronische Lymphangitiden können demzufolge durch Rezidive akuter Lymphangitiden entstehen, die häufig durch bleibende Gewebsschädigungen aufrechterhalten werden. Bekannt ist die Rolle von Hautrhagaden als Ausgangspunkt von Lymphangitiden, insbesondere bei rezidivierenden Erysipelen im Bereich von Nase, Ohrläppchen, Mundwinkel und Schleimhäuten. Chronisch entzündete oder thrombosierte Lymphgefäße bilden die Wegbereiter bakterieller Sekundärinfektionen. In ihrem Gefolge kommt es allmählich zur chronischen Insuffizienz der Lymphgefäße bestimmter Körperbereiche. Sie tritt als Elephantiasis an den Extremitäten, Genitalien (Scrotum, Labien), im Bereich von Mamma, Gesicht (BARNES 1950; MACHACEK 1950) und an der Nase (BROWN 1950) auf. Auf die klinische Bedeutung wird im Kapitel Lymphödem (S. 612) hingewiesen. Lymphödematöse Gewebe sind in chronischen Fällen meist von einer rauhen und harten Epidermis bedeckt (Pachydermie). Die Konsistenz der chronischen Lymphödeme ist relativ derb, die Verschieblichkeit der Haut auf der Unterlage gering. Besonders beim tropischen Lymphödem können die Lymphangiektasien beträchtliche Teile des Körpers befallen und zu grotesken Form- und Größenveränderungen führen. Durch Erweiterung der Lymphgefäße im Scrotalbereich können sich bläschenartige cystische Hautgebilde, aus denen sich meist mikrofilarienhaltige Lymphe entleert, entwickeln. Platzen ektatischer Lymphgefäße mit konsekutiver Entleerung von Lymphe in die Harnwege führt zum Symptom der Chylurie, eventuell der Hämatochylurie (Blutbeimengung). Urin mit chylöser Beimischung pflegt leicht zu erstarren und bildet gelatinöse Coagula. Blasen- oder herpesförmige Lymphangiektasien kommen auch im sonstigen Hautbereich bei besonders hochgradigem Anstieg des Lymphgefäßdruckes zustande (SERVELLE 1955). Durch Punktionen lassen sich manchmal beträchtliche Flüssigkeitsmengen daraus entleeren.

2. Lymphgefäßinsuffizienz.

RUSZNYÁK, FÖLDI und SZABÓ (1957) unterscheiden folgende Typen der Lymphkreislaufinsuffizienz:

A. Mechanische Insuffizienz.
  1. Organisch (anatomische Ursachen). a) Lymphgefäßverschluß; b) Exstirpation von Lymphgefäßen und Lymphknoten.
  2. Funktionell. a) Hämodynamisch; b) Lymphangiospasmus; c) Akinetisch; d) Valvuläre Lymphgefäßinsuffizienz.

B. Dynamische Insuffizienz.

C. Resorptionsinsuffizienz.
  1. Veränderungen der Proteine.
  2. Veränderungen des Interstitium.
  3. Veränderungen der Lymphcapillaren.

Die mechanisch bedingte Lymphgefäßinsuffizienz, die vorwiegend durch obstruktive Lymphangitis, durch Thrombose der Lymphgefäße (REINHARDT 1953), eventuell des Ductus thoracicus oder der lymphathicovenösen Anastomose am Angulus venosus verursacht wird, wobei entzündliche oder blastomatöse Noxen die pathogenetische Hauptrolle spielen, läßt sich experimentell durch Einwirkung chemischer Substanzen wie Chinin-Silicat (DRINKER u. Mitarb. 1934) eindrucksvoll reproduzieren. Letztlich mechanisch bedingt sind auch verschiedene Zustände von funktionell bedingten Drucksteigerungen im Lymphgefäßsystem. Hierzu ist die Lymphgefäßdrucksteigerung bei Venendruckerhöhung zu rechnen. Auch ein sympathicotonisch induzierter Lymphangiospasmus wird von RUCZNYAK u. Mitarb. (1957) zu dieser Kategorie gerechnet. Beim Fehlen der normalen Skeletmuskeltätigkeit kann eine sog. akinetisch bedingte Lymphgefäßinsuffizienz mit Lymphödem beobachtet werden, z. B. wenn kausalgische Extremitäten von den Patienten unbewegt hängen gelassen werden oder bei Stilllegung der Motorik nach apoplektischen Insulten (LUHAN 1936; DE TAKATS und EVOY 1950; LOWENBERG 1952; EXTON-SMITH u. CROCKETT 1957). Schließlich ist der mechanische Faktor bei Insuffizientwerden der Lymphgefäßklappen nach Lymphangiektasie zu erwähnen.

Der Begriff der dynamischen Lymphgefäßinsuffizienz bezieht sich auf Zustände von unzureichender Gewebsdrainage, also auf ein Mißverhältnis zwischen Angebot und Förderleistung der Lymphgefäße, wobei die Förderleistung letztlich durch die individuell verschiedenartig begrenzte Transportkapazität des örtlichen Lymphgefäßsystems bedingt ist. Dabei spielen sich die zuständigen Veränderungen innerhalb des geschlossenen Lymphkreislaufes ab.

Die Resorptionsinsuffizienz beruht nach RUCZNYAK u. Mitarb. (1957) auf einer unzureichenden Koordination zwischen dem Lymphgefäßsystem und dem angrenzenden interstitiellen Raum. Ansammlungen eiweißreicher Flüssigkeiten im Interstitium und andere Gewebsveränderungen sind naturgemäß von Einfluß auf die Resorptionskapazität der Endausläufer des Lymphgefäßsystems.

Im Bereiche verschiedener Organsysteme werden durch Veränderungen der Lymphgefäße charakteristische Störungen verursacht.

Lymphgefäßverschlüsse am *Herzen* sind von erheblicher Bedeutung für die Pathogenese myokardialer Veränderungen, die sich bei venöser und lymphatischer Stauung einstellen. Jedenfalls scheinen die Einflüsse der Lymphstauung auf die Ernährung des Herzmuskels nach den Tierversuchen von DRINKER u. Mitarb. (1940) mit Einbinden von Kanülen sowie Tusche-Injektionsversuchen bei Unterbindung der kardialen Lymphgefäße (FÖLDI u. Mitarb. 1954) beträchtlich zu sein, indem sich erhebliche Myokardhypoxien und im Falle gleichzeitiger Ligatur der Coronarsinus auch tödliche Myokardveränderungen erzeugen lassen.

Auf die pathogenetische Rolle von Lymphgefäßaffektionen bei der Aortitis syphilitica wurde bereits hingewiesen (S. 353).

Im Bereich der *Lunge*, die ein hoch entwickeltes Lymphgefäßsystem enthält (PARFENOWA 1953), gibt es die sog. chylösen Pneumonien bei Lymphangiektasie nach puerperaler Thrombose der Vena subclavia (DELARUE 1950). Auch bei indurierten Pneumonien scheinen lymphangitische und perilymphangitische Zustände eine Rolle zu spielen; nach STEFKO (1935; 1937; 1938; zit. nach RUSZNYÁK u. Mitarb. 1957) werden durch chronisch entzündliche Veränderungen die lymphatischen Abflußbahnen der Lunge in „Sümpfe" verwandelt. Bei pulmonalen Stauungszuständen lassen sich parallel dem erhöhten Druck in den Blutgefäßen Lymphgefäßerweiterungen röntgenologisch nachweisen, die nach Commissurotomien zurückgehen (LEVIN 1955). Die Mitwirkung der Lymphgefäße an der Pathogenese des Lungenödems darf nach den Untersuchungen von HALMAGYI (1954; zit. nach RUSZNYÁK u. Mitarb. 1957) sowie FÖLDI u. Mitarb. (1955), bei denen die Wirkung der Lymphgefäßunterbindung erörtert wird, als wesentlich angesehen werden. Die günstige Wirkung von Ganglienblockern gegen die Lungenödementstehung wäre nach diesen Untersuchungen zumindest teilweise durch die Hervorrufung eines Lymphangiospasmus zu erklären.

Bei Pneumokoniosen sind die Lymphgefäße nicht nur als Transportsysteme von Fremdkörpern sondern auch durch regressive Veränderungen wie Erweiterungen, Entzündungen und Lumenverschlüsse wichtig.

Als *Chylothorax* wird der Übertritt von Lymphe in den Pleuraraum bezeichnet. Solche Zustände stellen sich ein bei chylösen Pneumonien (DELARUE u. Mitarb. 1950; REINHARDT 1953) sowie nach Thrombosierung der Vena subclavia sinistra (DYBKAER 1953). Ursächlich können dabei Lymphangitiden verschiedener Ätiologie, blastomatöse Verschlüsse des Ductus thoracicus, mechanischer Druck von Tumoren oder Herzvergrößerungen auf den Ductus thoracicus oder kongenitale Cystenbildungen eine Rolle spielen. Am häufigsten wird ein Chylothorax nach Traumen beobachtet. Auf Grund der Erfahrungen an 58 Fällen von traumatischem Spontanchylothorax nimmt MEADE (1952) an, daß es nur dann zur Ruptur des Ductus thoracicus kommt, wenn dieser Lymphleiter entweder direkt durchtrennt wird oder bereits vor dem Trauma pathologisch fixiert oder anderweitig verändert war.

Klinisch wird von DYBKAER (1953) auf das Auftreten eines primären traumatischen Schockzustandes bei Chylothorax sowie eines nach Wochen oder sogar Monaten, meist allerdings nur 2—5 Tage langen Intervalls mit folgendem sekundärem Schockzustand hingewiesen, der mit Dyspnoe, Cyanose, Schweißausbruch und Tachykardie einhergeht und ein Pleuraexsudat zeigt, das sich bei Punktion von bräunlicher oder milchiger Verfärbung erweist, und mikroskopisch nachweisbare Fettkugeln enthält. Nach Zufuhr von Sudan III per os läßt sich eine deutliche Rotfärbung des milchigen Pleuraergusses nachweisen. Therapeutisch ist zunächst die Tendenz der spontanen Rückbildung abzuwarten. Erst wenn sich der Chylothorax häufiger in unvermindertem Maße nachfüllt, ist die Ligatur des Ductus thoracicus oberhalb des Zwerchfells zu erwägen. Sie scheint nach DYBKAER (1953) sich rechtsseitig leichter durchzuführen zu lassen, muß aber bei linksseitigem Erguß auf der linken Seite ausgeführt werden, wobei auf die Schonung des Nervus splanchnicus besonders zu achten ist. Bei der geschlossenen Drainage eines sterilen Chylothorax ist wegen der besonders hohen Infektionsgefahr strengste Asepsis notwendig.

Im Bereich des *Magen-Darmkanals* wird trotz der nachweislich wichtigen Rolle der Lymphgefäße in der Pathogenese des Typhus abdominalis und anderweitiger infektiöser Darmerkrankungen, wie der Ileitis regionalis (obstruktive Lymphangitis nach SCHEPERS 1945; PRATT und FERGUSON 1947) im allgemeinen zu wenig an diese Zusammenhänge gedacht. RÉNYI-VÁMOS (1954) nimmt Lymphgefäßvernarbungen als Ursachen von callösen Ulcera ventriculi und von narbigen postulcerösen Veränderungen an.

Trotz Fehlens von Lymphgefäßen im Innern der Leberläppchen scheint die lymphatische Drainage der *Leber* nach RUSZNYÁK u. Mitarb. (1957) in mancher Hinsicht bedeutsam zu sein. Diese Autoren nehmen einen von den Blutcapillaren über die Disseschen Spalten in die Lymphgefäße der Leber gerichteten Säftestrom an, der mit dem hepatischen Anfall von Leberlymphe und der Transportkapazität des Leberlymphsystems zusammenhängt. Bei lymphatischer Insuffizienz soll sich wie bei der serösen Entzündung eine Ausweitung der Disseschen Spalten einstellen. Ungünstig soll sich besonders der Übertritt von Galle in die Leberlymphe (FLEISCHL 1874; KUNKEL 1875; KÜHN 1952) auswirken, vor allem bei der Entstehung der Lebercirrhose unter Zuständen von cholangitischem Verschlußikterus. Das Verhalten der Lymphdrainage der Gallenblase ist von McCARRELL, THAYER und DRINKER (1941) untersucht worden.

An den Nieren wurden nach experimenteller Unterbindung der Lymphgefäße Volumenzunahmen der Organe festgestellt (KAISERLING und SOOSTMEYER 1939), vergleichbar den Wirkungen von Keiminjektion oder allergisierenden Maßnahmen (KAISERLING 1940). In diesem Zusammenhange ist auch auf die Untersuchungen von WEARN und RICHARDS (1924) hinzuweisen, nach denen sich im Glomerulumfiltrat ein Eiweißgehalt von weniger als 50 mg-% nachweisen ließ; diese Eiweiße sollen nach ROMUALDI und MONACI (1947, 1947; zit. nach RUSZNYÁK u. Mitarb. 1957) tubulär reabsorbiert und über die Lymphcapillaren wieder dem Blute zugeführt werden. Bei Glomerulonephritiden verschiedener Art sowie bei renalen

Abflußstauungen wird von RUSZNYÁK u. Mitarb. (1957) auf die wesentlich mitbestimmende Rolle einer Lymphgefäßinsuffizienz hingewiesen.

In der *Schilddrüse* soll es nach RUSZNYÁK u. Mitarb. (1957) durch lymphatische Resorptionsinsuffizienz zu regressiven Veränderungen kommen, z. B. zur Ausbildung kolloidaler Strumen.

Anderweitige Organe dürften ebenfalls häufig von diversen Störungen der Lymphzirkulation betroffen sein. Auch hier sei auf die eingehenden Darstellungen von RUSZNYÁK u. Mitarb. (1957) verwiesen.

Die klinische Einteilung der in der Körperperipherie lokalisierten Formen der Lymphgefäßinsuffizienz, also der *Lymphödeme* erfolgt zweckmäßig nach folgendem Schema:

a) Lymphoedema simplex.
b) Lymphoedema praecox.
c) Kongenitales Lymphödem.
d) Sekundäre Lymphödemformen.
   α) Lymphödem beim Malignom.
   β) Lymphödem nach chirurgischen Eingriffen.
   γ) Lymphödem bei Entzündung („primär entzündliches Lymphödem").
   δ) Sekundär entzündliches Lymphödem.

a) Lymphoedema simplex.

Beim gewöhnlichen Lymphödem handelt es sich um eine Vergrößerung von Weichteilen infolge Vermehrung der darin enthaltenen Lymphmenge und Vergrößerung des Volumens der Lymphgefäße. Vielfach wird der Begriff „Elephantiasis" gleichsinnig mit dem Begriff „Lymphödem" verwendet. ALLEN, BARKER und HINES (1955) lehnen jedoch diese Vermengung von Definitionen ab, weil sie die Ansicht vertreten, daß durch die Bezeichnung „Elephantiasis" lediglich eine Vergrößerung meist der unteren Extremitäten auf elephantiastische Proportionen zum Ausdruck gebracht wird, die über die Genese dieser Gewebsvergrößerung keinerlei Aussage präsumiert. Elephantiasis kommt auch bei arteriovenösen Fisteln, Neuromatosis, Gefäßtumoren und anderen Krankheiten vor. Nach MIDDLETON (1932) soll der Begriff „Elephantiasis" bereits im Altertum im römischen Heere aufgekommen sein, und zwar während des libyschen Feldzuges.

Ätiologie. Lymphödeme können durch unterschiedliche Faktoren zustandekommen. Sie sind eine Auswirkung einer universellen oder regional begrenzten Lymphkreislaufinsuffizienz (RUSZNYÁK, FÖLDI und SZABÓ 1957), eines Zustandes, bei dem die Drainage des Interstitium durch das Lymphgefäßsystem nicht ausreichend ist (KORANYI 1929). FÖLDI, RUSZNYÁK und SZABÓ (1952) nehmen übrigens bei jedem Ödem eine Beteiligung des Lymphgefäßsystems an, wobei allerdings die Ursachen nicht immer primär von den Lymphgefäßen, sondern auch vom Blutgefäßsystem und von den Geweben ausgehen können. Solange das Lymphgefäßsystem voll suffizient funktioniert, entsteht nach ihrer Auffassung kein Ödem, erst durch Störung der funktionellen Gleichgewichte infolge Steigerung des Capillardrucks und der Capillarpermeabilität oder Senkung des kolloidosmotischen Druckes werden Ödeme manifest. Die nicht primär durch Lymphgefäßinsuffizienz bedingte, also nur relative oder dynamische Insuffizienz des Lymphkreislaufes (RUSZNYÁK, FÖLDI und SZABÓ 1957) gehört vorwiegend ins Gebiet der Capillar- und Permeabilitätspathologie.

Die mechanisch bedingten Lymphgefäßinsuffizienzen kommen durch entzündliche oder blastomatöse Obstruktion der Lymphgefäße zustande. Im Abschnitt über entzündliche und entzündungsbedingte Lymphödeme wird hierauf speziell eingegangen. Auch durch chemische Substanzen, wie z. B. Chinin-Silicat läßt sich experimentell eine Obliteration der Lymphgefäße bewirken (Drinker u. Mitarb. 1934). Bei sämtlichen dieser genannten Lymphgefäßverschlüsse, ebenso bei der Thrombosierung der Lymphgefäße handelt es sich um direkte Lymphgefäßerkrankungen. Demgegenüber kann eine Lymphgefäßinsuffizienz auch durch funktionelle, dynamisch bedingte Drucksteigerung hervorgerufen werden, wie sie durch Venendruckerhöhung, sympathisch ausgelöste Lymphangiospasmen oder funktionelle Stillegung der Lymphgefäßmotilität, etwa bei Apoplexien (Luhan 1936; Lowenberg 1952; de Takats und Evoy 1950) sowie bei Kausalgien als akinetische Lymphgefäßinsuffizienzen angetroffen werden (Rusznyák u. Mitarb. 1957). In diesen Fällen herrscht ein Mißverhältnis zwischen Angebot und Förderleistung der Lymphzirkulation mit unzureichender Gewebsdrainage, bedingt durch die (individuell unterschiedlich) begrenzte Transportkapazität des Lymphgefäßsystems.

Neben dem häufig erhöhten Lymphdruck scheint der erhöhte Eiweißgehalt der Lymphe das Wachstum von Fibroplasten in den Lymphgefäßwänden zu fördern, wodurch einer weiteren Zirkulationsbehinderung der Lymphe Vorschub geleistet wird. Besonders ins Gewicht fällt die erhöhte Anfälligkeit vermehrt lymphhaltigen Gewebes für mikrobielle Entzündungen.

Morphologie. Die beim Lymphödem, insbesondere bei kongenitalem Lymphödem ausgeprägte Verdickung der subcutanen Gewebe geht mit einem hochgradigen Schwund des Fettgewebes einher, sodaß das subcutane Fettgewebe durch erweiterte Lymphräume und durch bindegewebige Massen ersetzt erscheint. Rein kongenitale Lymphödeme zeigen keinerlei Hinweise auf Lymphgefäßthrombosen oder lymphangitische Veränderungen. Dagegen werden beim erworbenen Lymphödem thrombotische entzündliche und narbige Lymphgefäßveränderungen angetroffen. Allen, Barker und Hines (1955) unterscheiden bei ihren zitierten 300 Fällen von Lymphödem zwischen primär entzündlichen und primär nicht entzündlichen Formen; 202 Fälle werden den primär nicht entzündlichen Formen, 98 Fälle den primär entzündlichen Formen zugeordnet. de Takats und Evoy (1950) konnten unter 150 beobachteten eigenen Fällen 58 entzündlich bedingte, 11 traumatisch bedingte, 29 angeborene, 22 degenerative oder malignom bedingte und 31 kryptogenetische Lymphödeme rubrizieren.

Folgt man der Einteilung von Allen (1934) sowie Allen and Ghormley (1935/36), so muß bei den primär nicht entzündlichen Lymphödemformen wiederum zwischen einem primären und einem sekundären Lymphödem unterschieden werden. Das primäre Lymphödem kann unterteilt werden in das Lymphoedema praecox und in die verschiedenen Formen des kongenitalen Lymphödems.

b) Lymphoedema praecox.

Es handelt sich um Lymphödeme, die postpubertär oder während einer Gravidität erstmals in Erscheinung treten. Die Ursache ist noch nicht hinreichend geklärt. Man denkt an kongenitale Unterentwicklung der Lymphgefäße mit verminderter Anpassungsfähigkeit und daraus resultierender belastungsbedingter Lymphgefäßinsuffizienz, wofür die fast ausschließliche Lokalisation an den unteren Extremitäten und die zeitliche Manifestation sprechen. Homans u. Mitarb. (1934) fanden bei einem derartigen Fall deutlich erweiterte Beckenlymphgefäße und erwägen deshalb eine proximale Lymphgefäßobstruktion als ursächlichen Faktor. Weiterhin werden Abflußbehinderungen der Lymphgefäße infolge Evolution der im Becken lokalisierten Genitalorgane während und nach der

Pubertät diskutiert. In all diesen Fällen muß jedoch eine anlagebedingte Minderfunktion des Lymphgefäßsystems vorausgesetzt werden. Die komplette Exstirpation der Lymphonodi inguinales et ilici bewirkt im Tierversuch kein Lymphödem. Lediglich bei kompletter Durchtrennung sämtlicher Weichteile mit Ausnahme von Arteria und Vena femoralis entwickelt sich ein Lymphödem (REICHERT 1930).

Beim Lymphoedema praecox ohne Gravidität entwickelt sich ohne erkennbare äußere Ursache zunächst nach stärkerer Belastung, vornehmlich bei warmer Witterung und während der Menstruation in den mechanisch und hydrostatisch vermehrt belasteten Unterschenkel- und Knöchelpartien ein zunächst reversibles leichtes Ödem. Unter zunehmender Belastung, vor allem bei Vernachlässigung der Störung, schreiten die Veränderungen rasch fort. Beide Beine werden dabei meist nicht gleichzeitig in gleicher Stärke betroffen (ALLEN 1934). Manchmal wird bereits innerhalb von Tagen und Wochen ein starkes Lymphödem manifest, das allerdings häufig auf bestimmte Extremitätenteile lokalisiert bleibt. Bald kann eine Rückbildung durch Hochlagerung oder Bandagierung nicht mehr erzielt werden und die Patienten werden das schwere, drückende Gefühl des zunehmend härter werdenden Ödems nicht mehr los. Ausgesprochene Schmerzen kommen beim Lymphoedema praecox nicht vor, es sei denn bei Kombinationen mit Venenthrombosen oder Lymphangitiden. Letztere wurden im Material von ALLEN, BARKER und HINES (1955) in 13% der 93 Fälle festgestellt.

c) Kongenitales Lymphödem.

Bei den kongenitalen Lymphödemen werden 2 Formen unterschieden; einmal die familiär bedingte kongenitale Form, ferner die einfache, nicht familiär bedingte kongenitale Form.

α) Familiäres kongenitales Lymphödem

(NONNE 1891; MILROY 1892; 1928; MEIGE 1899).

Die seltene familiäre angeborene Form des Lymphödems kommt durch eine genbedingte Störung zustande; sie ist verbunden mit einer erblichen Ptose der Augenlider (BLOOM 1941). Das Merkmal wird dominant vererbt, wobei häufig Generationen übersprungen werden. Allerdings wird das Lymphödem der von BLOOM (1941) beschriebenen Familie (37 Mitglieder von 4 Generationen; davon hatten 6 Lymphödem und Augenlidptose, 3 lediglich Augenlidptosen; die Symptome traten bisweilen erst im fortgeschrittenen Individualleben nach lymphangitischen Schüben auf) von ALLEN, BARKER und HINES (1955) nicht als echtes familiär bedingtes kongenitales Lymphödem anerkannt, wenngleich die Mitwirkung erblicher Faktoren eingeräumt wird. SCHROEDER und HELWEG-LARSEN (1950) untersuchten 10 Mitglieder aus zwei erblich belasteten Familien mit kongenitalen Lymphödemen; sie vermuten als Ursache der Störung eine fehlerhafte Kontraktilität der Subcutisarteriolen.

β) Einfaches kongenitales Lymphödem.

Sehr viel häufiger wird das einfache, nicht familiär gebundene kongenitale Lymphödem beobachtet. SIMMONDS (1906) berichtet über eine Frühgeburt mit generalisiertem Ödem, Ascites und universeller Lymphangiektasie. Er denkt ursächlich an eine frühfetale Infektion, zumal die Mutter völlig gesund war und von seiten des Blutgefäßsystems keine Erklärung für das Lymphödem gefunden werden konnte. Bei einem von ELTERICH und YOUNT (1925) beschriebenen

Fall wurde im postfetalen Zustand eine Streptokokkeninfektion der kongenital lymphödematösen Gewebe nachgewiesen. Weitere Beobachtungen von BALLANTYNE (1902), DENT (1910); RUH und DEMBO (1925), v. REUSS (1922), LEOPOLD und ROGATZ (1930), LEOPOLD und CASTROVINCI (1934); MIDDLETON (1932) bringen keine sicheren ätiologischen Aufschlüsse.

Die klinischen Kennzeichen des einfachen kongenitalen Lymphödems, auch Trophödem genannt (FRAGA u. Mitarb. 1950), sind streng kongenitale Manifestation der Ödeme und meist seitenungleicher Befall bei sonst gesunden Kindern. Die Schwellungen sind zunächst weich, eindellbar, bei Hochlagerung etwas abnehmend. Von der Neurofibromatose mit knötchenförmigen Auswüchsen unterscheiden sich die Lymphödeme durch ihre Gleichmäßigkeit, von den Veränderungen bei arteriovenösen Fisteln durch das nicht vermehrte Längenwachstum und das Fehlen von Venenerweiterungen und von Veränderungen der arteriovenösen Sauerstoffdifferenz. Die Lipodystrophie ist im Gegensatz zum Lymphödem nicht einseitig. Oberflächlich ist die Haut ganz unauffällig. Der Abstand zwischen Hautoberfläche und Extremitätenfascie ist vergrößert; in diesem Bereich findet sich ein Schwund von Fettgewebe, dafür aber schwammiges feinporiges Lymphgefäßgewebe. Die unterschiedlich großen von einfachem Endothel ausgekleideten Lymphräume enthalten normale Gewebslymphe, seltener Blutbestandteile; sie sind häufig stärkstens erweitert. Entzündliche Veränderungen gelten als selten (ALLEN, BARKER und HINES 1955).

Die Genese des einfachen kongenitalen Lymphödems ist unklar. Die Ansicht von SIMMONDS (1906), daß eine intrauterine Infektion eine Rolle spielt, wird keinesfalls allgemein geteilt. MASON und ALLEN (1935) nehmen für die Störung lediglich eine Entwicklungsanomalie unbekannter Herkunft an, wobei der Unterschied zu den entzündlichen und erworbenen Lymphödemformen betont wird. Die Autoren empfehlen deshalb statt des wenig bezeichnenden Ausdruckes „kongenitales Lymphödem“ die Benennung „kongenitale Lymphangiektasie“; MIDDLETON (1932) sprach von „kongenitaler, lymphangiektatischer fibröser Hypertrophie“.

KINMONTH u. Mitarb. (1957) kommen auf Grund von 107 eigenen Beobachtungen von Patienten mit Lymphödem im Bereich der unteren Extremitäten zu einer Gruppierung des primären Lymphödems in 3 Gruppen, und zwar nach dem Manifestationsalter; sie unterscheiden eine angeborene Form (Lymphoedema congenitum), eine Form mit frühzeitiger Manifestation in der Kindheit (Lymphoedema praecox), sowie ein spätmanifestes Lymphödem (Lymphoedema tardum). Als Charakteristikum des primären Lymphödems geben diese Autoren die im Lymphangiogramm faßbare Hypoplasie, Dilatation und Gewundenheit (varicöse Entartung) der Lymphgefäße sowie Aplasie der Lymphgefäße an; im Gegensatz dazu sind beim erworbenen Lymphödem die Lymphgefäße obstruiert.

d) Sekundäres Lymphödem.

α) Lymphödem bei Malignomen.

Sekundäres Lymphödem kann sich bei Verlegung von Lymphbahnen infolge blastomatöser Verschlüsse einstellen. Malignome im Bereich der Mamma, des Genitale, sowie von Haut oder an den Knochen führen vorzugsweise zu Lymphabflußstauungen und damit zur Insuffizienz des Lymphkreislaufs. Auch der Befall regionaler Lymphknoten verursacht gleichsinnige Erscheinungen. Jeder Zustand von Lymphödem unklarer Genese sollte daher Anlaß zur sorgfältigen Fahndung nach Malignomen sein.

β) Lymphödem nach chirurgischen Eingriffen.

Nach Radikalamputation von Mammacarcinomen mit Ausräumung der axillaren Lymphknoten kann es mit oder ohne lymphangitische Schübe zu regionalen Lymphödemen, in erster Linie im Armbereiche, kommen. Wegen der unregelmäßigen zeitlichen, unter Umständen mehrjährigen Intervalle zwischen Eingriff und Auftreten der Ödeme (ALLEN 1934) ist die ätiologische Rolle interkurrenter Lymphangitiden oder die Wirkung von Nachbestrahlungen schwer zu erfassen. HALSTED (1921) mißt den postoperativen Infektionen der Wundgebiete und subklinisch verlaufenden Lymphangitiden, ferner auch den Röntgennachbestrahlungen, eine erhebliche Bedeutung bei. FÖLDI und GERGELY (1955), zit. nach RUSZNYÁK u. Mitarb. (1957) vertreten ebenso wie HOLMAN u. Mitarb. (1944) die Ansicht, daß das Lymphödem nach Mammaamputationen sich nur bei postoperativen entzündlichen Vorgängen oder unter der Wirkung postoperativer Röntgenbestrahlungen mit konsekutiver Vernarbungstendenz einstellt. Bekanntlich lassen sich durch Röntgenbestrahlungen Lymphbahnen zur Verödung bringen. Schließlich ist die individuell unterschiedliche Neigung zur Lymphgefäßinsuffizienz jeweils in Rechnung zu stellen. GUMRICH u. KÜBLER (1955) haben auf die Rolle venöser Veränderungen bei Fällen von postoperativem Armödem (Mamma-Axillarlymphknoten-Exstirpation) hingewiesen, die sich venographisch nachweisen lassen; sie betonen ihre primär venöse Genese.

γ) Lymphödem bei Entzündung (primär entzündliches Lymphödem).

Während oder nach entzündlichen Affektionen der Lymphbahnen können passagere oder dauernde Obstruktionen mit konsekutiver Lymphgefäßinsuffizienz eintreten. Diese Zustände werden als entzündliche Lymphödeme bezeichnet. Gegenüber der allmählich progredienten Entwicklung angeborener Lymphödeme im postfetalen Leben manifestieren sich die entzündlichen Lymphödeme schubweise oder akut. Im allgemeinen wird zwischen einem primär und einem sekundär entzündlichen Lymphödem unterschieden.

Beim primär entzündlichen Lymphödem kommt es im Gefolge akuter Lymphangitiden oder akuter lymphangitischer Schübe, im Verlauf chronisch rezidivierender Lymphangitiden, manchmal auch auf der Basis von Cellulitiden der unteren Extremitäten oder des Gesichtes zur Entwicklung der Lymphgefäßinsuffizienz. Der äußere Anlaß derartiger infektiös bedingter Schübe kann banal, bisweilen sogar unerklärt sein. Jedenfalls ist bereits während des Ablaufes der Entzündung eine Verdickung der Weichteile gegenüber dem Normalzustand erkennbar. Derartige Verdickungen können wieder völlig verschwinden, aber auch ganz oder teilweise persistieren. In der Regel erfolgt im Laufe von 4—14 Tagen während der Lymphangitiden (ALLEN, BARKER und HINES 1955) schubweise oder auf einmal die Anschwellung der Extremitäten. Besonders gefürchtet sind rezidivierende Lymphangitiden, etwa im Gefolge von Erysipel, vor allem wenn bereits vor dem Rezidiv ein geringgradiges Lymphödem bestand (OCHSNER u. Mitarb. 1940; THOMAS 1951). HERMANN (1951) beobachtete bei posterysipelatösem Lymphödem in etwa 60% der untersuchten Nervenzellen Zustände von Vacuolisierung, Fibrillenzerfall und Schwellung, die bei gleichaltrigen Individuen nicht gefunden werden konnten. Die operative Entfernung der veränderten Lumbalganglien hatte keine Abnahme der Elephantiasis zur Folge. HERMANN (1951) nimmt ursächlich beim Lymphödem eine erblich bedingte Gewebsminderwertigkeit an, wodurch es zur Entwicklung neuraler und cutaner Veränderungen kommt; eine Spezifität der Ganglienzellveränderungen bei Elephantiasis für diese Krankheit ist nicht bewiesen. Über die klinischen Zeichen der Lymphangitis wird an anderer Stelle berichtet (s. S. 603).

δ) Sekundär entzündliches Lymphödem.

Wenn sich die zum Lymphödem führenden Lymphangitiden sekundär aus anderen Krankheiten entwickeln, z. B. auf der Basis einer chronischen venösen Insuffizienz, einer Trichophytie oder zahlreicher anderer Infektionen oder wenn das Lymphödem ohne äußerlich erkennbare entzündliche Schübe zustande kommt, spricht man von sekundär entzündlichem Lymphödem. Hierher gehört auch das Lymphödem nach Operationen, Traumen, Furunkeln, Abscessen, Verbrennungen und entzündlichen Veränderungen benachbarter Organe. Als charakteristisch für das sekundär entzündliche Lymphödem gilt die erst Wochen oder Monate nach der ursprünglichen Erstschädigung auftretende Gewebsanschwellung und der im allgemeinen symptomenarme Verlauf. Die Lymphgefäßinsuffizienz bleibt häufig sogar unbemerkt. In anderen Fällen kommt es durch akzidentelle Schädigungen zu entzündlicher Invasion der Lymphbahnen mit Ausbildung von Lymphödem. Gegenüber anderen Ödemen, z. B. dem kardialen Ödem, unterscheidet sich das Lymphödem durch die unproportionierte Dickenzunahme, die oft grotesken Formen und durch die in der Regel einseitige Ausprägung. In seltenen Fällen werden allerdings auch bilateral entwickelte Lymphödeme angetroffen. Besonders ausgeprägt findet sich die Eindrückbarkeit lymphödematöser Gewebsschwellungen, die erheblich stärker ist als beim kardialen, hypoproteinämischen und nephritischen Ödem. Ulcera cruris, Dermatitiden und oberflächliche Varicen entstehen nicht durch Lymphödem, sondern sprechen für chronische venöse Insuffizienz. Dagegen kann aus dem Nachweis von Cellulitiden und Lymphangitiden noch kein Rückschluß auf die Art der vorhandenen Ödeme abgeleitet werden. Am schwierigsten, eventuell unmöglich zu unterscheiden sind die Anfangsstadien von Lymphödemen und die Anfangsstadien sonstiger Ödemkrankheiten, wenn die typischen Konfigurationen und Konsistenzeigenschaften noch wenig deutlich ausgeprägt sind. Grundsätzlich kommen bei Herzkranken, schwer Infektionskranken, Wöchnerinnen sowie nach Pneumonien und Operationen Ödeme häufiger durch Venenthrombosen zustande als auf der Basis eines Lymphödems. Andererseits können nach Krampfaderoperationen, insbesondere nach Exstirpation von Varicen, Lymphödeme zur Entwicklung kommen. Manchmal ist dies durch langdauernde Absonderung weißer Flüssigkeit (Lymphe) aus geschwollenen Extremitätenteilen zu erkennen. Bei Palpation erweisen sich Lymphödeme, wenn sie nicht durch akute Cellulitiden oder Lymphangitiden kompliziert sind, als unempfindlich. Bei chronischer venöser Insuffizienz sind jedoch die Unterschenkel in der Mehrzahl der Fälle druckschmerzhaft. Es muß darauf hingewiesen werden, daß allerdings nicht selten chronische venöse Insuffizienz und Lymphödem kombiniert vorkommen.

Therapie der Lymphödeme. Unendlich viel dankbarer als jede Therapie erweist sich eine wirkungsvolle Prophylaxe der Lymphödeme. Sie ist vor allem für lymphangitische Gewebsentzündungen von Bedeutung. Je nach Erregerart sollte bei allen Zellgewebsinfektionen im Bereiche der Extremitäten und des Gesichtes eine wirkungsvolle energische antibiotische Therapie rechtzeitig eingeleitet und lange genug durchgeführt werden, verbunden mit einer zweckmäßigen entlastenden Lagerung der erkrankten Extremitätenteile (vgl. Abb. 79). Im Falle, daß keine Ruhigstellung und Lagerungsbehandlung durchgeführt wird, ist besonderes Augenmerk auf etwaige Schwellungen der Weichteile zu richten. In solchen Fällen muß entweder eine wirksame Bandagierungsbehandlung der Weichteile durchgeführt werden oder auf die Ruhigstellungs- und Lagerungsbehandlung übergegangen werden. Die Wichtigkeit einer ausreichenden Antikoagulantienbehandlung tiefer Venenthrombosen und Phlebitiden gerade hinsichtlich der funktionellen und kosmetischen Resultate dieser Krankheiten wurde bereits erörtert (S. 505; 513).

Weit undankbarer ist demgegenüber die Therapie eines bereits manifesten Lymphödems. Die Bandagierungsbehandlung bezweckt eine Behebung der Lymphostase, die durch Erweiterung der Lymphräume und relative Lymphgefäßklappeninsuffizienz bedingt ist. Frühzeitig eingeleitet, führt sie mitunter zu

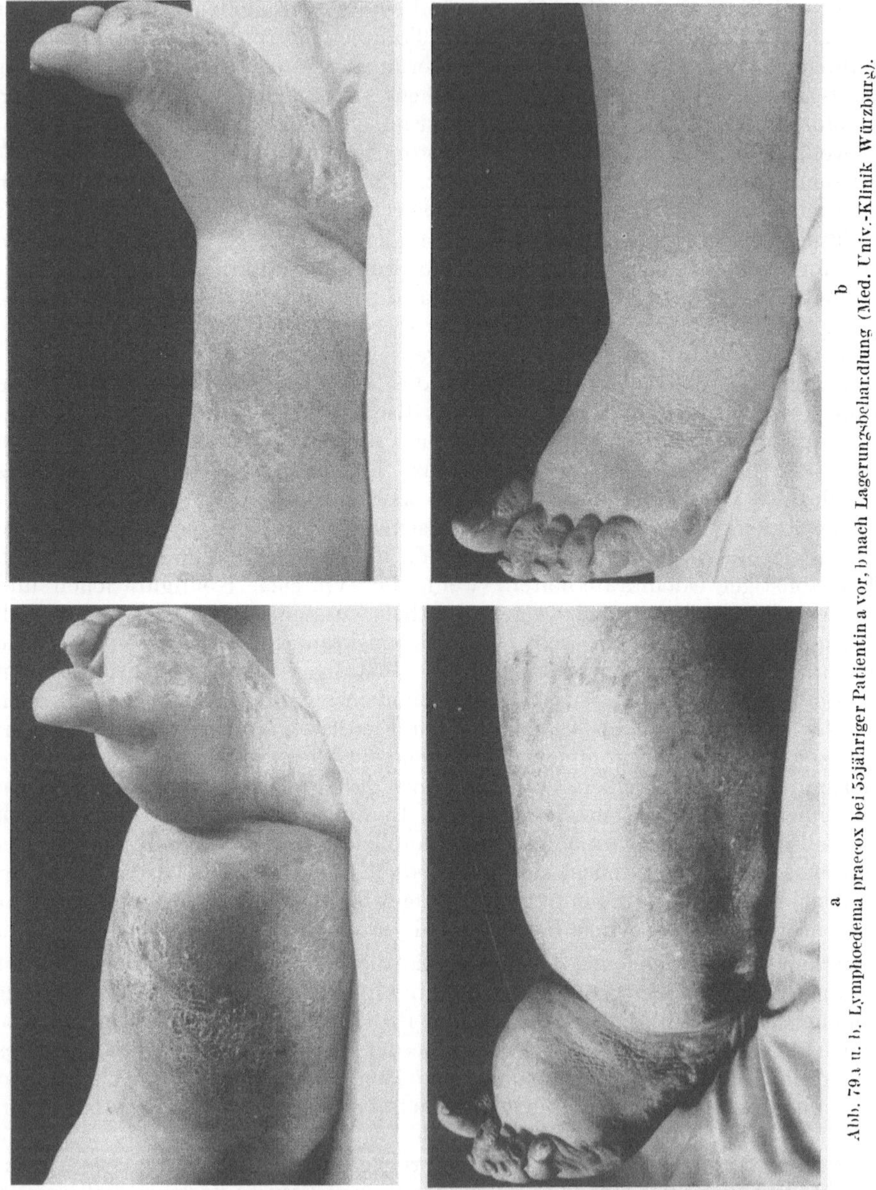

a b

Abb. 79 a u. b. Lymphoedema praecox bei 55jähriger Patientin a vor, b nach Lagerungsbehandlung (Med. Univ.-Klinik Würzburg).

ausgezeichneten Ergebnissen, bedarf aber häufig stetiger Fortführung. Diese Fortsetzung der Bandagierungsbehandlung würde sicherlich von den meisten der später mit starken Lymphödemen behafteten Patienten retrospektiv in Kauf genommen werden, wenn ihnen klar wäre, daß die Behandlung um so schwieriger, und langwieriger wird, je chronischer, stärker und umfangreicher die Ödeme sind. In Anfangsstadien genügen vielfach elastische Strümpfe, elastische Binden oder Klebebinden; später kann nur mehr durch schwerere Gummibandagen das Lymphödem einigermaßen beherrscht werden. Während der Ruhepausen sollten die bandagierten Extremitäten ausgewickelt und hochgelagert werden. Bei intensiver Aufklärung besonders hinsichtlich der schweren Verunstaltungen, die bei Vernachlässigung von Lymphödemen drohen, sind wohl die meisten Patienten bereit, die Bandagierungsbehandlung sorgfältig durchzuführen.

Selbstverständlich müssen bei interkurrenten Cellulitiden, Phlebitiden und Lymphangitiden von Lymphödemträgern schnellstens die adäquaten therapeutischen Maßnahmen eingeleitet werden (Ruhigstellung, Hochlagerung, eventuell kombiniert mit antibiotischer und antirheumatischer Therapie und mit Antikoagulantien).

Die Anwendung von Hyaluronidase per Iontophorese soll nach SCHWARTZ (1955) zu einer meßbaren Volumenabnahme lymphödematöser Extremitäten [zwischen 140 und 200 cm^3 bei 10—31 maliger Anwendung von initial 1500 TER-Hyaluronidase/Liter, später 150 TER Hyaluronidase/Liter auf jeweils 250 cm^3 Acetatpuffer (p_H 5,4) über 20—30 min] führen. DENCKER und GOTTFRIES (1954) halten Hyaluronidase für unwirksam und empfehlen Cortisonbehandlung, die sie zur Rückbildung der Ödeme führen sahen (3 g in 4 Wochen). DE TAKATS und EVOY (1950) halten die Heparintherapie für wirkungsvoll gegen Thrombenbildungen im Lymphgefäßsystem. Bei Verlegung der Lymphbahnen im Bereich der Lymphknoten soll eine 1—3malige Röntgenbestrahlung von je 50—80 r günstig wirken (DE TAKATS und EVOY 1950). ALLEN, BARKER und HINES (1955) berichten allerdings über die Entstehung von Lymphödemen nach Röntgenbestrahlung, wodurch sich die Notwendigkeit außergewöhnlicher Zurückhaltung in dieser Therapie ergibt. Kombiniert mit anderen Maßnahmen hat sich auch die Therapie mit Fibrinolysin (CASTELLANI 1952) bewährt. Bei der durch Filarien bedingten Elephantiasis erweisen sich anthelmintische Substanzen, wie etwa Diäthylcarbamazin (Hetrazan), nur in den Anfangsstadien als wirksam (10tägige Kur), später bleiben sie wirkungslos (VAN DER HOEVEN 1952).

Sympathicusblockaden sowie renale Diuretica sollen gelegentlich bei lymphatischer Insuffizienz eine Wendung zum Besseren vermitteln können (RUSZNYÁK u. Mitarb. 1957); in der Regel handelt es sich dabei nur um unterstützende Maßnahmen, die durch Lagerungs- und Bandagierungsbehandlung ergänzt werden müssen.

Chirurgische Therapie. Verständlicherweise wurden gegen die hochgradig entstellenden therapierefraktären Zustände von schwerem Lymphödem operative Maßnahmen versucht. Die Seidenfadendrainage (HANDLEY 1908) konnte keine überzeugenden Erfolge aufweisen. Auch mit Fascienplastiken (LANZ 1911; OPPEL zit. nach ROSANOW 1912) und Lymphangioplastik (ROSANOW 1912) wurden keine lohnenden Resultate erzielt. Seit KONDOLÉON (1912) und MATAS (1913) haben sich kombinierte Eingriffe mit Resektion von Lymphödemgewebe und Fascienplastik eingeführt (SISTRUNK 1918; DIEFFENBACH und MIKULICZ 1927). GHORMLEY und OVERTON (1935) verwendeten bei ihren Operationen Spinalanaesthesie sowie Staubinden der Beine; letztere sollen verhindern, daß die operierte Extremität unmittelbar postoperativ mit Blut volläuft, wodurch Blutdruckabfälle und Gefäßinsuffizienzen hervorgerufen würden. Zweizeitige Eingriffe wurden von HOMANS (1936; 1939) empfohlen. Bei inguinaler Lymphblockade soll die Anlegung einer lymphatischen Brücke durch Transplantation von Armgewebe auf die laterale proximale Oberschenkelgegend günstig wirken; BECK (1924) versuchte durch Einpflanzung von Cellophanstreifen die Ausbildung durchgängiger Lymphgefäße im Bereich von lymphatisch blockierten Regionen anzuregen, MACEY (1940) durch Transplantation schmaler Hautstreifen.

Wichtiger als die Wahl der Operationsmethode ist die Festsetzung dieser Eingriffe auf einen Zeitpunkt, in dem keinerlei entzündliche Komplikationen des Lymphödems vorliegen. Auch dann sollte die Indikation zur operativen Therapie trotz einiger günstiger Mitteilungen (OCHSNER u. Mitarb. 1940; FARINA 1950; LLUESMA-URANGA 1951; SAWYER und WITHAM 1951) mit Zurückhaltung gestellt werden (GHORMLEY und OVERTON 1934; 1935), da die kosmetischen Ergebnisse meist schlecht sind. DE TAKATS und EVOY (1950) beobachteten unter 28 chirurgisch behandelten Fällen von Lymphödem 17mal befriedigende, 5mal zweifelhafte und 6mal schlechte Resultate.

3. Tumoren der Lymphgefäße

(Lymphangioblastome, Lymphangiome).

Tumoren der Lymphgefäße (WEGNER 1877; SICK 1903; BRÜNAUER 1932; BORST 1938) unterscheiden sich von einfachen Lymphangiektasien durch echtes geschwulstmäßiges Wachstum neugebildeter Lymphgefäße. In der Regel handelt es sich um kongenitale Tumoren mit teils diffuser, teils umschriebener Ausbreitung im Bereiche von Haut, Schleimhaut und Bindegewebe. Die an der Haut und Schleimhaut zu beobachtenden Lymphangiome weisen eine flache oder hügelige, teils glatte, teils höckerig aussehende Form auf. Die Struktur kann teilweise als porös, schwammig oder teigig bis prall-elastisch bezeichnet werden. Bevorzugter Sitz von Lymphangiomen ist vor allem der Bereich des Halses und das Mesenterialgebiet.

Im einzelnen kann man nach BORST (1938) und STAEMMLER (1955) folgende Einteilung vornehmen:

a) Lymphangioma simplex.

Entweder an der Haut (BRÜNAUER 1932) oder an den inneren Organen (BORST 1938), z. B. am Larynx (CORDRAY und GERVAIS 1951), im Darmbereich (BICKEL und BRODERS 1927; BRINDLEY und BRINDLEY 1947/48) finden Tumoren der oben beschriebenen Art, die histologisch aus einfachen Lymphcapillaren, seltener aus mehrschichtigen Gefäßwänden mit verstärkter Muscularis bestehen (wobei differentialdiagnostisch das Augenmerk auf die Unterscheidung von einfachen Lymphangiektasien zu richten ist). Lymphangiome mit mehrschichtiger Wandstruktur werden von BORST (1938) als Lymphangioma hypertrophicum bezeichnet, das direkte Übergänge zum Lymphangioendotheliom aufweist. Tumoren der letztgenannten Art wurden von HUNG (1950) an der Nase beschrieben.

b) Lymphangioma cavernosum.

Gegenüber dem einfachen Lymphangiom zeichnen sich die kavernösen Lymphangiome durch größere Weite der von den tumorösen Lymphgefäßen umschlossenen Hohlräume aus. Das Endothel ist wiederum einschichtig. Die kavernösen Lymphangiome werden ebenfalls im Haut- und Schleimhautbereich, teils diffus als Makrocheilie oder Makroglossie, teils umschrieben ausgebreitete Gebilde, vor allem am Schultergürtel, in der Mund- und Rachenschleimhaut, in der Augengegend, im Leisten- und Oberschenkelbereich, überwiegend auf der linken Körperseite beobachtet. Auch in Verbindung mit anderweitigen Entwicklungsstörungen wie kongenitalen Vitien (DASCO und ANGRIST 1950) sind sie beschrieben. Im Bereiche fetaler Spaltbildungen lokalisierte Lymphangiome werden als fissurale Lymphangiome bezeichnet (STAEMMLER 1955).

Zu den kavernösen Lymphangiomen gehören auch die Chylangiome, die nicht mit Lymphe, Detritus oder hämorrhagischen Beimischungen, sondern mit Chylus gefüllt sind. KNAPPER (1928) beschrieb Chylusfisteln und Chylangiome im Bereich der unteren Extremitäten und der äußeren Genitalien, NAUMANN (1927) im Intestinalbereich. Kavernöse Lymphangiome sind die relativ häufigsten Lymphgefäßtumoren.

HARRIS und PRANDONI (1950) berichten über generalisierte primäre Knochenlymphangiome, wobei die Analogie zu den Knochenhämangiomen nahegelegt wird. Bei einem derartigen Fall bestand ein kongenitales Lymphödem des Vorderarms.

c) Lymphangioma cysticum (Hygroma).

Es handelt sich um großkammerig gebaute Lymphangiome, deren Hohlräume untereinander in Verbindung stehen und mit serösem oder milchigem Inhalt gefüllt sind. Sie kommen im Bereiche des Halses (WERNHER 1843; RÖSSLE 1900; VOLKMANN 1929; GOETSCH 1938; KNORR 1951), am Rumpf sowie im Mesenterialgebiet vor. Die Halshygrome können sich retroauriculär, submandibulär und axillar sowohl flächenhaft als in die Tiefe ausbreiten, wobei sie bisweilen bis in das Mediastinum reichen. Über das Vorkommen von Cystenhygromen bei Hydrops fetalis hat SIMMONDS (1923) berichtet. Klinisch sind sie durch besonders transparente Wände ausgezeichnet, zum Unterschied von branchogenen Cysten, die keine durchsichtigen Wände haben. Nicht zu unterschätzen ist die Gefahr von Infektionen im Bereich der Lymphangiome, die beim Hygrom besonders beträchtlich ist, vor allem nach Verletzungen und Punktionen.

Die Therapie der Lymphangiome richtet sich nach Ausbreitung und Lokalisation und kann entweder durch chirurgischen Eingriff, durch Bestrahlungsbehandlung oder mit konservativen Maßnahmen erfolgen. Die Schwierigkeiten der radikalen Hygromentfernung werden häufig unterschätzt, weil man den Lymphangiomen ihren manchmal tiefreichenden Sitz nicht ansehen kann, der die totale Ausräumung unmöglich macht. In solchen Fällen ist eine Nachbehandlung mit Röntgen- oder Radiumstrahlen notwendig, zumal nach inkompletten Exstirpationen häufig Rezidive beobachtet werden. Die Rezidivneigung nimmt nach WATSON und MCCARTHY (1940) mit steigendem Alter zu. Außerdem stellen sich nach operativen Eingriffen an Lymphangiomen häufig pulmonale Komplikationen ein. Bei den in der Regel wenig strahlensensiblen Hygromen liegen die Verhältnisse der operativen Zugänglichkeit häufig recht ungünstig. Bei circumscripten Lymphangiomen wird von ORMSBY und MONTGOMERY (1943) generell die Bestrahlungsbehandlung empfohlen. WATSON und MCCARTHY (1940) veröden circumscripter Hygrome mit Varicenverödungsmitteln; auch dabei ist eine peinliche Asepsis und antiseptische Prophylaxe notwendig.

d) Lymphangioblastoma malignum.

Bei maligner Entartung können sich aus lymphoiden Geweben Lymphosarkome entwickeln, die histologisch von andersartigen Sarkomen kaum unterscheidbar sind und deshalb nicht als spezielle Gefäßkrankheiten bezeichnet werden können.